Biotécnicas
Aplicadas à Reprodução Animal e à Humana

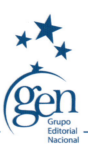

O GEN | Grupo Editorial Nacional – maior plataforma editorial brasileira no segmento científico, técnico e profissional – publica conteúdos nas áreas de ciências da saúde, exatas, humanas, jurídicas e sociais aplicadas, além de prover serviços direcionados à educação continuada e à preparação para concursos.

As editoras que integram o GEN, das mais respeitadas no mercado editorial, construíram catálogos inigualáveis, com obras decisivas para a formação acadêmica e o aperfeiçoamento de várias gerações de profissionais e estudantes, tendo se tornado sinônimo de qualidade e seriedade.

A missão do GEN e dos núcleos de conteúdo que o compõem é prover a melhor informação científica e distribuí-la de maneira flexível e conveniente, a preços justos, gerando benefícios e servindo a autores, docentes, livreiros, funcionários, colaboradores e acionistas.

Nosso comportamento ético incondicional e nossa responsabilidade social e ambiental são reforçados pela natureza educacional de nossa atividade e dão sustentabilidade ao crescimento contínuo e à rentabilidade do grupo.

Biotécnicas
Aplicadas à Reprodução Animal e à Humana

Paulo Bayard Dias Gonçalves
Doutor em Medicina Veterinária pela University of Illinois, EUA.
Professor Titular-Livre da Universidade Federal do Pampa.
Pesquisador 1-A do Conselho Nacional de Desenvolvimento Científico e Tecnológico (CNPq).

José Ricardo de Figueiredo
Doutor em Ciências Veterinárias pela Université de Liège, Bélgica.
Professor Associado da Universidade Estadual do Ceará (UECE).
Pesquisador 1-A do Conselho Nacional de Desenvolvimento Científico e Tecnológico (CNPq).

Bernardo Garziera Gasperin
Doutor em Medicina Veterinária pela Universidade Federal de Santa Maria (UFSM).
Professor Associado da Universidade Federal de Pelotas.

Terceira edição

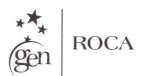

- Os autores deste livro e a Editora Roca Ltda. empenharam seus melhores esforços para assegurar que as informações e os procedimentos apresentados no texto estejam em acordo com os padrões aceitos à época da publicação, e todos os dados foram atualizados pelos autores até a data do fechamento do livro. Entretanto, tendo em conta a evolução das ciências, as atualizações legislativas, as mudanças regulamentares governamentais e o constante fluxo de novas informações sobre os temas que constam do livro, recomendamos enfaticamente que os leitores consultem sempre outras fontes fidedignas, de modo a se certificarem de que as informações contidas no texto estão corretas e de que não houve alterações nas recomendações ou na legislação regulamentadora.

- Data do fechamento do livro: 10/06/2021

- Os autores e a editora se empenharam para citar adequadamente e dar o devido crédito a todos os detentores de direitos autorais de qualquer material utilizado neste livro, dispondo-se a possíveis acertos posteriores caso, inadvertida e involuntariamente, a identificação de algum deles tenha sido omitida.

- **Atendimento ao cliente: (11) 5080-0751 | faleconosco@grupogen.com.br**

- Direitos exclusivos para a língua portuguesa
  Copyright © 2021 pela
  EDITORA ROCA LTDA.
  Uma editora integrante do GEN | Grupo Editorial Nacional S.A.
  Travessa do Ouvidor, 11
  Rio de Janeiro – RJ – CEP 20040-040
  www.grupogen.com.br

- Reservados todos os direitos. É proibida a duplicação ou reprodução deste volume, no todo ou em parte, em quaisquer formas ou por quaisquer meios (eletrônico, mecânico, gravação, fotocópia, distribuição pela Internet ou outros), sem permissão, por escrito, da Editora Roca Ltda.

- Capa: Bruno Sales

- Imagem da capa: iStock (BlackJack3D; ID: 868504230)

- Editoração eletrônica: Edel

- Ficha catalográfica

CIP-BRASIL. CATALOGAÇÃO NA PUBLICAÇÃO
SINDICATO NACIONAL DOS EDITORES DE LIVROS, RJ

G628b
3. ed.

Gonçalves, Paulo Bayard Dias
  Biotécnicas aplicadas à reprodução animal e à humana / Paulo Bayard Dias Gonçalves, José Ricardo de Figueiredo, Bernardo Garziera Gasperin ; [colaboração Alexandre Rodrigues Silva ... [et al.]]. - 3. ed. - Rio de Janeiro : Roca, 2021.
  416 p. : il. ; 28 cm.

  Inclui bibliografia e índice
  ISBN 978-85-277-3665-7

  1. Medicina veterinária. 2. Animais - Reprodução. I. Figueiredo, José Ricardo de. II. Gasperin, Bernardo Garziera. III. Silva, Alexandre Rodrigues. IV. Título.

21-71116
CDD: 636.082
CDU: 636.082:591.16

Leandra Felix da Cruz Candido - Bibliotecária - CRB-7/6135

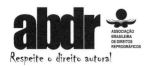

Colaboradores

Alexandre Rodrigues Silva
Doutor em Medicina Veterinária pela Universidade Estadual do Ceará (UECE).

Alexsandra Fernandes Pereira
Doutora em Ciências Veterinárias pela Universidade Estadual do Ceará (UECE).

Alfredo Quites Antoniazzi
Doutor em Medicina Veterinária pela Universidade Federal de Santa Maria (UFSM).

Aline Silva Mello Cesar
Doutora em Ciência Animal e Pastagens pela Universidade de São Paulo (USP).

Ana Kelen Felipe Lima
Doutora em Ciências Veterinárias pela Universidade Estadual do Ceará (UECE).

Ana Paula Gonçalves Mellagi
Doutora em Ciências Veterinárias pela Universidade Federal do Rio Grande do Sul (UFRGS).

Ana Paula Ribeiro Rodrigues
Doutora em Medicina Veterinária pela Universidade Estadual do Ceará (UECE).

Andrea Cristina Basso
Doutora em Reprodução Animal pela Universidade de São Paulo (USP).

Anelise Maria Hammes Pimentel
Doutora em Zootecnia pela Universidade Federal de Pelotas (UFPel).

Arnaldo Diniz Vieira
Doutor em Ciências Veterinárias pela Universidade Federal do Rio Grande do Sul (UFRGS).

Aurino Alves Simplício
Doutor em Medicina Veterinária pela Utah State University, EUA.

Bernardo Baldisserotto
Doutor em Oceanologia pela Universidade de São Paulo (USP).

Carla Forte Maiolino Molento
Doutora em Animal Science pela McGill University, Canadá.

Cláudio Alves Pimentel
Doutor em Medicina Veterinária pela University of Illinois, EUA.

Cristiana Alves Cesar Netto
Biomédica pelo Centro Universitário São Camilo.

Evoy Zaniboni Filho
Doutor em Oceanologia pela Universidade Federal de São Carlos (UFSCar).

Fabiana Cristina Varago
Doutora em Ciência Animal pela Universidade Federal de Minas Gerais (UFMG).

Fabio Gallas Leivas
Doutor em Medicina Veterinária pela Universidade Federal de Santa Maria (UFSM).

Fernando Pandolfo Bortolozzo
Doutor em Medicina Veterinária pela Tierärztliche Hochschule Hannover, Alemanha.

Flávio Vieira Meirelles
Doutor em Medicina Veterinária pela Universidade de São Paulo (USP).

Frederico de Miranda Cordeiro
Médico pela Faculdade de Ciências Médicas de Minas Gerais (FCMMG).

Gabriela Sabine Lamberti Escobar
Bióloga pela Universidade Federal de Mato Grosso do Sul (UFMS).

Giuliana de Avila Ferronato
Bacharel em Biotecnologia pela Universidade Federal de Pelotas.

Gustavo Ferrer Carneiro
Doutor em Medicina Veterinária pela University of California Davis, EUA.

Hernan Baldassarre
Doutor em Animal Science pela McGill University, Canadá.

Horst-Dieter Reichenbach
Doutor em Medicina Veterinária pela Universidade de München, Alemanha.

Ivo Wentz
Doutor em Medicina Veterinária pela Tierärztliche Hochschule Hannover, Alemanha.

Jairo Pereira Neves
Doutor em Medicina Veterinária pela Escola de Veterinária de Hannover, Alemanha.

Jhenifer Kliemchen Rodrigues
Doutora em Ciências – Biologia da Reprodução – pela Faculdade de Medicina de Ribeirão Preto/Universidade de São Paulo (FMRP/USP).

Joanna Maria Gonçalves de Souza Fabjan
Doutora em Ciências Veterinárias pela Universidade Estadual do Ceará (UECE).

João Francisco Coelho de Oliveira (*in memoriam*)
Doutor em Medicina Veterinária pela Universidade Federal de Santa Maria (UFSM).

João Ricardo Malheiros de Souza
Doutor em Medicina Veterinária pela Universidade Federal de Santa Maria (UFSM).

Johan Smitz
Doutor em Medicina Reprodutiva e Reprodução Assistida pela Vrije Universiteit Brussel, Bélgica.

José Carlos Ferreira da Silva
Doutor em Medicina Veterinária pela Universidade Federal Rural de Pernambuco (UFRPE).

José Carlos Ferrugem Moraes
Doutor em Medicina Veterinária pela Universidade Federal do Rio Grande do Sul (UFRGS).

José Ferreira Nunes
Doutor em Medicina Veterinária pela Université Paris-Sorbonne (Paris IV), França.

José Luiz Moraes Vasconcelos
Doutor em Zootecnia pela Universidade Estadual Paulista Júlio de Mesquita Filho (Unesp).

José Nélio de Sousa Sales
Doutor em Reprodução Animal pela Universidade de São Paulo (USP).

José Roberto Viana Silva
Doutor em Medicina Veterinária pela Universidade Estadual do Ceará (UECE).

Juliana Germano Ferst
Doutora em Medicina Veterinária pela Universidade Federal de Santa Maria (UFSM).

Juliano Coelho da Silveira
Doutor em Biomedical Sciences pela Colorado State University, EUA.

Karina Gutierrez
Doutora em Animal Science pela McGill University, Canadá.

Lúcia Daniel Machado da Silva
Doutora em Medicina Veterinária pela Université de Liège, Bélgica.

Luciana Magalhães Melo
Doutora em Bioquímica pela Universidade Federal do Ceará (UFC).

Luciana Simões Rafagnin Marinho
Doutora em Ciência Animal pela Universidade Estadual de Londrina.

Luiz Ernani Henkes
Doutor em Medicina Veterinária pela Universidade Federal do Rio Grande do Sul (UFRGS).

Luiz Francisco Machado Pfeifer
Doutor em Zootecnia pela Universidade Federal de Pelotas (UFPel).

Magda Vieira Benavides
Doutora em Medicina Veterinária pela Lincoln University, Nova Zelândia.

Maíra Casalechi Badin Telles
Mestre em Medicina Molecular pela Universidade Federal de Minas Gerais.

Marcelo Alcindo de Barros Vaz Guimarães (*in memoriam*)
Doutor em Medicina Veterinária pela Universidade de São Paulo (USP).

Marcelo Marcondes Seneda
Doutor em Medicina Veterinária pela Universidade Estadual Paulista "Júlio de Mesquita Filho" (UNESP).

Marcos Antônio Lemos de Oliveira
Doutor em Medicina Veterinária pela Tierärztliche Hochschule Hannover, Alemanha.

Marcos Henrique Barreta
Doutor em Medicina Veterinária pela Universidade Federal de Santa Maria (UFSM).

Mari Lourdes Bernardi
Doutora em Medicina Veterinária pelo Institut National Agronomique Paris-Grignon, França.

Mariana Boscato Menegat
Doutora em Nutrição de Suínos pela Kansas State University, EUA.

Mateus José Sudano
Doutor em Medicina Veterinária pela Universidade Estadual Paulista Júlio de Mesquita Filho (Unesp).

Monique Mazzarollo Frata
Médica Veterinária pela Universidade Federal de Pelotas (UFPel).

Naomi Dicks
Doutora em Animal Science pela McGill University, Canadá.

Nei Moreira
Doutor em Zoologia pela Universidade Federal do Paraná (UFPR).

Nelcio Antonio Tonizza de Carvalho
Doutor em Medicina Veterinária pela Universidade de São Paulo (USP).

Otávio Mitio Ohashi (*in memoriam*)
Doutor em Medicina Veterinária pela Universidade Estadual Paulista Júlio de Mesquita Filho (Unesp).

Paulo Eduardo Bennemann
Doutor em Medicina Veterinária pela Universidade Federal do Rio Grande do Sul (UFRGS).

Pietro Sampaio Baruselli
Doutor em Medicina Veterinária pela Universidade de São Paulo (USP).

Rafael Gianella Mondadori
Doutor em Ciências Biológicas pela Universidade de Brasília (UnB).

Regiane Rodrigues dos Santos
Doutora em Biologia das Células Reprodutivas pela Utrecht University, Holanda.

Rita de Cássia Soares Cardoso
Doutora em Medicina Veterinária pela Universidade Estadual do Ceará (UECE).

Rodrigo Camponogara Bohrer
Doutor em Animal Science pela McGill University, Canadá.

Rogério Ferreira
Doutor em Medicina Veterinária pela Universidade Federal de Santa Maria (UFSM).

Taynná El Cury Silva
Mestre em Medicina Molecular pela Universidade Federal de Minas Gerais.

Thiago Antônio Souza Nascimento Silva
Doutor em Ciências Animais pela Universidade de Brasília (UnB).

Ticiana Franco Pereira da Silva
Doutora em Ciências Veterinárias pela Universidade Estadual do Ceará (UECE).

Vicente José de Figueirêdo Freitas
Doutor em Medicina Veterinária pela Universidade François Rabelais, França.

Vilceu Bordignon
Doutor em Medicina Veterinária pela Université de Montréal, Canadá.

Vitor Braga Rissi
Doutor em Medicina Veterinária pela Universidade Federal de Santa Maria (UFSM).

Wagner Marques de Lima
Mestre em Ciências Veterinárias pela Universidade Federal do Rio Grande do Sul (UFRGS).

Werner Giehl Glanzner
Doutor em Medicina Veterinária pela Universidade Federal de Santa Maria (UFSM).

Yeda Fumie Watanabe
Doutora em Ciências Biológicas pela Universidade de São Paulo (USP).

Prefácio

Ninguém imaginaria que, de uma chamada interurbana entre Santa Maria e Fortaleza, pudesse resultar a mais expressiva obra a respeito do tema "Biotécnicas da Reprodução" da atualidade. No apagar das luzes do século XX, inspirados pela chama da curiosidade científica, os editores Bayard e Figueiredo travaram o seminal contato que definiu a produtiva colaboração que perdura por décadas. Imbuídos do comum princípio de *educar*, no seu mais amplo sentido, sonharam com um livro que provocasse transformação. Transformação resulta de conhecimento compartilhado e não para.

Desde o lançamento da primeira edição em 2001, sob o título *Biotécnicas Aplicadas à Reprodução Animal*, a obra funciona como principal agregadora de conhecimento na área. A partir de então, testemunhamos a ampla transformação da reprodução animal no mundo. Entremeado com a história do livro, o Brasil protagonizou globalmente o avanço em pesquisas e aplicação a campo de tecnologias como sincronização da ovulação, produção *in vitro* de embriões, clonagem e, mais recentemente, edição gênica.

Nesta terceira edição, o leitor encontrará as contribuições de 80 colaboradores, braços e mentes de influente atuação na área. Os 20 capítulos foram atualizados, a fim de refletir os avanços das diversas facetas na reprodução. O mais novo autor, professor Bernardo Gasperin, teve especial cuidado no gerenciamento do novo conteúdo. Ele manteve vivos os princípios originais da estrutura de cada capítulo, os quais progridem da base fisiológica à aplicação no campo ou no consultório. Além disso, elencou novos colaboradores que fizeram parte da transformação histórica que o livro embasou. O conteúdo foi imaginado para amplas audiências, desde o aluno de graduação em seu primeiro contato com o tema, passando pelo técnico que trabalha no campo e busca reciclagem de conhecimento, até o professor universitário que deseja qualidade e inovação para preparar sua aula. Em resumo, o privilegiado leitor tem um acervo único diante dos olhos. Em qualquer outra língua, não há disponível obra de tal magnitude e abrangência acerca do tema "Biotécnicas da Reprodução". Portanto, desfrute do abundante conhecimento contido nas próximas páginas!

Mario Binelli, PhD
Gainesville, Flórida, EUA

Apresentação

As biotécnicas aplicadas à reprodução animal têm contribuído significativamente para pesquisa e produção animal, ajudando a elucidar funções fisiológicas, a incrementar os índices de produtividade das diferentes espécies animais e a multiplicar animais em perigo de extinção. Em humanos, as biotécnicas têm sido de grande relevância no tratamento de infertilidade, inclusive em casos de pacientes submetidos à quimio/radioterapia. O domínio dessas técnicas provocou uma verdadeira revolução científica. O controle do ciclo estral associado à inseminação artificial em tempo fixo, a transferência de embriões, a produção in vitro de embriões, a injeção intracitoplasmática de espermatozoides, o diagnóstico precoce de gestação com o auxílio de ultrassom, a seleção assistida por marcadores moleculares, o crescimento e a maturação de oócitos inclusos em folículos pré-antrais, a clonagem e a transgenia são algumas das biotécnicas que têm contribuído para derrubar dogmas científicos e extrapolar índices preestabelecidos de produção. Essa evolução foi acelerada nas últimas décadas e conferiu aos países detentores de tais tecnologias progresso econômico significativo, tanto em relação aos registros de inovações tecnológicas como às suas aplicações para obter sistemas mais produtivos de criação animal.

Esta obra foi concebida, em suas três edições, com o objetivo de disponibilizar aos estudantes e profissionais da área de reprodução animal e humana uma descrição detalhada de cada biotécnica. A experiência prática dos colaboradores foi transcrita nos diversos capítulos, tendo-se evitado a simples revisão de literatura. Os capítulos foram estruturados de maneira lógica, para facilitar a compreensão das biotécnicas, apresentando as bases da fisiologia da reprodução, uma breve revisão sobre o estado da arte em cada biotécnica e, na última parte, um detalhamento técnico minucioso que possibilita aos usuários a aplicação prática tanto em laboratórios quanto em campo. A bibliografia utilizada em cada capítulo visa dar suporte às afirmações realizadas, mas não tem a finalidade de propiciar ampla revisão sobre o assunto abordado, haja vista que esse não é o objetivo principal deste livro. Todos os capítulos contaram com a participação de pesquisadores brasileiros, e alguns tiveram importantes contribuições de pesquisadores estrangeiros.

A primeira e segunda edições esgotadas, com tiragem aproximada de 10.000 exemplares, foram compostas por capítulos que abrangeram principalmente as espécies bovina, ovina, caprina, bubalina, equina e suína, além de peixes, animais silvestres e carnívoros. Em decorrência do crescente avanço no conhecimento científico e o seu consequente impacto nas biotécnicas reprodutivas, tornou-se imprescindível a atualização e reestruturação dos capítulos. Desse modo, *Biotécnicas Aplicadas à Reprodução Animal e à Humana* chega à sua terceira edição, ampliado e revisado com a inclusão de informações atuais e precisas desta área em franca e constante evolução. Esta edição conta com 20 capítulos de temas extremamente relevantes, abordados com detalhamento técnico minucioso. Além das atualizações nos capítulos, a grande novidade desta edição é a inclusão das técnicas de laboratório aplicadas à reprodução assistida em humanos, que visa preencher uma lacuna existente na literatura brasileira e aumentar a interação de profissionais que trabalham na área de reprodução assistida em humanos com aqueles que atuam na área de reprodução das diversas espécies animais.

A elaboração deste livro somente foi possível com a despojada contribuição dos autores e colaboradores, além de sua experiência de longos anos que extrapola os muros universitários. A maioria teve sua formação apoiada pelo sistema nacional de pesquisa e pós-graduação, principalmente CAPES e CNPq, que participam atualmente da formação científica e tecnológica dos novos talentos. Esperamos que este livro contribua para a ciência, a tecnologia e a inovação dirigidas a produção, reprodução e bem-estar animal, bem como para a reprodução assistida em humanos. Finalmente, desejamos a todos os leitores que esta obra, escrita por 80 pesquisadores das mais diversas regiões brasileiras, bem como Alemanha, Bélgica, Canadá, EUA e Holanda, sirva de base durante a aplicação de biotécnicas da reprodução animal e da humana.

Os Organizadores

Sumário

1 Bioética e Bem-Estar Animal Aplicados às Biotécnicas Reprodutivas, *1*

José Ricardo de Figueiredo • Carla Forte Maiolino Molento

Introdução, *1*

BIOÉTICA, *1*

Introdução à bioética, *1*

Definição de bioética, *1*

Materialismo *versus* espiritualismo: o confronto entre ciência e religião, *2*

Razões do surgimento da bioética, *2*

Pluralismo da bioética, *2*

Princípios da bioética, *2*

Dimensões da bioética, *3*

Importância das biotécnicas reprodutivas, *4*

Bioética aplicada às biotécnicas reprodutivas em humanos e animais, *5*

Considerações finais, *7*

BEM-ESTAR ANIMAL, *7*

Introdução ao bem-estar animal, *7*

Definições e conceitos básicos em bem-estar animal, *8*

Bem-estar animal e reprodução, *11*

Considerações finais, *15*

Referências bibliográficas, *15*

2 Diagnóstico de Gestação em Ruminantes, *17*

Rogério Ferreira • Luiz Francisco Machado Pfeifer • Juliana Germano Ferst • Fabio Gallas Leivas • Alfredo Quites Antoniazzi

Introdução, *17*

Fisiologia da gestação, *18*

Métodos de diagnóstico em bovinos, *20*

Métodos de diagnóstico em pequenos ruminantes, *30*

Considerações finais, *34*

Referências bibliográficas, *35*

3 Controle do Estro e da Ovulação em Ruminantes, *37*

Bernardo Garziera Gasperin • José Nélio de Sousa Sales • José Luiz Moraes Vasconcelos

Introdução, *37*

Aspectos básicos da fisiologia reprodutiva, *37*

Alternativas para o controle do ciclo, *40*

Controle do ciclo de vacas leiteiras, *44*

Controle do ciclo em novilhas e vacas de corte, *46*

Controle do estro e da ovulação em pequenos ruminantes, *53*

Considerações finais, *55*

Referências bibliográficas, *56*

4 Avaliação Andrológica, Tecnologia do Sêmen e Inseminação Artificial em Bovinos, *59*

Horst-Dieter Reichenbach • José Carlos Ferrugem Moraes • Rafael Gianella Mondadori • Jairo Pereira Neves

Introdução, *59*

Histórico, *59*

Bases fisiológicas e morfológicas, *60*

Anatomia, *61*

Controle neuroendócrino da espermatogênese, *63*

Espermatogênese, *63*

Avaliação andrológica de touros, *64*

Exame andrológico, *65*

Colheita de sêmen, *65*

Avaliação seminal e espermática, *67*

Centros de colheita e processamento de sêmen bovino, *71*

Requisitos sanitários mínimos para produção e comercialização de sêmen bovino, *72*

Diluição e conservação do sêmen, *72*

Definições, *75*

Inseminação propriamente dita, *77*

Considerações finais, *78*

Referências bibliográficas, *79*

5 Inseminação Artificial em Pequenos Ruminantes, *81*

Jairo Pereira Neves • José Ferreira Nunes • Fabiana Cristina Varago • Thiago Antônio Souza Nascimento Silva

Introdução, *81*

Bases fisiológicas, *82*

Definições, *84*

Detalhamento técnico, *84*

Principais avanços, *95*

Considerações finais, *95*

Referências bibliográficas, *96*

6 Biotécnicas da Reprodução Animal Aplicadas em Bubalinos, *99*

Otávio Mitio Ohashi • Pietro Sampaio Baruselli • Nelcio Antonio Tonizza de Carvalho

Introdução, *99*

Morfofisiologia do sistema genital do búfalo, *99*

Considerações sobre o processamento tecnológico do sêmen, *100*

Processamento tecnológico do sêmen bubalino, *100*

Inseminação artificial, *106*

Superovulação e transferência de embriões, *112*

Produção *in vitro* de embriões e transferência de embriões (PIVE/TE), *114*

Considerações finais, *118*

Referências bibliográficas, *118*

7 Inseminação Artificial em Suínos, *124*

Fernando Pandolfo Bortolozzo • Ana Paula Gonçalves Mellagi • Mariana Boscato Menegat • Paulo Eduardo Bennemann • Mari Lourdes Bernardi • Ivo Wentz

Introdução, *124*

Vantagens e limitações, *124*

Colheita de sêmen, *124*

Exame do sêmen, *128*

Conservação do sêmen suíno, *133*

Diagnóstico do estro e momento da ovulação em suínos, *138*

Técnicas e estratégias de inseminação, *140*

Otimização dos sistemas de produção das doses, *143*

Viabilidade econômica, *143*

Considerações finais, *145*

Referências bibliográficas, *146*

8 Biotécnicas Aplicadas à Reprodução de Equinos, *151*

Cláudio Alves Pimentel • Gustavo Ferrer Carneiro • João Ricardo Malheiros de Souza • Anelise Maria Hammes Pimentel

Introdução, *151*

Inseminação artificial, *151*

Transferência de embriões, *155*

Maturação e fecundação *in vitro* de oócitos equinos, *159*

Técnicas de reprodução assistida, *163*

Clonagem, *164*

Considerações finais, *165*

Referências bibliográficas, *165*

9 Reprodução de Animais Silvestres, *169*

Marcelo Alcindo de Barros Vaz Guimarães • Alexandre Rodrigues Silva • Nei Moreira

Introdução, *169*

Colheita do sêmen, *170*

Avaliação do sêmen, *171*

Inseminação artificial, *172*

Indução da ovulação e da superovulação, *172*

Fertilização *in vitro* e transferência de embriões, *173*

Conservação de germoplasma, 173

Clonagem, 175

Técnicas não invasivas para estudos endócrino-reprodutivos-comportamentais, 175

Considerações finais, 176

Referências bibliográficas, 176

10 Técnicas de Reprodução em Peixes, 180

Bernardo Baldisserotto • Evoy Zaniboni Filho

Introdução, 180

Bases fisiológicas da reprodução em peixes, 180

Diferenciação e inversão sexual, 183

Considerações finais, 189

Referências bibliográficas, 189

11 Biotécnicas Aplicadas à Reprodução de Cães e Gatos, 192

Lúcia Daniel Machado da Silva • Alexandre Rodrigues Silva • Rita de Cássia Soares Cardoso • Ana Kelen Felipe Lima • Ticiana Franco Pereira da Silva

Introdução, 192

Tecnologia de sêmen, 192

Inseminação artificial, 196

Controle do ciclo estral, 199

Manipulação de oócitos, 200

Cultivo e maturação *in vitro* de oócitos, 202

Produção *in vitro* de embriões, 203

Injeção intracitoplasmática de espermatozoide, 203

Transferência de embriões, 204

Xenotransplante, 204

Clonagem, 205

Criopreservação de tecido testicular, 205

Considerações finais, 207

Referências bibliográficas, 207

12 Tecnologia de Embriões Bovinos Produzidos *in Vivo*, 214

Arnaldo Diniz Vieira • Bernardo Garziera Gasperin • Monique Mazzarollo Frata • Wagner Marques de Lima

Introdução, 214

História e situação atual, 214

Local de produção de embriões, 214

Escolha dos animais, 215

Procedimentos gerais, 216

Criopreservação de embriões, 228

Considerações finais, 231

Referências bibliográficas, 231

13 Produção, Manipulação e Transferência de Embriões em Pequenos Ruminantes, 233

Vicente José de Figueirêdo Freitas • Marcos Antônio Lemos de Oliveira • Aurino Alves Simplício • Joanna Maria Gonçalves de Souza Fabjan • Alexsandra Fernandes Pereira • Luciana Magalhães Melo • José Carlos Ferreira-Silva

Introdução, 233

Bases fisiológicas, 233

Produção in vivo de embriões, 235

Produção in vitro de embriões, 240

Criopreservação de embriões, 242

Transferência de embriões, 244

Biotécnicas modernas de micromanipulação embrionária, 244

Considerações finais, 246

Referências bibliográficas, 247

14 Produção *in Vitro* de Embriões, 249

Paulo Bayard Dias Gonçalves • Bernardo Garziera Gasperin • Mateus José Sudano • Marcos Antônio Lemos de Oliveira • Vitor Braga Rissi • Marcos Henrique Barreta

Introdução, 249

História, 249

Aplicações e limitações da produção de embriões *in vitro*, 250

Bases fisiológicas e princípios da maturação *in vitro* de oócitos, 251

Princípios básicos do desenvolvimento embrionário inicial, 259

Principais etapas da produção *in vitro* de embriões, 261

Criopreservação de oócitos, 267

Criopreservação de embriões em PIV, 269

Eficácia da PIV, 269

Estrutura necessária para realização da PIV, 270

Protocolo para PIV em bovinos, *272*

Considerações finais e perspectivas, *278*

Referências bibliográficas, *279*

15 Evolução Aplicada da Produção *in Vitro* de Embriões Bovinos, *282*

Mateus José Sudano • Luciana Simões Rafagnin Marinho • Juliano Coelho da Silveira • Andrea Cristina Basso • Rodrigo Camponogara Bohrer • Gabriela Sabine Lamberti Escobar • Yeda Fumie Watanabe • Marcelo Marcondes Seneda • Flávio Vieira Meirelles

Introdução, *282*

História da produção in vitro comercial de embriões, *283*

Importância e evolução aplicada da produção *in vitro* de embriões, *286*

Variação nos resultados, *287*

Produção in vitro de embriões em ampla escala, *292*

Futuro da aplicação comercial da produção *in vitro* de embriões, *294*

Considerações finais, *295*

Referências bibliográficas, *295*

16 Manipulação de Oócitos Inclusos em Folículos Ovarianos Pré-Antrais, *297*

José Ricardo de Figueiredo • Ana Paula Ribeiro Rodrigues • José Roberto Viana Silva • Regiane Rodrigues dos Santos

Introdução, *297*

FOLÍCULOS OVARIANOS, *297*

Definição, *297*

Tipos, *297*

Origem, *298*

População folicular, *302*

Atresia folicular e seu impacto na redução massiva do "capital" oocitário no ovário, *302*

MANIPULAÇÃO DE OÓCITOS INCLUSOS EM FOLÍCULOS OVARIANOS PRÉ-ANTRAIS, *302*

Conceito, *302*

Importância, *302*

Conservação e isolamento *in vitro* de folículos ovarianos pré-antrais, *303*

Cultivo *in vitro* de folículos ovarianos pré-antrais, *306*

Criopreservação de oócitos imaturos oriundos de folículos pré-antrais, *310*

Estado atual da biotécnica de manipulação *in vitro* de folículos ovarianos pré-antrais, *315*

Considerações finais e perspectivas, *315*

Referências bibliográficas, *316*

17 Marcadores Moleculares Aplicados à Seleção Animal, *323*

Juliano Coelho da Silveira • Giuliana de Avila Ferronato • João Francisco Coelho de Oliveira • Luiz Ernani Henkes • Magda Vieira Benavides • Aline Silva Mello Cesar

Introdução, *323*

DNA e sua organização em eucariotos, *324*

Métodos utilizados no mapeamento dos genes, *325*

Marcadores moleculares, *326*

Polimorfismos de DNA como marcadores, *326*

Métodos para identificação e utilização dos polimorfismos de DNA como marcadores, *329*

Emprego de marcadores genéticos no melhoramento animal, *332*

Aplicação dos marcadores moleculares nas diferentes espécies, *333*

Marcadores moleculares associados à expressão gênica, *337*

Manejo de recursos genéticos e a conservação de espécies e raças, *337*

Considerações finais, *338*

Links úteis sobre informações de marcadores genéticos nas espécies de animais domésticos e seus genomas, *338*

Referências bibliográficas, *339*

18 Clonagem Animal por Transferência Nuclear, *341*

Vilceu Bordignon

Introdução, *341*

Histórico e evolução da clonagem por transferência nuclear, *341*

Descrição da tecnologia de transferência nuclear, *342*

Aplicações da clonagem por transferência nuclear, *348*

Problemas associados à clonagem por transferência nuclear, *350*

Reprogramação nuclear em embriões clonados, *351*

Expressão gênica em embriões clonados, *352*

Fatores que interferem no sucesso da clonagem, *353*

Alternativas para facilitar a reprogramação nuclear e aumentar a eficiência da clonagem por SCNT, *354*

Considerações finais, *355*

Referências bibliográficas, *355*

19 Produção de Animais Transgênicos, *359*

Hernan Baldassarre • Karina Gutierrez • Naomi Dicks • Werner Giehl Glanzner • Vilceu Bordignon

Introdução, *359*

Métodos, *359*

Aplicações, *370*

Desafios e direções futuras, *371*

Considerações finais, *372*

Referências bibliográficas, *373*

20 Reprodução Assistida em Humanos, *376*

Jhenifer Kliemchen Rodrigues • Cristiana Alves Cesar Netto • Frederico de Miranda Cordeiro • Taynná El Cury Silva • Maíra Casalechi Badin Telles • Johan Smitz

Introdução, *376*

Laboratório, *377*

Inseminação artificial, *378*

Fertilização *in vitro* clássica (FIV) e injeção intracitoplasmática de espermatozoide (ICSI), *379*

Análise e preparação da amostra de sêmen, *380*

Técnicas de avaliação de oócitos, *383*

Técnicas de avaliação do embrião, *384*

Condições de cultivo, *386*

Técnicas de criopreservação de gametas, embriões e tecido germinativo, *386*

Maturação *in vitro*, *387*

Considerações finais, *388*

Referências bibliográficas, *388*

Índice Alfabético, *391*

CAPÍTULO 1

Bioética e Bem-Estar Animal Aplicados às Biotécnicas Reprodutivas

José Ricardo de Figueiredo • Carla Forte Maiolino Molento

Introdução

Este capítulo tem por objetivo expor os principais conceitos relacionados com dois temas relevantes a qualquer profissional que trabalhe com biotécnicas reprodutivas: a bioética e o bem-estar animal. Como será visto, as duas áreas representam domínios de conhecimento individuais, porém com sobreposições importantes. Para abordar tais assuntos com clareza, José Ricardo de Figueiredo nos contempla com seções referentes às questões de bioética; na sequência, encontram-se os aspectos ligados à ciência do bem-estar animal, redigidos por Carla Forte Maiolino Molento.

BIOÉTICA

Introdução à bioética

O desenvolvimento e a detenção de conhecimentos científicos e tecnológicos constituem, sem dúvida alguma, o grande motor que impulsiona o crescimento das nações. Por outro lado, devido às agressões do ser humano à natureza e até mesmo ao próprio ser humano, o planeta Terra nunca esteve tão perto de ter seu equilíbrio irreversivelmente afetado. Nesse sentido, surge a bioética, que aborda temas que vão desde uma simples relação interpessoal (p. ex., médico-paciente) até fatores que interferem na sobrevivência do próprio planeta (p. ex., as questões ecológicas). Como será abordado a seguir, em função do seu caráter interdisciplinar, que visa formar o "profissional cidadão planetário", acredito que a bioética deveria ser disciplina obrigatória em todos os cursos de nível superior, incluindo a medicina veterinária. Com exceção de alguns livros, como o de Archer et al.,[1] tenho sentido falta da abordagem do pensamento religioso (espiritual) nas discussões científicas sobre temas de bioética, o que realizaremos no âmbito deste capítulo. Na medicina veterinária, o termo bioética está intimamente ligado à noção de bem-estar animal. Nas sessões a seguir, abordaremos a bioética e o bem-estar animal, traçando um paralelo das implicações éticas das biotécnicas reprodutivas em animais e seres humanos.

Definição de bioética

O termo bioética foi utilizado pela primeira vez, em 1970, por van Rensselaer Potter,[2] médico oncologista da Universidade de Wisconsin (EUA). A definição mais simples de bioética seria a ética aplicada à vida. Entretanto, poderíamos perguntar: o que é vida? O que é ética? Por que se empregam tantas vezes os termos ética e moral sem reflexão sobre os seus significados? Passemos então a algumas definições.

Definições de vida

- Em se tratando dos reinos vegetal e animal (incluindo o ser humano), pode-se definir vida como o contrário da morte
- Conjunto de propriedades e qualidades graças às quais os animais e as plantas, ao contrário dos organismos mortos ou da matéria bruta, se mantêm em contínua atividade, manifestadas em funções orgânicas tais como metabolismo, crescimento, reação a estímulos, adaptação ao meio, reprodução e outros estados de atividade do organismo
- Período que vai do nascimento à morte
- Período que vai da concepção à morte.

Ética versus moral

Embora alguns autores considerem os dois termos sinônimos, dentre as várias definições destacam-se:

- Ética: conjunto dos juízos de apreciação referentes à conduta humana suscetível de qualificação do ponto de vista do bem e do mal, seja relativamente a determinada sociedade, seja de modo absoluto
- Moral: conjunto de regras de conduta consideradas válidas quer de modo absoluto para qualquer tempo ou lugar, quer para um grupo ou pessoa.

Isso significa que tais conceitos são relativos, porque aquilo que pode ser ética ou moralmente correto para um indivíduo, grupo ou sociedade pode não o ser para outros. Contudo, vamos tentar compreender melhor tais termos buscando a sua etimologia. O termo *ética* vem do grego *ethos* e significa "o lugar onde brotam os atos (hábitos)". Nesse sentido, os hábitos de um indivíduo brotariam ou surgiriam de sua consciência. Filosoficamente, a ética estaria relacionada com o nível consciencial de um indivíduo. Por outro lado, o termo *moral* vem do latim *moris* e significa dimensão repetitiva de atos habituais. Nesse raciocínio, a ética (nível consciencial) determina a fundamentação do agir que seria a moral.[1] Em outras palavras, o indivíduo vai agir ou proceder (moral) de acordo com o seu nível de consciência (ética). Vejamos dois exemplos para ilustrarmos esses conceitos: o estado avançado da consciência de Jesus Cristo (nível ético) determinou o que conhecemos hoje como moral cristã (prática da caridade, respeito e amor ao próximo etc.). No extremo oposto, um *serial killer* (assassino em série) age (moral) de modo bárbaro com completo desrespeito à vida humana em conformidade com o seu nível consciencial (ético). Em razão de os indivíduos possuírem níveis conscienciais diferentes no que diz respeito à vida, fica fácil entender o porquê das divergências de opinião em relação aos diversos temas que norteiam a bioética. Finalizando, a bioética apresenta-se como uma abordagem dialética entre o que é considerado certo ou errado, bem ou mal em relação à vida.

Materialismo *versus* espiritualismo: o confronto entre ciência e religião

O posicionamento de um indivíduo em relação aos diversos temas polêmicos ligados à bioética (p. ex., aborto, eutanásia etc.) depende muito do seu tipo de corrente de pensamento, ou seja, materialista ou espiritualista. Basicamente, a diferença entre essas duas correntes está na crença ou não de uma alma (que significa aquilo que anima ou dá vida a um ser) ou princípio inteligente ligado a um ser vivo, bem como na existência ou não de Deus. Os materialistas, em geral, não admitem a existência da alma e consideram Deus uma criação humana. Os espiritualistas, ligados ou não às religiões, acreditam na existência de um Deus criador de tudo que existe, inclusive das almas. Diferentemente dos materialistas, os espiritualistas acreditam que o dom da vida é divino e não humano.

Razões do surgimento da bioética

As principais razões para o surgimento da bioética foram:

- Abusos na experimentação com animais e seres humanos
- Surgimento rápido de novas técnicas (surgimento do tecnológico desumanizante) que põem questões inéditas (p. ex., a possibilidade real da clonagem de um ser humano)

- Percepção da insuficiência dos referenciais éticos tradicionais. Para se ter uma ideia, o progresso científico dos últimos 25 anos equivale ao ocorrido nos últimos 25 séculos. Torna-se fácil, então, constatar que os códigos de ética ligados a diferentes profissões não acompanharam o rápido progresso científico, sendo muitas vezes insuficientes para julgar os polêmicos temas da bioética.

Pluralismo da bioética

As descobertas científicas, dependendo da maneira como são empregadas, podem muitas vezes afetar positiva ou negativamente a sociedade ou até mesmo o planeta. Nesse sentido, a análise das vantagens e desvantagens do emprego de determinada tecnologia ou da realização de certos experimentos deve ser avaliada por comitês (comitês de bioética) formados por integrantes de diferentes formações. Desse modo, a bioética pode ser considerada uma transdisciplina, pois envolve indivíduos ligados a:

- Tecnociência (medicina, veterinária e biologia)
- Humanidade (filosofia, teologia, psicologia e antropologia)
- Ciências sociais (economia e sociologia)
- Direito
- Política.

Muitas vezes, profissionais excessivamente tecnocratas recusam-se a discutir com indivíduos ligados a outras áreas (p. ex., área de tecnociência *versus* humanas) temas ligados a determinada tecnologia, justamente pelo fato de os últimos não possuírem conhecimento técnico necessário. Esse é um terrível engano, pois embora um profissional ligado à área de humanas, por exemplo, não esteja tecnicamente habilitado para microinjetar um gene em um embrião (aspecto puramente técnico), ele poderia estar mais bem habilitado para avaliar o impacto social desse tipo de procedimento. Tal ponto é muito importante, em especial em relação aos Comitês de Ética para o Uso de Animais (CEUA). Feyerabend[3] insiste que a voz dos leigos deve ser ouvida, pois foram eles, por exemplo, os primeiros a identificar muitos dos perigos ambientais levantando a voz contra pressupostos até então vigentes na comunidade científica.

Princípios da bioética

Os três princípios fundamentais da bioética são:

- Autonomia ou princípio da liberdade: baseia-se no fato de que, na relação médico-paciente, este último tem o direito de ser informado sobre o seu estado de saúde e detalhes do tratamento a ser prescrito, tendo toda a liberdade de decidir se vai ou não se submeter a determinado tratamento. Caso o paciente não possa decidir (em casos, por exemplo, de crianças, indivíduos em estado de coma ou com deficiências mentais graves etc.), os pais ou responsáveis tomariam tal decisão. Em experimentos que envolvem seres humanos, os indivíduos submetidos a testes devem ser informados em detalhes sobre os procedimentos a serem adotados e dar autorização, por escrito, de que desejam participar da pesquisa. Adaptando-se esse princípio à veterinária, como o animal não pode decidir, cabe ao veterinário fornecer todas as informações sobre o animal e possíveis tratamentos e obter a autorização do proprietário para realizar os procedimentos cabíveis. No caso de experimentos em animais, cabe aos integrantes dos CEUA agir de maneira racional, determinando a pertinência para a realização ou não dos experimentos propostos, tendo como base o princípio dos 3Rs, preconizados por Russel e Burch em 1959.[4] Em linhas gerais, esse princípio (do inglês, *replacement, reduction and refinement*) preconiza:

- *Replacement* (substituição): a *substituição* é caracterizada pela não utilização de animais; portanto, para essa prática são utilizadas diferentes técnicas a fim de substituí-los, como o cultivo *in vitro* de células e tecidos
- *Reduction* (redução): a *redução* pode ser entendida como a diminuição do número de animais em um único teste ou, em vez de se utilizarem animais em todas as fases experimentais, nas primeiras sequências de testes nenhum animal é utilizado e, somente nas fases finais, se usam animais
- *Refinement* (refinamento): no tocante ao *refinamento*, essa prática implica implementar cuidados e tratamentos de modo a minimizar qualquer dor ou sofrimento dos animais que porventura necessitam ser usados

- Beneficência ou princípio da não maleficência: a fundamentação deste princípio é o de que toda e qualquer tecnologia deve trazer benefícios para a sociedade e jamais causar-lhe malefícios. É fato inegável atualmente que este princípio da bioética está mais relacionado com os seres humanos do que com os animais. Como se sabe, a maioria dos experimentos realizados com animais tem como objetivo beneficiar o ser humano e não os animais. Entretanto, torna-se inadiável que condições básicas de bem-estar animal sejam respeitadas sempre que sua utilização se fizer absolutamente necessária
- Justiça distributiva: os avanços técnico-científicos devem beneficiar a sociedade como um todo e não somente determinados grupos privilegiados. Esse princípio é o mais difícil de ser aplicado em sociedades nas quais os interesses econômicos estão muitas vezes acima do social.

Vale a pena ressaltar que, se os cientistas analisarem imparcialmente e com humildade os princípios da bioética, verão que, na sua essência (liberdade, beneficência/caridade e justiça), eles são uma reedição dos princípios cristãos estabelecidos há mais de 2 mil anos, que são também comuns a diversas religiões, com a adaptação de certos termos para a época atual.

Dimensões da bioética

Segundo Archer *et al.*,[1] podem ser distinguidas cinco dimensões (ou grandes áreas) do estudo da bioética, a saber:

- Pessoal
- Social, econômica e política
- Ecológica
- Pedagógica
- Biológica.

Resumidamente, os principais temas inerentes às diferentes dimensões de estudo da bioética são abordados a seguir:

- Dimensão pessoal: estuda a relação entre os profissionais responsáveis e seus pacientes. A liberdade do indivíduo ou responsável, nos casos especiais citados anteriormente, de escolher o seu destino deve ser respeitada
- Dimensão social, econômica e política: visa estabelecer critérios para se determinar a alocação e a distribuição de recursos, bem como tentar reduzir as desigualdades econômicas e sociais de um país ou entre países. Dentre os diversos assuntos abordados nesta área da bioética, destacam-se:
  - Alocação de recursos financeiros: determinar quais áreas seriam prioritárias para receber os recursos. Investir em tecnologia de ponta, em alguns casos de aplicabilidade prática futura ou destinar recursos financeiros para resolver um problema emergencial de saneamento básico? Nos casos de muitos hospitais, devido à limitação de recursos, os médicos, em função da falta de leitos, devem estabelecer critérios para escolher quais pacientes devem sobreviver
  - Patentes: as patentes de produtos e processos ferem o princípio bioético da justiça distributiva?
  - Desequilíbrio entre países ricos e pobres: os países ricos são os grandes geradores e detentores de tecnologias, e os países pobres, os que mais necessitam dessas tecnologias para o seu desenvolvimento econômico. Então, seria justo que os países pobres pagassem para utilizar essas tecnologias? Isso não geraria mais pobreza, mais desigualdade entre eles, diminuindo ainda mais o investimento em áreas carentes?
  - Fome: em um mundo no qual impera a alta tecnologia, é eticamente aceitável permitir que uma considerável parcela da população passe fome?
- Dimensão ecológica: os principais temas que fazem parte da pauta de discussão da bioética no campo da ecologia são:
  - Proteção do meio ambiente
  - Exploração de recursos naturais
  - Desertificação
  - Poluição
  - Extinção de espécies
  - Equilíbrios ecológicos
  - Utilização em condições éticas de animais e plantas
  - Proteção da qualidade de vida dos animais

- Desequilíbrio entre países ricos e pobres
- Problemas nucleares
- Proteção da biodiversidade.

Em essência, o grande foco de discussão da bioética no âmbito ecológico envolvendo os temas apresentados é de se tentar conciliar o desenvolvimento econômico das nações com a preservação do planeta. Sabemos que isso nem sempre é fácil. Um exemplo clássico é o dos EUA, que se destacam mundialmente pelo seu poderio econômico e militar, mas também são os responsáveis por 25% da poluição do planeta. Por outro lado, no caso dos países pobres torna-se difícil convencer um indivíduo que está passando fome a preservar a fauna e a flora quando o imperativo de sua sobrevivência fala mais alto. Analisando a importante questão da preservação da Amazônia, há uma corrente que defende que a melhor maneira de proteger a floresta é a exploração sustentada, o chamado desenvolvimento sustentável

- Dimensão pedagógica: trata da discussão de alternativas que visem melhorar o ensino e a aprendizagem nas instituições. Muitos estudantes de nossas universidades estão perdendo a capacidade de pensar, refletir e contextualizar o conhecimento que adquirem. Esse fato é danoso porque o mercado de trabalho não exige profissionais competentes apenas tecnicamente e sim indivíduos versáteis, com senso de iniciativa e capacidade crítica em relação a assuntos ligados a ciência, política e economia. Por essa razão, os professores deveriam empenhar-se para formar profissionais, não apenas tecnicamente competentes, mas que sejam bons cidadãos e elementos de transformação de nossa sociedade. No livro *Bioética*, de Archer *et al.*,[1] no capítulo direcionado à dimensão pedagógica da bioética, Eduardo Sá relata que "um professor deve ensinar um aluno a aprender e que a escola serve para aprender a pensar". Em razão de seu caráter abrangente e multidisciplinar, a introdução da bioética no currículo dos cursos acadêmicos, incluindo a veterinária, sem dúvida alguma, se bem ministrado, estimularia o senso de reflexão de nossos alunos, melhorando a sua formação moral e intelectual
- Dimensão biológica ou bioética especial: dentre os diversos temas que compõem esta abordagem da bioética, incluindo as biotécnicas reprodutivas, destacam-se:
  - Começo da vida
  - Diagnóstico pré-natal
  - Abortamento provocado
  - Reanimação do recém-nascido
  - Engenharia genética e organismos geneticamente modificados
  - Terapia gênica
  - Eugenia
  - Reprodução medicamente assistida
  - Clonagem

- Transplante de órgãos
- Experimentação em animais e seres humanos
- Eutanásia e distanásia.

Devido à sua importância na análise bioética das biotécnicas reprodutivas, será abordado o tema polêmico relacionado com o *começo da vida*. É bem verdade que esse tema provoca mais controvérsias quando se trata da espécie humana. A questão do começo da vida humana constitui um problema complexo, objeto de intensas discussões nas últimas décadas e que permanece, ainda hoje, em aberto para muitas pessoas. Historicamente, o debate ganha vigor no âmbito da problemática da legalização do aborto. Pergunta-se, então, "quando começa a vida humana". Com base nos livros de Archer *et al.*[1] e Garrafa e Costa,[5] seguem algumas proposições para o início da vida:

- No momento da concepção: esta suposição científica se baseia no fato de que existe identidade genética absoluta em todas as células somáticas do organismo humano e entre estas e a célula somática inicial, o zigoto. Nesse sentido, o zigoto tem o projeto, e a autossuficiência para, interagindo com o ambiente, construir uma pessoa geneticamente única. Vale salientar que a maioria das religiões defende que a vida começa no momento da concepção
- A partir do 14º dia de gestação, por ser a fase final de implantação
- A partir da 8ª semana, com a formação do sistema nervoso marcando o início da vida cerebral
- A partir do 11º dia de gestação, com o surgimento do sulco neural
- Após o nascimento, quando o ser se torna capaz de sobreviver fora da dependência da mãe, no ambiente extrauterino, é que se afirma um ser humano completo
- Quando se adquire consciência e racionalidade: para Engelhardt,[1,5] o recém-concebido não tem consciência, não tem racionalidade nem senso moral. Considerando que essas características são próprias das pessoas, quem não as tem não merece reconhecimento. Assim, nem todos os seres humanos podem ser considerados pessoas e entre os não pessoas estariam os embriões, os recém-nascidos, os retardados mentais graves e os pacientes em estado de coma.

Realizadas tais considerações iniciais, pode-se agora entrar no âmbito das biotécnicas reprodutivas, enfatizando a fecundação *in vitro* (FIV) e a clonagem, e sua relação com a bioética.

Importância das biotécnicas reprodutivas

Considera-se inegável a contribuição que as biotécnicas reprodutivas têm dado ao desenvolvimento técnico-científico e econômico das nações.[6] Dentre as diversas vantagens, atuais e futuras, das biotécnicas reprodutivas, destacam-se:

- Ferramenta importante para a compreensão da fisiologia reprodutiva feminina e masculina

- Multiplicação de animais geneticamente superiores
- Formação de bancos de germoplasma animal
- Reposição de espécies ameaçadas de extinção
- Tratamentos de infertilidade na espécie humana e restauração da atividade reprodutiva em mulheres portadoras, por exemplo, de cânceres, submetidas à ovariectomia, previamente a tratamentos de radioterapia e quimioterapia
- Produção de órgãos humanos pela transgênese e possivelmente pela clonagem.

Quanto aos principais inconvenientes e riscos das biotécnicas reprodutivas, tem-se que:

- Podem levar à perda de variabilidade genética quando utilizadas de maneira indiscriminada
- Há um potencial de ruptura de barreiras éticas quando a manipulação da vida se torna algo banal.

Bioética aplicada às biotécnicas reprodutivas em humanos e animais

Nas últimas décadas, observou-se um expressivo avanço técnico-científico no âmbito das biotécnicas reprodutivas em animais e seres humanos. O primeiro grande marco desses avanços foi a separação entre o ato sexual e o ato reprodutivo, mantendo-se o controle de ambos. Métodos contraceptivos possibilitam o ato sexual sem reprodução, e as técnicas de reprodução in vitro dispensam o ato sexual. Mais recentemente, a biotécnica de clonagem em mamíferos relata fazer uso da informação genética contida em núcleos de células somáticas, demonstrando que é possível promover a reprodução na ausência de gameta masculino. Muitos dos leitores deste capítulo poderiam estar se perguntando "por que fazer uma abordagem bioética das biotécnicas reprodutivas, em especial para estudantes e profissionais ligados à medicina veterinária?" Eis algumas razões:

- Veterinários especialistas em biotécnicas reprodutivas, como, por exemplo, transferência de embriões, FIV e outras, fazem parte de um mercado emergente e promissor que em geral proporciona boa remuneração para os profissionais competentes envolvidos
- Praticamente todas as biotécnicas reprodutivas são primeiramente desenvolvidas e testadas em animais para posteriormente serem adaptadas em seres humanos
- É responsabilidade do médico veterinário diagnosticar o impacto das biotécnicas reprodutivas sobre a qualidade de vida dos animais, determinando objetivamente o grau de impedimento de bem-estar, sendo que esse grau deve ser incluído nos processos de tomada de decisão ética quanto à biotécnica em questão
- Muitos profissionais ligados a medicina veterinária e áreas afins trabalham em um mercado promissor, envolvendo laboratórios de reprodução assistida em humanos, não

lidando diretamente com a paciente, atribuição exclusiva dos médicos, mas participando da manipulação de gametas e embriões.

Com base nisso, torna-se importante que os profissionais ligados à biologia da reprodução tenham conhecimentos de bioética a fim de adotarem uma conduta respeitosa e séria em relação a animais e seres humanos, bem como aos seus respectivos gametas e embriões. Entretanto, temos que ser realistas e considerar que tanto as antigas como as novas descobertas podem trazer benefícios e malefícios, dependendo da maneira como são utilizadas. O mesmo bisturi utilizado para extirpar um tumor e salvar o paciente pode matar um indivíduo se usado de modo irresponsável, ao cortar uma artéria ou veia importante.

No curso de bioética que ministro no programa de Pós-Graduação em Ciências Veterinárias da Universidade Estadual do Ceará (UECE) e no Curso de Graduação em Medicina Veterinária da mesma instituição, não tenho o propósito de formar opinião, ou seja, fazer com que as pessoas pensem como eu, até porque a maneira como as pessoas se posicionam em relação aos temas da bioética depende do seu nível consciencial, que é influenciado muitas vezes pela sua formação científica e/ou religiosa. A minha finalidade tanto no curso quanto no âmbito deste capítulo é fornecer as bases a fim de que as pessoas reflitam sobre os temas abordados e, posteriormente, decidam se modificam ou mantêm o seu modo de pensar e, consequentemente, de agir. A primeira grande questão é: as consequências éticas da utilização de biotécnicas reprodutivas em animais e em seres humanos seriam semelhantes? A resposta "não" a essa pergunta poderia ser óbvia para muitas pessoas, mas certamente não o é para outras, principalmente os defensores inveterados dos animais. Para exemplificar esta situação, certa vez participei de um debate sobre aborto provocado em humanos, no qual eu era o único veterinário entre outros debatedores médicos. Após fazer uma breve explanação sobre as biotécnicas reprodutivas em animais e algumas restrições éticas para utilizá-las em seres humanos, um dos debatedores me fez o seguinte questionamento: "Se vocês utilizam as biotécnicas reprodutivas em animais, por que não poderíamos utilizá-las deliberadamente em seres humanos?", deixando transparecer a equivalência ética entre as duas. Em primeiro lugar, como veterinário, sou da opinião de que todo animal deve ser tratado com respeito, pois são criaturas dotadas de sentimento e sensíveis à dor. Nas experimentações ou no trato em geral com animais, deve-se sempre zelar pelo seu bem-estar. No caso das biotécnicas reprodutivas como FIV, clonagem, transgênese etc., os profissionais e pesquisadores sérios e competentes devem tomar todas as precauções e cuidados durante as manipulações, a fim de que as crias resultantes nasçam sadias, evitando, portanto, o sofrimento animal decorrente de patologias muitas vezes geradas por imperfeições da técnica empregada. Contudo, sou da opinião de que, por mais respeito e amor que tenhamos pelos animais, as consequências éticas das biotécnicas reprodutivas em animais e seres humanos são diferentes. Vejamos alguns exemplos práticos. Quando se trabalha com animais de interesse zootécnico, visa-se sempre ao aumento da produção animal (carne, leite etc.). Portanto, é perfeitamente aceitável utilizarmos gametas (espermatozoides e oócitos) oriundos de animais de valor zootécnico visando à produção de embriões *in vivo* ou *in vitro*. Os embriões resultantes poderiam ser destinados a diferentes finalidades: estocagem (resfriamento e/ou congelação), clonagem, modificação genética pela transgênese, sexagem etc. Posteriormente, esses embriões poderiam ser transferidos para receptoras visando à produção de crias com finalidades produtivas. Façamos agora uma analogia da mesma situação em seres humanos, indo de um extremo a outro da questão. Determinado casal, com infertilidade comprovada, deseja ter um filho e recorre à FIV. Antes de se submeter a esse tipo de tratamento, que em geral é caro, haveria a alternativa de adotar uma criança. Contudo, muitos casais não se consideram preparados psicologicamente para tal e muitas mulheres desejam passar pela experiência da gravidez. Entretanto, a FIV em humanos poderá, diferentemente dos animais, gerar diferentes situações. Comecemos da mais simples para a mais complexa.

- Situação 1: o casal fornece os seus gametas para FIV e o embrião resultante é transferido para a mãe e geraria uma criança. Nesse caso, como se sabe, a interação psíquica mãe-feto, considerada um dos fatores essenciais para o equilíbrio psicológico da criança e do futuro adulto, foi permitida. Além disso, essa criança foi gerada dentro de um conceito de estrutura familiar e, portanto, sem grandes problemas éticos
- Situação 2: após a superovulação, vários óvulos foram fecundados e parte dos embriões transferidos para a mãe e a outra parte congelada visando uma utilização futura. Entretanto, em caso de separação do casal, quem teria direito a esses embriões congelados, já que o pai contribuiu com 50% da carga genética?[7]
- Situação 3: para aumentar a taxa de sucesso, vários embriões são transferidos para a mãe. E se a maioria sobreviver e for necessário fazer uma redução embrionária? Caso a corrente espiritualista esteja correta no que tange ao começo da vida no momento da concepção, estaríamos, na redução embrionária, assassinando vidas humanas?
- Situação 4: após a FIV, os pais solicitam uma análise genética do embrião (sexagem e outros testes para a detecção de anomalias, como, por exemplo, a síndrome de Down). Isso não se configuraria como opção dos pais por filhos geneticamente "perfeitos"? De tal modo, não estaríamos praticando indiretamente a eugenia, tão condenada no passado? E se esses filhos fisicamente "perfeitos" no futuro, cientes de que só foram permitidos nascer porque não possuíam

deficiências físicas ou mentais, poderiam eliminar seus pais utilizando o mesmo critério caso eles viessem a adquirir alguma deficiência que os tornasse "imperfeitos"?
- Situação 5: a mulher, casada ou não, iria a uma clínica de reprodução assistida e escolheria ou selecionaria os doadores de óvulos e/ou espermatozoides baseando-se em aspectos estéticos (altura, cor de olho e cabelo), profissão, preferências esportivas etc., de maneira análoga à que seleciona os animais doadores de gametas considerando suas características zootécnicas. Os embriões resultantes poderiam ser transferidos para a mulher (mãe?) que financiou o processo ou para as chamadas barrigas de aluguel. Sabendo-se que os doadores dos gametas têm direito ao anonimato diante de toda essa confusão, e o que resultaria se a criança desejasse conhecer os "pais", que é o seu direito? Vemos que no caso de seres humanos as implicações éticas são bem mais complexas. Além disso, conforme argumentei na época do debate, não existem casos de bezerros nascidos de transferência de embrião que tenham tido problemas psicológicos por não poderem conhecer os pais. Entretanto, esse problema pode ocorrer em muitos casos em humanos.

Outra grande discussão polêmica da bioética relacionada com as biotécnicas reprodutivas e que divide opiniões diz respeito à clonagem humana. O ápice dessas discussões ocorreu com a divulgação do nascimento da ovelha Dolly,[8] mostrando ser possível clonar animais adultos. Esse acontecimento, além de sua inegável importância científica, também despertou a vaidade e o imediatismo de muitos cientistas. Várias pessoas passaram a dizer que os cientistas estariam ocupando o lugar de Deus. Milionários excêntricos se propuseram a financiar projetos de altíssimos custos a fim de que um dia pudessem obter seus clones. Pais de filhos portadores de doenças terminais podem querer armazenar células de seus rebentos na esperança de que um dia possam restituir-lhes a vida por meio da clonagem. Pensa-se também na clonagem para produzir partes de um indivíduo, como é o caso da produção de órgãos. Uma emissora de TV exibiu uma novela de grande sucesso relacionada com a clonagem humana. No tocante aos animais, é inegável a importância futura da clonagem para a multiplicação e/ou reposição de animais de alto valor genético ou em perigo de extinção, para multiplicar animais transgênicos e para estudar a pluripotência e a totipotência celular e os fatores que regulam a relação núcleo-citoplasma. Entretanto, até mesmo em animais, muitos detalhes técnicos da clonagem precisam ser mais bem compreendidos e melhorados antes que essa importante biotécnica possa ser utilizada em larga escala para a multiplicação desses animais. Portanto, devido a suas limitações, não seria precipitado ou mesmo irresponsável querer utilizá-las atualmente em seres humanos? Como reagiríamos se os clones humanos nascessem com as mesmas deformações dos primeiros clones em animais por causa de problemas técnicos? Quem seriam os "pais" do clone humano?

Considerando o primeiro princípio da bioética no qual o indivíduo tem direito de decidir sobre o seu próprio destino, esse princípio seria desrespeitado no caso da clonagem humana, pois o clone não poderia decidir sobre a sua própria clonagem. Além disso, recorramos aos gêmeos univitelinos (verdadeiros clones naturais). Embora geneticamente idênticos, eles não têm necessariamente a mesma personalidade. Do ponto de vista da corrente espiritualista, que considera a alma uma criação divina, poder-se-ia até clonar o corpo humano, mas jamais sua alma. Analisando por esse ângulo, a clonagem de seres humanos não teria sentido.

Finalmente, dentre as biotécnicas reprodutivas, a transgênese destaca-se como uma das mais polêmicas do ponto de vista da bioética. Conforme pode ser visto no Capítulo 19, *Produção de Animais Transgênicos*, é inegável a importância revolucionária da transgenia no âmbito da produção de alimentos (origem animal e vegetal), da indústria farmacêutica e da medicina. A transgenia é, portanto, uma das áreas com maior potencial de benefícios para toda a humanidade. Por outro lado, a transgênese também se configura como a técnica que apresenta maior potencial de riscos biológicos. No tocante aos animais, *a priori* pode-se usar o seguinte argumento: em geral, todo animal transgênico pode apresentar alguma característica biológica desconhecida, portanto ele deve ser mantido sob total controle e em hipótese alguma ter a chance de escapar ou multiplicar a sua bagagem genética no ambiente por meio de acasalamento com outros animais não controlados. Padrões de segurança devem ser rigorosamente obedecidos para o controle dos riscos biológicos que envolvem a produção e utilização de organismos geneticamente modificados. No Brasil, existe a Comissão Nacional de Biossegurança que regulamenta os experimentos que envolvem animais e plantas transgênicas em laboratórios nacionais.

Considerações finais

Os temas relacionados com a bioética são de análise complexa e geram sempre debates interessantes, modificando e ampliando o nível de consciência dos indivíduos envolvidos. A importância das discussões em bioética, em razão de seu caráter transdisciplinar, é que a ciência não utilize indiscriminadamente as novas tecnologias logo que forem viáveis, mas só depois de ter conhecimento e sabedoria suficientes para utilizá-las em benefício da humanidade e não em seu detrimento. Nesse sentido, a bioética possibilitaria à sociedade decidir sobre as tecnologias que lhe convêm. Acredito que as questões bioéticas seriam mais bem administradas se a ciência, essencialmente materialista, e a religião (espiritualista) se aproximassem e buscassem o tão sonhado "caminho do meio" preconizado por Buda. Em questões de bioética, reafirmo a necessidade de que os cientistas de formação cristã ou outra doutrina similar assumam a sua convicção divina e

tragam para os debates científicos a visão dos espiritualistas (religiosos) sem os tradicionais fanatismos e sectarismos. Um dos grandes cientistas, filósofos e humanistas que o nosso planeta conheceu, Albert Einstein, preconizou que "a ciência sem religião é claudicante; a religião sem ciência é cega", ressaltando, portanto, a interdependência entre ciência e religião. Finalmente, reafirmo que temos de ter humildade em admitir que, se praticarmos um dos ensinamentos do maior filósofo de todos os tempos, Jesus Cristo, preconizado há mais de dois mil anos, que se referia a "fazer aos outros aquilo que gostaríamos que fizessem a nós mesmos", certamente estaríamos próximos de obter um consenso no que tange às grandes questões bioéticas. Trataríamos qualquer forma de vida, seja ela vegetal, animal, humana ou planetária, com o devido respeito e estaríamos próximos de habitar um planeta com mais justiça e paz.

BEM-ESTAR ANIMAL

Introdução ao bem-estar animal

A exemplo do que aconteceu há algumas décadas em outros países, principalmente na Europa, a atuação do profissional que trabalha com animais no Brasil recentemente começa a passar por uma transformação central: uma crescente valorização do bem-estar dos animais. A combinação do uso de animais com a manutenção de sua qualidade de vida depende do conhecimento das características e necessidades deles. Apresento a seguir conceitos básicos do bem-estar animal como ciência, com um enfoque mais detalhado sobre as atividades ligadas à reprodução animal. Nesta discussão, encontram-se reunidas ideias que permeiam o ambiente científico internacional, resultantes de uma inquietação sobre a posição dos animais sob o domínio humano. Tal inquietação é inerente ao que temos de mais humano, nossa capacidade de empatia com seres vivos sencientes.

Histórico do bem-estar animal como ciência

Apesar de a preocupação com o bem-estar animal estar intuitivamente presente em parte da população e dos profissionais que trabalham com animais, provavelmente ao longo de toda a história da humanidade, somente muito recentemente o bem-estar animal surgiu como ciência. A primeira disciplina curricular ofertada a alunos de Medicina Veterinária foi organizada por Donald Broom, professor da Universidade de Cambridge, Inglaterra, no ano de 1986. Desde então, tornou-se disciplina obrigatória na maioria das universidades europeias e em muitas universidades da América do Norte. Em muitos países europeus, nos EUA e no Canadá vários órgãos oficiais fazem recomendações baseadas em conceitos de bem-estar animal, desde órgãos de classe como a Associação Médico-Veterinária

Americana (AVMA; do inglês, *American Veterinary Medicine Association*), órgãos governamentais relacionados com a regulamentação do comércio de produtos de origem animal, como o departamento do governo inglês ligado a questões agrícolas (Department of Environment, Food and Rural Affairs [DEFRA]), até órgãos supranacionais como a Organização Internacional de Epizootias (OIE).

No Brasil, segundo o Ministério da Educação e Cultura, a sociedade espera do médico veterinário um perfil profissional de comprometimento com a saúde e o bem-estar animal.[9] Ainda, à mesma publicação, dentre as habilidades específicas, o médico veterinário deve ter capacidade de planejar, executar e participar de projetos de saúde e bem-estar animal. O Conselho Federal de Medicina Veterinária também vem demonstrando recentemente o reconhecimento da necessidade de formação e atuação veterinária em bem-estar animal, expresso por publicações ligadas ao tema[10] e pela criação, em setembro de 2001, da Comissão de Ética, Bioética e Bem-estar Animal (CEBEA/CFMV). Desde sua criação, a CEBEA/CFMV participa ativamente das discussões relativas ao bem-estar animal no Brasil, em especial nas questões eminentemente veterinárias. Como exemplo, podem-se citar as Resoluções 877/2008 e 1000/2012, entre outras, e a organização dos Congressos Brasileiros de Bioética e Bem-estar Animal. No III Congresso Brasileiro de Bioética e Bem-estar Animal, realizado em Curitiba de 5 a 7 de agosto de 2014, foi publicado em seus anais 77 resumos científicos, culminando com a Declaração de Curitiba, a saber: "Nós concluímos que os animais não humanos não são objetos. Eles são seres sencientes. Consequentemente, não devem ser tratados como coisas. Curitiba, 7 de agosto de 2014." Essa declaração constitui um marco relevante, principalmente por auxiliar na utilização da legislação brasileira de proteção animal, que enfrenta o obstáculo de os animais não serem sujeitos legais em nosso país. Desse modo, o consenso científico de que os animais, minimamente os vertebrados, são seres sencientes fica mais prontamente disponível aos profissionais da área do direito.

Apesar da demanda explícita em documentos do MEC[11] e do reconhecimento pelo CFMV da importância de profissionais capazes de atuar na área de bem-estar animal, ainda são poucos os cursos brasileiros de Medicina Veterinária que preveem em seu currículo oficial o ensino desta ciência.[12] Por iniciativa de alguns profissionais, existem grupos produzindo informações nacionais importantes sobre bem-estar animal e lecionando a disciplina aos alunos de graduação em Medicina Veterinária e Zootecnia. Exemplos são o ETCO, coordenado pelo professor Mateus Paranhos da Costa (UNESP – Jaboticabal), o LETA, coordenado pelos professores Luiz Carlos Pinheira Machado e Maria José Hötzel (UFSC – Florianópolis) e o LABEA, por mim coordenado na UFPR – Curitiba. Do ponto de vista do ensino, espera-se uma mudança crescente na quantidade e na qualidade de cursos de bem-estar animal para acadêmicos de Medicina Veterinária e Zootecnia, impulsionada por várias demandas e iniciativas nacionais e internacionais.

Definições e conceitos básicos em bem-estar animal

Definição de bem-estar animal

O bem-estar animal é um conceito ainda em construção; discussão aprofundada sobre as várias maneiras de defini-lo pode ser encontrada em Tannembaum.[13] Para que possa ser comparado em situações diversas ou avaliado em uma situação específica, o bem-estar deve ser medido objetivamente; para tanto, a seguinte definição parece especialmente interessante: "Bem-estar é o estado de um indivíduo em relação às suas tentativas de se adaptar ao seu ambiente."[14]

Esse conceito se refere ao estado de um indivíduo em uma escala que varia de alto a baixo grau de bem-estar. Ao se considerar o modo como avaliar o bem-estar de um indivíduo, é necessário haver de início um bom conhecimento da biologia do animal. Duas áreas de conhecimento são pré-requisitos para o entendimento do bem-estar animal: a fisiologia e a etologia. As formas de adaptação dos animais ao ambiente dependem, na sua grande maioria, de alterações e demandas adicionais no funcionamento de seus órgãos internos e da utilização de suas possibilidades comportamentais. Conhecendo-se os indicadores fisiológicos e comportamentais normais, pode-se estimar o grau de dificuldade imposta ao animal a partir dos esforços realizados mediante esses dois sistemas. Quanto mais dificuldades um indivíduo encontra para enfrentar e se adaptar a uma situação, mais baixo será seu bem-estar.

Vale ainda ressaltar três aspectos importantes da definição de bem-estar animal:

- Um critério essencial para uma definição útil é que ela se refira a uma característica do animal individual, e não a algo fornecido ao animal pelo ser humano. O bem-estar de um animal pode melhorar como resultado de algo que lhe seja fornecido, mas o que se oferece não é, em si, bem-estar

- A natureza da interação humana com um animal não tem nenhum efeito sobre a extensão da capacidade do animal de sofrer. Existe uma tendência ilógica de as pessoas apresentarem maior preocupação com animais de estimação que com animais mantidos em altas lotações ou largamente isolados do público. Ao se imaginar um coelho apresentando certo grau de ferimento ou doença, deve-se lembrar que seu bem-estar é pobre na mesma medida, seja ele um animal de companhia, de laboratório, de produção ou silvestre[15]

- A avaliação do bem-estar não deve ser confundida com questões de ordem ética. Uma vez terminada, a avaliação provê informações úteis para que decisões éticas sobre uma situação possam ser tomadas. O grau de limitação de bem-estar que uma situação oferece deve ser avaliado objetivamente e de maneira inteiramente isolada de nossa opinião ética sobre a situação ser aceitável ou não; na verdade, o resultado dessa avaliação constitui informação indispensável a uma decisão ética razoável. Por exemplo, muitas pessoas podem sentir-se desconfortáveis com a produção de animais transgênicos, por vários motivos. Para que uma tomada de decisão ética relativa à aceitabilidade da transgenia em uma situação específica possa contemplar a qualidade de vida dos animais transgênicos, é essencial que seja conhecido o impacto da carga genética sobre o bem-estar dos referidos animais. Esse conhecimento do grau de bem-estar somente pode ser obtido por meio de uma avaliação objetiva, livre de pré-julgamentos. Os pré-julgamentos podem obscurecer a avaliação do bem-estar, que em si não é simples; eles são comuns e aparecem tanto na forma da defesa de uma técnica, geralmente por parte de seus proponentes, quanto na forma de ataque, geralmente por parte de grupos de proteção animal. A ciência do bem-estar animal, principalmente no que concerne ao diagnóstico de bem-estar, deve ser conduzida de maneira a produzir subsídios ao processo de tomada de decisões éticas.

Avaliação do bem-estar animal

Várias medidas vêm sendo propostas para se avaliar o bem-estar dos animais. Talvez essa tarefa possa ser auxiliada por uma listagem de indicadores de grau reduzido ou elevado de bem-estar (Quadros 1.1 e 1.2). A maioria dos indicadores auxilia a localizar o estado do animal dentro da escala, variando de bem-estar elevado a muito reduzido. Algumas medidas são mais relevantes a problemas de curto-prazo, tais como as associadas a manejo ou a um período breve de condições físicas adversas, enquanto outras são mais apropriadas a problemas a longo prazo. Em linhas gerais, quanto maior a incidência dos fatores listados no Quadro 1.1, em relação a um animal ou a um grupo de animais, pior será a sua qualidade de vida. No Quadro 1.2, vale um raciocínio similar: a presença de um ou mais fatores indica de maneira concreta e diretamente proporcional o grau de satisfação do animal em relação às condições a ele oferecidas. Fraser e Broom[16] e Broom e Johnson[17] fornecem discussões detalhadas sobre as medidas de bem-estar animal citadas nos quadros mencionados.

As influências mais importantes sobre o bem-estar da maioria dos animais são as condições de vida durante a maior parte de sua vida. Desse modo, se o bem-estar de um animal é pobre devido a instalações inadequadas, trata-se de situação pior que um evento doloroso de curta duração. O nível de pobreza do bem-estar multiplicado pela duração dessa condição fornece uma indicação da magnitude geral do problema para aquele indivíduo. Assim, o pior quadro seria a presença de problemas graves por longo tempo (Figura 1.1). Entretanto,

QUADRO 1.1 Medidas de grau reduzido de bem-estar.

- Expectativa de vida reduzida
- Crescimento ou reprodução reduzidos
- Danos corporais
- Doença
- Imunossupressão
- Tentativas fisiológicas de adaptação
- Tentativas comportamentais de adaptação
- Doenças comportamentais
- Autonarcotização
- Grau de aversão comportamental
- Grau de supressão de comportamento normal
- Grau de prevenção de processos fisiológicos normais e de desenvolvimento anatômico

Adaptado de Broom e Johnson, 2000.[17]

QUADRO 1.2 Medidas de grau elevado de bem-estar.

- Demonstração de uma variedade de comportamentos normais
- Grau em que comportamentos fortemente preferidos podem ser apresentados
- Indicadores fisiológicos de prazer
- Indicadores comportamentais de prazer

Adaptado de Broom e Johnson, 2000.[17]

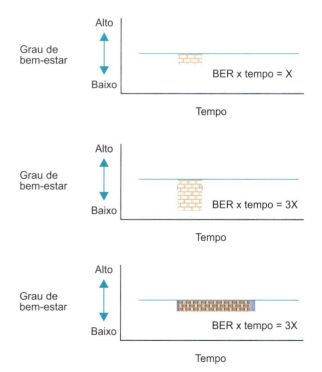

FIGURA 1.1 Relações entre bem-estar reduzido (BER) e tempo, mostrando o efeito da interação entre dois níveis de redução do bem-estar e duas durações. Os retângulos preenchidos representam a magnitude de diminuição do grau de bem-estar, a partir de um ponto considerado adequado, representado pela linha horizontal. A magnitude do problema é refletida pela área total do retângulo, independentemente de seu formato, evidenciando que problemas aparentemente sutis, porém mantidos por longos períodos, podem adquirir a mesma magnitude que um problema grave de curta duração. (Adaptada de Broom e Johnson, 2000.)[17]

situações que induzem um comprometimento moderado do grau de bem-estar podem se tornar importantes caso ocorram durante períodos prolongados (ver Figura 1.1, *parte inferior*). As restrições de alojamento de animais de produção e de laboratório caem por vezes neste quadro, sendo problemas aparentemente pouco importantes, mas agravados pelo caráter permanente da situação.

■ Avaliação do bem-estar por meio de indicadores comportamentais e fisiológicos

Alguns sinais de bem-estar reduzido são evidenciados por mensurações fisiológicas. Por exemplo, aumento de frequência cardíaca, atividade adrenal, atividade adrenal após desafio com hormônio adrenocorticotrófico (ACTH) ou resposta imunológica reduzida após um desafio podem indicar que o bem-estar está mais baixo que em indivíduos que não mostram tais alterações. Resultados das mensurações fisiológicas devem ser interpretados com cuidado, assim como aqueles de outras medidas descritas neste capítulo. Para uma descrição detalhada de medidas fisiológicas de bem-estar animal, consulte Broom e Johnson.[17] O enfoque principal apresentado aqui será sobre indicadores comportamentais, em razão de sua grande viabilidade prática e ausência de procedimentos invasivos e dispendiosos, como é o caso de muitas das mensurações de parâmetros fisiológicos.

Medições do comportamento têm grande valor na avaliação do bem-estar. Por exemplo, um indivíduo que se encontra completamente impossibilitado de adotar uma postura preferida de repouso, apesar de repetidas tentativas, será avaliado como tendo um bem-estar mais pobre que outro cuja situação possibilita a adoção da postura preferida. Essa situação existe frequentemente durante a manutenção de animais em ambientes artificiais: aves domésticas em ambiente sem poleiro, bovinos mantidos em piso escorregadio que dificulta o ato de se deitar, e assim por diante. Animais que não podem exercer atividades comportamentais de alta frequência em vida livre estão certamente sob situação de frustração. Por exemplo, suínos em ambiente seminatural gastam 21% do seu tempo acordados fuçando;[18] qualquer ambiente que não viabilize essa atividade deixa uma lacuna no orçamento comportamental diário do animal, que tem de encontrar alguma outra atividade que a substitua. Muitos animais simplesmente aumentam o tempo que passam inertes, outros desenvolvem alternativas. Isto traz ao cenário atividades consideradas anormais para uma dada espécie animal. Comportamentos anormais, tais como estereotipias, automutilação, canibalismo em suínos, bicar de penas em aves ou comportamento excessivamente agressivo indicam que o indivíduo em questão se encontra em condições de baixo grau de bem-estar (Figura 1.2).

Conhecer as necessidades dos animais, nos planos físico e psicológico, constitui uma referência de grande valor para avaliar uma situação em relação ao bem-estar. Entretanto, essa

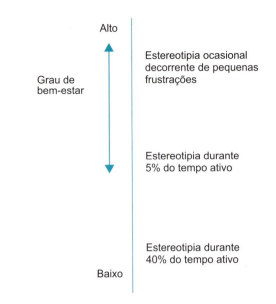

FIGURA 1.2 A significância de medições de desvios comportamentais para a avaliação do grau de bem-estar. (Adaptada de Broom e Johnson, 2000.)[17]

pode ser uma informação difícil de ser obtida. Apesar de existir relativamente pouco conhecimento sobre os sentimentos e as motivações dos animais, uma nova fronteira de pesquisa vem se consolidando: a avaliação qualitativa e quantitativa da preferência dos animais. Estudos das preferências dos animais são hoje mais cuidadosamente delineados, contornando uma grande parte dos erros estatísticos embutidos nos primeiros ensaios de comportamento animal. Um exemplo de teste de preferência, no qual se utilizou o condicionamento operacional com diferentes proporções de reforço, é o trabalho de Arey.[19] Porcas pré-parturientes pressionavam um painel para ter acesso a uma sala contendo palha ou a outra sala contendo o alimento. Até 2 dias antes do parto as porcas pressionaram muito mais frequentemente para ter acesso ao alimento que à palha. Nesse momento, o alimento era mais importante às porcas que a palha para manipulação ou construção de ninho. Entretanto, no dia imediatamente anterior ao parto, quando normalmente seria construído um ninho, as porcas pressionaram com igual frequência para obtenção de palha e de comida. Ou seja, agora a motivação da porca para construir um ninho se igualou à sua motivação para satisfazer sua fome. A partir desse conhecimento, pode-se entender o impacto de se privar as porcas de material para construção de ninho durante esse estado fisiológico. Foi transposta a barreira da suposição intuitiva, para uma informação concreta baseada em conhecimento objetivo. Em outras palavras, aprendemos a deixar o animal nos dizer o que ele prefere, em que momento, por quanto tempo e a força dessa preferência.

Outra fonte de conhecimento do estado emocional dos animais é a consideração de sua motivação para exercer atividades de evitação. Infelizmente, comportamento de esquiva é uma característica de todos os animais que tende a ser menosprezada nas avaliações de bem-estar. Uma visualização das situações em que os animais praticam esquiva pode ser obtida por experimentos delineados com esse objetivo; entretanto, muitas vezes a simples observação dos animais é reveladora. Por exemplo, animais subordinados em situações de alta densidade de lotação obviamente necessitam de ambiente adequado para poderem praticar esquiva quando animais dominantes se aproximam. Quanto mais os animais têm de viver com situações ou estímulos dos quais preferem se esquivar, pior será o seu bem-estar. A frequência com que os animais de produção e laboratório enfrentam condições dentro deste quadro é alta.

■ Avaliação do bem-estar por meio do conceito das Cinco Liberdades

Uma forma prática de se buscar uma noção do grau de bem-estar dos animais é a avaliação das condições às quais os animais são submetidos. O conceito das Cinco Liberdades foi criado com base principalmente nesse tipo de avaliação indireta de bem-estar. Esse conceito torna-se útil em muitas situações, sempre que é necessária a avaliação de bem-estar e não existe a possibilidade de se realizar um estudo detalhado de indicadores fisiológicos e comportamentais. Dessa maneira, as Cinco Liberdades disponibilizam uma forma prática e disponível sem custo a qualquer profissional, sendo o único requisito um bom conhecimento de sua fundamentação teórica. As Cinco Liberdades definidas na Inglaterra, em 1993, pelo Conselho de Bem-estar de Animais de Produção,[20] são aceitas internacionalmente e podem ser descritas da seguinte maneira:

- Liberdade nutricional: os animais devem estar livres de sede, fome e desnutrição
- Liberdade sanitária: os animais devem estar livres de dor, doenças e ferimentos
- Liberdade comportamental: os animais devem ter liberdade suficiente para expressar o comportamento natural de sua espécie
- Liberdade psicológica: os animais devem estar livres de sensações de medo e ansiedade
- Liberdade ambiental: os animais devem ter liberdade de movimento, em instalações adequadas à sua espécie.

As Cinco Liberdades representam ideais ótimos. A realidade muitas vezes encontra-se bem distante delas. Nosso entendimento é que, apesar de apresentarem certa conotação utópica, as Cinco Liberdades têm grande valor prático, pois tornam possível uma avaliação organizada que, ao final, aponta com clareza as áreas que marcadamente limitam o bem-estar dos animais. Desse modo, a avaliação que utiliza as Cinco Liberdades possibilita uma priorização de ações, tomando primeiro aquelas ações que acarretarão grande salto na qualidade de vida dos animais.

Bem-estar animal e reprodução

As intervenções que o ser humano faz na reprodução animal têm um impacto sobre o bem-estar dos animais. Porém, na verdade, esta é uma interação de duas vias, ou seja, o grau de bem-estar animal afeta sua capacidade reprodutiva. Ao analisar o efeito do estresse sobre a reprodução, tem-se um bom exemplo do impacto de baixo grau de bem-estar nos parâmetros reprodutivos. Estresse leva a aumento do intervalo entre parto e concepção e aumento do número de inseminações necessárias por gestação em vacas de leite.[21] Brevemente, o estresse pode causar uma perturbação da função do hipotálamo, levando à redução de padrões pulsáteis normais de liberação de hormônio liberador de gonadotrofina (GnRH) e, consequentemente, reduzindo a frequência e a amplitude dos pulsos de hormônio luteinizante (LH), culminando em uma função ovariana anormal. Assim, agentes que reduzem o bem-estar animal têm o potencial de interromper o funcionamento de cada estrutura do eixo hipotálamo-hipófise-ovários. Alguns exemplos de agentes estressantes: transporte, administração de ACTH, mudança de grupo social e baixa qualidade de interação tratador-animal.

A ligação entre o bem-estar animal e as biotécnicas reprodutivas infelizmente vem acontecendo mais por denúncias de problemas que por uma interação proativa, na qual biotécnicas seriam utilizadas para melhorar a qualidade de vida dos animais. Um dos primeiros casos que expuseram o tema bem-estar animal associado ao uso da biotecnologia foi o que ficou conhecido como os "Suínos de Beltsville".[22] Os suínos de Beltsville continham o gene do hormônio do crescimento humano introduzido em seu genoma, no intuito de acelerar o crescimento; no entanto, esses animais sofriam de problemas de saúde tais como úlceras, doenças cardíacas, problemas reprodutivos e problemas de casco. Por outro lado, como será demonstrado, parece claro que existem oportunidades também para um aumento no grau de bem-estar animal por meio de avanços na biotecnologia aplicada à reprodução.

Relação entre o estudo da reprodução e o bem-estar animal

O avanço da atuação humana na área de reprodução animal não é inerentemente positivo ou negativo ao bem-estar animal. Como a maioria dos desenvolvimentos científicos e tecnológicos, o aporte de melhoria ou empobrecimento à qualidade de vida animal, inclusive à qualidade de vida humana, depende principalmente de sua forma de utilização. A discussão de um exemplo real talvez auxilie a ilustração desse raciocínio.

Consideremos a mesma técnica, a esterilização cirúrgica, aplicada a duas espécies diferentes e com objetivos também diferentes. A extirpação dos testículos em suínos é defendida para manter a qualidade da carne, impedindo o desenvolvimento de odor e sabor característicos.[23] A esterilização cirúrgica em cães e gatos de rua é tradicionalmente considerada indispensável para um programa eficiente e eticamente aceitável de controle populacional,[24] permanecendo indispensável mesmo nas propostas de maior vanguarda nessa área.[25]

Como recomendada nos livros clássicos de zootecnia, a castração em suínos deve ser realizada em todos os machos que não serão utilizados para reprodução, durante o primeiro mês de vida, sem anestesia ou qualquer método de controle da dor.[23] Medições comportamentais para avaliar a extensão da dor durante a castração de leitões foram utilizadas por Wemelsfelder e van Putten.[26] Leitões foram castrados sem anestesia durante a quarta semana de idade, como de praxe em muitas fazendas, seja na Holanda, onde o estudo foi realizado, ou no Brasil. O manejo de leitões em si evoca gritos intensos e luta, de modo que foram comparados os movimentos e vocalizações de leitoas manuseadas e leitões machos que foram manuseados e castrados. A frequência média do grito durante o simples manuseio foi de 3500 Hz; entretanto, após a primeira incisão durante a castração foi de 4500 Hz e após a segunda incisão foi de 4857 Hz. Os autores também observaram que leitões recentemente castrados tornaram-se menos ativos e apresentaram maior frequência de tremores generalizados, tremores de membros, escorregões e movimentos bruscos de cauda; alguns vomitaram e todos inicialmente evitaram deitar-se, sendo que depois se deitavam aparentemente poupando a região posterior. A duração do desconforto foi indicada pela continuação de algumas dessas alterações comportamentais por dias. Trata-se então da utilização de uma técnica intervencionista não humanitária, que leva à redução aguda do bem-estar.

A esterilização cirúrgica de cães e gatos é parte de seu controle populacional, sendo que o controle do nascimento de cães e gatos é extremamente importante para se reduzir o sofrimento animal. Arkow[24] definiu a tríade indispensável na luta contra a superpopulação de cães e gatos: (1) controle da natalidade; (2) educação pública; e (3) controle animal, entendido como a aplicação da legislação pertinente. Nesse caso, a utilização da esterilização cirúrgica causa um grau moderado de diminuição de bem-estar do animal envolvido com o procedimento cirúrgico, considerando-se que este é realizado de maneira humanitária, com controle de dor por anestesia e analgesia subsequente. Apesar da imposição de uma temporária redução no bem-estar do animal que passa pela cirurgia, o procedimento de esterilização cirúrgica de cães e gatos é advogado por todos os grupos interessados no bem-estar desses animais. Trata-se de um instrumento poderoso para a diminuição do número de animais abandonados, que têm todas as Cinco Liberdades severamente comprometidas. Quanto maior a capacidade de se realizar esterilização cirúrgica em cães e gatos, menor será a necessidade de se praticar eutanásia nos programas de controle populacional desses animais e mais brevemente se alcançará esse controle. Aliás, a captura e a eutanásia isoladas de educação e controle de nascimentos

compõem um programa comum ainda no Brasil, mas que é reconhecidamente ineficiente e de alto custo, tanto financeiro quanto moral.

Apesar da diferença do ponto de vista motivacional e ético nos dois casos, sem dúvida o avanço no desenvolvimento de técnicas capazes de intervir na reprodução animal tem grande potencial para melhorar a qualidade de vida dos animais nas práticas existentes atualmente. O desenvolvimento de técnicas de esterilização não cirúrgicas viáveis seria um grande avanço para a preservação de mais altos níveis de bem-estar dos animais envolvidos, pois aliviaria o estresse primário, resultante da cirurgia em si, e secundário, resultante de possíveis complicações como hemorragias, infecções e deiscências. Uma técnica que vem sendo estudada é a imunização ativa contra o decapeptídeo hipotalâmico GnRH, que previne a produção de gonadotropinas hipofisárias. Enquanto se mantém a atitude de castrar animais, a vacinação anti-GnRH constitui uma alternativa já considerada viável do ponto de vista técnico para algumas espécies,[27] apresentando menos efeitos colaterais e menor impacto ao bem-estar dos animais.

Impacto de biotécnicas reprodutivas sobre o bem-estar animal

Como ilustração, serão discutidos alguns exemplos de considerações que podem ser feitas para se relacionar biotécnicas reprodutivas e bem-estar animal. O assunto é muito amplo; no sentido de facilitar o entendimento, subdividimos o tema em duas partes, abordando separadamente os efeitos diretos dos procedimentos necessários à utilização das biotécnicas reprodutivas e os efeitos indiretos, relacionados com as consequências da seleção dos pais das futuras gerações de animais. Os exemplos a seguir visam dar uma ideia do tipo de questionamento da comunidade científica e fornecer referências bibliográficas que possibilitem ao leitor um aprofundamento sobre o assunto.

■ Questões de bem-estar relacionadas com os procedimentos necessários

Os procedimentos envolvidos com algumas técnicas reprodutivas representam em si um potencial fator de redução de bem-estar. Por exemplo, as técnicas de superovulação, inseminação artificial e transferência de embriões podem causar estresse: em animais como ovinos, caprinos e suínos, a técnica de transferência de embriões requer um procedimento cirúrgico,[22] Cirurgias são estresses agudos, com um impacto negativo sobre o bem-estar, de duração relativamente curta. O controle adequado da dor trans e pós-operatória é essencial. A colheita de sêmen também representa uma etapa de potencial risco ao bem-estar. A eletroejaculação causa violentas reações, como no caso de bubalinos; o uso de vagina artificial representa maior respeito ao conforto do macho.

A FIV é hoje uma técnica difundida, seja para a reprodução humana assistida ou para o melhoramento genético de animais de produção. Em ambos os casos, os possíveis efeitos a longo prazo sobre o bem-estar dos indivíduos nascidos após FIV e cultivo *in vitro* até o estádio de blastocisto são ainda praticamente desconhecidos. Estudos epidemiológicos em humanos frutos de concepção e gestação naturais forneceram evidências de associações entre eventos da vida pré-natal e doenças da vida adulta. Em razão do tempo relativamente curto desde o nascimento do primeiro bebê de proveta, estudos similares de indivíduos provenientes de FIV ainda não são possíveis. Entretanto, estudos epidemiológicos com dados disponíveis da indústria de produção animal podem contribuir para um melhor entendimento dos riscos envolvidos. Já foram levantados alguns efeitos da FIV e técnicas associadas sobre o bem-estar, tais como:

- Alterações significativas de características morfofisiológicas e comportamentais de camundongos devido ao efeito da congelação do embrião
- Fetos e recém-nascidos provenientes de FIV significativamente mais pesados em bovinos e ovinos (problema denominado por alguns autores "síndrome do bezerro grande"), associados a gestação prolongada, e maior incidência de problemas de parto e de cesarianas
- Pequenos atrasos no desenvolvimento mental de bebês até 1 ano de idade dependendo da técnica de FIV utilizada
- Frequência aumentada de anomalias genéticas em algumas espécies. Para uma introdução mais detalhada ao assunto e uma lista de referências bibliográficas específicas, consultar Christiansen e Sandøe,[22] Van der Lende *et al.*[28] e McEvoy.[29]

Com relação a técnicas de diagnóstico de gestação e de sincronização de estro para programação de parições em uma época mais favorável, pode-se imaginar um potencial benefício ao bem-estar dos animais envolvidos. A principal motivação para um diagnóstico de gestação eficiente e para o uso de sincronização de estro é frequentemente incrementar a fertilidade nos sistemas de produção animal; tais procedimentos podem viabilizar um melhor acompanhamento da gestação e do parto e a adequação das fases de maior demanda nutricional aos períodos de maior disponibilidade de alimentos, sendo ambos os fatores potenciais incrementos ao bem-estar dos animais. Entretanto, os efeitos da manipulação dos animais em si devem ser considerados. Algumas técnicas invasivas, como palpação retal e laparotomia, representam um problema agudo de bem-estar, podendo envolver riscos maiores. A palpação retal para diagnóstico de gestação em pequenos ruminantes, envolvendo a manipulação de um bastão de plástico em profundidade de até 35 cm no reto da fêmea, é um exemplo. A técnica tem custo relativamente baixo e pode ser aplicada em condições de campo com mais de 90% de precisão após os 60 dias de gestação; entretanto, os próprios autores[30] citam que a técnica envolve riscos de ferimentos no reto, aborto e até morte da fêmea, não devendo ser o método de eleição. Assim, trata-se de técnica de baixo potencial de bem-estar,

sendo que esse aspecto deve ser evidenciado àqueles que entram em contato com ela. Em síntese, o potencial de bem-estar de cada técnica deve ser levado em consideração quando da opção pela técnica a ser utilizada.

As áreas de intervenção humana mais recentes, como a clonagem e a transgenia, podem ser consideradas técnicas ainda em sua infância. Como se tem relativamente pouco domínio, a quantidade de desvios do resultado obtido em relação ao objetivo inicial é grande. Esses desvios frequentemente significam uma quantidade relevante de sofrimento animal. Como ressaltado na própria descrição das técnicas, observam-se:

- Altas taxas de mortalidade, associadas a disfunções placentárias
- Síndrome do bezerro grande, como na FIV
- Problemas respiratórios talvez em função de problemas de formação e/ou funcionamento das adrenais, baixos níveis de cortisol fetal e insuficiência de surfactantes pulmonares
- Deficiência imunológica
- Pouca tolerância ao estresse e à anestesia
- Artrite
- Crescimento esquelético anormal
- Cardiomegalia
- Úlceras gástricas
- Doenças renais
- Envelhecimento precoce.

A lista descrita na literatura é grande e provavelmente incompleta, uma vez que nosso conhecimento é limitado sobre as consequências dessas biotécnicas reprodutivas. A consideração dos inúmeros problemas ao bem-estar dos animais assim produzidos é imprescindível para a tomada de decisões quanto ao rumo dessas pesquisas e à aplicação de seus resultados. Existe abundância de publicações sobre o assunto, principalmente a partir da década de 1990. Recomenda-se Mepham,[31] Rollin[32] e Christiansen e Sandøe.[22]

Ainda, existem situações nas quais biotécnicas reprodutivas levam à diminuição de situações de estresse para os animais. Talvez o efeito positivo mais citado na literatura seja uma diminuição da necessidade de transporte de reprodutores, em consequência do desenvolvimento de técnicas de conservação de sêmen e embriões viáveis. A existência dessas biotécnicas possibilita o transporte nacional e internacional de material genético na forma de sêmen e embriões, em vez do transporte de animais. O transporte é reconhecidamente um grande fator de estresse aos animais de produção, sendo citado por alguns autores como a área mais controversa do bem-estar de animais de produção.[33] Na Europa, o impacto do transporte sobre o bem-estar dos animais é objetivo de regulamentações governamentais e detalhadas pesquisas sobre formas de monitoramento à distância.[34] As biotécnicas reprodutivas também reduzem a incidência de doenças sexualmente transmissíveis;

entretanto, de qualquer maneira, deve-se contar com um manejo sanitário de animais domésticos que controle eficientemente as doenças contagiosas.

Questões de bem-estar relacionadas com a seleção artificial

Muitos autores acreditam que o uso da biotecnologia provavelmente causará sofrimento animal. Uma base para esse raciocínio é o potencial que as técnicas reprodutivas têm para tornar os animais de produção ainda mais eficientes, aumentando a pressão sobre eles e, assim, piorando as suas condições de bem-estar. Até o momento, segundo Rollin,[35] sofrimento ou doença animal que não interfiram na eficiência produtiva são ignorados. As sociedades da União Europeia estão se manifestando contra essa prática, inclusive com a organização de diretrizes governamentais para imposição de critérios mínimos de bem-estar de animais de produção[9] e com moratórias para a eliminação de sistemas de criação de baixo potencial de bem-estar.[36] Entretanto, na América do Norte e nos países em desenvolvimento, a situação da pecuária ainda gira em torno da afirmação de Rollin.[35] O breve histórico apresentado por Christiansen e Sandøe[22] ilustra por que tal pressão de seleção por eficiência produtiva significa um comprometimento do bem-estar. Hoje, um frango de corte chega a 2 kg em cerca de 40 dias, que corresponde à metade do tempo que a ave precisava para obter o mesmo peso vivo há 30 anos, e se estima que a idade do frango de corte ao abate continua sendo reduzida em 1 dia por ano. Os músculos e o trato digestivo crescem rapidamente; entretanto, o esqueleto e o sistema cardiovascular não acompanham o ritmo de desenvolvimento, resultando em problemas de patas e morte súbita por falência cardíaca. A estrutura óssea de perus encontra-se de tal maneira desproporcional que os problemas nas patas são graves e os machos não conseguem realizar monta natural. Frangos e perus apresentam uma resposta imune reduzida, sendo consequentemente mais suscetíveis a doenças. Os suínos, que hoje crescem rápido e com menos acúmulo de gordura, também apresentam problemas nas patas; a alteração na composição de sua musculatura e a proporção de seu coração parecem estar associadas à maior probabilidade de estresse e morte durante atividades que não apresentavam riscos para seus ancestrais. A vaca holandesa tem capacidade de produzir hoje 10 vezes mais leite que a necessidade nutricional de seu bezerro; a seleção artificial para este nível de produção também aumentou o risco de mastite, problemas digestivos, edema de úbere e doenças metabólicas, entre outros. Em gado de corte, a seleção crescente para musculatura aumentada resulta em problemas de parto.

Torna-se, então, importante salientar que a priorização da produtividade em detrimento do bem-estar animal é um problema ético da produção animal em si, em virtude de uma série de fatores, inclusive os sinais que os produtores recebem do mercado consumidor. As sociedades que mantêm uma demanda por produtos de origem animal ao menor custo possível, sem considerar os abusos em relação aos animais de produção, perpetuam essa situação. Desse modo, é justo destacar que os problemas de bem-estar animal em consequência de priorização da produtividade não são uma característica específica da utilização da biotecnologia.[22] O uso da biotecnologia para se alcançar os mesmos objetivos de alta produção que vêm tradicionalmente orientando o melhoramento genético na pecuária terá efeitos poderosos e perigosos para o bem-estar animal, uma vez que as biotécnicas reprodutivas tendem a aumentar a velocidade e a eficiência da seleção. Também em animais de estimação existem exemplos nos quais a utilização de reprodução assistida está fortemente associada a problemas de bem-estar. Destaca-se a utilização de inseminação artificial para a manutenção de raças atualmente incapazes de realizar monta natural, devido a problemas anatômicos ou comportamentais. Os animais selecionados por critérios de estética e padrões raciais questionáveis do ponto de vista de bem-estar podem apresentar, além das dificuldades reprodutivas, dificuldades respiratórias, de locomoção, cardíacas e posturais, entre outras. Os animais assim produzidos nascem com uma carga genética que os predestina a uma vida caracterizada por um grau de bem-estar significativamente reduzido.

Expusemos vários exemplos em que biotécnicas reprodutivas estão potencialmente associadas à diminuição do grau de bem-estar via aceleração da seleção artificial. Entretanto, a biotecnologia também constitui um instrumento igualmente poderoso para se minimizar problemas de bem-estar animal, caso seja utilizada com objetivos que incluam a melhoria da qualidade de vida dos animais. Iniciativas como as de Sandøe et al.,[37] de se buscar um modelo de reprodução animal que combine preocupações com a eficiência de produção e considerações acerca do bem-estar animal, podem ser grandemente beneficiadas pelo uso de biotécnicas reprodutivas. Esse novo paradigma também deve ser empregado em outras espécies submetidas à seleção artificial, como cães e gatos. O impacto de doenças genéticas sobre o bem-estar de seus portadores pode ser considerável. A importação de sêmen congelado constitui uma opção para se introduzir genes em uma população, com o objetivo de reduzir os problemas causados pela consanguinidade. Em geral, o retrocesso para devolver um padrão mais alto de bem-estar às raças que o perderam em razão da seleção artificial pode ser mais rápido com a utilização de biotécnicas reprodutivas. Em um nível técnico ainda mais detalhado, os avanços no conhecimento do genoma de várias espécies podem ser aliados a técnicas de reprodução com o objetivo de evitar doenças genéticas. Por exemplo, o projeto genoma canino já originou alguns testes de DNA para o diagnóstico de mutações simples; eventualmente, o DNA de reprodutores poderá ser testado para se verificar a probabilidade de os filhotes apresentarem algum tipo de desordem genética.[38] O efeito desse conhecimento pode rapidamente melhorar a qualidade de vida de uma raça em poucas gerações. Meyers-Wallen[38] ressalta que a informação disponibilizada pela pesquisa genética somente será útil para se melhorar a qualidade de vida canina se os veterinários tiverem o conhecimento e a habilidade necessários para utilizá-la de maneira ética e responsável.

Pode-se concluir, acerca da seleção artificial, que os objetivos da utilização das técnicas reprodutivas parecem ser os verdadeiros detentores de um potencial negativo ou positivo para o bem-estar animal. Esses objetivos, como visto, são traçados por vários agentes, desde produtores e associações de raças até o público que paga para obter os animais ou seus produtos assim gerados. Apesar disso, quando a reprodução animal envolve a atuação de profissionais da área, estes têm uma explícita responsabilidade com a qualidade de vida dos animais que viabilizam por meio de seus conhecimentos técnicos.

Considerações finais

Cada atividade exercida em termos de biotécnicas reprodutivas merece uma análise individual em termos de bem-estar animal, que leve em consideração o impacto da técnica em si, assim como o impacto dos objetivos para os quais a técnica esteja sendo empregada. A avaliação do bem-estar animal em cada frente de pesquisa na área de reprodução animal, e na verdade em qualquer área veterinária, é imprescindível no que diz respeito tanto ao desenvolvimento de novas técnicas quanto ao impacto da aplicação destas técnicas a campo. Somente mediante esse conhecimento será possível a tomada de uma decisão ética por meio de "julgamentos profissionais sóbrios, baseados em dados científicos, em contraposição aos julgamentos antropomórficos baseados em emoção".[39] Também somente pela consideração do bem-estar dos animais envolvidos existirá uma evolução da ciência da reprodução dentro de diretrizes que resistam a questionamentos éticos e filosóficos importantes, os quais em geral são responsáveis pelo avanço da civilização humana.

Que a ciência descrita nas páginas a seguir seja utilizada para melhorar a qualidade de vida humana e animal, contribuindo para a elevação dos padrões da sociedade brasileira a um patamar de maior justiça para todos.

REFERÊNCIAS BIBLIOGRÁFICAS

1. Archer L, Biscaia J, Oswald W. Bioética. Lisboa: Verbo; 1996. 406 p.
2. Potter VR. Bioethics, the science of survival. Perspectives in Biology and Medicine. 1970; 14:127-53.
3. Feyerabend PK. Contra o método. 2. ed. São Paulo: Unesp; 2011. 376 p.
4. Russell WMS, Burch RL. The principles of humane experimental technique. Wheathampstead (UK): Universities Federation for Animal Welfare; 1959. (As reprinted 1992.)
5. Garrafa V, Costa SIF. A bioética no século XXI. Brasília: UnB; 2000. 158 p.
6. Goncalves PBD, Figueiredo JR, Freitas VJF. Biotécnicas aplicadas à reprodução animal. São Paulo: Varela; 2002. 340 p.
7. Bahadur G. Cryobiology ethics of human reproduction. Seminars in Reproductive Medicine. 2002; 20:75-83.
8. Wilmut I, Schnieke AE, Mcwhir J et al. Viable offspring derived from fetal and adult mammalian cells. Nature. 1997;385:810-3.
9. Mcinerney JP. Animal welfare, economics and policy. Report on a Study Undertaken for the Farm & Animal Health Economics Division of Defra, February 2004. Disponível em: http://www.defra.gov.uk/esg/reports/animalwelfare.pdf. Acesso em: 16 jun. 2004.
10. Molento CFM. Medicina veterinária e bem-estar animal. Revista do Conselho Federal de Medicina Veterinária e Zootecnia. 2003; (28/29):15-20.
11. Ministério da Educação e Cultura (MEC). Como será a prova – Medicina Veterinária. Revista do Provão. Brasília: Diretoria de Estatísticas e Avaliação da Educação Superior do Instituto Nacional de Estudos e Pesquisas Educacionais do Ministério da Educação; 2002. p. 41-2.
12. Lima MC. Ensino de bem-estar animal do Brasil. In: Preciado JJT (ed.). Bienestar animal y educación veterinaria en lationamérica – diagnóstico. Guadalajara: Universidad de Guadalajara; 2014. p. 27-39.
13. Tannembaum J. What is animal welfare? In: Veterinary ethics – animal welfare, client relations, competition and collegiality. 2. ed. Saint Louis: Mosby; 1995. p. 150-75.
14. Broom DM, Molento CFM. Bem-estar animal: conceito e questões relacionadas – revisão. Archives of Veterinary Science. 2004;9:1-11.
15. Dolins FL. Attitudes to animals: views in animal welfare. Cambridge: Cambridge University Press; 1999. 262 p.
16. Fraser AF, Broom DM. Farm animal behaviour and welfare. 2. ed. United Kingdom: CABI; 2002. 437 p.
17. Broom DM, Johnson KG. Stress and animal welfare. Reimpressão. Netherlands: Kluwer Academic Publishers; 2000. 211 p.
18. Stolba A, Wood-Gush DGM. The behaviour of pigs in a semi-natural environment. Anim. Prod. 1989;48:419-25.
19. Arey DS. Straw and food as reinforcers for prepartal sows. Applied Animal Behaviour Science. 1992;33:217-26.
20. Mench JA. Farm animal welfare. Encyclopedia of Animal Rights and Animal Welfare. In: Bekoff MI. Connecticut: Greenwood Press; 1998. p. 170-1.
21. Dobson H, Tebble JE, Smith RF et al. Is stress really all that important? Theriogenology. 2001; 55:65-73.
22. Christiansen SB, Sandøe P. Bioethics: limits to the interference with life. Anim. Reprod. Sci. 2000;60:15-29.
23. Ensminger ME. Producción porcina. 4. ed. Buenos Aires: El Ateneo; 1970.
24. Arkow P. Animal control laws and enforcement. J. Am. Vet. Med. Assoc. 1991; 198:1164-72.
25. Molento CFM. Public health and animal welfare. In: Appleby MC, Weary DM, Sando P (eds.). Dilemmas in animal welfare. London: C.A.B. International; 2014. p. 102-23.
26. Wemelsfelder F, Van Putten G. Behaviour as a possible indicator for pain in piglets, IVO Report, B-260. Institut voor Veeteelkundig Onderzoek (Zeist); 1985.
27. Cui S, Chen YF, Yue HN et al. Sexual development and the effects of active immunization against GnRH in Chinese Tanyang ram lambs. Anim. Reprod. Sci. 2003; 77:129-39.

28. Van der Lende T, De Loos FAM, Jorna TJ. Postnatal health and welfare of offspring conceived in vitro: a case for epidemiological studies. Theriogenology. 2000;53:549-54.

29. McEvoy TG. Manipulation of domestic animal embryos and implications for development. Reprod. Domest. Anim. 2003; 38:268-75.

30. Ott RS, Braun WF, Lock TF et al. A comparison of intrarectal Doppler and rectal abdominal palpation for pregnancy testing in goats. J. Am. Vet. Med. Assoc. 1981; 178:730-1.

31. Mepham B. Ethical aspects of animal biotechnology. J. Agric. Soc. Univ. Wales. 1995; 75:3-21.

32. Rollin BE. Send in the clones. Don't bother, they're here. J. Agric. Environ. Ethics 1997; 10:25-40.

33. Gavinelli A, Simonin D. The transport of animals in the European Union: the legislation, its enforcement and future evolutions. Vet. Res. Commun. 2003; 27(suppl. 1):529-34.

34. Gebresenbet G, Wikner I, Van De Water G et al. A smart system for surveillance of animal welfare during transport. Dtsch. Tierarztl. Wochenschr. 2003; 110:494-8.

35. Rollin BE. Bad ethics, good ethics and the genetic engineering of animals in agriculture. J. Anim. Sci. 1996; 74:535-41.

36. Singer P. Animal liberation. New York: Harper Collins Publishers Inc.; 2002. 324 p.

37. Sandøe P, Nielsen BL, Christensen LG et al. Staying good while playing God – the ethics of breeding farm animals. Anim. Welf. 1999; 8: 313-28.

38. Meyers-Wallen VN. Ethics and genetic selection in purebred dogs. Reprod. Domest. Anim. 2003; 38(1):73-6.

39. Rushen J. Some problems with the physiological concept of "stress". Aust. Vet. J. 1986; 63:359-60.

Diagnóstico de Gestação em Ruminantes

CAPÍTULO 2

Rogério Ferreira • Luiz Francisco Machado Pfeifer • Juliana Germano Ferst •
Fabio Gallas Leivas • Alfredo Quites Antoniazzi

Introdução

Nos últimos anos, tem se observado uma intensificação nos sistemas de produção de ruminantes. Embora isso tenha ocorrido de forma mais lenta do que em outras espécies, como suínos e aves, por exemplo, em ruminantes os sistemas de criação tradicionais vêm dando espaço, gradativamente, a sistemas mais intensificados. De maneira geral, quanto maior a intensificação de um sistema de produção pecuário, maior a necessidade de tomadas de decisões estratégicas. Nesse sentido, o diagnóstico de gestação é uma ferramenta de manejo que fornece importantes informações que podem orientar o produtor na *tomada de decisão*. O diagnóstico de gestação torna possível direcionar melhor o destino de cada animal e as provisões que devem ser feitas dentro da fazenda, seja pelo fato de haver gestação ou não; ou ainda em virtude da idade gestacional. Conhecer a situação reprodutiva de uma fêmea serve, também, para avaliar o sucesso de um procedimento (programa de inseminação, transferência de embriões, fertilização *in vitro* [FIV], entre outros). A taxa de prenhez é um dos principais índices que refletem a eficiência reprodutiva em animais de produção. Por isso, diversos métodos de diagnóstico foram desenvolvidos para ruminantes e são bastante utilizados nos sistemas de produção.

A identificação dos animais prenhes e consequentemente o manejo adequado destes durante o período gestacional é fundamental para aumentar os índices reprodutivos. Por exemplo, a exposição a fatores estressantes como manejo excessivo, restrição alimentar e temperaturas elevadas pode causar aumento da mortalidade embrionária.[1-3] Portanto, a detecção de prenhez permite estabelecer manejo adequado e minimizar os fatores estressantes a que as fêmeas gestantes são expostas. Da mesma forma, a identificação das fêmeas não gestantes também permite destinar um manejo adequado a esses animais. Essas fêmeas podem ser submetidas a um manejo estratégico (indução da ciclicidade, por exemplo), ou a uma avaliação ginecológica para diagnóstico de infertilidade, ou ainda ser destinadas para terminação e descarte.

As exigências nutricionais, especialmente a exigência líquida de energia, elevam-se no terço final da gestação em bovinos[4,5] e pequenos ruminantes.[6] Além disso, os animais gestantes precisam acumular uma reserva de gordura durante a gestação em virtude do parto e da lactação subsequente. Nesse sentido, a identificação dos animais gestantes permite a separação destes e o ajuste do manejo de acordo com suas exigências nutricionais. Esse manejo ganha uma atenção especial em sistemas extensivos de criação, em que os animais gestantes devem ser manejados de forma a atender suas exigências nutricionais. Principalmente em bovinos, o diagnóstico de gestação ocorre antes do período de menor disponibilidade alimentar (períodos de baixas temperaturas ou escassez de chuvas, de acordo com a região do Brasil), e a identificação dos animais gestantes possibilita que o produtor possa promover um manejo alimentar adequado.

Em pequenos ruminantes, a identificação dos animais gestantes e dos com gestação gemelar ou múltipla facilita o manejo nutricional. A exigência de energia líquida eleva-se no terço final da gestação,[6] especialmente nos animais com gestação gemelar que são mais propensos a desenvolver distúrbios metabólicos. Nesse sentido, o diagnóstico de gestação e a identificação do número de conceptos permitem a melhor adequação do plano nutricional para cada categoria.[7]

Alguns métodos de diagnóstico de gestação permitem estimar a idade gestacional e, consequentemente, prever a data do parto e, assim, ter maior atenção ao período periparto. Em lotes maiores de animais, é possível separá-los em blocos de acordo com a data prevista para o parto. Desse modo, os cuidados do periparto são direcionados principalmente para o bloco de animais que estão parindo em determinado período. Em ovinos, que apresentam uma alta taxa de mortalidade pós-parto, a separação dos animais em blocos de parição permite a intensificação do manejo, facilitando os cuidados com os neonatos e sua proteção contra predadores.

Algumas ferramentas também permitem que o diagnóstico de gestação seja feito de forma precoce, ainda *durante a estação reprodutiva corrente*. A identificação dos animais gestantes após a implementação de algumas biotécnicas (programa de inseminação, transferência de embriões, FIV etc.), ainda durante a estação reprodutiva, possibilita não só avaliar o sucesso da técnica, como também a tomada de decisão estratégica. Por exemplo, a identificação precoce dos animais não gestantes torna possível a adoção de técnicas como a ressincronização ou ainda a realocação de receptoras de embriões. Sabendo-se o número ou a proporção de animais gestantes, é possível a tomada de decisões ainda durante a estação reprodutiva, ajustando a proporção de reprodutores, adequando estratégias de desmame e estabelecendo um adequado plano nutricional, entre outros.

Além das implicações no sistema de produção propriamente dito, o diagnóstico de gestação possui indicações com finalidade comercial. Além da valorização do animal gestante, o conhecimento do sexo do concepto pode servir como estratégia de marketing ou forma de agregar valor ao produto.

Fisiologia da gestação

Durante o estabelecimento da gestação, o organismo materno passa por uma série de modificações fisiológicas e anatômicas para se adaptar à presença do concepto e permitir o seu desenvolvimento. As alterações fisiológicas dizem respeito ao processo de desenvolvimento do concepto e das respostas hormonais que ocorrem nesta fase. As modificações anatômicas se referem às alterações evidenciadas no útero tais como assimetria entre os cornos uterinos, conteúdo e consistência uterina que variam dependendo do estágio da gestação. A observação das modificações anatômicas serve de suporte para o diagnóstico clínico de prenhez.

Imediatamente após a fecundação, ocorre a formação do zigoto e, em seguida, começam as diversas divisões mitóticas das células ainda dentro da zona pelúcida. Cada célula que compõe o concepto é denominada *blastômero*. Os blastômeros são conhecidos por serem células totipotentes ou pluripotentes devido a sua capacidade de se diferenciar em qualquer célula do indivíduo ou dos envoltórios fetais. Após sucessivas clivagens, desenvolve-se um embrião com um número maior de células, mas com a mesma massa citoplasmática, pois todas as clivagens ocorrem dentro da zona pelúcida. Assim, o embrião apresenta um número maior de células, porém o volume se mantém o mesmo. Durante as primeiras divisões mitóticas, o estágio de desenvolvimento embrionário é classificado de acordo com o número de blastômeros, sendo denominado embrião com 2, 4, 8, 16 ou mais células. Essas divisões acontecem até o 5º ou 6º dia. Quando não se consegue mais contar o número de blastômeros, denominamos esse estágio embrionário de *mórula*.

No estágio de mórula ocorre a formação de dois tipos celulares: as periféricas e as centrais. As células centrais caracterizam-se por desenvolverem junções do tipo *GAP* (*GAP junctions*), que permitem a comunicação entre as células. As células periféricas caracterizam-se por apresentarem junções do tipo *tight* (*tight junctions*). Essas células alteram a sua permeabilidade e permitem que o embrião comece a acumular fluidos. O acúmulo de líquido no embrião leva à formação de uma cavidade chamada *blastocele*.

Após a formação da blastocele, o embrião passa a ser chamado de *blastocisto*. Nesse estágio embrionário, já se observa a presença de dois tipos celulares: as células da massa celular interna (embrioblasto), que serão responsáveis pela formação dos três folhetos embrionários (endoderma, mesoderma e ectoderma); e as células do trofoblasto, que darão origem ao córion, parte do componente fetal da placenta. Do ectoderma originam-se as estruturas como pele, pelos, cascos, glândula mamária e sistema nervoso. Do mesoderma originam-se estruturas como coração, músculos, ossos e sistema reprodutivo. Os demais órgãos internos como pulmões, sistema digestivo e sistema endócrino originam-se do endoderma. Durante a fase de blastocisto, os blastômeros continuam se dividindo por meio de sucessivas mitoses. Independentemente da situação hormonal, o oviduto fornece condições ambientais favoráveis ao desenvolvimento do embrião durante seus estágios iniciais. No entanto, durante essa fase, o ambiente uterino ainda é desfavorável à sua sobrevivência. Entre o 3º e o 5º dia de gestação, o embrião ultrapassa a junção útero-tubárica e alcança o útero materno. Aproximadamente no 8º dia de gestação ocorre a ruptura da zona pelúcida; esse fenômeno é conhecido como *eclosão do blastocisto*. Após a eclosão, o embrião deixa a zona pelúcida e inicia seu processo de elongamento. Entre o 9º e o 14º dia de gestação, começa o contato do embrião com a parede uterina. Esse contato promove a interdigitalização das projeções citoplasmáticas das células do córion e as vilosidades do epitélio endometrial proporcionando uma firme adesão. A completa implantação do embrião bovino se dá somente após o 32º dia de gestação. Nos ovinos, a implantação começa em torno do 14º dia de gestação. Em ruminantes, a implantação se dá no corno uterino ipsilateral ao ovário no qual ocorreu a ovulação. Em casos de gestações gemelares, mesmo que as ovulações tenham ocorrido no mesmo ovário, a busca por espaço faz com que, na maioria dos casos, aconteça o desenvolvimento de um concepto em cada corno uterino. As secreções das glândulas endometriais maternas são chamadas de *leite uterino* e possuem função determinante no crescimento e na sobrevivência embrionária. A quantidade e a saúde das glândulas endometriais, bem como a progesterona, determinam a produção de leite uterino.

Para fins didáticos, a gestação pode ser dividida em *fase embrionária* e *fase fetal*. A fase embrionária corresponde ao período em que há diferenciação celular, ou seja, inicia-se com células totipotentes (células-tronco) e culmina com a formação dos diferentes sistemas. Nos bovinos, a fase embrionária inicia-se logo após a fecundação e estende-se até o 45º dia de gestação. A fase fetal inicia-se após o 46º dia, quando termina a diferenciação celular, e estende-se até o final da gestação. Nos ovinos, a fase embrionária inicia-se logo após a fecundação e estende-se até o 34º dia, e a fase fetal inicia-se após o 35º dia até o final da gestação. De forma prática, pode-se dizer que a fase fetal começa quando conseguimos reconhecer a espécie do concepto. O termo *concepto* refere-se à estrutura formada pelo embrião ou feto e às estruturas extraembrionárias. A gestação em bovinos dura em média 279 a 287 dias. Em ovinos, a gestação tem uma duração de 144 a 151 dias, tendendo a ficar entre 144 e 147 nas raças de carne e 149 e 151 nas raças de lã fina. Nos caprinos, a gestação tem uma duração de 144 a 152 dias. A duração da gestação em pequenos ruminantes é influenciada pelo número e peso dos fetos. Fêmeas com maior número de fetos e/ou fetos mais pesados tendem a ter uma duração menor da gestação.

As estruturas extraembrionárias ou envoltórios fetais têm como funções: adesão ao endométrio materno, proporcionar trocas materno-fetais, secreção de hormônios e proteção ao feto e atuar como lubrificante da via fetal no momento do parto. Os três compartimentos que compõem as estruturas extraembrionárias são o âmnio, o alantoide e o saco vitelino. O âmnio é formado por células do mesoderma e do ectoderma, e cresce juntamente com o embrião envolvendo-o completamente. O saco vitelino é um anexo embrionário transitório formado a partir do endoderma primitivo. Conforme a gestação avança, o saco vitelino regride de tamanho. O revestimento interno do saco vitelino dá origem às células germinativas primordiais, as quais migram através de movimentos ameboides para o tubérculo genital, formando futuramente a gônada indiferenciada. Além disso, o saco vitelino se comunica com a porção cranial do intestino primitivo e tem a função de nutrir o concepto durante o desenvolvimento embrionário inicial, antes de acontecer a implantação. Com a progressão do desenvolvimento embrionário ocorre a formação do córion. O córion é formado pela união das células do mesoderma com as células do trofoblasto. Esta estrutura é responsável pela adesão ao endométrio e pela formação de vilosidades que permitirão as trocas materno-fetais. O desenvolvimento de projeções do córion no sentido dorsal até envolver completamente o embrião dá origem à vesícula amniótica. Por ser bastante rígida nos estágios iniciais de gestação, a vesícula amniótica tem a função de proteger o embrião. O alantoide é formado a partir da porção caudal do intestino primitivo do embrião, sendo revestido por células do mesoderma. No alantoide ocorre o armazenamento de parte dos excretas do concepto, o que determina o aumento dessa cavidade ao longo da gestação. A estrutura conhecida como corioalantoide ou alantocórion é formada a partir do desenvolvimento gradual da vesícula alantoide, que promove o contato íntimo de algumas de suas porções com o córion.

Nos ruminantes, a placenta é classificada como cotiledonária sinepiteliocorial, também chamada sindesmocorial. Em condições fisiológicas, as vilosidades do córion se desenvolvem junto a estruturas maternas denominadas *carúnculas*. A porção da placenta fetal que invade as carúnculas e estabelece uma comunicação íntima chama-se *cotilédone*. Em razão dessa condição, a placenta dos ruminantes é classificada como cotiledonária. Quando não conseguimos mais diferenciar o que faz parte da carúncula ou do cotilédone, chamamos a estrutura

formada de *placentônio* ou *placentoma*. A classificação da placenta do tipo sinepiteliocorial deve-se ao fato de existir o contato das vilosidades do córion com o epitélio endometrial, não havendo contato direto com o endométrio ou com o sangue materno, como ocorre em outras espécies. Nestes pontos de contato acontecem as trocas gasosas de O_2 e CO_2, assim como de nutrientes entre o feto e a mãe, mas não ocorre a passagem de proteínas séricas e imunoglobulinas, portanto o feto nasce desprovido de anticorpos. O prefixo "sine" em sinepiteliocorial foi atribuído à classificação porque ocorre uma temporária erosão do epitélio endometrial quando do contato com as vilosidades do córion, retomando o seu crescimento logo após o contato. Esse tipo de placenta também se caracteriza por apresentar células binucleadas gigantes (CBG). Essas células são originadas por volta do 14º dia de gestação por causa da divisão nuclear sem que ocorra citocinese, processo conhecido como *poliploidia mitótica*. As CBG são responsáveis pela produção de progesterona, estradiol, lactogênio placentário (LP) e glicoproteína associada à prenhez (PAG; do inglês, *pregnancy associated glycoproteins*). O LP possui ação somatotrópica, estimulando o desenvolvimento do concepto, e lactogênica, estimulando o desenvolvimento da glândula mamária. Também possui como função se ligar ao receptor de prolactina, estimulando o crescimento e a diferenciação das glândulas uterinas, dando mais suporte para o estabelecimento da gestação. Os níveis do LP aumentam progressivamente durante o período da gestação, atingindo níveis em torno de 1 a 2 ng/mℓ próximo ao parto. A PAG pertence à superfamília das proteases aspárticas, mas são consideradas enzimaticamente inativas. Em vacas, seu perfil caracteriza-se por apresentar um aumento gradativo do 1º ao 8º mês de gestação. As concentrações circulantes de PAG podem ser utilizadas para auxiliar no diagnóstico de gestação precoce em bovinos.[8,9]

No início da gestação, a inibição do mecanismo da luteólise prolonga o período funcional do corpo lúteo (CL), evento conhecido como *reconhecimento materno da gestação* e que será abordado a seguir. A manutenção do CL preserva os níveis adequados de progesterona que são necessários para que ocorra a continuidade do desenvolvimento do concepto. A gestação em caprinos é caracterizada por ser CL-dependente. Isso significa que, para a manutenção da prenhez, é necessária a produção de progesterona a partir do CL durante toda a gestação. Na espécie bovina, a progesterona também pode ser produzida pela placenta, mas em quantidades suficientes para manter a gestação apenas após o 6º a 8º mês de prenhez. No entanto, em ovinos, a placenta produz quantidade suficiente de progesterona para manutenção da gestação já a partir do 50º ao 60º dia de gestação, não sendo dependente da progesterona do CL após esse período. Em ruminantes, o CL primário (cuja ovulação determinou a gestação) está presente durante toda a gestação e não difere morfologicamente daquele do ciclo estral. O aumento das concentrações de progesterona entre o 5º e o 9º dia de gestação melhora o desenvolvimento do concepto. Ainda, uma menor concentração de progesterona durante os estágios iniciais de gestação leva à redução do desenvolvimento embrionário e à menor produção da proteína interferon-tau (IFNT), responsável pelo reconhecimento materno da gestação.[10,11] Além disso, a progesterona induz a expressão de proteínas que compõem o leite uterino. Dentre as proteínas que compõem o leite uterino estão a galectina 15 (LGALS15) e a osteopontina (SPP1), responsáveis por regular a sobrevivência, o crescimento e a adesão durante a implantação do concepto. Os níveis de estrógenos, estrona e estradiol-17β começam a aumentar somente na segunda metade da gestação, atingindo seu ápice próximo ao parto. Por essa razão, esses esteroides não são utilizados para diagnóstico de gestação.

Reconhecimento materno da gestação

O reconhecimento materno da gestação em ruminantes é um processo fisiológico e pode ser definido como o período no qual o concepto sinaliza sua presença para a mãe, com a finalidade de evitar a regressão luteal. Este período requer o alongamento do embrião, que coincide com a máxima produção de IFNT.[12] O IFNT é a principal citocina secretada pelas células do trofoblasto embrionário.[13]

Inicialmente, foi identificado que a maior secreção de IFNT no concepto ovino ocorria entre o 10º e o 25º dia, com pico de secreção entre o 14º e o 16º dia da gestação.[14] Já em bovinos, a secreção ocorre entre o 12º e o 26º dia, com pico entre o 18º e o 20º dia.[15–17] A sinalização clássica do reconhecimento materno da gestação em ruminantes ocorre de forma parácrina com a ligação do IFNT nos receptores de interferons tipo I (IFNAR1 e IFNAR2),[18] ativando a cascata JAK/STAT.[19] O mecanismo de ação do IFNT consiste no controle da transcrição de receptores de estrógenos (ESR1) e consequentemente dos receptores de ocitocina (OXTR) no epitélio luminal endometrial.[20] Esse controle inibe os pulsos luteolíticos da prostaglandina F2 alfa (PGF2α), evitando o retorno à ciclicidade.

No início da década de 1970, a PGF foi identificada como agente luteolítico em ruminantes,[21] sendo necessários quatro pulsos de PGF para que aconteça a luteólise.[22] O processo de luteólise ocorre com a ação em conjunto da PGF endometrial, da ocitocina hipofisária e posteriormente da PGF e da ocitocina luteal, associadas ao aparecimento de receptores para estrógenos e ocitocina no endométrio (para revisão).[23,24] Em ruminantes, a artéria ovariana está em íntima aposição à veia útero-ovárica, possuindo a área de contato aumentada.[25] Quando se injeta PGF na veia uterina de ovelhas, esta substância passa diretamente para a artéria ovariana ipsilateral.[23] Assim, a PGF produzida no útero é transferida para os ovários pelo mecanismo de contracorrente estabelecido entre a veia uterina e a artéria ovariana.[25] Alguns estudos demonstraram que os receptores de progesterona (PR) e ESR1 são regulados de maneira temporal e tecido-específica no útero ao longo do ciclo estral.[26]

Além do mecanismo parácrino do reconhecimento materno da gestação em ruminantes, existe a via de sinalização endócrina. Foi observado que alguns animais gestantes possuíam expressão de genes estimulados por interferons na corrente circulatória, mais especificamente o gene estimulado por interferon-15 (ISG15).[27] Inicialmente, foi pensado na presença de um mediador da ação do IFNT, uma interferomedina.[28] Também foi avaliada a expressão de ISG15 em tecidos extrauterinos durante o início da gestação em ovinos,[29,30] sendo identificada maior expressão de ISG15 em células luteais grandes no 15º dia da gestação, quando comparada com a expressão em células luteais grandes de ovelhas não prenhes.[29] Recentemente, estudos identificaram comunicação entre o embrião e o oviduto no 4º[31] e no 7º dia com o endométrio,[32] ambos com aumento na expressão de genes estimulados por interferons tipo I. Estudos mais recentes têm indicado que o IFNT não é crucial apenas para o reconhecimento materno da gestação em ruminantes, mas também atua como um regulador autócrino de proliferação das células do trofoblasto.

Métodos de diagnóstico em bovinos

Um método ideal de diagnóstico de gestação deve ser rápido, ter alta sensibilidade e especificidade e custo razoável. O método de diagnóstico de gestação ideal deveria ser capaz de identificar, com precisão, gestações antes de completar um ciclo pós-cobertura ou inseminação. No entanto, os métodos precoces de diagnóstico (antes do 21º dia) disponíveis ainda não atendem completamente às características já descritas, principalmente por apresentarem baixa especificidade/sensibilidade ou por não serem testes práticos de realizar na rotina de diagnóstico (p. ex., PCR).

Não retorno ao estro

A maioria dos métodos de diagnóstico de gestação é capaz de detectar apenas gestações a partir do 26º dia após a concepção. Entretanto, algumas alternativas de manejo podem ser usadas como método presuntivo de detecção precoce de prenhez. Muitos produtores, principalmente os que não contam com assistência técnica em manejo reprodutivo, assumem que se uma fêmea não retornou em estro entre o 18º e o 24º dia após a cobertura ou a inseminação artificial (IA), ela provavelmente está prenhe. Essa alternativa de manejo pode gerar uma alta taxa de resultados falso-positivos, pois depende diretamente da eficiência da detecção de cio da propriedade e também é influenciada pelo retorno irregular ao estro.

Uma das principais desvantagens desse método é que, uma vez que se assume que uma fêmea está prenhe pelo fato de não retornar ao estro, o produtor não mais dedica tempo para detecção do cio nessas fêmeas ou investe em alternativas de sincronização de estros. Dessa forma, em caso de prenhez negativa, essa atitude pode prejudicar a eficiência reprodutiva e econômica do rebanho, pois quanto maior o tempo para identificar uma fêmea como "vazia", mais tempo demandará para que estratégias de manejo sejam tomadas. Assim, é indicado que o produtor sempre utilize um meio diagnóstico definitivo e não presuntivo para detectar prenhez em bovinos.

Palpação retal

Embora o uso da ultrassonografia tenha se disseminado amplamente na última década, a palpação retal ainda é o método mais utilizado para a detecção de prenhez nos rebanhos de leite e corte do Brasil. A palpação retal permite a detecção de prenhez nos diversos estágios da gestação e requer que o técnico faça exame dos cornos uterinos, por meio das porções finais do reto, para verificar alterações fisiológicas de volume e textura no útero e vesícula amniótica, podendo também ser verificada a presença do CL no ovário. As alterações constatadas levam o técnico a concluir se a fêmea está ou não prenhe. A palpação retal é rápida e possui baixo custo em relação a outros métodos. Quando realizada por um profissional bem treinado, essa técnica permite um diagnóstico cerca de 35 dias após a concepção, embora a maioria dos autores preconize o exame a partir de 45 dias após a concepção. No entanto, o diagnóstico é mais rápido e seguro depois de 60 dias de gestação.

No Quadro 2.1 estão descritas resumidamente as estruturas palpáveis e as características fetais de acordo com o período gestacional em bovinos. Ainda que a palpação retal não permita detectar obrigatoriamente a viabilidade fetal, o examinador pode confirmar prenhez quando detectar ao menos um dos quatro sinais indicativos de prenhez: deslizamento das membranas fetais, vesícula amniótica, placentônios e feto.

O estabelecimento e desenvolvimento da gestação envolvem uma série de eventos que visam permitir o desenvolvimento harmônico entre o útero, o feto e os anexos fetais em cada fase da gestação. Assim, com o transcorrer da gestação, o útero sofre modificações que servem para se adaptar ao tamanho do feto e melhor supri-lo quanto às necessidades metabólicas e funcionais. Na Figura 2.1, pode ser observado, de forma didática, em úteros obtidos em abatedouro, a dinâmica uterina entre o 1º e o 4º mês de gestação. É possível verificar que, com o transcorrer da gestação, o corno gravídico torna-se cada vez maior em relação ao corno não gravídico. Em consequência do aumento de peso e volume, o útero eventualmente vai deslocar-se de sua posição original, na pelve, para a cavidade abdominal. Em gestações precoces (menos de 60 dias), as principais alterações detectadas no útero prenhe são a diferenciação entre os cornos uterinos e o deslizamento das membranas fetais. A seguir, serão descritas as principais técnicas para detecção da gestação por palpação retal.

■ Diferença entre os cornos uterinos

A análise da simetria entre os cornos uterinos é uma avaliação que sempre deve ser realizada quando se trata de diagnóstico de gestação por palpação retal em bovinos. Para realizar a adequada avaliação da simetria uterina é prudente estabelecer alguns pontos anatômicos de referência para que o exame comparativo entre os cornos uterinos possa ser realizado com acurácia. É importante tentar realizar a tração do útero na tentativa de palpar os dois cornos uterinos ao mesmo tempo, conforme demonstrado na Figura 2.2. O técnico deve detectar a curvatura maior do útero e com movimentos delicados deslizar os dedos em direção a cada corno uterino. Dessa forma, ele terá uma boa percepção do tamanho e poderá comparar os cornos uterinos entre si. Caso a assimetria entre os cornos uterinos seja identificada (ver Figura 2.1), aquele de maior tamanho deve ser examinado cuidadosamente para verificar presença de vesícula amniótica ou sinal positivo de deslizamento de membranas intrauterinas.

O examinador deve estar atento quanto às alterações morfológicas uterinas que também cursam com aumento em um dos cornos uterinos. A piometra, a mucometra e a involução uterina pós-parto podem causar exames falso-positivos. No entanto, em nenhuma dessas condições há presença de vesícula amniótica ou sinal positivo do deslizamento de membranas fetais.

QUADRO 2.1	Características de suporte para o diagnóstico de gestação e estimativa do período gestacional em bovinos.			
Estágio de prenhez (dias de gestação)	Posição uterina	Estruturas palpáveis	Comprimento do embrião/feto (cm)	Exemplo de tamanho do embrião/feto
30	Pelve	Vesícula amniótica	0,8 a 1	Grão de feijão
40 a 60	Pelve	Assimetria dos cornos uterinos; pinçamento das membranas fetais	2 a 8	Rã – Camundongo
60	Pelve	Fase de pequena bolsa; pinçamento das membranas fetais; assimetria bem pronunciada entre os cornos uterinos	6 a 8	Camundongo
90	Pelve/Abdome	Fase de grande bolsa; pinçamento das membranas fetais	13 a 17	Rato
120	Abdome	Feto e placentônios; reflexo de balotamento	22 a 32	Pequeno gato
150 a 180	Abdome ventral	Cérvix distendida, placentônios, difícil palpação do feto; frêmito da artéria uterina	30 a 60	Gato – Cão Beagle
180 a 280	Abdome ascendente	Placentônios, palpação do feto	40 a 90	Cão Beagle – Bezerro

Biotécnicas Aplicadas à Reprodução Animal e à Humana

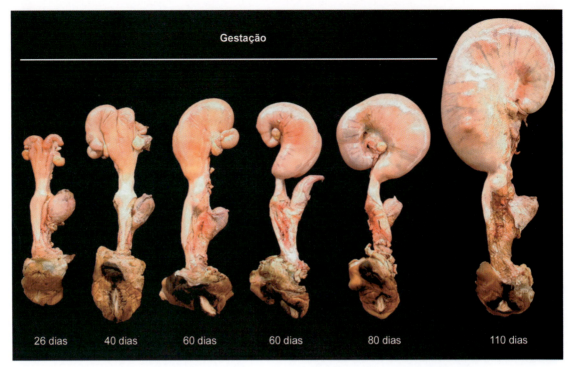

FIGURA 2.1 Apresentação de úteros excisados em diferentes estágios de gestação.

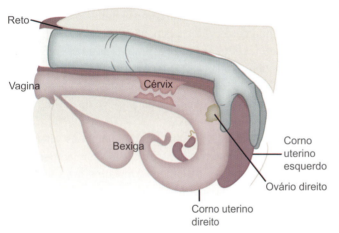

FIGURA 2.2 Representação gráfica do exame de palpação retal para detecção da gestação pela assimetria entre os cornos uterinos. A detecção da curvatura maior do útero e do ligamento intercornual são bons parâmetros anatômicos para o examinador iniciar a comparação do diâmetro dos cornos uterinos.

■ Deslizamento das membranas fetais

Esta técnica, também conhecida como *pinçamento da placenta* ou *reflexo de parede dupla*, consiste na detecção do corioalantoide no lúmen do útero prenhe, através da compressão do corno uterino entre o polegar e os demais dedos. Nessa técnica, o examinador pressiona o corno uterino entre os dedos e desliza-o lentamente até sentir que o corioalantoide escapou, mas a parede uterina ainda permanece segura entre os dedos (Figura 2.3). Essa membrana escorregadia pode ser sentida no corno uterino prenhe já muito cedo (cerca de 35 dias de gestação).

O deslizamento da membrana fetal pode ser detectado no corno não prenhe com aproximadamente 70 dias de prenhez.

■ Detecção da vesícula amniótica

A vesícula amniótica envolve o concepto em desenvolvimento e pode ser palpável 28 dias após a concepção, em novilhas, e 32 a 35 dias em vacas. A vesícula pode ser identificada como uma estrutura esférica, túrgida e repleta de fluido, e seu tamanho corresponde a aproximadamente 1 cm de diâmetro nessa fase, o qual aumenta à medida que a gestação avança. A vesícula amniótica é detectada fazendo-se movimentos circulares e suaves ao redor do corno uterino com o polegar de um lado e os demais dedos do outro. A vesícula flutua livremente pelo útero, mas é comumente encontrada na borda cranial do ligamento intercornual. A vesícula amniótica progressivamente torna-se menos túrgida, o que dificulta o reconhecimento por volta dos 65 dias. Nesse momento, a vesícula amolece e o feto torna-se palpável.

■ Detecção de placentônios

Os placentônios atingem um tamanho suficientemente adequado para serem palpáveis de 75 a 80 dias de gestação. Essas estruturas aumentam de tamanho conforme a gestação avança e apresentam-se mais consistentes em tamanho, imediatamente craniais à cérvix. Podem ser identificados por meio da apreensão de uma prega longitudinal da parede uterina, seguida da fricção leve da prega entre o polegar e os demais dedos. Em gestações mais avançadas, o examinador pode palpar os placentônios passando a mão aberta ao longo da parede uterina (Figura 2.4).

CAPÍTULO 2 • Diagnóstico de Gestação em Ruminantes

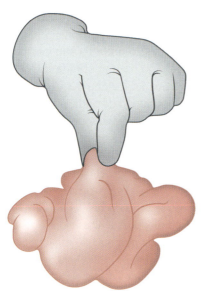

FIGURA 2.3 Representação gráfica do exame de diagnóstico de gestação por palpação retal da técnica de deslizamento das membranas fetais de uma gestação de 40 dias.

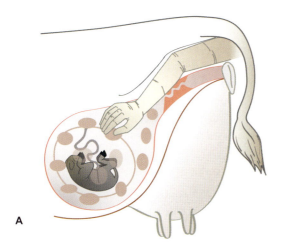

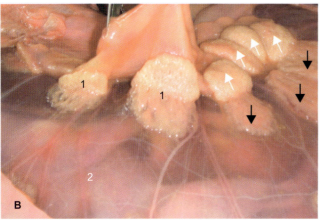

FIGURA 2.4 A. Palpação retal com a mão espalmada sobre a superfície da parede uterina para detecção dos placentônios. **B.** Útero prenhe excisado evidenciando os placentônios (*1*), as carúnculas uterinas (*setas brancas*), a placenta com os cotilédones (*setas pretas*) e o feto (*2*). É possível verificar o feto circundado pelos líquidos amniótico e alantoidiano.

■ Frêmito da artéria uterina média

A partir dos 3,5 a 4 meses de gestação, é possível sentir o pulso e a vibração (frêmito) da artéria uterina por causa do aumento do fluxo sanguíneo nessa fase da gestação, principalmente no corno gravídico. A percepção do frêmito pode ser mais evidenciada pela aplicação de uma pressão sutil à artéria, entretanto desaparece se essa pressão for demasiada, causando a oclusão da artéria. O operador deve estar atento porque o pulso da artéria uterina também está presente em animais não gestantes; apenas o frêmito (exclusivo de animais gestantes) deve ser utilizado para confirmar uma gestação.

■ Detecção do feto

O feto se torna palpável aproximadamente no 65º dia após a concepção, quando a membrana amniótica perde sua turgidez. Após o 4º mês de gestação, o feto pode ser detectado por balotamento: o examinador define os fluidos fetais em movimento pelo balanço da mão contra a parede uterina e reconhece o feto conforme ele repercute contra a mão. O feto é facilmente palpável como um objeto firme flutuando livremente no útero repleto de fluido durante os primeiros 4 meses de gestação. Conforme a prenhez avança, o peso do feto e do fluido pressionam o útero no sentido cranioventral até o feto alcançar o assoalho abdominal no 5º e 6º mês. À medida que o feto cresce, durante o último trimestre (período de ascensão), vai se aproximando da pelve materna, facilitando assim sua detecção por palpação.

■ Avaliação da cérvix e dos ovários

A cérvix pode ser facilmente identificada logo na entrada da cavidade pélvica em fêmeas não gestantes. Entretanto, a posição da cérvix pode diferir em vacas de acordo com o estágio da gestação. Em vacas prenhes, a cérvix pode ainda estar situada na cavidade pélvica até aproximadamente o 65º e o 70º dia. Após o 90º dia de gestação, o peso do fluido do útero torna-se suficiente a ponto de impedir que o examinador possa facilmente erguer a cérvix novamente para a pelve. Nesses estágios mais avançados da gestação, a cérvix apresenta-se como se estivesse "fixa". Embora a fixação da cérvix seja comumente associada à prenhez, o acúmulo anormal de fluidos no útero, como nos casos de piometra e mucometra, também podem causar essa sensação de "fixação" da cérvix.

Como o exame minucioso do trato reprodutivo se inicia com a avaliação dos dois cornos uterinos, geralmente os ovários não são avaliados nos diagnósticos de gestação. Entretanto, a avaliação ovariana pode fornecer informações sobre a atividade estral da fêmea. Como vimos anteriormente, a manutenção da gestação depende da progesterona secretada pelo CL até aproximadamente o 6º ao 8º mês de gestação; portanto, sempre que possível deve-se conferir os ovários para detectar o CL no ovário ipsilateral ao corno gravídico em vacas prenhes. No entanto, condições como piometra e outras anormalidades uterinas também causam a persistência de CL e o acúmulo de líquido nos cornos. Vale ressaltar que em gestações gemelares, na grande maioria dos casos, ocorre o desenvolvimento de um concepto em cada corno uterino, independentemente do(s) ovário(s) em que houve as ovulações.

Ultrassonografia modo-B

■ Princípios físicos da ultrassonografia

A sonda (ou transdutor) de um aparelho de ultrassom é formada por cristais com característica piezoelétrica, ou seja, alteram o seu tamanho (dilatam e contraem) de acordo com os impulsos elétricos que recebem. Os ciclos desses impulsos elétricos e consequentemente de dilação e contração dos cristais são medidos em Hertz (número de ciclos por segundo). Essa alteração do tamanho se propaga para o tecido adjacente na forma de som ou ondas sonoras (propagação da energia por ondas mecânicas) na mesma frequência e comprimento de onda. Essas ondas, ao interagir com os diferentes tecidos, podem sofrer absorção, reflexão, refração ou espalhamento. As duas últimas, quando as ondas desviam o eixo principal, em um ou vários sentidos. Em uma alta frequência, como é o caso dos aparelhos utilizados para diagnóstico, a absorção das ondas é muito baixa. Dessa forma, o evento físico mais importante para a formação das imagens ultrassonográficas é a reflexão ou eco. Quando um feixe sonoro encontra resistência à sua passagem, ele é refletido em direção ao transdutor, o que determina o evento inverso nos cristais piezoelétricos (a energia física é transformada em impulsos elétricos) e são formados pontos luminosos na imagem (imagem ecoica). Já quando o tecido apresenta alta impedância, ou seja, capacidade de promover a propagação das ondas sonoras, a reflexão é baixa, não formando os pontos luminosos na tela nessa posição, imagem denominada *anecoica* (Figura 2.5).

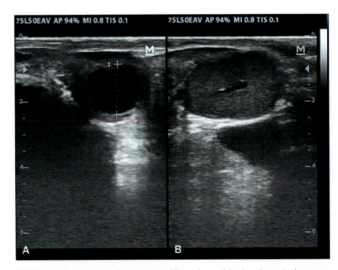

FIGURA 2.5 Imagem ultrassonográfica de ovário bovino. **A.** Imagem anecoica do fluido folicular por apresentar alta impedância (baixa reflexão das ondas sonoras). **B.** Imagem ecoica de um corpo lúteo.

A resolução, ou seja, o nível de detalhe que uma imagem comporta, é diretamente proporcional à frequência das ondas sonoras. A resolução pode ser subdividida em *resolução axial*, aquela que é no mesmo sentido dos feixes sonoros, e *resolução lateral*. Quanto maior a frequência do feixe sonoro, menor o seu comprimento de onda, o que permite maior resolução axial. Além disso, quanto maior a frequência, menor a amplitude da onda, o que permite maior resolução lateral. Portanto, de forma geral, quanto maior a frequência, melhor será a resolução, mas menor será a capacidade de penetração nos tecidos.

O feixe sonoro se propaga nos tecidos em diferentes velocidades. Por exemplo, possui alta velocidade de propagação em ossos (aproximadamente 4.080 m/s) e baixa propagação no ar (aproximadamente 331 m/s). Para definir a distância que uma estrutura está do transdutor, é calculado o tempo que o feixe sonoro leva para atingir o respectivo tecido e retornar para o transdutor, considerando uma velocidade de propagação de 1540 m/s, que corresponde à propagação das ondas na água a 50°C. Como a velocidade de propagação na maioria dos tecidos é semelhante, é possível determinar a distância e medir a imagem ao longo do seu eixo axial. No entanto, em um tecido com diferentes velocidades de propagação, essa medida não será acurada. Podemos citar como exemplo a presença de ar entre o transdutor e o tecido a ser analisado, em que a baixa velocidade de propagação do som no ar faz com que sejam observadas imagens que corresponderiam à reflexão causada por um tecido mais distante do transdutor; no entanto, trata-se de um artefato.

■ Diagnóstico de gestação por ultrassonografia

A utilização da ultrassonografia em modo brilho (B) de tempo real para o diagnóstico de gestação e avaliação reprodutiva em diferentes espécies, incluindo humanos, bovinos, ovinos, equinos e cães, pode ser considerada a técnica de maior aplicabilidade até o presente momento. Sua ampla utilização se deve ao fato de ser uma técnica não invasiva, de alta acurácia e que possui padrões de diagnóstico reprodutivos bem definidos.

Em bovinos, os primeiros relatos da utilização da ultrassonografia para a realização do diagnóstico de gestação em modo-B são de 1984, em trabalho publicado pelo grupo coordenado por O. J. Ginther, da University of Wisconsin/EUA.[33] A partir da década de 1990, com o aumento da utilização das biotécnicas da reprodução como a transferência de embriões, produção *in vitro* de embriões e inseminação artificial em tempo fixo (IATF), a utilização do diagnóstico e do acompanhamento do desenvolvimento da gestação tornou-se fundamental para a rápida avaliação dos resultados e economicidade das técnicas aplicadas, bem como no auxílio na tomada de decisões sobre o futuro dos animais não gestantes.

Apesar de o diagnóstico precoce de gestação por ultrassonografia modo-B poder ser realizado 17 dias após a IA ou cobertura, na prática recomenda-se que seja realizado a partir de

28º dia, período em que o exame se torna mais rápido e com máxima acurácia. Com o diagnóstico precoce de gestação a partir do 28º dia, é possível diminuir o intervalo do ciclo em até 15 dias, quando se compara ao tempo para diagnóstico por palpação retal (42 a 45 dias após o serviço). Considerando uma estação reprodutiva, a redução desse intervalo entre inseminações aumenta consideravelmente as chances de concepção de uma fêmea em um mesmo período.

Os equipamentos mais utilizados para diagnósticos gestacionais em centros de manejos são os que possuem transdutores lineares, com frequência variando entre 5 e 8 MHz. Com exame detalhado é possível detectar o concepto a partir do 17º dia pós-cobertura. Nessa fase, o embrião mede ainda aproximadamente 2 mm e está aderido à parede uterina e por isso não é detectável na imagem. Portanto, é observada apenas uma área não ecogênica, ocupando parte do corno ipsilateral ao CL. A partir do 19º dia, com uma taxa de crescimento do embrião de 1,1 mm/dia, o saco amniótico se expande e o lúmen uterino pode ser observado preenchido com pequena quantidade de líquido. No 22º dia, utilizando-se aparelhos de melhor resolução, alguns cortes do útero já podem ser visualizados com maior acúmulo de líquido (Figura 2.6), assim como o embrião já pode ser observado, incluindo os primeiros batimentos cardíacos em embriões viáveis (pulsações rítmicas de 130 a 150 bpm). A partir do 26º dia, os envoltórios fetais invadem o corno uterino contralateral, e, entre o 28º e o 30º dia de gestação, ocorre um aumento considerável do volume de líquido amniótico. Nesse período começa o desprendimento do embrião da parede uterina e, por isso, o exame torna-se mais rápido e preciso, sendo possível a identificação do embrião e a detecção dos batimentos cardíacos com maior facilidade (Figura 2.7). Nesse sentido, principalmente quando se trabalha com um maior número de animais, além da acurácia, a velocidade dos exames torna-se importante, e preconiza-se que o exame seja realizado após o 28º dia da IA ou cobertura.

A partir do 35º dia, os placentônios aumentam de tamanho e podem ser visualizados individualmente (Figura 2.8), ocorrendo aumento do volume de fluido no lúmen uterino e do tamanho do embrião. Próximo ao 45º dia de gestação, são observados os primeiros movimentos fetais, assim como o cordão umbilical. No 50º ao 55º dia de gestação, já podem ser observados o tubérculo genital posicionado (trataremos mais adiante na identificação do sexo fetal) e a ossificação parcial do crânio e das costelas, que se completará até o 100º dia da gestação. Já a ossificação da coluna vertebral inicia-se pelas vértebras cervicais aproximadamente no 60º dia e se completa até o 90º dia de gestação pelas vértebras coccígeas (Figura 2.9). Do 60º ao 160º dia ocorre o desenvolvimento dos órgãos do sistema digestório (omaso, abomaso, fígado e rins, entre outros), das câmaras cardíacas e dos grandes vasos sanguíneos abdominais correspondentes (Figura 2.10).

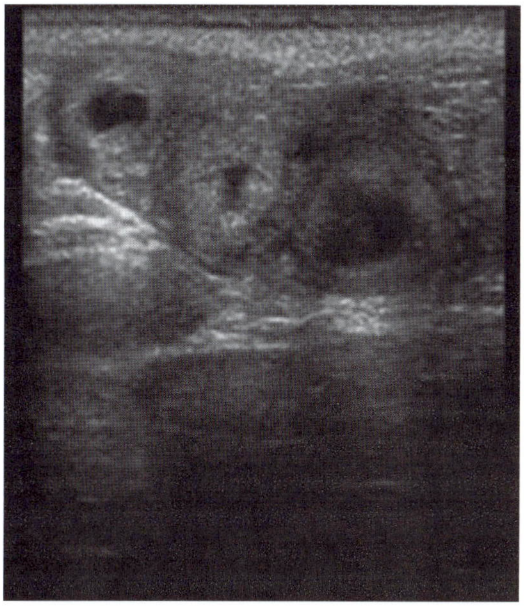

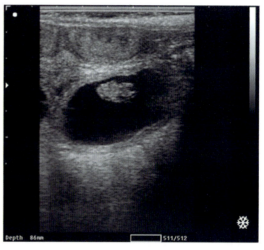

FIGURA 2.7 Sonograma de embrião com 35 dias.

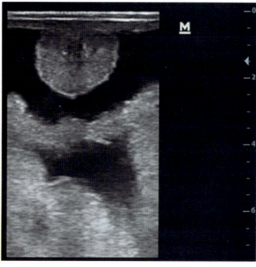

FIGURA 2.6 Sonograma do útero de vaca no 22º dia de gestação. Pode ser observada a presença de líquido no corno uterino gravídico.

FIGURA 2.8 Sonograma de placentônio de uma vaca gestante.

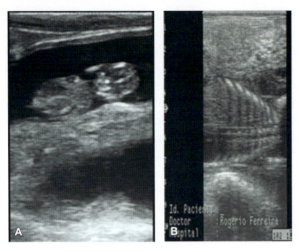

FIGURA 2.9 Sonogramas de fetos bovinos. **A.** Feto no 60º dia de gestação, no qual já se observa o início da calcificação dos ossos do crânio. **B.** Feto com vértebras torácicas e costelas bem calcificadas.

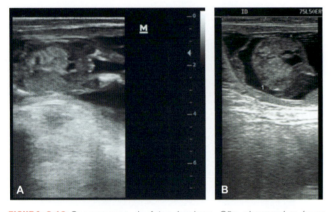

FIGURA 2.10 Sonogramas de fetos bovinos. São observadas áreas anecoicas correspondentes a compartimentos do trato digestório.

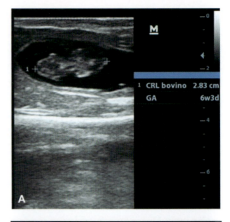

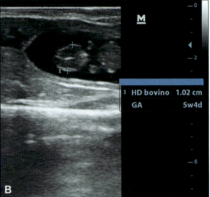

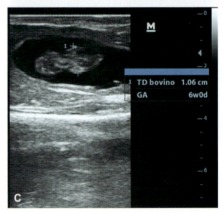

FIGURA 2.11 Sonogramas com estimativa da idade gestacional com base no comprimento crânio-garupa (CRL) de um feto de 45 dias (**A**), no diâmetro da cabeça de um embrião de 39 dias (**B**) e no diâmetro do tórax de um embrião de 42 dias (**C**).

A determinação da idade fetal pode ser de grande utilidade na rotina prática para a definição de estratégias de manejo. A idade fetal pode ser determinada com boa acurácia por meio das medidas do comprimento crânio-garupa (CRL; do inglês, *crown-rump length*) e do diâmetro da cabeça ou tórax, até aproximadamente o 55º dia de gestação, quando ainda é possível a visualização de todas as partes do feto na mesma imagem. A maioria dos equipamentos veterinários possui *softwares* específicos que calculam a idade gestacional a partir dessas medidas (Figura 2.11). Outras medidas como diâmetro da órbita, tamanho dos placentônios e diâmetro da artéria uterina podem ser utilizadas em gestações mais avançadas, mas possuem menor acurácia. No Quadro 2.2 é demonstrado o aparecimento das estruturas conforme o desenvolvimento gestacional que servem de base para determinar a idade do embrião/feto no início da gestação.

Além do diagnóstico de gestação e determinação da idade fetal, a determinação da viabilidade da gestação é de suma importância no manejo reprodutivo. Nesse sentido, a partir do 22º dia de gestação (em alguns animais apenas após o 28º dia) é possível, além da visualização do embrião, avaliar a sua viabilidade pela visualização dos batimentos cardíacos. Adicionalmente, pode-se avaliar a justaposição das membranas fetais com o endométrio, bem como as características dos líquidos fetais como indicativo de viabilidade fetal. Portanto, o diagnóstico por ultrassonografia, além de ótima acurácia, pode auxiliar na detecção precoce de problemas gestacionais e estimar perdas, pois a presença de turbidez do líquido amniótico e irregularidades na membrana amniótica pode indicar alterações na gestação que invariavelmente levam à morte do concepto.

QUADRO 2.2	Primeira detecção de diferentes estruturas embrionárias e fetais ao longo da gestação bovina.	
Características	Primeira detecção média (dias)	Variação (dias)
Embrião	20,3	19 a 24
Batimento cardíaco	20,9	19 a 24
Alantoide	23,2	22 a 25
Âmnio	29,5	28 a 33
Coluna espinal	29,1	26 a 33
Botões dos membros anteriores	29,1	28 a 31
Órbitas dos olhos	30,2	29 a 33
Botões dos membros posteriores	31,2	30 a 33
Placentônios	35,2	33 a 38
Movimentos fetais	44,8	42 a 50
Costelas	52,8	51 a 55
Tubérculo genital posicionado	50	51 a 56

Adaptado de Ginther, 1998;[34] DesCôteaux, 2009.[35]

Outro importante achado quando se realiza o diagnóstico precoce de gestação por ultrassonografia é a detecção de gestações gemelares. Apesar de a frequência não ser elevada em bovinos, em gado leiteiro um acompanhamento se faz necessário, por causa da maior incidência observada em fêmeas de alta produção leiteira. Em bovinos de corte, a prevalência é menor, sendo relacionada com determinadas linhagens genéticas e alguns protocolos de IATF. Como as gestações gemelares estão relacionadas com maior taxa de perda embrionária, distocia, doenças periparto e freemartismo, o seu diagnóstico e posterior monitoramento pode auxiliar na prevenção dessas ocorrências. A grande maioria das gestações gemelares (95%) em bovinos ocorre por causa da dupla ovulação, por isso recomendam-se durante o diagnóstico precoce de gestação avaliar ambos os ovários para verificar se há presença de mais de um CL. Quando se realiza o diagnóstico próximo ao 30º dia após o serviço, e existe uma gestação gemelar, pode-se visualizar a presença dos dois embriões no útero, sendo indicada a realização de uma única imagem com as estruturas, para se ter certeza da gestação gemelar. Em gestações a partir do 35º dia, essa imagem é mais difícil de ser visualizada por causa do tamanho do transdutor. Nesses casos, o diagnóstico ocorre pela detecção da *twin line*, que representa a confluência das membranas corioalantoides de cada feto. Apesar dos riscos de uma gestação gemelar, a maioria dos pesquisadores e veterinários de campo não recomendam a eliminação de gestações gemelares, em razão da probabilidade de uma nova gestação gemelar se repetir, ou ainda de não se conseguir estabelecer uma nova gestação. No entanto, a gestação deve ser monitorada, havendo maior risco de aborto até o 60º dia e alta frequência de freemartismo, que deve ser considerada para a tomada de decisão.

A escolha da data da realização do diagnóstico precoce de gestação em bovinos deve ser definida pelo médico veterinário em concordância com o proprietário, considerando os diferentes aspectos de manejo e a relação custo-benefício. Quanto mais precoce o diagnóstico, maior a perda gestacional até o nascimento. Por esse motivo, novilhas e vacas com diagnóstico precoce de gestação com uso da ultrassonografia devem ser examinadas novamente entre o 60º e o 90º dia de gestação. Essa perda gestacional nada tem a ver com o uso da ultrassonografia, mas sim com perdas naturais que acontecem ao longo da gestação. Para um rebanho com adequado manejo sanitário e nutricional, a taxa de natalidade das fêmeas diagnosticadas gestantes aos 60 a 90 dias é de 95%. No entanto, quando o diagnóstico precoce se dá aos 28 a 30 dias, a perda pode aumentar em 10 a 15%, sendo ainda maior se o diagnóstico for mais precoce.

■ Diagnóstico do sexo fetal

Em bovinos, o sexo fetal pode ser diagnosticado por ultrassonografia, com excelente precisão a partir do 55º dia de gestação. Independentemente da posição fetal visualizada no exame (longitudinal ou corte sagital), a detecção do sexo é realizada pela visualização do tubérculo genital, o qual é identificado como uma estrutura pequena, bilobulada e hiperecoica, idêntica entre ambos os sexos, sendo o diagnóstico com base na localização diferenciada entre macho e fêmea. Para a realização do exame, recomenda-se primeiro localizar o feto e sua viabilidade, posteriormente o posicionamento das costelas, e, em seguida, a região posterior do feto, para então identificar o posicionamento do tubérculo genital. Antes do 54º dia no macho e do 56º dia na fêmea, o tubérculo está migrando para a posição definitiva. Após o posicionamento definitivo, na fêmea este se localiza ventral à inserção da cauda (Figura 2.12) e dará origem ao clitóris. No macho, localiza-se caudal à inserção do cordão umbilical (Figura 2.13) e dará origem ao pênis.

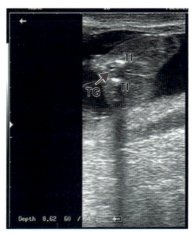

FIGURA 2.12 Sonograma de um feto sexado de fêmea. TG: tubérculo genital; TI: tuberosidades isquiáticas.

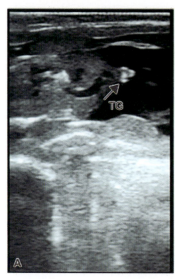 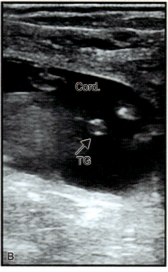 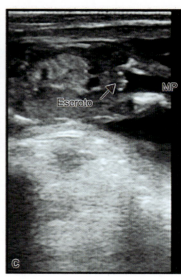

FIGURA 2.13 Sonogramas de um feto sexado macho. **A.** Tubérculo genital localizado imediatamente caudal ao cordão umbilical. **B.** Feto em vista ventral. **C.** Feto em vista caudal. TG: tubérculo genital; Cord.: cordão umbilical; MP: membros posteriores.

A realização desse diagnóstico entre o 55º e o 70º dia garante maior acurácia, pois a ecogenicidade do tubérculo é maior que nos demais tecidos do feto, o que facilita sua identificação. Ainda, após o 70º dia é possível a realização do exame, que pode ser dificultado pelo tamanho aumentado do feto. Nessa fase de gestação, o sexo pode ser determinado pela identificação do escroto no macho ou da glândula mamária na fêmea, até o 110º dia de gestação, aproximadamente.[36]

Diagnóstico precoce de vacas não gestantes por ultrassonografia com Doppler do corpo lúteo

A técnica de ultrassonografia com *Doppler* colorido (USDC) tem sido utilizada para estimar a funcionalidade de vários tecidos reprodutivos. O uso da USDC para avaliar estruturas ovarianas permite visualizar o fluxo sanguíneo na parede de folículos dominantes e no CL. Dessa forma, a partir da observação das imagens capturadas com USDC, é possível estimar subjetivamente o fluxo sanguíneo e, consequentemente, a funcionalidade desses tecidos. Além disso, os equipamentos de USDC permitem avaliar quantitativamente a irrigação de um tecido, principalmente pelo cálculo do índice de resistividade (IR) e do índice de pulsatilidade (IP), os quais o próprio equipamento calcula.

A USDC pode ser útil quando o objetivo do exame é a identificação precoce de fêmeas não gestantes, uma vez que é capaz de avaliar mudanças no fluxo sanguíneo do CL em tempo real. Procedimentos de USDC já têm sido utilizados para diagnóstico precoce de fêmeas não gestantes por meio da avaliação da funcionalidade do CL entre o 20º e o 22º dia após a IA. A detecção de um CL funcional a partir do 20º dia após a IATF pode ser indicativo de prenhez (Figura 2.14). Essa técnica tem registrado alta acurácia na detecção de vacas não gestantes (90 a 95%). É importante salientar que esses procedimentos têm registrado 100% de sensibilidade, ou seja, não têm sido observados casos de falso-negativos de prenhez.

Alguns autores têm sugerido critérios subjetivos e objetivos para avaliar a funcionalidade do CL por meio de USDC para detecção precoce de fêmeas não gestantes que participam de programas de ressincronização. Siqueira et al.[37] consideraram não gestantes as vacas leiteiras que, 20 dias após a IATF, não apresentavam sinais coloridos indicativos de fluxo sanguíneo na região central do CL. Já Pugliesi et al.[38] trabalharam com vacas de corte e determinaram que fêmeas que apresentassem sinais coloridos em 25% ou menos da área do CL e tamanho < 2 cm², no 22º dia após a IATF, deveriam ser consideradas não gestantes.

A utilização de USDC para detecção precoce de fêmeas não gestantes pode gerar falso-positivos. Os fatores que podem

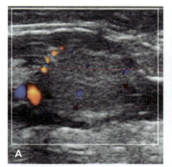 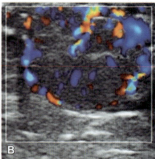

FIGURA 2.14 Imagens ultrassonográficas de ovários bovinos apresentando corpo lúteo (CL). Imagens obtidas de vacas 22 dias após terem sido inseminadas em protocolos de IATF. **A.** CL com apenas perfusão sanguínea periférica (vaca não gestante). **B.** CL com perfusão sanguínea periférica e central (vaca gestante). Imagem obtida com probe transretal linear de 5 MHz.

levar fêmeas não gestantes a apresentarem CL funcional no dia do diagnóstico são:

- Ovulação tardia em protocolos de IATF: não há concepção após a IATF e ainda não houve tempo para que a PGF2α endógena seja secretada a ponto de induzir a luteólise. Em outras palavras, o CL detectado no 22º dia pós-IA encontra-se ativo por ser um CL novo e sua presença não está relacionada com a prenhez
- Fêmeas com ciclos estrais prolongados (> 22 dias): se a avaliação da funcionalidade do CL for feita no 20º dia do ciclo, em vacas com ciclo estral maior do que 22 dias de duração, o CL ainda pode apresentar grau de vascularização compatível com resultados falso-positivos
- Perda embrionária: perdas embrionárias que ocorrem entre o diagnóstico precoce (20º ao 22º dia pós-IA) e o diagnóstico convencional (> 30º dia) provavelmente são a maior causa de resultados falso-positivos.

Atualmente, esse método de diagnóstico precoce de fêmeas não gestantes já tem sido utilizado em programas intensivos de ressincronização. Tais protocolos reduzem consideravelmente o intervalo entre IA, permitindo que fêmeas recebam duas IATF em um intervalo de 22 a 24 dias. Nesses protocolos, todas as fêmeas que participaram de um programa de IATF receberam um implante intravaginal de progesterona no 14º dia após a IATF, independentemente do estado gestacional. No 22º dia pós-IATF, todas as fêmeas são avaliadas por USDC para a verificação da funcionalidade do CL. As fêmeas detectadas como não gestantes recebem 0,530 mg de cloprostenol sódico, 1 mg de cipionato de estradiol e 300 UI de eCG, têm o implante de progesterona retirado e, finalmente, são inseminadas em tempo-fixo 48 horas após (24º dia).

Diagnóstico de gestação por métodos sorológicos e leite

Os testes sensíveis para a determinação de hormônios no sangue e no leite dos animais têm sido desenvolvidos com o auxílio de técnicas como radioimunoensaio (RIA), imunoensaio enzimático (ELISA) e outras. A avaliação dos níveis de progesterona, sulfato de estrona, LP e PAG presentes no sangue e leite dos animais também pode ser utilizada para auxiliar no diagnóstico de gestação em bovinos. A utilização de métodos indiretos para diagnóstico de gestação tem como principais vantagens a precocidade no diagnóstico de gestação, a diminuição do estresse e do tempo de manipulação dos animais e mais facilidade de obtenção de amostras.

A mensuração dos níveis de progesterona produzida pelo CL pode ser utilizada como um método indireto de auxílio no diagnóstico de gestação em bovinos. Em bovinos, progesterona no sangue e leite dos animais alcança sua máxima concentração em torno do 13º e do 14º dia do ciclo estral. Quando o animal está gestante, essas concentrações permanecem elevadas até o 21º dia após a fertilização e continuam elevadas durante a gestação. Nos animais não gestantes ocorre uma queda brusca nos níveis de progesterona no 17º dia do ciclo estral. Embora baixas concentrações de progesterona entre o 18º e o 24º dia do ciclo estral indiquem que o animal não está gestante, altas concentrações de progesterona durante esse período podem não ser específicas por causa de variações individuais na duração do ciclo estral, patologias ovarianas (cistos), patologias uterinas ou perda embrionária. A mensuração dos níveis de progesterona no leite pode ser feita com o uso de *kits* comerciais existentes no mercado.[39,40] A eficiência do método é estimada em 75 a 85% para detecção de gestação e 100% para detecção de animais não gestantes. Assim, a mensuração dos níveis de progesterona nesse período indica unicamente a presença de CL funcional, o que pode ou não estar associado a uma gestação. Portanto, somente a dosagem de progesterona no sangue ou leite dos animais não é usada rotineiramente para diagnóstico de gestação.

O sulfato de estrona é produzido predominantemente nos placentônios bovinos. É o estrógeno mais abundante nos fluidos fetais e no plasma periférico materno. A concentração do sulfato de estrona aumenta a partir do 60º dia após a fertilização e permanece elevada até o final da gestação, tanto no soro quanto no leite de vacas. Contudo, os resultados da mensuração do sulfato de estrona são fidedignos somente após o 100º dia de gestação em bovinos.[41] Portanto, esse teste não permite o diagnóstico precoce de gestação.

O LP é produzido pelas CBG presentes na placenta. Ao longo da gestação, os níveis de LP aumentam progressivamente, atingindo concentração de 1 a 2 ng/mℓ próximo ao parto. Em ruminantes, na maioria das vezes, a observação do LP somente é possível a partir do 110º dia após a fertilização através de testes de RIA, alcançando o pico de produção no 215º dia de gestação.[42] Portanto, também não é um teste que permite o diagnóstico precoce de gestação.

As PAGs são proteínas placentárias secretadas na circulação sanguínea materna e geralmente detectáveis após o 22º dia de gestação. A partir da implantação embrionária em ruminantes, as PAGs são sintetizadas nas células coriônicas mono e binucleadas trofoblásticas e migram em direção ao epitélio uterino ao longo de toda a gestação, e assim são liberadas na corrente circulatória materna. As concentrações de PAG aumentam durante todo o período gestacional. Entre o 30º e o 35º dia após a fertilização, as concentrações de PAG estão próximas a 0,8 ng/mℓ e alcançam um pico nos dias que antecedem o parto, chegando a 5 µg/mℓ.[43] Após o parto, a concentração de PAG diminui de forma constante e no 60º dia pós-parto não é mais possível detectá-la.[44] Um estudo identificou que no 24º dia de gestação ocorre um aumento significativo nas PAGs.[9] Outros estudos indicam que as PAGs são boas preditoras de sobrevivência embrionária entre o 28º e o 31º dia.[45] Animais que apresentam valores elevados de PAG no 31º dia têm maior chance de sobrevivência embrionária, enquanto vacas com baixos valores têm maior chance de perdas gestacionais entre o 31º e o 60º dia.[46]

A mensuração das PAG pode ser realizada por testes de RIA ou ELISA, utilizando-se amostras de soro ou leite a partir do 28º dia após a fertilização.[47,48] As amostras de leite podem ser obtidas durante a rotina de ordenha tanto na parte da manhã como da tarde.[8] Além disso, a mesma amostra utilizada para os testes de qualidade do leite também pode ser utilizada para o diagnóstico de gestação através da técnica de detecção das PAGs.[49]

Detecção da expressão de genes estimulados por interferons

O concepto secreta IFNT no início da gestação que faz sinalização parácrina para diferentes partes do útero.[20] Além da ação parácrina, existe ação endócrina do IFNT[29], que acontece em diferentes tecidos extrauterinos.[50] Essa sinalização endócrina pelo IFNT induz a expressão de muitos genes estimulados por interferons (ISG), dos quais alguns podem ser usados como biomarcadores para identificação de animais gestantes. Existem estudos avaliando a presença de ISG em leucócitos como possível diagnóstico de gestação em ruminantes. O gene de resistência ao Myxovirus-1 (MX1) é um ISG que aumenta do 15º ao 30º dia em ovelhas prenhes quando comparado com ovelhas não prenhes.[51] Também foi demonstrado que o ISG15 e o gene de resistência ao Myxovirus-2 (MX2) tiveram maior expressão no sangue periférico de vacas leiteiras gestantes em comparação a vacas não gestantes no 18º dia após a inseminação.[52] A expressão de ISG15 em diferentes subpopulações de leucócitos tem sido avaliada como método de diagnóstico em vacas.[53] Outra abordagem é utilizar a baixa ou ausência da expressão de ISG como identificação de animais não gestantes[27] ou de mortalidade embrionária.[54]

Métodos de diagnóstico em pequenos ruminantes

Os ovinos e os caprinos são animais que apresentam diversas aptidões (carne, leite, lã, pele). A indicação do diagnóstico de gestação nesses animais e o método dependerão da aptidão e do sistema de criação de cada propriedade. Baseado nas características anatomofisiológicas, o diagnóstico de gestação em pequenos ruminantes difere dos bovinos. A característica mais notável é a impossibilidade de acesso, por palpação retal, às cavidades abdominal e pélvica. Considerando essas características, os principais métodos de diagnóstico de gestação em pequenos ruminantes são a ultrassonografia via percutânea ou os extensores para acesso ao trato reprodutivo da fêmea. Outra característica importante é a transição do trato reprodutivo da cavidade pélvica para a cavidade abdominal, dependendo do estágio da gestação. Essa característica deve ser levada em consideração na escolha do método de diagnóstico.

Em pequenos ruminantes, a identificação não só da gestação, mas também do número de conceptos e da idade gestacional, pode servir como ferramenta para o manejo estratégico dos animais. No entanto, em sistemas extensivos de criação, observa-se uma baixa adoção das técnicas de diagnóstico de gestação em pequenos ruminantes. Já em sistemas mais intensivos de criação, o diagnóstico de gestação possibilita diversas alternativas de manejo. Essa prática tem uma alta adoção em sistemas nos quais o conhecimento precoce do *status* reprodutivo é primordial, como por exemplo em sistemas de manejo reprodutivo intensivo, também conhecidos como sistemas de partos acelerados (5 partos em 3 anos ou 3 partos em 2 anos) ou em propriedades leiteiras.

Não retorno ao estro

Como o nome indica, o diagnóstico de prenhez pode ser realizado com base na não manifestação do comportamento de estro durante determinado período (obrigatoriamente superior ao tamanho do ciclo estral da espécie). No caso de ovinos, uma vez que ovelhas apresentam uma atividade homossexual pouco marcada e a visualização do estro pelo homem é difícil, o método de diagnóstico obrigatoriamente deve utilizar rufiões. Deve-se ter em mente que nem todo animal que não manifesta estro está prenhe, o que gera os resultados falso-positivos desse método. Anestro estacional, anestro em razão de alterações no eixo reprodutivo ou falhas na detecção do estro são as principais causas da menor especificidade desse método. Dessa forma, em populações com marcada flutuação da ciclicidade em decorrência do fotoperíodo, esse método de diagnóstico não é recomendado na contraestação reprodutiva. Após o final da estação reprodutiva, deve-se esperar um intervalo de 2 dias para começar as observações de estro, para evitar que fêmeas cobertas no último dia da estação sejam identificadas em cio subsequentemente gerando um falso-negativo.

Para o diagnóstico de gestação em ovinos baseado no não retorno ao estro, deve-se utilizar um rufião munido de colete para marcação das ovelhas em cio ou outro método de identificação. Em razão do custo de preparo dos rufiões, esse método de diagnóstico é encontrado principalmente em propriedades que já utilizam os rufiões em programas de IA ou monta controlada. Nesses casos, o aumento dos custos para a realização do diagnóstico é muito baixo. Nos programas de IA em ovinos, os rufiões são munidos com cores alteradas a cada ciclo por uma tonalidade mais forte para que, no caso de retorno ao cio, essas cores se sobreponham às anteriores. De tal forma, para diagnóstico do não retorno recomenda-se a utilização da cor preta a fim de que ovelhas não gestantes sejam marcadas e possa-se visualizar, independentemente da cor anterior (Figura 2.15).

Doppler

O diagnóstico de gestação com base no efeito *Doppler* permite a identificação da prenhez pela detecção dos batimentos cardíacos e/ou pulso de diferentes artérias fetais. Embora também possa ser realizado por técnica percutânea, o método

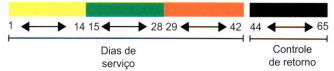

FIGURA 2.15 Diagnóstico de gestação com base na taxa de não retorno ao estro. Após a estação reprodutiva, as fêmeas são expostas a rufiões munidos de colete com pedra de giz colorida (ou outro método) para marcar as ovelhas em cio. A cor utilizada deve se sobrepor às demais, caso tenham sido utilizadas, por isso recomenda-se a cor preta. (Adaptada de Souza et al., 2005.)[55]

transretal permite maior acurácia, especialmente para diagnóstico mais precoce de gestação. O diagnóstico positivo será determinado quando identificados batimentos cardíacos e/ou pulsações com frequência superior à da mãe. Por isso, a técnica permite a identificação da viabilidade fetal. No entanto, a eficiência do método para a determinação do número de conceptos é muito baixa.

O diagnóstico de gestação pelo efeito *Doppler* apresenta elevada especificidade (aproximadamente 100%), no entanto sensibilidade reduzida, especialmente em gestações mais avançadas, em que a percepção dos batimentos cardíacos fetais se torna mais difícil devido à posição do corno uterino gravídico.

Ultrassonografia modo-A

A ultrassonografia modo-A também é conhecida como *amplitude do eco*. O princípio da técnica é similar à ultrassonografia convencional (modo-B); no entanto, os aparelhos não apresentam monitor. O transdutor emite feixes sonoros que são refletidos de acordo com a impedância de cada tecido, retornando em direção ao transdutor. Quando o transdutor é direcionado para uma região de baixa ecogenicidade, um útero gravídico, por exemplo, o aparelho emite um sinal luminoso ou sonoro. A grande limitação dessa técnica é determinação da gestação apenas pela identificação de um padrão específico de baixa ecogenicidade. Dessa forma, o operador não possui alternativas de confirmação de seu diagnóstico (não é possível visualizar nenhuma estrutura, o concepto ou os envoltórios fetais, por exemplo). Quando o transdutor é direcionado para uma bexiga repleta, o feixe sonoro irá encontrar um tecido de baixa ecogenicidade, dando origem a um resultado falso-positivo. Portanto, é indispensável submeter os animais a jejum hídrico antes da realização do exame. A principal vantagem do diagnóstico de gestação pela ultrassonografia modo-A em relação ao modo-B, em pequenos ruminantes, é o menor custo do equipamento.

Ultrassonografia modo-B

O diagnóstico de gestação em pequenos ruminantes pela ultrassonografia modo-B é um método precoce e rápido para ser utilizado em propriedades comerciais.[56] Os princípios físicos de formação da imagem ultrassonográfica foram descritos anteriormente. A acurácia do diagnóstico dependerá da interação entre o estágio gestacional e o método utilizado. Os dois métodos que podem ser empregados são as ultrassonografias transretal e transabdominal.

Conforme pode ser observado na Figura 2.16, o método transretal permite, em relação ao transabdominal, um diagnóstico mais precoce de gestação, uma vez que, no início da gestação, o trato reprodutivo está posicionado na cavidade pélvica e, com isso, tem maior proximidade com o transdutor posicionado no reto. No entanto, em gestações mais avançadas, com o deslocamento do trato reprodutivo em direção ao assoalho da cavidade abdominal, o método de diagnóstico transretal tende a perder a sua acurácia, considerando animais em estação (mais detalhes a seguir). Dessa forma, a escolha do método deve ser determinada pela idade gestacional esperada, a probe e/ou aparelho de ultrassom disponível e a preferência do operador.

Independentemente da técnica utilizada (transretal ou transabdominal), a ultrassonografia modo-B em pequenos ruminantes permite também a estimativa da idade gestacional. Os métodos mais utilizados são as avaliações fetais de CRL e o diâmetro biparietal (diâmetro da cabeça). Pelo menos para ovinos, os equipamentos veterinários já possuem *software* específico que calcula a idade gestacional a partir dessas medidas (Figura 2.17).

■ *Ultrassonografia modo-B transretal*

O diagnóstico de gestação por ultrassonografia transretal deve ser realizado com uma sonda linear com frequência entre 5 e 8 MHz. Como não existem sondas próprias para ultrassonografia transretal em pequenos ruminantes, são utilizadas as de bovinos adaptadas para o uso transretal, conforme a Figura 2.18. O suporte adaptado deve propiciar o encaixe firme da sonda, já que, quando esse encaixe não é firme ou o suporte é flexível, pode haver perda na qualidade das imagens obtidas. Esse suporte, normalmente feito em material PVC, deve ser devidamente protegido para que não cause lesões na mucosa retal ou provoque maior desconforto às fêmeas.

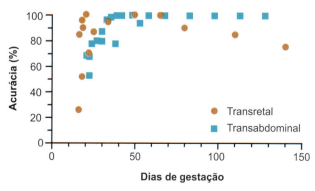

FIGURA 2.16 Acurácia relatada em diferentes trabalhos científicos para o diagnóstico de gestação por via transretal[57,58] ou transabdominal.[56,59,60]

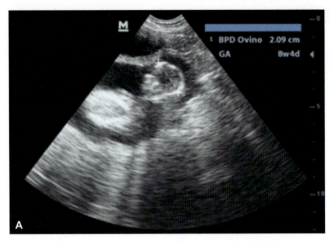
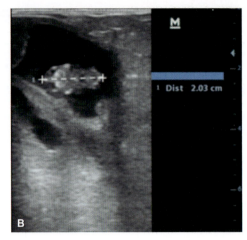

FIGURA 2.17 Sonogramas com estimativa da idade gestacional com base no diâmetro biparietal de um feto de 60 dias (**A**) e no comprimento crânio-garupa (CRL) de um embrião de 31 dias (**B**).

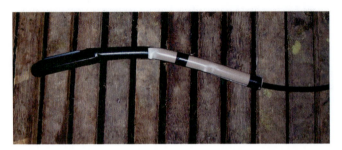

FIGURA 2.18 Sonda transretal adaptada em suporte feito de PVC para pequenos ruminantes.

O transdutor deve ser lubrificado antes de cada exame. A retirada das fezes da ampola retal é opcional. O transdutor deve ser introduzido com cuidado no reto da fêmea. À medida que o transdutor for entrando no reto em sentido cranial, a imagem da bexiga deverá aparecer. A bexiga servirá como um ponto de referência. Em fêmeas não gestantes, a imagem dos cornos uterinos, sem sinais indicativos de gestação, deverá aparecer cranialmente à bexiga (Figura 2.19). A ultrassonografia transretal permite, com grande facilidade, identificar os cornos uterinos dos animais não gestantes, o que eleva a especificidade da técnica (redução dos resultados falso-negativos, em comparação com o método transabdominal).

Caso não sejam identificadas imagens compatíveis com cornos uterinos de uma fêmea não gestante, o operador deverá buscar sinais de confirmação da gestação: identificação dos envoltórios fetais, seja placentônios (Figura 2.20) ou vesícula amniótica (Figura 2.21), e/ou do concepto propriamente dito (embrião ou feto; Figura 2.22). Com o avanço da gestação e o consequente deslocamento do trato reprodutivo da cavidade pélvica em direção à cavidade abdominal, as imagens do trato reprodutivo serão observadas com o deslocamento do transdutor em sentido cranioventral. Para facilitar a obtenção de imagens em gestações mais avançadas, a região ventral pode ser suspendida por um auxiliar ou a fêmea pode ser colocada em decúbito.

■ Ultrassonografia modo-B transabdominal

A ultrassonografia transabdominal deve ser realizada com transdutor convexo ou linear de baixa frequência (entre 3,5 e 5 MHz). Após aplicação de gel, o transdutor deve ser posicionado firmemente na região inguinal direita. As imagens do trato reprodutivo serão visualizadas, à procura de sinais positivos de prenhez, direcionando-se o transdutor para a região imediatamente cranial à sínfise púbica. Posteriormente, o transdutor pode ser movimentado em sentido caudocranial. Em fêmeas gestantes, será observado, conforme descrito na seção anterior, útero gravídico identificando-se a vesícula amniótica, placentônios e/ou concepto (Figura 2.23).

A contagem do número de conceptos em caprinos é mais bem realizada entre o 45º e o 90º dias de gestação.[61] Quando realizada com 7 semanas de gestação obtém-se acurácia de 82, 89 e 100% na determinação de gestações únicas, gêmeos e trigêmeos, respectivamente.[62]

Diagnóstico de gestação por métodos sorológicos

O diagnóstico de gestação nas espécies caprina e ovina normalmente é realizado pela ultrassonografia abdominal ou retal. No entanto, assim como em bovinos, técnicas como RIA e ELISA permitem o desenvolvimento de métodos alternativos para auxiliar no diagnóstico de gestação de pequenos ruminantes. Nessas espécies, a dosagem de progesterona, sulfato de estrona, LP e PAG pode ser realizada no soro ou leite dos animais.

A progesterona é produzida pelo CL durante toda a gestação na espécie caprina. No entanto, na espécie ovina, o CL é a fonte primária de progesterona somente até aproximadamente o 50º dia de gestação; após esse período, a placenta passa a produzir quantidade de progesterona suficiente para manter a gestação. Concentrações plasmáticas de progesterona em

CAPÍTULO 2 • Diagnóstico de Gestação em Ruminantes   33

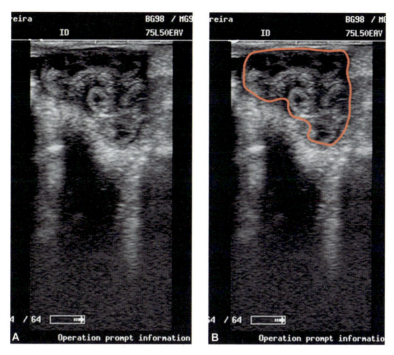

FIGURA 2.19 Imagem ultrassonográfica de fêmea não gestante. No sonograma da direita, o trato reprodutivo foi circundado para facilitar sua identificação.

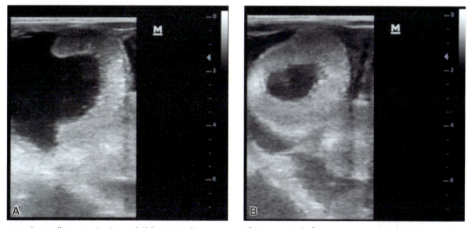

FIGURA 2.20 Sonogramas de ovelhas gestantes, obtidos por ultrassonografia transretal. Observam-se placentônios em formato côncavo, característico de pequenos ruminantes. Eles podem ser visualizados tanto em formato semicircular (**A**) quanto circular (**B**).

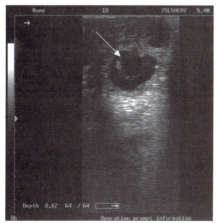

FIGURA 2.21 Sonograma de útero de ovelha gestante. A *seta* indica a vesícula amniótica.

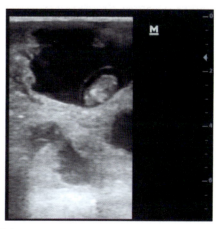

FIGURA 2.22 Sonograma obtido por ultrassonografia transretal em que podem ser observados embrião e vesícula amniótica ao seu redor.

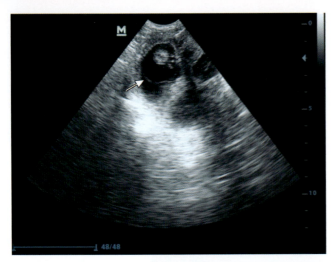

FIGURA 2.23 Sonograma de ovelha gestante obtido por ultrassonografia transabdominal com transdutor microconvexo de 5 MHz. Podem-se observar o embrião e a vesícula amniótica (seta).

torno de 1,75 ng/mℓ são indicativos de gestação em ovelhas.[56] Geralmente, os níveis de progesterona plasmática permanecem elevados a partir do 18º dia após a fertilização em ovelhas gestantes e diminuem em ovelhas não gestantes. A utilização de kits de ELISA para mensurar progesterona plasmática em ovelhas tem acurácia de 98% entre o 15º e o 30º dia de gestação; e aumenta para 100% entre o 46º e o 60º dia de gestação.[56] Na espécie caprina, os níveis de progesterona estão elevados a partir do 21º dia após a fertilização nos animais gestantes.[63,64] Normalmente, as concentrações de progesterona no leite refletem as concentrações no sangue, mas alguns autores afirmam que a concentração no leite é mais elevada. No entanto, a mensuração da progesterona indica a presença de um CL funcional e não necessariamente uma gestação.

Em pequenos ruminantes, o sulfato de estrona pode ser detectado do 40º ao 50º dia, em caprinos e no 50º dia após a fertilização, em ovinos.[65,66] A presença de elevadas concentrações de sulfato de estrona indica a presença de pelo menos um feto viável. O teste de ELISA para mensurar as concentrações de sulfato de estrona pode ser realizado com o uso de amostras de leite ou soro caprino, com acurácia de 82% para diagnosticar gestação.[67]

O LP também pode ser avaliado em caprinos e ovinos para auxiliar no diagnóstico de gestação. Nessas espécies, o LP é observado na circulação materna a partir do 48º dia de gestação e o pico de produção ocorre entre o 131º e o 141º dia de gestação.[68] No 64º dia de gestação, a mensuração do LP pode ser realizada em ovelhas e cabras com 97% de eficiência.[69]

A mensuração das PAG também pode ser utilizada nas espécies ovina e caprina para auxiliar no diagnóstico de gestação. O mesmo kit de ELISA desenvolvido para avaliar as PAG no soro em bovinos pode ser utilizado em ovinos a partir do 33º dia após a fertilização com sensibilidade e especificidade de 93,5 e 98,9%, respectivamente.[70] As PAGs também podem ser avaliadas no leite de ovelhas do 28º ao 42º dia de gestação, no entanto a concentração das PAGs no leite é 10 vezes menor do que no plasma.[71] Em cabras, a mensuração das PAGs tanto no plasma quanto no leite dos animais gestantes também pode ser realizada a partir do 21º dia após a fertilização.[72,73]

Considerações finais

Independentemente do método utilizado para detecção de prenhez, é de extrema importância que o técnico esteja muito bem treinado e familiarizado com o método de sua escolha. É necessário que o profissional identifique corretamente a real situação reprodutiva da fêmea. Para tanto, é fundamental que o técnico tenha conhecimento profundo da fisiopatologia da gestação, pois o conhecimento teórico é tão importante quanto a habilidade do operador. Nos exames obstétricos é comum o diagnóstico de alterações no trato reprodutivo, sendo de sua responsabilidade detectar e interpretar essas ocorrências. O profissional necessita entender detalhadamente o funcionamento dinâmico das estruturas anatômicas envolvidas nos processos de concepção e desenvolvimento embrionário e fetal. Assim, ele terá subsídios para gerar laudos e desenvolver soluções aos desafios encontrados nos procedimentos ginecológico e obstétrico.

O técnico deve levantar o máximo de informações possível para poder fornecer um diagnóstico com alta acurácia. Dessa forma, todos os achados devem ser avaliados em conjunto para que se possa gerar a informação correta sobre o estado gestacional da fêmea. Nos casos em que a palpação retal ou a ultrassonografia estão sendo utilizadas como métodos de escolha, uma fêmea só pode ser identificada como não gestante quando for realizado o exame cauteloso e criterioso dos cornos uterinos. Não é correto indicar que a fêmea não esteja prenhe somente pelo fato de o operador não ter detectado estruturas como fluido uterino, presença de embrião/feto ou placentônios.

Em suma, na atualidade, a ultrassonografia tem sido o principal método de diagnóstico de gestação em ruminantes. Convém lembrar que, se em um passado recente (início dos anos 2000), a utilização de métodos auxiliares para o diagnóstico de gestação como a ultrassonografia era pouco utilizada, hoje o que podemos observar nas práticas reprodutivas é exatamente o contrário. Quase todos os profissionais que trabalham com manejo reprodutivo possuem ou têm acesso a essa ferramenta. Diferentemente do que ocorria no passado, atualmente as técnicas e os novos equipamentos que estão sendo desenvolvidos para detecção da gestação e para realização de exames ginecológicos chegam cada vez mais céleres ao mercado e, consequentemente, são introduzidos às rotinas de trabalho. Pensando nisso, os profissionais devem estar sensíveis e aptos para acompanhar as mudanças que a tecnologia imprime aos mercados de bens e serviços. Finalmente, a informação gerada pelo diagnóstico de gestação deve, prioritariamente, atender aos fins clínicos que garantam a saúde e a qualidade de vida da fêmea e ser utilizada também para proporcionar lucro ao produtor. Em se tratando de animais de produção, os registros dos diagnósticos devem se transformar em informação útil para auxiliar o produtor a tomar decisões de manejo visando atender às necessidades nutricionais dos animais e de manejo da propriedade.

REFERÊNCIAS BIBLIOGRÁFICAS

1. Putney DJ, Drost M, Thatcher WW. Influence of summer heat stress on pregnancy rates of lactating dairy cattle following embryo transfer or artificial insemination. Theriogenology. 1989; 31:765-78.

2. Sartori R, Sartor-Bergfelt R, Mertens SA et al. Fertilization and early embryonic development in heifers and lactating cows in summer and lactating and dry cows in winter. J Dairy Sci. 2002; 85:2803-12.

3. Sakatani M. Effects of heat stress on bovine preimplantation embryos produced in vitro. J Reprod Dev. 2017; 63:347-52.

4. NRC. Nutrient requirements of beef cattle. Nutrient Requirements of Beef Cattle. 2000.

5. NRC. Nutrient requirements of dairy cattle. Nutrient Requirements of Dairy Cattle. 2001.

6. NRC. Nutrient requirements of small ruminants: sheep, goats, cervids, and new world camelids. National Research Council. 2007.

7. Banchero GE, Quintans G, Martin GB et al. Nutrition and colostrum production in sheep. 1. Metabolic and hormonal responses to a high-energy supplement in the final stages of pregnancy. Reproduction, fertility, and development. 2004; 16:633-43.

8. Karen A, Sousa NMD, Beckers JFF et al. Comparison of a commercial bovine pregnancy-associated glycoprotein ELISA test and a pregnancy-associated glycoprotein radiommunoassay test for early pregnancy diagnosis in dairy cattle. Anim Reprod Sci. 2015; 159:31-7.

9. Reese STT, Pereira MHCHC, Edwards JLL et al. Pregnancy diagnosis in cattle using pregnancy associated glycoprotein concentration in circulation at day 24 of gestation. Theriogenology. 2018; 106:178-85.

10. Mann GE, Fray MD, Lamming GE. Effects of time of progesterone supplementation on embryo development and interferona-tau production in the cow. Vet J. 2006; 171:500-3.

11. Lonergan P, Forde N, Spencer T. Role of progesterone in embryo development in cattle. Reprod Fertil Dev. 2016; 28:66-74.

12. Spencer TE, Burghardt RC, Johnson GA et al. Conceptus signals for establishment and maintenance of pregnancy. Animal Reproduction Science. 2004; 82-83:537-50.

13. Roberts RM, Ealy AD, Alexenko AP et al. Trophoblast interferons. Placenta. 1999; 20:259-64.

14. Roberts RM, Xie S, Mathialagan N. Maternal recognition of pregnancy. Biology of Reproduction. 1996; 54:294-302.

15. Farin CE, Imakawa K, Hansen R et al. Expression of trophoblastic interferona genes in sheep and cattle. Biology of Reproduction. 1990; 43:210-8.

16. Roberts RM. A role for interferons in early pregnancy. BioEssays. 1991; 13:121-6.

17. Hirayama H, Moriyasu S, Kageyama S et al. Enhancement of maternal recognition of pregnancy with parthenogenetic embryos in bovine embryo transfer. Theriogenology. 2014; 81:1108-15.

18. Hansen TR, Austin KJ, Perry DJ et al. Mechanism of action of interferona-tau in the uterus during early pregnancy. Journal of Reproduction and Fertility. Supplement. 1999; 54:329-39.

19. Binelli M, Subramaniam P, Diaz T et al. Bovine interferona-stimulates the janus quinase-signal transducer and activator of transcription pathway in bovine endometrial epithelial cells 1. Biology of Reproduction. 2001; 64:654-65.

20. Spencer TE, Bazer FW. Ovine interferona tau suppresses transcription of the estrogen receptor and oxytocin receptor genes in the ovine endometrium. Endocrinology. 1996; 137:1144-7.

21. McCracken B, Carlson JC, Glew ME et al. Prostaglandin f2α identified as a luteolytic hormone in sheep. Nature New Biology. 1972; 238: 129-34.

22. McCracken JA, Baird DT, Carlson JC et al. The role of prostaglandins in luteal regression. Journal of Reproduction and Fertility. Supplement. 1973; 18:133-42.

23. Mccracken JA, Custer EE, Lamsa JC. Luteolysis: a neuroendocrine-mediated event. Physiological Reviews. 1999; 79:263-323.

24. Niswender GD, Juengel JL, Silva PJ et al. Mechanisms controlling the function and life span of the corpus luteum. Physiological Reviews. 2000; 80:1-29.

25. Ginther OJ. Internal regulation of physiological processes through local venoarterial pathways: a review. Journal of Animal Science. 1974; 39:550-64.

26. Spencer TE, Bazer FW. Temporal and spatial alterations in uterine estrogen receptor and progesterone receptor gene expression during the estrous cycle and early pregnancy in the ewe. Biology of Reproduction. 1995; 53:1527-43.

27. Han H, Austin KJ, Rempel LA et al. Low blood ISG15 mRNA and progesterone levels are predictive of non-pregnant dairy cows. The Journal of Endocrinology. 2006; 191:505-12.

28. Spencer TE, Stagg AG, Ott TL et al. Differential effects of intrauterine and subcutaneous administration of recombinant ovine interferona tau on the endometrium of cyclic ewes. Biology of Reproduction. 1999; 61:464-70.

29. Oliveira JF, Henkes LE, Ashley RL et al. Expression of interferona (IFN)-stimulated genes in extrauterine tissues during early pregnancy in sheep is the consequence of endocrine IFN-τ release from the uterine vein. Endocrinology. 2008; 149:1252-9.

30. Bott RC, Ashley RL, Henkes LE et al. Uterine vein infusion of interferona tau (IFNT) extends luteal life span in ewes. Biology of Reproduction. 2010; 82:725-35.

31. Talukder AK, Rashid MB, Yousef MS et al. Oviduct epithelium induces interferona-tau in bovine day-4 embryos, which generates an anti-inflammatory response in immune cells. Scientific Reports. 2018; 8:7850.

32. Sponchiado M, Gomes NS, Fontes PK et al. Pre-hatching embryo-dependent and -independent programming of endometrial function in cattle. PloS One. 2017; 12:e0175954.

33. Pierson RA, Ginther OJ. Ultrasonography of the bovine ovary. Theriogenology. 1984; 21:495-504.

34. Ginther OJ. Ultrasonic imaging and animal reproduction: cattle. Book 3. Cross Plains, Wisconsin: Equiservices Publishing; 1998.

35. DesCôteaux L, Colloton J, Gnemmi G. Practical atlas of ruminant and camelid reproductive ultrasonography. Ames, Iowa, EUA: John Wiley & Sons; 2009. 228 p.

36. Müller E, Wittkowski G. Visualization of male and female characteristics of bovine fetuses by real-time ultrasonics. Theriogenology. 1986; 25:571-4.

37. Siqueira LGB, Areas VS, Ghetti AM et al. Color Doppler flow imaging for the early detection of nonpregnant cattle at 20 days after timed artificial insemination. Journal of Dairy Science. 2013; 96:6461-72.

38. Pugliesi G, Miagawa BT, Paiva YN et al. Conceptus-induced changes in the gene expression of blood immune cells and the ultrasound-accessed luteal function in beef cattle: how early can we detect pregnancy? Biol Reprod. 2014; 91:1-12.

39. Gábor G, Tóth F, Ózsvári L et al. Early detection of pregnancy and embryonic loss in dairy cattle by ELISA tests. Reproduction in Domestic Animals. 2007; 42:633-6.

40. Samsonova JV, Safronova VA, Osipov AP. Pretreatment-free lateral flow enzyme immunoassay for progesterone detection in whole cows' milk. Talanta. 2015; 685-9.

41. Takahashi T, Hirako M, Takahashi H et al. Maternal plasma estrone sulfate profile during pregnancy in the cow; comparison between singleton and twin pregnancies. The Journal of Veterinary Medical Science. 1997; 59:287-8.

42. Wallace CR. Concentration of bovine placental lactogen in dairy and beef cows across gestation. Domestic Animal Endocrinology. 1993; 10:67-70.

43. Sousa NM, Ayad A, Beckers JF et al. Pregnancy-associated glycoproteins (PAG) as pregnancy markers in the ruminants. Journal of Physiology and Pharmacology: An Official Journal of the Polish Physiological Society. 2006; 57(Suppl 8):153-71.

44. Haugejorden G, Waage S, Dahl E et al. Pregnancy associated glycoproteins (PAG) in postpartum cows, ewes, goats and their offspring. Theriogenology. 2006; 66:1976-84.

45. Thompson IM, Cerri RLA, Kim IH et al. Effects of resynchronization programs on pregnancy per artificial insemination, progesterone, and pregnancy-associated glycoproteins in plasma of lactating dairy cows. Journal of Dairy Science. 2010; 93:4006-18.

46. Pohler KG, Pereira MHC, Lopes FR et al. Circulating concentrations of bovine pregnancy-associated glycoproteins and late embryonic mortality in lactating dairy herds. Journal of Dairy Science. 2016; 99:1584-94.

47. Leblanc SJ. Field evaluation of a pregnancy confirmation test using milk samples in dairy cows. Journal of Dairy Science. 2013; 96:2345-8.

48. Lawson BC, Shahzad AH, Dolecheck KA et al. A pregnancy detection assay using milk samples: Evaluation and considerations. Journal of Dairy Science. 2014; 97:6316-25.

49. Da Silva HK, Cassoli LD, Pantoja JCF et al. Storage strategies and processing of bovine milk samples for pregnancy-associated glycoproteins detection test. Acta Agriculturae Scandinavica A: Animal Sciences. 2017; 67:71-5.

50. Romero JJ, Antoniazzi AQ, Nett TM et al. Temporal release, paracrine and endocrine actions of ovine conceptus-derived interferona-tau during early pregnancy. Biology of Reproduction. 2015; 93:1-10.

51. Yankey SJ, Hicks BA, Carnahan KG et al. Expression of the antiviral protein Mx in peripheral blood mononuclear cells of pregnant and bred, non-pregnant ewes. The Journal of Endocrinology. 2001; 170:R7-11.

52. Gifford CA, Racicot K, Clark DS et al. Regulation of interferona-stimulated genes in peripheral blood leukocytes in pregnant and bred, nonpregnant dairy cows. Journal of Dairy Science. 2007; 90:274-80.

53. Yoshino H, Toji N, Sasaki K et al. A predictive threshold value for the diagnosis of early pregnancy in cows using interferona-stimulated genes in granulocytes. Theriogenology. 2018; 107:188-93.

54. Sheikh AA, Hooda OK, Kalyan A et al. Interferona-tau stimulated gene expression: A proxy to predict embryonic mortality in dairy cows. Theriogenology. 2018; 120:61-7.

55. Souza CJH, Jaume CM, Moraes JCF. Como aumentar a fertilidade do seu rebanho ovino e reduzir a mortalidade de cordeiros. Embrapa: Comunicado Técnico. 2005. p. 1-2.

56. Ganaie BA, Khan MZ, Islam R et al. Evaluation of different techniques for pregnancy diagnosis in sheep. Small Ruminant Research. 2009; 85:135-41.

57. García A, Neary MK, Kelly GR et al. Accuracy of ultrasonography in early pregnancy diagnosis in the ewe. Theriogenology. 1993; 39:847-61.

58. Romano JEE, Christians CJJ. Early pregnancy diagnosis by transrectal ultrasonography in ewes. Small Ruminant Research. 2008; 77:51-7.

59. Aziz DM, Lazim EH. Transabdominal ultrasonography in standing position for pregnancy diagnosis in Awassi ewes. Small Ruminant Research. 2012; 107:131-5.

60. Jones AK, Gately RE, Mcfadden KK et al. Transabdominal ultrasound for detection of pregnancy, fetal and placental landmarks, and fetal age before day 45 of gestation in the sheep. Theriogenology. 2016; 85:939-45.e1.

61. Freitas VJF, Simplício AA. Diagnóstico de prenhez em caprinos: uma revisão. Ciência Animal. 1999; 9:51-9.

62. Dawson LJ, Sahlu T, Hart SP et al. Determination of fetal numbers in Alpine does by real-time ultrasonography. Small Ruminant Research. 194; 14:225-31.

63. González F, Cabrera F, Batista M et al. A comparison of diagnosis of pregnancy in the goat via transrectal ultrasound scanning, progesterone, and pregnancy-associated glycoprotein assays. Theriogenology. 2004; 62:1108-15.

64. Capezzuto A, Chelini MOM, Felippe ECG et al. Correlation between serum and fecal concentrations of reproductive steroids throughout gestation in goats. Animal Reproduction Science. 2008; 103:78-86.

65. Worsfold AI, Chamings RJ, Booth JM. Measurement of oestrone sulphate in sheep plasma as a possible indicator of pregnancy and the number of viable fetuses present. British Veterinary Journal. 1986; 142:195-7.

66. Refsal KR, Marteniuk JV, Williams CSF et al. Concentrations of estrone sulfate in peripheral serum of pregnant goats: Relationships with gestation length, fetal number and the occurrence of fetal death in utero. Theriogenology. 1991; 36:449-61.

67. Murray RD, Newstead R. Determination of steroid hormones in goats' milk and plasma as an aid to pregnancy diagnosis using an ELISA. The Veterinary Record. 1988; 122:158-61.

68. Chan JS, Robertson HA, Friesen HG. Maternal and fetal concentrations of ovine placental lactogen measured by radioimmunoassay. Endocrinology. 1978; 102:1606-13.

69. Robertson HA, Chan JS, Friesen HG. The use of a pregnancy-specific antigen, chorionic somatomammotrophin, as an indicator of pregnancy in sheep. Journal of Reproduction and Fertility. 1980; 58:279-81.

70. Rovani MT, Cezar AS, Rigo ML et al. Evaluation of a bovine pregnancy-associated glycoprotein enzyme-linked immunosorbent assay kit for serological diagnosis of pregnancy in sheep. Ciência Rural. 2016; 46:362-7.

71. El Amiri B, Sousa NM, Alvarez Oxiley A et al. Pregnancy-associated glycoprotein (PAG) concentration in plasma and milk samples for early pregnancy diagnosis in Lacaune dairy sheep. Research in Veterinary Science. 2015; 99:30-6.

72. González F, Sulon J, Garbayo JM et al. Early pregnancy diagnosis in goats by determination of pregnancy-associated glycoprotein concentrations in plasma samples. Theriogenology. 1999; 52:717-25.

73. González F, Sulon J, Calero P et al. Pregnancy-associated glycoproteins (PAG) detection in milk samples for pregnancy diagnosis in dairy goats. Theriogenology. 2001; 56:671-6.

CAPÍTULO 3

Controle do Estro e da Ovulação em Ruminantes

Bernardo Garziera Gasperin • José Nélio de Sousa Sales • José Luiz Moraes Vasconcelos

Introdução

O interesse econômico e a facilidade para realização de estudos sobre a fisiologia do ciclo estral possibilitaram avanço significativo nas biotécnicas da reprodução, especialmente em bovinos. Pesquisas acerca do controle endócrino e as avaliações de dinâmica folicular e da função luteal viabilizaram o desenvolvimento de protocolos eficientes para manipulação do ciclo estral.

Os significativos avanços no controle do ciclo estral de ruminantes tornaram possível a otimização do manejo da sincronização de estro para realização de inseminação artificial (IA) com observação de estro e da sincronização de estro e ovulação para IA em tempo fixo (IATF). Adicionalmente, protocolos eficientes para superovulação e transferência de embriões em tempo fixo (TETF) também foram desenvolvidos. Além das vantagens com a otimização do uso de animais zootecnicamente superiores, a ampla utilização das biotécnicas provoca impacto direto na geração de empregos e renda nos setores primário, secundário e terciário.

Com base nos dados de comercialização de sêmen congelado e de protocolos hormonais, estima-se que, no ano de 2019, foram comercializados 16,4 milhões de protocolos de IATF para fêmeas bovinas, o que representa 87% do total de IAs realizadas no Brasil e um crescimento de 23,6% em relação a 2018.[1] Apesar do grande número de procedimentos, há um enorme espaço para avanço da técnica, uma vez que se estima que apenas cerca de 14% das matrizes bovinas do Brasil são inseminadas. Por outro lado, em pequenos ruminantes a IA é menos difundida, em parte pela dificuldade de transposição cervical, o que limita a utilização de sêmen congelado, especialmente em ovinos.

Neste capítulo, inicialmente serão abordados os princípios básicos da fisiologia reprodutiva, com especial ênfase ao controle endócrino da reprodução. Posteriormente, serão descritos protocolos estabelecidos e pesquisas recentes para manipulação da reprodução de fêmeas bovinas, enfatizando as particularidades dos rebanhos de leite e corte. Finalmente, serão abordadas estratégias para o controle do estro e da ovulação em pequenos ruminantes.

Aspectos básicos da fisiologia reprodutiva

Aspectos importantes da vida reprodutiva da fêmea são determinados durante a vida intrauterina, quando ocorrem a diferenciação sexual e a formação das gônadas femininas, os ovários. A ausência do cromossomo Y e, consequentemente, do fator de determinação testicular (TDF; do inglês, *testis-determining factor*) auxilia no desenvolvimento ovariano, a partir da migração das células germinativas primordiais do saco vitelínico para a crista genital. A ausência do hormônio antimülleriano (AMH) nessa fase da organogênese da fêmea possibilita o desenvolvimento dos ductos paramesonéfricos (anteriormente conhecidos como ductos müllerianos ou de Müller), que dão origem à porção tubular da genitália da fêmea (ovidutos, útero, cérvix e parte cranial da vagina).

O período de formação do ovário é crítico para o futuro reprodutivo da fêmea, uma vez que transtornos ocorridos nesta fase da gestação podem levar ao comprometimento da população do estoque de células germinativas, ou seja, dos oócitos inclusos em folículos primordiais. Cabe ressaltar que, embora haja controvérsia quanto à renovação ou não do estoque de células germinativas ao longo da vida da fêmea, desde o período intrauterino já ocorre a perda de oócitos inclusos em folículos que são ativados. Esses folículos iniciam o desenvolvimento estimulados por fatores produzidos localmente no ovário e entram em atresia, devido a um ambiente endócrino inadequado para que se complete o desenvolvimento. A perda é contínua ao longo da vida da fêmea, sendo que as biotécnicas de manipulação de folículos pré-antrais (MOIFOPA), superovulação e transferência de embriões (SOV-TE) e produção *in vitro* de embriões (PIV) buscam aproveitar as células germinativas que seriam perdidas ao longo dos ciclos, maximizando a capacidade de produzir descendentes de fêmeas selecionadas.

Somente após a puberdade é que uma pequena fração (cerca de 0,1%) das células germinativas chegará até a ovulação. Por puberdade entende-se a primeira manifestação de estro seguida de ovulação e formação de um corpo lúteo (CL) de duração suficiente para possibilitar o desenvolvimento embrionário até o reconhecimento materno da gestação (conforme descrito no Capítulo 2, *Diagnóstico de Gestação em Ruminantes*), ou seja, representa a primeira oportunidade de concepção.

O complexo mecanismo que determina o momento da primeira ovulação não foi completamente compreendido. Sabe-se que, meses antes da puberdade, a fêmea apresenta ondas de crescimento folicular anovulatórias, devido a uma hipersensibilidade do hipotálamo à retroalimentação negativa provocada pelos níveis de estrógeno produzidos pelos folículos em crescimento. Antes da puberdade, a cada elevação de estrógeno, o hipotálamo responde suprimindo a frequência de liberação de hormônio liberador de gonadotrofinas (GnRH) e, consequentemente, de hormônio luteinizante (LH). Conforme a fêmea amadurece e acumula reservas de energia, fatores metabólicos, como a leptina, a insulina e o fator de crescimento semelhante à insulina (IGF), atuam no nível do sistema nervoso central (SNC), diminuindo gradativamente a hipersensibilidade do hipotálamo ao estrógeno, até que a frequência de liberação de GnRH e LH se torne adequada para possibilitar o crescimento folicular final e a primeira ovulação. Já o neuropeptídeo Y, conhecido como hormônio da fome, é um inibidor da ciclicidade em animais subnutridos. Os fatores envolvidos no início da puberdade em novilhas foram recentemente revisados por Perry.[2]

A primeira ovulação da novilha, ou da vaca no pós-parto, é geralmente silenciosa, ou seja, ocorre na ausência de manifestação de estro, e é seguida da formação de um CL hipofuncional ou de "vida curta", regredindo 7 a 10 dias após a ovulação, isto é, antes do período de reconhecimento materno da gestação. O mesmo ocorre na primeira ovulação de fêmeas ovinas e no período de transição do anestro sazonal para a estação reprodutiva em ovelhas. Apesar de não ser potencialmente fértil, essa primeira ovulação é essencial para o estabelecimento da ciclicidade. Mesmo originando um CL de vida curta, a elevação de progesterona produzida por tal estrutura transitória modula o hipotálamo para que passe a interpretar de maneira diferente os níveis de estrógeno circulantes, os quais, durante o anestro, suprimiam a liberação de GnRH/LH. Assim, após a puberdade ou após o reinício da ciclicidade no pós-parto, o hipotálamo passa a responder positiva ou negativamente (aumentando ou diminuindo a frequência de liberação de GnRH/LH, respectivamente) aos níveis crescentes de estradiol, dependendo dos níveis de progesterona circulante. Cabe ressaltar que, independentemente das concentrações de progesterona (P4), o estrógeno (E2) e a inibina sintetizados pelos folículos inibem a síntese de hormônio folículo estimulante (FSH). Ao longo do ciclo estral, nos momentos de progesterona e estradiol elevados, há inibição na síntese e liberação de gonadotrofinas. Já sob níveis basais de progesterona, o estradiol estimula a liberação de GnRH e LH, promovendo o crescimento folicular final e um pico de produção de estradiol folicular, que resultará em um pico de GnRH e, consequentemente, de LH, estimulando a ovulação.

A fêmea bovina púbere é considerada poliéstrica contínua, ou seja, apresenta estros com intervalos de aproximadamente 21 dias (18 a 23 dias), quando não gestante e em condições nutricionais e sanitárias adequadas. Isso significa que, diferentemente das espécies sazonais, o hipotálamo, responsável pelo controle central da reprodução, sofre pouca influência da duração de horas-luz ao longo dos dias, sendo mais influenciado por outros estímulos ambientais, como aporte nutricional e laços maternos (presença do bezerro ao pé da mãe). Já em espécies sazonais, como a ovina e caprina, o fotoperíodo exerce marcada influência sobre a ciclicidade. A melatonina, produzida nos períodos de baixa luminosidade, está envolvida na regulação do *feedback* exercido pelo estrógeno sobre o hipotálamo. Assim, nos períodos de menor luminosidade ao longo do dia, o aumento na síntese de melatonina possibilita que o estrógeno atue como estímulo para secreção de GnRH e, consequentemente, para a ciclicidade. Fêmeas ovinas e caprinas cíclicas apresentam estros em intervalos regulares de 17 e 21 dias, respectivamente.

Na prática do exame ginecológico, o ciclo estral pode ser dividido em duas fases: estrogênica ou progesterônica, de acordo com as estruturas presentes no ovário e o tônus uterino. Porém, com fins didáticos, o ciclo é dividido em quatro fases para a melhor compreensão dos eventos fisiológicos: estro, metaestro, diestro e proestro. O estro é a fase mais facilmente identificável, pois é quando se observa a manifestação comportamental de receptividade sexual (permite a monta de outras fêmeas ou machos) e secreção de muco (Figura 3.1 A e B). Esse comportamento de receptividade sexual dura de 8 a 18 horas na vaca e, aproximadamente, 30 horas na cabra e na ovelha, e se deve à estimulação do SNC pelo alto nível de estradiol produzido pelo(s) folículo(s) pré-ovulatório(s) em um ambiente endócrino com baixos níveis de progesterona. É importante ressaltar que na ovelha e na cabra a ovulação ocorre no final do período do estro, enquanto a fêmea bovina ovula após o término do estro (metaestro). No início do estro, os níveis de estradiol estimulam o hipotálamo a liberar a descarga cíclica de GnRH, responsável pelo estímulo da descarga ovulatória de LH da hipófise, que atua nos folículos responsivos, induzindo à ovulação. Outros importantes eventos são desencadeados pelo pico de GnRH/LH, como a expansão do cumulus, reinício da meiose do oócito (sai da prófase da meiose I e atinge metáfase II) e luteinização, transformando células da teca e da granulosa em células luteais pequenas e grandes, respectivamente.

Os elevados níveis de estrógeno provocam um aumento no tônus uterino devido a maior fluxo sanguíneo e atividade celular (fase proliferativa) do trato reprodutivo, preparando-o para a chegada dos espermatozoides e dos contaminantes veiculados pela cópula/IA. A transição para a próxima fase, o metaestro, é marcada pela cessação da receptividade sexual e ovulação na fêmea bovina (aproximadamente 24 a 26 horas após o início do estro). O metaestro tem duração aproximada

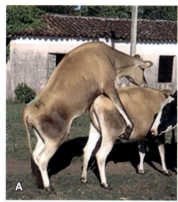 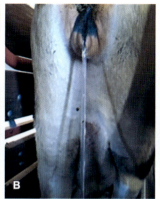 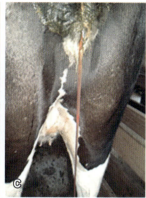

FIGURA 3.1 A. Fêmea bovina em estro aceitando a monta por outra fêmea. **B.** Secreção mucosa observada em fêmea em estro. **C.** Secreção mucossanguinolenta observada em fêmea bovina durante o metaestro.

de 2 dias e, em alguns casos, essa fase pode ser identificada pela presença de um corrimento vulvar sanguinolento em fêmeas bovinas (Figura 3.1 C). Pelo fato de corresponder à fase de evolução do corpo hemorrágico para CL ativo, no metaestro pode-se identificar a transição do tônus uterino de estrogênico (contrátil) para progesterônico (contratilidade moderada). Com a franca atividade do CL, inicia-se o diestro, fase em que o aporte sanguíneo para o trato reprodutivo é reduzido. Adicionalmente, as glândulas endometriais entram na fase secretora para tornar o ambiente uterino propício ao desenvolvimento embrionário. Se não houver a sinalização da presença de um concepto viável, o endométrio aumenta a frequência de liberação de prostaglandina F2α (PGF), de modo a provocar a luteólise e a consequente queda nos níveis de progesterona (a partir do dia 17 do ciclo na vaca e na cabra e a partir do dia 14 na ovelha). Com a diminuição nos níveis de progesterona, os folículos em crescimento aumentam a produção de estradiol, caracterizando a fase de proestro, que dura aproximadamente 3 dias, antecedendo o estro do novo ciclo.

Cabe ressaltar que, ao longo de todo o ciclo estral, ocorrem duas a três ondas de crescimento folicular em fêmeas bovinas, nas quais um grupo de cerca de 20 folículos antrais pequenos é recrutado para crescer sob o estímulo dos crescentes níveis de FSH. Desses folículos recrutados, apenas um é selecionado para continuar o crescimento, o folículo dominante (FD), enquanto os subordinados cessam o crescimento. Esse momento é denominado divergência folicular, que ocorre quando o diâmetro do maior folículo alcança aproximadamente 6 e 8,5 mm em fêmeas zebuínas e taurinas, respectivamente. Os demais folículos (subordinados) regridem em um processo chamado de atresia folicular. Após a divergência folicular, o FD passa a ser dependente de LH, uma vez que passa a expressar receptores de LH nas células da granulosa. O FD só irá ovular se encontrar um ambiente endócrino com progesterona baixa e, consequentemente, alta frequência de LH. Portanto, se a liberação de pulsos de LH não for adequada, ocorrerá falha no desenvolvimento do FD, que poderá regredir em vez de ovular (Figura 3.2).

A seleção de apenas um FD é determinada pelo controle local da fisiologia ovariana. Acredita-se que o FD já está estabelecido no momento da emergência folicular, por apresentar níveis intrafoliculares de IGF-1 na forma livre superiores em comparação aos demais folículos da mesma onda. A maior disponibilidade de IGF-1 livre seria decorrente de menor quantidade de proteínas de ligação ao IGF (IGFBP, do inglês *insulin-like growth factor-binding proteins*), em função de maior quantidade da enzima proteína plasmática associada à gestação (PAPP-A), capaz de degradar IGFBP. A maior quantidade de IGF-1 livre potencializa a ação do FSH, possibilitando que o folículo selecionado permaneça viável mesmo sob níveis decrescentes de FSH. O FD saudável continua o crescimento, secretando altos níveis de estradiol e inibina, os quais, combinados, inibem a secreção de FSH, impedindo a emergência de uma nova onda folicular. A importância do IGF-1 na seleção do FD foi demonstrada em bovinos e equinos, por meio de estudos em que se manipularam as concentrações desse fator no ambiente folicular usando injeção intrafolicular guiada por ultrassonografia.[3] Nesses estudos, a injeção de IGF-1 em folículos subordinados induziu à codominância, estimulando o crescimento de folículos fadados à regressão e possibilitando o estabelecimento de mais de um dominante.

Embora avanços significativos tenham sido obtidos no estudo da regulação local da foliculogênese, a manipulação desse sistema ainda não foi incorporada às práticas de controle do ciclo em bovinos. Tentativas de manipular os níveis de IGF-1 em tratamentos para indução de múltiplas ovulações (superovulação [SOV]) não apresentaram resultados consistentes. Por outro lado, em ovinos, a identificação de mutações espontâneas nos genes de proteínas sintetizadas pelo oócito, como a proteína morfogenética óssea 15 (BMP15), no gene de seu receptor, *BMPR1B* (ovelhas booroola), e no gene do fator de crescimento e diferenciação 9 (GDF9), demonstrou o potencial de utilização das mutações para o incremento da taxa ovulatória e, consequentemente, do número de nascidos. Experimentos utilizando imunização ativa por curto período contra as proteínas BMP15 e/ou GDF9 em bovinos também

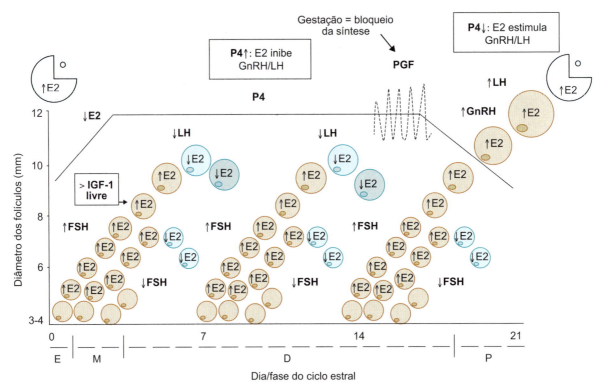

FIGURA 3.2 Ciclo estral na fêmea bovina. Após o período de estro (E), o folículo dominante ovula (metaestro; M) e dá origem a um corpo lúteo (CL), iniciando a síntese de progesterona (P4). Uma vez que os níveis de estrógeno caem drasticamente após o pico pré-ovulatório de hormônio luteinizante (LH), ocorre uma elevação de hormônio folículo estimulante (FSH), repercutindo na emergência de uma nova onda folicular, sendo que os níveis de estrógeno (E2) e inibina secretados pelos folículos em crescimento diminuem os níveis de FSH. Nesse cenário, ocorre a seleção de apenas um folículo dominante, aquele que apresenta maiores níveis de fator de crescimento semelhante à insulina tipo 1 (IGF-1) livre. No caso de níveis elevados de P4 (diestro; D) e, consequentemente, baixos níveis de LH, o folículo dominante regride, deixando de sintetizar E2 e inibina. Assim, o FSH eleva-se novamente, possibilitando a emergência de uma nova onda. Na vaca, ao longo do ciclo podem ocorrer de duas a quatro ondas até que o folículo dominante encontre um ambiente endócrino com níveis decrescentes de P4 (proestro; P) em função da liberação dos picos de prostaglandina F2α (PGF) pelo endométrio (na ausência de gestação), que induz a regressão do CL. Após a luteólise, há maior frequência de liberação de hormônio liberador de gonadotrofinas (GnRH)/LH, possibilitando o crescimento folicular, um pico de produção de E2 que induz ao comportamento de estro, um pico de liberação de GnRH e, consequentemente, LH, culminando com nova ovulação.

induziram um incremento na taxa ovulatória em alguns animais, demonstrando que os fatores oocitários são relevantes no controle da foliculogênese nessa espécie.[4] Nesses estudos, a imunização por períodos prolongados levou a uma inibição do desenvolvimento folicular. Entretanto, em bovinos, a manipulação da sinalização das proteínas BMP15 e GDF9 ainda é restrita à pesquisa básica.

Alternativas para o controle do ciclo

Com base no conhecimento fisiológico descrito anteriormente, diversas estratégias hormonais foram desenvolvidas para a manipulação do ciclo estral de ruminantes. Uma das primeiras e mais simples abordagens foi a sincronização de estros, que, como sugere o nome, tem por objetivo sincronizar a manifestação de estro em um grupo de fêmeas cíclicas. Protocolos envolvendo uma ou duas aplicações do agente luteolítico PGF são eficientes para encurtar a fase luteal e diminuir significativamente o manejo de observação de estro para IA.

A indução de estro e ovulação, por definição, consiste em antecipar/estimular a ciclicidade em fêmeas em anestro (acíclicas), especialmente novilhas peripúberes, vacas durante o anestro lactacional e fêmeas ovinas e caprinas durante o anestro sazonal. Conforme citado anteriormente, a P4 desempenha um papel fundamental no estabelecimento da ciclicidade, sendo, portanto, incorporada aos tratamentos que objetivam induzir estro e ovulação. Nesse sentido, a gonadotrofina coriônica equina (eCG), capaz de se ligar aos receptores de FSH e LH em ruminantes, pode ser utilizada no final da suplementação de progestágeno natural ou sintético, aumentando a taxa de crescimento folicular e, por conseguinte, a taxa de ovulação. Os tratamentos para indução de ciclicidade também promovem a sincronização da manifestação de estro e a ovulação, pois são associados a agentes luteolíticos. Protocolos de sincronização de onda folicular somados à utilização de indutores de ovulação possibilitam a realização de IA sem observação de estro (IATF). Os programas de IATF viabilizam também a sincronização de receptoras que, em vez de serem inseminadas, são submetidas à transferência de embriões de 6 a 8 dias após o momento em que seriam inseminadas, biotécnica denominada de transferência de embriões em tempo fixo (TETF). Mais recentemente, programas de ressincronização, que objetivam aumentar a proporção de fêmeas bovinas gestantes de IA por realização de duas ou três IATF consecutivas, têm sido desenvolvidos e aprimorados, especialmente em vacas de corte. Além disso, adaptações nos programas convencionais de IATF têm sido estudadas, buscando a realização da IA o mais próximo possível da ovulação, para aumentar a eficiência do uso de sêmen sexado em bovinos, já que o produto disponível atualmente apresenta baixa concentração espermática por dose inseminante.

Sincronização de estro com prostaglandina F2α em fêmeas bovinas

Estudos iniciais possibilitaram o entendimento da função luteal e a identificação da PGF como agente luteolítico, capaz de induzir eficientemente a regressão luteal. A partir desse conhecimento, foi possível o estabelecimento de protocolos de sincronização de estro, indicados para fêmeas bovinas cíclicas e não gestantes, como novilhas e vacas sem cria ao pé. Cabe ressaltar que a utilização de PGF em bovinos sempre requer um minucioso exame ginecológico a ser realizado por um médico veterinário, para comprovação da ciclicidade do lote e exclusão de animais gestantes, uma vez que a PGF atua na redução dos níveis de P4 de origem luteal, acarretando perda embrionária (até 45 dias de gestação) ou aborto (quando aplicada especialmente até 180 dias de gestação).

A dose e a via de aplicação de PGF devem ser prescritas por um médico veterinário. No Brasil, são comercializados dois princípios ativos, o dinoprost trometamina, molécula mais próxima da PGF "natural", e o cloprostenol sódico, uma molécula sintética que apresenta maior meia-vida que o dinoprost.

Por muito tempo, acreditou-se que a submucosa vulvar possibilitava melhor resposta ao tratamento com PGF, em relação às demais vias, mesmo utilizando-se doses reduzidas. A hipótese era de que as extensas anastomoses entre a vascularização uterina e a ovariana viabilizariam uma ação direta da PGF no ovário antes de chegar à circulação sistêmica e sofrer metabolização pulmonar. Entretanto, apesar de milhares de novilhas e vacas terem sido eficientemente sincronizadas utilizando doses reduzidas de PGF pela via submucosa vulvar, demonstrou-se que essa via não difere da via intramuscular quanto aos níveis de PGF e de seu metabólito (PGFM) na circulação sistêmica. Ademais, observou-se diferença na resposta dos animais em relação à dose, mas não pela via de administração.[5]

Protocolos de sincronização com base exclusivamente na aplicação de PGF devem necessariamente estar associados à observação do início da manifestação de estro e IA 12 horas depois, embora alguns estudos tenham sugerido a possibilidade de realização de IATF após a segunda aplicação de PGF em protocolos com duas aplicações com 14 dias de intervalo. O motivo de não se indicar a realização de IATF após protocolos com base apenas em PGF está relacionado com o fato de não haver controle da fase folicular nesses protocolos, ou seja, apesar de se conseguir um controle efetivo da função luteal, o momento da ovulação depende do estágio de desenvolvimento do maior folículo (o estro pode ocorrer entre 1 e 5 dias após a aplicação).

Com base no fato de que o CL bovino (da mesma maneira que o equino e ovino) é pouco responsivo a uma dose luteolítica de PGF até o quinto dia após a ovulação, foram elaboradas diversas estratégias para sincronização de estro utilizando uma ou duas aplicações de PGF. Uma abordagem simples consiste em observar estro 2 vezes/dia (início da manhã e final da tarde) e realizar IA 12 horas após a detecção (12 horas após detectar a aceitação de monta; Figura 3.3), durante 5 dias, aplicando-se uma dose de PGF somente nas fêmeas que não demonstraram estro até o 5º dia (garantindo-se que a maioria das que receberem PGF sejam responsivas). Em seguida, continua-se a observação de estro 2 vezes/dia, com IA 12 horas após a detecção por mais 5 dias, totalizando 10 dias de observação de estro. Essa abordagem possibilita uma economia significativa de PGF em comparação aos protocolos com duas aplicações. Por outro lado, envolve muita mão de obra, o que atualmente representa um dos maiores custos de produção. Para o sucesso dessa estratégia de sincronização, é indispensável que a maioria das fêmeas do lote seja cíclica, o que pode ser constatado

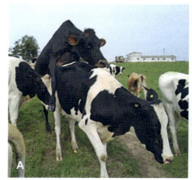
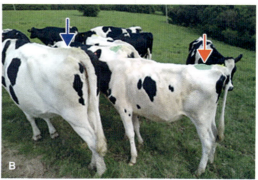

FIGURA 3.3 A. Fêmea bovina aceitando a monta por outra vaca, ou seja, em estro. **B.** Utilização de tinta para auxiliar na detecção de estro. A *seta vermelha* indica a tinta intacta, enquanto a *seta azul* indica a ausência da tinta após sucessivas montas por outros animais.

por detecção de 4 a 5% de fêmeas em estro por dia nos primeiros 5 dias de observação (totalizando 20 a 25% de fêmeas inseminadas nos primeiros 5 dias de observação de estro).

Outra possibilidade consiste na aplicação de duas doses de PGF com intervalo de 11 ou 14 dias. Uma vez que, no momento da primeira aplicação (dia 0), as fêmeas encontram-se em fases aleatórias do ciclo, uma proporção significativa (aquelas que ovularam entre 1 e 5 dias antes da aplicação) não manifesta estro. A decisão de observar ou não o estro e realizar IA após a primeira aplicação de PGF depende da disponibilidade de mão de obra e de inseminador habilitado. Decorridos 11 ou 14 dias da primeira aplicação, as fêmeas recebem uma nova dose luteolítica de PGF, propiciando, em média, 80 a 90% de estro (em lotes com elevada taxa de ciclicidade) nos 5 dias subsequentes à segunda aplicação de PGF. Obviamente, se foi realizada observação de estro e IA após a primeira PGF, as fêmeas inseminadas não recebem a segunda aplicação de PGF.

Recentemente, demonstraram-se evidências de que a PGF tem efeito indutor de ciclicidade em novilhas taurinas, embora o mecanismo associado não tenha sido elucidado.[6] Além disso, dados obtidos experimentalmente em ovinos, equinos, suínos e bovinos sugerem que a PGF tem ação indutora da ovulação. Apesar dessas evidências, a PGF não é utilizada comercialmente para fins de indução de puberdade e ovulação em bovinos.

Indução/sincronização de estro e ovulação em fêmeas bovinas com progesterona/progestágenos

Apesar de o uso da PGF ter possibilitado grande avanço em termos de otimização de manejo, possibilitando a IA de até 80 a 90% dos animais em 5 dias de observação de estro (em rebanhos com elevada proporção de fêmeas cíclicas), a sincronização isoladamente ainda requer muito manejo para identificação e separação de fêmeas em estro. Outra limitação está relacionada com a dificuldade de observação de estro em fêmeas zebuínas (apresentam estros noturnos de curta duração), vacas com cria ao pé e vacas leiteiras de alta produção. Ademais, apesar de estudos recentes sugerirem um efeito da PGF na indução da ciclicidade em novilhas, a participação da P4 na indução ou retomada da ciclicidade em fêmeas pós-parto está bem estabelecida há décadas. Portanto, além da possibilidade de sincronização, a incorporação de progestágenos naturais ou sintéticos aos programas de tratamento hormonal tornou possível induzir a ciclicidade em fêmeas pré-púberes, ou antecipá-la durante o pós-parto. O mecanismo pelo qual a P4 possibilita a antecipação da ciclicidade está relacionado com o acúmulo de LH na hipófise, devido à utilização de doses subluteais, à prevenção da formação de CL de curta duração após a primeira ovulação e à modulação da resposta do hipotálamo frente aos níveis circulantes de E2.

Os efeitos benéficos do tratamento com progestágenos na indução/sincronização de estros e ovulação pode ser obtido com o uso de diferentes princípios ativos e vias de administração. A P4 natural impregnada em dispositivos intravaginais (DIV) de silicone é o mais comumente utilizado; porém, outros análogos sintéticos já foram estudados e usados eficientemente, como o acetato de fluorogestona (FGA; intravaginal), o acetato de medroxiprogesterona (MAP; intravaginal), o acetato de melengestrol (MGA; oral), o norgestomet (implantes auriculares) e a progesterona natural (injetável). O fornecimento por via oral é restrito aos animais em que é possível fazer o controle de ingestão para garantir a manutenção dos níveis adequados. Por essa via, o princípio mais utilizado é o MGA, empregado em protocolos de ressincronização após inseminação e uso em estratégias para favorecer a manutenção da gestação em fêmeas. Já a via parenteral (no caso da P4) apresenta a limitação de requerer injeções diárias devido à rápida metabolização. Mesmo com a recente disponibilidade de produtos contendo P4 injetável de longa ação, as diferenças individuais quanto ao metabolismo e à excreção, bem como a necessidade de queda abrupta dos níveis de P4 antes da indução da ovulação, a via parenteral isoladamente não tem sido utilizada em protocolos de indução/sincronização. Portanto, atualmente, o tipo de suplementação de progestágeno se resume à administração de P4 por dispositivos vaginais. Os implantes auriculares apresentavam a vantagem de não induzir vaginite, o que é comumente observado com a utilização de implantes vaginais. Por outro lado, o manejo de inserção e retirada dos implantes auriculares limitou maior utilização, sendo que os mesmos não estão mais disponíveis comercialmente no Brasil. Pelas razões descritas, a suplementação de progestágenos pela via intravaginal é a mais difundida, pois a inserção e remoção dos DIV é fácil e segura.

Os primeiros estudos sobre o controle do ciclo por progestágenos utilizavam a suplementação por cerca de 14 dias, o que acarretava alta sincronia de estro, mas com ovulação de oócitos envelhecidos, o que repercutia em baixa fertilidade. Posteriormente, a adição de uma aplicação de E2 simultânea à inserção de dispositivo contendo progestágeno possibilitou melhor controle da onda folicular, por induzir a regressão dos folículos presentes no ovário por supressão dos níveis circulantes das gonadotrofinas FSH e LH. Assim, tão logo o E2 aplicado pela via intramuscular é metabolizado, uma nova onda de crescimento folicular é iniciada em 3 a 4 dias na maioria das fêmeas, devido à liberação de FSH endógeno. A incorporação de E2 e o encurtamento do período de suplementação de progestágeno para 5 a 9 dias, associados à aplicação de PGF ao final do tratamento, com objetivo de reduzir os níveis de P4 endógena, possibilitou que se obtivessem estros e ovulações mais "fisiológicos". Isso tornou possível a obtenção de taxas de concepção, após observação de estro e IA com sêmen congelado, similares às obtidas com monta natural (MN) em estros não manipulados (aproximadamente 70% de concepção). Já a inclusão de indutores de ovulação, como os ésteres de estradiol, possibilitaram a realização de IATF. Uma representação do que ocorre durante o período de aplicação do protocolo hormonal para controle do ciclo está ilustrada na Figura 3.4.

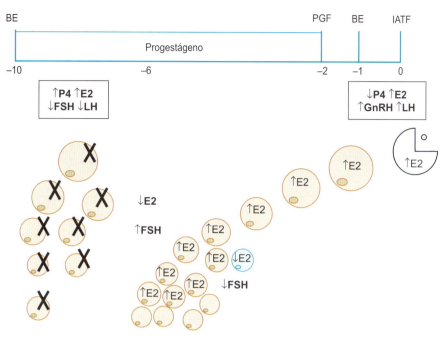

FIGURA 3.4 Protocolo hormonal para o controle do ciclo estral em fêmeas bovinas. A inserção de um dispositivo intravaginal (DIV) contendo progestágeno associada à administração de estrógeno (benzoato de estradiol [BE] intramuscular) induzem a regressão dos folículos por meio da diminuição dos níveis de hormônio folículo estimulante (FSH) e hormônio luteinizante (LH). As concentrações de progesterona (P4) permanecem elevadas durante a permanência do DIV, impedindo a descarga ovulatória de LH. A dose de estrógeno (E2) administrada é metabolizada, repercutindo em uma elevação de FSH e emergência de uma nova onda folicular 3 a 4 dias após o início do protocolo. Após a remoção do DIV e a indução da luteólise (prostaglandina F2α [PGF]), o folículo dominante da nova onda encontra uma frequência de LH adequada, possibilitando o crescimento folicular final e a síntese de E2. A segunda administração de BE (por via intramuscular), no momento em que os níveis de P4 estão baixos, induz um aumento na frequência de liberação de hormônio liberador de gonadotrofinas (GnRH), determinando a descarga ovulatória de LH, induzindo a ovulação. IATF: inseminação artificial em tempo fixo.

Sincronização de estro e ovulação em fêmeas bovinas para inseminação artificial em tempo fixo

O estabelecimento de protocolos eficientes para controle das fases folicular e luteal do ciclo pela utilização de progesterona, estradiol (ou GnRH) e PGF (ao final do protocolo) proporcionou a ovulação de folículos "saudáveis" e de oócitos com adequada fertilidade. Porém, ainda era necessária a observação de estro por até 5 dias após a aplicação da PGF, o que dificultava a ampla utilização de IA. A necessidade de manejo associada à dificuldade de observação de estro em algumas categorias e raças fomentaram o desenvolvimento de protocolos que dispensam a observação de estro, possibilitando a realização de IA em um momento preestabelecido, ou seja, a IATF. Para realização da técnica de IATF, é indispensável a utilização de um indutor da ovulação.

Estudos pioneiros no controle da ovulação para IATF em novilhas e vacas de corte foram realizados utilizando a inserção de implantes auriculares contendo norgestomet (Synchro-Mate B), simultaneamente à administração parenteral de valerato de estradiol e norgestomet. Os implantes eram mantidos por 9 dias, e as fêmeas inseminadas 48 horas após a remoção.[7] Em vacas leiteiras, um dos primeiros protocolos desenvolvidos para realização de IATF foi o Ovsynch.[8] Ele consiste em uma aplicação de GnRH em uma fase aleatória do ciclo, objetivando promover a ovulação e/ou luteinização dos folículos responsivos (dia 0). Após 7 dias, é realizada uma aplicação de PGF para promover a luteólise do provável CL (natural ou formado em resposta ao GnRH do dia 0) e uma aplicação de GnRH no dia 9 para indução da ovulação, seguida de IATF 16 horas depois. Esse protocolo é amplamente utilizado em países que restringem o uso de esteroides (progestágenos e E2). Entretanto, tem uma limitação relacionada com o fato de que nem todos os animais respondem à primeira aplicação de GnRH (principalmente novilhas). A partir dessa limitação, várias adaptações ao *Ovsynch* convencional (*Cosynch, Select synch, double Ovsynch*) foram desenvolvidas com o objetivo de garantir melhor resposta ao tratamento, mas com incremento no custo e na mão de obra.

Nos países onde não existe restrição ao uso de progestágenos e E2, houve o amplo desenvolvimento de tratamentos com base no uso de ésteres de E2 e DIV de liberação de P4. Conforme mencionado anteriormente, a aplicação de E2 associado à P4 determina a supressão dos níveis circulantes das gonadotrofinas FSH e LH, com a consequente regressão dos folículos da onda ativa. Logo que os níveis de E2 caem, novamente ocorre a retomada de liberação de FSH, iniciando uma nova onda de desenvolvimento folicular. O momento da emergência da nova onda folicular depende da meia-vida do estrógeno utilizado (estradiol 17 β < benzoato de estradiol [BE] < valerato de estradiol < cipionato de estradiol [CE]). No Brasil, atualmente se utiliza principalmente o BE (2 mg por via intramuscular) no início do protocolo, o que repercute na emergência de uma nova onda 3 a 4 dias depois. Após a emergência dessa nova onda folicular em sincronia na maioria dos animais tratados, um FD é selecionado e continua o desenvolvimento, tornando-se apto à ovulação caso encontre um ambiente endócrino com baixa P4 (após a remoção do DIV e aplicação de PGF).

Fisiologicamente, durante o estro, os elevados níveis de E2 e baixos níveis de P4 estimulam o hipotálamo a aumentar a frequência nos pulsos de GnRH, induzindo um pico de liberação de LH aproximadamente 2 horas depois, culminando com a ovulação (cerca de 24 a 30 horas após o pico de GnRH). Com base nesse conhecimento, LH, gonadotrofina coriônica humana (hCG), análogos de GnRH e ésteres de E2 podem ser utilizados como indutores da ovulação em bovinos. Entretanto, devido ao menor custo, os ésteres de estradiol BE e cipionato de estradiol (CE) são os indutores mais utilizados no Brasil. Embora todos os indutores citados sejam eficientes em sincronizar a ovulação em vacas, é de extrema importância que se realize a IATF no momento adequado para cada tipo de indutor, ou seja, 48 a 54 horas após administração de CE, 38 a 42 horas após aplicação de BE, quando administrado na retirada do dispositivo de progesterona, e 12 a 16 horas após aplicação de GnRH. A diferença entre o momento da IATF quando se utiliza BE ou CE se deve às características das moléculas, sendo que o BE apresenta maior biodisponibilidade, promovendo elevação abrupta após a aplicação, mas com meia-vida menor que o CE. O tratamento de sincronização da onda de crescimento folicular e indução da ovulação possibilitou aumento significativo no número de animais submetidos à IATF. Apesar de a taxa de concepção após IATF ser inferior (cerca de 50%), a observada com IA 12 horas após observação de estro (cerca de 65%), a redução no manejo para inseminar grandes grupos e o ganho genético obtido com o uso massivo de sêmen de reprodutores selecionados justificam o uso da IATF. Além disso, a IATF aumenta significativamente a taxa de serviço e, consequentemente, a de prenhez do rebanho, por retirar os animais da condição de anestro.

A incorporação de uma aplicação de eCG antes ou simultaneamente à administração do indutor de ovulação possibilita um suporte para o crescimento folicular final em fêmeas com deficiência de gonadotrofinas, como é o caso da fêmea bovina com cria ao pé, em lactação ou com escore corporal baixo. A eCG é capaz de se ligar aos receptores de FSH e LH,[9] promovendo incremento na taxa de crescimento folicular final, aumentando a taxa de ovulação e, consequentemente, a probabilidade de obter gestação. De modo alternativo, na categoria de fêmeas com cria ao pé, pode-se utilizar o desmame interrompido em associação ou em substituição à eCG, uma vez que a separação das vacas dos bezerros por 48 horas aumenta a frequência de liberação de LH. Embora sabidamente eficiente no reinício da ciclicidade, o desmame interrompido tem sido menos utilizado em função do estresse causado nos animais e da necessidade de infraestrutura para manter a separação e mão de obra para realização do procedimento.

Controle do ciclo de vacas leiteiras

Vacas leiteiras, especialmente as de elevada produção, diferem muito de outras categorias devido à seleção para produção e ao metabolismo acentuado, especialmente em condições ambientais inadequadas (estresse térmico, por exemplo). O rápido metabolismo dos esteroides predispõe a ovulações duplas, estros discretos e menores níveis de P4 para manutenção da gestação. Assim, diversos estudos buscando adaptar os protocolos para controle do ciclo, de modo a torná-los mais adequados para vacas leiteiras nas condições brasileiras, têm sido desenvolvidos. Esta seção descreve e discute uma sequência de experimentos em que foram realizadas alterações nos protocolos de sincronização de ovulação, com o objetivo de aumentar a prenhez após IATF em vacas de aptidão leiteira.

Sabe-se que a P4 inibe a frequência de liberação de LH. Uma frequência de LH adequada é necessária para o crescimento folicular; porém, excesso de LH pode prejudicar a viabilidade do oócito. Assim, em um estudo, investigou-se o efeito dos níveis de P4 sobre a fertilidade de vacas leiteiras submetidas a IATF ou TETF.[10] A hipótese dos autores era de que níveis mais elevados de P4 ao longo do tratamento (até o momento da aplicação de PGF) resultariam em maior fertilidade. Portanto, uma parcela dos animais foi submetida a um protocolo convencional, utilizando P4 + BE (Figura 3.5 A), que consistiu em:

- Dia –10: 2 mg de BE + DIV com progestágeno (1,9 g de P4)
- Dia –3: aplicação de PGF
- Dia –2: remoção do DIV e administração de CE para induzir a ovulação.

A fim de proporcionar níveis mais elevados de P4 ao longo do programa, um grupo de fêmeas (grupo GnRH) recebeu uma aplicação de análogo de GnRH (gonadorelina) no dia –10, em substituição ao BE (grupo BE), e teve a remoção do DIV um dia antes (dia –3). Em ambos os grupos foi realizada IATF 48 horas após CE (dia 0) ou TETF no dia 7. Antes da remoção do DIV, as vacas do grupo GnRH apresentaram níveis mais elevados de P4 em comparação ao grupo BE (2,89 ± 0,15 *versus* 2,29 ± 0,15 ng/mℓ), não havendo diferença nos níveis de P4 no dia 7 após a IATF (que corresponde ao dia da transferência nas vacas submetidas a TETF). Também não foi observada diferença na taxa de sincronização (> 85%) e nas taxas de prenhez 60 dias após IATF (27,2 e 25,9% para GnRH e BE, respectivamente) ou TETF (38,8 e 36,4% para GnRH e BE, respectivamente).

Apesar de, no estudo utilizando GnRH no início do protocolo, não ter sido evidenciada diferença na fertilidade, outra pesquisa investigando o efeito dos níveis de P4 ao longo do

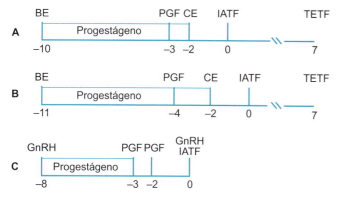

FIGURA 3.5 Protocolos de inseminação artificial em tempo fixo (IATF) ou transferência de embriões em tempo fixo (TETF) utilizados em vacas leiteiras. **A.** Protocolo com quatro manejos e 8 dias de exposição ao progestágeno. **B.** Protocolo com quatro manejos e 9 dias de exposição ao progestágeno. **C.** *Cosynch* 5D; protocolo com 5 dias de exposição ao progestágeno sem utilização de estradiol. BE: benzoato de estradiol; CE: cipionato de estradiol; GnRH: hormônio liberador de gonadotrofinas; IATF: inseminação artificial em tempo fixo; PGF: prostaglandina F2α; TETF: transferência de embriões em tempo fixo.

protocolo em vacas na ausência de CL foi conduzida.[11] Nela, vacas leiteiras com níveis de P4 inferiores a 1 ng/mℓ foram submetidas ao protocolo descrito na Figura 3.5 B (dia –11: P4 + BE [2 mg]; dia –4: PGF [25 mg de dinoprost]; dia –2: remoção do DIV e 1 mg de CE com IATF no dia 0, ou TETF no dia 7). Metade das fêmeas foi sincronizada com um DIV (1,9 g de P4), e a outra metade recebeu dois DIVs (3,8 g de P4). Conforme esperado, o grupo com dois DIVs apresentou maior nível de P4 no dia – 4 em comparação ao grupo com um DIV (2,18 ± 0,24 versus 1,77 ± 0,23 ng/mℓ, respectivamente). Considerando apenas as vacas que ovularam após o protocolo (83,6 e 82,6% nos grupos com um e dois DIVs, respectivamente), houve uma tendência a incremento na taxa de prenhez aos 60 dias no grupo com dois DIVs (37,7 e 48,1% nos grupos com um e dois DIVs, respectivamente). O tratamento com dois DIVs aumentou a taxa de prenhez após IATF nas vacas que ovularam folículos maiores de 14 mm (34,9 versus 53,3% nos grupos com um e dois DIVs, respectivamente). Por outro lado, os protocolos não diferiram quanto à prenhez após TETF, o que sugere que os melhores resultados obtidos com maiores níveis de P4 na IATF devem estar relacionados com a ovulação de um oócito de melhor viabilidade.

Estudos anteriores demonstram que níveis elevados de P4 no momento da IA interferem negativamente na taxa de prenhez. Portanto, investigou-se o efeito dos níveis de P4 no período periovulatório sobre a fertilidade das vacas, testando a hipótese de que a antecipação da administração de PGF em um dia antes da remoção do DIV possibilita maior taxa de prenhez em vacas submetidas a IATF ou TETF.[12] Portanto, vacas holandesas em lactação foram submetidas ao protocolo descrito na Figura 3.5 A; porém, um grupo recebeu PGF no dia –3, e outro grupo, no dia –2. A IATF foi realizada no dia 0, e a TETF, no dia 7.

A antecipação da aplicação de PGF em um dia possibilitou um incremento significativo na taxa de prenhez de fêmeas submetidas a IATF ou TETF. Esse resultado confirma a hipótese de que níveis inferiores de P4 no período periovulatório favorecem a fertilidade. No dia da remoção do DIV (dia –2), as vacas que receberam PGF no dia –3 apresentaram níveis inferiores de P4 circulante, em comparação às fêmeas que receberam PGF no dia –2 (0,88 ± 0,10 versus 2,17 ± 0,11 ng/mℓ, respectivamente). Observou-se maior fertilidade nas vacas que apresentaram menores níveis de P4 no dia da IATF (dia 0), sendo que o grupo que recebeu PGF no dia –3 apresentou maior proporção de fêmeas com baixa P4 no dia 0. No caso das vacas submetidas à TETF, observou-se redução de 20,9% na taxa de prenhez daquelas que apresentavam níveis superiores a 0,21 ng/mℓ de P4 no dia 0. Coletivamente, os dados desse estudo mostram de maneira clara a necessidade de proporcionar uma condição endócrina com baixos níveis de P4 no período periovulatório. Uma vez que o efeito mais pronunciado das concentrações de P4 foi observado nas fêmeas submetidas a IATF, acredita-se que níveis mais elevados de P4 no período periovulatório possam interferir negativamente no transporte dos gametas, na fecundação e no desenvolvimento embrionário precoce. Além disso, níveis mais elevados de P4 após a remoção do DIV levam a um encurtamento do proestro, e já foi demonstrado que isso reduz a fertilidade.

Além da comprovada associação dos níveis de P4 com a fertilidade da vaca leiteira, estudos avaliaram o efeito da exposição ao E2 sobre a fertilidade em protocolos de IATF. Foram comparados dados de vacas submetidas aos seguintes protocolos:

- Grupo *Cosynch*-5D (ver Figura 3.5 C): DIV (1,9 g de P4) e administração de análogo do GnRH no dia –8; retirada do DIV no dia –3 juntamente à aplicação de PGF; segunda aplicação de PGF no dia –2; administração de GnRH e IATF no dia 0
- Grupo E2/P4 (ver Figura 3.5 A): DIV (1,9 g de P4) + BE (2 mg) no dia –10; PGF no dia –3; remoção do DIV + CE no dia –2, com IATF no dia 0.

Observou-se que a exposição ao E2 também favorece a fertilidade da vaca leiteira; as fêmeas submetidas ao protocolo E2/P4 apresentaram maior taxa de prenhez (considerando apenas as que ovularam) aos 60 dias (18,2% para *Cosynch* versus 25,5% para E2/P4). Vacas expostas ao E2 tiveram menores perdas gestacionais.[13] Nesse estudo, a expressão do estro foi associada a maior fertilidade (considerando as vacas que ovularam) aos 32 dias (18,2% sem estro e 27,9% com estro) e aos 60 dias (15,2% sem estro e 24,2% com estro), o que já foi demonstrado por outros autores.

Sabe-se que as principais falhas no controle do ciclo em protocolos de IATF estão relacionadas com a não regressão de folículos grandes presentes no início do tratamento ou com a emergência tardia de uma nova onda folicular. Em vacas leiteiras, tradicionalmente a indução de uma nova onda de crescimento folicular é obtida mediante duas abordagens principais, que são: aplicação de análogo do GnRH (protocolo *Ovsynch*) ou aplicação de BE simultânea à inserção de um DIV contendo P4 (BE + P4; maioria dos protocolos comerciais). A aplicação de análogos do GnRH induz a ovulação ou luteinização do folículo em 50 a 65% das vacas em fase aleatória do ciclo estral. Esse novo CL formado eleva os níveis de P4 ao longo do programa. Porém, nessa abordagem pode haver prejuízo na luteólise devido à presença de CL jovens e pouco responsivos à PGF. Por outro lado, a aplicação de BE + P4 possibilita a emergência de uma nova onda em 3 a 4 dias, com boa sincronia e taxa de resposta acima de 80%. Ainda assim, muitas vezes não é suficiente para estimular a regressão de folículos grandes presentes no início do tratamento.

Com base no exposto, testou-se o efeito de combinar GnRH e BE no momento da inserção de DIV contendo P4, com o objetivo de induzir a ovulação/luteinização de folículos grandes (GnRH) e, ao mesmo tempo, a regressão de folículos não responsivos ao GnRH/LH presentes no início do tratamento (P4 + BE).[14] Para garantir a queda dos níveis de P4 no período periovulatório, testou-se a aplicação de uma dose adicional de PGF. Para testar a hipótese, as vacas foram divididas em três grupos:

- Controle (ver Figura 3.5 B): DIV (1,9 g de P4) + BE (2,0 mg) no dia –11; PGF no dia –4; remoção do DIV e CE (1,0 mg) no dia –2
- Grupo 2 PGF: submetido ao mesmo protocolo-controle, mas com duas injeções de PGF, nos dias –4 e –2
- Grupo GnRH: mesmo protocolo do grupo 2 PGF, mas com uma injeção de BE e GnRH no dia –11.

As fêmeas de todos os grupos foram submetidas a IATF no dia 0. Conforme esperado, maior proporção de vacas apresentou CL novo ao longo do protocolo no grupo GnRH, o que repercutiu em níveis mais elevados de P4 no dia –4 em comparação aos demais grupos (3,28 ± 0,22 ng/mℓ; 3,35 ± 0,22 ng/mℓ; 3,7 ± 0,21 ng/mℓ para os grupos controle, 2 PGF e GnRH, respectivamente). Quanto à fertilidade, as vacas do grupo GnRH apresentaram maior taxa de prenhez aos 32 e 60 dias após IATF (50,9 e 41,6%, respectivamente) em relação aos grupos 2 PGF (44,2 e 36,4%, respectivamente) e controle (41 e 32,9%, respectivamente).

A importância de se desenvolver protocolos mais "fisiológicos" fica clara quando se correlacionam características como manifestação de estro e diâmetro dos folículos pré-ovulatórios com os dados de prenhez de vacas submetidas a IATF e TETF. Pereira *et al.*[15] analisaram dados referentes a 5.430 procedimentos de IATF e 2.003 de TETF, considerando apenas as vacas que responderam aos protocolos, e obtiveram informações relevantes para o aprimoramento dos protocolos de sincronização da ovulação. No referido estudo, observou-se que vacas que demonstraram estro após a remoção do DIV apresentaram maior taxa de prenhez aos 60 dias tanto em protocolos de IATF (20,1% sem estro *versus* 33,3% com estro) quanto de TETF

(25,1% sem estro *versus* 37,5% com estro). Adicionalmente, as perdas gestacionais foram inferiores nas fêmeas que apresentaram estro em comparação àquelas que não demonstraram (14,4% *versus* 20,1% na IATF e 18,6 *versus* 22,7% na TETF, respectivamente), corroborando a hipótese de que a exposição a níveis adequados de estrógeno é importante para a manutenção da gestação. Outra observação importante é que, independentemente da manifestação de estro, vacas que ovularam folículos com diâmetro muito reduzido ou muito grande tiveram menores taxas de prenhez na IATF. Já nas vacas que não manifestaram estro e ovularam folículos de elevado diâmetro, observaram-se mais perdas gestacionais. Portanto, a elaboração de protocolos que possibilitem adequada exposição a estrógeno e ovulação de folículos com diâmetro adequado poderá levar a um incremento na fertilidade de vacas leiteiras.

Controle do ciclo em novilhas e vacas de corte

Novilhas e vacas de corte apresentam particularidades diferentes em comparação às de aptidão leiteira. Uma das principais diferenças está relacionada com a maior precocidade e, consequentemente, menor idade da puberdade nas novilhas de leite, quando em condições adequadas, em comparação à maioria das raças de corte. Obviamente, a cria e recria nutricional e sanitariamente adequadas são a chave para obtenção da puberdade, independentemente da aptidão e da raça. Porém, no caso das novilhas de corte, em algumas situações há demanda por tratamentos hormonais de indução da puberdade.

Vacas de corte com cria ao pé tendem a iniciar a ciclicidade mais tardiamente em relação às leiteiras, em parte devido ao manejo alimentar diferenciado e em parte pelo fato de as fêmeas de corte permanecerem com a cria ao pé por longos períodos (entre 2 e 8 meses). Os laços maternos exercem um profundo efeito inibitório sobre a ciclicidade em decorrência do estímulo de sucção feito pelo bezerro e de outros estímulos visuais, auditivos e olfatórios que induzem à liberação de β-endorfinas e outros sinalizadores capazes de inibir a síntese e liberação hipotalâmica de GnRH, culminando em menores níveis de LH. Sabe-se que esse efeito inibitório é tanto mais pronunciado quanto maior é o balanço energético negativo da fêmea no pós-parto. Portanto, para contorná-lo, é necessário adotar estratégias como minimizar o balanço energético negativo das vacas no pós-parto, remover temporária ou definitivamente o bezerro do contato com a mãe (ferramenta mais eficiente para fêmeas com escore corporal < 2,5 em uma escala de 1 a 5), ou manipular a ciclicidade com protocolos à base de progesterona com suplementação de gonadotrofinas. Esta última abordagem será discutida nos tópicos a seguir.

Indução de ciclicidade e inseminação artificial em tempo fixo em novilhas

Novilhas de corte *Bos taurus taurus* chegam à puberdade mais precocemente, por volta dos 15 meses, enquanto novilhas *Bos taurus indicus* se tornam púberes ao redor dos 2 anos de idade. Independentemente da subespécie ou da raça, é desejado que as novilhas se tornem gestantes o mais cedo possível durante a primeira estação reprodutiva, o que aumenta de modo significativo a chance de repetição de cria após o primeiro parto, quando se tornam primíparas, a categoria mais delicada das fêmeas em reprodução. Sabe-se, ainda, que a fertilidade do primeiro estro seguido de ovulação após a puberdade (com CL de adequada duração) apresenta menor fertilidade (15% inferior) em comparação ao terceiro estro. Portanto, estratégias para garantir maior proporção de novilhas púberes no início da estação e, consequentemente, maior proporção de fêmeas gestantes mais cedo têm impactos diretos no sistema de produção. Conforme mencionado anteriormente, a nutrição e a sanidade, bem como a seleção de animais mais precoces são fundamentais nesse processo. Além disso, abordagens empregando hormônios para o controle do ciclo estral, as quais serão discutidas nesta seção, podem contribuir para a obtenção de melhor desempenho reprodutivo.

A decisão de realizar ou não tratamentos com intuito de induzir ciclicidade em novilhas pode ser facilmente tomada por exame ginecológico com a palpação retal, considerando a presença de CL e o tônus uterino. Apesar de novilhas zebuínas serem mais tardias, novilhas taurinas também podem ter a puberdade atrasada quando em condições nutricionais e sanitárias inadequadas.

O fato de que a exposição à progesterona é crucial para o início da puberdade é conhecido há décadas. Uma série de estudos foi conduzida para determinar tempo de exposição e dose de P4, bem como interação com E2 ou eCG em novilhas zebuínas. Em um estudo envolvendo observação de estro seguida de IA, observou-se que o tratamento por doze dias com DIV (1,9 g de P4) novo, ou previamente utilizado (três usos prévios de 9 dias/cada), antecipou a puberdade, em comparação com fêmeas não tratadas. O mesmo estudo demonstrou taxa de concepção superior no início da estação reprodutiva nas fêmeas tratadas com DIV previamente utilizado, sendo compatível com a taxa de concepção obtida em novilhas cíclicas sincronizadas com PGF.[16] O mesmo grupo realizou um estudo para identificar o melhor intervalo (10, 12 ou 14 dias) entre o término do tratamento de indução da puberdade (DIV contendo P4 por 12 dias) e o início do protocolo de IATF. Foi observado que um intervalo de 12 dias possibilita maior taxa de concepção e prenhez após IATF (50,4% e 45,5%, respectivamente), em comparação com o intervalo de 10 dias (38,2% e 33,7%, respectivamente), sendo observados valores intermediários nas fêmeas com intervalo de 14 dias.[17] Posteriormente, foi demonstrado efeito positivo da adição de eCG e/ou cipionato de estradiol (CE) no momento da remoção do DIV contendo P4.[18]

Sá Filho *et al.*[19] também demonstraram que a inserção tanto de um DIV (1,9 g de P4) novo quanto de um previamente utilizado por 24 dias são eficientes para induzir a ovulação em novilhas zebuínas após 10 dias de tratamento (Figura 3.6 A). Os mesmos autores evidenciaram que a administração de 2 mg de BE na inserção do DIV previamente utilizado e 1 mg de BE na retirada (10 dias após inserção) não teve benefícios em comparação ao grupo tratado com DIV e 1 mg de BE apenas na retirada. Entretanto, ambos foram superiores na indução de ciclicidade em comparação com o grupo de fêmeas não expostas a P4 e E2. Na comparação entre 1 mg de BE e 1 mg de CE aplicados na retirada do DIV (mantido por 10 dias), observou-se maior proporção de novilhas gestantes sobre o total de tratadas no grupo de fêmeas que receberam CE. Com esses achados, o tratamento por 10 dias com um DIV (1,9 g de P4) previamente utilizado associado à administração de 1 mg de CE na retirada foi testado em condições de campo.

Em comparação ao controle (fêmeas não tratadas), o tratamento DIV + CE proporcionou maior taxa de fêmeas com CL no início da estação (60,7 *versus* 83,3%), tendência a maior proporção de prenhez considerando as fêmeas inseminadas (43,6 *versus* 51,9%) e maior proporção de fêmeas gestantes em relação ao total (26,5 *versus* 43,3%). Coletivamente, os dados demonstram que a abordagem de suplementar P4 por 10 dias associada à aplicação de 1 mg de CE no final do tratamento representa uma ferramenta de baixo custo que pode impactar significativamente o desempenho reprodutivo de novilhas zebuínas.

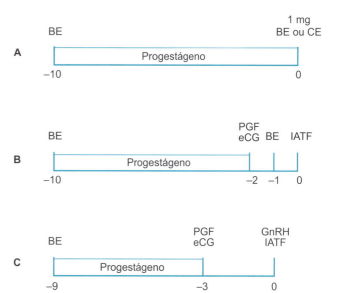

FIGURA 3.6 Exemplos de protocolos para o controle do ciclo estral em novilhas. **A.** Protocolo para indução da puberdade. **B.** Protocolo para IATF com quatro manejos e 8 dias de exposição ao progestágeno. **C.** Protocolo *J-synch* com 6 dias de exposição ao progestágeno, objetivando aumentar o período de proestro. BE: benzoato de estradiol; eCG: gonadotrofina coriônica equina; CE: cipionato de estradiol; GnRH: hormônio liberador de gonadotrofinas; IATF: inseminação artificial em tempo fixo; PGF: prostaglandina F2α.

No início da estação reprodutiva, independentemente de as novilhas terem sido expostas ou não a programas de indução de ciclicidade, uma avaliação ginecológica facilita a tomada de decisão quanto aos manejos reprodutivos a serem realizados. No caso da opção pela IATF, que possibilita que as fêmeas emprenhem cedo durante a estação, a escolha do protocolo de tratamento pode ser determinante. Em novilhas Nelore, observou-se que a adição de 400 UI de eCG em um protocolo de IATF utilizando E2 e P4 (Figura 3.6 B) proporciona incremento na taxa de prenhez em fêmeas que apresentavam ou não CL ao início do protocolo de IATF.[20]

Em novilhas taurinas com aproximadamente 24 meses de idade, normalmente uma grande proporção já chegou à puberdade antes do início da temporada reprodutiva. Portanto, na maioria dos casos, a utilização de eCG não se faz necessária, e programas com base na administração de E2, P4 e PGF possibilitam bons resultados. O mesmo vale para fêmeas desmamadas, ou vacas "solteiras", que, em condições adequadas, apresentam elevadas taxas de ciclicidade.

Em fêmeas cíclicas tem sido observado que um proestro mais prolongado, ou seja, uma exposição ao E2 por período mais longo, tem efeito positivo sobre a fertilidade. Em um estudo com vacas Nelore não lactantes, observou-se efeito positivo da antecipação da PGF, em um protocolo com 9 dias de exposição à P4. Além de apresentarem menores concentrações de P4 no D9, as vacas que receberam PGF 2 dias antes da remoção do DIV apresentaram maior diâmetro folicular na IATF, maiores taxas de ovulação, concepção (60,9% vs. 47,2%) e prenhez (52% vs. 36,4%), em comparação com vacas que receberam PGF na remoção do DIV.[21]

O aumento no período de proestro também pode ser obtido com protocolos com menor período de exposição à P4. No protocolo denominado *J-Synch* (Figura 3.6 C), uma nova onda folicular é induzida utilizando P4 + BE (dia –9), como nos protocolos convencionais. Porém, o DIV é removido no dia –3, sendo realizada administração de GnRH 72 horas após, ou seja, no dia 0 (dia da IATF). Em novilhas taurinas, quando comparado com um protocolo convencional (BE + inserção de DIV por 7 dias + PGF e CE na remoção do DIV), o protocolo *J-Synch* proporcionou proestro mais prolongado com ovulação mais tardia (93,7 ± 12,9 horas *versus* 65 ± 13,7 horas após remoção do DIV), resultando em CL com maior diâmetro e, consequentemente, maiores níveis de P4 circulantes. Em um estudo realizado no Uruguai com novilhas taurinas utilizando 300 UI de eCG, o protocolo *J-Synch* possibilitou maior taxa de prenhez em comparação a um protocolo convencional (ambos utilizando 300 UI de eCG).[22]

Inseminação artificial em tempo fixo em vacas com cria ao pé

Vacas com cria ao pé, especialmente as primíparas, representam a categoria mais delicada dentro do sistema de produção. Sabe-se que, durante o pós-parto, os níveis de FSH são restaurados já na primeira semana, enquanto os baixos níveis de LH persistem, acarretando o principal fator limitante para o retorno da ciclicidade. O tempo necessário para restabelecer níveis de LH compatíveis com a ciclicidade é dependente da condição nutricional, sendo que vacas em severo balanço energético negativo podem permanecer em anestro por meses. Para garantir a obtenção da meta de produção de um bezerro/vaca/ano, faz-se necessário que a fêmea se torne gestante novamente em até 75 a 85 dias pós-parto. Diversas estratégias podem ser utilizadas para se alcançar essa meta, de acordo com as condições da propriedade e, principalmente, com a condição corporal das vacas. No caso de fêmeas taurinas com crias que aos 45 a 60 dias pós-parto apresentam escore corporal (EC) inferior a 2,5 (em uma escala de 1 [magra] a 5 [excessivamente gorda]), a ferramenta mais eficaz seria a remoção precoce do bezerro, para induzir o retorno à ciclicidade.

Em fêmeas com EC igual ou superior a 2,5 (zebuínas) ou 3,0 (taurinas), ferramentas como tratamentos hormonais com base em E2, P4 e PGF, associados a desmame temporário e/ou administração de eCG, tendem a possibilitar bons resultados, possibilitando que maior proporção de fêmeas se torne gestante no início da temporada reprodutiva em comparação à MN. As suplementações hormonais viabilizam a realização de IA em vacas com cria, uma vez que, nessa categoria, a IATF possibilita contornar as dificuldades de detecção de estro, especialmente em fêmeas zebuínas. Vacas submetidas à IATF no início da estação de monta emprenham antes e apresentam maior taxa de prenhez final.

Em um estudo comparando diferentes métodos de acasalamento,[23] vacas submetidas a IATF e repasse com MN (grupo IATF + MN) ou IATF associada a IA com observação de estro e MN (grupo IATF + IA + MN) apresentaram maiores taxas de prenhez nos primeiros 45 dias da estação reprodutiva (75,3 e 63,5%, respectivamente) e no final da estação (92,7 e 91,9%, respectivamente), em comparação às vacas submetidas a IA e MN (grupo IA + MN; 23,3% aos 45 dias e 85% ao final) ou apenas MN (grupo MN; 44,3% aos 45 dias e 83,2% ao final).

Em um experimento, fêmeas Nelore com cria ao pé (média de EC = 3) foram submetidas a um protocolo hormonal (Figura 3.7 A), com inserção de DIV (1,9 g de P4) e 2 mg de BE (intramuscular) no dia –10, remoção do DIV e aplicação de PGF (12,5 mg de dinoprost) no dia –2, aplicação de 1 mg de BE no dia –1 e IATF no dia 0.[24] As vacas foram separadas em duas categorias, cíclicas ou anestro, e em três tratamentos dentro de cada categoria: controle (sem eCG e sem desmame), eCG (400 UI no dia –2) ou desmame temporário (DT) por 56 horas (dia –2 até a IATF). Nas fêmeas cíclicas, não houve efeito da administração de eCG ou do DT sobre o crescimento folicular. Entretanto, nas fêmeas em anestro, tanto o tratamento com eCG quanto o DT possibilitaram a obtenção de diâmetro folicular, taxa de crescimento, tamanho de CL e níveis de P4 equivalentes às vacas cíclicas. Por outro lado, as fêmeas em anestro submetidas ao protocolo sem eCG ou DT tiveram

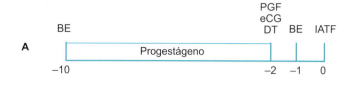
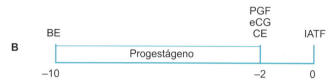

FIGURA 3.7 Protocolos de tratamento hormonal convencionalmente utilizados para vacas de corte com cria ao pé. **A.** Protocolo com quatro manejos e 8 dias de exposição ao progestágeno. **B.** Protocolo com três manejos e 8 dias de exposição ao progestágeno. BE: benzoato de estradiol; eCG: gonadotrofina coriônica equina; CE: cipionato de estradiol; IATF: inseminação artificial em tempo fixo; PGF: prostaglandina F2α.

desempenho inferior. Conforme revisado por Baruselli et al.,[25] a administração de eCG traz benefícios especialmente para aquelas fêmeas que apresentam apenas folículos pequenos nos ovários no início do protocolo hormonal, possibilitando um ganho de aproximadamente 15% na taxa de prenhez. Em fêmeas com CL, o efeito não é significativo.[25]

Em um estudo recente, demonstrou-se que o efeito do eCG é mais pronunciado em fêmeas primíparas, em comparação às fêmeas multíparas.[26] Nele, vacas Nelore com cria ao pé de diferentes categorias (primíparas ou multíparas) foram submetidas a um protocolo hormonal (Figura 3.7 B) com a inserção de um DIV (1 g de P4) associado à administração de 2 mg de BE (intramuscular) no dia −10, remoção do DIV e aplicação de PGF e CE no dia −2 e IATF no dia 0. Metade das fêmeas recebeu administração de eCG (300 UI) no dia −2, resultando em maior diâmetro folicular máximo e maior taxa de ovulação em comparação às não tratadas (controle). Foram observadas também maiores taxas de prenhez nas fêmeas que receberam eCG, sendo o efeito mais pronunciado nas fêmeas primíparas (primíparas, 20,0% versus 45,7%; multíparas, 39,9% versus 52,0%, para os grupos controle e eCG, respectivamente). Esses resultados demonstraram o potencial da IATF em possibilitar melhor desempenho reprodutivo em vacas com cria, especialmente na categoria mais delicada das matrizes, as fêmeas primíparas. Além do ganho direto com maior proporção de fêmeas gestantes de IA, a utilização de eCG no final do tratamento faz com que as fêmeas se tornem gestantes mais cedo, o que aumenta as chances de emprenharem novamente na estação reprodutiva subsequente.

Assim como discutido para vacas leiteiras, os níveis de P4 ao longo do protocolo de IATF interferem na liberação de GnRH/LH em vacas de corte, influenciando na taxa de desenvolvimento folicular. Nesse sentido, vacas taurinas e zebuínas diferem significativamente quanto ao metabolismo da P4, sendo que as últimas apresentam níveis mais elevados durante os protocolos de IATF. Desse modo, estudos foram conduzidos para testar o efeito de diferentes níveis de P4 circulantes durante o protocolo de IATF em novilhas ovariectomizadas ou vacas Nelore.[27]

As vacas foram submetidas ao protocolo descrito na Figura 3.7 B: DIV (1 g de P4) + BE (2 mg) no dia −10, remoção do DIV + PGF (500 µg de cloprostenol) + eCG (300 UI) + CE (1 mg) no dia −2 e IATF no dia 0. As vacas e novilhas foram alocadas em três grupos: DIV novo, DIV 1× (um uso prévio de 8 dias) e DIV 2× (dois usos prévios de 8 dias, totalizando 16 dias). Conforme esperado, nas novilhas ovariectomizadas, foram observados maiores níveis de P4 no grupo DIV novo, níveis intermediários no DIV 1× e menores níveis no grupo DIV 2×. Nas vacas, houve tendência a maior diâmetro do folículo pré-ovulatório nas do grupo DIV 2×. Entretanto, o tempo entre remoção do DIV e ovulação, a taxa de ovulação e a taxa de prenhez não diferiram entre os grupos quando a IATF foi realizada em vacas Nelore em anestro. Logo, conclui-se que DIV contendo 1 g de P4 pode ser utilizado por até 3× em vacas Nelore em anestro, sem prejudicar a taxa de prenhez. Entretanto, é importante salientar que os níveis de P4 são influenciados pelo metabolismo e, portanto, não é possível generalizar uma dose de P4 para todas as raças, categorias e manejos nutricionais. Em vacas taurinas, a utilização de DIV (1,9 g de P4) previamente utilizado uma vez afetou negativamente a taxa de prenhez em comparação à utilização de DIV novo.[28] Contudo, todos os grupos apresentaram taxas aceitáveis de prenhez (superiores a 45%).

Conforme mencionado anteriormente, no Brasil os ésteres de E2 são os indutores de ovulação mais utilizados. Sabe-se que o BE induz a ovulação mais precocemente, pois é absorvido mais rápido, provocando um pico de LH antes (19,6 ± 1,2 horas após injeção de 1 mg de BE) em comparação à administração de CE (50,5 ± 3,6 horas após injeção de 1 mg de CE).[29] Estudos compararam a eficiência dos ésteres de estradiol BE e CE quanto à sincronia da ovulação e prenhez após a IATF. Em um deles,[30] vacas de corte zebuínas com cria ao pé foram submetidas a um protocolo convencional utilizando um implante com progestágeno associado a 2 mg de BE (intramuscular) no dia −10. No dia −2, as vacas tiveram os implantes removidos, sendo administradas 400 UI de eCG e PGF (150 µg de cloprostenol). As fêmeas foram divididas em três grupos, de acordo com o indutor de ovulação utilizado: 0,5 mg de CE no dia −2; 1 mg de CE no dia −2 (ver Figura 3.7 B) ou 1 mg de BE no dia −1 (ver Figura 3.7 A). Elas foram submetidas à IATF no dia 0 (54 a 56 horas após a remoção dos implantes com progestágeno). Não foi observada diferença na taxa de ovulação entre os grupos. Apesar de, no grupo BE, o indutor ter sido administrado 24 horas depois em comparação aos grupos CE, o intervalo entre a remoção dos dispositivos contendo progestágeno (dia −2) e a ovulação foi inferior nas vacas que receberam BE (66,0 ± 2,3 horas) do que nas que receberam 0,5 ou 1 mg de CE (78,0 ±

3,5 e 71,1 ± 3,6, respectivamente). O grupo que recebeu 0,5 mg de CE apresentou a menor sincronia de ovulação, o que repercutiu em menor taxa de prenhez (38,6%). Na mesma dose de BE e CE (1 mg), não se observou diferença na taxa de prenhez (43 e 50,7%, respectivamente). No referido estudo, o uso do CE no protocolo de IATF possibilitou a vantagem de redução de um manejo, pois foi administrado juntamente com a remoção do DIV e aplicação de PGF, enquanto o BE foi administrado 24 horas após a remoção do DIV. Em outro estudo, utilizando um protocolo de 9 dias (com administração de PGF no D7) em vacas Nelore lactantes, a administração de 0,5 mg de CE na retirada do implante foi tão eficaz quanto a administração de 1 mg de BE 24 horas após, ou 100 µg de gonadorelina 48 horas após a remoção do DIV. Em todos os grupos a IATF foi realizada 48 horas após a remoção do DIV e, independentemente do indutor utilizado, as taxas de concepção e prenhez foram superiores a 55% e 50%, respectivamente.[31]

A maioria dos protocolos de IATF para vacas com cria ao pé envolvem a administração de 300 ou 400 UI de eCG como suplementação de gonadotrofinas, especialmente LH. Estudos em vacas zebuínas e taurinas foram delineados para testar se uma aplicação de FSH (10 mg) purificado suíno poderia substituir o eCG. Em fêmeas zebuínas com cria ao pé em anestro,[32] a administração de 300 UI de eCG promoveu maior crescimento folicular final (1,4 ± 0,13 mm/dia) e maior taxa de prenhez nas vacas ovuladas (71,6%) em comparação aos grupos FSH (0,9 ± 0,1 mm/dia e 60% de prenhez) e controle (0,95 ± 0,1 mm/dia e 61,5% de prenhez). Os mesmos autores demonstraram que o efeito do eCG foi mais evidente nas vacas com EC < 2,75, nas quais foi observada taxa superior de gestação no grupo eCG (66,7%) em comparação ao controle (34,7%) e ao FSH (25,5%).

Uma possível explicação para a ausência de efeito do FSH está relacionada com o curto período de atividade após o tratamento (aproximadamente 16 horas), em comparação à eCG (3 dias). Além disso, a eCG tem afinidade para receptores de FSH e LH, sendo que níveis inadequados de LH, e não de FSH, constituem a principal deficiência na vaca pós-parto.

Observações de campo sugerem que vacas de corte que manifestam estro após a remoção do DIV em protocolos de IATF apresentam maior fertilidade. Nesse sentido, um estudo submeteu fêmeas zebuínas com cria ao pé a um protocolo com base em inserção de DIV (1,9 g de P4) e 2 mg de BE (intramuscular) no dia −10. No dia −2, os DIVs foram removidos, e as vacas receberam PGF (150 µg de D-cloprostenol, intramuscular). Ainda no dia −2, as vacas do grupo controle não receberam nenhum tratamento, enquanto as do grupo eCG receberam 300 UI de eCG, e as do grupo eCG + CE receberam 300 UI de eCG e 1 mg de CE. No dia 0, todas as vacas receberam 100 µg de análogo do GnRH (gonadorelina) e foram submetidas à IATF (48 a 52 horas após remoção do DIV). A associação de CE a eCG levou a maior taxa de ovulação (90,6%) em comparação ao grupo controle (64,5%) e ao eCG (84,9%). Ademais, maior proporção de vacas que demonstraram estro

foi observada no grupo eCG + CE em comparação aos demais, e maior taxa de prenhez foi obtida no grupo eCG + CE (50,4%) em relação ao grupo-controle (29,5%), sendo que o grupo eCG apresentou taxa intermediária (41,8%). Acredita-se que a suplementação de E2 e a consequente manifestação de estro estejam associadas ao melhor transporte espermático e a um ambiente uterino mais adequado para a manutenção da gestação.

A importância da manifestação de estro também foi evidenciada em outro estudo, no qual vacas submetidas à IATF que demonstraram estro obtiveram maior taxa de prenhez (58,5%) em comparação às que não manifestaram (32,1%).[33] Nesse mesmo estudo, foram testados protocolos utilizando CE, GnRH ou CE + GnRH como indutores de ovulação (CE, 1 mg na retirada do DIV, no dia −2; GnRH, 10 µg de buserelina no momento da IATF, no dia 0). As taxas de manifestação de estro e prenhez foram superiores nos grupos CE (78,7% de estro e 56,2% de prenhez) e CE + GnRH (72,7% de estro e 52,9% de prenhez) em comparação ao grupo GnRH (43,2% de estro e 39% de prenhez). A manifestação de estro esteve associada a maior diâmetro folicular na remoção do DIV e no momento da IATF, maior taxa de ovulação, maior diâmetro de CL e maior nível de P4 7 dias após IATF, o que pode explicar, ao menos em parte, a maior fertilidade das vacas que demonstram estro.

Ressincronização para inseminação artificial em tempo fixo em fêmeas bovinas

A técnica de ressincronização para IATF objetiva aumentar a proporção de fêmeas gestantes de IA pela realização de duas ou três IATFs consecutivas, uma vez que, convencionalmente, as vacas são submetidas a apenas uma IATF e repasse com MN. Inicialmente, os protocolos de ressincronização iniciavam no dia 28 a 30 após a primeira IATF, momento em que já é possível realizar o diagnóstico de gestação por ultrassonografia. Portanto, tratava-se apenas de submeter fêmeas não gestantes a um novo protocolo de IATF. Isso possibilitou a realização de duas IATFs em um intervalo de aproximadamente 40 dias. Posteriormente, estudos investigaram a possibilidade de iniciar um segundo protocolo de IATF antes mesmo de saber se as fêmeas se encontravam ou não gestantes da primeira IATF. Assim, avaliou-se a possibilidade de iniciar a ressincronização no dia 22 após a primeira IATF, o que viabilizaria ganho de tempo equivalente a 1 semana.[34] Entretanto, a administração de E2 no início do tratamento concomitante à administração de um DIV poderia causar prejuízos às gestações obtidas com a primeira IATF. Felizmente, em diferentes estudos foi demonstrado que a aplicação de 1 ou 2 mg de BE, ou 100 µg de gonadorelina (análogo do GnRH) no dia 22 após a primeira IATF, juntamente com inserção de DIV contendo P4 para promover a regressão folicular e a emergência de nova onda, não causa perdas gestacionais significativas. Assim, foi possível estabelecer um sistema de duas IATFs consecutivas, obtendo-se taxas de concepção equivalentes na IATF1 (41,9%) e IATF2 (49,3%).[34]

No mesmo estudo, observou-se maior taxa de concepção quando se utilizou 1 mg de BE (49,3%), em comparação a 100 µg de gonadorelina (37,2%) associados à P4 no dia 22 após a primeira IATF. Usando a ressincronização, demonstrou-se que é possível realizar três IATFs consecutivas, o que poderia praticamente eliminar a necessidade de manutenção de touros nas propriedades e possibilitar a produção da progênie gerada exclusivamente com sêmen de touros selecionados.

Em um estudo utilizando vacas Nelore com cria ao pé, compararam-se diferentes estratégias de ressincronização. Fêmeas do grupo-controle foram submetidas a observação de estro e IA 12 horas após detecção, entre os dias 18 e 23 depois da primeira IATF. Nas ressincronizadas, 23 dias após a primeira IATF (dia 0), foram inseridos DIVs contendo P4 e uma aplicação de BE. No dia 31, realizou-se o diagnóstico de gestação, e todas as fêmeas não gestantes receberam administração de PGF e CE, e foram divididas em quatro grupos: somente PGF e CE; DT (por 2 dias); 200 UI de eCG; e 300 UI de eCG. Todas as fêmeas foram submetidas a uma segunda IATF no dia 33 (48 horas após CE), sendo que a maior taxa de concepção foi obtida no grupo que recebeu 300 UI de eCG e no grupo de DT (52,7 e 42,3%, respectivamente). No mesmo estudo, observou-se que maior proporção de fêmeas gestantes durante os primeiros 33 dias de estação reprodutiva foi obtida naquelas ressincronizadas com 300 UI de eCG ou DT (76,6 e 74%, respectivamente), em comparação aos demais grupos (< 63,3%).[35] Portanto, além do ganho produtivo com o nascimento de maior número de bezerros filhos de touros selecionados, a ressincronização possibilita redução da estação reprodutiva, o que aumenta as chances de concepção das fêmeas na estação reprodutiva subsequente.

Outra abordagem utilizada para ressincronização consiste em realizar uma primeira IATF (dia 0) e inserir um DIV em todas as fêmeas no dia 16, com a remoção e administração de uma dose de GnRH no dia 21. Assim, uma grande proporção de fêmeas terá um FD responsivo ao GnRH no dia 21, o qual irá ovular e formar um CL. Posteriormente, é realizado um diagnóstico precoce de gestação aos 28 dias; nas fêmeas não gestantes, aplica-se PGF para induzir a regressão do CL originado após o GnRH no D21. Para indução da ovulação, pode-se aplicar BE no dia 29, com IATF 30 horas depois, ou uma dose de GnRH no dia 30, com IATF 12 horas após. Esse protocolo foi testado em vacas e novilhas, demonstrando que a fertilidade das duas IATFs é semelhante (> 50%) e possibilitando taxa de prenhez acumulada de, aproximadamente, 80% após duas IATFs.[22] Contudo, apesar de eficiente, este protocolo requer mais manejo em relação aos protocolos iniciados aos 22 ou 23 dias com P4 + BE descritos anteriormente.

Mais recentemente, alguns grupos de pesquisa investigam a viabilidade de iniciar o segundo protocolo de IATF ainda mais cedo, aos 14 dias após a primeira. Uma vez que a aplicação de BE nesta fase gestacional é potencialmente prejudicial à gestação da primeira IATF, o protocolo utiliza a administração

simultânea de P4 intravaginal e injetável (de longa ação) para induzir a regressão folicular. No dia 22, é realizado o diagnóstico de gestação com ultrassom com recurso Doppler colorido para a identificação das fêmeas não gestantes, as quais são submetidas à IATF no dia 24. Embora bastante promissor, esse protocolo ainda está sendo validado. O diagnóstico com Doppler aos 20 dias, com base no grau de vascularização do CL, tem um alto poder preditivo negativo. Em um estudo, demonstrou-se que a proporção de resultados falso-negativos é de apenas 0,4%,[36] o que torna a abordagem segura para a triagem de fêmeas não gestantes, as quais devem ser submetidas a uma nova oportunidade de concepção. No entanto, o número de resultados falso-positivos ainda é bastante variável e pode comprometer a eficiência reprodutiva em alguns casos, sendo essa nova possibilidade de ressincronização uma ferramenta ainda em construção.

Progesterona prévia ao protocolo de inseminação artificial em tempo fixo

O período de anestro anovulatório varia entre vacas de corte e de leite. Nas de leite, o intervalo entre o parto e a primeira ovulação é de 19 a 22 dias;[37] porém, nas de leite em sistema de pastejo, o intervalo sobe para 43 dias.[38] Em vacas de corte *Bos indicus* lactantes criadas em sistema de pastejo contínuo, observa-se longo período de anestro pós-parto (> 100 dias).[25] Nesse sistema de manejo, entre 5 e 15% das vacas estão ciclando no início da estação de monta.[39] Diante dessa situação, vêm sendo buscadas estratégias que podem estimular a produção de GnRH e, consequentemente, a liberação de LH em vacas após o parto para reduzir o período de anestro. Dentre estas, pode ser citada a progesterona injetável.[40]

A progesterona aumenta a pulsatilidade de LH por reduzir o número de receptores de estrógeno no hipotálamo, diminuindo o *feedback* negativo para a produção e liberação de GnRH.[41] Desse modo, o tratamento com progesterona em vacas em anestro aumentou o fluido folicular, a concentração de estrógeno (devido à maior pulsatilidade de LH) e de seus receptores nas células da granulosa e da teca em folículos pré-ovulatórios.[42] Alguns estudos demonstraram que o uso de progesterona estimula a ciclicidade em vacas de corte lactantes;[43] outros avaliaram o efeito da progesterona injetável sobre a eficiência reprodutiva de vacas *Bos indicus* lactantes submetidas à IATF. Em um deles,[40] foi analisado o efeito da exposição prévia de progesterona injetável (P4i) ao protocolo de IATF no crescimento folicular e na taxa de prenhez de vacas *Bos indicus* lactantes. Nesse estudo, 10 dias antes do início do protocolo de sincronização da ovulação à base de progesterona e estrógeno[27] (dia −10), as vacas foram divididas em três grupos experimentais (grupo controle, grupo P4 e grupo P4-GnRH).

No grupo controle, as vacas foram submetidas ao protocolo somente à base de progesterona e estrógeno. No grupo P4, as vacas receberam 150 mg de P4i por via intramuscular no dia −10 e foram submetidas ao mesmo protocolo de sincronização da ovulação do grupo controle. No grupo P4-GnRH, as vacas receberam os mesmos tratamentos do grupo P4 associados à administração de 10 µg de buserelina no dia 0. Nesse estudo, verificou-se que a progesterona aumentou o diâmetro folicular no início do protocolo de IATF e no dia da retirada do dispositivo de progesterona. Além disso, as vacas que receberam progesterona prévia ao protocolo tiveram 1,68 vez mais chance de se tornarem gestantes após a IATF do que o grupo controle. Em outro estudo[44] utilizando 988 vacas Nelore lactantes com EC satisfatório (cerca de 3,0), o tratamento com progesterona prévia ao protocolo de sincronização da ovulação não melhorou a taxa de prenhez (controle, 64,7%; P4i, 62,9%) e ciclicidade no dia do diagnóstico de gestação (controle, 39,8%; P4i, 39,6%). Desse modo, provavelmente em vacas com condição corporal satisfatória, a pulsatilidade de LH no pós-parto deve ser adequada para possibilitar o crescimento e a ovulação de um folículo pré-ovulatório. Essa diferença de resultados na fertilidade após o tratamento com progesterona se deve provavelmente à condição corporal dos animais nos diferentes estudos.

No estudo de Simões et al.,[40] as vacas estavam com comprometimento nutricional, que resultou em baixo EC. Vacas com deficiência nutricional apresentam menor pulsatilidade de LH durante o pós-parto devido à formação de alguns metabólitos (ácidos graxos não esterificados, beta-hidroxibutirato, acetato), endorfinas e peptídeos (neuropeptídio Y) que realizam feedback negativo ao GnRH no hipotálamo.[45] Desse modo, o tratamento com progesterona prévia ao protocolo de sincronização da ovulação pode ter aumentado a secreção de LH,[41] que resultou em maiores taxas de gestação.

Em vacas produtoras de leite, o protocolo-padrão à base de GnRH e PGF utilizado é o Ovsynch, conforme comentado anteriormente.[8] No entanto, apesar de atender as três premissas da sincronização da ovulação, ele apresenta baixa eficiência (64%)[46] se administrado em animais em dia aleatório do ciclo estral, havendo a necessidade de pré-sincronizar as vacas para aumentar sua eficiência. Vacas que não ovulam ao primeiro GnRH têm menor taxa de ovulação ao segundo GnRH e maior período de dominância do folículo ovulatório (persistência folicular), o que compromete a qualidade do oócito e o desenvolvimento inicial do embrião.[47] Tais alterações na dinâmica folicular resultaram em menor taxa de prenhez.[48] Assim, protocolos de pré-sincronização têm sido utilizados para aumentar a resposta ao primeiro GnRH do protocolo Ovsynch.[49] Diante dessa necessidade, Moreira et al.[50] propuseram a realização da pré-sincronização com a administração de duas PGFs com intervalo de 14 dias, seguido do Ovsynch 12 dias depois da segunda aplicação de PGF (chamado Presynch-Ovsynch). A pré-sincronização nesse estudo aumentou em 12 pontos percentuais a taxa de concepção (37 para 49%) em novilhas, e outros autores observaram aumento de 18 pontos percentuais em vacas lactantes cíclicas (25 para 43%).[51] Em outro estudo

utilizando protocolo semelhante (doze dias de intervalo entre as administrações de PGF),[52] foi relatada, aos 42 dias de gestação, uma taxa de concepção de 49,6% para as vacas do grupo Presynch e 37,3% para as do grupo Ovsynch. Assim, atribui-se a tais resultados favoráveis o fato de a pré-sincronização apresentar maior número de animais na fase ideal do ciclo estral para receber o protocolo Ovsynch. Entretanto, apenas vacas cíclicas podem beneficiar-se do programa com duas PGFs, uma vez que a resposta depende da presença de CL responsivo.[48] Outra limitação da eficácia do protocolo Presynch-Ovsynch seria a falta de precisão na sincronização folicular e nos estágios luteais, devido à variabilidade do estro e da ovulação após tratamentos com PGF.[53]

Dentre os protocolos de pré-sincronização, Double Ovsynch (realiza-se um protocolo Ovsynch como ferramenta de pré-sincronização) tem apresentado melhor resultado de sincronização.[49] O Double Ovsynch consiste em fazer o Ovsynch 2 vezes, com um intervalo de 7 dias entre a segunda administração de GnRH do primeiro protocolo e a primeira administração de GnRH do Ovsynch da IATF. Desse modo, aumentam a resposta ovariana ao tratamento hormonal e as concentrações de P4 durante o Ovsynch da IATF.[49] Nesse estudo, observaram-se 28% a mais de vacas com alta progesterona (> 3 ng/mℓ) no momento da PGF no grupo Double Ovsynch (78,1% versus 52,3%) quando comparado ao grupo tratado com duas PGFs. Além disso, verificou-se alta taxa de ovulação ao primeiro GnRH (82%) e satisfatória taxa de prenhez (49,7%). Em outro estudo, Herlihy et al.[54] observaram que, com o tratamento Double Ovsynch, o percentual de vacas primíparas e multíparas com baixas concentrações circulantes de P4 é menor quando comparado com o das fêmeas tratadas com o Presynch Ovsynch (3,3 versus 19,7% em primíparas e 8,8 versus 31,9% em multíparas). Porém, tal protocolo é muito longo (28 dias) e de difícil implementação nas fazendas.

Outra possibilidade de pré-sincronização para o protocolo Ovsynch é a utilização de um dispositivo de progesterona,[55] com o objetivo de induzir um FD persistente para aumentar a resposta ao primeiro GnRH do Ovsynch. No experimento conduzido por Silva et al.,[55] 440 vacas leiteiras (345 cruzadas e 95 Holandesas) foram distribuídas aleatoriamente em Double Ovsynch e P4-synch. O protocolo P4-synch consistiu em colocar um DIV de progesterona 10 dias antes do início do Ovsynch (dia −10) e retirá-lo no dia da administração da PGF do protocolo Ovsynch. Todas as vacas foram inseminadas 16 horas após a segunda dose de GnRH do protocolo Ovsynch. Não foram observadas diferenças entre os grupos para as variáveis taxa de pré-sincronização (presença de folículo com mais de 12 mm no dia 0; p = 0,66), diâmetro folicular no primeiro GnRH, taxa de ovulação ao primeiro GnRH, taxa de sincronização, diâmetro folicular no segundo GnRH, taxa de ovulação no segundo GnRH e diâmetro do CL no dia 24. Verificou-se diferença entre os tratamentos para presença de CL no dia 0. Além disso, não houve diferença entre os grupos na taxa de prenhez aos 30 e 60 dias de gestação e na perda gestacional entre 30 e 60 dias de gestação. Os resultados demonstraram que o protocolo *P4-synch* tem a mesma eficiência reprodutiva do protocolo *Double Ovsynch* em vacas de leite em lactação. Em outro estudo (Lima, dados não publicados), comparou-se o *P4-synch* com o protocolo à base de estrógeno e progesterona,[56] sendo observados resultados semelhantes. Desse modo, *P4-synch* pode ser uma alternativa eficiente para sincronização da ovulação em vacas produtoras de leite (Quadro 3.1).

Protocolos de inseminação artificial em tempo fixo com sêmen sexado em bovinos

No processo de sexagem de sêmen bovino por citometria de fluxo, as células são incubadas com um corante e, posteriormente, separadas com base na diferença de DNA entre as portadoras de cromossomo X ou Y (o cromossomo X tem aproximadamente 4% a mais de DNA). Apesar de possibilitar boa acurácia na separação das células e, por conseguinte, na determinação do sexo, o processo de sexagem afeta a viabilidade das células e é pouco eficiente, repercutindo na comercialização de palhetas com menor concentração espermática (aproximadamente 2 milhões *versus* 10 a 20 milhões em doses convencionais). Em um estudo utilizando sêmen sexado em vacas cruzadas Holandês x Gir, foram obtidas maiores taxas de prenhez após IA (taxa de concepção) com detecção de estro (31,7%), em comparação à IATF (19,4 e 23,9% para vacas, respectivamente, com e sem CL no início do protocolo de IATF).[57] Entretanto, houve uma tendência a maior taxa de prenhez (considerando todos os animais de cada grupo) com a IATF, o que se deve à baixa taxa de manifestação de estro em fêmeas leiteiras, especialmente no caso daquelas com cruzas zebuínas. Além disso, no referido estudo, observou-se uma diferença marcante na fertilidade dos touros utilizados.

Em um estudo utilizando radiotelemetria para detecção de estro em novilhas Jersey, observaram-se menores taxas de concepção quando as fêmeas foram inseminadas no momento utilizado convencionalmente na IA com sêmen não sexado, ou seja, entre 12 e 16 horas (37%) após o início do estro. Melhores resultados foram obtidos nas fêmeas submetidas a IA entre 16,1 e 20 horas (51,8%), entre 20,1 e 24 horas (55,6%) ou entre 24,1 e 30 horas (45,5%).[58] Esses dados sugerem que melhor fertilidade após IA com sêmen sexado é obtida quando o procedimento é realizado mais próximo do momento da ovulação.

Uma vez que as principais limitações do sêmen sexado referem-se a menos viabilidade e menos concentração de espermatozoides na dose inseminante, repercutindo em menor período de viabilidade no trato reprodutivo, investigou-se o momento mais adequado para realização da IATF. Na maioria dos protocolos utilizando P4 + BE, as vacas ovulam cerca de 70 a 72 horas após remoção do DIV. Em novilhas Jersey, a IATF com sêmen sexado (2×10^6 espermatozoides por dose) 60 horas após remoção do DIV (equivalente a 36 horas após indução da ovulação com BE) possibilitou melhor taxa de prenhez (31,4%) em comparação à IATF 54 horas (16,2%). No mesmo estudo, em um experimento com vacas Nelore com cria ao pé, maiores taxas de prenhez foram obtidas quando a IATF foi realizada entre 0 e 12 horas antes da ovulação.[59] Dados de outros estudos também demonstram melhores taxas de prenhez após IATF mais tardia (40,9%) depois da remoção do DIV, ou seja, mais próximo à ovulação, em comparação à IATF mais precoce (33,7%), quando se utiliza sêmen sexado.[58] Embora o momento da IA influencie a taxa de prenhez, conforme mencionado anteriormente, é necessário considerar o efeito individual dos touros.

Controle do estro e da ovulação em pequenos ruminantes

A racionalidade das estratégias para o controle do estro e da ovulação em pequenos ruminantes é similar à utilizada em bovinos, porém com algumas particularidades, principalmente devido à sazonalidade reprodutiva que esses animais apresentam na maior parte dos locais de criação. A sincronização se aplica a fêmeas cíclicas, quando se deseja obter uma sincronia da manifestação do estro e da ovulação. Fêmeas em anestro sazonal podem ser induzidas a ciclar por meio do efeito macho (EM), suplementação com progestágenos e gonadotrofinas (eCG), sendo que a associação P4 e eCG (com ou sem PGF) viabiliza a realização de IATF. Também é possível alterar a taxa ovulatória das fêmeas obtendo-se maior número de partos múltiplos mediante incremento nutricional, suplementação

QUADRO 3.1	Protocolo de pré-sincronização utilizando dispositivo de progesterona na dinâmica folicular e na taxa de prenhez de vacas produtoras de leite.		
Taxas (%)	P4/E2	P4-synch	P
Pré-sincronização	73,9 (34/46)	97,8 (45/46)	0,01
CL no dia 0*	80,4 (37/46)	37,0 (17/46)	0,001
Ovulação ao primeiro GnRH	65,2 (30/46)	65,2 (30/46)	0,99
Persistência folicular	8,7 (4/46)	15,2 (7/46)	0,34
Sincronização na indução	76,1 (35/46)	80,4 (37/46)	0,61
Diâmetros (mm)			
FD no dia 0*	15,0 ± 0,8	21,0 ± 0,8	0,001
FD na indução	13,9 ± 0,7	17,6 ± 0,6	0,001
FD na IATF	15,2 ± 0,7	17,2 ± 0,8	0,05
P/IA	37,4 (67/179)	42,4 (72/170)	0,35

Pré-sincronização: presença de folículo > 12 mm no dia 0. Persistência folicular: presença de folículo > 12 mm no dia 0, ausência de CL no dia 7 e folículo > 20 mm no dia 9. Sincronização na indução: presença de folículo > 12 mm. *Dia 0 corresponde ao dia da primeira aplicação de GnRH do *Ovsynch* (*P4-synch*) ou inserção de implante (P4/E2). FD: folículo dominante; CL: corpo lúteo; P: prenhez; IA: inseminação artificial.

de gonadotrofinas ou utilização de fêmeas portadoras de mutações naturais que aumentam o número de folículos ovulatórios, como o gene Booroola em ovinos. Nos próximos parágrafos, serão abordadas as estratégias mais comumente utilizadas para o controle do ciclo estral em pequenos ruminantes.

Sincronização de estro

Conforme descrito para fêmeas bovinas, o tratamento com PGF permite concentrar o período de serviço e, consequentemente, a parição dos rebanhos de caprinos e ovinos. Para a utilização deste fármaco, é imprescindível a presença de um corpo lúteo responsivo (mais de 5 dias após a ovulação), ou seja, as fêmeas devem estar ciclando para que se obtenha sincronia de estro. A luteólise, que ocorre após a administração de PGF, resulta em diminuição dos níveis de progesterona e, portanto, maior liberação de LH, permitindo o crescimento folicular final, e culminando com o estro e a ovulação. É importante salientar que, antes de administrar prostaglandina, deve-se assegurar que os animais a serem tratados não estão gestando.

Existem diversos protocolos de sincronização à base de PGF, sendo que a maioria requer detecção de estro. Em ovelhas, uma estratégia é realizar a detecção de estro com auxílio de rufiões por 5 dias, realizando a IA nas fêmeas que apresentaram estro. No sexto dia, administra-se uma dose de PGF apenas naquelas fêmeas que não manifestaram estro, ou seja, fêmeas com CL responsivo à PGF. Nesse sistema, espera-se inseminar cerca de 40% das ovelhas nos primeiros 6 dias, e obter uma taxa de estro cumulativa acima de 70% até o nono dia.[60] Outra possibilidade consiste em realizar duas administrações de PGF com 7, 9, 10 ou 11 dias de intervalo.[61] Quando uma aplicação de PGF é realizada em ovelhas cíclicas em fase aleatória do ciclo, espera-se que aproximadamente 65% das fêmeas manifestem estro. Quando um segundo tratamento é realizado 9 dias após o primeiro, cerca de 95% das ovelhas manifestam estro em até 72 horas após a administração.[61] Em cabras leiteiras cíclicas, um estudo comparou parâmetros reprodutivos após duas aplicações de PGF com intervalo de 7,5 ou 11,5 dias. Foi observada maior sincronia no início do estro, maior diâmetro do maior folículo no momento da segunda aplicação de PGF e tendência a maior taxa de prenhez no grupo com menor intervalo entre as aplicações, embora as taxas de manifestação de estro (> 84%) e de prenhez (> 55%) tenham sido satisfatórias nos dois grupos.[62] Quando a observação de estro é acompanhada de IA, com sêmen fresco ou resfriado, espera-se obter fertilidade compatível com a obtida em estros naturais, não sincronizados.

Indução de ciclicidade

No período de transição do anestro para a estação de monta, pode-se induzir a ovulação em ovelhas e cabras mediante um estímulo natural, denominado EM. Tradicionalmente, é preconizado que as fêmeas sejam separadas do contato com os machos por, no mínimo, 15 dias antes da reintrodução, embora alguns estudos questionem a necessidade do completo afastamento, uma vez que ovelhas em contato com machos "conhecidos" são estimuladas quando expostas a outros machos "desconhecidos" (com os quais não tiveram contato anteriormente).[63] Os estímulos auditivos, visuais (presença física do macho) e, principalmente, os feromônios estão envolvidos no EM. Os feromônios entram em contato com a mucosa olfatória, sinalizando através dos neurônios do bulbo olfatório principal, que inervam diversas regiões hipotalâmicas, e determinando a liberação de GnRH. Consequentemente, ocorre a liberação de LH pela hipófise anterior, aumentando os pulsos e a concentração média de LH em alguns minutos. Isso repercute em ovulações silenciosas (não precedidas de estro) 24 a 60 horas após o contato, em uma proporção das fêmeas, enquanto outras manifestam estro 17 a 20 dias após o estímulo.[63] O CL resultante da primeira ovulação pode ser hipofuncional (vida curta), na maioria das cabras, e em cerca de metade das ovelhas, resultando em novo pico de LH, cerca de 7 dias após, e uma segunda ovulação silenciosa em ovelhas.[60,63] Nas cabras, as ovulações são geralmente precedidas de estro. A exposição à P4 previamente à reintrodução dos machos estimula a manifestação de estro em ovelhas e previne a formação de CL de vida curta em cabras e ovelhas. O EM é eficaz apenas em fêmeas em anestro, resultando em indução e sincronização de estros quando empregado, aproximadamente, 1 mês antes do início da estação reprodutiva. Em fêmeas cíclicas, o EM não altera significativamente o padrão de manifestação de estro das fêmeas e não induz ovulação,[60] embora tenha sido demonstrado que o EM é capaz de aumentar a pulsatilidade de LH em ovelhas cíclicas e durante o tratamento com progestágeno.[63]

Outra abordagem descrita na literatura para induzir ciclicidade em ovelhas é a utilização de implantes de melatonina, simulando o que ocorre durante o período reprodutivo. Níveis elevados de melatonina inibem o *feedback* negativo promovido pelo estrógeno sobre a síntese e liberação de GnRH pelo hipotálamo durante o anestro sazonal. Os implantes permanecem 30 a 40 dias na ovelha, antecipando a estação reprodutiva com atividade ovariana normal. Porém, os animais podem se tornar refratários a esse tratamento, e não há produtos comerciais no Brasil.

A abordagem mais utilizada para indução de ciclicidade em pequenos ruminantes é o tratamento com progestágenos como a P4 natural (implantes intravaginais de silicone), o acetato de medroxiprogesterona (MAP; 40 a 60 mg; implantes intravaginais de poliuretano) e o acetato de fluorogesterona (FGA; 30 a 40 mg; implantes intravaginais de poliuretano), sendo que o último não é comercializado no Brasil. Os implantes podem ser utilizados durante a estação reprodutiva, ou um pouco antes do início (induzem a ciclicidade), apresentando adequada sincronia de estro e ovulação e fertilidade compatível com estros não manipulados. Os dispositivos vaginais permanecem nos animais por 5 a 14 dias. A prática de indução de ciclicidade com implantes com progestágeno está geralmente associada ao uso de IA ou IATF, para otimização dos reprodutores. A manifestação de estro ocorre durante as primeiras 96 horas após a retirada dos implantes e, no caso de monta natural, recomenda-se utilizar 10% de carneiros. Além da utilização de implantes contendo progestágenos, a administração de eCG é geralmente realizada na remoção dos implantes intravaginais, pois possui ação similar ao FSH e ao LH, permitindo o crescimento folicular final e a sincronia de estro e ovulação, viabilizando a IATF, conforme descrito no tópico específico sobre essa biotécnica.

Inseminação artificial em tempo fixo

Em pequenos ruminantes, a maioria dos protocolos de IATF que podem ser realizados dentro ou fora da estação reprodutiva envolve o tratamento com progestágenos e eCG, associados ou não ao tratamento com PGF. Nos protocolos curtos (6 dias), é necessária a administração de PGF simultaneamente ao tratamento com eCG, especialmente durante a estação reprodutiva, sendo que as ovulações ocorrem aproximadamente 60 horas após a remoção dos implantes.[64] Em um estudo utilizando protocolos longos em ovelhas, com 11 dias de tratamento com progestágeno associado a 500 UI de eCG na retirada do implante, as ovulações ocorreram em média às 65 horas quando utilizado o EM, e às 75 horas na ausência de exposição a rufiões.[60] Embora protocolos curtos ou longos sejam comumente utilizados, alguns estudos têm indicado que protocolos com menor duração de exposição a progestágenos (5 a 7 dias) favoreçam a fertilidade,[64,65] principalmente durante a estação reprodutiva. Em cabras, protocolos com 5 a 6 dias de exposição a progestágeno têm sido utilizados, associados com aplicação de PGF na inserção do implante e 250 UI de eCG na retirada. Taxas de prenhez de 49 e 63% foram descritas quando uma IATF com sêmen fresco foi realizada 48 ou 54 horas após a remoção do implante, respectivamente.[66]

Para indução de estro e ovulação fora da estação reprodutiva, são necessárias 250 a 500 UI de eCG, sendo que as doses podem variar de acordo com raça (sazonalidade), latitude, época do ano, entre outros, e devem ser prescritas por um médico-veterinário. Nessas condições (anestro), muitas fêmeas que não concebem retornam ao anestro, e não é esperado aumento no número de partos múltiplos (dependendo da dose de eCG utilizada).

Quando o protocolo de IATF é realizado durante a estação reprodutiva, pode-se reduzir a dose de eCG para 100 a 250 UI, o que possibilita a IATF; se o objetivo for aumentar o número de partos múltiplos, a dose de eCG pode ser aumentada, a critério do médico-veterinário, levando em consideração raça, condição nutricional, prolificidade do rebanho, entre outros. Nos casos em que o objetivo é aumentar o número de nascidos, é essencial que os produtores sejam orientados quanto aos protocolos sanitários e em termos de planejamento de oferta forrageira durante a gestação e parição, para evitar prejuízos com transtornos metabólicos (toxemia da gestação), além de rejeição e morte de neonatos. Também é importante ressaltar a necessidade de propiciar piquetes de parição com estrutura adequada, e acompanhamento de partos, para evitar perdas neonatais, especialmente em regiões onde a parição ocorre em períodos de baixas temperaturas.

Estudos têm investigado alternativas ao uso de eCG em protocolos de IATF em ovinos, como o tratamento com eCG+hCG,[67] FSH suíno purificado, ésteres de estradiol[66] e análogos de GnRH para induzir crescimento folicular final e/ou a ovulação. Entretanto, até o presente momento a administração de eCG é a abordagem mais viável para estimular o crescimento folicular final e concentrar as ovulações em protocolos de IATF.

Alguns estudos sugerem a possibilidade de realização de IATF em ovelhas utilizando apenas duas administrações de PGF com intervalo de 7, 11 ou 12 dias, seguidas de uma ou duas IATFs em diferentes momentos após a segunda aplicação. Porém, as taxas de prenhez obtidas são variáveis, sendo geralmente inferiores ou similares às obtidas com P4+eCG.[61]

As estratégias de ressincronização após a IATF, amplamente utilizadas em bovinos, foram pouco investigadas em pequenos ruminantes. Em um estudo pioneiro realizado no Rio Grande do Sul, foi demonstrada a viabilidade de realização de duas IATFs consecutivas pela via cervical superficial com sêmen fresco em ovelhas, com intervalo de 20 dias, sem diagnóstico de gestação. As taxas de prenhez da primeira e da segunda IATFs não diferiram (> 30%).[68] Embora os resultados sejam promissores, o elevado custo com o tratamento hormonal é um limitante para a ampla utilização da técnica.

Considerações finais

O entendimento da fisiologia reprodutiva dos bovinos possibilitou grandes avanços no controle do ciclo estral. Nesse sentido, protocolos eficientes de IATF foram desenvolvidos e continuam sendo adaptados às demandas dos diferentes sistemas de produção. Na bovinocultura leiteira, buscam-se alternativas para contornar a dificuldade de observação de estro e a baixa fertilidade, especialmente em fêmeas de alta produção. Avanços significativos foram obtidos pela elaboração de protocolos que possibilitam condição endócrina mais fisiológica, garantindo adequado crescimento folicular e ambiente uterino favorável para a gestação. Na bovinocultura de corte, tem-se buscado simplificar os manejos necessários para a IATF, possibilitando sua utilização em grande número de fêmeas, tornando-as gestantes o mais cedo possível na estação reprodutiva. Protocolos eficientes de ressincronização foram desenvolvidos e continuam sendo aprimorados, viabilizando o incremento na quantidade de bezerros filhos de touros de comprovado mérito genético. Adaptações nos protocolos convencionais de IATF já possibilitaram maior viabilidade de utilização de sêmen sexado, o que certamente terá impactos significativos nos sistemas de produção de carne e leite.

No que se refere ao controle do ciclo em pequenos ruminantes, os protocolos hormonais disponíveis possibilitam sucesso na indução e na sincronização de estros, bem como na IATF. Porém, alternativas ao uso do eCG e estratégias para ressincronização continuam sendo buscadas. Embora particularidades anatômicas restrinjam a ampla utilização de sêmen congelado na IA, especialmente em ovinos, o crescente aumento nos custos de mão de obra, a necessidade de maior tecnificação e o aumento na demanda de produtos deverão estimular a maior utilização de biotécnicas da reprodução.

REFERÊNCIAS BIBLIOGRÁFICAS

1. Baruselli PS. Avaliação do mercado de IATF no Brasil. Boletim Eletrônico do Departamento de Reprodução Animal/FMVZ/USP. São Paulo: Departamento de Reprodução Animal/FMVZ/USP; 2019.

2. Perry GA. Factors affecting puberty in replacement beef heifers. Theriogenology. 2016(1):373-8.

3. Beg MA, Ginther OJ. Follicle selection in cattle and horses: role of intrafollicular factors. Reproduction. 2006; 132(3):365-77.

4. Juengel JL, Hudson NL, Berg M et al. Effects of active immunization against growth differentiation factor 9 and/or bone morphogenetic protein 15 on ovarian function in cattle. Reproduction. 2009; 138(1): 107-14.

5. Rovani MT, Barreta MH, Ferreira R et al. Luteolysis after the intravulvosubmucosal injection of prostaglandin F in cattle: systemic or local mechanism? Livestock Science. 2012; 148(1):60-6.

6. Leonardi CEP, Pfeifer LFM, Rubin MIB et al. Prostaglandin F2 alfa promotes ovulation in prepubertal heifers. Theriogenology. 2012; 78(7):1578-82.

7. Hixon DL, Kesler DJ, Troxel TR et al. Reproductive hormone secretions and first service conception rate subsequent to ovulation control with Synchro-Mate B. Theriogenology. 1981; 16(2):219-29.

8. Pursley JR, Mee MO, Wiltbank MC. Synchronization of ovulation in dairy cows using PGF2alpha and GnRH. Theriogenology. 1995; 44(7): 915-23.

9. Murphy BD, Martinuk SD. Equine chorionic gonadotropin. Endocr Rev. 1991; 12(1):27-44.

10. Vasconcelos JLM, Jardina DTG, Sá Filho OG et al. Comparison of progesterone-based protocols with gonadotropin-releasing hormone or estradiol benzoate for timed artificial insemination or embryo transfer in lactating dairy cows. Theriogenology. 2011; 75(6):1153-60.

11. Pereira MHC, Sanches CP Jr., Guida TG et al. Comparison of fertility following use of one versus two intravaginal progesterone inserts in dairy cows without a CL during a synchronization protocol before timed AI or timed embryo transfer. Theriogenology. 2017; 89:72-8.

12. Pereira MHC, Sanches CP, Guida TG et al. Timing of prostaglandin F2α treatment in an estrogen-based protocol for timed artificial insemination or timed embryo transfer in lactating dairy cows. Journal of Dairy Science. 2013; 96(5):2837-46.

13. Pereira MHC, Rodrigues AD, Martins T et al. Timed artificial insemination programs during the summer in lactating dairy cows: comparison of the 5-d Cosynch protocol with an estrogen/progesterone-based protocol. J Dairy Sci. 2013; 96(11):6904-14.

14. Pereira MHC, Wiltbank MC, Barbosa LF et al. Effect of adding a gonadotropin-releasing-hormone treatment at the beginning and a second prostaglandin F2alpha treatment at the end of an estradiol-based protocol for timed artificial insemination in lactating dairy cows during cool or hot seasons of the year. J Dairy Sci. 2015; 98(2):947-59.

15. Pereira MHC, Wiltbank MC, Vasconcelos JL. Expression of estrus improves fertility and decreases pregnancy losses in lactating dairy cows that receive artificial insemination or embryo transfer. J Dairy Sci. 2016; 99(3):2237-47.

16. Claro I Jr, Og SF, Peres RF et al. Reproductive performance of prepubertal Bos indicus heifers after progesterone-based treatments. Theriogenology. 2010; 74(6):903-11.

17. Rodrigues AD, Peres RF, Lemes AP et al. Effect of interval from induction of puberty to initiation of a timed AI protocol on pregnancy rate in Nellore heifers. Theriogenology. 2014; 82(5):760-6.

18. Rodrigues AD, Peres RF, Lemes AP et al. Progesterone-based strategies to induce ovulation in prepubertal Nellore heifers. Theriogenology. 2013; 79(1):135-41.

19. Sá Filho MF, Nasser LFT, Penteado L et al. Impact of progesterone and estradiol treatment before the onset of the breeding period on reproductive performance of Bos indicus beef heifers. Animal Reproduction Science. 2015; 160:30-9.

20. Sá Filho MF, Torres-junior JR, Penteado l et al. Equine chorionic gonadotropin improves the efficacy of a progestin-based fixed-time artificial insemination protocol in Nelore (Bos indicus) heifers. Anim Reprod Sci. 2010; 118(2-4):182-7.

21. Peres RF, Claro I Jr, Og SF et al. Strategies to improve fertility in Bos indicus postpubertal heifers and nonlactating cows submitted to fixed-time artificial insemination. Theriogenology. 2009; 72(5):681-9.

22. Bo GA, De La Mata JJ, Baruselli PS et al. Alternative programs for synchronizing and resynchronizing ovulation in beef cattle. Theriogenology. 2016; 86(1):388-96.

23. Sá Filho MF, Penteado L, Reis EL et al. Timed artificial insemination early in the breeding season improves the reproductive performance of suckled beef cows. Theriogenology. 2013; 79(4):625-32.

24. Barreiros TRR, Blaschi W, Santos GMG et al. Dynamics of follicular growth and progesterone concentrations in cyclic and anestrous suckling Nelore cows (Bos indicus) treated with progesterone, equine chorionic gonadotropin, or temporary calf removal. Theriogenology. 2014; 81(5):651-6.

25. Baruselli PS, Reis EL, Marques MO et al. The use of hormonal treatments to improve reproductive performance of anestrous beef cattle in tropical climates. Animal Reproduction Science. 2004; 82-83: 479-86.

26. Sales JN, Bottino MP, Silva LA et al. Effects of eCG are more pronounced in primiparous than multiparous Bos indicus cows submitted to a timed artificial insemination protocol. Theriogenology. 2016; 86(9):2290-5.

27. Sales JN, Carvalho JB, Crepaldi GA et al. Effect of circulating progesterone concentration during synchronization for fixed-time artificial insemination on ovulation and fertility in Bos indicus (Nelore) beef cows. Theriogenology. 2015; 83(6):1093-100.

28. Colazo MG, Kastelic JP, Whittaker PR et al. Fertility in beef cattle given a new or previously used CIDR insert and estradiol, with or without progesterone. Animal Reproduction Science. 2004; 81(1-2):25-34.

29. Sales JNS, Carvalho JBP, Crepaldi GA et al. Effects of two estradiol esters (benzoate and cypionate) on the induction of synchronized ovulations in Bos indicus cows submitted to a timed artificial insemination protocol. Theriogenology. 2012; 78(3):510-6.

30. Torres-Júnior JRS, Penteado L, Sales JNS et al. A comparison of two different esters of estradiol for the induction of ovulation in an estradiol plus progestin-based timed artificial insemination protocol for suckled Bos indicus beef cows. Animal Reproduction Science. 2014; 151(1-2):9-14.

31. Meneghetti M, Og SF, Peres RF et al. Fixed-time artificial insemination with estradiol and progesterone for Bos indicus cows I: basis for development of protocols. Theriogenology. 2009; 72(2):179-89.

32. Sales JNS, Crepaldi GA, Girotto RW et al. Fixed-time AI protocols replacing eCG with a single dose of FSH were less effective in stimulating follicular growth, ovulation, and fertility in suckled-anestrus Nelore beef cows. Animal Reproduction Science. 2011; 124(1):12-8.

33. Sá Filho MF, Santos JE, Ferreira RM et al. Importance of estrus on pregnancy per insemination in suckled Bos indicus cows submitted to estradiol/progesterone-based timed insemination protocols. Theriogenology. 2011; 76(3):455-63.

34. Sa Filho MF, Marques MO, Girotto R et al. Resynchronization with unknown pregnancy status using progestin-based timed artificial insemination protocol in beef cattle. Theriogenology. 2014; 81(2):284-90.

35. Campos JT, Marinho LS, Lunardelli PA et al. Resynchronization of estrous cycle with eCG and temporary calf removal in lactating Bos indicus cows. Theriogenology. 2013; 80(6):619-23.

36. Siqueira LG, Areas VS, Ghetti AM et al. Color doppler flow imaging for the early detection of nonpregnant cattle at 20 days after timed artificial insemination. J Dairy Sci. 2013; 96(10):6461-72.

37. Darwash A, Lamming G, Wooliams J. The phenotypic association between the interval to post-partum ovulation and traditional measures of fertility in dairy cattle. Animal Science. 1997; 65(1):9-16.

38. McDougall S, Burke CR, Macmillan KL et al. Patterns of follicular development during periods of anovulation in pasture-fed dairy cows after calving. Res Vet Sci. 1995; 58(3):212-6.

39. Baruselli PS, Ferreira RM, Colli MHA et al. Timed artificial insemination: current challenges and recent advances in reproductive efficiency in beef and dairy herds in Brazil. Animal Reproduction (AR). 2017; 14(3):558-71.

40. Simões LMS, Orlandi RE, Massoneto JPM et al. Exposure to progesterone previous to the protocol of ovulation synchronization increases the follicular diameter and the fertility of suckled Bos indicus cows. Theriogenology. 2018; 116:28-33.

41. Day ML. Hormonal induction of estrous cycles in anestrous Bos taurus beef cows. Anim Reprod Sci. 2004; 82-83:487-94.

42. Rhodes FM, Burke CR, Clark BA et al. Effect of treatment with progesterone and oestradiol benzoate on ovarian follicular turnover in postpartum anoestrous cows and cows which have resumed oestrous cycles. Anim Reprod Sci. 2002; 69(3-4):139-50.

43. Lucy MC, Billings HJ, Butler WR et al. Efficacy of an intravaginal progesterone insert and an injection of PGF2alpha for synchronizing estrus and shortening the interval to pregnancy in postpartum beef cows, peripubertal beef heifers, and dairy heifers. J Anim Sci. 2001; 79(4):982-95.

44. Santos A, Orlandi RE, Bottino MP et al. Effect of pre-exposition to injectable long acting progesterone on pregnancy rates of suckled beef cows submitted to the estrous synchronization protocol. In Animal Reproduction. 2018; 328.

45. Hess B, Lake S, Scholljegerdes E et al. Nutritional controls of beef cow reproduction. Journal of Animal Science. 2005; 83(suppl. 13):E90-E106.

46. Vasconcelos JL, Silcox RW, Rosa GJ et al. Synchronization rate, size of the ovulatory follicle, and pregnancy rate after synchronization of ovulation beginning on different days of the estrous cycle in lactating dairy cows. Theriogenology. 1999; 52(6):1067-78.

47. Cerri RL, Rutigliano HM, Bruno RG et al. Progesterone concentration, follicular development and induction of cyclicity in dairy cows receiving intravaginal progesterone inserts. Anim Reprod Sci. 2009; 110(1-2):56-70.

48. Chebel RC, Santos JE, Cerri RL et al. Reproduction in dairy cows following progesterone insert presynchronization and resynchronization protocols. J Dairy Sci. 2006; 89(11):4205-19.

49. Souza AH, Ayres H, Ferreira RM et al. A new presynchronization system (Double Ovsynch) increases fertility at first postpartum timed AI in lactating dairy cows. Theriogenology. 2008; 70(2):208-15.

50. Moreira F, Orlandi C, Risco CA et al. Effects of presynchronization and bovine somatotropin on pregnancy rates to a timed artificial insemination protocol in lactating dairy cows. J Dairy Sci. 2001; 84(7):1646-59.

51. El-Zarkouny S, Cartmill J, Richardson A et al. Presynchronization of estrous cycles in dairy cows before ovsynch + CIDR and resynchronization of repeat estrus using the CIDR. Kansas Agricultural Experiment Station Research Reports. 2001; 2:52-4.

52. Navanukraw C, Redmer DA, Reynolds LP et al. A modified presynchronization protocol improves fertility to timed artificial insemination in lactating dairy cows. J Dairy Sci. 2004; 87(5):1551-7.

53. Ayres H, Ferreira RM, Cunha AP et al. Double-Ovsynch in high-producing dairy cows: effects on progesterone concentrations and ovulation to GnRH treatments. Theriogenology. 2013; 79(1):159-64.

54. Herlihy MM, Giordano JO, Souza AH et al. Presynchronization with Double-Ovsynch improves fertility at first postpartum artificial insemination in lactating dairy cows. J Dairy Sci. 2012; 95(12):7003-14.

55. Silva L, Simoes LMS, Bottino MP et al. Presynchronization by induction of a largest follicle using a progesterone device in GnRH-based-ovulation synchronization protocol in crossbred dairy cows. Theriogenology. 2018; 119:233-7.

56. Ferreira RM, Ayres H, Sales JN et al. Effect of different doses of equine chorionic gonadotropin on follicular and luteal dynamics and P/AI of high-producing Holstein cows. Anim Reprod Sci. 2013; 140(1-2):26-33.

57. Sá Filho MF, Mendanha MF, Sala RV et al. Use of sex-sorted sperm in lactating dairy cows upon estrus detection or following timed artificial insemination. Anim Reprod Sci. 2013; 143(1-4):19-23.

58. Sá Filho M, Nichi M, Soares J et al. Sex-sorted sperm for artificial insemination and embryo transfer programs in cattle. Animal Reproduction. 2014; 11:217-24.

59. Sales JN, Neves KA, Souza AH et al. Timing of insemination and fertility in dairy and beef cattle receiving timed artificial insemination using sex-sorted sperm. Theriogenology. 2011; 76(3):427-35.

60. Souza C, Moraes J. Manual de sincronização de cios em ovinos e bovinos. Embrapa Pecuária Sul. 1998.

61. Fierro S, Gil J, Viñoles C et al. The use of prostaglandins in controlling estrous cycle of the ewe: A review. Theriogenology. 2013; 79(3):399-408.

62. Bonato GC, Maia ALRS, Côrtes LR et al. Effects of d-cloprostenol administrations with 7.5 and 11.5-day intervals between administrations on pregnancy rates after artificial insemination in estrous cyclic dairy goats. Animal Reproduction Science. 2019; 209:106172.

63. Delgadillo JA, Gelez H, Ungerfeld R et al. The 'male effect' in sheep and goats--revisiting the dogmas. Behav Brain Res. 2009; 200(2):304-14.

64. Menchaca A, Santos Neto P, Cuadro F. Estrous synchronization treatments in sheep: Brief update. Rev Bras Reprod Anim. 2017; 340-4.

65. Viñoles C, Forsberg M, Banchero G et al. Effect of long-term and short-term progestagen treatment on follicular development and pregnancy rate in cyclic ewes. Theriogenology. 2001; 55(4):993-1004.

66. Menchaca A, Rubianes E. Pregnancy rate obtained with short-term protocol for timed artificial insemination in goats. Reproduction in Domestic Animals. 2007; 42(6):590-3.

67. Dias JH, Miranda VO, Oliveira FC et al. Treatment with eCG and hCG to induce onset of estrous cycles in ewes during the non-breeding season: Effects on follicular development and fertility. Animal Reproduction Science. 2020; 212:106232.

68. Miranda VO, Oliveira FC, Dias JH et al. Estrus resynchronization in ewes with unknown pregnancy status. Theriogenology. 2018; 106:103-7.

CAPÍTULO

4

Avaliação Andrológica, Tecnologia do Sêmen e Inseminação Artificial em Bovinos

Horst-Dieter Reichenbach • José Carlos Ferrugem Moraes •
Rafael Gianella Mondadori • Jairo Pereira Neves

Introdução

A utilização e o desenvolvimento da inseminação artificial (IA) são indispensáveis para o melhoramento genético e o aumento da eficiência produtiva dos rebanhos. De todas as biotécnicas aplicadas à reprodução animal, a IA é a mais antiga, a mais simples e a de maior impacto na produção animal. Sua propagação inicial deu-se pela necessidade de erradicar doenças infecciosas transmitidas pelo macho durante a monta natural. Posteriormente, a técnica se difundiu rapidamente em todo o mundo como um instrumento eficaz e econômico para o melhoramento genético dos rebanhos. Para cumprir essas duas metas principais, a técnica exige, antes de tudo, um criterioso e rígido controle sanitário animal e laboratorial, além de programas eficientes de melhoramento para a seleção de reprodutores superiores para as características de interesse e livres de doenças hereditárias. Mesmo os pequenos criadores podem usufruir das diversas vantagens que a técnica oferece, empregando em seus rebanhos sêmen de reprodutores de linhagens potencialmente melhoradoras disponíveis no mercado, sem precisar adquirir ou manter touros próprios. Conforme será visto posteriormente, as vantagens da IA são significativas, as quais persistem mesmo após a morte do reprodutor, pela manutenção de sêmen congelado. Com o desenvolvimento de novos métodos de controle do estro e das ovulações, possibilitando a IA em tempo fixo (IATF) e a ressincronização das fêmeas, a IA passou a assumir uma importância ainda maior para a pecuária, principalmente com a intensificação dos programas de produção de novilhos mais jovens e cruzamentos industriais.

Além de descrever resumidamente o histórico da IA, este capítulo visa prestar ao leitor informações referentes às bases morfofisiológicas do sistema genital; à seleção andrológica de touros, incluindo a avaliação de sêmen; aos Centros de Colheita e Processamento de Sêmen (CCPS) bovino; à diluição e à conservação de sêmen de touro; e aos diferentes métodos e técnicas empregadas na IA.

Histórico

O mais antigo registro histórico de ensaios de IA, realizados em equinos pelos assírios, está em manuscritos árabes e datam de 1286.[1,2] Em 1678, o biólogo holandês Antony van Leeuwenhoek (1632-1723) anunciou ter descoberto no líquido seminal de humanos um grande número de células portadoras de um flagelo extremamente móvel – os espermatozoides. Um ano depois, esse mesmo pesquisador constatou também a presença dos espermatozoides no líquido seminal em leporídeos e canídeos domésticos.[3]

A primeira IA bem-sucedida em mamíferos foi obtida em cães da raça Poodle no ano de 1779 por Lazzaro Spallanzani, monge italiano e professor da Università degli Studi di Pavia,[4] cujos experimentos, a maioria em anfíbios, foram inspirados nos trabalhos pioneiros de IA realizados em salmonídeos (trutas e salmões) de Ludovico Jacobi entre 1750 e 1763.[2]

Os fundamentos científicos para a aplicação prática da IA em escala industrial foram estabelecidos pelo biólogo russo Ilya-Ivanovich-Ivanov (1870-1932), conceituado professor da Academia de Ciências de São Petersburgo, que realizou suas primeiras pesquisas de IA em roedores (cobaias e coelhos) e em canídeos,[5] e, a partir de 1903, fez experimentos em equinos e bovinos. Na sua monografia publicada no ano de 1912 – "A Inseminação Artificial dos Animais Domésticos" –, Ivanov prenuncia o impacto da técnica como importante instrumento para o aprimoramento da seleção zootécnica e para o incremento do melhoramento genético animal.[6]

No ano de 1914, o fisiólogo italiano Giuseppe Amantea desenvolveu a primeira vagina artificial para cães,[1,2] invenção que deu um importante impulso para o desenvolvimento e a aplicação da IA nos animais domésticos em todo o mundo. Tendo em vista os trabalhos de Amantea, vários autores russos, como Milowanow, Kusnezow, Neumann, Nagajew, Skatkin e Verevkina, aperfeiçoaram na década de 1920 as técnicas de colheita e processamento de sêmen nas diversas espécies domésticas.[1,2] Em 1926, Roemmele desenvolveu a primeira vagina artificial para bovinos,[2] e Skatkin construiu o primeiro manequim para a colheita de sêmen em bovinos.[7]

O ano de 1938 representou um marco importante no desenvolvimento das técnicas de congelação de sêmen. Jahnel demonstrou que o espermatozoide sobrevive à congelação à temperatura do gás carbônico sólido (–79°C) ou mesmo a temperaturas mais baixas.[8] Em 1940, Phillips e Lardy, pesquisadores norte-americanos, descobriram as propriedades da gema de ovo como meio para reduzir o choque térmico à refrigeração do sêmen diluído, mantido a 5°C.[9] No mesmo ano, o dinamarquês Sörensen desenvolveu as palhetas para o envasamento do sêmen em doses individuais,[10] que, alguns anos mais tarde, foram aperfeiçoadas por Cassou na França.[11] Em 1941, Salisbury *et al.* simplificaram a composição do diluidor clássico conhecido como citrato-gema.[12] Em 1949, Polge *et al.*, na Inglaterra, descobriram a ação do glicerol como crioprotetor na congelação de sêmen.[13] Em 1951, Stewart obteve o nascimento do primeiro bezerro proveniente de IA com sêmen congelado e conservado a –79°C.[14] A partir da década de 1960, foram desenvolvidas as técnicas atuais de congelação e manutenção do sêmen em nitrogênio líquido a –196°C, com base nos conhecimentos adquiridos em criobiologia.[15,16]

Esse conjunto de importantes descobertas possibilitou que o sêmen passasse a ser conservado individualmente em excelentes condições higiênico-sanitárias por tempo indeterminado, dando maiores possibilidades de difusão à IA e favorecendo, assim, de maneira decisiva, o incremento do comércio de sêmen. Após a Segunda Guerra Mundial, a atividade da IA em bovinos registrou grande impulso na Europa, em parte visando a uma reposição rápida dos rebanhos dizimados pela guerra, mas também pela necessidade do controle sanitário de doenças transmissíveis pela monta natural, que acarretavam perdas econômicas significativas. Posteriormente, a atividade alcançou grande impulso comercial, como importante instrumento para o melhoramento genético dos rebanhos. Hoje, mais de 90% dos rebanhos bovinos na Europa são inseminados artificialmente. Na década de 1980, foi desenvolvida uma biotécnica que permite a separação do sêmen em populações de espermatozoides X e Y por citometria de fluxo, tornando realidade a determinação do sexo antes da IA por meio de sêmen sexado.[17] O aumento da eficiência no uso do sêmen sexado tem determinado avanço na aplicação da IA, notadamente em bovinos leiteiros.

A primeira IA de que se tem notícia no Brasil data do ano de 1931, em caráter experimental, no Rio Grande do Sul e em equinos.[7] Em 1938, foi criado o primeiro estabelecimento oficial para estudos sobre IA no Brasil, tendo por objeto a espécie bovina, em Pindamonhangaba, em São Paulo.[7] A partir de 1946, tiveram início os trabalhos de aplicação da IA em bovinos, com a instalação de postos de IA em diferentes estados brasileiros.[7] No ano de 1954, Mies Filho e Rosa produziram no Brasil o primeiro produto de IA com sêmen bovino congelado.[7] Os grandes propulsores e os principais instituidores da IA no Brasil foram os professores Antônio Mies Filho, João Ferreira Barreto, Francisco Megale e Renato Campanarut Barnabé, que dedicaram suas vidas em prol da pesquisa e do ensino da reprodução animal, tendo formado inúmeros profissionais na área. Esses ilustres pesquisadores e professores, ao lado de muitos colaboradores, foram os principais responsáveis pelo desenvolvimento e pela difusão dos conhecimentos que formaram as principais bases técnicas para que a IA pudesse alcançar impulso comercial no Brasil a partir da década de 1970.

Segundo o Index da Associação Brasileira de Inseminação Artificial (www.asbia.org.br/certificados/index), em 2019, ingressaram no mercado brasileiro aproximadamente 20 milhões de doses de sêmen bovino de corte e leite. Quanto à produção nacional, foram colhidos aproximadamente 9 milhões de doses de sêmen de raças de corte e, aproximadamente, 1,7 milhão de doses de sêmen de raças de leite. Embora os números sejam expressivos, no rebanho brasileiro, em 2019, apenas 10 e 16% das matrizes de leite e corte foram inseminadas, respectivamente. De acordo com os dados analisados por Baruselli *et al.*, a tecnologia da IATF tem proporcionado um aumento do percentual de vacas inseminadas no país. Em 2002, foram comercializados aproximadamente 100 mil protocolos de IATF; já em 2018, realizaram-se 13,3 milhões de procedimentos de IATF no Brasil, correspondendo a 86% do total de animais inseminados.[18] Esse crescimento demonstra a consolidação da atividade, cada vez mais fortalecida pela maior disponibilidade de sêmen de reprodutores provados, aumentando a chance de retorno do investimento. Analisando a comercialização de sêmen nos últimos anos, percebe-se que o crescimento da atividade tem sido gradual e seguro, mas ainda existe um mercado extremamente promissor considerando-se que o Brasil dispõe do maior rebanho comercial bovino do mundo, com mais de 214,9 milhões de cabeças, segundo o Instituto Brasileiro de Geografia e Estatística (IBGE) de 2019,[19] sendo o primeiro do *ranking* de exportadores de carne bovina.

Bases fisiológicas e morfológicas

Desenvolvimento embrionário do sistema genital masculino

No início do desenvolvimento embrionário, a gônada indiferenciada surge inicialmente como uma pequena proeminência longitudinal sobre a superfície do celoma, a partir da proliferação do mesoderma. As proeminências resultantes, denominadas cristas genitais, estão situadas na região dos mesonefros, estruturas transitórias que originam a eminência genital,[20] formadas pelas células somáticas e pelas células germinativas primordiais que migram do endoderma do saco vitelínico. A partir da eminência genital, desenvolvem-se as gônadas indiferenciadas em testículos ou ovários, na dependência do sexo genético estabelecido na fecundação.[21] A região do cromossomo Y, denominada Sry, contém o fator que codifica a transcrição dos fatores determinantes do sexo masculino.[22] A diferenciação das células somáticas em células sustentaculares de Sertoli representa a primeira evidência da formação do testículo.[23] A produção de *Desert hedgehog* (Dhh) pelas células de Sertoli recém-formadas estimula a diferenciação de células intersticiais em células de Leydig,[24] que, por sua vez, produzem enzimas que catalisam a conversão de colesterol em andrógeno.

O desenvolvimento dos órgãos genitais masculinos é estimulado pela produção de hormônio antimülleriano (AMH), fator semelhante à insulina 3 (Insl3) e testosterona. O AMH é produzido pelas células sustentaculares de Sertoli e ativa a regressão dos ductos paramesonéfricos (ductos müllerianos), que, nas fêmeas, origina ovidutos, útero e porção cranial da vagina. O Insl3 e a testosterona, produzidos pelas células intersticiais de Leydig, entre outras funções, regulam a migração testicular, de seu local de origem (próximo aos rins), para a região escrotal.[25] Portanto, a testosterona, secretada pelas células intersticiais de Leydig, regula os três principais aspectos do desenvolvimento fenotípico dos machos:

- Conversão dos ductos mesonéfricos (ductos de Wolff) em epidídimo, ducto deferente e vesículas seminais
- Formação da uretra e próstata a partir do seio urogenital
- Formação do pênis e do escroto a partir do tubérculo genital.[26]

A origem embrionária dos órgãos do aparelho reprodutor masculino está descrita no Quadro 4.1.

QUADRO 4.1	Origem embrionária dos órgãos do aparelho reprodutor masculino.
Órgão ou estrutura	**Origem embrionária**
Testículo e *rete testis*	Gônada indiferenciada
Cones eferentes	Túbulos mesonéfricos
Epidídimo, ducto deferente e glândulas vesiculares	Conduto mesonéfrico
Uretra, glândulas bulbouretrais e próstata	Seio urogenital
Pênis	Tubérculo genital
Rafe escrotal	Pregas uretrais
Escroto	Eminência lábio-escrotal

Anatomia

O aparelho reprodutor masculino em bovinos é constituído por quatro conjuntos de órgãos: (1) testículos, as gônadas masculinas, glândulas mistas que produzem espermatozoides (espermatogênese) e hormônios (esteroidogênese); (2) uma série de tubos e condutos para o transporte das células espermáticas e do sêmen (tubos retos → *rete testis* → ductos eferentes → ducto epididimário → ducto deferente → ampolas dos ductos deferentes → uretra prostática → uretra peniana); (3) glândulas acessórias (glândulas vesiculares, próstata, glândulas bulbouretrais); e (4) pênis (Figura 4.1).

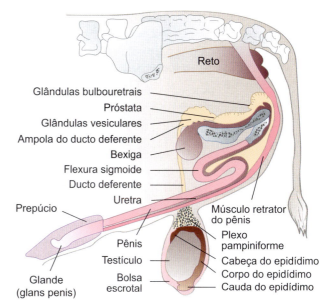

FIGURA 4.1 Vista lateral do aparelho reprodutor do touro. (Adaptada de Krause, 1990.)[27]

Testículos, bolsa escrotal e epidídimos

Os testículos dos bovinos são pendulares, de localização extra-abdominal e encontram-se suspensos na bolsa escrotal em posição vertical e paralelamente situados, um em relação ao outro. A migração testicular em bovinos, do abdome à bolsa escrotal, ocorre antes do nascimento. Os principais componentes dos testículos são os túbulos seminíferos, nos quais ocorre a espermatogênese. O epitélio seminífero contém as células sustentaculares (de Sertoli) e as células germinativas em diferentes graus de diferenciação. As células sustentaculares de Sertoli fornecem o microambiente necessário para a espermatogênese, atuando no processo de liberação dos espermatozoides em direção ao lúmen dos túbulos e secretando parte do líquido presente nos túbulos. O tecido intersticial do testículo, além das células típicas de tecido conjuntivo, contém as células intersticiais de Leydig que secretam testosterona.

Os testículos encontram-se móveis no interior da bolsa escrotal, que consiste em uma dobra cutânea formada por seis túnicas: pele ou escroto, dartos, fáscia espermática externa, fáscia cremastérica, fáscia espermática interna e vaginal-lâmina parietal (Figura 4.2). Já está bem determinado que os testículos devem estar de 2°C a 6°C abaixo da temperatura corporal do animal.[28] O cremáster e as fibras musculares da dartos desempenham um papel importante no processo de termorregulação dos testículos, aproximando ou afastando-os da parede abdominal, conforme a temperatura ambiental. Nesse processo, também está envolvido o plexo pampiniforme, que consiste em um enovelado de vasos sanguíneos localizados ao redor da artéria testicular, um ramo da aorta caudal, responsável pela irrigação dos testículos, do epidídimo e do cordão espermático. Atravessando o canal inguinal, está o cordão ou funículo espermático, o qual contém um conjunto

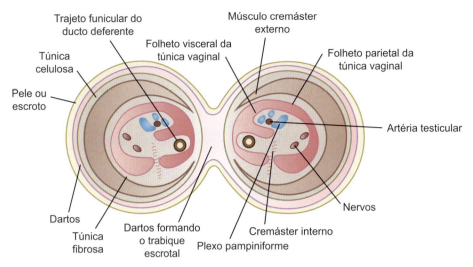

FIGURA 4.2 Corte transversal (esquemático) do cordão testicular no nível do colo do escroto. (Adaptada de Mies Filho, 1987.)[7]

de elementos responsáveis pela sustentação, irrigação sanguínea e inervação dos testículos (cremáster, plexo pampiniforme-vasos venosos, vasos arteriais, linfáticos e nervos) e pela condução espermática (porção funicular do ducto deferente) (ver Figura 4.2).

O epidídimo é um órgão composto por um tubo longo e enovelado, organizado em cabeça (junto à porção proximal do testículo), corpo (localizado medialmente ao testículo) e cauda (distalmente ao testículo), no qual ocorrem a maturação e o armazenamento dos espermatozoides.[29] O epitélio do epidídimo participa na absorção de fragmentos espermáticos eliminados durante a espermiogênese e da concentração de espermatozoides (cabeça e cauda do epidídimo). Sua musculatura lisa auxilia no transporte dos espermatozoides em direção ao ducto deferente. Durante a passagem pelo epidídimo, os espermatozoides passam a ter capacidade de movimentação, sofrem mudanças morfológicas (migração da gota citoplasmática do colo do espermatozoide para a porção terminal da peça intermediária) e alterações moleculares na membrana plasmática. Essas modificações tornam as células aptas à fecundação, o que só ocorrerá depois da capacitação no trato reprodutor feminino. A cauda do epidídimo tem a capacidade de armazenar, até o momento da ejaculação, cerca de 25 a 70% dos espermatozoides produzidos diariamente.

Glândulas anexas

Os ductos deferentes apresentam ampolas (dilatações) nas extremidades terminais, com diâmetro de 0,5 a 2 cm, conforme a idade do reprodutor. As ampolas se localizam medialmente no vértice interno do ângulo formado pelas glândulas vesiculares, sendo simétricas, com consistência tensa-elástica e superfície lisa. As ampolas e as glândulas vesiculares são facilmente acessíveis à palpação retal. As glândulas vesiculares são órgãos pares de estrutura lobulada compacta, situadas sobre o colo da bexiga. O seu comprimento varia entre 6 e 10 cm nos touros jovens, podendo alcançar até 15 cm nos adultos, e o diâmetro fica entre 1,5 e 3 cm. Secretam a maior parte do plasma seminal, o principal responsável pelo volume final do ejaculado. A próstata, situada sobre a uretra pélvica, tem 3 a 4 cm de comprimento e 1 a 1,5 cm de diâmetro. Ela consiste na *pars disseminata*, constituída por elementos glandulares disseminados ao longo da parede uretral e do corpo, situado anteriormente à entrada do conduto deferente. Apenas o corpo é acessível à palpação retal. As glândulas bulbouretrais encontram-se dorsalmente à uretra pélvica, inacessíveis à palpação retal (ver Figura 4.1).

Pênis e prepúcio

O pênis, de composição fibroelástica, é o órgão copulador, formado pelos corpos cavernosos e pela uretra, com o seu corpo esponjoso. O seu comprimento varia de 75 cm (touros jovens) a 100 cm (touros adultos). O corpo do pênis apresenta duas flexões retroescrotais, formando o "S" peniano ou flexura sigmoide (ver Figura 4.1), que se desfaz durante a ereção.

O prepúcio pode ser curto ou longo-pendular, forma frequentemente observada na espécie zebuína, que predispõe a traumatismos. A extremidade cranial do pênis é recoberta pela dobra interna da mucosa do prepúcio, que permite boa mobilidade em virtude da existência de pregas prepuciais e de tecido conjuntivo frouxo submucoso. O óstio prepucial consiste na abertura pela qual ocorre a exteriorização do pênis.

Morfologia testicular

Em razão de uma alta correlação existente entre o perímetro e/ou o volume escrotal e a capacidade de produção espermática diária,[30] a morfometria testicular tem sido adotada como um critério na seleção para capacidade reprodutiva.[31] O perímetro escrotal, altamente correlacionado com o volume, pode ser determinado com fita métrica, na posição de maior diâmetro do testículo. O perímetro escrotal varia conforme a raça, a idade, a época do ano, o peso corporal e o sistema de criação. A decisão técnica da avaliação final e a tomada de decisão referente ao perímetro escrotal devem levar em consideração as características de cada propriedade, tendo em conta os valores de referência que constam no Manual para Exame Andrológico e Avaliação de Sêmen Animal,[32] publicado pelo Colégio Brasileiro de Reprodução Animal. Valores inferiores podem ser um indicativo de fatores adversos na criação dos animais (p. ex., enfermidades infecciosas ou parasitárias, deficiente aporte nutricional na fase de crescimento ou mesmo alterações de origem hereditária) e não necessariamente de alterações patológicas nos animais. Considerando as particularidades de cada raça e as diversas publicações científicas sobre o tema, de modo geral é possível considerar que, para touros adultos, um perímetro escrotal superior a 34 cm é adequado para todas as raças, indicando testículos bem desenvolvidos e compatíveis com boa função gametogênica.

A consistência testicular é avaliada por palpação ou com o auxílio de um tonômetro, que permite verificar a consistência em milímetros de deslocamento da haste. Em geral, o tônus testicular tende a ser mais elevado em touros jovens que em adultos. Alterações da consistência normal do testículo e do epidídimo podem ser indicadores de processos inflamatórios e degenerativos. Ainda quanto à morfologia testicular, devem ser considerados o formato e a simetria dos testículos. Em zebuínos, os testículos são mais alongados, principalmente em animais jovens, enquanto as raças europeias em geral apresentam testículos de formato mais arredondado.

Controle neuroendócrino da espermatogênese

A espermatogênese depende da manutenção de níveis adequados de testosterona no interior dos túbulos seminíferos, obtidos mediante uma adequada secreção pulsátil de hormônio liberador de gonadotrofina (GnRH) (4 a 8 ao dia), estimulando o lobo anterior da hipófise a secretar as gonadotrofinas hormônio luteinizante (LH) e hormônio folículo estimulante (FSH) que atuam nos testículos estimulando as células intersticiais de Leydig e sustentaculares de Sertoli, respectivamente. A secreção de GnRH em episódios de baixa frequência (descarga tônica) desencadeia uma resposta imediata de secreção de LH em picos de grande amplitude. Os níveis de LH se mantêm elevados durante curtos períodos (30 a 75 min), permitindo que os receptores das células intersticiais de Leydig sejam ocupados sem risco de saturação, e que em menos de 30 min se inicie a atividade esteroidogênica (secreção de testosterona por 20 a 60 min). A característica episódica dessa cascata de secreção hormonal e a presença local da proteína fixadora de andrógenos (ABP) possibilitam que o nível de testosterona nos túbulos seminíferos seja 100 a 500 vezes maior que na corrente circulatória. Caso os níveis de testosterona circulante se elevem, a secreção de GnRH, é inibida por ação de um mecanismo de retrocontrole. A secreção de FSH também acompanha os episódios de secreção de GnRH, entretanto com picos de menor intensidade e maior duração que do LH. O FSH circulante estimula as células sustentaculares de Sertoli a converterem a testosterona em di-hidrotestosterona e estradiol, e também a secretarem ABP, transferrina, glicoproteína sulfatada (SGP 1 e 2), inibina, entre outros fatores. A inibina atua no bloqueio de secreção de FSH pela hipófise, e o aumento nos níveis de estradiol circulante atua no mecanismo de retrocontrole de secreção de GnRH. Assim, por meio de mecanismos de retrocontrole, esteroides produzidos pelas células intersticiais de Leydig e sustentaculares de Sertoli regulam seus próprios níveis circulantes.[33]

Espermatogênese

Conforme discutido anteriormente, durante a fase embrionária, as células do endoderma do saco vitelínico migram para a crista genital. Nessa região, há formação dos cordões seminíferos, estruturas que antecedem os túbulos seminíferos, que são colonizados por espermatogônias.

Quando os mecanismos de controle da atividade testicular (níveis hormonais, termorregulação e isolamento imunológico) atingem o equilíbrio adequado, a espermatogênese (formação dos espermatozoides) pode ocorrer normalmente. A espermatogênese se estabelece em três etapas distintas:

1. Proliferação.
2. Meiose (espermatogônia → espermatócito primário → espermatócito secundário → espermátide).
3. Diferenciação (espermátide → espermatozoide) (Figura 4.3).

Aspectos adicionais da espermatogênese podem ser consultados em Valli *et al.*[34]

Proliferação

Compreende a mitose das espermatogônias tipo A (2n). A partir dessa divisão, algumas células são mantidas indiferenciadas, como células-tronco que garantem a continuidade do processo, enquanto outras se diferenciam em espermatogônias A1 até A4, que, por sua vez, se diferenciam em espermatogônias I (intermediárias) e espermatogônias B.

Meiose

Inicia com a divisão da espermatogônia B originando o espermatócito primário, que entra imediatamente na prófase da meiose I. Esse processo se divide em quatro estágios (pré-leptoteno, leptóteno, zigóteno e paquíteno) relativos à síntese e

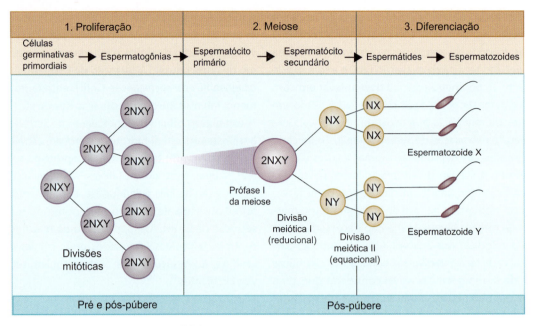

FIGURA 4.3 Estágios da espermatogênese.

à replicação do DNA. É durante o pré-leptóteno que ocorre o *crossing-over* entre as tétrades cromossômicas, determinando que cada um dos espermatócitos secundários tenha uma carga genética única. A prófase meiótica constitui a etapa mais longa do processo (30% da espermatogênese). Os espermatócitos secundários resultantes da primeira etapa da meiose dos espermatócitos primários rapidamente entram na segunda etapa da meiose, gerando as espermátides haploides (n).

Diferenciação

Corresponde ao processo de transformação morfológica de uma célula esférica haploide (espermátide) em uma célula altamente especializada e flagelada (espermatozoide). Durante o processo, o material genético é estabilizado e compactado pela substituição de histonas por protaminas. O complexo de Golgi origina o acrossoma, no qual as enzimas hidrolíticas necessárias para fecundação ficam armazenadas. Concomitantemente ao desenvolvimento do acrossoma, os dois centríolos migram para o polo oposto do núcleo. O centríolo proximal se localiza na base do núcleo, constituindo-se no centro cinético do espermatozoide, enquanto o centríolo distal se subdivide em duas metades: a porção proximal, que dá origem ao axonema central, composto basicamente por duas unidades fibrilares – os microtúbulos centrais rodeados pelos duplo-microtúbulos –; e a porção distal, que se transforma em uma estrutura aneliforme, compondo o limite inferior da peça intermediária. As mitocôndrias se organizam de forma helicoidal na peça intermediária, possibilitando a produção da energia necessária para o movimento flagelar.

Grandes clones de células-filhas em diferenciação, descendentes da mesma espermatogônia, permanecem ligadas por pontes citoplasmáticas, formando um sincício. As pontes citoplasmáticas persistem até o final da diferenciação celular, quando os espermatozoides serão liberados para a luz do túbulo seminífero.

Ciclo espermatogênico

Caracteriza-se pela associação dos mesmos tipos celulares em um segmento do epitélio seminífero e divide-se em oito estágios, cada um com duração de 13,5 dias.[35] No touro, são necessários 4,5 ciclos, totalizando 61 dias, desde o início da divisão de uma espermatogônia até a liberação de 256 espermatozoides no lúmen do túbulo seminífero, processo denominado espermiação. No indivíduo púbere, a liberação de espermatozoides no lúmen do túbulo seminífero ocorre de maneira contínua. Isso é possível pelo fato de que em toda a extensão dos túbulos seminíferos existem vários pequenos segmentos, delimitados por pontes intercelulares, que se mantêm com o ciclo sincronizado, determinando que grupos de espermatozoides sejam produzidos em intervalos regulares. As células liberadas nessas ondas espermáticas são direcionadas para o epidídimo. A produção diária de espermatozoides é diretamente relacionada com a massa de parênquima testicular. No touro, diariamente cada grama de parênquima tem potencial para produzir em média 11×10^6 espermatozoides.

Avaliação andrológica de touros

A IA com o uso do sêmen congelado viabilizou o desenvolvimento de programas de melhoramento genético efetivos, incluindo touros "referência" que conectam geneticamente os rebanhos. Há algum tempo, os avanços nas metodologias clássicas de melhoramento genético quantitativo têm possibilitado a comparação e a seleção de indivíduos criados em condições ambientais distintas, desde que esses efeitos possam ser quantificados e exista vínculo genético entre os rebanhos. A atribuição de diferença esperada na progênie (DEP) e as avaliações de marcadores genéticos para características de interesse produtivo são úteis na escolha dos genitores e na obtenção de progresso genético. O alto diferencial de seleção permitido pelo uso do sêmen congelado aumenta a responsabilidade na seleção dos reprodutores dentro dos programas de melhoramento. Portanto, é evidente a importância da interação de diversas áreas do conhecimento para identificação de possíveis genótipos variantes, bem como o registro e controle para a programação dos acasalamentos, especialmente dos aspectos relacionados com aptidão reprodutiva dos touros e qualidade do sêmen congelado.

Exame andrológico

Tem o objetivo de identificar touros inférteis ou subférteis para evitar prejuízos ao final da estação de monta. A avaliação dos reprodutores fundamenta-se na observação da saúde geral, saúde hereditária, saúde do aparelho genital e determinação da capacidade de produção espermática. Assim, torna-se imprescindível que um doador de sêmen seja submetido a um criterioso exame andrológico, bem como a exames complementares, como:

- Teste de libido e habilidade de monta (capacidade de serviço)
- Avaliação do *status* sanitário, com foco em doenças reprodutivas
- Pesquisa de marcadores moleculares para características desejáveis ou não.

Em virtude de diversos fatores envolvidos na interpretação do exame andrológico, havendo abordagens distintas para que se conclua que o animal é apto, questionável ou inapto à reprodução, existem diferentes publicações que discutem o tema. Entre os diversos conjuntos de normas, destacam-se as propostas da Sociedade Americana de Teriogenologia publicadas inicialmente em 1983 e atualizadas posteriormente,[36] da Associação de Veterinários de Bovinos do Oeste Canadense,[37] bem como publicações na Austrália,[38] no Reino Unido[39] e em outros países. No Brasil, as avaliações andrológicas são normatizadas pelo Manual de Exame Andrológico, publicado pelo Colégio Brasileiro de Reprodução Animal, em parceria com o Ministério da Agricultura, Pecuária e Abastecimento. Sua primeira edição foi em 1987, sendo posteriormente revisado e atualizado em 1998 e 2013.

Apesar de não ser o foco deste capítulo, de maneira geral, nos touros jovens, a avaliação das potencialidades por meio de um exame andrológico inicial deve ser realizada após a seleção zootécnica na puberdade, de acordo com a raça e o desenvolvimento corporal. Essa categoria é muito influenciada pela dominância social de outros animais do grupo, sendo recomendado evitar a manutenção conjunta de touros jovens e adultos, bem como de touros de diferentes raças. Além disso, deve-se considerar que a maturidade sexual plena somente é alcançada alguns meses após a puberdade. A idade à maturidade sexual varia conforme a raça, sendo mais tardia nos zebuínos, sofrendo influência de diversos fatores ambientais, especialmente do manejo nutricional.

Os touros adultos, usados na monta natural, devem ser submetidos ao exame andrológico pelo menos uma vez ao ano, aproximadamente 60 dias antes do início da estação de monta. Em reprodutores doadores de sêmen, o exame andrológico rotineiro é obrigatório para garantir a comercialização de sêmen de alta qualidade. O roteiro de exame andrológico em bovinos está descrito no Quadro 4.2. Além do exame convencional, alguns estudos têm avaliado a utilização da ultrassonografia como uma ferramenta complementar no exame andrológico e na pesquisa, principalmente para identificação de lesões nos testículos.[40,41]

Colheita de sêmen

Trata-se do conjunto de operações para obtenção do ejaculado de um reprodutor doador de sêmen. O método de colheita escolhido deve proporcionar a obtenção de uma amostra que seja representativa de um ejaculado fisiológico; porém, as condições para colheita e a índole do animal podem determinar a necessidade de utilizar métodos que proporcionem a obtenção de amostras menos representativas. Nos bovinos, apesar de existirem métodos alternativos de colheita, como do fundo de saco vaginal e vagina artificial interna, os métodos mais comumente aplicados são vagina artificial, eletroejaculação e massagem via retal das glândulas vesiculares e das ampolas dos ductos deferentes. Os dois últimos métodos têm o inconveniente de fornecer ejaculado com características físicas que podem estar fora dos parâmetros fisiológicos da espécie, tratando-se de métodos geralmente indicados para reprodutores que, por motivos diversos, não realizam o salto e/ou não aceitam a vagina artificial, servindo para a obtenção de uma amostra de sêmen para realização de espermograma. Para fins comerciais, a colheita e o processamento do sêmen devem ser feitos em uma Central de Colheita e Processamento de Sêmen (CCPS) devidamente registrada no Ministério da Agricultura, Pecuária e Abastecimento (MAPA).

O método da vagina artificial é o que melhor corresponde às exigências higiênico-sanitárias de obtenção de sêmen bovino, sendo o de eleição para reprodutores em regime permanente de colheita, pois permite a obtenção do ejaculado fisiológico do animal. A vagina artificial consiste basicamente em um cilindro rígido aberto em ambas as extremidades, com uma válvula na lateral, e um tubo flexível de látex ou neoprene. O tubo flexível é inserido no tubo rígido e suas extremidades são dobradas e fixadas, formando uma câmara entre os dois tubos (Figura 4.4).

QUADRO 4.2	Roteiro do exame andrológico em bovinos.
Etapas	**Objetivos gerais e procedimentos**
1. Identificação	Obtenção de informações referentes à propriedade e ao reprodutor
2. Exame clínico e anamnese	Avaliação do rebanho: estado sanitário, manejo (estábulos, piquetes etc.), nutrição, desempenho reprodutivo e índices de fertilidade obtidos
	Avaliação da história pregressa do reprodutor com enfoque especial na fertilidade (data da primeira cobertura ou colheita de sêmen e resultados de gestação alcançados pelo reprodutor do rebanho)
Exame clínico geral	Análise do desenvolvimento corporal, do temperamento, do estado nutricional e das características sexuais secundárias
Exame clínico especial	Exame dos sistemas circulatório, respiratório, digestório e musculoesquelético (em especial dos aprumos, das articulações e da coluna)
	Atenção especial à existência de defeitos hereditários

Exame clínico do aparelho genital masculino	Inspeção e palpação dos órgãos genitais externos
	• Escroto
	  ◦ Inspeção: cicatrizes, lesões, abscessos, simetria e coloração
	  ◦ Palpação: espessura, elasticidade, sensibilidade e temperatura
	• Testículos
	  ◦ Inspeção: localização, posição e simetria
	  ◦ Palpação: temperatura, mobilidade, consistência e sensibilidade
	  ◦ Determinação da forma e do tamanho pela morfometria testicular
	• Epidídimos
	  ◦ Palpação: forma, tamanho, consistência e conteúdo
	• Cordões espermáticos
	  ◦ Palpação: espessura, consistência e sensibilidade
	• Gânglios linfáticos testiculares (gânglios inguinais)
	  ◦ Palpação: tamanho e sensibilidade
	• Prepúcio
	  ◦ Inspeção: cicatrizes, ferimentos, mobilidade (fimose, parafimose), aumento de volume e coloração
	  ◦ Palpação: espessura, elasticidade e temperatura
	• Pênis
	  ◦ Inspeção (à exposição do órgão): cicatrizes, ferimentos, tamanho, mobilidade, secreções e coloração

	Palpação retal e/ou ultrassonografia dos órgãos genitais internos • Glândulas vesiculares: tamanho, forma, consistência, sensibilidade, mobilidade e lobulação • Ampolas: tamanho, sensibilidade e mobilidade • Próstata: tamanho e sensibilidade
3. Exame do comportamento sexual e da capacidade reprodutiva	Avaliação da capacidade *coeundi* (exame funcional): análise da libido, da capacidade de monta e da ereção
	Avaliação da capacidade *generandi* (espermograma) • Exame macroscópico: características físicas e químicas do sêmen • Exame microscópico: análise do tipo e da frequência de alterações morfológicas do espermatozoide e avaliação da cinética espermática • Exame microbiológico do sêmen
4. Registro e avaliação	Elaboração do certificado de exame andrológico

Nesse compartimento, são introduzidos água morna e ar, visando à obtenção de uma temperatura final para a colheita entre 39 e 41°C, bem como a pressão adequada para o estímulo à ejaculação. O sêmen é colhido em um recipiente graduado, acoplado a uma das extremidades do equipamento. A colheita é realizada com a utilização de um manequim (fêmea, macho ou artificial) que deve estar devidamente contido. Previamente à colheita, indica-se a higienização do prepúcio e do pênis do touro. O coletor deve se colocar ao lado do manequim, com a vagina artificial perfeitamente ajustada. Quando o touro realiza o salto, o pênis deve ser desviado, de modo que o animal localize a abertura da vagina artificial com a glande. Durante a propulsão e a ejaculação, o coletor deve acompanhar os movimentos do touro, até a descida do manequim, sendo então

o sêmen colhido no recipiente graduado. A principal limitação da técnica está relacionada com o comportamento do touro em aceitar ou não (agressividade ou vício) a aproximação do técnico no momento da monta no manequim.

O método da eletroejaculação consiste na indução da ejaculação pela estimulação, por pulsos elétricos (ondas sinoidais cíclicas em corrente alternada), do centro de ejaculação via nervos pudendos, pela utilização de uma sonda retal. O sêmen deve ser colhido em um frasco graduado acoplado a um extensor, colocado na saída do óstio prepucial durante a estimulação. Há diferentes modelos de aparelhos e de sondas retais, com intensidade de corrente regulável entre 0 e 1.000 mA, e com controle automático ou manual dos estímulos. Previamente à colheita, deve-se realizar a

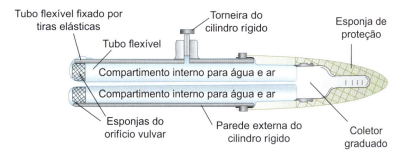

FIGURA 4.4 Modelo esquemático de vagina artificial para bovinos. (Adaptada de Paufler, 1974.)

limpeza do prepúcio, seguida de uma breve massagem para estimular o esvaziamento da vesícula urinária. Além disso, antes da introdução da sonda retal, é aconselhável realizar um esvaziamento do reto e uma massagem nas glândulas vesiculares e ampolas, servindo como uma pré-estimulação à eletroejaculação. Com o touro contido e a sonda devidamente posicionada no reto do animal, os estímulos iniciais devem ser da ordem de 200 mA, com duração de 2 a 3 s e intervalos de 1 s ou menos. A intensidade e o tempo de estimulação devem ser aumentados progressivamente, até a ejaculação. A intensidade dos estímulos varia individualmente e conforme a idade do animal. A eletroejaculação viabiliza a colheita de: animais com patologias adquiridas que não possibilitem a colheita com vagina artificial; animais não condicionados ao manequim e à presença do coletor; e uma grande quantidade de animais por dia. Por sua vez, a eletroejaculação tem como principais limitações: a estimulação indesejável de neurônios motores, provocando contração espástica indesejável; a necessidade de um tronco de contenção de qualidade, com piso antiderrapante, para garantir a segurança do animal e dos coletores; a amostra de sêmen obtida nem sempre representa o ejaculado; e a não permissão da avaliação da libido e da capacidade de monta do touro.

Um método alternativo à vagina artificial e à eletroejaculação é a massagem via retal das glândulas vesiculares e das ampolas dos ductos deferentes. O tempo necessário de massagem varia individualmente, de poucos segundos a mais de 10 min, dependendo da habilidade do veterinário e da resposta do touro. Essa massagem deve ser efetuada com intensidade suficiente para estimular a ejaculação, sem promover traumatismos na genitália interna, que podem desencadear inflamações futuras.

Avaliação seminal e espermática

Antes de iniciar a descrição das diferentes formas de avaliação do sêmen e da célula espermática, torna-se importante ressaltar que nenhuma técnica isolada é suficientemente sensível para determinar a fertilidade, porém a combinação de vários parâmetros consegue estimar com mais precisão a viabilidade de uma amostra seminal.

Estruturas espermáticas

O espermatozoide é uma célula com motilidade ativa, constituída por cabeça (onde se encontra o núcleo haploide, recoberto pelo acrossoma), peça intermediária e cauda ou flagelo. Na Figura 4.5, é apresentado o esquema de um espermatozoide de bovino estratificado em suas partes principais: cabeça, peça intermediária e cauda.

A cabeça do espermatozoide tem a função de armazenar o material genético. O acrossoma é uma vesícula que recobre os dois terços anteriores do núcleo e contém em seu interior glicoproteínas e enzimas lisossomais essenciais à fecundação. A cauda ou flagelo, com função locomotora, é constituída de um axonema (par de microtúbulos central cercado por nove duplas de microtúbulos) que se origina de um corpúsculo basal situado próximo ao núcleo e nove fibras proteicas densas estruturais ao longo da estrutura. O flagelo pode ser dividido em quatro regiões: colo (onde se localizam os centríolos – corpúsculos basais), peça intermediária (que contém as mitocôndrias helicoidalmente dispostas), peça principal (composta pelo axonema e pela bainha de fibras proteicas) e peça terminal (formada pelo axonema).

Características seminais

O sêmen é constituído basicamente pelo plasma seminal e pelos espermatozoides. O plasma seminal compõe-se por fatores de origem testicular, epididimária e das glândulas anexas, sendo o meio de suspensão dos espermatozoides e fornecendo os elementos necessários à manutenção e ao desempenho dessas células. As avaliações seminais podem ser classificadas em imediatas e mediatas (que podem ser realizadas posteriormente).

Volume, aspecto e odor

Imediatamente após a colheita, devem ser avaliados o volume, o aspecto e o odor da amostra. O volume ejaculado varia conforme a idade, a raça, o método e a frequência de ejaculação. Ainda há variações individuais conforme as condições ambientais e de manejo. O volume pode variar entre 0,5 e 25 mℓ, sendo normalmente de 2 a 10 mℓ quando obtido com a vagina artificial. A coloração do ejaculado do touro geralmente é

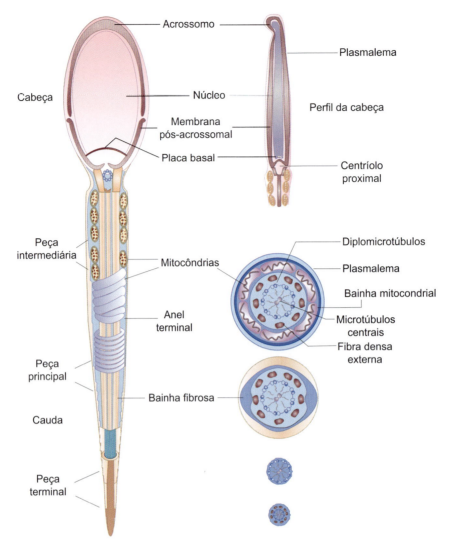

FIGURA 4.5 Estrutura de um espermatozoide bovino. (Adaptada de Schnorr, 1989.)[43]

branca ou amarela; entretanto, podem ocorrer situações em que o sêmen seja verde citrino (presença de riboflavina) sem significar alteração. Porém, colorações avermelhadas, marrons ou amareladas podem indicar presença de sangue, terra, urina ou pus (piospermia), respectivamente. No caso de urina ou pus, ocorre alteração do odor da amostra, e o pus normalmente forma flocos que se depositam no fundo do copo coletor. O aspecto da amostra também está correlacionado com a concentração espermática, que é baixa em uma amostra aquosa (≤ 200 milhões/mℓ), mas aumenta gradativamente desde opalescente, leitoso fino, leitoso, leitoso grosso até cremoso (≥ 1 bilhão/mℓ). O odor característico normal do sêmen em bovinos é semelhante ao da gema de ovo.

Cinética espermática

Na maioria das avaliações de rotina, a cinética espermática, que deve ser mensurada logo após a colheita do sêmen, é analisada com o auxílio de microscópio óptico, o que possibilita a avaliação de movimento de massa (turbilhão), motilidade e vigor. A Análise Espermática Assistida por Computador (CASA, do inglês *computer-assisted sperm analysis*), cujas funcionalidades serão discutidas posteriormente, possibilita uma avaliação objetiva de diversos parâmetros de cinética espermática.

O turbilhão é determinado pela observação (objetiva de 4×) da periferia de uma pequena gota de sêmen sobre uma lâmina preaquecida. O movimento de massa é atribuído de acordo com um escore subjetivo, no qual:

- "0": nenhum movimento detectável
- "1": movimento inicial lento com formação de raras ondas com pouca amplitude
- "2": formação de ondas ainda com pouca amplitude, porém com início de aparecimento de aglomerações mais escuras
- "3": movimento ativo com formação de ondas escuras esparsas
- "4": movimento ativo com formação de ondas escuras pronunciadas
- "5": formação de ondas densas e escuras com intenso movimento de contracorrente (formando estruturas semelhantes à letra grega Ω).

O movimento de massa depende da motilidade, do vigor e da concentração espermática na amostra, sendo desejável um turbilhão mínimo de "3" no ejaculado.

Para análise da motilidade e do vigor, deve ser colocada uma pequena quantidade de sêmen (10 $\mu\ell$) entre a lâmina e a lamínula preaquecidas, visando avaliar (objetiva de 10 a 40×) a movimentação espermática em diferentes campos de visualização, de modo a estabelecer uma média para a amostra. Caso a amostra tenha alta concentração, é necessário fazer a diluição com solução isotérmica de citrato de sódio 2,94% ou solução fisiológica, para permitir a melhor observação do movimento individual dos espermatozoides. A motilidade é um indicador quantitativo baseado no número de espermatozoides com movimento. Sua avaliação é subjetiva e atribuída em porcentagem (0 a 100%), podendo ser classificada em motilidade total e progressiva. O vigor espermático representa um indicador qualitativo baseado na intensidade do movimento/velocidade com que os espermatozoides atravessam o campo de visualização. Sua avaliação é atribuída em um escore subjetivo, no qual:

- "0": sem movimento
- "1": movimento oscilatório, com pouco deslocamento
- "2": deslocamento lento
- "3": deslocamento rápido
- "4": deslocamento muito rápido.

Atualmente, diversas empresas comercializam diferentes sistemas CASA no mundo, os quais, de maneira geral, analisam múltiplos campos de uma amostra, capturando entre 50 e 60 imagens por segundo de aproximadamente 500 a 2.000 espermatozoides, armazenando os dados de cada espermatozoide e da população avaliada. Em sua maioria, os sistemas fornecem informações como: motilidade total (%), motilidade progressiva (%), distância média percorrida (DAP – μm/s), distância percorrida em curva (DCL – μm), distância percorrida em linha reta (DSL – μm), velocidade média da trajetória (VAP – μm/s), velocidade curvilínea (VCL – μm/s), velocidade linear progressiva (VSL – μm/s), retilinearidade (STR), linearidade (LIN), coeficiente de oscilação (WOB), amplitude do deslocamento lateral da cabeça (ALH – μm) e frequência de batimento flagelar (BCF – Hz).[44] Conforme anteriormente citado, apesar da automação e da objetividade, o sistema CASA, isoladamente, não consegue predizer acuradamente a fertilidade de uma amostra de sêmen.

Concentração

A concentração espermática, uma análise mediata, normalmente varia entre 0,5 e 2,2 bilhões/mℓ quando a colheita é realizada com vagina artificial. O número total de espermatozoides no ejaculado é obtido pela multiplicação da concentração espermática calculada pelo volume do ejaculado.

Apesar de a concentração poder ser determinada por espermiodensímetro de Karras, espectrofotometria e espermatócrito, o método-padrão consiste na câmara hematimétrica de Neubauer. Para determinação da concentração com a câmara de Neubauer, normalmente inicia-se com a diluição do sêmen na proporção de 1:200 (0,02 mℓ de sêmen + 3,98 mℓ de formol salina ou formol citrato). Em seguida, as duas câmaras (uma de cada lado) devem ser montadas com preenchimento por capilaridade, sem extravasamento do líquido, aguardando-se ao redor de 5 min para sedimentação das células. Na sequência, deve ser realizada a contagem de 5 quadrados maiores (16 quadrados menores cada um deles) em cada câmara (Figura 4.6 A e B). Depois, há várias possibilidades para continuar o cálculo:

1. Após a contagem dos dois lados, multiplica-se o valor médio por 5, pois apenas 1/5 da área foi contada; posteriormente por 10, pois o volume da área é 0,1 $\mu\ell$; e, finalmente, pela diluição utilizada; no exemplo, 200. Assim, será obtida a concentração por $\mu\ell$ da amostra
2. Se a metodologia for mantida, ou seja, contagem de 5 quadrados de cada lado da câmara, pode-se apenas multiplicar a média dos espermatozoides contados por um fator de conversão, que dependerá da diluição: × 500 (diluição 1:10); × 1.000 (diluição 1:20); × 5.000 (diluição 1:100); e × 10.000 (diluição 1:200),[7] obtendo-se o número de espermatozoides por $\mu\ell$. Multiplicando-se o valor obtido por 1.000, tem-se o número de espermatozoides por cm³ (mℓ). Depois, multiplica-se o valor pelo volume do ejaculado (mℓ), obtendo-se o número total de espermatozoides
3. Pode-se ainda considerar a soma dos dois lados da câmara aplicando-se a fórmula descrita na Figura 4.6 C.

Alterações morfológicas

A avaliação morfológica dos espermatozoides (espermograma) compreende uma análise mediata na qual a morfologia das partes (acrossoma, cabeça, peça intermediária e cauda) deve ser avaliada visando determinar a existência de alteração. Na Figura 4.7, são apresentados desenhos esquemáticos característicos das principais alterações morfológicas. A avaliação adequada da morfologia espermática, associada às demais informações relativas ao sêmen e à saúde do touro, possibilita a formulação de um diagnóstico presuntivo da capacidade fecundante de uma amostra.

Pode-se considerar que os níveis de fertilidade são mantidos normais com aproximadamente 70% de espermatozoides sem alterações morfológicas; porém, considera-se que, se houver concentração de um defeito específico, será preciso pesquisar a causa primária. De acordo com a alteração observada, pode haver um impacto diferente sobre a fertilidade do indivíduo. Como muitas das alterações decorrem de problemas transitórios, os animais que apresentam o problema devem ser reexaminados após a recuperação da causa primária.

Existem diversas fontes para interpretação dos resultados da avaliação morfológica, como a classificação proposta por Eric Blom na década de 1970,[46] na qual os defeitos maiores ou

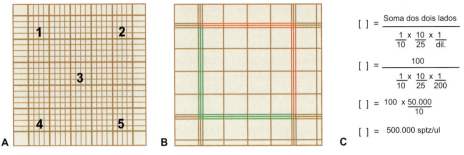

FIGURA 4.6 A. Representação de um dos lados da câmara de Neubauer com indicação dos cinco quadrados maiores a serem contados. **B.** Representação de um dos cinco quadrados a serem contados. No momento da contagem, devem ser consideradas apenas as cabeças dos espermatozoides. Todas que estiverem contidas entre as quatro linhas triplas precisam ser contadas. Em razão do tamanho da célula, as que estiverem em contato com as duas linhas verdes devem ser consideradas; porém, aquelas que estiverem em contato com as duas linhas vermelhas não devem sê-lo. **C.** Fórmula e exemplo de cálculo da concentração espermática. Dil: diluição utilizada para amostra (no exemplo, 1:200). (Adaptada de CBRA, 2013.)[32]

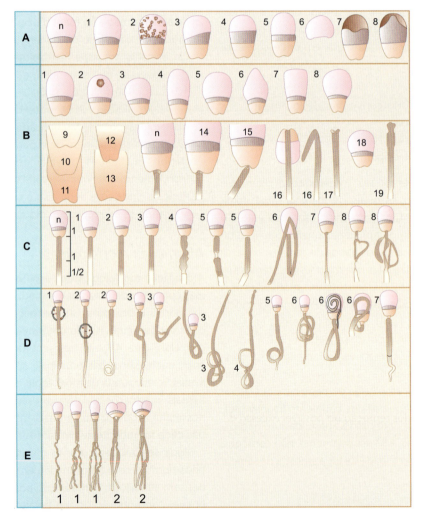

FIGURA 4.7 Classificação das anormalidades espermáticas. **A.** Acrossoma. n: normal; 1: grande; 2: granuloso; 3: oblíquo; 4: pequeno; 5: em desprendimento; 6: isolado; 7: grânulo persistente (*knobbed defect*); 8: deformado. **B.** Cabeça. 1: gigante; 2: vacúolo nuclear (*pouch formation*); 3: pequena anormal; 4: pequena normal ou estreita; 5: piriforme; 6: lanciforme; 7: raquetiforme; 8: globuliforme; 9: isolada, normal; 10: base reta; 11: base invertida; 12: base estreita; 13: base larga; n: inserção simétrica normal do colo; 14: inserção abaxial; 15: inserção paraxial; 16: inserção retroaxial; 17: ruptura do colo; 18: isolada, anormal; 19: subdesenvolvida. **C.** Peça intermediária. n: normal; 1: curta; 2: comprida; 3: estreita (desnuda); 4: em saca-rolhas (*corkscrew defect*); 5: rompida; 6: repregueada; 7: tipo axial; 8: tipo fibrilar. **D.** Cauda. 1: gota proximal; 2: gota distal; 3: pseugota; 4: dobrada simples; 5: enrolada na porção terminal; 6: fortemente dobrada ou enrolada (*dag defect*); 7: subdesenvolvida. **E.** Formas teratológicas: 1: caudas duplas, triplas ou quádruplas; 2: cabeças duplas com caudas duplas, triplas ou quádruplas. (Adaptada de Bretschneider, 1948.)[45]

principais (*major*) seriam mais importantes por já terem sido diagnosticados associados à subfertilidade ou esterilidade, possivelmente de natureza hereditária, e por estarem relacionados com alterações testiculares. Os defeitos menores ou secundários (*minor*) teriam menor importância na avaliação da fertilidade do reprodutor, não estando diretamente relacionados com processos patológicos dos testículos. Essa classificação apresenta limitações por estar restrita às associações entre defeitos e infertilidade identificadas naquela época, ou seja, com os dados e as ferramentas disponíveis naquele momento.

Outra alternativa consiste na classificação dos defeitos, de acordo com a sua origem, em primários, que ocorrem durante a espermiogênese, indicando problemas no epitélio seminífero, e secundários, que não estão relacionados com a espermiogênese e cuja presença no sêmen é indicativa de afecções dos epidídimos, das vias espermáticas ou das glândulas anexas. Os defeitos secundários podem também resultar de condições inadequadas durante a colheita e/ou processamento do sêmen.[47]

O conceito de classificação de defeitos em compensáveis ou não compensáveis tem sido mais bem aceito. Essa classificação considera que há defeitos espermáticos que podem ser compensados aumentando o número de células espermáticas, ou seja, aqueles defeitos que impedem o adequado transporte espermático ou a penetração da zona pelúcida teriam uma importância menor sobre a fertilidade. Já aqueles defeitos que não impedem a penetração da zona pelúcida e a reação de zona, mas que impedem o desenvolvimento adequado do zigoto, não seriam compensáveis, pois inviabilizariam a fecundação por uma célula normal.[48,49]

A avaliação morfológica deve ser realizada com a objetiva de imersão (100×), utilizando corantes ou contraste de fase. Devem ser contados no mínimo 100 espermatozoides, ou 200, caso haja taxa elevada de alteração, avaliando aleatoriamente diferentes campos nos quais não haja sobreposição de células. A avaliação pode ser realizada por preparação úmida, em que, após homogeneização da amostra fixada em solução formol salina, deve ser depositada uma gota sobre lâmina de vidro limpa e seca. Em seguida, a amostra deve ser coberta com uma lamínula, com posterior remoção do possível excesso de líquido, por pressão com papel-absorvente. Para avaliação, deve-se utilizar microscópio equipado com sistema de contraste de fase; a não disponibilidade de contraste de fase torna necessária a utilização de corantes. A avaliação com preparação seca consiste em depositar sobre a lâmina de vidro limpa, seca e aquecida uma pequena gota de sêmen, logo após a colheita. Conforme a metodologia utilizada, o esfregaço, que deve ser delgado suficiente para evitar sobreposição de células, pode ser preparado com sêmen misturado ao corante (coloração supravital; por exemplo, eosina-nigrosina) ou sêmen puro para posterior coloração em laboratório. Alternativamente, o sêmen pode ser preservado em solução formol-salina (previamente aquecida a 37°C) para posterior preparação dos esfregaços e coloração em laboratório. Nos casos em que a coloração realiza-se após a preparação do esfregaço, deve-se inicialmente fixar as células mediante aplicação de calor controlado ou banho em álcool absoluto. Os métodos de coloração mais comumente utilizados são de Williams, eosina-nigrosina, vermelho-congo, karras e fucsina.[50–52]

Avaliação espermática com o uso de sondas fluorescentes

Como complementação aos métodos descritos, os espermatozoides podem ser avaliados com o auxílio de sondas fluorescentes, que permitem uma análise detalhada das diferentes partes da célula espermática, incluindo avaliações de funcionalidade, relacionadas com a integridade de membranas, capacitação, integridade acrossômica, integridade da cromatina e potencial mitocondrial. Essas avaliações são realizadas com auxílio de microscópio de epifluorescência, microscópio confocal ou com citômetro de fluxo, o que limita seu uso em laboratórios muito bem equipados. Tais análises envolvem a utilização de fluoróforos (fluorocromos ou sondas fluorescentes), moléculas que absorvem energia em um comprimento de onda específico, reemitindo luz em um comprimento de onda maior, ou seja, com menos energia.[53]

Entre os diversos fluoróforos disponíveis, os mais comumente utilizados para avaliar as diferentes porções da célula espermática são: (1) isocianato de fluoresceína (FITC) associado a aglutinina de *Arachis hypogea* (PNA), *Pisum sativum* (PSA), *Ricinus communis* (RCA), utilizados para avaliar acrossoma; (2) iodeto de propídeo (PI), diacetato de 6-carboxifluoresceína (C-FDA), SYBR-14, annexin V/PI, YoPro-1 e merocianina 540, usados para avaliar a membrana plasmática, incluindo apoptose; (3) laranja de acridina (AO) e cromomicina A3 empregados para avaliar cromatina; e (4) rodamina 123, 5,5'iodide, 6,6'-tetracloro 1,1,3,3'tetraetilbenzimidazolilcarbocianina (JC-1), MitoTracker verde, vermelho e laranja, utilizados para analisar a atividade mitocondrial.[54]

Centros de colheita e processamento de sêmen bovino

O MAPA estabelece que o sêmen da espécie bovina distribuído e comercializado no Brasil deve ser proveniente de um CCPS devidamente registrado. O sêmen importado, comercializado e distribuído no Brasil deve provir de um CCPS registrado pela autoridade sanitária competente do país exportador, bem como ter o produto fiscalizado pelo MAPA antes de sua comercialização em território nacional.[55] O registro de CCPS estrangeiro deverá considerar os capítulos "Condições gerais de higiene dos centros de colheita e processamento de sêmen" e "Colheita e tratamento de sêmen bovino, de pequenos ruminantes e suíno", do Código Sanitário para os Animais

Terrestres da Organização Mundial de Saúde Animal (OIE). Em virtude da possibilidade de alterações na legislação, sugere-se ao leitor consultar as normativas vigentes que tratam de CCPS bovino, bem como dos requisitos sanitários vigentes.

Para obter o registro, o CCPS deverá atender aos requisitos básicos exigidos pela legislação vigente do MAPA. O CCPS precisa estar totalmente isolado de estabelecimentos de criação de gado vizinhos e ter dependências com unidades individualizadas de excelentes condições higiênicas e sanitárias que contribuam para a saúde e o bem-estar dos animais alojados, dispondo, ainda, minimamente de:

- Unidade laboratorial (sala de manipulação de sêmen e sala de lavagem e esterilização de material)
- Unidade de colheita de sêmen (instalações para colheita de sêmen com sistema de contenção e área para lavagem e preparo de material utilizado na colheita)
- Unidade de alojamento do rebanho residente com instalações que assegurem condições de bem-estar dos animais
- Unidade de quarentena (instalações para alojamento e contenção dos animais, cerca limítrofe de no mínimo 25 m do CCPS e dos criatórios vizinhos, bem como entrada independente do CCPS
- Unidade administrativa sem comunicação com as demais unidades
- Vestiários e banheiros
- Área de armazenamento da produção de sêmen.[56]

Os reprodutores doadores de sêmen alojados nos CCPS devem ser obrigatoriamente inscritos no MAPA. São documentos indispensáveis à solicitação de inscrição, descritos na legislação pertinente:

- Comunicação de Quarentena
- Certificado de Registro Genealógico Definitivo e/ou o Certificado Especial de Identificação e Produção (CEIP)
- Certificado da Prova Zootécnica
- Teste de Tipagem de DNA ou Sanguínea
- Certificado de Exame Andrológico
- Atestado Sanitário.[56]

Requisitos sanitários mínimos para produção e comercialização de sêmen bovino

O ingresso de reprodutores doadores de sêmen no rebanho residente do CCPS deve ser obrigatoriamente precedido de pré-quarentena e quarentena. Para iniciar a quarentena, os animais devem apresentar resultados negativos em exames de brucelose e tuberculose. O período mínimo de quarentena é de 28 dias, durante os quais os animais são submetidos a testes de brucelose, tuberculose, campilobacteriose genital bovina, tricomonose e diarreia viral bovina (BVD), conforme legislação vigente. Com exceção da BVD, os animais residentes precisam ser testados no mínimo anualmente para as demais enfermidades.[57]

Diluição e conservação do sêmen

Diluição do sêmen

O processamento do sêmen envolve a manipulação ou o tratamento laboratorial do ejaculado, das suas frações ou seus componentes. O processamento inclui a avaliação laboratorial das características físicas e químicas do sêmen, a análise da morfologia espermática, a diluição, o resfriamento, o envasamento e a congelação do sêmen. O objetivo primário na diluição do sêmen consiste em proteger os espermatozoides, preservando sua vitalidade e elevando o volume total do ejaculado para uma concentração espermática suficiente para o uso do sêmen na IA. No fracionamento, o sêmen diluído é separado em doses de igual volume e sugere-se que cada dose contenha, no mínimo, 10 milhões de espermatozoides móveis.[32] Normalmente, a diluição do sêmen bovino visa à congelação; porém, em casos específicos o ejaculado pode ser diluído para aplicação imediata ou apenas para resfriamento. Os diluidores devem fornecer condições ideais para a manutenção *ex-vivo* dos espermatozoides, não devem conter substâncias tóxicas e/ou teratogênicas e ainda devem ser isentos de contaminação.

Diluição para a inseminação imediata

Apesar da possibilidade do uso de diferentes diluidores, inclusive orgânicos, um dos diluidores tradicionalmente utilizados para inseminações com sêmen fresco apresentava a seguinte composição: 13,6 g de sulfato de sódio anidro, 12 g de glicose anidra e 5 g de peptona diluídos em 1.000 mℓ de água bidestilada. Para inseminações imediatas, com sêmen fresco, a taxa de diluição geralmente é mais alta do que com sêmen resfriado ou congelado, de 1:15 a 1:35 ou de até 1:75, na dependência da concentração espermática e do número de espermatozoides com movimento progressivo no ejaculado.

Resfriamento e criopreservação de sêmen

Têm a finalidade da manutenção da viabilidade espermática por períodos variados, objetivando a sua utilização futura ou seu transporte. O resfriamento do sêmen visa reduzir a atividade metabólica do espermatozoide, a fim de preservar suas reservas energéticas por períodos relativamente curtos, enquanto na criopreservação os espermatozoides permanecem em anabiose, estado no qual o metabolismo espermático está temporariamente suspenso, até a sua reativação à descongelação. Portanto, a congelação compreende o método pelo qual o sêmen e, consequentemente, o potencial genético de reprodutores superiores podem ser mantidos por tempo indeterminado. Assim, a criopreservação possibilita:

- Manutenção da diversidade genética da população
- Distribuição facilitada de sêmen de touros geneticamente superiores
- Manutenção de germoplasma de raças/linhagens em risco de extinção.

Os diluidores utilizados no resfriamento/criopreservação devem conter componentes capazes de proteger ao máximo os espermatozoides dos efeitos críticos do resfriamento e criopreservação, bem como evitar a proliferação de microrganismos. Desse modo, os diluentes podem conter:

- Açúcares: podem ser utilizados com substrato para produção de energia (monossacarídeos – glicose ou frutose), como componente osmótico (dissacarídeos – sacarose ou trealose) ou como crioprotetor (dissacarídeos)
- Gema de ovo: crioproteção pela estabilização das membranas biológicas
- Glicerol: crioproteção pelas propriedade coligativas e ligantes com água, levando à redução do ponto crioscópico intracelular, o que culmina na redução dos danos do efeito de solução pela redução da quantidade intracelular de solutos
- Tampões: evitar a redução do pH ocasionada pela produção de catabólitos tóxicos pelo metabolismo espermático, principalmente ácido láctico. Os tampões mais comumente utilizados são citrato de sódio, que também melhora a solubilidade da gema de ovo no meio aquoso, e TRIS (tris(hidroximetil)aminometano)
- Substâncias iônicas e não iônicas para a manutenção da osmolaridade
- Antibióticos para impedir a proliferação bacteriana.

Para determinar o volume do diluidor a ser acrescentado ao sêmen, deve-se considerar o número de células móveis presentes no ejaculado, o número de espermatozoides móveis em cada dose inseminante e o volume da dose inseminante (0,5 mℓ – palheta média ou 0,25 mℓ – palheta fina). Por exemplo, um ejaculado de 5 mℓ contendo 1×10^9 espermatozoides móveis/mℓ visando à dose inseminante com 30×10^6 espermatozoides móveis (167 doses): (1) para envasar em palheta fina, devem ser adicionados 36,75 mℓ de diluente; e (2) para envasar em palheta média, 78,5 mℓ de diluente.

Criobiologia

Previamente à discussão sobre resfriamento e congelação, é importante uma breve revisão das modificações sofridas pelo espermatozoide durante a redução da temperatura. Inicialmente, os efeitos do frio sobre as células foram investigados de modo empírico. A descoberta do glicerol como crioprotetor[13] deu início aos estudos mais específicos na área. Mazur[58] lançou as bases científicas da criobiologia, por ser o primeiro estudo a quantificar os efeitos biofísicos da criopreservação para predizer os melhores protocolos de congelação. Em geral, os experimentos de criobiologia determinam o coeficiente de permeabilidade da membrana, calculando o volume celular em função da curva de congelação, utilizando diferentes equipamentos desenvolvidos para tal fim. Esses dados alimentam programas de computador que, por simulação, determinam os protocolos mais adequados.

Os resultados demonstraram que a representação gráfica da sobrevivência celular ao resfriamento normalmente obedece ao formato de "U" invertido, ou seja, taxas muito lentas de resfriamento reduzem a viabilidade celular pós-descongelação, assim como taxas muito elevadas têm o mesmo efeito. Diante disso, os diferentes tipos celulares apresentam diferentes taxas ideais de resfriamento para a obtenção de melhor viabilidade pós-descongelação.

Depois de diversos estudos, a teoria mais aceita sobre os danos causados pelo resfriamento baseia-se no ponto de congelação da água a temperaturas abaixo de zero, que leva a um aumento na concentração de sais intracelulares e à porosidade da membrana. Durante a descongelação, os sais intracelulares causam uma diferença na pressão osmótica e um consequente influxo de água, podendo levar à lise celular. Em resumo, a hipótese é de que o dano celular causado por resfriamento lento se deve à exposição prolongada a altas concentrações de sais, e o dano causado por resfriamento rápido resulta da supercongelação que leva à formação de cristais de gelo, principalmente intracelulares, que danificam as estruturas celulares. Crioprotetores, como o glicerol, têm o papel preponderante de reduzir esses danos.

Com base nesses estudos, foram desenvolvidas as curvas de congelação atualmente em uso, realizadas em duas ou três fases, ou seja, com diferentes velocidades de resfriamento em diferentes faixas de temperatura.[59]

Resfriamento do sêmen

No resfriamento, o sêmen diluído é mantido entre 4 e 5°C. Após a diluição realizada entre 25 e 32°C, a queda da temperatura deve ser gradativa (de 1 a 1,2°C/min). O sêmen refrigerado se mantém viável por até 48 horas, podendo ser transportado para qualquer parte durante esse período. No entanto, a temperatura ideal de preservação de 4 a 5°C deve ser mantida constante durante todo o transporte. Embora existam diversos diluidores prontos para uso comercialmente disponíveis, o mais universalmente empregado na refrigeração do sêmen bovino é o diluidor à base de tampão de citrato de sódio e gema de ovo (fração A dos diluidores 1 e 2; Quadro 4.3).

Congelação do sêmen

A IA em bovinos baseia-se em sêmen criopreservado, mantido em nitrogênio líquido a –196°C, por tempo indeterminado. A meta final na criopreservação de sêmen consiste em alcançar

QUADRO 4.3	Principais diluidores empregados na criopreservação de sêmen bovino.										
Diluidor		**Citrato de sódio (g)**	**Antibióticos**	**Água bidestilada (mℓ)**	**Gema**	**Glicerol**	**Frutose (g)**	**Ácido cítrico**	**TRIS (g)**
Citrato – gema de ovo – glicerol	Fração A	2,20	Quadro 4.4	75	25 mℓ	–	–	–	–
	Fração B	2,20		59	25 mℓ	11 a 14%	–	–	–
Citrato – frutose – gema de ovo – glicerol	Fração A*	1,47	Quadro 4.4	75	25 mℓ	–	–	–	–
	Fração B	2,53		61	25 mℓ	14 mℓ	2	–	–
Tris-hidroxiaminometano – ácido cítrico – gema – glicerol	Solução estoque	–	Quadro 4.4	100	20%	11 a 15%	–	2,1148 1,6918	3,7855 3,0284
Tris-hidroxiaminometano – ácido cítrico – frutose – gema – glicerol	Solução estoques**	–	Quadro 4.4	100	20%	11 a 15%	1,2260	2,1148	3,7855

*Pode-se adicionar 3% de glicerol à fração A. **Fração A = solução estoque + gema de ovo 20% V/V; Fração B = solução estoque + gema de ovo 20% V/V + 11 a 15% de glicerol.

QUADRO 4.4	Antibióticos por mililitro de sêmen bovino diluído, resfriado ou congelado conforme as exigências do Ministério da Agricultura, Pecuária e Abastecimento (MAPA).[57]		
Opção 1	Gentamicina (250 µg)	Tilosina (50 µg)	Lincomicina (150 µg)	Espectinomicina (300 µg)
Opção 2	Penicilina (500 UI)	Estreptomicina (500 UI)	Lincomicina (150 µg)	Espectinomicina (300 µg)
Opção 3	Outras combinações de comprovada eficácia e autorizadas pelo MAPA		

taxas de gestação semelhantes às obtidas com sêmen fresco. Em geral, podendo sofrer algumas modificações, as principais etapas na congelação de sêmen são:

1. Colheita do sêmen.
2. Avaliação do ejaculado.
3. Cálculo da diluição.
4. Pré-diluição na metade do volume final com diluente sem crioprotetor.
5. Resfriamento.
6. Adição do diluidor contendo o crioprotetor, completando o volume final desejado.
7. Identificação e envasamento.
8. Equilíbrio.
9. Congelação.
10. Armazenamento em nitrogênio líquido.

A descongelação do sêmen também representa uma etapa de importância capital para a manutenção da viabilidade espermática. Diversos diluidores, geralmente contendo glicerol como crioprotetor, podem ser utilizados para o processamento do sêmen bovino. No Quadro 4.3 são apresentados alguns exemplos. Além dos diluidores citados, diversas indústrias comercializam diluentes prontos para uso que são uma alternativa interessante, principalmente para profissionais do campo, pois dispensam a estrutura laboratorial necessária para a preparação dos diluentes.

No momento da preparação do diluidor, a solução estoque (sem adição de gema de ovo) deverá ser inicialmente aquecida, e a gema de ovo e o glicerol, adicionados ao diluidor a uma temperatura entre 25 e 32°C. Durante a adição da gema de ovo, deve-se evitar a formação de espuma, o que ocorre quando se agita a solução intensamente. Os recipientes e os instrumentos utilizados devem ser estéreis. As gemas precisam provir de ovos de postura recente, de granjas controladas (biossegurança). Ainda, pode-se adquirir a gema pasteurizada. Após o preparo, o diluidor pode ser mantido a –20°C, sem prejuízo de sua funcionalidade.

Em geral, os ejaculados apresentam contaminação bacteriana pelo contato principalmente com pênis e prepúcio. O grau de contaminação dependerá do método e da higiene estabelecida antes e durante o procedimento de colheita, uma situação que determina a necessidade de incorporar antibióticos aos diluentes de sêmen. Conforme orientação do MAPA (Brasil, 2003[57]), cada mℓ de sêmen congelado deve conter uma das seguintes misturas de antibióticos: (1) 250 µg de gentamicina, 50 µg de tilosina, 150 µg de lincomicina e 300 µg de espectinomicina; ou (2) 500 UI de penicilina, 500 UI de estreptomicina, 150 µg de lincomicina e 300 µg de espectinomicicina (ver Quadro 4.4).

Na congelação, a técnica de diluição do sêmen é variável, podendo-se adicionar o diluidor a uma ou duas etapas. Quando a diluição é realizada em uma etapa, o sêmen e o diluidor devem estar a uma mesma temperatura (25 a 32°C). A adição do diluidor ao sêmen deve ser feita de maneira gradativa. O resfriamento do sêmen diluído até 4 a 5°C deve ocorrer a uma velocidade constante de 1 a 1,2°C/min, visando a uma redução gradativa do metabolismo espermático. Esse período é importante para reduzir o risco de choque térmico e estabilizar as membranas biológicas. Para a diluição em duas etapas, a primeira diluição (Fração A) é feita do mesmo modo que a diluição única, porém utilizando a metade do volume final. A adição da Fração B do diluidor, contendo glicerol, deve também ser feita lentamente, quando o sêmen já estiver a 4 ou 5°C. Em seguida, realiza-se o envase em palhetas identificadas.

Após um período de equilíbrio de 1 a 6 horas a 4 ou 5°C, as palhetas são dispostas horizontalmente no vapor de nitrogênio (–50 a –80°C), podendo-se utilizar com esta finalidade uma tela de arame ou uma rampa apropriada, posicionada 4 a 5 cm acima do nível do nitrogênio líquido. As palhetas permanecem no vapor de nitrogênio líquido durante 15 min, sendo, em seguida, submersas. O sêmen congelado é mantido em botijão de nitrogênio líquido, um recipiente isotérmico, com isolamento a vácuo, que permite conservar as doses de sêmen congeladas a –196°C, por tempo indeterminado.

Envasamento do sêmen

Atualmente, o sêmen bovino é congelado quase exclusivamente em palhetas, que são tubos plásticos de pequeno diâmetro com capacidade para 0,25 mℓ (palheta fina) ou 0,50 mℓ (palheta média). A obliteração de uma das extremidades da palheta se obtém pelo enrijecimento de um tampão de álcool polivinílico, quando este entra em contato com o sêmen diluído, no momento do envase. A outra extremidade é obliterada por soldadura. O envasamento em palhetas compreende o método que melhor garante a manutenção das condições sanitárias e biológicas do sêmen durante a criopreservação. Além disso, a palheta possibilita uma identificação permanente, além de facilitar o armazenamento e o manejo de IA. De acordo com as exigências do MAPA,[56] cada palheta deve conter no mínimo as seguintes informações:

- Número da partida (data da congelação)
- Nome ou número do registro do CCPS
- Nome e número do registro genealógico do touro
- Código da raça padronizado internacionalmente (duas letras)
- No caso de sêmen sexado, M para macho e F para fêmea.

No passado, o sêmen era congelado em ampolas de vidro de 1 mℓ ou até mesmo em *pellets* (gotas de sêmen diluído congelado sobre uma superfície de gelo seco). As ampolas eram de difícil manipulação para realizar o envase, ocupavam muito espaço no armazenamento e, no momento da descongelação, eram de baixa praticidade. Já a congelação em *pellets* era prática e eficiente, embora não proporcionasse segurança sanitária e de identificação durante o armazenamento.

Descongelação e avaliação do sêmen congelado

Todas as análises seminais anteriormente descritas também se aplicam à avaliação do sêmen descongelado. Para garantir a qualidade, é importante que a descongelação ocorra em banho-maria à temperatura entre 35 e 37°C por no mínimo 20 s (palheta fina) ou 30 s (palheta média), ou conforme as instruções do CCPS responsável.

A avaliação do sêmen pós-congelação representa uma das principais etapas no processamento tecnológico do sêmen. Sugere-se que a análise seminal seja realizada após o sêmen ser mantido por 5 a 10 min a 37°C. É desejável que a dose de espermatozoides congelados tenha no mínimo 10 milhões de espermatozoides móveis com vigor igual ou superior a 3 e, no mínimo, 70% de células com morfologia normal.[32] Os padrões qualitativos desejáveis para sêmen de bovinos após a descongelação, segundo o Colégio Brasileiro de Reprodução Animal (CBRA),[32] são apresentados no Quadro 4.5. A partir da avaliação das características seminais de uma dose descongelada, pode ser emitido um laudo técnico que ateste a qualidade da partida de sêmen.

Além dos exames rotineiros para a avaliação das características seminais, o sêmen descongelado pode ser submetido a testes funcionais, como o da capacidade de resistência espermática ao estresse térmico. Existem três tipos de teste de termorresistência: teste lento (cinética espermática avaliada em amostra mantida por 5 horas a 38°C); teste rápido (cinética espermática avaliada em amostra mantida por 30 min a 46°C); e teste "estressado" ou modificado (após avaliação do teste lento, a amostra é mantida por 24 horas a 5°C para nova avaliação).

Definições

Inseminação artificial

A IA consiste na deposição iatrogênica do sêmen no trato genital feminino. A otimização do ganho genético e outras vantagens da biotécnica somente são possíveis quando se emprega a tecnologia de sêmen também de maneira satisfatória.

Desde os resultados de Polge *et al.*,[13] após investimentos em pesquisa, foi possível a utilização de sêmen congelado nos bovinos, tornando a IA a biotécnica reprodutiva mais amplamente

QUADRO 4.5	Padrões qualitativos desejáveis para sêmen de bovinos após a descongelação.	
Característica seminal		**Valores após a descongelação**
Volume da dose (mℓ)		0,25 ou 0,5 mℓ
Motilidade (%)		≥ 30
Vigor (0 a 5)		≥ 3
Morfologia	Espermatozoides normais (%)	≥ 70
	Defeitos maiores (%)	≥ 10
Quantidade de espermatozoides móveis (milhões/palheta)		~ 10

Adaptado de CBRA.[32]

utilizada e importante em termos de produção animal. No Quadro 4.6, são apresentados os principais aspectos relativos à IA, que serão descritos em detalhe posteriormente.

Como a IA permite a obtenção de um grande número de descendentes de um único touro, deve haver especial cuidado com a disseminação de características genéticas indesejáveis, bem como com a inevitável redução da variabilidade genética dos rebanhos.

■ Aplicações

Em relação à monta natural, a IA em bovinos apresenta uma série de vantagens consideráveis, tanto de ordem sanitária quanto zootécnica e econômica, com consequente reflexo sobre o melhoramento e a produção animal, sendo, ainda, componente essencial na execução da transferência de embriões (TE). As principais aplicações e vantagens da IA estão descritas a seguir.

Controle da transmissão de doenças infectocontagiosas

A IA possibilita o controle de enfermidades infecciosas transmissíveis pela monta natural (brucelose, tuberculose, campilobacteriose, tricomonose e BVD). Além disso, é de importância fundamental para programas sanitários oficiais de erradicação de doenças infectocontagiosas. Os reprodutores doadores de sêmen devem satisfazer a todas as exigências sanitárias previstas na legislação vigente do MAPA e exigências de outros países, no caso de exportação.

Incremento do melhoramento genético e da produção animal

A utilização da IA viabiliza a geração de um maior número de descendentes de um reprodutor que a monta natural, podendo chegar a um número superior a 100.000, facilitando também a distribuição geográfica do material genético. Em programas de melhoramento animal, a IA permite um aumento da intensidade e da velocidade de seleção para diferentes características, como nível e qualidade da produção (carne, leite), garantindo um aumento da produtividade a cada geração, com foco na redução dos custos. Essas vantagens zootécnicas e econômicas da IA dependem da raça, do tipo de exploração

e do nível de melhoramento genético, tanto no rebanho quanto na população.

Nesse contexto, a seleção de um reprodutor para programas de IA fundamenta-se na avaliação zootécnica do animal e na análise de sua ascendência (*pedigree*), nos resultados da avaliação das características individuais em estação ou centros de controle, no teste da progênie, bem como na seleção assistida pelo genoma.

Aprimoramento do controle zootécnico

A IA é um método de acasalamento que facilita a implementação de programas de cruzamentos, visando à exploração da heterose. Considerando que em muitas regiões do Centro-Norte do país a monta natural com touros de raça europeia é dificultada, grande parte da melhora da qualidade de carne produzida nessas regiões se deve a programas de IA. Principalmente quando associada à sincronização de estros ou realização de IATF, a IA promove a concentração dos partos em épocas mais propícias do ano (clima, comercialização etc.), facilitando o monitoramento dos partos (redução da mortalidade perinatal) e o manejo na propriedade.

O uso de touros com diferença esperada na progênie (DEP) que comprovadamente geram descendentes com menor peso ao nascimento reduz os problemas de partos distócicos, principalmente em novilhas. A IA também permite o uso na reprodução de touros geneticamente superiores, com problemas adquiridos de natureza não genética, sobretudo afecções do sistema musculoesquelético que os incapacitem de realizar a cópula.

A criopreservação do sêmen possibilita manter a viabilidade reprodutiva do animal por um período muito superior ao seu tempo de vida, permitindo a utilização ou reutilização de genes de interesse em uma população. A criopreservação também facilita a difusão internacional de material genético a um custo menor e com baixo risco sanitário, aumentando a diversidade genética de populações, elemento fundamental para a seleção e o melhoramento animal.

Racionalização do manejo reprodutivo

Com a utilização da IA, a manutenção de touros nas propriedades não é necessária para garantir a reprodução ou, pelo menos, a quantidade de touros mantidos é inferior, facilitando muito o manejo.

Formação de bancos de germoplasma animal

A criopreservação possibilita a preservação do material genético de espécies e raças de animais em perigo de extinção. Além da congelação de gametas masculinos, a formação de bancos de germoplasma animal pressupõe a manutenção de oócitos, embriões e amostras diversas de células e tecido animal (pele, sangue, pelos etc.) em condições que garantam a aplicação futura em reprodução assistida.

QUADRO 4.6	Principais etapas da inseminação artificial em bovinos.

Medidas referentes à seleção dos machos, à tecnologia do sêmen e à inseminação
- Seleção zootécnica
- Avaliação clínica e da capacidade reprodutiva

Exame andrológico
- Colheita do sêmen
- Processamento: avaliação, diluição, envasamento, refrigeração e congelação
- Descongelação
- Inseminação artificial propriamente dita

Prevenção de acidentes

A IA viabiliza um avanço em termos de segurança na propriedade pela eliminação ou redução da quantidade de touros. Por isso, ela é importante para evitar acidentes com as fêmeas durante a cobertura por animais muito pesados e com os funcionários no manejo com touros de temperamento mais agressivo.

Inseminação propriamente dita

Trata-se da biotécnica aplicada à reprodução animal na qual o sêmen é depositado no aparelho reprodutor da fêmea, com o auxílio de materiais e instrumentos específicos, em condições que permitam viabilizar a fecundação. Para facilitar o manejo em rebanhos bovinos numerosos, existem à disposição protocolos de IATF que tornam possível a IA das fêmeas sem observações de estros.

A IA é uma ferramenta extremamente importante no processo de melhoramento genético. No entanto, é importante ter em mente que o seu sucesso não depende apenas da qualidade do sêmen, mas, antes de tudo, do manejo reprodutivo na propriedade e das condições sanitárias e nutricionais do rebanho, havendo muitos outros fatores envolvidos, capazes de interromper o ciclo reprodutivo normal e causar infertilidade ou mesmo esterilidade. Muitos problemas de fertilidade nos rebanhos advêm de enfermidades infecciosas, como campilobacteriose, tricomonose, neosporose, brucelose, leptospirose e BVD. Outro fator determinante da fertilidade é o meio ambiente. As fêmeas devem ser mantidas em pastagens e/ou instalações que garantam o seu bem-estar e possibilitem a manutenção da adequada ciclicidade para obtenção de taxas de fecundidade satisfatórias, bem como facilitem a detecção de estro, quando necessário. A nutrição deve ser adaptada às necessidades dos animais, conforme o tipo de exploração, evitando tanto animais excessivamente magros ou obesos quanto com deficiências nutricionais específicas. Um bom indicativo do *status* nutricional geral é a avaliação do escore corporal das vacas, classificando-as em uma escala de 1 (excessivamente magra) a 5 (excessivamente obesa), e utilizando no programa de IA, preferencialmente, apenas animais com escore corporal entre 3 e 4. Caso o escore corporal seja adequado e os resultados não sejam satisfatórios, considera-se a possibilidade de haver carência de microelementos específicos.

Um rebanho submetido à IA deve estar sob controle reprodutivo. Exames rotineiros no puerpério são necessários para avaliar a adequada involução uterina normal. Entre 45 e 90 dias pós-parto, as vacas devem apresentar condições para uma nova concepção, visando à obtenção de intervalos ideais entre partos (365 dias). Outro aspecto importante consiste em uma boa técnica de determinação da manifestação estral. Além disso, é necessário inseminar o animal no momento mais propício (Figura 4.8). No início do estro, a fêmea se apresenta inquieta e tenta montar sobre as companheiras, e, na sequência, aceita ser montada tanto por um macho (rufião) quanto por outras fêmeas. Um método prático para obter bons resultados de inseminação consiste em inseminar à tarde as fêmeas que foram observadas em estro pela manhã e na manhã do dia seguinte aquelas que foram observadas em estro à tarde. Pode-se também obter boas taxas de gestação, ao redor de 5% inferior a duas IA por dia, inseminando no primeiro período da manhã todas as fêmeas que apresentaram estro no dia anterior. Esse procedimento reduz o trabalho pela metade na medida em que concentra todas as inseminações em um único período do dia. Maior concentração de estros e de inseminações pode ser obtida por tratamentos hormonais de sincronização de estro e de controle de ovulações (Capítulo 3, *Controle do Estro e da Ovulação em Ruminantes*).

O muco decorrente do cio, expelido pela comissura vulvar, é límpido e transparente, semelhante à clara de ovo. A quantidade de muco e a sua viscosidade variam no decorrer do estro. Quando o animal apresenta infecção uterina mais grave, pode-se observar pus no muco e na vulva. Quando a infecção é de grau mais leve, o muco apresenta aspecto turvo. No caso de infecções uterinas, o animal não deve ser inseminado, tornando-se necessária uma avaliação pelo médico-veterinário.

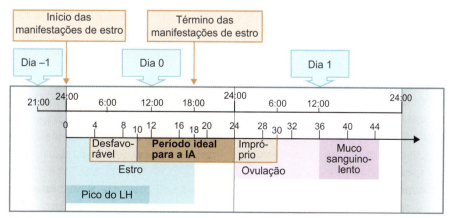

FIGURA 4.8 Período ideal para a inseminação artificial (IA) em bovinos: 10 a 24 horas após o início do estro. LH: hormônio luteinizante.

Finalmente, além dos aspectos relacionados com a fêmea e o manejo em geral, a fertilidade na IA dependerá da correta manipulação do sêmen, da técnica de inseminação e da experiência do inseminador. Cuidados especiais devem ser tomados para evitar a descongelação parcial das palhetas durante a sua manipulação no botijão. A descongelação das palhetas deve ser cautelosa, realizada em banho-maria, conforme descrito anteriormente – a palheta precisa ser mergulhada no banho-maria com o tampão de álcool polivinílico voltado para baixo a fim de prevenir o contato com a água em caso de falha no sistema de vedação utilizado. É importante enxugar a palheta com papel-absorvente. A abertura deve ser feita com uma lâmina bem afiada ou com equipamento próprio, na extremidade oposta à do tampão. Em seguida, realiza-se a montagem da palheta no aplicador metálico, com a bainha descartável. Após a limpeza da vulva com papel-toalha, o aplicador deve ser introduzido na vulva, a um ângulo de 30° a 40°, evitando-se o meato urinário. Quando no fundo de saco vaginal, por controle retal, o aplicador deve ser introduzido na cérvix (Figura 4.9). A passagem do aplicador pelos anéis da cérvix deve ser cuidadosa e o seu sucesso dependerá da experiência do inseminador, mas também das características anatômicas do colo do útero. Recentemente, foram ofertados equipamentos ópticos que permitem a IA cervical sem manipulação via retal, a exemplo dos primeiros sistemas que utilizavam espéculos vaginais.

Considerações finais

A contribuição genética de touros doadores de sêmen, avaliados e selecionados por meio de provas zootécnicas desenvolvidas pelos mais modernos preceitos do melhoramento genético, compreende a principal contribuição obtida pelo uso da IA em bovinos empregando sêmen congelado. Com a utilização da IA em grandes populações de bovinos, foi importante o desenvolvimento paralelo de estudos quanto à potencialidade e à aptidão reprodutiva dos touros doadores de sêmen. Para a adequação dos exames andrológicos, foram necessários muitos estudos relacionados com fisiologia, patologia, genética populacional e molecular, matemática, tecnologia computacional, avaliação genômica e outras áreas da ciência, culminando na identificação de animais com maior potencial produtivo e reprodutivo, como o descrito nos tópicos anteriores. Além disso, para otimizar a produção e a qualidade do sêmen, foram necessários avanços na nutrição de touros jovens e adultos, no conhecimento sobre o comportamento sexual dos animais, nos equipamentos de colheita de sêmen, na avaliação do sêmen e no desenvolvimento dos diluentes e das curvas de congelação para a sua criopreservação, bem como uma crescente adição de algumas técnicas moleculares, que vêm proporcionando maior segurança na seleção de reprodutores. Ainda, houve um apreciável avanço no desenvolvimento de equipamentos para a prática da IA com foco na melhoria dos procedimentos, na economicidade e na redução de possibilidade de contaminação durante a execução dos procedimentos. Todos esses esforços contribuíram para o estado atual da "indústria" da IA dos bovinos, que, além de contribuir para o incremento e a segurança da produção animal, representa uma importante fonte de receitas em todo o mundo.

A IA constitui um método de acasalamento, e não um método de melhoramento genético animal, e apenas pode servir como instrumento para este processo. Adicionalmente, é importante salientar que o emprego da IA não melhora a fertilidade *per se*, tornando-se necessário considerar que, quanto mais tecnologia se introduz no processo reprodutivo/produtivo, maiores são as exigências em todos os níveis da produção. Entretanto, os procedimentos descritos com foco na consecução das boas práticas são capazes de promover uma melhora nos índices de fertilidade, pois sua implantação exige mudanças nos diferentes aspectos da propriedade, como manejo, sanidade, bem-estar animal, nutrição etc.

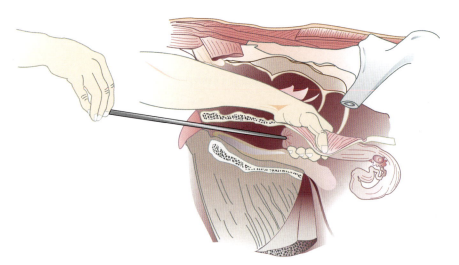

FIGURA 4.9 Inseminação artificial propriamente dita em bovinos. (Adaptada de Schaetz, 1963.)[60]

A IA torna possível que os produtores modifiquem seus objetivos de produção com maior rapidez para o atendimento a novas tendências no mercado, pelo uso de touros advindos de outros ambientes, outras épocas, raças, subespécies e até mesmo espécies para o desenvolvimento científico e exploração de heterose.

Adicionalmente, é interessante salientar que, embora haja estoque de tecnologias para atender à maior parte das demandas atuais dos sistemas de produção, existem tecnologias associadas que requerem investimentos públicos ainda maiores em pesquisa e desenvolvimento visando a um aumento da competitividade da pecuária nacional. Nesse contexto, são da mesma forma importantes tecnologias gerenciais com foco na melhoria dos procedimentos com redução de insumos.

REFERÊNCIAS BIBLIOGRÁFICAS

1. Foote R. The history of artificial insemination: Selected notes and notables. J Anim Sci; Biography and History Series. 2002;1-10.
2. Rommel W. Entwicklung der künstlichen Besamung in der Welt. In: Busch W, Löhle K, Peter W. Künstliche Besamung bei Nutztieren. Stuttgart: Gustav Fischer Verlag Jena; 1991. p. 39-51.
3. Leeuwenhoek A. De natis è semine genitali animalculis. Phil Trans Roy Soc London. 1678;12:1040-3.
4. Spallanzani L. Versuche über die Erzeugung der Tiere und Pflanzen. Leipzig: G. J. Göschen; 1786.
5. Ivanov I. De la fécondation artificielle chez les mammiferes. Arch Sci Biol. 1907;12:377-511.
6. Ivanov I. Die künstliche Befruchtung der Haustiere. Hannover: M. u. H. Schaper; 1912.
7. Mies Filho A. Reprodução dos animais. 6. ed. Porto Alegre: Editora Sulina; 1987. 2v.
8. Jahnel F. Über die Widerstandsfähigkeit von menschlichen Spermatozoen gegenüber starker Kälte. Klin Wschr. 1938;17:1273.
9. Phillips P, Lardy H. A yolk-buffer pabulum for the preservation of bull semen. J Dairy Sci. 1940;23:399-404.
10. Sörensen E. Künstliche besamung mit gelatiniertem sperma in paraffinierten Allophanröhrchen. Bericht über II. Vet.-med. Kongr. für KB in Foggia; 1940. p. 265. In: Busch W, Löhle K, Peter W. Künstliche Besamung bei Nutztieren, Stuttgart: Gustav Fischer Verlag Jena; 1991.
11. Cassou R. La méthode des pailletes en plastique adaptée à la généralisation de la conqélation. In: Proc. 5th Int. Congr. Anim. Reprod. Trento, Itália. 1964;4:540-6.
12. Salisbury G, Fuller H, Willet E. Preservation of bovine spermatozoa in yolk-citrate diluent and field results from its use. J Dairy Sci. 1941;34:905.
13. Polge A, Smith U, Parkes A. Revival of spermatozoa after vitrification and dehydration at low temperatures. Nature. 1949;164:666.
14. Stewart, D. Storage of bull spermatozoa at low temperatures. Vet Rec. 1951;63:65-6.
15. Mazur P. Principles of cryobiology. In: Fuller BJ, Lane N, Benson EE. Life in the frozen state. Boca Raton: CRC Press; 2004. p. 3-65.
16. Nagase H, Graham E. Pelleted semen: Comparison of different extenders and processes on fertility of bovine spermatozoa. In: Proc. 5th Int. Congr. Anim. Reprod. Artif. Insem., Trento, Itália. 1964;4:387-91.

17. Gledhill B. Cytometry of mammalian sperm. Gamete Res. 1985;12: 423-38.
18. Baruselli P, Catussi B, Abreu L, Elliff FM, Silva LG, Batista ES, Crepaldi GA. Evolução e perspectivas da inseminação artificial em bovinos. Rev Bras Reprod Anim. 2019;43:308-14.
19. IBGE. Sistema IBGE de Recuperação Automática - SIDRA. Disponível em: www.ibge.gov.br. https://sidra.ibge.gov.br/tabela/3939
20. Buehr M, Gu S, McLaren A. Mesonephric contribution to testis differentiation in the fetal mouse. 1993;117(1):273-81.
21. Nel-Themaat L, Gonzalez G, Akiyama H, Behringer RR. Illuminating testis morphogenesis in the mouse. J Androl. 2010;31(1):5-10.
22. Sinclair AH, Berta P, Palmer MS, Hawkins JR, Griffiths BL, Smith MJ et al. A gene from the human sex-determining region encodes a protein with homology to a conserved DNA-binding motif. Nature. 1990;346(6281):240-4.
23. Sekido R, Lovell-Badge R. Sex determination involves synergistic action of SRY and SF1 on a specific Sox9 enhancer. Nature. 2008; 453(7197): 930-4,.
24. Yao HH-C, Whoriskey W, Capel B. Desert Hedgehog/Patched 1 signaling specifies fetal Leydig cell fate in testis organogenesis. Genes & Development. 2002;16(11):1433-40.
25. Nef S, Parada LF. Cryptorchidism in mice mutant for Insl3. Nat Genet. 1999;22(3):295-9.
26. Gardiner JR, Swain A. Sex determination and differentiation. In: Plant TM, Zeleznik AJ. Knobil and Neill's physiology of reproduction. 4. ed. San Diego: Academic Press; 2015. p. 267-92.
27. Krause, D. Männlicher Geschlechtsapparat. In: Rosenberger G. Die klinische Untersuchung des Rindes, Berlin und Hamburg: Verlag Paul Parey; 1990. p. 422-71.
28. Kastelic, J. Thermoregulation of the testes. In: Hopper R. Bovine Reproduction. 2014, p. 26-29.
29. Robaire B, Hinton BT. The epididymis. In: Plant TM, Zeleznik AJ. Knobil and Neill's physiology of reproduction. 4. ed. San Diego: Academic Press; 2015. p. 691-771.
30. Siddiqui MA, Bhattacharjee J, Das ZC, Islam MM, Islam MA, Haque MA et al. Crossbred bull selection for bigger scrotum and shorter age at puberty with potentials for better quality semen. Reprod Domest Anim. 2008;43(1):74-9.
31. Garcia-Paloma JA. A bull breeding soundness evaluation system with greater emphasis on scrotal circumference J Pesquisa Veterinária Brasileira. 2015;35:817-21.
32. CBRA. Manual para exame andrológico e avaliação de sêmen animal. 3. ed. Belo Horizonte: CBRA; 2013.
33. Smith LB, Walker WH. The regulation of spermatogenesis by androgens. Seminars in Cell & Developmental Biology. 2014;30:2-13.
34. Valli H, Phillips BT, Orwig KE et al. Spermatogonial Stem Cells and Spermatogenesis. In: Plant TM, Zeleznik AJ. Knobil and Neill's physiology of reproduction. 4. ed. San Diego: Academic Press; 2015. p. 595-635.
35. Salim B, Entwistle KW. Duration of the seminiferous epithelial cycle in hybrid Bos indicus × Bos taurus bulls. J Reprod Fertil. 1982;66(2):729-34.
36. Hopkins FM, Spitzer JC. The new Society for Theriogenology breeding soundness evaluation system. Vet Clin North Am Food Anim Pract. 1997;13(2):283-93.
37. Barth A. Bull breeding soundness. 3. ed. Saskatoon, SK: The Western Canadian Association of Bovine Practitioners; 2013.
38. Fordyce G, Entwistle K, Norman S, Perry V, Gardiner B, Fordyce P. Standardising bull breeding soundness evaluations and reporting in Australia. Theriogenology. 2006;66(5):1140-8.

39. Penny CD. The New BCVA Bull Pre-Breeding Examination Certificate. Cattle Practice. 2009;17:202-7.

40. Brito LF, Barth AD, Wilde RE, Kastelic JP. Testicular ultrasonogram pixel intensity during sexual development and its relationship with semen quality, sperm production, and quantitative testicular histology in beef bulls. Theriogenology. 2012;78(1):69-76.

41. Tomlinson M, Jennings A, Macrae A, Truyers I. The value of trans-scrotal ultrasonography at bull breeding soundness evaluation (BBSE): The relationship between testicular parenchymal pixel intensity and semen quality. Theriogenology. 2017;89:169-77.

42. Paufler S. Die künstliche Besamung beim Rind. In: Paufler SK und Mitautoren. Künstliche Besamung und Eitransplantation bei Tier und Mensch, Hannover: M & H Schaper Verlag; 1974. v. 1. p. 48-80.

43. Schnorr B. Embryologie der Haustiere. 2. ed. Stuttgart: Ferdinand Enke Verlag; 1989.

44. Amann RP, Waberski D. Computer-assisted sperm analysis (CASA): capabilities and potential developments. Theriogenology. 2014;81(1): p. 5-17.e1-3.

45. Bretschneider L. En normentafel ten gebrauke bij de morphologische beoordeling van stierensperma. Tschr Diergeneeskd. 1948;73:421.

46. Blom E. The ultrastructure of some caracteristic sperm defects and a proposal for a new classification of the bull spermiogram. Nord Vet Med. 1973;25:383-91.

47. Arruda R, Celeghini E, Garcia A, Santos GDC, Leite TG, Oliveira LZ et al. Morfologia espermática de touros: interpretação e impacto na fertilidade. Rev Bras Reprod Anim. 2015;39:47-60.

48. Barth AD. Evaluation of potential breeding soundness of the bull. In: R Youngquist RS, Threlfall WR. Current therapy in large animal theriogenology. 2. ed. Saint Louis: W.B. Saunders; 2007. p. 228-40.

49. Saacke RG. Sperm morphology: Its relevance to compensable and uncompensable traits in semen. Theriogenology. 2008;70(3):473-8.

50. Barth A, Oko R. Abnormal morphology of bovine spermatozoa. Ames: Iowa State University Press; 1989.

51. Karras W. Spermastudien: 1. Mitteilung. Eine Methode zur färberischen Darstellung der Kopfkappen und des Kolloidüberzugs der Spermien. Mschr Prakt Tierhk. 1950;2:162-7.

52. Vale Filho V, Pinheiro L, Basrur P. Reproduction in Zebu cattle. In: Morrow DA, editor. Current therapy in theriogenology. 2. ed. W.B. Saunders Co. Philadelphia; 1986. p. 437-42.

53. Lichtman JW, Conchello JA. Fluorescence microscopy. Nat Methods. 2005;2(12):910-9.

54. Cunha A, Carvalho J, Dode M. Techniques for sperm evaluation using fluorescent probes. Semina: Ciências Agrárias. 2015;36:4365-76.

55. Brasil. Instrução normativa n. 36, de 27 de outubro de 2015. Requisitos zoossanitários dos Estados partes para a importação de sêmen bovino e bubalino congelado. Diário Oficial da União. Brasília, 28 out. 2015. Seção 1, p. 3.

56. Brasil. Instrução Normativa n. 53, de 27 de setembro de 2006. Aprova o Regulamento para registro e fiscalização de Centro de Coleta e Processamento de Sêmem (CCPS) bovino, bubalino, caprino e ovino. Diário Oficial da União. Brasília, 04 out. 2006. Seção 1, p. 15.

57. Brasil. Instrução Normativa SDA n. 48, de 17 de junho de 2003. Requisitos sanitários mínimos para a produção e comercialização de sêmen bovino e bubalino no país. Diário Oficial da União. Brasília, 20 jun. 2003. Seção 1, p. 6.

58. Mazur P. Kinetics of water loss from cells at subzero temperatures and the likelihood of intracellular freezing. The Journal of General Physiology. 1963;47(2):347-69.

59. Walters EM, Benson JD, Woods EJ et al. The history of sperm cryopreservation. In: Pacey AA, Tomlinson MJ. Sperm banking: Theory and practice. Cambridge: Cambridge University Press; 2009. p. 1-17.

60. Schaetz F. Die künstliche Besamung bei den Haustieren. Jena: Gustav Fischer Verlag; 1963.

CAPÍTULO 5

Inseminação Artificial em Pequenos Ruminantes

Jairo Pereira Neves • José Ferreira Nunes • Fabiana Cristina Varago •
Thiago Antônio Souza Nascimento Silva

Introdução

Este capítulo trata dos principais métodos e técnicas utilizados na inseminação artificial (IA) nas espécies ovina e caprina, visando contribuir para a formação e o aperfeiçoamento de acadêmicos, profissionais de Medicina Veterinária e áreas afins. Na introdução, são apresentadas as vantagens e desvantagens, bem como os fatos históricos mais relevantes dessa técnica no Brasil. Para facilitar a compreensão dos conteúdos temáticos, serão feitas algumas considerações anatomofisiológicas de interesse para a técnica de IA. O detalhamento técnico tratará dos requisitos para preparação de animais, alternativas para utilização do sêmen fresco, diluído, refrigerado e congelado. Serão apresentadas ainda as alternativas para aplicação de sêmen: as técnicas vaginal, cervical e intrauterina. Por último, serão descritos os principais avanços e tendências. Espera-se que os leitores obtenham informações que permitam melhor conhecer essa importante ferramenta de melhoramento genético.

A IA é um método de acasalamento idealizado para proporcionar a fecundação das fêmeas com sêmen de machos selecionados inclusive em outros ambientes, em outras épocas, de outras raças, subespécies ou mesmo de outras espécies, visando ao incremento na produção e na manutenção de genótipos locais ou exóticos. Por vezes, pessoas envolvidas em produção animal ou preservação de espécies em extinção imaginam que a IA poderia ser um método de melhoramento animal; porém, não é este o caso – trata-se apenas de um instrumento que possibilita a universalização dos recursos genéticos.[1]

A IA permite amplificar a utilização de um reprodutor, viabilizando seu potencial genético pela progênie em um menor espaço de tempo. Nesse contexto, pode proporcionar o comércio nacional e internacional de sêmen de reprodutores de interesse zootécnico ou provados e, pela congelação do sêmen, garantir a preservação dos genótipos de interesse. Outro aspecto vantajoso dessa técnica é a redução do custo de manutenção de reprodutores nas propriedades, aliada a um custo/benefício positivo quando empregada em situações adequadas.[2] A IA em caprinos e ovinos viabiliza a adoção de outras biotécnicas reprodutivas, como a indução de estro/ovulação e a reprodução fora da estação, sistemas de sincronização estral de curta duração e, ainda, programas de colheita e transferência de embriões. Poucas desvantagens podem ser consideradas, como fertilidade reduzida e perda de material genético congelado, resultantes de falhas no uso da biotécnica, difusão de enfermidades venéreas ou mesmo propagação de características hereditárias indesejáveis se a seleção de genitores for inadequada. Esses fatos não são limitantes para o melhoramento animal, mas a falta de interligação efetiva entre rebanhos pelo baixo uso de sêmen congelado representa um ponto de estrangulamento importante para a implementação efetiva de programas de melhoramento genético.[3]

O objetivo deste capítulo consiste em disponibilizar, de maneira sintética, o conhecimento gerado sobre IA nas décadas passadas e na atualidade, visando contribuir para o seu ensino e uso na produção animal em pequenos ruminantes.

Histórico da inseminação artificial ovina no Brasil

O Ministério da Agricultura foi o pioneiro na promoção do serviço da IA no Rio Grande do Sul a partir da década de 1940. O primeiro posto oficial foi implantado em 1943, na Fazenda Cinco Cruzes, no município de Bagé, atual Centro de Pesquisa de Pecuária dos Campos Sul-Brasileiros da Embrapa. Em 1949, foi criado o Serviço de Fisiopatologia da Reprodução e Inseminação Artificial (SFRIA) do MAPA. O professor Antônio Mies Filho relata que houve uma evolução rápida entre 1944 e 1953, uma fase de estabilização de 1974 a 1979 e um declínio a partir de 1983 quanto ao número de ovelhas inseminadas. No auge do período, cerca de 10% das ovelhas integrantes do rebanho naquele estado foram inseminadas. A partir de 1960, com a extinção do SFRIA, os produtores passaram a utilizar essa tecnologia por conta própria usufruindo dos benefícios dessa implantação inicial. Na década de 1980, segundo estatística oficial, estima-se que apenas 5% das ovelhas foram inseminadas, utilizando-se sêmen fresco ou diluído, com um número variando entre 500 e 1.000 ovelhas e um índice médio estimado em 70% de não retorno.[2]

A situação da IA após 1990 caracterizou-se por uma redução do número de ovelhas inseminadas, com um número médio de 600 fêmeas por propriedade, oscilando de 50 a 5.000 e nascimentos da ordem de 75%, além da produção de cordeiros entre 20 e 150%. Após 2002, foi estimado, para algumas regiões deste estado, que mais de 60% dos rebanhos tinham menos de 100 ovinos e que menos de 3% dos rebanhos criavam mais de 1.000 animais.[3] Apesar dessa redução, foram incorporadas outras tecnologias complementares à IA, como a sincronização de estros, a sincronização da ovulação para inseminação artificial em tempo fixo (IATF), sem necessidade de observação de estro, e a formação de bancos de sêmen criopreservado. A inseminação intrauterina por laparoscopia passou a ser utilizada em rebanhos de elite visando ao incremento da prenhez com uso do sêmen congelado,[4] assim como ao diagnóstico de prenhez por ultrassonografia.[5]

Histórico da inseminação artificial caprina no Brasil

No Brasil, as primeiras inseminações ocorreram na década de 1970. A partir de 1976, quando da criação do Centro Nacional de Pesquisa de Caprinos – Embrapa Caprinos –, em Sobral, Ceará, a técnica da reprodução programada foi adotada, incluindo a seleção de cabras para sincronização do estro e IA com sêmen refrigerado. A reprodução programada em caprinos possibilitou levar a IA aos primeiros pequenos produtores do Ceará, de Alagoas e do Piauí, utilizando sêmen de reprodutores das raças Saanen e Pardas Alpinas, ambas importadas da França, país detentor do maior número de fêmeas inseminadas. Os primeiros resultados de fertilidade alcançados foram de cerca de 50%. O modelo trabalhado no Brasil foi o mesmo utilizado na Venezuela. Essas primeiras IAs foram determinantes para a difusão de caprinos produtores de leite para estados nordestinos, como Ceará (220 IAs), Alagoas (425 IAs) e Piauí (140 IAs), constituindo uma vanguarda na tecnologia do sêmen caprino congelado. Os procedimentos técnicos foram fundamentados na técnica de Corteel[6] adaptada por Nunes.[7] Os primeiros trabalhos com sêmen congelado e resfriado serviram de base para a elaboração do projeto inicial para a criação de um banco de sêmen na Embrapa Caprinos, em 1987.

Bases fisiológicas

Considerações anatomofisiológicas dos machos

Os órgãos genitais de ovinos e caprinos são semelhantes, formados por bolsa escrotal, contendo testículos e epidídimos, ductos deferentes, glândulas sexuais acessórias, uretra, pênis e prepúcio. As diferenças entre essas espécies se referem ao tamanho de alguns órgãos reprodutivos.

Os testículos exercem as funções espermatogênica e de produção hormonal em consonância com o eixo hipotálamo-hipofisário. Em número de dois, são simétricos, apresentam forma ovoide e alojam-se na túnica vaginal da bolsa escrotal em posição vertical. São maiores nos ovinos (200 a 300 g) que nos caprinos (80 a 150 g). Seu tamanho e peso são influenciados por raça, estação do ano, condição nutricional e individual e estão correlacionados diretamente com a capacidade de produção espermática. A estrutura histológica e funcional é semelhante entre essas duas espécies, como também com a de outros ruminantes.

Os epidídimos apresentam uma estrutura alongada e estão intimamente associados aos testículos, compostos por cabeça, corpo e cauda. As cabeças situam-se sobre os polos proximais, os corpos medialmente e as caudas distais às gônadas. Têm como funções principais o transporte, a maturação e a estocagem dos espermatozoides. Centenas de milhões de espermatozoides são estocados nos epidídimos (20 a 40 centenas de milhões nos ovinos e 12 a 16 nos caprinos). Os ductos deferentes transportam as células espermáticas até a uretra, próximo da qual apresentam uma dilatação denominada ampola. Têm uma porção escrotal e outra abdominal, e sua forma cilíndrica e consistência rígida facilitam sua identificação na preparação de rufiões por vasectomia.

As glândulas acessórias compreendem duas vesiculares, duas bulbouretrais e uma próstata, sendo as primeiras mais desenvolvidas nessas espécies. A próstata distribui-se em torno da uretra e é pouco proeminente, apresentando vários canais excretores.

O pênis é responsável pela cópula e, por meio da uretra, possibilita as emissões do ejaculado e da urina. Apresenta uma flexura sigmoide ou "S" peniano em situação pós-escrotal. Durante a ereção, distende-se em mais de 30 cm. Sua extremidade apresenta uma glande e um processo uretral, ou apêndice vermiforme, com comprimento de 3 a 4 cm, cujos movimentos rotatórios possibilitam melhor distribuição de sêmen no fundo de saco vaginal. Sua porção livre está protegida por uma dobra de pele e mucosa chamada de prepúcio.

Os bodes apresentam glândulas odoríferas, denominadas glândulas de Schietzel, que se localizam atrás do ponto de inserção dos chifres e que produzem um odor característico, denominado hircino, cuja intensidade aumenta na estação reprodutiva, estimulando as fêmeas.

■ Produção espermática

Os carneiros e bodes apresentam maior atividade sexual no outono em relação aos demais períodos do ano, em decorrência do aumento das secreções de FSH, LH e testosterona, principalmente como consequência do encurtamento dos dias, mais acentuadamente em latitudes acima de 20° Sul ou Norte. Outros fatores que afetam a produção e a qualidade espermática são a temperatura, a nutrição, a ocorrência de doenças ou fatores estressantes e a presença de fêmeas em estro.

A variação da intensidade dessas manifestações depende da raça, da condição nutricional, da localização geográfica e de fatores individuais. Os reprodutores mais jovens são mais afetados que os adultos.[8] Embora não ocorra uma supressão completa da espermatogênese, os reprodutores poderão apresentar redução do volume e flacidez testiculares com diminuição da capacidade fecundante. Na contraestação, a qualidade espermática apresenta-se afetada, demonstrando redução no volume ejaculado, turbilhonamento e motilidade espermática progressiva. Quanto à morfologia espermática, observa-se inicialmente um aumento do número de espermatozoides com cabeça solta e destacamento do acrossomo, bem como grânulo acrossomático persistente.[9] Machos de raças nacionais, desenvolvidas próximas da linha do Equador, não sofrem influência do fotoperíodo sobre a produção e a qualidade espermática, sendo mais afetados pela época do ano em função da disponibilidade de alimentos.

■ Composição do sêmen

O sêmen constitui-se por células espermáticas e uma fração líquida denominada plasma seminal. O percentual de espermatozoides em relação à composição do plasma seminal é particularmente elevado no carneiro (30%) e no bode (25%) em relação às demais espécies. O plasma seminal é o produto das secreções das glândulas acessórias (próstata, glândulas vesiculares, glândulas bulbouretrais), dos epidídimos e dos condutos deferentes, integrando-se aos espermatozoides na ejaculação, servindo como meio de sobrevivência e de transporte para as células espermáticas. Sua composição inclui aminoácidos, açúcares, minerais, fosfatases, prostaglandinas e proteínas de uma faixa ampla de massa molecular.[10] Exerce também um papel importante na promoção da fertilidade, pois apresenta proteínas, que se ligam aos espermatozoides, e influenciam na capacitação espermática.[11] Gonzalez e Neves[12,13] determinaram as características biológicas e bioquímicas do ejaculado ovino, com o objetivo de avaliar suas variações, em tempos preestabelecidos de incubação a +37°C, em 336 ejaculados de ovinos da raça Ideal, criados no sul do Brasil. Observaram que ocorre um decréscimo do movimento progressivo e do pH, assim como um aumento das células coradas (mortas) notadamente nos 30 minutos iniciais. A frutose apresentou concentrações decrescentes nos primeiros 30 minutos e os demais componentes, como proteínas, ácido cítrico e eletrólitos, não evidenciaram variações significativas. Concluíram que no sêmen in natura os espermatozoides ovinos apresentam intensa atividade metabólica nos 30 minutos iniciais pós-colheita.

Durante a contra-estação, em clima temperado, o plasma seminal caprino deprime fortemente a motilidade individual e o percentual de espermatozoides móveis, colhidos, congelados na estação não sexual e descongelados na estação sexual.[14] Ainda demonstrou-se que esse efeito deletério do plasma seminal da estação não sexual provém das glândulas bulbouretrais, as quais se tornam hipertrofiadas e secretam grandes quantidades de fosfolipases do tipo "A". Essa enzima age sobre os fosfolipídios dos diluentes, levando à formação de liso lecitinas e ácidos graxos, que exercem ação tóxica sobre os espermatozoides. Tal efeito é exacerbado quando há interação entre estas fosfolipases e os fosfolipídios presentes no meio diluente, como o leite e o plasma seminal. Mostrou-se que a congelação do sêmen caprino diluído em leite, contendo acima de 10 mg de fosfolipídios, proporciona necrospermia.[7] Portanto, diluentes pobres em fosfolipídios poderiam ser a alternativa para evitar ou reduzir os efeitos negativos causados pela fosfolipase "A" sobre o sêmen de animais dessa espécie.[15,16] Como alternativa de um diluente pobre em fosfolipídios, Nunes[15] desenvolveu um produto com água de coco, que, por meio de experimentos in vitro e in vivo, mostrou uma excelente capacidade tanto na conservação da qualidade de movimento e do percentual de espermatozoides móveis quanto da fertilidade.

Considerações anatomofisiológicas das fêmeas

As ovelhas e cabras têm os órgãos genitais semelhantes em tamanho e estrutura, mas a diferença mais marcante e de interesse para a inseminação reside na morfologia do canal cervical, em função da maior dificuldade de sua transposição nas ovelhas.

Os ovários apresentam as funções de produção de gametas e de hormônios, principalmente estrógenos e progesterona, cujos papéis são de desenvolvimento e manutenção das características reprodutivas e lactação. As gônadas femininas se localizam na cavidade abdominal, atrás dos rins, e são sustentadas pelo ligamento útero-ovárico, pesando aproximadamente de 0,6 a 3 g, conforme a fase do ciclo estral. Externamente, apresentam o epitélio germinativo, sustentado pela túnica albugínea em volta do córtex, onde se localizam as demais estruturas – estroma, folículos em várias fases de desenvolvimento, corpo lúteo, corpo albicans, vasos e nervos.

As tubas uterinas são longas, apresentam de 10 a 20 cm de comprimento, sustentadas pela mesossalpinge, e têm a função principal de captação dos ovócitos, transporte espermático, fecundação e transporte dos embriões até o útero. Apresentam três partes: infundíbulo, que envolve parcialmente os ovários dos ovinos e caprinos, cujo epitélio interno é ciliado; ampolas, a maior porção, constituindo-se no local em que os espermatozoides aguardam o óvulo para a fecundação; e istmo, que faz a conexão com o útero pela junção útero-tubárica. São dotadas de um epitélio glandular que secreta fluidos essenciais ao desenvolvimento embrionário.

O útero tem dois cornos e um corpo. O corpo é pequeno (3 a 5 cm) e os cornos medem entre 9 e 16 cm. A parede uterina é constituída pelo endométrio, pelo miométrio e por uma serosa, externamente. As contrações musculares são importantes para o transporte espermático e para a expulsão do feto durante o parto. A ligação do feto se dá por meio das carúnculas em número de 70 a 100.

A cérvix da ovelha apresenta um comprimento variável de 4 a 7 cm e situa-se entre o útero e a vagina. Apresenta uma estrutura rígida formada por tecido conjuntivo, musculatura e um epitélio com glândulas secretoras responsáveis pela secreção de muco durante a fase estral. A parede interna apresenta um número variável de criptas cuja função consiste em proteger o útero contra infecções, mas que dificultam a passagem de uma pipeta por ocasião de uma inseminação. Nas cabras, o lúmen é mais aberto e a passagem da pipeta de inseminação é mais fácil e possível em um número maior de fêmeas. A cérvix se abre na vagina com diferentes formatos.

A vagina é o órgão copulatório que serve de receptáculo do sêmen na monta natural. A porção posterior, denominada vestíbulo, serve também para a excreção da urina pelo meato urinário. A parte mais externa leva o nome de vulva. A porção mais cranial serve de receptáculo para a cérvix e se denomina de fórnice vaginal. Durante o estro, as fêmeas apresentam as paredes das cavidades vaginais úmidas e brilhantes, congestionadas, ao contrário do aspecto seco e sem brilho na fase progesterônica. Nas primeiras horas do estro, um muco elástico e brilhante flui da cavidade; posteriormente, a mistura de células de descamação vaginal e leucócitos é responsável pela progressiva perda na viscosidade da secreção, que passa a ser branca e caseosa no final do período.[1]

Definições

A IA engloba um conjunto de atividades que vão desde a preparação de animais, a escolha da modalidade do sêmen e a opção pela técnica de aplicação conforme o local de deposição até o diagnóstico de prenhez. As principais etapas e alternativas para IA incluem as seguintes atividades:

- Preparação de animais: significa os critérios para escolha de reprodutores e matrizes, bem como os cuidados com o manejo, a nutrição e a sanidade a serem adotadas semanas antes do período da IA propriamente dita destinados à obtenção de um melhor desempenho
- Colheita do sêmen: técnica utilizada para obtenção do ejaculado, que deverá ser preferencialmente a da vagina artificial ou, de modo alternativo, a eletroejaculação
- Avaliação do sêmen: destinada à verificação da qualidade do ejaculado e à predição do seu potencial fecundante
- Sêmen puro ou fresco: quando o ejaculado é utilizado imediatamente após sua obtenção sem adição de diluidores
- Sêmen diluído: quando o ejaculado é utilizado logo após sua obtenção depois da adição de um diluidor com a finalidade de aumentar a viabilidade espermática. Com isso, é possível também utilizar em um maior número de fêmeas[17]

- Sêmen refrigerado: quando se promove um resfriamento com consequente redução de motilidade e metabolismo espermático submetendo as amostras em temperatura de +5°C. É possível utilizar o sêmen ovino preservado nessa modalidade em até 24 horas mediante aplicação cervical
- Sêmen congelado ou criopreservado: quando se submete o sêmen, seguindo determinado protocolo, em determinadas temperaturas abaixo de zero. A congelação do sêmen e seu armazenamento a –196°C promovem uma forte supressão de sua atividade metabólica. Com isso, é possível preservá-lo por muitos anos, transportá-lo para os mais diversos lugares e utilizá-lo em um número expressivo de fêmeas, conforme interesse ou propósito, constituindo-se no melhor seguro de um reprodutor
- IA vaginal: consiste na deposição do sêmen na porção cranial da vagina, sem auxílio de espéculo. Proporciona resultados inconsistentes, baixa relação custo/benefício, até mesmo pelo fato de utilizar elevada concentração espermática, não sendo praticada no Brasil
- IA cervical: utiliza sêmen fresco, diluído ou congelado, sendo o método mais empregado comercialmente para aplicação de sêmen fresco, diluído e refrigerado, em ovinos e, inclusive, criopreservado em caprinos
- IA intrauterina: via utilizada para deposição do sêmen congelado, resfriado ou fresco no lúmen uterino pela cérvix ou diretamente nos cornos uterinos com auxílio de um laparoscópio.

Detalhamento técnico

Preparação de animais

■ Machos reprodutores

A escolha dos carneiros ou bodes para um programa de IA deve considerar, sobretudo, o seu potencial para o incremento ou mudanças das características produtivas, quali-quantitativas conforme os objetivos de criação, carne, lã, leite ou pele. Essa capacidade é avaliada por meio do controle das produções em rebanhos comerciais ou mediante programas de progênie. Além da capacidade comprovadamente melhoradora, os animais devem apresentar boa saúde geral, genital e hereditária e ser livres de doenças infecciosas e parasitárias. Têm sido diagnosticados machos com diversos distúrbios, dos quais se destacam prognatismo, microagnatias, hérnia escrotal, entrópio, criptorquidismo e hidrocele. Atenção especial deve ser dada também à simetria, ao tamanho, à forma e à consistência testiculares. O pênis e o prepúcio, em ovinos lanados, são suscetíveis às lesões provocadas pela tosquia, e o processo uretral poderá apresentar deformidades, como decorrência de cálculos urinários. Outro fator que, muitas vezes, tem sido negligenciado é a libido e a capacidade copulatória. A falta de libido ou mesmo condição para a cópula podem resultar de uma condição genética, artrites, excesso de peso, *foot-rot* ou distúrbios do comportamento sexual. Por último, devem ter capacidade de produzir sêmen em quantidade e qualidade acima dos padrões mínimos, conforme o Manual para Exame Andrológico e Avaliação de Sêmen Animal (2013),[18] bem como regularidade ao longo do período de serviço. Cabe ressaltar que os reprodutores dessas espécies são muito suscetíveis à infertilidade temporária em razão de transportes, mudanças de ambiente e dieta, elevadas temperaturas e umidade, bem como determinados procedimentos de manejo, como onicotomia, tosquia e banhos sarnicidas. Deve-se considerar também que a qualidade espermática é afetada pela estação do ano. Nesse sentido, é preciso considerar a região onde essas variações são mais marcantes, as raças e o período do ano em que se pretende inseminar. As regiões nas quais não há marcada influência de luminosidade (inferiores a 20° de distância do Equador), as temperaturas, as precipitações pluviométricas e as condições nutricionais compreendem fatores que determinam uma estação com pior, ou melhor, condição para reprodução. Para colheita de sêmen com vagina artificial, os machos deverão ser treinados com 2 ou 3 semanas de antecedência a fim de adquirir condicionamento e, também, possibilitar treinamento dos inseminadores. Para tanto, utilizam-se, preferencialmente, fêmeas com estro natural ou induzido. Os principais requisitos para os reprodutores estão resumidos nos seguintes itens:

- Ter boa condição nutricional
- Apresentar sanidade, ou seja, estar livre de doenças infecciosas e parasitárias
- Realizar práticas de tosquia, banhos sarnicidas, vacinações e onicotomia 6 a 8 semanas antes do início da IA
- Submetê-los a colheitas de sêmen 2 a 3 vezes/semana, com o mínimo de dois saltos/colheitas por dia
- Ser andrologicamente sadios
- Evitar deslocamentos.

■ Matrizes

O sucesso de um programa de IA não depende unicamente da qualidade do sêmen, mas principalmente da condição genital, sanitária e corporal das fêmeas. Em rebanhos com retrospecto de baixo desempenho reprodutivo, as matrizes deverão ser submetidas a um exame ginecológico, por vaginoscopia, para avaliar a saúde genital, em especial a possível ocorrência de catarros genitais, e constrições vaginais[19,20] e a exames ultrassonográficos para detecção de prenhez e exclusão do programa. A IA deve ser realizada preferencialmente na metade do estro, antes da ovulação, em fêmeas cíclicas, na estação reprodutiva de acordo com o método de aplicação e a condição do sêmen, fresco/diluído, refrigerado ou congelado. Para isso, é necessário proceder à detecção do estro uma vez a cada 24 horas, geralmente à noite, ou utilizando métodos para sua indução ou sincronização. Esses métodos apresentam vantagens como de encurtar o período de serviço e possibilitam programar a aplicação do sêmen especialmente quando congelado. Podem ser utilizados na contra-estação reprodutiva atendendo a interesses estratégicos. Possibilitam também estimular a taxa ovulatória e o consequente número de nascimentos. Mais detalhes podem ser encontrados em Neves e Fernandes.[21] Em resumo, 6 a 8 semanas antes da IA, as ovelhas e cabras devem apresentar as seguintes condições:

- Ter boa condição nutricional, com escore corporal mínimo de 3 (escala de 1 a 5)
- Estar livres de doenças infecciosas e parasitárias
- Estar desmamadas
- Submeter-se a tosquia (ovelhas), banhos sarnicidas, vacinações, onicotomia
- Apresentar identificação por brincos ou tatuagens
- Não estar prenhes
- Ser gincecologicamente sadias.

■ Rufião

Deve apresentar comportamento masculino, mas sem nenhuma possibilidade de fecundar.[22] Os rufiões são utilizados para detectar estro em programas de IA e como estimuladores do estro e da ovulação de fêmeas. Entre as opções, há a epididimectomia e o desvio de pênis. São mais utilizados machos inteiros vazectomizados, preparados cirurgicamente. Após a vasectomia, recomendam-se um período de repouso mínimo de 15 dias e comprovação da condição de azoospermia.

Uma alternativa consiste no uso de machos castrados ou mesmo fêmeas androgenizadas submetidos a tratamento com andrógenos. Um sistema simples e eficiente para os ovinos consiste em três injeções de 100 mg de compostos de testosterona (propionato, isocaproato, decanoato) com intervalos de 1 semana em machos castrados ou fêmeas de descarte. A primeira injeção é efetuada quando se promove a separação dos machos e fêmeas para indução ao estímulo do efeito macho, a segunda 7 dias depois e a terceira no 15º dia, quando os machos serão colocados junto às fêmeas para início da IA. Quando os serviços se prolongarem, efetua-se um reforço com a mesma dosagem a cada 15 dias. Ainda é possível utilizar, em pequenas propriedades, machos inteiros protegidos com um avental, em posição abdominal ventral que impeça a cópula.

Colheita de sêmen

Para obter o sêmen, utilizam-se dois métodos: o da vagina artificial e o da eletroejaculação. O primeiro é o mais indicado, pois apresenta características muito semelhantes à cópula, permitindo também avaliar a *potentia coeundii*. Além disso, não provoca estresse nem desconforto, é rápido e, principalmente, proporciona melhor qualidade seminal, possibilitando que os machos sejam colhidos inúmeras vezes em um mesmo período. Já a eletroejaculação é utilizada em machos não condicionados para vagina artificial ou impossibilitados para a cópula. Esse método tem a desvantagem de causar estresse e desconforto aos animais, podendo também provocar a micção, contaminando o ejaculado. O volume e a concentração espermáticos serão afetados conforme a resposta individual e a habilidade do coletor. A vagina artificial para ovinos e caprinos consiste em um tubo rígido de borracha ou plástico, medindo cerca de 20 cm de comprimento e 4 a 5 cm de diâmetro, provido de uma válvula para controle de seu enchimento com água aquecida e ar. Internamente, dispõe de uma membrana de borracha flexível, mais conhecida como mucosa, cujo comprimento excede em 2 a 3 cm de cada lado para que seja dobrada e afixada com anéis de borracha nas extremidades do tubo rígido. Há um modelo curto[1] usado com um copo coletor comprido, muito utilizado no Rio Grande do Sul, tendo como vantagem maior facilidade de manipulação e a desvantagem de utilizar pouca água, tornando-se mais vulnerável às oscilações de temperatura, especialmente em ambientes com baixa temperatura.

As ejaculações ocorrem pela ação simultânea da temperatura interna de +40 a +44°C, pela pressão ajustável conforme a proporção de água e ar e pela fricção determinada pelo contato do pênis com a mucosa. Na outra extremidade, acopla-se um copo coletor graduado, cônico, previamente aquecido entre +30 e +37°C. Cuidados especiais deverão ser dispensados à mucosa, que precisa estar limpa e seca. Para tanto, após sua utilização, deverá ser lavada com água corrente e sabão neutro, e, depois da secagem, higienizada com uma solução de álcool a 70°GL. O prepúcio dos machos deverá ser previamente lavado com solução fisiológica ou antisséptica fraca e neutra (Kilol 3%), no intuito de remover detritos e minimizar a contaminação bacteriana.[23] A fêmea utilizada como manequim deverá estar contida em tronco próprio para essa finalidade ou segura por um auxiliar. O coletor deverá se posicionar ao lado, agachado ou ajoelhado, direcionando com uma das mãos o prepúcio para o lado e oferecendo a vagina artificial com a outra mão em ângulo de 45° em relação ao solo. É importante oferecer a vagina somente no momento em que o macho demonstrar condição e disposição para efetuar o salto. É também desejável que o macho seja liberado para saltar somente após ter iniciado a protusão do pênis, evitando ejaculações prepuciais precoces ou introduções indevidas na vulva do manequim. Após a estocada final e a ejaculação, o pênis deverá permanecer por mais algum tempo na vagina artificial para recolhimento de maior quantidade do ejaculado. O sêmen obtido deverá ser colocado em banho-maria à temperatura de +30°C. Quando houver rejeição da vagina artificial, é preciso verificar as seguintes prováveis causas: temperatura e pressão inadequadas, existência de detritos na mucosa interna e posição incorreta da fêmea em relação ao macho, pois é importante que ocorra o apoio do peito do reprodutor na garupa da fêmea. Tratando-se de machos inexperientes e inibidos, a fêmea poderá ser posicionada fora do tronco e se deslocar na frente do macho. Ainda, pode-se utilizar outro macho experiente para servir de estímulo prévio. Os ovinos e caprinos íntegros poderão ser submetidos a 3 a 5 colheitas diárias por 4 a 5 dias seguidos, com intervalos de 2 a 3 dias de repouso. Entre as colheitas, preconiza-se um intervalo de 30 a 60 minutos (Figura 5.1).

A colheita de sêmen com eletroejaculação é utilizada em machos não treinados para vagina artificial ou impossibilitados para a cópula por lesões adquiridas. Reprodutores que apresentam pouca libido, lesões congênitas ou hereditárias não devem ser utilizados em programas de IA. Antes da introdução do eletrodo retal, o pênis deverá ser exteriorizado por pressão com uma das mãos no sentido de desfazer a flexura sigmoide, e simultaneamente com a outra mão fazer pressão na extremidade prepucial próximo à glande com imediata fixação dessa extremidade com uma atadura de gaze umedecida com solução fisiológica. O eletrodo retal, previamente lubrificado com vaselina ou mucilagem, deverá ser introduzido cautelosamente no reto até aproximadamente 20 cm de profundidade e pressionado contra o assoalho pélvico. Os contatos elétricos do eletrodo precisarão ficar posicionados no sentido ventral. Os estímulos elétricos devem ser aplicados inicialmente com pequena intensidade e aumento progressivo, por 3 a 8 segundos de duração e 20 segundos de intervalo ou, ainda, conforme indicações do fabricante do equipamento. O ejaculado deverá ser recolhido em um copo coletor, aquecido, limpo, seco e esterilizado.[24]

Avaliação do sêmen

Segundo Hafez,[25] não existe uma única prova específica que seja concludente em relação à fertilidade com base em ejaculados individuais, entretanto a combinação do espermograma com

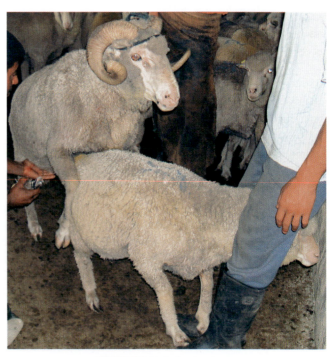

FIGURA 5.1 Colheita de sêmen.

avaliação de determinadas estruturas e funções dos espermatozoides constitui-se na melhor alternativa disponível para determinar a capacidade fertilizante de um macho, características das quais dependerá o número de doses inseminantes. Por sua vez, o número de fêmeas que um macho é capaz de fecundar durante a estação de monta depende de sua capacidade de produção de sêmen, da viabilidade e da qualidade de suas células espermáticas, além dos fatores relacionados com as condições de manejo e ambiente. Alguns fatores podem afetar a qualidade do ejaculado e modificar suas características originais. Para que isso não aconteça, são necessários cuidados especiais com todos os materiais que terão contato com o sêmen, especialmente as mucosas da vagina e os copos coletores. O local para exame deve ser limpo, isento de correntes de ar, poeira e outros detritos. Quanto aos equipamentos, necessita-se de um microscópio comum com platina de aquecimento, banho-maria e mesa térmica para preaquecimento de lâminas, lamínulas, pipetas e soluções conservantes destinadas à tomada de amostras para avaliações da concentração e morfologia espermáticas. Os resultados dos exames devem ser anotados em fichas especiais para essa finalidade após a análise dos itens descritos a seguir.

■ Volume ejaculado

Expresso em mililitros (mℓ) medidos pela leitura direta no copo coletor ou em pipetas graduadas, varia de 0,5 a 3 mℓ nos carneiros (moda 1 mℓ) e 0,2 a 2 mℓ nos bodes, conforme frequência de ejaculações, método de colheita, tempo de excitação, habilidade do coletor etc.

■ Aspecto

Mediante avaliação visual, representa a cor e a aparência do ejaculado. A cor poderá ser branca ou marfim no carneiro e amarelada no bode, de acordo com a concentração espermática, a alimentação ou a presença de urina. Eventualmente, podem apresentar-se avermelhados ou marrons pela ocorrência de sangue, células epiteliais e detritos. A aparência pode ser cremosa, leitosa, opalescente, serosa ou aquosa conforme a concentração espermática e a presença de outras substâncias. É possível também estimar a concentração espermática conforme a aparência do ejaculado.[26]

■ Turbilhão ou movimento de massa

Trata-se do movimento em forma de ondas, resultante da combinação da motilidade, do vigor e da concentração espermática. Para proceder à sua avaliação, coloca-se uma gota de sêmen sobre uma lâmina, previamente aquecida a +37°C e leva-se a um microscópio, com objetiva de 10 a 20x. A interpretação, subjetiva, deverá ser expressa em uma classificação de 0 a 5, na qual 0 significa ausência de movimento e 5, o valor máximo. A observação direta no copo coletor possibilita visualizar o turbilhão nos pequenos ruminantes, quando as células do ejaculado apresentam elevada concentração e motilidade.

■ Motilidade espermática

Expressa em porcentual conforme a proporção de espermatozoides que apresentam movimento, é também uma avaliação subjetiva, podendo mostrar a porcentagem de espermatozoides móveis. Pode-se considerar a motilidade total e progressiva. Para essa avaliação, utilizam-se microscópio, preferencialmente binocular, com objetivas de 10 ou 40x, e a lâmina coberta por lamínula, previamente aquecida e mantida a +37°C. Examinam-se diversos campos microscópicos, que devem se apresentar homogêneos evidenciando que a amostra ficou bem preparada. As amostras com alta densidade espermática podem ser adicionadas com volume igual ou maior de uma solução isotônica, previamente aquecida (citrato de sódio 2,94%) ou cloreto de sódio (0,9%). A avaliação computadorizada constitui um método que possibilita uma análise objetiva e precisa. Uma amostra deverá apresentar um mínimo de 60% de motilidade para ser utilizada imediatamente ou criopreservada. A análise computadorizada promove uma avaliação com maior rapidez, repetibilidade, confiabilidade, além de fornecer maiores detalhes do sêmen analisado em relação à avaliação convencional. Não determina somente a motilidade espermática, mas também quantifica as características da trajetória e o movimento dos espermatozoides.[27,28]

■ Vigor espermático

Representa a força do movimento que acaba influenciando a velocidade com que os espermatozoides se movimentam. Pode ser classificado em uma escala de 0 a 5 conforme sua intensidade, em que 0 significa ausência e 5, o valor máximo, sendo também avaliado na mesma preparação com a motilidade.

■ Concentração espermática

Representa o número de espermatozoides por unidade de volume, que pode ser milímetro cúbico ou centímetro cúbico. O procedimento mais utilizado para sua determinação é o da câmara de Neubauer. O sêmen deve ser diluído em uma solução de formol-salina-tamponada ou citrato de sódio formolado, em uma diluição de uma parte de sêmen para 400 de solução conservante. Como exemplo, utilizam-se 20 $\mu\ell$ de sêmen para 8 mℓ dessa solução. É necessária a perfeita homogeneização da amostra antes da colheita das alíquotas para preenchimento dos dois lados da câmara, a qual deve permanecer em repouso por no mínimo 5 minutos para que as células se depositem no fundo da câmara. Para a contagem, utiliza-se microscópio de campo claro ou contraste de fase com objetivas de 10x e 40x, realizando-se a operação em, pelo menos, cinco quadrados grandes (compostos de 16 pequenos), ou seja, sobre uma área total de 10/25 mm², em cada lado da câmara, totalizando dez quadrados grandes. A ocorrência de diferença na contagem entre cada lado acima de 10% indica falta de homogeneização da amostra. Para efeito de contagem, consideram-se unicamente as cabeças dos espermatozoides. A soma das contagens realizadas nos quadrados deve ser multiplicada por um valor calculado, tomando-se por base o fator de diluição, a área contada e a altura da câmara. A contagem direta nessa câmara é utilizada quando o número de amostras a ser avaliado é restrito. Para avaliações de um número expressivo, como acontece nas Centrais de IA, utiliza-se espectrofotômetro calibrado em 580 nm,[29,30] que mede a transmitância do sêmen diluído em solução formol salina. Possibilita medir a quantidade de um feixe luminoso que passa por um volume padronizado de sêmen. A concentração seminal é obtida a partir de uma tabela de conversão que assinala a cada valor de transmitância um valor de concentração calculado previamente por contagem direta ou outro método.[31] A avaliação da concentração pelo *micro-cell-counter* permite uma leitura rápida e confiável. O aparelho é de concepção eletrônica e procede à contagem nas dimensões da célula. Entretanto, trata-se de um sistema sofisticado e de elevado custo, portanto de difícil acesso à maioria dos laboratórios e profissionais. A concentração sofre variações por fatores extrínsecos, como o método de colheita, a frequência de atividade do reprodutor e seu condicionamento, e intrínsecos, como idade, tamanho e tônus testicular.

Morfologia espermática

Os ejaculados apresentam determinada porcentagem de células com defeitos na sua morfologia, que, dependendo do seu porcentual, não interferem na fertilidade. Contudo, acima desses determinados níveis, sua utilização compromete os resultados de um programa de inseminação ou inviabiliza a criopreservação espermática. Para avaliar as características morfológicas dos espermatozoides, utilizam-se esfregaços corados para análise em microscópio de campo claro ou preparação úmida em microscópio de contraste de fase ou de interferência diferencial. Amostras de sêmen com mais de 20% de defeitos na morfologia espermática podem comprometer a eficácia dos resultados em um programa de inseminação.

Segundo Hafez,[25] as morfoanomalias podem ser: primárias, por falhas na espermatogênese; secundárias, durante a passagem dos espermatozoides pelo epidídimo; e terciárias, que se produzem durante a ejaculação, depois desta ou pelo manejo inadequado da amostra. Existem várias classificações de morfoanomalias, que consideram primárias todos os defeitos de forma e tamanho da cabeça e da peça intermediária, flagelo muito enrolado ou dobrado e gotas citoplasmáticas proximais, e secundárias as cabeças normais separadas, as gotas citoplasmáticas distais e os flagelos encurvados.[32-34] Uma das morfoanomalias mais frequentes consiste na gota citoplasmática em espermatozoides imaturos,[35] indicando um transtorno de sua maturação a ocorrência de ejaculações frequentes.[36,37] O enrolamento do flagelo é a anomalia mais comum.[31]

Alternativas para utilização do sêmen

Puro ou diluído

O sêmen puro ou diluído é utilizado logo após sua obtenção, e, durante uma rotina de IA, submetido ao exame imediato. Os parâmetros mínimos exigidos são: aspecto branco ou amarelo leitoso, presença de flocos (concentração em torno de 3×10^6 espermatozoides/mm³), motilidade de 60% e vigor três. Quando esses critérios mínimos não forem atendidos pela amostra colhida, o veterinário responsável deverá ser comunicado para tomar as providências necessárias. O sêmen puro é utilizado em um volume de 0,05 a 0,20 mℓ, via cervical, correspondendo a uma concentração de 50 a 100 milhões de espermatozoides por dose, considerando um ejaculado com um mínimo de 3 bilhões de espermatozoides por mℓ. Assim, para cada mℓ ejaculado, é possível inseminar de 10 a 20 ovelhas. A utilização do sêmen diluído se justifica por motivos biológicos e técnicos. Os diluentes têm propriedades capazes de propiciar nutrientes às células espermáticas, prevenir mudanças no pH e no choque térmico e, pelo volume adicional do diluidor, possibilitar aplicações com maior volume por dose e em maior número de ovelhas. Por essas razões, resulta em um número maior de fêmeas a serem inseminadas. A concentração ideal de sêmen caprino por inseminação cervical é de 200×10^6 espermatozoides por dose, em um volume de 0,25 ou 0,50 mℓ, o que significa que a maioria dos ejaculados pode ser diluída em uma proporção de 1:3 a 1:9 (sêmen/diluidor).

Os diluentes se diferenciam quanto à sua composição de acordo com a espécie animal da qual procede o sêmen, sua utilização e a temperatura e o tempo de armazenamento,[38] podendo ser sintéticos ou naturais. Os sintéticos são, em geral, compostos por uma substância-tampão, como o Tris ou citrato, uma fonte energética (glicose ou frutose) e, para minimizar o choque térmico, a gema de ovo. Para caprinos, a quantidade de gema deve ser reduzida, considerando que o plasma seminal apresenta enzimas que promovem sua coagulação. Esse problema poderá também ser equacionado utilizando-se meios sem gema, ou removendo o plasma seminal pela centrifugação. Como naturais, pode-se utilizar o leite desnatado, reconstituído ou longa vida, o último sem necessidade de qualquer outro tratamento especial. Leite desnatado a +92°C durante 10 minutos inativa fatores detrimentais como a lacterina, o que torna este diluente melhor que a gema de ovo. O leite natural precisa ser aquecido até +95°C, em banho-maria, por 8 a 10 minutos para inativação de toxinas da fração proteica. A gordura do leite prejudica o transporte espermático, motivo pelo qual deve ser evitada.

O uso de diluentes pobres em fosfolipídios pode contribuir para a biotecnologia de criopreservação do esperma caprino, suprimindo os processos de lavagens pelos quais o sêmen deverá passar antes de ser diluído nos diluentes convencionais.[39,40] Buscando um meio alternativo, utilizou-se água de coco (*Cocus nucifera* L.), solução ácida estéril contendo sais, proteínas, açúcares, vitaminas, minerais, fatores de crescimento e gorduras neutras,[41] além de indutores da divisão celular e eletrólitos diversos, que lhe conferem densidade e pH compatíveis com o plasma sanguíneo, fornecendo, assim, os nutrientes necessários para manter a sobrevivência e a viabilidade dos gametas masculinos e femininos criopreservados.[42] O primeiro trabalho utilizando a água de coco como diluente de sêmen caprino foi realizado por Nunes[15,16] em Maceió, Alagoas, no período de setembro de 1985 a dezembro de 1987. Após 2 horas de incubação a +37°C, observou-se que tanto a motilidade individual progressiva (MIP) quanto a porcentagem de espermatozoides móveis (PEM) foram superiores no sêmen diluído em uma solução com água de coco, em relação ao leite desnatado (Quadro 5.1).

A água de coco recomendada para o uso em diluentes seminais deve ser proveniente de frutos com 6 meses de maturação, composta por açúcares, aminoácidos, vitaminas e minerais. No estágio de maturação inicial, isto é, o fruto verde com 6 meses de idade, a água de coco apresenta osmolaridade em torno de 500 mOsm/ℓ e pH 4,5.

Em virtude dos excelentes resultados obtidos com os primeiros estudos com a água de coco *in natura* na conservação de células espermáticas realizados pelo pesquisador José Ferreira Nunes durante as décadas de 1980 e 1990,[43] elaborou-se um meio de conservação à base de água de coco em pó (ACP®), cujas padronização e estabilização *in natura* foram caracterizadas por meio de um processo de desidratação e subsequente formulação de meios de conservação específicos para células e tecidos.

■ Sêmen refrigerado

A refrigeração promove uma redução da motilidade do sêmen e de seu metabolismo em temperaturas de +5°C e +15°C ou em ambiente rico em gás carbônico. A +5°C, utiliza-se o sêmen ovino em até 24 horas mediante aplicação cervical. A conservação a +15°C possibilita utilização até 6 a 12 horas após obtenção. A técnica mais utilizada preconiza o resfriamento do

sêmen diluído de +30°C até +5°C, em refrigerador ou caixa térmica, o qual deve ser realizado gradualmente em um período de 2 a 3 horas. Após atingir a temperatura de +5°C, deve-se evitar variações considerando que temperaturas acima não são suficientes para inibir os espermatozoides e as de 0° são letais. Como diluentes, utilizam-se os naturais ou sintéticos descritos no tópico anterior, adicionados de antibióticos. Um ensaio sobre a utilização e a verificação da viabilidade do uso de leite desnatado preservado em embalagens UHT foi efetivado em sete propriedades no Rio Grande do Sul, incluindo 260 ovelhas que apresentaram uma taxa de não retorno entre 68 e 83%. Na prática, para transporte a pequenas distâncias, a recomendação reside na manutenção do sêmen na temperatura ambiente após a colheita, evitando, assim, mudanças bruscas de temperatura, que podem ocorrer por deficiente qualidade de mão de obra. O sêmen ovino ou caprino diluído em leite e refrigerado a +15°C mantém sua viabilidade até 12 horas, enquanto o refrigerado a +5°C pode conservar um grau aceitável de fertilidade durante 24 horas em ovinos e até 48 horas em caprinos.[26]

Estudos realizados pelo Núcleo Integrado de Biotecnologia, inserido na Universidade Estadual do Ceará (NIB/UECE), observaram a necessidade do controle de doenças com a supressão de substâncias de origem animal em meios de conservação de sêmen, a fim de proporcionar a segurança sanitária nos processos biológicos.[44,45] A gema de ovo favorece o processo de oxidação podendo promover a peroxidação dos lipídios insaturados.[46] Como alternativa para essa dificuldade, estipula-se o uso de produtos de origem vegetal que tenham, em sua composição, substâncias similares aos crioprotetores convencionais, estejam disponíveis na natureza e não causem danos irreversíveis à célula. Uma opção é a *Aloe vera*, uma planta encontrada em grande escala em diversos países do mundo e que contém muitas substâncias, como vitaminas, proteínas, aminoácidos essenciais, mono e polissacarídeos e minerais.[47,48] Em sua composição, foram identificadas inúmeras substâncias, como polissacarídeos contendo glicose, galactose e xilose, tanino, esteroides, ácidos orgânicos, substâncias antibióticas, enzimas de vários tipos, resíduos de açúcar, uma proteína com 18 aminoácidos, vitaminas, minerais, sulfato, ferro, cálcio, cobre, sódio, potássio, manganês, entre outras.[49] Entretanto, ainda não é bem compreendido qual componente está relacionado com a atividade da *Aloe vera*.[50]

Segundo Melo,[51] a utilização do extrato bruto de *Aloe vera* adicionado ao diluidor ACP-101®, na concentração de 5%, consegue manter os parâmetros espermáticos por um período de resfriamento a +4°C de até 48 horas, sendo um estudo prévio para a avaliação da interação dessa substância com este diluidor. Ainda, a *Aloe vera* pode ser considerada um crioprotetor eficiente na conservação das células espermáticas de machos caprinos, em substituição à gema de ovo, para sua posterior utilização nos processos de criopreservação.

QUADRO 5.1	Avaliação *in vitro* a +37°C da porcentagem de espermatozoides móveis (PEM) e da motilidade individual progressiva (MIP) do sêmen caprino diluído em água de coco ou leite.	
Tempo de incubação (minutos)	Água de coco (PEM e MIP)	Leite (PEM e MIP)
5	80 a 4,50	80 a 4,00
30	80 a 4,50	70 a 4,00
60	75 a 4,50	70 a 3,50
90	70 a 4,50	60 a 3,00
120	70 a 4,50	60 a 3,00

Adaptado de Nunes, 1986.[15]

Sêmen congelado

A congelação do sêmen e seu armazenamento a –196°C promovem uma cessação de sua atividade metabólica. Com isso, é possível preservá-lo por muitos anos, transportá-lo para os mais diversos lugares e utilizá-lo em expressivo número de fêmeas, constituindo-se em um seguro de um reprodutor. Sua utilização comercial é ainda restrita, considerando que os resultados obtidos com a aplicação cervical são inconsistentes e variam de 25 a 45% de prenhez. A aplicação intrauterina por laparoscopia permite a obtenção de resultados de 60 a 75% de prenhez e representa a técnica mais utilizada internacionalmente.

Para a congelação do sêmen, há duas alternativas possíveis. Na primeira, a congelação é processada na forma de *pellets*, utilizando gelo seco (–79°C dióxido de carbono), e, na segunda, o sêmen é processado e envasado em palhetas ou minitubos.[52]

A congelação em *pellets* apresenta as seguintes vantagens: melhor congelabilidade do sêmen, simplicidade, além de permitir a realização do processo com mais segurança nos locais de criação dos reprodutores, um fato relevante, levando-se em conta que o deslocamento dos reprodutores provoca estresse e queda acentuada da qualidade do sêmen. Além disso, tem menor custo e boa aceitação comercial principalmente no mercado internacional. No entanto, a congelação em *pellets* apresenta restrições quanto à identificação e é vulnerável à contaminação na estocagem e na manipulação, e sua comercialização não é aceita pelo MAPA. Esses problemas podem, entretanto, ser minimizados mediante cuidados especiais.

Os diluentes para criopreservação dispõem das mesmas propriedades daqueles utilizados para diluição ou resfriamento com a diferença de que devem conter substâncias crioprotetoras, como o glicerol ou o etileno-glicol,[53] cuja proporção depende da composição e da tonicidade do diluente como um todo. A composição do diluente deve considerar o grau de diluição utilizado. Um dos diluentes de maior aceitação comercial e segurança é o tris-citrato-gema com glicerol, desenvolvido e preconizado por Steven Salamon.[26]

O processo mais utilizado preconiza uma diluição única e se dá considerando as seguintes etapas: diluição a +30°C, com diluente adequado conforme concentração espermática do ejaculado, nas proporções 1:1, 1:2, 1:3 ou 1:4; os ejaculados já diluídos devem estar resfriados até +5°C, utilizando-se um refrigerador doméstico ou caixa de gelo refrigerada, pelo período de 1,5 a 2 horas; para maior segurança e estabilidade, os tubos com o sêmen diluído devem ser submersos em recipientes refrigerados com água; no final desse período, o sêmen deve ser congelado em blocos de gelo seco (–79°C), preparado com concavidades na sua superfície ou alternativamente em placa de acrílico congelada em nitrogênio líquido e mantida a uma altura de 3 cm, acima do nitrogênio. Com a placa de acrílico, é difícil controlar a temperatura e, portanto,

a curva de congelação pode não ser a mais adequada. O procedimento adequado para congelar consiste em retirar esses recipientes com água a +5°C e mantê-los nessa temperatura fora do refrigerador adicionando blocos de gelo. Para a congelação, gotejam-se 0,1 a 0,3 mℓ (150 μℓ) de sêmen resfriado sobre as concavidades do gelo seco, que devem permanecer por 3 minutos. As pipetas devem ser previamente lavadas e resfriadas em diluentes na mesma temperatura de resfriamento. Os *pellets* são depositados em hastes ou tubos plásticos adaptados, previamente identificados por doador, partida e data do procedimento. As amostras que não atingirem os padrões mínimos após descongelação devem ser desprezadas. Em caprinos, a preservação de longa duração do sêmen pode ser obtida com diluentes que não precisem da retirada do plasma seminal.[54]

A congelação em palhetas utiliza os mesmos princípios descritos no tópico anterior. O sêmen diluído, conforme a concentração desejada, deve ser envasado utilizando-se vácuo ou agulha, se usados palheta ou minitubo, respectivamente. O resfriamento deve ser feito por 1,5 a 2 horas no refrigerador. Quando se utiliza diluição bifásica, a segunda metade do volume de diluente contendo crioprotetor somente deve ser adicionada aos +5°C, tornando-se necessário mais um período de 1,5 a 2 horas de adaptação ao crioprotetor. A congelação deve ser feita em vapor de nitrogênio (80 a –120°C), obtido colocando-se as palhetas 3 a 4 cm acima do nitrogênio líquido, por um período de 20 minutos, antes de serem submersas em nitrogênio líquido.

Na congelação em diluente à base de água de coco, o glicerol é utilizado como crioprotetor em uma porcentagem de 7% em 100 mℓ da solução final. Para a adição do glicerol, separa-se a solução de 100 mℓ, já adicionada da gema de ovo, em dois recipientes de 50 mℓ. A primeira solução é denominada fração A e contém 0% de glicerol, sendo acondicionada em um banho-maria a uma temperatura constante de +37°C. À segunda solução, acrescentam-se 14% de glicerol, ou seja, descartam-se 7 mℓ da solução e acrescentam-se 7 mℓ de glicerol. Tal solução é chamada de fração B e deve ser levada ao *freezer* para que atinja a temperatura de +4°C. A primeira diluição é realizada na proporção de uma parte de sêmen para 4,5 partes da fração A, ou seja, 1 mℓ de sêmen para 4,5 mℓ da fração A. Após a primeira diluição, o sêmen é incubado a +37°C em banho-maria, sendo então avaliadas a MIP e a PEM estimadas em microscopia óptica (objetiva 40x), por exame subjetivo de uma gota de sêmen diluído e avaliado entre lâmina e lamínula. O resfriamento do sêmen se dá de maneira progressiva, em refrigerador, onde permanece por 45 minutos, dentro de um béquer ou um copo de vidro contendo água, até atingir a temperatura de +12°C. Atingida essa temperatura, transporta-se o sêmen para o *freezer*, até chegar à temperatura de +4°C. A glicerolização realiza-se em três etapas que constam de adição, a cada 5 minutos, de uma parcela da fração B, duplicando o volume e reduzindo a primeira diluição pela metade. Antes de envasar, avaliam-se a motilidade progressiva e a porcentagem de espermatozoides vivos por meio de microscópio óptico (objetiva 40x). Depois de envasados em palhetas e fechados com álcool polivinílico ou massa de modelar atóxica, são levados a um isopor com rampa suspensa a 3 cm do limite superior do nitrogênio líquido para que as palhetas recebam somente os vapores de nitrogênio líquido, até atingirem a temperatura de –60°C. Decorridos 5 minutos, são transferidos para botijões de nitrogênio líquido (–196°C), no qual são armazenados.

A descongelação do sêmen compreende um procedimento simples, porém exige o cumprimento de determinadas regras, evitando-se comprometer a qualidade obtida com a congelação. A temperatura indicada e segura para a descongelação é de +37°C/30 segundos. Temperaturas superiores podem promover melhor qualidade inicial, mas são fatais quando as amostras permanecem por períodos além do recomendado. Para *pellets*, indica-se a descongelação em tubos de vidro com ou sem adição de solução diluente. É desejável agitar os tubos para uma descongelação mais rápida. Imediatamente após a descongelação, o sêmen descongelado deve ser mantido em banho-maria a +30°C. Quando forem utilizadas, as soluções para descongelação não deverão exceder a proporção de três partes de diluente para uma de sêmen. O aumento do volume da dose não é desejável para essas espécies, considerando a facilidade de refluxo do sêmen quando aplicado via cervical. As soluções mais utilizadas são tris, PBS, solução de citrato de sódio ou solução de cloreto de sódio.[55]

A avaliação do sêmen congelado constitui-se em um procedimento indispensável tanto ao final de cada congelação quanto em partidas armazenadas ou adquiridas que se destinam a um programa de IA. As características desejáveis a serem obtidas após o processamento são apresentadas pelo Manual para Exame Andrológico e Avaliação de Sêmen Animal.[18] Há inúmeras ocorrências de amostras com qualidade abaixo do mínimo desejável, as quais, se utilizadas, comprometem o resultado da inseminação com reflexos econômicos imediatos. Entre as causas da baixa qualidade, destacam-se casos de partidas já comprometidas na sua origem, ausência ou baixo nível de nitrogênio líquido nos botijões e manipulação incorreta do sêmen. Embora existam inúmeros testes – desde os mais simples até os mais sofisticados –, utilizam-se comercialmente a avaliação da motilidade e do vigor inicial, da viabilidade ou, como também conhecido, teste de termorresistência lento e exame da morfologia espermática, conforme demonstrado nos Quadros 5.2 a 5.4, respectivamente.[56] A motilidade inicial e o vigor são procedimentos mais simples, consistindo na colocação de uma gota de sêmen entre lâmina e lamínula, aquecidas a +37°C, e exame microscópico logo após a descongelação. O mínimo exigido para a utilização de uma amostra é de 30% de motilidade, vigor três (escala 1 a 5). Já o teste de termorresistência consiste na colocação de amostras recém-descongeladas em incubação, em banho-maria a +37°C, por

5 horas. Ao final do teste, as amostras devem apresentar um mínimo de 30% de motilidade.[26] Lesões acrossomais em índices elevados podem ocorrer como uma das crioinjúrias, as quais não têm nenhuma relação com motilidade. No entanto, é de conhecimento geral que enzimas acrossomais estão envolvidas com processos de capacitação, reação acrossômica e fecundação, e essas lesões não devem exceder os 70%. Para tais avaliações, são utilizadas técnicas especiais de coloração e exame em microscópio comum, ou preparação úmida em contraste de fase. Podem-se observar maiores detalhes somente com auxílio da microscopia eletrônica.

A integridade da membrana plasmática do espermatozoide constitui um fator importante no estudo da qualidade seminal em virtude da inabilidade dos espermatozoides de restaurá-la. A membrana interfere tanto no metabolismo celular quanto na capacitação do espermatozoide, na reação acrossômica e na sua união à superfície do óvulo. Assim, a avaliação da funcionalidade das membranas parece ser um importante parâmetro para determinação da capacidade fecundante.[57,58]

QUADRO 5.2	Efeito de diferentes percentuais de motilidade individual progressiva (MIP) pós-descongelação na prenhez de ovelhas da raça Corriedale, inseminadas intrauterinamente por laparoscopia.

MIP pós-descongelação (%)	Ovelhas IA/prenhes	Prenhez (%)
< 20	19/6	31,58[a]
20 a 40	159/81	50,94[a]
> 40	119/81	68,07[b]

[a,b]P < 0,001. Adaptado de Luz *et al.*, 2000.[56]

QUADRO 5.3	Efeito de diferentes percentuais de motilidade individual progressiva (MIP) pós-incubação por 5 horas a 37°C (TTL) na prenhez de ovelhas da raça Corriedale inseminadas intrauterinamente por laparoscopia.

MIP pós TTL (%)	Ovelhas IA/prenhes	Prenhez (%)
< 10	125/58	46,40[a]
10 a 30	144/88	61,11[b]
> 30	28/22	78,57[b]

[a,b]P < 0,0001. Adaptado de Luz *et al.*, 2000.[56]

QUADRO 5.4	Efeito de percentual de células morfologicamente íntegras na prenhez de ovelhas da raça Corriedale inseminadas via intrauterina por laparoscopia.

Células íntegras (%)	Ovelhas IA/prenhes	Prenhez (%)
< 40	46/07	15,22[a]
40 a 50	123/76	61,79[b]
> 55	128/85	66,41[b]

[a,b]P < 0,0001. Adaptado de Luz *et al.*, 2000.[56]

Vários métodos vêm sendo utilizados e desenvolvidos para distinguir células viáveis e não viáveis, dos quais se podem destacar as colorações supravitais como a eosina-nigrosina, utilizada para identificar a preservação e/ou lesão da membrana plasmática em microscópio de campo claro, e o azul de tripan-Giemsa, que avalia o *status* do acrossoma.[59,60] O teste hiposmótico representa outro método de avaliação da viabilidade da membrana plasmática.[61] Mais recentemente, vêm se utilizando sondas fluorescentes avaliadas por meio de microscopia de epifluorescência ou citometria de fluxo, que compreendem ótimas ferramentas para avaliação dos espermatozoides após a criopreservação. As principais sondas fluorescentes empregadas na avaliação da integridade de membrana dos espermatozoides são o iodeto de propídeo (IP), o diacetato de carboxifluoresceína (C-FDA) e o SYBR-14.[62,63] Para determinar a integridade do acrossoma, tem-se utilizado a combinação de sondas fluorescentes, como o isotiocionato de fluoresceína (FITC) associado a aglutininas como a do *Arachis hypogea* (PNA) e *Psium sativum* (PSA).[64,65] A avaliação de sêmen por citometria de fluxo com sondas fluorescentes pode ser empregada para avaliar a integridade de membrana, a integridade acrossomal, a função mitocondrial, a capacitação espermática, a fluidez de membrana e a quantificação e integridade do DNA.[65] A citometria tem como vantagens a análise objetiva e confiável, além de possibilitar a análise de milhares de espermatozoides em poucos segundos, em torno de 8.000/s. Pesquisas buscam avaliar o efeito do plasma seminal na qualidade do sêmen visando identificar componentes que possam ser marcadores que auxiliem na indicação do potencial reprodutivo.[66] As proteínas do plasma seminal exercem importantes funções nos espermatozoides, desde a regulação da atividade espermática, a estabilidade da membrana plasmática e da capacitação espermática, até a fertilidade,[67] podendo ser utilizadas como potenciais marcadores moleculares. As proteínas presentes no plasma seminal participam diretamente na proteção espermática.[68,69]

É importante constatar a existência de novas provas de avaliação seminal para poder predizer, com a máxima exatidão, a capacidade fecundante dos ejaculados. Atualmente, tem-se pesquisado a eficiência de distintas técnicas, como a utilização de fecundações *in vitro* homólogas e heterólogas, para predizer a fertilidade *in vivo* de um macho, embora sejam mais frequentes os estudos bioquímicos em ejaculados. A utilização da prova de penetração de ovócitos de *hamster* sem zona pelúcida representa um meio de avaliar a capacidade fertilizante dos espermatozoides de outras espécies.[70] Ainda, mediante inseminação com *pool* de ejaculados de procedências distintas (inseminação heterospérmica), é possível predizer a capacidade de fertilização de ambas as amostras com base em seu rendimento competitivo no mesmo aparelho reprodutor feminino[29] – esse teste é também conhecido como fertilização competitiva.

O teste de termorresistência fundamenta-se no fato de que os espermatozoides necessitam de algum tempo depois da ejaculação para chegar ao sítio da fecundação. A capacidade fertilizante depende, em parte, do seu potencial de sobrevivência no trato genital feminino. O seu tempo de sobrevivência no aparelho reprodutivo da fêmea depende de uma variedade de fatores e se diferencia entre as espécies. É provável que, qualitativamente, os critérios que determinam a motilidade e a fertilidade sejam semelhantes entre espécies, mas a relação temporal e quantitativa entre esses fatores difere de uma espécie para outra.[71] Esses achados levaram à utilização de um teste de termorresistência *in vitro* para avaliar a sobrevivência espermática,[72] tratando, assim, de mimetizar as condições às quais essas células são submetidas.[71,73] Nas temperaturas utilizadas, produz-se um aumento do metabolismo espermático, o que causa uma depleção mais rápida dos nutrientes em um ambiente *in vitro*. As condições de incubação variam também com o tipo de sêmen utilizado (fresco, resfriado ou congelado), mas, em caprinos e ovinos, o sêmen é geralmente rediluído (no meio utilizado para a diluição final do sêmen) até uma concentração entre 100 e 200×10^6 espermatozoides por mℓ e incubado em banho-maria a +37°C. A aferição da porcentagem de espermatozoides móveis e de sua qualidade de movimento (vigor) pode ser observada no começo do teste, 2 ou 3 horas depois, ou mais tarde se considerado oportuno.[72] Moraes[55] comparou os testes de termorresistência lento (+37°C/5 horas) e rápido (+46°C/30 minutos) utilizados em bovinos e considerados equivalentes nesta espécie com o sêmen ovino congelado. Nesta espécie, os valores de motilidade e vigor final dos tempos de incubação revelaram uma diferença entre eles. Segundo Evans e Maxwell,[26] é desaconselhável a utilização de sêmen com motilidade inferior a 30% ao final dos testes de termorresistência lentos.

Alternativas para aplicação do sêmen

A aplicação de sêmen, considerando o seu local de deposição, poderá ser vaginal, cervical ou intrauterina. A decisão dependerá do fato de o sêmen ser fresco, diluído, refrigerado ou congelado, bem como do valor do rebanho e da tecnologia disponível. Maiores detalhes das técnicas são apresentados por Oliveira e Fonseca.[74]

▪ Vaginal

Consiste na deposição do sêmen na porção cranial da vagina ou do fundo de saco vaginal. Nesse método, utiliza-se sêmen fresco, dispensando o uso de espéculo. Trata-se de um procedimento rápido, que requer maior volume de sêmen e proporciona resultados muito variáveis. Emprega-se uma pipeta acoplada a uma seringa para promover a aspiração e a ejeção do sêmen, o que dispensa o uso do espéculo. É conhecida na Austrália como *shot in the dark* ou método "SID", embora seja raramente utilizada. Não existe relato de uso no Brasil. Excepcionalmente, poderá ser utilizada em borregas com estreitamento vaginal.

Cervical

A IA cervical, que utiliza sêmen fresco, diluído e refrigerado, constitui a via mais utilizada nessas espécies de ruminantes. Quanto ao sêmen congelado, até o momento esta via somente tem sido utilizada na espécie caprina. Utiliza espéculo vaginal dotado de iluminação e aplicador ou pipeta específica para deposição pelo orifício externo em profundidade variável de acordo com a morfologia cervical, a habilidade do inseminador e o equipamento utilizado, como demonstrado na Figura 5.2. Proporciona resultados satisfatórios, semelhantes aos obtidos com monta natural para sêmen não criopreservado. No caso específico do sêmen congelado, os resultados dependem do local de deposição do sêmen (superficial ou profunda), do número de espermatozoides viáveis que conseguem atingir o sítio da fecundação e da dose inseminante. Em ovinos, os resultados são ainda variáveis e geralmente encontram-se aquém do desejável, oscilando entre 0 e 40%. Mortimer e Maxwell[75] descrevem taxa de gestação de 25% em ovelhas com sêmen congelado e deposição cervical superficial. Alguns resultados acima desse percentual podem ser obtidos esporadicamente, conforme Salamon e Maxwell.[76]

A inseminação artificial intrauterina via transcervical apresenta os mais variados índices de fertilidade, os quais sofrem influência de diversos fatores, como o local de deposição do sêmen, a habilidade do inseminador, a dose inseminante, o momento da inseminação, o número de inseminações por estro, a tecnologia necessária para o processamento do sêmen e as características peculiares das fêmeas. Das últimas, destacam-se as características anatômicas da cérvix em especial na espécie ovina, na qual a transposição cervical é difícil pela sinuosidade dos anéis cervicais e à diversidade de formas anatômicas que estes podem apresentar.[77,78] Fatores raciais e individuais[79-81] também estão relacionados com maior ou menor possibilidade de acesso uterino[82] e a profundidade alcançada pelo cateterismo cervical, especialmente nas raças com aptidão para produção de lã (Merino, Ideal e Corriedale). Em ovelhas Santa Inês, foi relatada a ocorrência de 100% de formações de fundo de saco nos dois primeiros anéis cervicais, o que acaba por funcionar como uma barreira adicional à sua transposição.[83] Na deposição uterina via transcervical, os índices de concepção são um pouco melhores em relação aos obtidos pela simples deposição cervical quando do uso do sêmen congelado. Com o sêmen diluído fresco ou refrigerado, os índices de prenhez tanto em ovinos quanto em caprinos são satisfatórios.

O uso da IA com sêmen caprino diluído em água de coco e refrigerado a 4°C resultou em taxas de parição superiores a 60% (Quadro 5.5). Freitas[84] observou 55,6% de crias fêmeas contra 44% de machos nascidos de partos de cabras inseminadas com sêmen diluído em água de coco, pressupondo a existência de uma possível influência da água de coco na pré-seleção natural de espermatozoides com o cromossomo X, favorecendo, dessa maneira, uma maior taxa de fecundação dos espermatozoides portadores desse cromossomo.

Em ovinos, a técnica para deposição do sêmen no útero preconiza a tração do primeiro anel cervical, com o auxílio de espéculo apropriado. Após esse procedimento, a cérvix é visualizada (Figura 5.3) e, com uma pinça cirúrgica modelo Allis ou Pozzi, apreendida para exteriorização de seu óstio. Depois da visualização e da apreensão do óstio, o espéculo é retirado e uma nova pinça alojada na entrada da cérvix, de modo que o óstio fique disponível para passagem do aplicador (Figuras 5.4 e 5.5). A apreensão da cérvix possibilita melhor condição de sua manipulação de modo que a movimentação do aplicador dentro do canal cervical seja feita com maior segurança. O aplicador com menor dimensão em comparação ao aplicador tradicional utilizado em caprinos vem acoplado a mandril de ponta-romba e não necessita de bainha descartável (o que aumenta a possiblidade de passagem, uma vez que o metal oferece menor atrito que o plástico). O aplicador e seus componentes devem ser flambados entre os procedimentos. A abordagem para deposição intrauterina via cervical deve ser realizada apenas em animais que já pariram, visto que, em nulíparas, o grau de dificuldade para transposição cervical aumenta. Mesmo quando realizada de maneira correta e com ovelhas em estro, a falha de transposição cervical

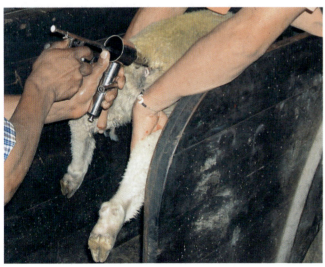

FIGURA 5.2 Aplicação do sêmen via cervical.

QUADRO 5.5	Eficiência reprodutiva de cabras SRD, Saanen e Marota inseminadas artificialmente com sêmen diluído em água de coco e refrigerado a 4°C.

Parâmetros	1º ano	2º ano	3º ano
Fertilidade baseada no não retorno ao estro (%)	82	87	85
Taxa de parição (%)	63	72	73
Taxa de prolificidade (%)	183	178	100
Proporção de machos utilizados (%)	28 (26)*	30 (79)*	27 (21)*

*Os valores entre parênteses referem-se ao número de cabritos.
Adaptado de Nunes, 1986.[15]

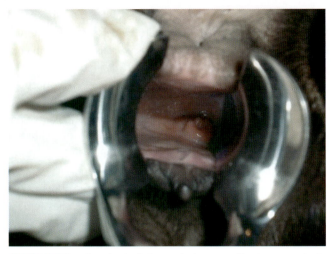

FIGURA 5.3 Visualização do óstio cervical com auxílio de um espéculo vaginal.

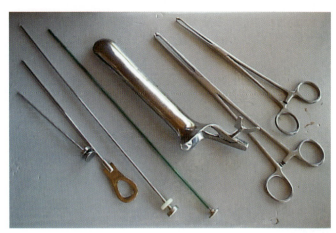

FIGURA 5.5 Material utilizado para inseminação artificial transcervical em pequenos ruminantes. Da esquerda para a direita: aplicador com mandril de ponta romba, dilatador cervical, aplicador tradicional, bainha e mandril do aplicador tradicional, espéculo vaginal apropriado a pequenos ruminantes, pinça de Allis 28 cm e pinça de Allis 23 cm.

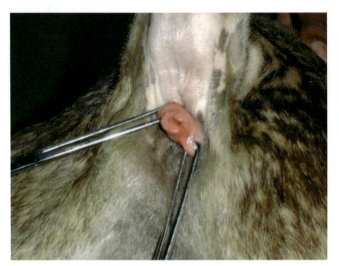

FIGURA 5.4 Tração cervical com auxílio de pinças tipo Allis de 28 cm.

QUADRO 5.6 Fertilidade de ovelhas deslanadas inseminadas via cervical e laparoscópica utilizando sêmen diluído em ACIN ou em ACP-102® e resfriado a +4°C.

Método de inseminação	Diluente		
	ACIN	ACP-102®	Total
Cervical	25,80%aA	48,00%aA	35,71%A
Laparoscópico	72,90%aB	70,30%aA	71,80%B

Diferentes letras minúsculas na mesma linha indicam diferenças (p < 0,05) entre diluentes em um mesmo método de inseminação. Diferentes letras maiúsculas na mesma coluna apontam diferenças (p < 0,05) entre métodos de inseminação em um mesmo diluente.

pode chegar a 40%, casos em que se recomenda a realização de uma prévia triagem para não comprometer os índices de fertilidade. A tração, quando não realizada corretamente, pode provocar lesões e até mesmo sangramentos da mucosa cervical, levando a reação inflamatória local, o que resulta em queda de fertilidade.

Blaschi et al.,[85] ao avaliarem a utilização de protocolos de inseminação artificial em tempo fixo e sêmen diluído com deposição cervical superficial, obtiveram 83,3%, 60% e 47,8% de taxa de gestação para ovelhas tratadas com protocolos hormonais por 14, 9 e 5 dias, respectivamente.

De 56 ovelhas inseminadas via cervical, 20 foram diagnosticadas prenhes por ultrassonografia 52 dias após as inseminações artificiais. A taxa de fertilidade total foi de 35,71%. Uma taxa de fertilidade superior obteve-se quando da utilização do diluente ACP-102® (48%) em comparação ao diluente ACIN (água de coco in natura, 25,8%). Entretanto, não foi observada diferença entre os diluentes utilizados (p > 0,05) (Quadro 5.6).

Bathgate et al.,[86] utilizando sêmen sexado de bodes, obtiveram taxa de prenhez de 38% (5/13) e 50% (3/6) com sêmen sexado e convencional, respectivamente, nas cabras inseminadas pela técnica transcervical (intrauterina).

Quando se utiliza a inseminação via cervical, o nível de fertilidade alcançado depende do local de deposição do sêmen (cervical superficial, cervical profundo, intrauterina), conforme mostrado nos Quadros 5.7 e 5.8. Em cabras, a porcentagem de inseminações intrauterinas varia entre 20 e 80% dentro de um mesmo rebanho. É necessário ter em conta que, em geral, o êxito das inseminações intrauterinas está relacionado com uma maior ou menor proximidade do momento da inseminação em relação à ovulação. Por consequência, é de extrema importância a recomendação de que a cérvix não deva ser "forçada" pelo inseminador. A alta frequência de inseminações intrauterinas "naturais" está relacionada com uma boa fertilidade. Contudo, uma alta porcentagem de inseminações intrauterinas "forçadas" tem um efeito deletério com baixa fertilidade.[72]

QUADRO 5.7	Efeito da inseminação cervical profunda com sêmen fresco e congelado-descongelado na taxa de parição (%) em cabras Angorá.	
Inseminação cervical profunda	Sêmen fresco-diluído % (n*)	Sêmen congelado-descongelado % (n*)
Menos que 1 cm	40,9 (88)	27,0 (63)
1 a 3 cm	53,3 (127)	45,9 (85)
Dentro do útero	69,1 (81)	68,6 (102)

*Número de cabras inseminadas. Adaptado de Ritar e Salamon, 1983.[87]

QUADRO 5.8	Efeito do local de deposição do sêmen congelado-descongelado sobre a taxa de parição em cabras adultas depois do tratamento com o progestágeno fluoroacetato de progesterona (FGA).	
Duração do tratamento com FGA (dias)	Lugar de deposição do sêmen	
	Cérvix % (n*)	Útero % (n*)
18 a 21	51,4% (3.392)	62,6% (2.848)
11	59,3% (3.970)	64,3% (2.156)

*Número de cabras inseminadas. Adaptado de Corteel *et al.*, 1988.[88]

■ Intrauterina via laparoscópica

A deposição uterina via laparoscópica constitui um procedimento simples, porém invasivo que possibilita a deposição direta do sêmen nos cornos uterinos com auxílio de um laparoscópio[89] utilizando concentrações espermáticas significativamente menores em relação às requeridas via cervical. Há vários relatos[4,90-93] de resultados entre 50 e 70% de prenhez, considerando as diferentes condições dos experimentos, como raça, estado nutricional, estação do ano, localização geográfica, habilidade da equipe, qualidade do sêmen, protocolo hormonal para indução ou sincronização etc. As exigências necessárias para aplicar essa técnica – principalmente o custo do equipamento, a mão de obra especializada, o custo da sincronização e a disponibilidade de sêmen de alta capacidade fecundante – têm restringido seu uso no Brasil para produtores de animais de elevado valor genético, especialmente quando se usa sêmen importado. Na Austrália, essa técnica vem sendo empregada anualmente em milhares de ovelhas com resultados satisfatórios.[94]

Em caprinos, quando se utiliza sêmen congelado, a inseminação intrauterina via laparoscópica resulta no aumento nas taxas de fertilidade e possibilita a utilização de doses de sêmen com baixa concentração espermática.[95] Ao compararem inseminações laparoscópicas e cervicais em cabras leiteiras, Vallet *et al.*[96] observaram diferenças (p < 0,05) nas taxas de fertilidade (62,6% *vs.* 49,3%, respectivamente).

Em cabras, utilizando dose de 60×10^6 espermatozoides criopreservados e inseminação laparoscópica em apenas um corno uterino, a taxa de prenhez obtida foi de 56,67%,

independentemente do corno uterino inseminado (contra ou ipsilateral).[97]

Manejo da fêmea pós-inseminação

Os cuidados e o manejo com as ovelhas e cabras não se diferenciam dos realizados em animais acasalados naturalmente. A porcentagem de fêmeas que conceberão depende de diversos fatores, mas não excedem os 75% considerando um serviço. Um dos primeiros indicativos da eficácia do serviço de IA de um rebanho reside no índice de não retorno. No entanto, quando a IA for realizada fora da estação reprodutiva após indução de estro e ovulação, não se espera que essas fêmeas apresentem retorno.

Uma alternativa viável e que atualmente tem custo bastante acessível aos criadores consiste no diagnóstico precoce de prenhez por ultrassonografia. O diagnóstico de prenhez permite o descarte de animais não gestantes e a adequação do manejo (vacinação e nutrição) das fêmeas durante a gestação, aspecto especialmente importante no caso da ocorrência de gemelares. Detalhes desta técnica estão descritos no Capítulo 2, *Diagnóstico de Gestação em Ruminantes*.

Principais avanços

A congelação do sêmen representou o principal avanço desta tecnologia, trazendo uma nova dimensão, viabilizando o uso do sêmen de um dado animal em outras épocas e regiões do planeta. Entretanto, a consolidação da IA nos ovinos e caprinos como um instrumento do melhoramento genético para incremento e/ou controle de produção e manutenção de genótipos depende do uso mais efetivo do sêmen congelado via cervical nos ovinos, o que ainda depende de desenvolvimento tecnológico que, nos últimos 50 anos, ainda não foi suficiente para resolver essa questão. Cabe questionar quais foram os fatores que impediram esse avanço – se a falta de respostas científicas ou de um efetivo interesse do setor produtivo no desenvolvimento da tecnologia.

Considerações finais

O uso de sêmen congelado em programas de reprodução em ovinos e caprinos ainda depende de uma maior eficácia, considerando, principalmente, aspectos relacionados com custo/benefício, simplicidade, repetibilidade e promoção de bem-estar animal. No entanto, apenas a solução de problemas tecnológicos relativos à criopreservação não é suficiente para uma adoção mais ampla da tecnologia. Há necessidade de programas de fomento que atinjam as necessidades de todos os tipos de criadores de ovinos do país.

Os resultados da utilização da água de coco para preservação do sêmen superaram as expectativas iniciais, adicionando valores como prolongamento da sobrevivência espermática, aumento da motilidade do flagelo dos espermatozoides, melhor capacitação espermática e aumento da eficiência na forma de sêmen refrigerado.

REFERÊNCIAS BIBLIOGRÁFICAS

1. Mies Filho A. Inseminação artificial. Porto Alegre: Sulina. 1987; 2.

2. Moraes J, Souza C, Collares R. Situação atual e perspectivas da inseminação artificial em ovinos. Revista Brasileira de Reprodução Animal. 1998;22(2):87-91.

3. Moraes J. Perspectivas da utilização do sêmen congelado em programas de reprodução assistida em ovinos. Revista Brasileira de Reprodução Animal. 2003;27(4):613-9.

4. Artola LA. B, Perdigon F, Neves JP et al. Inseminação artificial por laparoscopia em ovinos com utilização de sêmen congelado. In: Congresso Brasileiro de Reprodução Animal. Belo Horizonte: Anais do Congresso Brasileiro de Reprodução Animal. 1987; p. 102.

5. Alves L, Neves J, Luz S. Avaliação da ultrassonografia abdominal para o diagnóstico de gestação em ovelhas. In: IX Congresso Brasileiro de Reprodução Animal. Belo Horizonte: Anais do IX Colégio Brasileiro de Reprodução Animal. 1991; p. 397.

6. Corteel JM. Viabilité des spermatozoïdes de bouc conservés et congelés avec ou sans leur plasma séminal: effet du glucose. Annales de Biologie Animale Biochimie Biophysique. 1974; 14(4B):741-5.

7. Nunes JF. Etude des effets du plasma seminal sur la survie"in vitro"des spermatozoides de bouc. [Tese de Doutorado] Paris: Universite Pierre et Marie Curie. 1982.

8. Mies Filho A, Villarroel A, Hoogstraten M. Variação sazonal de morfologia espermática de ovinos da raça Corriedale. Arq Fac Vet UFRGS (Porto Alegre). 1979; 7:121-34.

9. Mattos R, Günzel A, Neves J. Influências sazonais sobre o sêmen de carneiros da raça Merino-Alemão tipo carne, dando ênfase à patologia do acrossoma. Rev Bras Reprod Anim (Belo Horizonte). 1984; 8(1):47-56.

10. Evans G, Maxwell W. Inseminación artificial de ovejas y cabras. Zaragoza: Acribia; 1990.

11. Killian GJ, Chapman DA, Rogowski LA. Fertility-associated proteins in Holstein bull seminal plasma. Biology of Reproduction. 1993; 49(6):1202-7.

12. Gonzalez CIM, Neves JP. Avaliação biológica e determinação da frutose e ácido cítrico no plasma seminal ovino em diferentes tempos de incubação de sêmen a +37°C. Rev Bras Reprod Anim. 1984; 8(3):66-173.

13. Gonzalez CIM, Neves JP. Determinação de sódio, potássio, cálcio e magnésio no plasma seminal ovino em diferentes tempos de incubação do sêmen a +37°C. Rev Bras Reprod Anim. 1984; 8(3,):174-8.

14. Nunes J. Études Preliminares de la Recherche sur de Rôle Physiologique du Plasma Séminal de Bouc. París: Université Pierre et Marie Curie (DEA); 1980.

15. Nunes J. A inseminação artificial como método alternativo para o melhoramento da caprinocultura leiteira. In: Simpósio da Caprinocultura do Estado do Rio de Janeiro. Niterói: Anais do Simpósio da Caprinocultura do Estado do Rio de Janeiro; 1986.

16. Nunes J. Coconut water as diluent for goat semen. In: Conferência Internacional sobre Caprinos. Brasília: Anais da Conferência Internacional sobre Caprinos; 1987.

17. Neves JP, Irala PND, Gonzalez CIM, Dornelles WJM. Utilização do diluente Tris na inseminação artificial em ovinos. Revista do Centro de Ciências Rurais. 1982; 12(3):181-7.

18. Henry M Neves JP, Jobim MIM. Manual para exame andrológico e avaliação de sêmen animal/Colégio Brasileiro de Reprodução Animal. Belo Horizonte: CBRA; 2013.

19. Silva C, Neves J. Eficiência reprodutiva após tratamento de infecções genitais em um rebanho ovino no Rio Grande do Sul. Rev Bras Reprod Animal. 1983; 7(3):25-8.

20. Souza JS. Infecções genitais inespecíficas na ovelha: aspectos clínicos, citológicos, bacteriológicos, histopatológicos e terapêuticos. [Dissertação Mestrado] Santa Maria: Universidade Federal de Santa Maria; 1987.

21. Neves JP, Fernandes G. Avaliação reprodutiva da Ovelha. In: Sevaive-Villarroel AB, Silveira JC. Produção de ovinos no Brasil. São Paulo: Roca; 2014.

22. Ribeiro SDA. Caprinocultura: Criação racional de caprinos. São Paulo: Nobel; 1997.

23. Fernandes GDO, Leal DR, Moreira NH et al. Identificação de bactérias no sêmen de ovinos em diferentes sistemas de criação e o efeito do uso de Kilol-L®. Ciência Animal Brasileira. 2013; 14(3):332-7.

24. Lima LF, Tortorella RD, Leal DR et al. Coleta de semen ovino em estação ou decubito lateral utilizando diferentes eletroejaculadores. Ciência Animal Brasileira. 2010; 11(2):410-6.

25. Hafez E. Reproducción animal. 6 ed. São Paulo: Manole; 1995.

26. Evans G, Maxwell WC. Salamons' artificial insemination of sheep and goats. London: Butterworths; 1987.

27. Mortimer ST. A critical review of the physiological importance and analysis of sperm movement in mammals. Hum Reprod Update. 1997; 3(5,):403-39.

28. Farrell P, Presicce G, Brockett C et al. Quantification of bull sperm characteristics measured by computer-assisted sperm analysis (CASA) and the relationship to fertility. Theriogenology. 1998; 49(4):871-9.

29. Cole HH, Cupps PT. Reproducción de los animales domésticos. Zaragoza: Acribia. 1984.

30. Foote RH, Brackett BG, Seidel GE et al. Avances en zootecnia: Nuevas técnicas de reproducción animal. Zaragoza: Acribia. 1988; p. 15-45.

31. Sorensen AM. Reproducción animal: principios y prácticas. México: McGraw-Hill; 1982.

32. Louw D, Joubert D. Puberty in the male Dorper sheep and Boer goat. S Afr J Agric Sci. 1964; 7:509-20.

33. Ott RS. Breeding soundness examination in bulls. In: Morrow DA. Current therapy in theriogenology. Philadelphia: Saunders. 1986; 125-36.

34. Skalet L, Rodrigues H, Goyal H et al. Effects of age and season on the type and occurrence of sperm abnormalities in Nubian bucks. American Journal of Veterinary Research. 1988; 49(8):1284-9.

35. Derivaux J. Reproducción de los animales domésticos. Zaragoza: Acribia; 1982.

36. Hunter R. Fisiología y tecnología de la reproducción de la hembra de los animales domésticos. Zaragoza: Acribia. 1982.

37. Pineda MH, McDonald LE. Endocrinología veterinaria y reproducción. 4. ed. México: Interamericana; 1991.

38. Hopkins SM, Evans LE, McDonald LE. Endocrinología veterinaria y reproducción. 4. ed. México: Interamericana. 1991; p. 551.

39. Souza IM, Mies Filho A. Congelación del semen del chivo: efecto de dos soluciones de lavaje. A Hora Veterinária. 1986; 29:53-8.

40. Machado R. Inseminación artificial con semen congelado en caprinos. Rev Bras Reprod Anim. 1991; 3:265-76.

41. Marques ALV. A água de coco. Sociedade Cearense de Ginecologia e Obstetrícia. 1982; 92 (SOCEGO. Informativo, nº 92).

42. Blume H, Marques Jr AP. Avaliação da água de coco no cultivo e criopreservação de embriões murídeos. Rev Bras Reprod Anim. 1994; 18:97-104.

43. Nunes JF, Salgueiro CCM. Utilização da água de coco como diluente do sêmen de caprinos e ovinos. Rev Cient Prod Anim. 1999; 1(1):17-46.

44. Bousseau S, Brillard J, Marquant-Le Guienne B et al. Comparison of bacteriological qualities of various egg yolk sources and the in vitro and in vivo fertilizing potential of bovine semen frozen in egg yolk or lecithin based diluents. Theriogenology. 1998; 50(5):699-706.

45. Sampaio Neto J, Salgueiro C, Mateos-Rex E et al. Utilização do diluente ACP-105® na refrigeração do sêmen equino. Rev Bras Reprod Anim. 2002; 5:137-9.

46. Rodrigues B. Efeito do diluidor à base de albumina sérica bovina (BSA) sobre a viabilidade in vitro do sêmen canino criopreservado. [Dissertação Mestrado] Porto Alegre: Universidade Federal do Rio Grande do Sul; 1997.

47. Skinner WJ. Aloe vera resultou em injeções de suspensão para licença médica. Medicina Natural Law; 1997.

48. Boudreau MD, Beland FA. Uma avaliação das propriedades biológicas e toxicológicas de Aloe barbadensis (Miller), Aloe vera. Jornal da Ciência Ambiental e da Saúde. Part C. Environmental Carcinogenesis & Ecotoxicologia. 2006; 24:103-54.

49. Veloso CC, Peglow K. Plantas medicinais. Porto Alegre: EMATER/RS – ASCAR; 2003.

50. Kai M, Hayashi, K, Kaida I et al. Permeation-enhancing effect of aloe-emodin anthrone on water-soluble and poorly permeable compounds in rat colonic mucosa. Biological and Pharmaceutical Bulletin. 2002; 25(12):1608-13.

51. Melo SCC. Conservação de sêmen caprino a 4°C utilizando ACP 101® com duas concentrações de Aloe vera ou gema de ovo. [Dissertação Mestrado Ciências Veterinárias]. Fortaleza: Universidade Estadual do Ceará; 2010.

52. Neves JP. Untersuchungen zur Samenübertragung beim Schaf unter besonderer Berücksichtigung der Spermatiefgefrierkonservierung. [Tese Doutorado] Hannover: Escola Superior de Veterinária de Hannover; 1980.

53. Moraes CDN, Neves JP, Gonçalves PBD et al. Criopreservação do sêmen ovino em pellets com etileno glicol. Ciência Rural. 1998; 28:287-92.

54. Corteel, J. Involvement of seminal plasma in goat sperm preservation. In II International Conference on Goats. New Delhi: Proceeding of the II International Conference on Goats. 1992; 290-7.

55. Moraes C. Métodos alternativos para congelação, descongelação e avaliação do sêmen ovino em pellets. [Dissertação Mestrado] Santa Maria: Universidade Federal de Santa Maria; 1996.

56. Luz SLN, Neves JP, Gonçalves PBD. Parâmetros utilizados na avaliação do sêmen congelado ovino para inseminação laparoscópica. Brazilian Journal of Veterinary Research and Animal Science. 2000; 37(2):141-5.

57. De Leeuw A, Den Daas J, Woelders H. The fix vital stain method: simultaneous determination of viability and acrosomal status of bovine spermatozoa. Journal of Andrology. 1991; 12(2):112-8.

58. Woelders, H. Overview of in vitro methods for evaluation of semen quality. In II International Conference On Boar Semen Preservation. Beltsville: In: Proceedings of II International Conference On Boar Semen Preservation. 1991; 145-64.

59. Hancock J. A staining technique for the study of temperature-shock in semen. Nature. 1951; 167:323-4.

60. Brito LF, Barth AD, Bilodeau-Goeseels S et al. Comparison of methods to evaluate the plasmalemma of bovine sperm and their relationship with in vitro fertilization rate. Theriogenology. 2003; 60(8):1539-51.

61. Jeyendran R, Van der Ven H, Perez-Pelaez M et al. Development of an assay to assess the functional integrity of the human sperm membrane and its relationship to other semen characteristics. Journal of Reproduction and Fertility. 1984; 70(1):219-28.

62. Harrison R, Vickers SE. Use of fluorescent probes to assess membrane integrity in mammalian spermatozoa. Journal of Reproduction and Fertility. 1990; 88(1):343-52.

63. Segovia M, Jenkins J, Paniagua-Chavez C et al. Flow cytometric evaluation of antibiotic effects on viability and mitochondrial function of refrigerated spermatozoa of Nile tilapia. Theriogenology. 2000; 53(7):1489-99.

64. Valcarcel A, de Las Heras M, Pérez L, Moses DF et al. Assessment of the acrosomal status of membrane-intact ram spermatozoa after freezing and thawing, by simultaneous lectin/Hoechst 33258 staining. Animal Reproduction Science. 1997; 45(4):299-309.

65. Gillan L, Evans G, Maxwell W. Flow cytometric evaluation of sperm parameters in relation to fertility potential. Theriogenology. 2005; 63(2):445-57.

66. Jobim MIM, Gregory RM, Mattos RC. Proteínas do plasma seminal relacionadas a congelabilidade do sêmen bovino. Rev Bras Reprod Anim. 2009; (Supl. 6):25-31.

67. Muino-Blanco T, Perez-Pe R, Cebrian-Perez JA. Seminal plasma proteins and sperm resistance to stress. Reprod Domest Anim. 2008; 43(Suppl. 4):18-31.

68. Maxwell W, de Graaf S, Ghaoui R et al. Seminal plasma effects on sperm handling and female fertility. Society of Reproduction and Fertility Supplement. 2007; 64:13-38.

69. Moura PP, Franco MM, Silva TA et al. Characterization of seminal plasma proteins and its relationship with quality parameters of frozen semen in ram. Ciência Rural. 2010; 40(5):1154-9.

70. Garde J. Capacitación y reacción acrosómica en espermatozoides de mamífero. In: XVI Curso Internacional de Reproducción. Madrid; 1993.

71. England, G. Cryopreservation of dog semen: a review. Journal of Reproduction and Fertility Supplement. 1993; 47:243-55.

72. Chemineau P, Cagnie Y, Guérin Y et al. Training manual on artificial insemination in sheep and goats. Rome: Food and Agriculture Organization; 1991.

73. England G, Ponzio P. Comparison of the quality of frozen-thawed and cooled-rewarmed dog semen. Theriogenology. 1996; 46(1):165-71.

74. Oliveira MEF, Fonseca JF. Inseminação artificial. In: Biotécnicas reprodutivas em ovinos e caprinos. São Paulo: MedVet; 2013.

75. Mortimer ST, Maxwell WM. Effect of medium on the kinematics of frozen-thawed ram spermatozoa. Reproduction. 2004; 127(2):285-91.

76. Salamon S, Maxwell W. Frozen storage of ram semen I. Processing, freezing, thawing and fertility after cervical insemination. Anim Reprod Sci. 1995; 37(3 a 4):185-249.

77. Kershaw CM, Khalid M, McGowan MR et al. The anatomy of the sheep cervix and its influence on the transcervical passage of an inseminating pipette into the uterine lumen. Theriogenology. 2005; 64(5): 1225-35.

78. Anel L, Alvarez M, Martinez-Pastor F et al. Improvement strategies in ovine artificial insemination. Reproduction in Domestic Animals. 2006; 41:30-42.

79. Souza M. A via cervical na inseminação artificial ovina com sêmen congelado. [Dissertação Mestrado] Santa Maria: Universidade Federal de Santa Maria; 1993.

80. Souza MIL, da Luz SLN, Gonçalves PBD et al. Características morfológicas e penetrabilidade cervical visando a inseminação artificial em ovinos. Ciência Rural. 1994; 24(3):591-5.

81. Souza MIL, da Luz SLN, Gonçalves PBD et al. Inseminação transcervical com sêmen congelado em ovinos. Ciência Rural. 1994; 24(3): 597-602.

82. Buckrell B, Buschbeck C, Gartley C et al. A breeding trial using a transcervical technique for artificial insemination in sheep. In: International Congress on Animal Reproduction. Netherlands: Proceedings of International Congress on Animal Reproduction; 1992; 1531-33.

83. Cruz Júnior CAD. Caracterização anatômica e histológica da cérvice de ovelhas da raça Santa Inês. [Dissertação Mestrado] Brasília: Universidade de Brasília; 2006.

84. Freitas V. Sincronização do ciclo estral e fertilidade de cabras submetidas a dois níveis de gonadotrofina coriônica (eCG) inseminadas artificialmente. Monografia. (Especialização] Fortaleza: Universidade Estadual do Ceará; 1988.

85. Blaschi W, Lunardelli PA, Marinho LS et al. Effects of progestagen exposure duration on estrus synchronization and conception rates of crossbreed ewes undergoing fixed time artificial insemination. Journal of Veterinary Science. 2014; 15(3):433-7.

86. Bathgate R, Mace N, Heasman K et al. Birth of Kids After artificial insemination with sex-sorted, frozen-thawed goat spermatozoa. Reproduction in Domestic Animals. 2013; 48(6):893-8.

87. Ritar A, Salamon S. Fertility of fresh and frozen-thawed semen of the Angora goat. Australian Journal of Biological Sciences. 1983; 36(1): 49-60.

88. Corteel J, Leboeuf B, Baril G. Artificial breeding of adult goats and kids induced with hormones to ovulate outside the breeding season. Small Ruminant Research. 1988; 1(1):19-35.

89. Killen I, Caffery G. Uterine insemination of ewes with the aid of a laparoscope. Australian Veterinary Journal. 1982; 59(3):95-95.

90. Mies Filho A, Dutra J, Girão R. Congelação do sêmen ovino na primavera. Revista Brasileira de Reprodução Animal. 1982; 5:27-57.

91. Aguinsky P, Canabarro CE. Inseminação intrauterina em ovinos de corte com sêmen congelado. Emprego da via transperitoneal por laparoscopia. A Hora Veterinária. 1988; 42:5-7.

92. Luz S. Inseminação intrauterina por laparoscopia em ovinos. [Dissertação Mestrado] Santa Maria: Universidade Federal de Santa Maria; 1991.

93. Luz S, Neves J. Influência da qualidade do sêmen congelado, na prenhez de ovelhas inseminadas intrauterinamente por laparoscopia. In IX Congresso Brasileiro de Reprodução Animal. Belo Horizonte: Anais do IX Congresso Brasileiro de Reprodução Animal. 1991; p. 440.

94. Salamon S, Maxwell W. Storage of ram semen. Anim Reprod Sci. 2000; 62(1 a 3):77-111.

95. Ritar AJ, Ball PD, O'May PJ. Artificial insemination of Cashmere goats: effects on fertility and fecundity of intravaginal treatment, method and time of insemination, semen freezing process, number of motile spermatozoa and age of females. Reprod Fertil Dev. 1990; 2(4):377-84.

96. Vallet J, Baril G, Leboeuf B et al. Insémination artificielle intrautérine sous contrôle laparoscopique chez les petits ruminants domestiques. Annales de Zootechnie. 1992; 41(3 a 4):305-9.

97. Anakkul N, Suwimonteerabutr J, Tharasanit T et al. Sperm distribution and fertilization after unilateral and bilateral laparoscopic artificial insemination with frozen-thawed goat semen. Theriogenology. 2014; 82(8):1137-44.

Biotécnicas da Reprodução Animal Aplicadas em Bubalinos

CAPÍTULO 6

Otávio Mitio Ohashi • Pietro Sampaio Baruselli • Nelcio Antonio Tonizza de Carvalho

Introdução

As biotécnicas aplicadas à reprodução animal, como a inseminação artificial (IA), a superovulação e transferência de embriões (SOV/TE), a produção *in vitro* e transferência de embriões (PIV/TE) e a transferência nuclear (clonagem), têm sido os principais instrumentos utilizados em programas de seleção e melhoramento animal, especialmente de rebanhos bovinos.

Em bubalinos, as principais biotécnicas utilizadas são a IA, a SOV/TE e a PIV/TE. A IA é um dos procedimentos mais simples e de baixo custo empregados na área de reprodução animal e o que apresenta o melhor resultado quando se pretende realizar a seleção e o melhoramento genético de um rebanho como um todo. Por meio dessa biotécnica, com um único ejaculado pode-se obter dezenas de doses de sêmen, potencializando, assim, a difusão do material genético do touro. Entretanto, esse melhoramento genético somente será alcançado quando da utilização de sêmen de reprodutores de comprovado valor zootécnico.

Apesar de sua simplicidade, a IA requer um criterioso e rígido controle de suas diferentes etapas, que vão desde a seleção do reprodutor doador de sêmen, passando pelo processamento tecnológico do sêmen, a seleção e o controle do rebanho, até o treinamento do inseminador.

Já as biotécnicas de SOV/TE e PIV/TE potencializam a difusão do material genético, tanto da fêmea quanto do macho, especialmente no caso da PIV/TE, uma vez que de uma única doadora pode-se obter dezenas de bezerros ao ano, enquanto, em relação ao macho, uma única dose de sêmen pode ser utilizada para fecundar oócitos de várias fêmeas. Em bubalinos, as referidas biotécnicas têm sido objeto de pesquisas de diversos grupos e em vários países, embora até o momento somente a PIV/TE tenha apresentado resultados satisfatórios[1] que aconselhem o seu uso como rotina em programa de melhoramento animal.

Neste capítulo, será abordado o emprego das biotécnicas da reprodução animal (IA, SOV/TE e PIV/TE), descrevendo o estágio atual de cada uma delas, mas com ênfase especial na técnica da IA na espécie bubalina, a qual vem demonstrando ser viável e de fundamental importância para a melhoria da produtividade do rebanho.

Morfofisiologia do sistema genital do búfalo

O conhecimento dos parâmetros morfológicos normais do sistema genital representa um dos passos fundamentais para uma avaliação clínica segura de sua normalidade, sobretudo quando o objetivo é a aplicação de biotécnicas que visam à difusão do potencial genético de um reprodutor. Portanto, neste tópico, será descrita, resumidamente, a morfologia do sistema genital do reprodutor bubalino.

O sistema genital do búfalo é morfologicamente semelhante ao do bovino, com pequenas diferenças destacadas a seguir. A bolsa escrotal é menor e não apresenta pelos nem a constrição pronunciada na região do colo como nos bovinos.[2] Os testículos também são menores que os dos bovinos e o seu crescimento apresenta correlação positiva com o desenvolvimento corporal.[3-5] O Quadro 6.1 apresenta dados sobre a biometria testicular em bubalinos de diferentes idades. A vesícula

QUADRO 6.1	Dados biométricos do testículo (média) de bubalinos em diferentes idades.							
	Idades em meses							
Parâmetros	**Recém-nascido**	**2 a 5**	**6 a 8**	**9 a 11**	**13 a 14**	**16**	**18 a 24**	**> 36**
CE (cm)	8,8 ± 0,5	12,6 ± 0,7	14,1 ± 1,1	19,3 ± 2,1	23,7 ± 1,0	24,4 ± 1,1	28,2 ± 1,6	32,7 ± 2,7
CT (cm)	–	4,4 ± 0,5	4,9 ± 0,4	6,7 ± 0,9	7,9 ± 0,6	8,7 ± 0,4	8,7 ± 1,1	12,2 ± 2,2
LT (cm)	–	2,3 ± 0,3	2,8 ± 0,3	4,2 ± 0,6	5,2 ± 0,3	6,2 ± 0,5	6,4 ± 0,3	7,1 ± 0,8

CE: circunferência escrotal; CT: comprimento testicular; LT: largura testicular. Adaptado de Ohashi, 1993.[3]

seminal é menor que a do bovino, cujo comprimento e largura são $5,3 \pm 2,2$ e $1,9 \pm 0,9$ cm, respectivamente. As lobulações são também menos pronunciadas e mais finas que nos bovinos.[6,7]

A puberdade no bubalino, caracterizada histologicamente pelo início da atividade espermatogênica dos testículos, começa a partir de 14 a 15 meses, com os animais atingindo a maturidade sexual ao redor de 24 a 30 meses de idade,[3] sendo o completo desenvolvimento reprodutivo atingido somente aos 4 a 5 anos de idade.

O desenvolvimento reprodutivo do bubalino é mais lento em comparação ao do bovino *Bos taurus*; entretanto, com uma adequada seleção genética, aliada a um bom manejo e a uma boa alimentação, será possível obter animais mais precoces, uma vez que tem sido observada histologicamente atividade espermatogênica em animais de 8 a 9 meses de idade.[8,7]

Considerações sobre o processamento tecnológico do sêmen

O processamento tecnológico do sêmen tem como principal objetivo aumentar o número de fêmeas fertilizadas com um único ejaculado, além de conservar a capacidade fertilizante do espermatozoide, quer seja por um período determinado, pelo uso do sêmen refrigerado, quer seja por um período indeterminado, pela utilização da técnica de congelação do sêmen.

A congelação do sêmen está estabelecida na espécie bovina e em fase de aperfeiçoamento em outras espécies animais, como nos bubalinos, ovinos, caprinos e suínos.

A criopreservação do sêmen tomou um impulso muito grande após a descoberta por Polge, em 1949, da função crioprotetora do glicerol,[9] o que permitiu a congelação, com sucesso, do sêmen bovino. Atualmente, inúmeras células e mesmo tecidos do organismo animal são também preservados pelo processo de congelação, tendo como principal agente criogênico o nitrogênio líquido. As células ou tecidos congelados podem ser mantidos por tempo indeterminado e, após a descongelação, recuperam todas as suas funções fisiológicas.

A morte do espermatozoide durante o processo de congelação ocorre como consequência das mudanças físico-químicas que se processam no meio diluidor e, principalmente, no próprio espermatozoide, em virtude de danos provocados em suas ultraestruturas que inviabilizam a sua sobrevivência. O desafio celular, durante a congelação e descongelação, não está relacionado somente com a capacidade da célula de suportar uma temperatura muito baixa, mas principalmente a de atravessar uma das fases críticas do processo que vai de −15 a −60°C, na qual a célula precisa passar duas vezes, ou seja, durante a congelação e descongelação.[10]

Normalmente, as células resistem à diminuição da temperatura, mas não à formação de cristais de gelo, uma vez que esse processo implica a retirada de água do sistema, levando ao desequilíbrio osmótico com consequente desidratação celular[10,11] – esse fato se dá principalmente quando o processo de congelação é lento.

Os eventos físicos que ocorrem na célula dependem da velocidade de congelação. Quando o processo de congelação é muito lento, dá-se a congelação da água extracelular com consequente concentração de soluto no meio externo, colocando a célula momentaneamente em meio hipertônico. Esse processo faz com que a célula perca água rapidamente, o que leva à desidratação celular e ao aumento na concentração de soluto intracelular, promovendo a morte celular por desidratação. Por sua vez, quando a célula é congelada rapidamente, não há saída de água, o que promove a formação de cristais de gelo intracelular, causando, consequentemente, lesões nas estruturas celulares, fato que compromete a função celular.[10]

Portanto, torna-se necessária uma curva de congelação que evite esses dois extremos, ou seja, não muito lenta nem muito rápida, impedindo que um grande número de células seja afetado durante o processo. Para a congelação de sêmen bovino e bubalino, essa curva já está bem definida e consiste basicamente em abaixar a temperatura do sêmen a uma velocidade de 0,3 a 0,5°C/min até o sêmen atingir 4°C. Essa curva é passível de estabelecer deixando o sêmen, que foi diluído a 32°C, a uma temperatura de 4°C durante 3 a 4 horas, tempo denominado "tempo de equilíbrio".

O sêmen diluído leva cerca de 90 minutos para atingir a temperatura de 4°C, permanecendo nessa temperatura o tempo restante. Posteriormente, o sêmen é transferido para o vapor de nitrogênio líquido a uma temperatura aproximada de 150°C negativos por 15 minutos e, logo depois, imerso em nitrogênio líquido, a uma temperatura de 196°C abaixo de zero, concluindo o processo de congelação.

Processamento tecnológico do sêmen bubalino

Apesar de ter iniciado na década de 1950,[12] ainda nas décadas de 1960 e 1970, a IA em bubalinos suscitava discussões quanto à sua viabilidade técnica, em razão de vários fatores, como dificuldades na congelação do sêmen do reprodutor bubalino, na detecção visual do estro e na determinação do melhor momento para a inseminação da búfala.

Hoje, esses obstáculos têm sido superados, em função da adequação do manejo de detecção do cio e da determinação do melhor momento para inseminar a fêmea bubalina. Adequando-se esse manejo, o emprego da IA em bubalinos vem demonstrando ser tão eficiente quanto em bovinos, incluindo a metodologia da inseminação artificial em tempo fixo (IATF), a qual será abordada adiante, não havendo mais dúvida em relação à sua viabilidade técnica.

Contudo, ainda há muito a ser aprimorado, especialmente com relação ao melhoramento genético do rebanho, cenário que exige a implantação de um criterioso programa para identificar animais superiores do ponto de vista de produção animal, para que possam ser utilizados com segurança e confiabilidade em programas de IA, TE e outras biotécnicas que visem ao aumento da produtividade do rebanho.

No Brasil, os primeiros trabalhos sobre processamento tecnológico do sêmen e IA em bubalinos foram realizados pela equipe do Prof. William Gomes Vale, da Universidade Federal do Pará (UFPA), no final dos anos 1970 e início dos anos 1980. O pesquisador utilizou o diluidor à base de Tes-Tris para congelar o sêmen bubalino, obtendo excelente resultado na motilidade pós-congelação, contribuindo em muito para solucionar o problema da congelação de sêmen bubalino, o qual não apresentava bons resultados após o processo de congelação. Além disso, inseminou as primeiras búfalas no Brasil em 1982, obtendo quatro bezerros de 10 vacas inseminadas em uma fazenda da Ilha do Marajó.

Para o processamento tecnológico do sêmen, são necessários conhecimentos básicos sobre as suas características, já que somente assim pode ser obtido o potencial máximo dos processos de congelação e de IA. É importante ressaltar que, para chegar a esse estágio do processamento, o reprodutor deve ter passado por um criterioso e rigoroso exame clínico-andrológico e avaliação das suas qualidades zootécnicas.

O objetivo desses exames consiste em selecionar somente doadores de sêmen isentos de problemas reprodutivos, especialmente os de cunho hereditário, e com característica de produção comprovada, a qual deve ser obtida por teste de progênie; do contrário, corre-se o risco de se disseminar caracteres indesejáveis do ponto de vista reprodutivo e produtivo capazes de comprometer a produtividade do rebanho.

Colheita de sêmen

Realizada adequadamente e respeitando as características fisiológicas da espécie, compreende o primeiro passo para obter um ejaculado de boa qualidade e o sucesso esperado no seu processamento tecnológico. Em bubalinos, a colheita de sêmen deve ser realizada preferencialmente pelo método da vagina artificial. Entretanto, outros métodos também têm sido empregados, como a eletroejaculação (a partir da qual se obtém sucesso principalmente em animais jovens) e a massagem das ampolas dos ductos deferentes. Com referência aos dois últimos métodos, a qualidade do sêmen é invariavelmente inferior em comparação àquele obtido por vagina artificial.

O bubalino adulto apresenta muito desconforto durante a colheita de sêmen pelo método de eletroejaculação, uma vez que essa espécie se mostra bastante sensível ao estímulo elétrico. Por isso, esse método não é recomendado para a colheita de sêmen em bubalinos, especialmente para animais adultos, acima de 4 anos. Além disso, o sêmen colhido por eletroejaculação apresenta maior grau de contaminação por bactérias e de células de descamação do epitélio prepucial, em virtude de a maioria dos animais ejacular dentro da bainha prepucial.

O sêmen colhido por esse método também apresenta menor concentração espermática em função do maior estímulo sobre as glândulas sexuais acessórias, levando-as a secretar uma maior quantidade de plasma seminal. O estímulo pode atingir também a bexiga, com eventual liberação de urina, a qual será misturada ao sêmen, comprometendo a sua qualidade. Finalmente, esse método não permite avaliar uma das mais importantes características de um reprodutor: a libido.

A massagem das ampolas dos ductos deferentes constitui um dos métodos mais simples de colheita de sêmen em bovinos, embora a obtenção de sêmen por esse método em búfalos seja mais difícil e exija prática, visto que muitos animais não respondem aos estímulos. O sêmen colhido por massagem das ampolas dos ductos deferentes geralmente é de baixa qualidade, baixa concentração espermática e alta contaminação em decorrência do animal ejacular dentro da bainha prepucial,[13] não devendo, portanto, ser aproveitado para o processo da congelação para uso em programas de IA.

A vagina artificial representa o método de excelência para a colheita de sêmen de bubalinos, por ser o mais próximo do processo da monta natural e, segundo Sansone et al.,[14] por ser este animal um dos mais fáceis a serem treinados para a colheita de sêmen por esse método.

A estrutura da vagina artificial, à semelhança da usada em bovino, constitui-se basicamente por um tubo rígido com válvula de dupla entrada (ar e água), cilindro flexível de látex ("camisa"), cone coletor de látex e tubo coletor graduado. Para bubalinos, a vagina artificial deve ser mais curta, com cerca de 25 a 30 cm para animais jovens e de 30 a 35 cm para animais adultos acima de 4 anos, em função do menor tamanho do pênis bubalino em relação ao bovino.

Não é necessária a lubrificação da vagina artificial, uma vez que a lubrificação natural do pênis é suficiente para permitir a penetração. Porém, um dos aspectos importantes a se observar é a temperatura, que deve estar entre 42 e 44°C, uma vez que muitos animais montam, porém não ejaculam quando a temperatura da vagina artificial está abaixo, ou sofrem irritações do pênis quando esta está acima desse parâmetro. Na maior parte das vezes, tal fato acarreta a recusa dos animais nas próximas colheitas de sêmen, nas quais o reprodutor masturba-se quando apresentado ao manequim, sem realizar a monta, havendo muitas vezes a necessidade de recondicioná-los.

Deve-se usar vagina artificial de boa qualidade, especialmente com relação ao cilindro e ao cone de látex, que, frequentemente, quando de má qualidade, apresenta-se tóxica para os espermatozoides.

Entretanto, para um bom desempenho para a colheita de sêmen com a vagina artificial, é necessário um treinamento ou condicionamento adequado do reprodutor para a colheita com o referido método. Os animais selecionados como doadores de sêmen devem ser preferencialmente jovens, entre 2 e 4 anos, além de calmos e dóceis. Durante o treinamento dos animais, quando necessário, devem ser tratados com firmeza, mas nunca receber maus-tratos.

Os animais adultos, acima de 4 anos e que tenham sido utilizados como reprodutores a campo, são mais difíceis de condicionar para a colheita de sêmen com o uso da vagina artificial; entretanto, com paciência, obtêm-se com alguns animais bons resultados no condicionamento e na colheita de sêmen. Deve-se evitar colocar búfalos adultos próximos uns dos outros, pois, apesar de serem bastante dóceis, são também territorialistas, ou seja, não aceitam a presença de outro macho na mesma área, podendo ocorrer brigas, o que muitas vezes culmina em sérias lesões nos animais, como cortes profundos na pele e quebra de chifres e, muitas vezes, de pernas, especialmente as dianteiras.

A sala de colheita de sêmen precisa ser limpa, estar em local tranquilo, com pouca gente ao redor, bem arejada e, de preferência, com piso emborrachado e seco na área de colheita para evitar que o animal escorregue durante o salto. De preferência, o manequim deve ser de uma fêmea de boa estrutura corporal. No caso de reprodutores jovens, pode ser outro macho jovem, mas, em animais acima de 4 anos e que já serviram como reprodutores no rebanho, a utilização de um manequim macho jovem tem resultado em fracasso na colheita, em função da reação violenta por parte do reprodutor contra o manequim;[15] assim, deve-se usar de preferência uma fêmea como manequim.

Avaliação do sêmen

Trata-se de um dos importantes aspectos a observar no processamento tecnológico do sêmen, uma vez que, por meio de uma criteriosa avaliação do sêmen, obtêm-se dados quanto à qualidade do ejaculado, bem como sobre a saúde reprodutiva do doador. Na avaliação do sêmen bubalino, observam-se vários parâmetros, como volume, cor (exames macroscópicos), turbilhonamento, motilidade, vigor, concentração e patologia espermática (exames microscópicos), e nenhum teste isoladamente pode predizer com segurança sobre a qualidade e a capacidade de fecundação do sêmen. É bom lembrar que tais exames devem ser realizados com o ejaculado mantido em temperatura constante de 38°C, tendo em vista que o espermatozoide do búfalo é bastante sensível à variação da temperatura.[14-16] A não observação desse detalhe faz com que muitas vezes o sêmen que aparenta ter baixa motilidade antes da diluição melhore após a sua diluição com o meio de congelação.

Para preservar a qualidade do sêmen para a congelação, é importante que, logo após a colheita da amostra para avaliação, dilua-se o ejaculado em 1:1 com o diluidor, enquanto se processam as análises do ejaculado e se determina a concentração, visando à definição da taxa de diluição, ou seja, o volume do diluidor a ser acrescentado ao ejaculado.

O volume do ejaculado varia com a idade, a frequência e o número de colheitas realizadas em determinado período. Em um búfalo jovem (2 a 4 anos), o volume e a concentração do ejaculado são menores que em animais adultos em função do menor tamanho dos testículos e das glândulas sexuais acessórias. O volume do sêmen obtido nas colheitas com vagina artificial, utilizando previamente a falsa monta, está em torno de 2 a 3 mℓ para a primeira amostra e de 0,5 a 1 mℓ para a segunda, com uma concentração espermática de cerca de 800.000/$\mu\ell$ e 400.000/$\mu\ell$, respectivamente.[15] Chacur[4] observou em búfalos com 3 anos de idade que o volume e a concentração do sêmen foram de 2,5 ± 0,2 mℓ e 467.000 ± 32.000 espermatozoides/$\mu\ell$, respectivamente. Em animais com mais de 4 anos, o volume do 1º ejaculado gira em torno de 4 a 6 mℓ e do 2º de 3 a 4 mℓ, com concentração ao redor de 1.000.000/$\mu\ell$ e de 750.000/$\mu\ell$, respectivamente.[7,13,15]

A cor do sêmen depende de sua concentração espermática, podendo variar de branco-leitoso/branco-marmóreo, quando apresenta invariavelmente uma alta concentração, até a coloração branco-translúcido, quando tem baixa concentração espermática. A coloração róseo-avermelhada indica contaminação por sangue, que pode ser oriunda de trauma peniano provocado durante a colheita do sêmen.

O turbilhonamento define-se como o movimento em massa dos espermatozoides, o que provoca a formação de verdadeiras "ondas" de espermatozoides e que pode ser observado em sêmen de animais que apresentam alta concentração espermática, como o bovino, o bubalino, o caprino e o ovino; para isso, basta colocar uma pequena gota de sêmen em uma lâmina aquecida e observar com objetiva de 10x. Essa característica do ejaculado é avaliada em uma escala que vai de 0 a 5, sendo 0 para o ejaculado com ausência de ondas e 5 quando há muitas ondas espermáticas, movimentando-se rapidamente no campo microscópico. Essa avaliação é subjetiva e somente com a prática constante se consegue avaliar com segurança esse parâmetro, especialmente para as escalas intermediárias de 1 a 4.

A motilidade espermática indica a porcentagem de espermatozoides com movimentos progressivos (para a frente), avaliação na qual se devem excluir os espermatozoides com movimentos circulares e vibratórios. Avalia-se a motilidade com a mesma gota utilizada para a observação do turbilhonamento, e, antes do exame, coloca-se uma lamínula aquecida sobre a gota e examina-se com objetiva de 40×, de preferência por microscópio equipado com contraste de fase. Atualmente, existe a análise computadorizada da motilidade espermática, porém, pelo alto preço do equipamento, é mais usado em centrais de IA e laboratórios de pesquisa.

O vigor indica a força com que os espermatozoides se locomovem pelo campo microscópico e é avaliado com a mesma lâmina com que se avalia a motilidade e com o mesmo aumento. Sua avaliação é dada em uma escala que vai de 0 a 5, sendo 0 para o ejaculado que apresenta espermatozoides com movimentação fraca ou ausente e 5 para ejaculados que apresentam espermatozoides com rápida movimentação por meio do campo microscópico.

No búfalo, todas as características descritas (turbilhonamento, motilidade e vigor) devem ser avaliadas rapidamente, pois a movimentação dos espermatozoides decai com rapidez, sobretudo se a lâmina e lamínula estiverem frias durante os exames microscópicos. Por isso, é fundamental avaliar essas características do sêmen bubalino em microscópio adaptado com platina aquecedora, a qual deve estar com temperatura entre 38 e 39°C.

Além dessas características, podem-se realizar exames adicionais, como exame de vivos/mortos, pela simples coloração vital com eosina citratada (1 g de eosina azulada em 100 mℓ de solução de citrato de sódio a 2,9%) ou com outro tipo de corante, bem como a análise do espermograma, que deve compreender o exame dos defeitos de morfologia (análise de esfregaços do sêmen corados) e dos defeitos estruturais dos espermatozoides, por meio da microscopia de contraste de fase.

As anormalidades espermáticas mais frequentemente observadas são as anomalias de cauda, seguidas das anomalias de cabeça dos espermatozoides. Outras alterações muito comuns em búfalos do rebanho nacional são espermatozoides com implantação abaxial,[7] cujo significado para a fertilidade não está devidamente esclarecido. Essa alteração também tem sido descrita em outros países em animais inférteis, assim como em animais com a fertilidade normal em monta natural.[17]

Outras análises adicionais visando avaliar a qualidade espermática, como a análise da fragmentação de DNA, a deficiência de protamina, a integridade da membrana acrossômica e a potencial de membrana mitocondrial, podem ser realizadas, mas necessitam de métodos e fluorocromos específicos e microscopia de fluorescência ou citometria de fluxo.

■ Procedimento para a coloração vital

A coloração vital é um exame que indica a proporção de espermatozoides vivos em relação aos mortos, especialmente importante na avaliação da eficiência do processo de criopreservação, aliado ao fato de, segundo Mahmoud et al.,[18] ser um dos poucos dados que estão correlacionados diretamente com a fertilidade do sêmen criopreservado de bubalino.

Para a realização dessa análise, colocam-se duas gotas da solução de eosina citratada em uma lâmina, logo depois adiciona-se uma gota de sêmen e, em seguida, deve-se homogeneizar, esperar 30 segundos, fazer esfregaço e secar em chama. Deverá ser realizada a contagem de 200 espermatozoides, imediatamente após a coloração, com objetiva de imersão, sendo o resultado dado em porcentagem de espermatozoides vivos.

Os espermatozoides mortos coram-se de róseo-avermelhado e os vivos, por apresentarem a sua membrana citoplasmática não permeável ao corante, aparecem incolores. É importante que a solução de eosina esteja na mesma temperatura do sêmen e que a contagem seja feita imediatamente após a coloração, pois, com o tempo, todos os espermatozoides vão absorvendo a eosina e ficam róseos.

Diluidores

Entende-se por diluidores soluções que têm por objetivo aumentar o volume do ejaculado, potencializando a sua capacidade de fecundação e preservando a capacidade fecundante do espermatozoide, protegendo-os durante o processo de congelação. Os componentes básicos de um diluidor são água, substância-tampão, componentes orgânicos (gema de ovo), crioprotetores (utilizado para sêmen congelado), energéticos (frutose) e antibióticos.

Segundo Mies Filho,[19] um bom diluidor deve satisfazer às seguintes condições:

- Ausência de toxicidade para os espermatozoides
- Ter pressão osmótica igual à do sêmen
- Apresentar pH favorável à sobrevivência dos espermatozoides
- Ser de baixo custo e de fácil preparo
- Não produzir metabólitos nocivos aos espermatozoides
- Não mascarar o exame microscópico do sêmen diluído.

Antes de fazer a diluição, é importante observar se o ejaculado e o diluidor estão na mesma temperatura. No caso de bubalinos, utiliza-se um banho-maria com a temperatura de 33 a 35°C (temperatura aproximada da cauda do epidídimo em que os espermatozoides ficam armazenados), no qual devem ser colocados o sêmen e o diluidor para que alcancem a mesma temperatura.

Para determinar a taxa de diluição, torna-se necessário ter alguns dados fundamentais, como: a concentração espermática relativa; o volume do ejaculado; o tipo de envasamento (palheta média = 0,5 mℓ, palheta fina ou minitubo = 0,25 mℓ); e a concentração espermática por dose (normalmente 40 milhões/dose). O primeiro passo consiste em determinar a concentração total do ejaculado, o que se faz a partir do conhecimento da concentração relativa, a qual deve ser multiplicada pelo volume do ejaculado (Fórmula 6.1). Logo em seguida, determina-se o número total de espermatozoides com motilidade progressiva, a qual se obtém a partir da motilidade do sêmen, por regra de três simples (Fórmula 6.2).

A motilidade progressiva refere-se ao número de espermatozoides que se deslocam para a frente, o que é um indicativo de que estão aptos para se locomoverem até o sítio de fecundação (ampola do oviduto). A partir do número de espermatozoides com motilidade progressiva, determina-se o número de doses que se pode obter do sêmen, o que se consegue dividindo-se a concentração total do ejaculado pelo número de espermatozoide/dose (Fórmula 6.3).

O volume do diluidor a ser acrescentado ao ejaculado é determinado multiplicando-se o número de doses pelo volume do envase, diminuído do volume do ejaculado (Fórmula 6.4).

Fórmula 6.1

$$CT = C \times Vol.$$

CT: concentração total; C: concentração relativa; Vol.: volume do ejaculado.

Fórmula 6.2

$$\text{Motilidade progressiva} = \frac{CT \times \text{Motilidade espermática}}{100}$$

Fórmula 6.3

$$\text{N}^{\underline{o}} \text{ de doses} = \frac{\text{N}^{\underline{o}} \text{ de espermatozoides com motilidade progressiva}}{\text{N}^{\underline{o}} \text{ de espermatozoide por dose}}$$

Fórmula 6.4

$$\text{Volume do diluidor} = \left(\begin{array}{c} \text{N}^{\underline{o}} \text{ de} \\ \text{doses} \end{array} \times \begin{array}{c} \text{Vol. do} \\ \text{envase} \end{array} \right) - \begin{array}{c} \text{Vol. do} \\ \text{ejaculado} \end{array}$$

EXEMPLO

- Volume do ejaculado = 5 mℓ
- Motilidade espermática = 70%
- Concentração relativa = 1.000.000 espermatozoides/μℓ = 1.000.000.000 espermatozoides/mℓ
- Espermatozoides/dose = 40.000.000
- Tipo de envase = palheta fina (0,25 mℓ)

Executando-se as fórmulas descritas, têm-se:

Fórmula 6.1

$$CT = 1.000.000.000 \text{ espermatozoides/m}\ell \times 5 \text{ m}\ell =$$
$$= 5 \text{ bilhões de espermatozoides}$$

Fórmula 6.2

$$\text{Motilidade progressiva} = \frac{CT \times \text{Motilidade espermática}}{100}$$
$$= \frac{(5.000.000.000 \times 70)}{100} = 3.500.000.000 \text{ espermatozoides}$$

Fórmula 6.3

$$\text{N}^{\underline{o}} \text{ de doses} = \frac{3.500.000.000}{40.000.000} = 87,5 \text{ doses de sêmen}$$

Fórmula 6.4

$$\text{Volume do diluidor} = (87,5 \times 0,25 \text{ m}\ell) - 5 \text{ m}\ell =$$
$$= 16,8 \text{ m}\ell \text{ de diluidor}$$

Portanto, no exemplo, o volume do diluidor a acrescentar ao sêmen será de 16,8 mℓ.

Após determinar o número de doses e o volume de diluidor a ser acrescentado ao ejaculado, procede-se à diluição, seguida da movimentação circular do frasco contendo o sêmen diluído para que ocorra a homogeneização adequada, evitando-se a formação de bolhas de ar.

Apesar da congelação de sêmen de búfalo já ser feita na década de 1950, ainda hoje existe uma pequena controvérsia sobre o melhor diluidor a ser utilizado. Inúmeros diluidores vêm sendo avaliados, todos baseados nas fórmulas utilizadas para bovinos, como citrato-gema, lactose, leite desnatado, soro de leite de búfala e Tris (Tris-hidroxiamino-metano).

Mais recentemente, dois outros diluidores, desenvolvidos especificamente para o bubalino, foram estudados, sendo um à base de Tes-tris (Tris-hidroxiamino-etano e Tris-hidroxiaminometano, respectivamente[20]) e o outro à base de glicina,[21] sendo o glicerol a 7% o crioprotetor comum a todos os diluidores.

Tem-se relatado que o sêmen congelado de búfalo, processado com diluidores à base de citrato-gema ou leite desnatado, apresenta motilidade pós-congelação em torno de 20%, e, com lactose, esse número ficou em 30%,[15] sendo os melhores resultados obtidos com diluidores à base de Tris e Tes-tris (Quadros 6.2 e 6.3), com motilidade pós-congelação variando de 50 a 60% nos dois diluidores. Entretanto, quando o sêmen diluído com diluidores à base de citrato, leite desnatado ou lactose foi submetido ao teste de termorresistência (TTR) a 39°C, a motilidade espermática já estava ausente após 30 minutos do início do teste, apresentando somente espermatozoides com movimento vibratório. A motilidade espermática do sêmen congelado com Tris cessou com 1 hora e 30 minutos após o início do teste. O melhor resultado foi obtido com diluidor à base de Tes-tris, no qual a motilidade espermática após 5 horas do início do TTR ainda estava ao redor de 20%.[15] Um teste semelhante foi realizado por Moose et al.,[22] em que observaram que, após o TTR por 5 horas, o diluidor à base de Tes-Tris apresentou o melhor resultado.

Em teste de campo, inseminando 430 búfalas, Barnabe et al.[23] observaram que o sêmen congelado com Tes-tris apresentou taxa de concepção de 60%, enquanto com sêmen congelado com Tris a taxa de concepção foi de 49,3%, ou seja, o

QUADRO 6.2	Fórmula do diluidor à base de Tes-tris (Tes = tris-hidroxiaminometano/ Tris = tris-hidroxiaminometano).	
Sol. Stock		Sol. leite desnatado a 11%
Tes . . . . 24,5 g		**Solução final**
Tris . . . . 5,3 g		Solução de Tes-Tris: . . . . 36,5 mℓ
D-frutose . . . . 1,08 g		Solução de Leite: . . . . 36,5 mℓ
Penicilina . . . . 500.000 UI		Glicerol: . . . . 7 mℓ
Estreptomicina . . . . 500 mg		Gema de ovo: . . . . 20 mℓ
Água (bidestilada) . . . . . . 500 mℓ		*Filtrar o meio diluidor em papel-filtro esterilizado.

Adaptado de Gunzel, 1979.[29]

QUADRO 6.3	Fórmula do diluidor à base Tris (Tris-hidroxiaminometano).
Sol. Stock	**Solução final**
Tris . . . . 30,4812 g	Sol. Tris (Stock) . . . . 730 mℓ
Ácido cítrico . . . . 17 g	Glicero . . . . 70 mℓ
D-frutose . . . . 12,5 g	Gema de ovo . . . . 200 mℓ
Estreptomicina . . . . 850 mg	
Penicilina . . . . 850.000 UI	
Água (bidestilada) . . . . 850 mℓ	

Adaptado de Vasanth, 1979.[30]

diluidor à base de Tes-tris proporcionou 10,7 pontos percentuais a mais de concepção (p < 0,05), demonstrando ser um bom diluidor para sêmen de bubalino.

O diluidor à base de glicina tem apresentado bons resultados em avaliações laboratoriais,[21,24] havendo a necessidade do teste de campo.

Após empregar o diluidor, deve-se medir o pH, o qual deve estar em torno da neutralidade (6,8 a 7,2), e, caso necessário, corrigi-lo com solução 1N de hidróxido de sódio, quando estiver com pH ligeiramente ácido, ou com solução 1N de ácido clorídrico, em caso de pH ligeiramente alcalino.

É importante lembrar que os componentes que entram na composição do meio diluidor devem ter qualidade comprovada. De preferência, a água deve ser ultrapura (18 Megaohms/cm). Já o ovo a ser utilizado para obtenção da gema deve ser de granja com sanidade comprovada, livre de doenças como salmonelose e tuberculose aviária, capazes de causar problemas no rebanho que utilizar sêmen contaminado com as bactérias responsáveis pelas referidas doenças. Em razão dos problemas de ordem sanitária envolvendo a gema do ovo, têm sido estudados substitutos, como lipoproteína de baixa densidade extraída da gema do ovo,[25] beta ciclodestrina e colesterol,[26] e lecitina de soja.[27,28]

A lecitina de soja tem sido uma das substâncias mais avaliadas para esse fim e, segundo Akhter et al.,[27] resultados positivos foram obtidos em programa de inseminação, com taxa de concepção de 56% com sêmen congelado com diluidor à base de Tris/citrato e de 41,5% com sêmen congelado com diluidor à base de lecitina de soja a 10% e gema de ovo a 20%.

Envase

Após a diluição, faz-se o envasamento do sêmen, dividindo-o em doses para armazenamento no botijão (contêiner) de nitrogênio líquido. O modo de envasamento do sêmen sofreu modificações e aperfeiçoamentos. Em bovinos, no início do emprego da técnica da IA com sêmen congelado, as doses eram congeladas na forma de *pellet*, moldado em pequenos buracos feitos no bloco de gelo-seco (−79°C). No entanto, por questões sanitárias e dificuldades no manuseio, no armazenamento, na descongelação etc., essa técnica foi substituída pelo método de congelação em ampola de vidro, com capacidade para cerca de 1 mℓ. Este último, também por dificuldade de manejo, de armazenamento e descongelação (em água com gelo), foi substituído pela palheta francesa (média) com capacidade para 0,5 mℓ, sem os problemas dos métodos de envase anteriores. A vantagem da congelação em palhetas reside no fato de que há menor perda de espermatozoide durante o processo de congelação e descongelação (cerca de 15 a 20%), em função de o processo de congelação ser mais uniforme por toda a superfície da palheta, enquanto, com a ampola, a perda espermática era de cerca de 50%.[19]

Atualmente, o melhor método de envasamento é o que utiliza a palheta francesa fina de 0,25 mℓ, cuja perda espermática durante o processo de congelação e descongelação do sêmen é de cerca de 10 a 15%.[19] Além disso, a referida palheta apresenta maior facilidade de armazenamento do que a palheta média em função do menor diâmetro. Na Alemanha, foi desenvolvida a técnica do minitubo (capacidade de 0,25 mℓ), cujo tamanho corresponde à metade da palheta média. Portanto, para o envasamento do sêmen bubalino, podem ser usados a palheta média, a fina e o minitubo.

Congelação do sêmen

Após o envase, transfere-se o sêmen para uma câmara fria, regulada a 4°C para que a sua temperatura diminua gradualmente, devendo permanecer nesse ambiente durante 3 a 4 horas, período denominado tempo de equilíbrio. Decorrido esse tempo, prossegue-se no processo de congelação, colocando-se as palhetas ou o minitubo com sêmen no vapor do nitrogênio líquido, com o auxílio de uma plataforma feita de tela, localizada a aproximadamente 4 a 5 cm acima do nível do nitrogênio líquido (vapor do nitrogênio líquido), com temperatura em torno de 150°C negativos.

O sêmen deve ser mantido no referido vapor por 10 a 15 minutos, e, depois, mergulhado no nitrogênio líquido, completando o processo de congelação do sêmen.

▪ Avaliação do sêmen congelado

A avaliação do sêmen pós-congelação compreende uma das etapas mais importantes do processamento tecnológico do sêmen e visa obter subsídios que assegurem que o processo de congelação do sêmen foi adequado e manteve a qualidade e a integridade espermática.

A descongelação do sêmen deve ser realizada em água a 35°C, durante 45 segundos; depois, examinar o sêmen com microscópio adaptado com platina aquecida, observando-se a motilidade, que deve estar acima de 45%, e o vigor mínimo de 3. É importante que o sêmen seja descongelado adequadamente como descrito, já que, caso contrário, a qualidade ficará comprometida.[31] Logo após a avaliação da motilidade, colhe-se uma amostra em formol salino para analisar a integridade do espermatozoide por meio de microscopia de contraste de fase, com ênfase especial na membrana acrossômica, uma vez que esta é facilmente lesada quando de um processo de congelação não adequado. Adicionalmente, pode-se fazer o TTR, que consiste em deixar o sêmen em banho-maria a 39°C durante 5 horas e observar a motilidade ao final do teste, a qual deve ser de no mínimo 20%.

Os exames de laboratório têm por objetivo observar características do sêmen que estão correlacionadas com a capacidade de sua fecundação. Entretanto, para que se disponha de dados sobre a real capacidade de fecundação, é necessário avaliar a partida do sêmen no teste de campo, no qual as mesmas amostras são utilizadas em diferentes propriedades, para conseguir dados concretos sobre a taxa de concepção (número de doses utilizadas/vaca prenhe), o que indica a real capacidade de fecundação do sêmen congelado.

Atualmente, tem-se estudado o uso de antioxidantes adicionados ao diluidor, visando proteger os espermatozoides contra o estresse oxidativo e, assim, preservar a sua qualidade, especialmente após a descongelação. Nesse contexto, vários tipos de antioxidantes foram avaliados, como a superóxido dismutase e a catalase,[32] o butilato hidroxitolueno,[33] a cisteína,[34] o selênio,[35] a glutationa,[36] o sulfato de cobre,[37] a cisteamina e a glutamina.[38] Os resultados das análises realizadas em laboratório têm demonstrado que esses antioxidantes, em geral, melhoram a qualidade do espermatozoide criopreservado, especialmente em relação às características de motilidade, integridade da membrana plasmática, integridade da membrana acrossômica e DNA. Entretanto, foram poucos os testes de campo, ou seja, a aplicação de sêmen criopreservado com antioxidantes em programas de IA, embora Ansari et al.[36] relatem taxa média de gestação de 61% em búfalas inseminadas com sêmen criopreservado com 2 mM de glutationa (GSH), taxa que no grupo-controle (sem GSH) foi de 44%.

Inseminação artificial

Com o surgimento dos diluidores específicos para a espécie bubalina, os problemas do processamento tecnológico do sêmen visando à congelação foram superados. Entretanto, ainda são necessários aperfeiçoamentos no emprego da técnica a campo, visando facilitar o seu uso e o manejo das fêmeas a serem inseminadas, uma vez que ainda existem pequenos problemas no processo da IA em bubalinos.

É necessário ter em mente que, em um programa de IA, não basta somente um bom controle reprodutivo, mas também um rígido controle com relação aos aspectos sanitários e aos aspectos nutricionais do rebanho. Outro fator a ser levado em conta quando da implantação de um programa de IA em bubalino reside no fato de que em regiões nas quais há diferença de luminosidade (luz/escuro) durante o ano, o búfalo apresenta o fenômeno da estacionalidade reprodutiva, concentrando sua atividade reprodutiva nos meses de outono e inverno.[39,40]

Em uma região equatorial, como a Ilha do Marajó, onde não há diferença de luminosidade ao longo do ano, a reprodução pode ocorrer durante todo o ano. Nela, por haver variação na disponibilidade de alimento, ocorre a estacionalidade reprodutiva, característica que, nesse caso, está relacionada com o fator nutricional,[41] uma vez que na estação chuvosa ocorrem as enchentes dos rios (janeiro/junho), inundando as pastagens, levando à escassez de alimento, com consequente queda na atividade ovariana (ovário afuncional – anestro). No entanto, no período de julho a novembro, há a estiagem das chuvas e os rios voltam ao seu leito normal, disponibilizando as pastagens aos animais, quando, então, tem início o aparecimento do cio.

Outro aspecto que deve ser considerado é o fato de a novilha bubalina apresentar o diâmetro da cérvix bastante reduzido, o que dificulta a passagem da pipeta durante o ato de inseminar, especialmente por inseminadores com pouca experiência.

Características do comportamento da búfala em cio

Uma das limitações do uso da IA na espécie bubalina pelo método tradicional consiste na dificuldade da detecção visual do estro pelo vaqueiro e na determinação do melhor momento para a IA, tendo em vista que o comportamento de estro na fêmea bubalina é mais discreto que na fêmea bovina (Quadro 6.4).

Por exemplo, o comportamento homossexual, caracterizado pelo hábito das fêmeas de montarem ou deixarem-se montar no período do cio nas búfalas, é apresentado por um pequeno número de animais em comparação aos bovinos, especialmente o *Bos taurus*.

Os sinais clínicos também são mais discretos, como o corrimento do muco vaginal detectado somente na búfala em estro quando se realiza a massagem da vagina por palpação retal.[42] Por isso, é de fundamental importância o uso de rufião para a identificação segura da búfala em cio, o qual pode ser um macho submetido a procedimentos cirúrgicos para essa finalidade ou uma fêmea androgenizada.

O período de observação de estro deve ser no mínimo de 1 a 2 horas, 2 vezes/dia – uma pela manhã (entre 6h e 7h30) e a outra no período da tarde (entre 17h e 18h30), os horários nos quais os animais externam com maior intensidade o comportamento de cio, especialmente em regiões de alta temperatura ambiental, já que, em regiões de clima ameno, o estro pode ser manifestado em qualquer horário do dia.[43]

Melhor momento para a inseminação da búfala

A búfala apresenta grande variabilidade no período de duração do cio, fato que dificulta a determinação de um horário padronizado para a realização da IA. Entretanto, sabe-se que o esquema utilizado em bovinos não apresenta bons resultados em bubalinos (Quadro 6.5).

QUADRO 6.4	Principais sinais de estro observados em búfalas.	
Sinais de cio	% (n = 70)*	% (n = 29)**
Aceitação da monta p/rufião	100	100
Montar em outra fêmea	17,1	3,4
Micção frequente	67,1	72,4
Elevação da cauda	95,7	51,7
Edema vulvar	67,1	79,3
Mugido frequente	57	51,7
Descarga de muco à palpação	75,7	68,9

*Vale, 1988.[7] **Baruselli, 1994.[43]

QUADRO 6.5	Taxa de concepção de vacas bubalinas inseminadas em diferentes momentos após o aparecimento do cio.				
Momento da inseminação	Animais inseminados	Doses utilizadas	Animais nascidos	Dose/ gestação	
24 h após início do cio	42	79	25	3,16	
Padrão bovino	64	148	29	5,10	
Após final do cio	70	97	47	2,06	

Adaptado de Vale *et al.*,1990.[20]

Por isso, preconiza-se a realização da IA da búfala após o término do cio, ou seja, a partir do momento em que ela não aceita mais ser montada pelo rufião. E esse é um dos aspectos que dificultam a realização de um programa de IA em bubalinos, principalmente em pequenas propriedades, uma vez que é necessário manter dois rufiões na propriedade – um para a detecção do estro dos animais a campo e o outro para observação do momento em que a búfala não mais aceita a monta, para que seja, então, realizada a IA, uma vez que a ovulação ocorre em média 16 horas após o término do estro.[44,45]

Do ponto de vista prático, esse fato limita o uso da técnica em propriedades com pequeno número de animais e com limitação de instalações (curral e apropriadas divisões de pastagens), visto que a presença de dois machos na mesma área dificulta o manejo dos animais.

Em um programa de IA em bubalinos no Vale do Ribeira (SP), Baruselli *et al.*[46] inseminaram 1.551 búfalas durante a estação reprodutiva (março a junho), as quais foram submetidas à observação de cio 2 vezes/dia e inseminadas quando não aceitavam mais a monta (final do cio). As búfalas inseminadas que retornaram em cio foram reinseminadas por até três vezes. A taxa de concepção à primeira inseminação foi de 51,8% (583/1125), à segunda de 57,9% (215/371) e à terceira de 56,8% (34/60; Quadro 6.6). O número médio de doses utilizadas por concepção foi de 1,86 (832/1551; Quadro 6.7) e o sêmen utilizado foi congelado utilizando o diluidor à base de Tes/Tris.

Ao final do período de inseminação, verificou-se taxa de prenhez de 74,0% (832/1125) com no máximo três procedimentos (IA), com variação conforme a propriedade de 53,3 a 82,2%.

Observou-se que a eficiência da IA variou bastante de acordo com a propriedade (1,67 a 2,50 doses por concepção e 60,0 a 40,0 % de taxa de concepção), o que se deve principalmente às diferenças no manejo geral das propriedades e à habilidade do inseminador.

Conforme mencionado anteriormente, entre as principais biotécnicas empregadas nas espécies domésticas, pode-se citar a IA como importante ferramenta para difusão de material genético superior de origem paterna. Entretanto, o uso dessa técnica de maneira convencional, ou seja, pela observação de cios, depara-se com duas dificuldades relevantes na espécie bubalina. A primeira está relacionada com o próprio comportamento estral, que, em bubalinos, é discreto, dificultando a detecção do estro. A segunda, diretamente ligada ao primeiro fator, consiste na baixa taxa de concepção obtida em fêmeas bubalinas inseminadas artificialmente, levando ao comprometimento da eficiência reprodutiva do rebanho e ao insucesso da técnica. Portanto, a utilização de programas de manejo que não exijam a identificação do estro, como o protocolo de IATF, contribuiu para o aumento do uso da IA em rebanhos bubalinos, principalmente pela facilidade de execução da técnica.

QUADRO 6.6	Taxa de concepção de fêmeas bubalinas inseminadas artificialmente após a detecção do estro segundo propriedades e ordem de inseminação (Vale do Ribeira/SP, 1993 a 1997).								
Propriedades	Nº de IA (1ª)	Nº de prenhes	Taxa de concepção (%)	Nº de IA (2ª)	Nº de prenhes	Taxa de concepção (%)	Nº de IA (3ª)	Nº de prenhes	Taxa de concepção (%)
A	171	93	54,4	79	47	59,1	19	11	57,9
B	11	5	45,4	4	4	100	–	–	–
C	64	32	50,0	18	13	72,2	3	3	100
D	28	15	53,6	1	1	100	–	–	–
E	290	150	51,7	93	56	60,2	10	9	90,0
F	42	22	52,3	15	11	73,3	–	–	–
G	179	92	51,4	48	30	62,5	1	1	100
H	79	44	55,7	31	12	38,7	2	1	50,0
I	76	41	53,9	11	6	54,5	1	0	0,0
J	62	32	51,6	18	12	66,7	–	–	–
L	15	6	40,0	–	–	–	–	–	–
M	108	51	47,2	53	23	43,4	24	9	37,5
Total	**1.125**	**583**	**51,8**	**371**	**215**	**57,9**	**60**	**34**	**56,8**

Adaptado de Baruselli, 1998.[46]

QUADRO 6.7	Taxa de concepção (1ª, 2ª e 3ª IA) e número de doses por concepção de fêmeas bubalinas inseminadas artificialmente após a detecção do estro segundo propriedade (Vale do Ribeira/SP, 1993 a 1997).			
Propriedades	Nº de IA	Nº de prenhes	Taxa de concepção (%)	Dose/concepção
A	264	151	57,2	1,75
B	15	9	60	1,67
C	85	48	56,5	1,89
D	29	16	55,2	1,81
E	393	215	54,7	1,83
F	57	33	57,9	1,73
G	228	123	53,9	1,85
H	112	57	50,9	1,96
I	88	47	53,4	1,87
J	80	44	55	1,82
L	15	6	40	2,5
M	185	83	44,7	2,23
Total	1.551	832	53,6	1,86

Adaptado de Baruselli, 1998.[46]

O objetivo desses protocolos é sincronizar a fase lútea, o crescimento folicular e a ovulação, permitindo, assim, a realização da IA em todos os animais da fazenda, mesmo naqueles que não manifestam sinais de estro ou ciclicidade. O uso desses protocolos colaborou para a disseminação da IA em rebanhos bubalinos, o que permitiu o melhoramento genético, e, consequentemente, o aumento na produção de leite e no rendimento de carcaça dos animais desta espécie.

Protocolos de sincronização da ovulação

Grupos de pesquisa no mundo todo realizaram diversos estudos com o objetivo de avaliar a eficiência de protocolos de sincronização da ovulação para IATF em búfalas,[47-50] em razão das dificuldades na detecção do cio nessa espécie, o que leva à diminuição da eficiência reprodutiva quando do emprego da IA tradicional. Assim, o uso da IATF constitui uma vantagem, pois a IA pode ser programada para horas predeterminadas do dia, o que simplifica o manejo dos programas de IA. No entanto, a sazonalidade reprodutiva observada em búfalos pode interferir na eficiência da sincronização da ovulação em protocolos para IATF.

No período de anestro sazonal, as búfalas não apresentam comportamento estral, não ovulam e não há produção de progesterona pelo ovário. Assim, nesse período, não ocorre o crescimento de folículos ovulatórios. Além disso, vacas em anestro têm insuficiente libertação pulsátil de LH para suportar as fases finais de desenvolvimento folicular e ovulação,[51] o que limita a eficácia dos protocolos de IATF.[52] A utilização de progestágenos exógenos em protocolos de sincronização promove

o aumento da frequência dos pulsos de LH durante e após o tratamento de indução da ovulação.[53] No entanto, apesar de a progesterona (P4) induzir a ciclicidade no pós-parto, a eficiência desse tratamento pode ser comprometida em rebanhos com elevada proporção de vacas em anestro, com baixos escores de condição corporal, ou ambos. Assim, os tratamentos com gonadotrofinas adicionais poderiam ser incluídos em protocolos de sincronização para melhorar o suporte de LH. Portanto, a administração de gonadotrofina coriônica equina (eCG) no momento da remoção dos dispositivos de progesterona também tem sido sugerida como alternativa para aumentar as taxas de prenhez em programas de IATF para búfalas com alta prevalência de anestro.[50,54]

Diversos autores demonstraram que o estro e/ou a ovulação podem ser induzidos em búfalas por meio de tratamento hormonal.[50,55] No entanto, é importante saber que os diferentes protocolos devem ser utilizados de acordo com a estação reprodutiva e o estado de ciclicidade dos rebanhos. Atualmente, os protocolos de IATF já estão estabelecidos para búfalos e têm sido empregados em inúmeras fazendas no Brasil ao longo do ano.

■ Sincronização da ovulação para IATF durante a estação reprodutiva favorável

Protocolos hormonais têm sido desenvolvidos para controlar a dinâmica folicular ovariana e permitir o uso da IA sem a necessidade de detecção de cio. Nos últimos anos, nossa equipe de pesquisa desenvolveu estudos para avaliar a eficiência do protocolo Ovsynch em bubalinos (D0: GnRH; D7: PGF2α; D9: GnRH; IATF 16 horas após a 2ª aplicação de GnRH),[47,48] nos quais se confirmou que as búfalas respondem ao tratamento hormonal e que uma nova onda de crescimento folicular emerge em razão da ovulação do folículo dominante presente no momento da aplicação da primeira dose de GnRH. No dia 7 do protocolo (D7), as búfalas respondem à prostaglandina (luteólise) e, no D9, aproximadamente 80% dos animais apresentam ovulação sincronizada dentro de 12 horas. Adicionalmente, taxas de prenhez ao redor de 50% podem ser obtidas em búfalas cíclicas (com a presença de corpo lúteo) durante a estação reprodutiva favorável (outono e inverno). Contudo, a taxa de prenhez é influenciada pelo escore de condição corporal (ECC; boa eficiência é alcançada quando ECC ≥ 3,5 em uma escala de 1 a 5), paridade (primíparas são menos eficientes que multíparas) e período do ano (neste protocolo, elevadas taxas de prenhez são obtidas durante a estação reprodutiva favorável em comparação à estação reprodutiva desfavorável).

Além do GnRH, outros hormônios gonadotróficos podem ser usados como substitutos da segunda dose do GnRH para a sincronização da ovulação, como o LH[56] e o hCG,[57] que, experimentalmente, não apresentaram diferenças significativas ($p > 0,05$) na taxa de prenhez entre os diferentes hormônios citados.

Em búfalas cíclicas, não é necessário associar o uso de dispositivo intravaginal contendo progesterona para melhorar a taxa de ovulação e, consequentemente, a taxa de concepção ao protocolo Ovsynch, pois em experimento realizado por Baruselli et al.[58] não foi observada diferença na taxa de concepção (p > 0,05) entre o grupo Ovsynch (55,4%) e o grupo Ovsynch associado ao dispositivo de P4 (57,5%).

Na tentativa de reduzir custos do protocolo, Baruselli et al.[59] avaliaram e concluíram que a aplicação de metade da dose de PGF2α (75 µg de d-cloprostenol) recomendada para o protocolo Ovsynch é tão eficiente quanto a dose total (150 µg).

Sabe-se que a presença de um CL acessório aumenta a concentração plasmática de progesterona (P4), a qual atua no controle e na secreção do sistema glandular uterino,[60] atividade importante para a nutrição e o desenvolvimento do embrião,[61] resultando em um efeito positivo para a manutenção da prenhez.[55,62] Assim, a indução de CL acessório em búfalas representa uma alternativa para aumentar a eficiência do protocolo Ovsynch, como demonstrado por Carvalho et al. (2007),[63] que verificaram aumento nas taxas de prenhez e de nascimento em búfalas que receberam a administração de GnRH 6 dias após a IATF no protocolo Ovsynch.

Entretanto, o protocolo Ovsynch não deve ser empregado em fêmeas bubalinas na estação reprodutiva desfavorável (primavera e verão), período com alta incidência de anestro, visto que, experimentalmente, as taxas de prenhez obtidas foram muito baixas, variando entre 6,9%[48] e 28,2%,[64] o que indica baixa eficiência do protocolo nessa época do ano. Por esses resultados, foram conduzidos outros estudos[63–73] para viabilizar a utilização de um protocolo hormonal que aumentasse a taxa de prenhez nas búfalas em anestro sazonal submetidas à IATF.

■ Sincronização da ovulação para IATF durante a estação reprodutiva desfavorável

Estudos realizados no pós-parto de vacas demonstraram que o tratamento com P4 estimula o aumento na frequência pulsátil de LH durante e após o período de tratamento.[53] O tratamento de vacas em anestro com P4 resulta em maior produção de fluido folicular, em maiores concentrações circulantes de estradiol (E2), em aumento da libertação pulsátil de LH e em aumento do número de receptores para LH nas células da granulosa e da teca de folículos pré-ovulatórios, em comparação a animais não tratados.[74] Além disso, um curto período de concentração elevada de P4 durante o anestro é importante para a expressão de cio, bem como, subsequentemente, para a função lútea normal.[75] Assim, foi levantada a hipótese de que a exposição de búfalas em anestro à P4 pode estimular o desenvolvimento e a maturação de um folículo dominante, aumentando a liberação de LH e estimulando o desenvolvimento de receptores de LH e a secreção de E2, e, em seguida, promovendo a ovulação.

Existem diversos dispositivos intravaginais de liberação lenta de progesterona, com diferentes concentrações (0,5 a 1,9 g de P4) disponíveis no mercado, os quais contêm progesterona natural e proporcionam concentrações sanguíneas de 4 a 5 ng/mℓ de progesterona durante seu uso. Baixas doses de progestágeno (3 a 6 mg) são utilizadas nos implantes subcutâneos contendo norgestomet, mais potente que a progesterona natural.

Apesar do efeito positivo da P4 no crescimento folicular e na ovulação, há relatos de que as taxas de ovulação no final do tratamento com progesterona podem ser comprometidas de acordo com a profundidade do anestro. Assim, a estimulação com gonadotrofinas pode colaborar para melhorar os resultados obtidos com os protocolos de sincronização da ovulação.

O hormônio gonadotrofina coriônica equina (eCG), secretado pelos cálices endometriais da égua, tem atividade tanto de FSH quanto de LH em ruminantes, e a administração parenteral estimula o crescimento folicular e a ovulação em bovinos.[76] A inserção de implantes subcutâneos de norgestomet ou dispositivos intravaginais de P4, combinados com a aplicação de eCG no momento da remoção dos implantes/dispositivos, tem sido amplamente utilizada em rebanhos *Bos indicus* com alta incidência de anestro no pós-parto.[52] O uso de 400 UI de eCG no momento da remoção do implante de progestágeno ou dispositivo de P4 resultou no aumento da ovulação e das taxas de prenhez em vacas sem CL no início do protocolo de sincronização da ovulação.[52,77,78]

Os protocolos desenvolvidos para búfalas com progesterona/progestágeno consistem na inserção de um dispositivo intravaginal de P4 ou de um implante auricular de norgestomet, associado à injeção intramuscular (IM) de benzoato de estradiol (BE) em dia aleatório do ciclo estral (dia 0 = D0). Posteriormente (D9), remove-se o dispositivo/implante e são administradas doses IM de PGF2α e de eCG. Após 48 horas (D11), a ovulação é induzida pela administração de hCG ou de GnRH. A IATF é realizada 16 horas após a indução da ovulação[66,73] (Figura 6.1).

A combinação de progesterona/progestágeno e estradiol no início do protocolo (D0) é eficiente em induzir a emergência de uma nova onda de crescimento folicular em virtude da

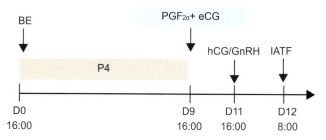

FIGURA 6.1 Diagrama esquemático do protocolo hormonal utilizando eCG para sincronização da ovulação em búfalas. P4: 1 g de progesterona; BE: 2 mg de benzoato de estradiol; PGF$_{2α}$: 0,53 mg de cloprostenol sódico; GnRH: 10 µg de acetato de buserelina; eCG: 400 UI.

supressão dos hormônios FSH e LH, o que promoverá, por consequência, a atresia de todos os folículos presentes nos ovários de vacas[79] e de búfalas.[50]

Para verificar a eficiência e a importância da utilização da eCG no protocolo supracitado, foi realizado estudo com búfalas em lactação que receberam ou não a aplicação desse hormônio. Verificou-se que o tratamento com eCG no momento da retirada do dispositivo intravaginal de P4 aumenta o diâmetro do folículo dominante ($13,7 \pm 0,4$ *vs.* $12,6 \pm 0,6$; P = 0,09) e a taxa de ovulação (66,7 *vs.* 44,8%; P = 0,05), além do diâmetro ($15,8 \pm 0,92$ *vs.* $12,7 \pm 0,77$ mm; P = 0,03) e do volume do CL, das concentrações séricas de P4 ($0,59 \pm 0,08$ *vs.* $0,27 \pm 0,05$ ng/mℓ; P = 0,01) no diestro subsequente e das taxas de prenhez (52,7 *vs.* 39,4; P = 0,03). Esses resultados comprovam a necessidade da utilização da eCG no protocolo de sincronização da ovulação para a IATF durante a estação reprodutiva desfavorável, visto proporcionar satisfatória resposta ovulatória e aumentar a eficiência reprodutiva das búfalas em anestro sazonal.[54]

Em outro estudo, foi avaliado o efeito do dispositivo intravaginal de P4 (DIB®) e de um implante auricular de norgestomet (CRESTAR® mais 2 mg de BE no momento da inserção) sobre a resposta folicular e a taxa de prenhez em búfalas durante a estação reprodutiva desfavorável.[71] As búfalas tratadas com DIB® e CRESTAR® apresentaram semelhantes diâmetros do folículo dominante no D9 ($1 \pm 0,1$ *vs.* $1 \pm 0,1$ cm), do folículo ovulatório ($1,3 \pm 0,1$ *vs.* $1,3 \pm 0$ cm), intervalo entre GnRH e ovulação ($29,1 \pm 3,1$ *vs.* $29 \pm 4,4$ h), taxa de ovulação [77,8% (7/9) *vs.* 92,3% (12/13)] e taxa de prenhez [43,7 % (14/32) *vs.* 50% (28/56)]. Ambos os tratamentos proporcionaram satisfatórias resposta folicular e taxa de prenhez em búfalas durante a estação reprodutiva desfavorável. No entanto, a resposta aos tratamentos em búfalas durante a estação reprodutiva desfavorável parece ser dependente de alguns fatores relacionados com a "profundidade" do anestro, ou seja, a sazonalidade, o escore de condição corporal, a idade e o intervalo entre partos.

Adicionalmente, três experimentos foram conduzidos para avaliar o efeito de diferentes concentrações de P4 para a sincronização da ovulação para a IATF durante a estação reprodutiva desfavorável.[80] No primeiro estudo, búfalas ovariectomizadas foram distribuídas em um de três grupos: dispositivo de P4 novo (G novo, n = 8), dispositivo previamente utilizado por 9 dias (G usado 1 vez, n = 8) e dispositivo utilizado previamente por 18 dias (G usado 2 vezes, n = 8). A concentração circulante de progesterona durante o período de exposição (9 dias) ao dispositivo de P4 foi menor para o G usado 2 vezes ($1,10 \pm 0,04$ ng/mℓ), intermediária para o G usado 1 vez ($1,52 \pm 0,05$ ng/mℓ) e maior para o G-novo ($2,47 \pm 0,07$ ng/mℓ; P = 0,001). No segundo experimento, avaliou-se a dinâmica folicular de búfalas em anestro submetidas aos tratamentos descritos [G novo (n = 10), G usado 1 vez (n = 11) e G usado 2 vezes (n = 10)]. No momento da inserção do dispositivo de P4, foram administrados 2 mg de BE. Nove dias depois, o dispositivo de

P4 foi removido e as búfalas receberam 0,53 mg de cloprostenol sódico associado a 400 UI de eCG IM. Depois de 48 horas da remoção do dispositivo, foram administrados 10 µg de acetato de buserelina. Não se verificaram diferenças entre os grupos (G novo *vs.* G usado 1 vez *vs.* G usado 2 vezes) para o diâmetro máximo do folículo dominante no D9 ($9 \pm 0,8$ *vs.* $10,1 \pm 0,9$ *vs.* $8,6 \pm 0,8$ mm; P = 0,35), para o intervalo entre a retirada do dispositivo e a ovulação ($77,1 \pm 4.5$ *vs.* $76,5 \pm 4,7$ *vs.* $74 \pm 4,4$ horas; P = 0,31) e para a taxa de ovulação [80 *vs.* 81,8 *vs.* 60%; P = 0,51]. No terceiro estudo, 350 búfalas em anestro foram distribuídas em 1 dos 3 grupos descritos (G novo, n = 111; G usado 1 vez, n = 121; G usado 2 vezes, n = 118) e submetidas à IATF 16 horas após o tratamento com acetato de buserelina. Depois de 30 dias da IATF, foi realizado o diagnóstico de gestação e não foram verificadas diferenças entre os grupos na taxa de prenhez (55,9% *vs.* 55,4% *vs.* 48,3%; P = 0,39). Dessa forma, pode-se concluir que as baixas concentrações de P4 presentes nos dispositivos reutilizados são eficientes para controlar o crescimento folicular e para proporcionar satisfatórias taxas de penhez em búfalas submetidas ao protocolo de sincronização da ovulação e IATF durante a estação reprodutiva desfavorável.

No que se refere aos indutores de ovulação nos protocolos de sincronização da ovulação para IATF em bubalinos, sabe-se que a utilização de GnRH reduziria o custo do protocolo de sincronização, visto que este é mais barato do que a hCG. Assim, foi estudada a eficiência de diferentes indutores de ovulação (hCG ou GnRH) na dinâmica folicular[70] e na taxa de prenhez[73] de fêmeas bubalinas. No referido estudo, não foram verificadas diferenças nas respostas foliculares e nas taxas de ovulação entre os tratamentos. Búfalas tratadas com GnRH e hCG apresentaram semelhantes taxas de ovulação [76,5% (13/17) *vs.* 81,3% (13/16)] e intervalo entre a remoção do dispositivo de P4 e a ovulação ($74,8 \pm 3,6$ *vs.* $72,9 \pm 3,7$ horas). Assim, também foi encontrada semelhante taxa de prenhez entre os animais tratados com hCG (52,3%, 68/130) e com GnRH (51,8%; 58/112; P > 0,05). Os resultados indicam que a utilização de GnRH proporciona satisfatória taxa de prenhez quando comparada ao hCG em búfalas sincronizadas durante a estação reprodutiva desfavorável, além de possibilitar a redução do custo do protocolo para IATF.

Carvalho *et al.*[81] verificaram também a possibilidade de substituir o GnRH por BE como indutor da ovulação em búfalas submetidas ao protocolo de sincronização da ovulação e IATF durante a estação reprodutiva desfavorável. Os autores verificaram que o tratamento com o BE resultou em satisfatória resposta folicular, taxa de ovulação e de prenhez, o que possibilitou também a redução do custo do protocolo.

▪ Sincronização da ovulação para IATF durante todo o ano

Atualmente, é possível sincronizar a ovulação para a IATF de búfalas ao longo do ano com eficiência satisfatória, mesmo em países/regiões onde os búfalos apresentam evidente sazonalidade reprodutiva. Com o emprego do protocolo Ovsynch para a estação reprodutiva favorável e do protocolo com progesterona/progestágeno + BE + PGF2α + eCG + hCG/GnRH/BE para a estação reprodutiva desfavorável, podem-se obter aproximadamente 50% de concepção, tanto no outono e no inverno (estação favorável) quanto na primavera e no verão (estação desfavorável). Essa tecnologia permite associar o emprego da IA à desestacionalização dos partos, tão importante para evitar a concentração fisiológica dos partos e da produção de leite, contribuindo para o abastecimento da demanda contínua de leite da indústria láctea de búfalos.

Inseminação artificial em tempo fixo em novilhas

Apesar dos resultados promissores obtidos com a utilização da IATF em fêmeas bubalinas adultas – primíparas e multíparas –, poucos são os estudos envolvendo a utilização dessa biotécnica em novilhas da espécie.

Recentemente, foi conduzido um estudo no qual se empregou um aplicador de sêmen desenvolvido para IA de ovelhas e cabras em novilhas búfalas.[82] Essa adaptação foi realizada em decorrência da menor espessura desse aplicador em comparação ao aplicador convencional. Sabe-se que o diâmetro da cérvix da novilha bubalina é pequeno a ponto de não permitir a passagem do aplicador convencional de sêmen utilizado para fêmeas bovinas e búfalas adultas, o que impossibilitaria a IA dessa categoria animal. Por tal estudo, verificou-se que o aplicador de sêmen de ovinos e caprinos foi eficaz em atravessar toda a luz da cérvix de 100% das novilhas búfalas utilizadas, indicando a possibilidade de seu uso para a espécie bubalina (Figura 6.2). Como o custo desse instrumento não inviabiliza sua utilização a campo, pode-se utilizá-lo em larga escala e, assim, expandir para as búfalas nulíparas nossa linha de pesquisa relacionada com a IATF.

Adicionalmente, nosso grupo de pesquisas vem desenvolvendo estudos para viabilizar a utilização de protocolos hormonais em novilhas bubalinas.

Carvalho et al.[63,83] avaliaram a eficiência do tratamento com progestágeno associado ao benzoato de estradiol (D0), seguido de eCG mais PGF2 (D9) e GnRH (D11) em comparação ao protocolo Ovsynch. Os autores verificaram que o protocolo com norgestomet + BE + PGF2α + eCG + GnRH resultou em satisfatória resposta folicular e taxa de concepção em novilhas bubalinas submetidas à IATF durante a estação reprodutiva desfavorável. Constatou-se também que o protocolo Ovsynch não foi eficiente em novilhas na referida estação, semelhantemente ao observado em búfalas adultas.

A utilização do dispositivo intravaginal de P4 e do implante subcutâneo de norgestomet também foi avaliada em novilhas bubalinas.[84] Em estágio aleatório do ciclo estral (D0), as novilhas receberam DIB® (1 g de P4) ou CRESTAR® (3 mg de norgestomet) mais 2 mg de benzoato de estradiol. No D9, os dispositivos e implantes foram removidos e todos os animais receberam 150 µg de PGF$_2$α mais 400 UI de eCG IM. Após 48 horas (D11), as novilhas receberam 10 µg de GnRH para a indução da ovulação e foram inseminadas 16 horas mais tarde. Não se observaram diferenças (P > 0,05) entre as novilhas que receberam DIB® ou CRESTAR® para o diâmetro do folículo dominante no D9 (9,8 ± 0,7 vs. 9,5 ± 0,3 mm), o diâmetro do folículo ovulatório (14,1 ± 0,4 vs. 14,5 ± 0,3 mm), o intervalo entre a aplicação de GnRH e a ovulação (29,0 ± 3,7 vs. 30 ± 1,9 horas), a taxa de ovulação [92,3% (12/13) vs. 94,1% (16/17)] e a taxa de prenhez [47,7% (34/65) vs. 47,7% (34/65)]. Ambos os protocolos hormonais proporcionaram satisfatória resposta folicular e taxa de prenhez em novilhas búfalas submetidas à IATF durante a estação reprodutiva desfavorável.

Ainda, foi avaliada a eficiência de diferentes indutores da ovulação (BE ou GnRH) para utilização em protocolos de IATF para novilhas bubalinas.[85,86] Os autores verificaram que o tratamento com P4 associado ao BE (D0) seguido de administrações de eCG mais PGF2α (D9) e da indução da ovulação com BE ou GnRH no D11[85] ou BE no D10 e GnRH no D11[86] resulta em satisfatória resposta folicular e taxa de ovulação, com possibilidade de indicação para o uso na sincronização da ovulação e IATF em novilhas bubalinas durante a estação reprodutiva desfavorável.

Como a IA é considerada uma tecnologia de grande importância, particularmente por introduzir material genético superior de modo eficiente nos rebanhos bubalinos, a utilização dessa biotécnica em novilhas aumentará a velocidade do ganho genético nas propriedades, pois, em um processo contínuo de seleção e melhoramento, as novilhas são tidas

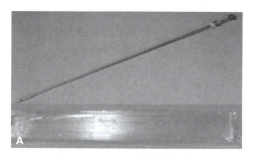

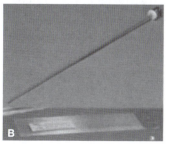

FIGURA 6.2 A. Aplicador de sêmen universal para palhetas de 0,5 e 0,25 mℓ e bainha para bovinos e bubalinos (45 cm de comprimento, cerca de 5 mm de diâmetro; IMV). **B.** Aplicador de sêmen para palheta de 0,25 mℓ e bainha para ovinos, caprinos e, atualmente, novilhas bubalinas (31 cm de comprimento, cerca de 3 mm de diâmetro; IMV).

como exponenciais do rebanho. Assim, a utilização da IATF em novilhas bubalinas poderá representar uma revolução no melhoramento genético da espécie.

Superovulação e transferência de embriões

Embora existam registros do nascimento de búfalos com o emprego da superovulação e transferência de embriões (SOV/TE) no Brasil e em outros países,[87,45] a utilização dessa técnica na espécie ainda apresenta limitações, ligadas principalmente à baixa taxa de recuperação embrionária.[88-101]

Os avanços proporcionados pela técnica de SOV/TE permitem afirmar que as fêmeas bubalinas respondem ao tratamento superovulatório, embora sejam menos eficientes que as fêmeas bovinas na recuperação de embriões. De acordo com Baruselli et al.,[102,103] somente 34,8% das ovulações de búfalas submetidas à superestimulação do crescimento folicular resultam na recuperação de estruturas embrionárias, porcentual muito inferior àquele encontrado por Adams,[104] que registrou taxas de 63% a 80% em bovinos. Essa disparidade entre as taxas de recuperação de embriões nas duas espécies pode estar relacionada com alguma falha no processo de captação e/ou transporte dos oócitos pelo oviduto.

De acordo com Hunter,[105] os dois principais mecanismos envolvidos no transporte dos gametas femininos são os batimentos ciliares do epitélio do oviduto e as ondas de contração da musculatura lisa da miossalpinge. A maior atividade contrátil dessa musculatura lisa está associada ao momento da ovulação.[106,107] Quando os receptores alfa são estimulados, há um aumento na contratilidade, e quando os receptores beta são estimulados, ocorre inibição da contratilidade. Esses receptores são altamente responsivos aos esteroides sexuais[108] e às prostaglandinas, além de intimamente envolvidos no controle das contrações e dos relaxamentos rítmicos do oviduto, necessários para o transporte do oócito.[109-112]

As contrações da musculatura lisa do oviduto, observadas após a ovulação, podem ser causadas pelo influxo das altas concentrações de PGF2α liberadas junto ao fluido folicular. Em sentido contrário, inibidores da síntese de prostaglandina inibem a ovulação e o transporte dos oócitos.[113]

O desequilíbrio entre as concentrações dos hormônios esteroides, ou seja, a elevação na proporção estrógeno/progesterona, pode prejudicar a interação entre os oócitos e as células ciliadas do oviduto durante as ovulações. A ausência dessa interação promove a perda de oócitos, pois, de acordo com Hunter,[105] durante a ovulação o fluxo dos fluidos do oviduto direciona-se à cavidade abdominal.

Os baixos resultados da produção in vivo de embriões de búfalos podem decorrer das altas concentrações do hormônio estradiol (E2), como postulam Misra et al..[114] Possivelmente as fêmeas bubalinas são mais sensíveis que as fêmeas bovinas a elevações nas concentrações plasmáticas de 17-betaestradiol durante os tratamentos superovulatórios,[115] uma vez que as búfalas apresentam menores concentrações plasmáticas de E2 que as fêmeas bovinas durante o ciclo estral normal.[116]

Tais fatos indicam a importância de investigar detalhadamente as inter-relações anatomofuncionais entre os hormônios esteroides ovarianos, as prostaglandinas e o sistema genital das búfalas. A compreensão dos processos fisiológicos que envolvem as concentrações de E2, de P4, de PGF$_{2\alpha}$, a ovulação e a qualidade, a captação e o transporte do oócito tem grande relevância para a melhoria da eficiência da produção in vivo de embriões de búfalos.

Nesse sentido, a relação entre os hormônios esteroides e a taxa de recuperação de estruturas embrionárias em fêmeas bubalinas superovuladas foi utilizada como base para a elaboração de técnicas de SOV/TE para a espécie. Para tanto, foram conduzidos estudos com o objetivo principal de reduzir as concentrações plasmáticas de E2 em búfalas superovuladas.

Carvalho[117] avaliou o emprego de bioimplantes auriculares contendo o agonista do hormônio liberador das gonadotrofinas (GnRH) – deslorelina, associado ao hormônio luteinizante (LH) na superovulação de fêmeas bubalinas. Porém, nesse estudo não foi obtida maior taxa de recuperação de estruturas embrionárias, além de não terem sido verificados os achados de D'Occhio e Aspden,[118] nos quais esse agonista reduziu as concentrações plasmáticas de E2 em novilhas bovinas superovuladas.

Posteriormente, Baruselli et al.[100] utilizaram P4 exógena durante o período pré-ovulatório, entre as aplicações de PGF$_2\alpha$ e de LH, em búfalas superovuladas, constatando que a elevação das concentrações plasmáticas de P4 reduzem as concentrações sanguíneas de E2, assim como foi verificado por Price et al.[119] em fêmeas bovinas superovuladas.

Baruselli et al.[100] e Carvalho[117] partiram da hipótese de que a redução das concentrações plasmáticas de E2 diminuiria a turgidez do sistema genital, proporcionando maior mobilidade das fímbrias em torno do ovário e, consequentemente, aumentaria a taxa de recuperação de estruturas embrionárias em fêmeas bubalinas superovuladas. Entretanto, Baruselli et al.[100] verificaram que, embora as concentrações plasmáticas de E2 tenham sido menores nas búfalas que receberam P4 exógena no período pré-ovulatório (14,8 ± 3,2 pg/mℓ) do que naquelas do grupo controle (20 ± 4,1 pg/mℓ), a taxa de recuperação de estruturas embrionárias permaneceu baixa em ambos os grupos.

A relação entre a somatotropina recombinante bovina (rBST), os folículos e a qualidade dos oócitos também foi utilizada como base para a elaboração de técnicas de SOV/TE para a espécie bubalina. Em experimento realizado com fêmeas bubalinas superovuladas, Songsasen et al.[120] verificaram aumento no número e na proporção de embriões transferíveis nos animais previamente tratados com rBST. De acordo com os autores, é provável que esse resultado tenha decorrido da melhor qualidade dos oócitos de tais animais.

Para verificar a eficiência da rBST na resposta superovulatória de fêmeas bubalinas, Baruselli et al.[121] realizaram estudo com 16 búfalas e verificaram que a rBST proporcionou aumento na taxa de recuperação de embriões, embora sem significância estatística ($p > 0,05$), nos números de folículos com capacidade de responder ao tratamento superovulatório (≥ 3 mm) e de estruturas embrionárias recuperadas. Apesar do aumento na quantidade de estruturas embrionárias recuperadas ($5,1 \pm 6,8$ vs. $1,6 \pm 1,7$ para os grupos rBST e controle, respectivamente), os resultados obtidos foram inferiores àqueles encontrados na literatura para a espécie bovina.[122]

Posteriormente, Carvalho et al.[72] verificaram a eficiência de diferentes doses de rBST (0, 250 ou 500 mg) em búfalas ($n = 36$) submetidas ao protocolo de SOV/TE. O número de folículos $\geq$ 3 mm ($21,6 \pm 4,5$; $22,2 \pm 4,2$; $20,1 \pm 4,4$), a taxa de ovulação ($63,1 \pm 14,2\%$; $58,7 \pm 10,6\%$; $63,7 \pm 6,7\%$), a taxa de recuperação de estruturas embrionárias ($19,5 \pm 12,8\%$; $25,3 \pm 13,8\%$; $20,4 \pm 16\%$), o número total de embriões ($2 \pm 1,3$; $3,4 \pm 2,6$; $2,2 \pm 1,6$) e de embriões transferíveis ($1,3 \pm 0,9$; $2,3 \pm 1,4$; $1,7 \pm 1,2$) não diferiram entre os grupos que receberam 0 ($n = 12$), 250 mg ($n = 12$) ou 500 mg ($n = 12$) de rBST, respectivamente. Esses resultados indicam que a rBST pode ser utilizada em diferentes doses associada ao protocolo de SOV/TE, mas não melhora a eficiência da técnica em búfalos, diferentemente do verificado por Songsasen et al.[120] e Baruselli et al.[121] O efeito positivo da rBST na população de pequenos folículos antrais na taxa de ovulação, na taxa de recuperação de embriões e na qualidade dos embriões verificados em fêmeas bovinas[123-125] e bubalinas[120,121] não foi obtido nesse estudo com búfalas.

Carvalho et al.[126] averiguaram a hipótese de que os oócitos de fêmeas bubalinas superovuladas são captados após a ovulação, porém apresentam comprometimento no transporte até o útero. Nesse estudo, 16 búfalas foram superovuladas e abatidas 2 e 5 dias após a primeira inseminação artificial. Os ovidutos e o útero foram lavados para a recuperação das estruturas embrionárias. Tanto as lavagens realizadas 2 dias após a primeira inseminação quanto aquelas realizadas transcorridos 5 dias da IA resultaram em semelhantes taxas de recuperação de estruturas embrionárias, sugerindo que, provavelmente, não há comprometimento no transporte dos oócitos pelo oviduto, e sim na captação dessas estruturas.

Os resultados verificados por Baruselli et al.[121] e Carvalho et al.[72,126] sugerem que o transporte de oócitos pelo oviduto de fêmeas bubalinas independe da qualidade do oócito. Sabe-se que, à medida que o oócito é transportado pelo oviduto, a matriz extracelular é perdida.[127] Assim, a capacidade de adesão das células da granulosa não deve influenciar o transporte dos gametas femininos do interior do infundíbulo ao local da fecundação.

O processo de captação e transporte do complexo cumulus-oócito (CCO) da superfície do folículo em colapso para o interior do infundíbulo parece depender mais da qualidade dos oócitos que do transporte pelo infundíbulo para a ampola.

Carvalho et al.[128] verificaram que o número e a taxa de recuperação de oócitos de búfalas e de vacas cultivados in vitro e inseridos na porção do infundíbulo de ovidutos de fêmeas bubalinas e bovinas não foram influenciados pela espécie dos gametas. Observaram tão somente tendência de maior taxa de recuperação de oócitos bubalinos que de oócitos bovinos, independentemente da espécie do oviduto e do tratamento. Resultado semelhante foi verificado por Carvalho:[129] em seu estudo, não houve efeito dos oócitos – bubalinos ou bovinos – inseridos no infundíbulo de búfalas e de vacas sobre o número e a taxa de recuperação de estruturas embrionárias das fêmeas bubalinas e bovinas após a lavagem do sistema genital in vivo.

O hormônio E2 provavelmente também não exerça algum efeito sobre o deslocamento dos oócitos nesse percurso. Carvalho et al.[128] verificaram que a elevada concentração de 17 beta estradiol adicionada ao meio de cultura não interferiu no número e na taxa de recuperação de oócitos de búfalas e de vacas obtidos de ovidutos de fêmeas bubalinas e bovinas e cultivados in vitro. Da mesma forma, o tratamento superovulatório – que eleva as concentrações plasmáticas de E2, por aumentar o número de folículos potencialmente ovulatórios – não deve ter influenciado no transporte dos oócitos pelo oviduto das fêmeas bubalinas e bovinas, pois não foram encontradas diferenças no número e na taxa de recuperação de estruturas embrionárias entre os tratamentos para indução de ovulação única e de múltipla ovulação.[129]

Outra observação pertinente diz respeito à movimentação ciliar. Carvalho et al.[130] verificaram que o hormônio E2, in vitro, não influenciou na movimentação dos cílios das células endoteliais das três porções do oviduto (infundíbulo, ampola e istmo). Dessa forma, considerando-se apenas a movimentação ciliar nas porções do infundíbulo e da ampola, esse hormônio não prejudicaria o transporte dos oócitos do infundíbulo à região da fecundação.

É possível que as elevadas concentrações de E2 exerçam maior influência sobre o processo de captação e transporte do CCO da superfície do folículo em colapso para o interior do infundíbulo do que quando esse processo ocorre pelo infundíbulo para a ampola do oviduto de búfalas.

Carvalho[129] identificou que o ovário das búfalas é mais firmemente seguro pelo mesovário que o ovário das vacas, característica que, aliada às altas concentrações de E2, pode dificultar, durante o processo ovulatório, a movimentação das gônadas das búfalas submetidas ao protocolo de superestimulação do crescimento folicular e, assim, comprometer a captação dos oócitos. Hafez e Hafez[131] afirmam que um dos mecanismos responsáveis pelo contato das fímbrias com a superfície do ovário é a atividade muscular do mesovário, coordenada por mecanismos hormonais afetados pela razão E2/P4.[131]

Ainda, Carvalho[129] verificou que a espessura das camadas musculares foi maior no infundíbulo de búfalas superovuladas em comparação ao infundíbulo de vacas submetidas ao mesmo tratamento. Nesse sentido, como o E2 se liga aos receptores alfa-adrenérgicos das células de músculo liso do oviduto, principalmente das camadas circulares,[105] quanto mais espesso o órgão e maior a concentração de E2, maior será a redução de seu lúmen. Se o lúmen do oviduto estiver reduzido e, em decorrência disso, seu óstio mais estreito, maior poderá ser a dificuldade do CCO em se mover para o interior do infundíbulo, processo este que depende de uma série de fatores.

De acordo com Lam et al.[127] e Talbot et al.,[132] o processo de captação e transporte do CCO envolve a adesão – de modo transitório – dos cílios do oviduto à matriz extracelular do complexo – substância viscosa formada por glicoproteínas secretadas pelas células do *cummulus oophorus*.[133] Se não houver um correto grau de adesão entre a matriz e os cílios, o CCO pode não entrar no oviduto.[127] O CCO, segundo Talbot et al.,[134] é muito largo para passar pelo óstio do oviduto. Assim, para se mover para o interior do infundíbulo, ele – pela ação dos cílios – gira por vários minutos, para que ocorram a compactação da matriz extracelular e a consequente redução em seu diâmetro.[132]

Provavelmente, por apresentarem frágil ligação com as células da granulosa,[135] os oócitos de búfalas produzem menor quantidade de glicoproteínas pelas células do *cummulus oophorus* que os oócitos de vacas. Assim, se o CCO de búfala apresenta menos matriz extracelular, menor será a adesão entre os cílios do oviduto e o CCO. Somado a isso está a provável dificuldade que o CCO tem de se mover para o interior do infundíbulo em decorrência do estreitamento do óstio do oviduto, tanto pelas características histológicas do órgão quanto pelas concentrações de E2 em búfalas superovuladas. Dessa forma, como o fluxo dos fluidos do oviduto direciona-se do útero para a cavidade abdominal,[136,137] o CCO pode fatalmente ser conduzido para fora desse órgão por meio desse fluxo.

Esse somatório de fatores poderia explicar, em parte, a baixa taxa de recuperação de estruturas embrionárias verificada na espécie bubalina em relação à bovina, como descrito na literatura.

Porém, além dos esteroides, as prostaglandinas atuam no processo de ovulação e transporte dos gametas. Para que ocorra a ovulação, é necessário o aumento nas concentrações intrafoliculares de $PGF_2\alpha$, já que esse hormônio induz as contrações da parede do folículo, provocando seu rompimento e, então, a liberação do oócito e do líquido folicular com alta concentração dessa prostaglandina.[138] Acredita-se que as concentrações elevadas de PGF2α no fluido folicular são necessárias para melhorar a captação dos oócitos pelas fímbrias do oviduto. As contrações da musculatura lisa desse órgão, observadas após a ovulação, podem ser causadas pelo influxo das altas concentrações de PGF2α liberadas junto ao fluido folicular.[113]

Osada et al.,[139] ao avaliarem os efeitos da PGF2α na contratilidade do oviduto e na taxa de recuperação de embriões em coelhas, verificaram que, com a inibição da atividade contrátil do oviduto próxima ao momento da ovulação, efetivamente inibiu-se a captação dos oócitos e, consequentemente, a recuperação de embriões. De modo contrário, verificou-se que administrações subsequentes de PGF2α (após as ovulações) reestimularam as contrações da musculatura lisa do oviduto e, assim, possibilitaram que as porções das fímbrias se ativassem para captar os oócitos, resultando em maior taxa de recuperação de embriões.

Com base nessas informações, supôs-se que a administração de PGF2α no período periovulatório aumenta a taxa de recuperação de embriões em búfalas superovuladas. Para verificar tal hipótese, foi conduzido um estudo em que búfalas submetidas ao protocolo de SOV/TE receberam subsequentes doses de PGF2α com início no momento da indução das múltiplas ovulações e término 12 horas após a última inseminação (período definido como periovulatório). Nesse estudo, Soares et al.[140] verificaram que o uso da PGF2α durante o período periovulatório proporcionou aumento no número de estruturas embrionárias recuperadas ($3,5 \pm 0,6$ vs. $2,3 \pm 0,5$; P = 0,02), nos números de embriões transferíveis ($2,7 \pm 0,6$ vs. $1,8 \pm 0,5$; P = 0,05) e de congeláveis ($2,6 \pm 0,6$ vs. $1,8 \pm 0,5$; P = 0,08). Ainda que a hipótese não tenha sido confirmada, verificou-se que a administração de $PGF_{2\alpha}$ durante o período periovulatório foi eficiente em aumentar a produção de embriões em búfalas superovuladas.

No estudo supracitado, observou-se aumento na produção *in vivo* de embriões de búfalos, no entanto há necessidade de maiores conhecimentos ligados às inter-relações entre os hormônios esteroides ovarianos, as prostaglandinas e a ovulação com o objetivo de aumentar a taxa de recuperação de estruturas embrionárias em búfalas submetidas ao protocolo de superovulação.

Produção *in vitro* de embriões e transferência de embriões (PIVE/TE)

Em bubalinos, a técnica de PIVE, que associa os procedimentos de aspiração folicular (*ovum pick-up* – OPU), maturação oocitária (MIV) e fecundação *in vitro* (FIV) e cultivo embrionário *in vitro* (CIV), foi estudada pela primeira vez por Boni.[141] utilizando animais em anestro, fora da estação reprodutiva, obtendo resultados animadores próximos aos alcançados em bovinos com relação à taxa de recuperação de oócitos.

A PIVE representa mais uma alternativa de aumentar a capacidade de multiplicação do material genético da fêmea, tendo em vista a possibilidade de a colheita ser realizada semanalmente e por um longo período, mesmo em animais gestantes e impúberes,[142] apresentando grande vantagem sobre o programa de SOV/TE.

Pelos fatos mencionados, atualmente a técnica de PIVE desperta mundialmente grande interesse dos pesquisadores da área em relação à espécie bubalina,[135,143-150] inclusive com sua aplicação em búfalas jovens na fase de pré-puberdade[151] e animais gestantes.[152] Esse entusiasmo em relação à PIVE em bubalinos tem ocorrido também pelo fato de que em bovinos o emprego dessa técnica vem apresentando bons resultados em função dos avanços e da simplificação da FIV e, principalmente, da otimização de seus resultados.

Apesar desses esforços, até o momento, no mundo foram obtidos poucos bezerros bubalinos produzidos integralmente pelo processo de PIVE. O primeiro registro do nascimento de um bezerro búfalo pelo processo de PIVE/TE, mas com ovócitos obtidos de ovários de matadouro, foi realizado na Índia, por Madan et al.[153] Somente 7 anos depois, Galli et al.,[154] na Itália, relataram o nascimento de três bezerros pelo método de PIVE/TE, entretanto o ponto mais delicado do processo, o cultivo do zigoto, foi realizado no oviduto de uma ovelha. Ainda na Itália, Zicarelli[155] citou o nascimento de dois bezerros produzidos in vitro, embora tenham morrido cerca de 20 dias após o nascimento. Mais recentemente nas Filipinas, Hufana-Duran et al.[156] relataram taxa de gestação de 16,4% de embriões bubalinos vitrificados (9/55), dos quais foram obtidos seis bezerros normais (10,9%). No Brasil, Baruselli[157] relatou a gestação de três animais (9,4%) de 32 receptoras que receberam embriões bubalinos após vitrificação. Entretanto, há uma nova perspectiva em relação à taxa de prenhez com embriões bubalinos produzidos in vitro, visto que Saliba et al.[1] relataram taxas de 46,9% e de 40,9% com embriões transferidos com 5 e 6 dias após a PIVE, respectivamente, as quais, segundo os autores, viabilizam a aplicação comercial da PIVE/TE na espécie bubalina.

Em búfalos, os principais problemas do processo de PIVE estão relacionados com a baixa qualidade dos ovócitos da espécie[135,158] e o meio de cultivo de ovócito e embrião,[146,159] que precisam ser aperfeiçoados e mais bem adaptados para a espécie bubalina.

No Brasil, a PIVE/TE em bovino é utilizada comercialmente em larga escala, com dezenas de laboratórios montados especificamente com a finalidade de produzir o embrião bovino in vitro – em 2010, foram produzidos nesses locais cerca de 264 mil embriões, colocando o Brasil como o maior produtor de embrião in vitro no mundo,[160] ainda que, em bubalinos, a PIVE/TE apresente algumas limitações, discutidas a seguir.

Número e qualidade dos ovócitos

O número e a qualidade dos ovócitos obtidos por animal por meio do processo de aspiração folicular têm fundamental importância para o sucesso de um programa de PIVE. Em búfalas, são relatados vários fatores que parecem influenciar no número de ovócitos obtidos de cada animal pelo método OPU, como espécie, variação individual,[144] estado nutricional do animal, idade, fase reprodutiva (presença de corpo lúteo no ovário), dia do ciclo e idade reprodutiva.[152,161] A variação também pode decorrer da qualidade da imagem do equipamento utilizado na aspiração, do estímulo hormonal,[162] da pressão de aspiração dos folículos e do calibre da agulha de aspiração.

Dados da literatura relacionados com o número de ovócitos obtidos de ovários colhidos em matadouro demonstram que esse número é menor na espécie bubalina que na bovina. O número de ovócitos de ovário de búfalas abatidas em matadouro varia de 0,73,[163] 1,7 ± 0,18[164] a 2,2 ± 1,1.[165]

No Quadro 6.8, pode-se observar que o número de folículos e ovócitos obtidos de ovário de matadouro é quase duas vezes maior no ovário bovino que no bubalino, comparando-se animais criados sob as mesmas condições de manejo e alimentação. Do mesmo modo, com relação à qualidade, identificou-se que o número de ovócitos com cumulus compacto é cerca de três vezes maior no bovino que no bubalino.

Contudo, dados de aspiração folicular transvaginal realizada com auxílio de ultrassom (OPU) têm demonstrado que o número de ovócitos obtidos tende a ser mais expressivo que os dados relatados para ovários obtidos em matadouro, cujo número varia de 3; 3 a 6; 4,96 a 13,2.[149,150,152,162,166]

O maior número de ovócitos obtidos pelo processo de OPU em comparação aos alcançados de ovário de matadouro parece estar relacionado com o melhor estado nutricional dos animais utilizados no processo de OPU, quase sempre realizado em animais de elite, mantidos em boas condições de manejo e alimentação. Ao contrário, vacas de matadouro são enviadas para o abate por problemas de infertilidade ou por estarem em final de atividade reprodutiva.[135,146,164,167]

Portanto, os dados apresentados sobre o número de ovócitos obtidos por OPU demonstram que o número de ovócitos obtidos por meio do referido processo parece não compreender um fator limitante do processo de PIVE na espécie bubalina, estando mais relacionado com a qualidade do ovócito e, consequentemente, do embrião obtido pela PIVE.

Já a qualidade dos ovócitos obtidos é inferior à observada em bovinos (ver Quadro 6.8), assim como com ovócitos aspirados pelo método de OPU: Ohashi et al.[149] demonstraram que, de 320 ovócitos aspirados, apenas seis (2%) apresentavam cumulus compacto (G1), 110 (36,4%) 2 a 3 camadas de células do cumulus (G2), 115 (38,7%) parcialmente/totalmente desnudos (G3) e 71 (23,5%) cumulus expandidos/zona pelúcida (G4).

QUADRO 6.8	Dados comparativos entre bovino (zebuíno) e búfalo, criados na mesma condição, com relação ao número de folículos e ovócitos de ovários obtidos de ovários de matadouro.					
	Folículos	Ovócitos	Cumulus compacto	2 a 3 camadas	Parcialmente desnudos	Zona pelúcida
Búfalo (n = 53)	4,5 ± 1,9ᵃ	2,2 ± 1,1ᵃ	0,9 ± 0,8ᵃ	0,6 ± 0,5	0,2 ± 0,3	0,3 ± 0,4
Bovino (n = 70)	8,7 ± 5,9ᵇ	4,1 ± 2,6ᵇ	2,9 ± 2,3ᵇ	0,6 ± 0,6	0,3 ± 0,3	0,3 ± 0,5

Letras diferentes dentro da mesma coluna indicam diferença (p < 0,05). Adaptado de Ohashi et al.,1998.[165]

Considerando que somente ovócitos G1 e G2 são viáveis para o processo de PIVE, observa-se que, de modo geral, a porcentagem dos referidos ovócitos é bem menor em búfalos (38,4%) em comparação a bovinos, cenário em que cerca de 60 a 70% dos ovócitos são tidos como viáveis para o processo de PIVE.

Do ponto de vista morfológico, a qualidade do ovócito é avaliada basicamente pela quantidade e pelo aspecto das células do *cumulus oophorus*, e, no ovócito bubalino, as camadas das referidas células apresentam-se em menor número ao redor do ovócito em comparação aos ovócitos bovinos. Esse número menor de camadas celulares parece ser uma característica da espécie, aliado ao fato de que, segundo Boni *et al.*,[168] a adesão entre as células do *cumulus* em bubalino não é tão forte e, durante o processo de aspiração folicular, dependendo da pressão de aspiração, pode-se provocar a dispersão delas.

Portanto, durante a aspiração folicular, é importante levar em consideração a pressão de aspiração para preservar a qualidade dos ovócitos aspirados. Tem-se observado que a melhor taxa de integridade das células do *cumulus* foi obtida com pressão de aspiração folicular de 13 a 15 mℓ/min, em vez de 18 a 20 mℓ/min.[162] Essa qualidade do ovócito em relação às células do *cumulus oophorus* parece interferir no processo de maturação e, principalmente, na taxa e na qualidade dos blastocistos produzidos *in vitro*, como tem sido demonstrado por Nandi *et al.*[169]

Além da qualidade do ovócito, deve-se levar em consideração os tipos de meios utilizados para o cultivo do embrião, uma vez que os meios utilizados no cultivo do embrião bovino parecem não ser adequados para o cultivo do embrião bubalino. Isso se deve ao fato de que o embrião bubalino tem desenvolvimento mais precoce que o bovino,[170] atingindo o estágio de blastocisto em cerca de 5 dias e meio após a fecundação,[103,114] fato que possivelmente indica maior exigência metabólica em comparação ao bovino ou que o metabolismo embrionário se diferencia entre as espécies, tornando-se, portanto, necessário o desenvolvimento de meios mais adequados ao referido metabolismo.[170] Nesse sentido, Kumar *et al.*,[171] ao avaliarem diferentes níveis de glicose no processo de maturação oocitária e cultivo embrionário, observaram que os melhores resultados em relação à taxa de maturação (metáfase II) e à taxa de blastocisto foram obtidos quando se realizou o processo de produção *in vitro* do embrião bubalino em meio contendo 5,6 mM de glicose, tanto no meio de maturação quanto no de cultivo.

Taxa de maturação e fecundação ovocitária

Uma das primeiras fecundações *in vitro* em bubalino foi realizada no final da década de 1980 por Majundar *et al.*[172] e Singh *et al.*,[173] a primeira gestação de embrião produzido *in vitro* foi obtida em 1991[174] e o nascimento do primeiro bezerro bubalino produzido pela técnica de FIV foi comunicado em 1992.[153]

Apesar de a PIVE em bubalinos ter iniciado há mais de 25 anos, à semelhança de outras biotécnicas aplicadas ao bubalino, ainda apresenta deficiências de informação em aspectos básicos da fisiologia reprodutiva, especialmente os dados relacionados aos gametas.

O meio de maturação utilizado pela maioria dos pesquisadores tem sido o TCM-199 acrescido de soro fetal bovino (10%), FSH (0,5 µg/mℓ), LH (5 µg/mℓ) e estradiol (1 µg/mℓ), podendo-se usar também eCG (10 UI/mℓ) e hCG (10 UI/mℓ) em substituição ao FSH e ao LH, respectivamente.[158] Entretanto, Takahashi *et al.*[170] observaram taxa inferior de maturação em ovócitos bubalinos em comparação aos bovinos, concluindo que deve haver diferença com relação à necessidade de nutrientes e de hormônios durante o processo de maturação entre os ovócitos das duas espécies.

Totey *et al.*[163] observaram que em meio Ham's F-10, o LH melhorou significativamente a taxa de maturação, não havendo sinergismo com o FSH e o estradiol. Contudo, apontaram que, em meio TCM-199, o LH isoladamente não melhorou a taxa de maturação, o que somente foi observado com a adição de FSH e estradiol. Santos *et al.*[158] obtiveram taxa de 90,9% de maturação em meio TCM-199 contendo 10 UI hCG, 10 UI de eCG e 1 µg/mℓ de estradiol.

O período de cultivo para obtenção da melhor taxa de maturação nuclear de ovócitos de búfalos de rio, à semelhança dos bovinos, ocorre ao redor de 24 horas após o início do cultivo em estufa de CO_2 a 5% e temperatura a 38,5°C, com alta umidade.[158,] Segundo Gasparrini *et al.*,[178] após 18 horas até 30 horas de maturação, a taxa de clivagem e blastocisto decresce linearmente à medida que o tempo de maturação aumenta. Segundo Gasparrini,[135] apesar de a taxa de maturação ovocitária em bubalino (87%) ser próxima à do bovino (94%), a taxa de clivagem ainda é bem menor na espécie bubalina (65%) que na bovina (84%), o que indica que a taxa de fecundação é menor em búfalo, fato que salienta a necessidade da melhoria do processo de maturação e de fertilização na espécie.

Outro fator que compromete a maturação e a fecundação reside no fato de que o ovócito bubalino é muito sensível ao estresse ambiental, o que tem sido demonstrado pela comparação entre a taxa de blastocisto obtida com ovócitos oriundos de OPU (30%), quando comparada à alcançada com ovócitos de ovário de matadouro (20%; influência negativa do tempo entre o abate do animal e a colheita do ovário, o transporte para o laboratório e o cultivo para maturação).

Visando melhorar a taxa de maturação e competência de ovócitos bubalinos, Gasparrini *et al.*[179] e Songsasen e Apimeteetumrong[180] preconizam o uso de cisteamina (antioxidante) ao meio de maturação, o que melhora a taxa e a qualidade dos embriões bubalinos produzidos *in vitro*. A cisteamina participa da síntese da enzima glutationa peroxidase, que atua no metabolismo dos radicais livres de oxigênio, evitando o estresse oxidativo celular.

Observa-se que os dados descritos na literatura com relação à taxa de maturação ovocitária em bubalino apresentam grande variação, o que pode estar relacionado com vários fatores, como a qualidade dos ovócitos utilizados, o método de cultivo (cocultura, diferentes tipos de soro – soro fetal, vaca em estro etc.), a qualidade da água e dos reagentes utilizados na preparação dos meios etc. Entretanto, dados de trabalhos mais recentes já demonstram uma taxa de maturação nuclear semelhante à obtida em bovinos – respectivamente, 87%[135] e 90,9%. Segundo Santos et al.,[158] foram alcançados progressos nessa etapa do processo de PIVE, embora as taxas de clivagem continuem baixas, indicando que é preciso obter mais dados com relação à maturação citoplasmática e à capacitação espermática.

É importante salientar que existe uma variação individual na produção de oócito e blastocisto, motivo pelo qual se aconselha a realização de uma seleção prévia das búfalas a serem submetidas ao processo de produção in vitro de embrião.[181]

Capacitação do sêmen

A capacitação do sêmen de bubalino também baseia-se na metodologia utilizada para bovino, ou seja, meio TALP com heparina adicionada ao meio, que pode ser associada a cafeína,[163] teofilina[170] ou a PHE (penicilamina, hipotaurina e epinefrina).[182]

Tem-se relatado que o sêmen a fresco produz melhores taxas de clivagem e desenvolvimento embrionário do que sêmen congelado,[163] entretanto isso parece estar relacionado com a qualidade do sêmen congelado, visto que os resultados de clivagem de ovócitos obtidos com sêmen congelado estão próximos daqueles alcançados em bovinos.[182] A diferença na taxa de desenvolvimento embrionário, a qual é menor no bubalino, parece estar mais relacionada com o meio inadequado utilizado no cultivo do embrião[179,182] do que com problemas na fecundação. Contudo, existe variação individual entre os touros búfalos com relação à capacitação espermática, à semelhança do que acontece em bovinos. É importante também salientar que o espermatozoide de búfalo é mais sensível à variação de temperatura, o que requer maior cuidado durante o manuseio do sêmen durante o processo de capacitação.

A concentração do sêmen utilizada no processo de FIV é semelhante à utilizada em bovino, ou seja, ao redor de 1 a 2 milhões de espermatozoides por mℓ e o método de separação dos espermatozoides viáveis pode constituir o gradiente de densidade com percoll ou através da técnica de swim up. O método do gradiente de percoll é mais prático e resulta em maior concentração espermática, motivo pelo qual é o mais utilizado. O método swim up, por sua vez, resulta em menor concentração, mas com melhor motilidade, ficando a critério de cada laboratório a escolha do método de separação dos espermatozoides. Nandi et al.[169] observaram que, em concentrações entre 9 e 10 milhões de espermatozoides/mℓ, a porcentagem de clivagem aumentou, mas não a taxa de blastocisto.

Meios de cultivo e qualidade dos embriões

Os meios utilizados no processo de maturação dos ovócitos e cultivo de embriões bubalinos são os mesmos empregados para bovinos. Entretanto, como mencionado anteriormente, o bubalino é uma espécie distinta e deve apresentar diferenças metabólicas, a começar pelo embrião que apresenta desenvolvimento mais precoce que o embrião bovino,[170] chegando ao estágio de blastocisto com 5 dias e meio.

Com os meios de cultivos utilizados, tem-se observado a parada no desenvolvimento dos embriões no estágio de mórula (bloqueio) ou blastocistos de inferior qualidade,[170,179] o que se reflete em um resultado não satisfatório, até o momento, com relação à taxa de gestação e de nascimento de bezerros bubalinos produzidos in vitro.

Esse fato indica que tais meios não são adequados para a espécie bubalina, havendo, portanto, a necessidade do desenvolvimento de meios específicos para a referida espécie, viabilizando a obtenção de embriões de boa qualidade[135,149,159,170] e de gestações com fetos viáveis.

O número total de células embrionárias em embrião bubalino é menor que em embrião bovino, indicando menor viabilidade e menor taxa de gestação dos embriões bubalinos produzidos in vitro, em comparação a embriões bovinos.[170,183]

É provável que o embrião bubalino necessite de um meio compatível com o seu metabolismo, tendo em vista que seu desenvolvimento é mais acelerado que o do embrião bovino, com exigências de nutrientes mais complexas e fatores de crescimento para assegurar o desenvolvimento até o estágio de blastocisto.[170] O embrião bubalino parece exigir alta concentração de glicose (5,6 mM) em todo o processo, ou seja, desde a maturação e durante todo o período de cultivo do zigoto/embrião.[171]

Embriões que se desenvolvem mais rápido, chegando a blastocisto antes dos 7 dias, apresentam maior número de células (67,7 ± 3,7) que aqueles que chegam a blastocisto depois de 7 (35,2 ± 2,1) dias de cultivo pós-inseminação.[183]

Outra característica importante do embrião bubalino reside no seu alto conteúdo de grânulos de lipídios presente no citoplasma celular, o que, segundo Gasparrini,[135,159] faz com que o embrião bubalino seja mais sensível ao estresse oxidativo, justificando seu uso no meio de cultivo de substâncias com função antioxidante, como a cisteamina.

A técnica de PIVE na espécie bubalina, apesar do progresso observado nos processos de aspiração folicular, maturação e fertilização do ovócito, ainda produz embriões de baixa qualidade. Isso indica que são necessários aprimoramentos nas diferentes etapas do processo, especialmente na elaboração de meios mais adequados e específicos para o cultivo dos gametas e embriões, bem como a utilização de animais em boas condições de manejo e alimentação, com o objetivo de obter blastocistos de melhor qualidade. Assim, espera-se melhorar a taxa de prenhez e o desenvolvimento normal da gestação. Desse modo, a técnica de PIVE poderá se tornar uma técnica alternativa para a produção de embrião na espécie bubalina.

Considerações finais

Nos últimos anos, houve pequenos, mas significativos avanços, especialmente em relação aos protocolos de IATF e PIVE, com melhora consistente na taxa de prenhez, sedimentando os conhecimentos existentes sobre as biotécnicas da reprodução, permitindo aos técnicos e criadores avaliar e indicar os procedimentos a serem utilizados para a obtenção de bons resultados em programas de reprodução assistida, com vistas ao melhoramento genético e produtivo dos rebanhos bubalinos.

A técnica da IA em bubalinos, no que se refere ao processamento tecnológico do sêmen, não apresenta mais limitações quanto à qualidade pós-congelação. No entanto, existem ainda limitações quanto à detecção de estro e ao melhor momento para inseminar a fêmea bubalina pelo fato de que os sinais de estro na búfala são mais discretos que nos bovinos.

Na atualidade, para evitar as dificuldades com a detecção do cio, pode ser utilizada a biotécnica de IATF, por meio da qual se sincronizam o crescimento folicular e a ovulação para realizar a inseminação artificial da búfala em tempo predeterminado ou fixo, com protocolos que apresentam boa eficiência, tanto durante a estação reprodutiva favorável quanto na desfavorável, permitindo o emprego da IA em tempo fixo durante todo o ano.

A técnica de SOV/TE vem apresentando avanços no processo de superovulação, com protocolos com boa resposta superovulatória e boa taxa de ovulação, entretanto a taxa de recuperação embrionária após a lavagem uterina continua baixa, o que ocorre devido a fatores anatômicos, endócrinos e fisiológicos.

Com relação à técnica de PIVE na espécie bubalina, apesar do progresso observado nos processos de aspiração folicular, maturação e fertilização do ovócito, ainda são produzidos embriões de baixa qualidade, o que indica a necessidade de aprimoramentos nas diferentes etapas do processo, especialmente pela elaboração de meios mais adequados e específicos para o cultivo dos gametas e embriões da referida espécie, bem como utilização de animais em boas condições de manejo e alimentação, com o objetivo de promover a obtenção de blastocisto de melhor qualidade, melhorando, assim, a taxa de prenhez e o desenvolvimento normal da gestação. Desse modo, a técnica de PIVE em bubalino poderá se tornar realmente uma técnica alternativa para a produção de embrião na espécie.

REFERÊNCIAS BIBLIOGRÁFICAS

1. Saliba WP, Drumond RM, Bayão HX et al. Eficiência do processo de OPU-FIV-TE de embriões frescos e vitrificados em Bubalinos. In: XXV Reunião anual da Sociedade Brasileira de Tecnologia de Embriões. Cumbuco. 2011; p. 398.
2. Bhattacharya P. Reproduction. In: Cockrill WR. The husbandry and health of the domestic buffalo. Rome: FAO; 1974.
3. Ohashi MO. Estudo morfofisiológico do testículo de búfalos mestiços (B. bubalis) em diferentes idades. [Tese Doutorado] Botucatu: Universidade Estadual Paulista; 1993.
4. Chacur MGM. Estresse térmico em touros bufalinos Bubalus bubalis, avaliações das características fisiológicas da reprodução. [Tese Doutorado] Botucatu: Universidade Estadual Paulista; 1999.
5. Vale WG, Gastal DW, Snel-Oliveira MV et al. Relationship of age, body-weight and scrotal circumference in Murrah buffalo bulls. In: VI World Buffalo Congress. Venezuela: Maracaibo. 2001; 256-62.
6. Vale WG, Sousa JS, Ohashi OM et al. Biometria do sistema genital de búfalos. Rev Bras Reprod. 1981.
7. Ohashi OM, Sousa JS, Vale WG. Aspecto reprodutivo do macho bubalino. In. Bubalinos: Fisiologia e patologia da reprodução. Campinas: Fundação Cargill. 1988; 69-86.
8. Devaraj M, Janakiraman K. Puberty and sexual maturity in Surti buffalo calves [India]. Short communication. Indian Journal of Animal Sciences. 1986; 419-22.
9. Polge C. Sperm freezing; past, present and future. In: 1 st International Conference on Deep Freezing of Boar Semen. Uppsala: Sveriges Lantbruksuniv. 1985; 25-7.
10. Mazur P. Basic concepts in freezing In. Deep freezing of boar semen. Stockholm: Swedish University of Agricultural Science. 1985; 91-112.
11. Holt WV. Basic aspects of frozen storage of semen. Animal Reproduction Science. 2000; 62(1 a 3):3-22.
12. Bhattacharya P, Srivastava PN. Studies in deep freezing of buffalo semen. In 42nd Indian Science Congress. 1955; p. 348.
13. Vale WG. Collection, processing and deep freezing of buffalo semen. Buffalo Journal. 1994; 2:65-81.
14. Sansone G, Nastri MJF, Fabbrocini A. Store of buffalo (Bubalus bubalis) semen. Anim Reprod Sci. 2000; 62:55-76.
15. Ohashi OM. Inseminação artificial em búfalos: aspectos gerais e perspectiva de sua utilização no Brasil. In: Sanidade e produtividade em búfalos. Jaboticabal: FUNEP. 1993; 111-120.
16. Raizada BC, Sattar A, Pandey MD. A comparative study of freezing buffalo semen in two dilutors. II World Buffalo Congress. 1988; 66-74.
17. Kodagali SB, Bhavsar BK, Desphande AD. Sperm abnormalities and fertility índice in surti buffalo bulls. Gujevet. 1971; 5:105-12.
18. Mahmoud KGM, El-Sokary AAE, Abou El-Roos MEA et al. Sperm characteristics in cryopreserved buffalo bull semen and field fertility. Iranian Journal of Applied Animal Science. 2013; 3(4):777-83.
19. Mies Filho A. Inseminação artificial. 6 ed. Sulina. 1987.
20. Vale WG, Ohashi OM, Ribeiro HFL et al. Deep freezing and artificial Insemination in water buffalo in the Amazon Valley. In IFS/SIPAR Seminar on Animal Reproduction. Montevideo-Paysandu; 1990.
21. Oba E, Fuck EJ, Bicudo SD. Preliminary study on different medium for deep freezing of buffalo semen. In: World Buffalo Congress. São Paulo. 1994; 579-81.
22. Moose G, Carvalho JBP, Campos BDE et al. Efeito de diferentes diluidores na congelação e pós-descongelação de sêmen bubalino, submetido ao teste de termo-resistência. Boletim de Indústria Animal. 2007; 64(3):233-9.
23. Barnabe VH, Baruselli PS, Barnabe RC et al. Inseminação artificial em bubalinos utilizando dois diluidores. I Simpósio Brasileiro de Pesquisa em Medicina Veterinária. 1995; 1:92.
24. Chacur MGM. Avaliação da congelação de sêmen bubalino (B/bubalis) com diluidores glicina gema, triladyl e tes em diferentes tempos de equilíbrio. [Dissertação Mestrado] Botucatu: Universidade Estadual Paulista; 1996.

25. Akhter S, Ansari M, Rakha B et al. Effect of low density lipoproteins in extender on freezability and fertility of buffalo (Bubalus bubalis) bull semen. Theriogenology. 2011; 76(4):759-64.

26. Rajoriya JS, Prasad JK, Ghosh SK et al. Cholesterol loaded cyclodextrin increases freezability of buffalo bull (Bubalus bubalis) spermatozoa by increasing cholesterol to phospholipid ratio. Veterinary World. 2014; 7(9):702-6.

27. Akhter S, Ansari MS, Andrabi SMH et al. Soya-lecithin in extender improves the freezability and fertility of buffalo (Bubalus bubalis) bull spermatozoa. Reproduction in Domestic Animals. 2012; 47(5):815-9.

28. Mohan R, Atreja S. Soya milk tris-based phytoextender reduces apoptosis in cryopreserved buffalo (B ubalus bubalis) spermatozoa. Reproduction in Domestic Animals. 2014; 49(5):797-805.

29. Gunzel AR. Tiefgerfrierkoservinerung von wasserbueffelsperma. Zuchthygiene. 1979; 14:181-4.

30. Vasanth JK. Buffalo reproduction and artificial insemination. In: Note on Freezing Buffalo Semen and Fertility. Rome. 1979; 304-14.

31. Sukhato P, Thongsodseang S, Utha A et al. Effects of cooling and warming conditions on post-thawed motility and fertility of cryopreserved buffalo spermatozoa. Anim Reprod Sci. 2001; 67(1 a 2):69-77.

32. El-Sisy GA, El-Nattat WS, El-Sheshtawy RI. Effect of superoxide dismutase and catalase on viability of cryopreserved buffalo spermatozoa. Global Veterinaria. 2008; 2(2):61-5.

33. Ijaz A, Hussain A, Aleem M et al. Butylated hydroxytoluene inclusion in semen extender improves the post-thawed semen quality of Nili-Ravi buffalo (Bubalus bubalis). Theriogenology. 2009; 71(8):1326-9.

34. Ansari MS, Rakha BA, Ullah N et al. Effect of L-cysteine in tris-citric egg yolk extender on post-thaw quality of Nili-Ravi buffalo (Bubalus bubalis) bull spermatozoa. Pakistan Journal of Zoology. 2011; 43(1):41-7.

35. Dorostkar K, Alavi-Shoushtari SM, Mokarizadeh A. Effects of in vitro selenium addition to the semen extender on the spermatozoa characteristics before and after freezing in water buffaloes (Bubalus bubalis). Veterinary Research Forum: An International Quarterly Journal. 2012; 3(4):263-8.

36. Ansari MS, Rakha BA, Andrabi SM et al. Glutathione-supplemented tris-citric acid extender improves the post-thaw quality and in vivo fertility of buffalo (Bubalus bubalis) bull spermatozoa. Reproductive Biology. 2012; 12(3):271-6.

37. Tabassomi, M, Alavi-Shoushtari SM. Effects of in vitro copper sulphate supplementation on the ejaculated sperm characteristics in water buffaloes (Bubalus bubalis). Veterinary Research Forum. 2013; 4(1): 31-6.

38. Topraggaleh TR, Shahverdi A, Rastegarnia A et al. Effect of cysteine and glutamine added to extender on post-thaw sperm functional parameters of buffalo bull. Andrologia. 2014; 46(7):777-83.

39. Baruselli PS. Manejo reprodutivo de bubalinos. Estação Experimental de Zootecnia do Vale do Ribeira. Instituto de Zootecnia; 1993.

40. Baruselli PS, Bernardes O, Braga DPA et al. Calving distribution throughout the year in buffalo raised all over Brazil. VI World Buffalo Congress. Maracaibo. 2001; 234-40.

41. Vale WG. Fisiologia da reprodução na búfala (B. bubalis). In: F. Cargill. Bubalinos: Fisiologia e Patologia da Reprodução. Campinas. 1988; 1-38.

42. Ohashi OM. Estrous detection in buffalo cow. Buffalo J. 1994; 2(Suppl.):61-4.

43. Baruselli PS. Reprodução de bubalino. In. O búfalo do Brasil. Cruz das Almas: UFBA. 1994; 117-54.

44. Vale WG. Zyklus dauer und symptome de brust sowie zeitpunkt zeitpunkt der ovulation bei wasserbueffelkuehen (B. bubalis) auf der Marajó-Insel. Hannover. 1983. Tieraerrzlichen Hoshcschuele.

45. Baruselli PS. Basic requirements for artificial insemination and embryo transfer in buffaloes. Buffalo J. 1994; 2(Suppl. 2):53-60.

46. Baruselli PS. Novos avanços na reprodução bubalina. In: Baruselli PS. A bubalinocultura brasileira: situação atual e perspectivas. São Paulo: ABCB. 1998; 77-138.

47. Baruselli PS, Madureira EH, Barnabe VH et al. Dinâmica follicular em búfalas submetidas a sincronização da ovulação para inseminação artificial em tempo fixo. Arq Fac Vet UFRGS. 1999; 27:210.

48. Baruselli PS, Madureira EH, Visintin JA et al. Inseminação artificial em tempo fixo com sincronização da ovulação em bubalinos. Revista Brasileira de Reprodução Animal. 1999; 23(3):360-2.

49. Campanile G, Neglia G, Gasparrini B et al. Embryonic mortality in buffaloes synchronized and mated by AI during the seasonal decline in reproductive function. Theriogenology. 2005; 63(8):2334-40.

50. Baruselli PS, Carvalho NAT, Gimenes LU et al. Fixed-time artificial insemination in buffalo. Italian Journal of Animal Scienc. 2007; 6(2 s):107-18.

51. Yavas Y, Walton JS. Postpartum acyclicity in suckled beef cows: a review. Theriogenology. 2000; 54(1):25-55.

52. Baruselli PS, Reis EL, Marques MO et al. The use of hormonal treatments to improve reproductive performance of anestrous beef cattle in tropical climates. Animal Reproduction Science. 2004; 82:479-86.

53. Rhodes FM, Burke CR, Clark BA et al. Effect of treatment with progesterone and oestradiol benzoate on ovarian follicular turnover in postpartum anoestrous cows and cows which have resumed oestrous cycles. Animal Reproduction Science. 2002; 69(3 a 4):139-50.

54. Carvalho NAT, Soares JG, Porto Filho RM et al. Equine chorionic gonadotropina improves the efficacy of a timed artificial insemination protocol in buffalo during the nonbreeding season. Theriogenology. 2013; 79(3):423-8.

55. Campanile G, Baruselli PS, Neglia G et al. Ovarian function in the buffalo and implications for embryo development and assisted reproduction. Anim Reprod Sci. 2010; 121(1 a 2):1-11.

56. Berber RCA, Madureira EH, Baruselli PS. Comparison of two Ovsynch protocols (GnRH versus LH) for fixed timed insemination in buffalo (Bubalus bubalis). Theriogenology. 2002; 57(5):1421-30.

57. Carvalho NA, Reichert RH, Nichi M et al. Use of hCG to timed artificial insemination in buffalo. In: XV International Congress of Animal Reproduction. Porto Seguro. 2004; p. 543.

58. Baruselli PS, Carvalho NAT, Henriquez CEP et al. Use of progesterone associated to "Ovsynch" protocol for timed artificial insemination in buffalo (Bubalus bubalis). II Congresso Nazionale sull'Allevamento del Bufalo. Rome. 2003; 265-8.

59. Baruselli PS, Berber RCD, Madureira EH et al. Half dose of prostaglandin F2a is effective to induce luteolysis in the synchronization of ovulation protocol for fixed-time artificial insemination in buffalo (Bubalus bubalis). Brazilian Journal of Veterinary Research and Animal Science. 2003; 40(6):397-402.

60. Spencer TE, Burghardt RC, Johnson WH et al. Conceptus signals for establishment and maintenance of pregnancy. Anim Reprod Science. 2004; 82:537-50.

61. Mann GE, Lamming GE, Robinson RS et al. The regulation of interferona-tau production and uterine hormone receptors during early pregnancy. Journal of Reproduction and Fertility. 1999; 54:317-28.

62. Marques MO, Nasser LF, Silva RCP et al. Follicular dynamics and pregnancy rates in Bos taurus × Bos indicus embryo transfer recipients treated to increase plasma progesterone concentrations. Animal Reproduction. 2012; 9(2):111-9.

63. Carvalho NAT, Nagasuku EM, Vannucci FS et al. Resposta folicular e taxa de concepção em búfalas sincronizadas com dispositivo intravaginal de progesterona e GnRH para IATF durante a estação reprodutiva desfavorável. In: Reunião Anual da Sociedade Brasileira de Tecnologia de Embriões; 2007.

64. Baruselli PS, Carvalho NAT, Henriquez CHP et al. Synchronization of ovulation for timed artificial insemination during the off breeding season in the buffalo. Belem: Buffalo Symposium of Americas. 2002; 418-20.

65. Bartolomeu CC. Estudo da dinâmica folicular durante o tratamento com CIDR-B e Crestar visando, a inseminação artificial em tempo fixo em fêmeas bubalinas (Bubalus bubalis). [Tese Doutorado] Universidade de São Paulo; 2003.

66. Baruselli PS, Carvalho NAT, Nichi M et al. Reduction of hCG dosage in a protocol for synchronization of ovulation for timed artificial insemination during the off breeding season in buffalo. Rome: II Congresso Nazionale Sull'Allevamento Del Buffalo. 2003; 261-4.

67. Porto Filho RM. Sincronização da ovulação para a inseminação artificial em tempo fixo (IATF) durante a estação reprodutiva desfavorável em fêmeas bubalinas. [Tese Doutorado] São Paulo: Universidade de São Paulo; 2004.

68. Porto Filho RM, Carvalho NAT, Viel Júnior JO et al. Follicular responses according hCG and eCG dosage in buffalo treated with progesterone vaginal device during the off breeding season. In: 15th International Congress on Animal Reproduction. Porto Seguro; 2004.

69. Porto Filho RM, Carvalho NAT, Viel Júnior JO et al. eCG dosage reduction in a protocol for synchronization of ovulation for timed artificial insemination during the off breeding season in buffalo. 2nd Buffalo Symposium of Americas; 2004.

70. Carvalho NAT, Carvalho MV, Visintin JA et al. Uso de dispositivos intravaginais de progesterona associados ao hCG ou GnRH para sincronização da ovulação em búfalas na estação reprodutiva desfavorável. Goiânia; Congresso Brasileiro de Reprodução Animal; 2005.

71. Carvalho NAT, Nagasaku EM, Vannucci FS et al. Uso do DIB® e do Crestar® para a sincronização da ovulação e IATF em búfalas leiteiras durante a estação reprodutiva desfavorável. Reunião Anual da Sociedade Brasileira de Tecnologia de Embriões; 2007.

72. Carvalho NAT, Nagasaku EM, Vannucci FS et al. Use of different doses of rBST associated to a protocol for multiple ovulation and embryo transfer in buffalo (Bubalus bubalis). Italian Journal of Animal Science. 2007; 6(Supl. 2):652-4.

73. Carvalho NAT, Nagasuku EM, Vannucci FS et al. Ovulation and conception rates according intravaginal progesterone device and hCG or GnRH to induce ovulation in buffalo during the off breeding season. Caserta: 7th World Buffalo Congress; 2007.

74. Rhodes FM, McDougall S, Burke CR et al. Invited review: Treatment of cows with an extended postpartum anestrous interval. Journal of Dairy Science. 2003; 86(6):1876-94.

75. McDougall S, Burke CR, Macmillan KL et al. The effect of pretreatment with progesterone on the oestrous response to oestradiol-17β benzoate in the postpartum dairy cow. In: Proceedings of the New Zealand Society of Animal Production. 1992; 157-60.

76. Soumano K, Price CA. Ovarian follicular steroidogenic acute regulatory protein, low-density lipoprotein receptor, and cytochrome P450 side-chain cleavage messenger ribonucleic acids in cattle undergoing superovulation. Biology of Reproduction. 1997; 56(2): 516-22.

77. Baruselli PS, Marques MO, Nasser LF et al. Effect of eCG on pregnancy rates of lactating zebu beef cows treated with CIDR-B devices for timed artificial insemination. Theriogenology. 2003; 59(1):214.

78. Sá Filho MF, Ayres H, Ferreira RM et al. Equine chorionic gonadotropina and gonadotropina-releasing hormone enhance fertility in a norgestomet-based, timed artificial insemination protocol in suckled Nelore (Bos indicus) cows. Theriogenology. 2010; 73(5):651-8.

79. Bó GA, Baruselli PS, Martinez MF. Pattern and manipulation of follicular development in Bos indicus cattle. Animal Reproduction Science. 2003; 78(3 a 4):307-26.

80. Carvalho NAT, Soares JG, Souza DC et al. Different circulating progesterone concentrations during synchronization of ovulation protocol did not affect ovarian follicular and pregnancy responses in seasonal anestrous buffalo cows. Theriogenology. 2014; 81(3):490-5.

81. Carvalho NAT, Soares JG, Souza DC et al. Ovulation synchronization with EB or GnRH in buffalo TAI during the non breeding season. Foz do Iguaçu: XXVI Reunião Anual da Sociedade Brasileira de Tecnologia de Embriões. 2012; p. 523.

82. Carvalho NAT, Soares JG, Souza DC et al. Inseminação artificial em tempo fixo em novilhas bubalinas. Campinas: Agência Paulista de Tecnologia dos Agronegócios; 2010.

83. Carvalho NAT, Nagasaku EM, Vannucci FS et al. Sincronização da ovulação em novilhas bubalinas para IATF durante a estação reprodutiva desfavorável. In: XXI Reunião Anual da Sociedade Brasileira de Tecnologia de Embriões. 2007; p. 1101.

84. Carvalho NAT, Soares JG, Reis EL et al. Uso do DIB® e do Crestar® para a sincronização da ovulação e IATF em novilhas búfalas durante a estação reprodutiva desfavorável. Cumbuco: XXV Reunião Anual da Sociedade Brasileira de Tecnologia de Embriões; 2011.

85. Carvalho NAT, Soares JG, Souza DC et al. Buffalo heifers ovulation synchronization with GnRH or EB to FTAI during the off breeding season (partial results). Porto de Galinhas: XXIV Reunião Anual da Sociedade Brasileira de Tecnologia de Embriões. 2010; p. 725.

86. Nichi M, Carvalho NAT, Soares JG et al. Sincronização da Ovulação em Novilhas Bubalinas com Benzoato de Estradiol ou Gonadorelina. Cumbuco: XXV Reunião Anual da Sociedade Brasileira de Tecnologia de Embriões; 2011.

87. Drost M, Wright Jr JM, Cripe WS et al. Embryo transfer in water buffalo (Bubalusbubalis). Theriogenology. 1983; 20(5):579-84.

88. Misra AK, Joshi BV, Agrawala PL et al. Multiple ovulation and embryo transfer in Indian buffalo (Bubalus bubalis). Theriogenology. 1990; 33(5):1131-41.

89. Ambrose JD, Singla SK, Jailkhani S et al. Superovulation response in buffaloes (Bubalus bubalis) to different treatment regimes of Folltropin. Theriogenology. 1991; 35(1):181.

90. Prakash BS, Jailkhani S, Singla, SK et al. Application of a sensitive, heterologous enzymeimmunoassay for progesterone determination in unextracted buffalo plasma samples collected in an embryo transfer experiment. Animal Reproduction Science. 1992; 27(1):67-74.

91. Misra AK, Kasiraj R, Mutha RM et al. Embryo transfer in buffalo in India: Progress in the last five years. In: IV World Buffalo Congress; 1994. p. 501-504.

92. Zicarelli L, Boni R, Pacelli C et al. Superovulation in italian mediterranean buffaloes using FSH-p with diferent treatments. In: Proc. IV World Buffalo Congress. 1994; 462-4.

93. Zicarelli L, Di Palo R, Campanile G et al. rBST+ FSH-p in superovulatory treatment of italian mediterranean buffaloes. In World Buffalo Congress. 1994; 459-61.

94. Taneja M, Singh G, Totey SM et al. Follicular dynamics in water buffalo superovulated in presence or absence of a dominant follicle. Theriogenology. 1995; 44(4):581-97.

95. Taneja M, Totey SM, Ali A. Seasonal variation in follicular dynamics of superovulated Indian water buffalo. Theriogenology. 1995; 43(2): 451-64.

96. Madan ML, Das SK, Palta P. Application of reproductive technology to buffaloes. Animal Reproduction Science. 1996; 42(1 a 4):299-306.

97. Baruselli PS. Dinâmica folicular durante o ciclo estral e resposta superovulatória em fêmeas bubalinas (Bubalus bubalis). [Tese Doutorado] São Paulo: Universidade de São Paulo; 1997.

98. Baruselli PS, Mucciolo RG, Arruda R et al. Embryo recovery rate in superovulated buffalo. Theriogenology. 1999; 51(1):401.

99. Baruselli PS, Madureira EH, Braga DPA et al. GnRH injection effect on ovulation rates in superovulated buffalo. Revista Brasileira de Reprodução Animal. 2001; 25(4):549-52.

100. Baruselli PS, Marques MO, Arruda RP et al. Plasma estradiol and progesterone concentrations in superovulated buffalo in presence of CIDR-B devices. Theriogenology. 2002; 57:761.

101. Carvalho NA, Baruselli PS, Zicarelli L et al. Control of ovulation with a GnRH agonist after superstimulation of follicular growth in buffalo: fertilization and embryo recovery. Theriogenology. 2002; 58(9): 1641-50.

102. Baruselli PS, Madureira EH, Visintin JA et al. Follicular dynamics and embryo recovery rate in superovulated buffalo. Arquivos da Faculdade de Veterinária da UFRGS. 1999; 27:200.

103. Baruselli PS, Madureira EH, Visintin JA et al. Failure of oocyte entry into oviduct in superovulated buffalo. Theriogenology. 2000; 53(1):491.

104. Adams GP. Control of ovarian follicular wave dynamics in cattle: implications for synchronization & superstimulation. Theriogenology. 1994; 41(1):19-24.

105. Hunter RHF. The fallopian tubes: their role in fertility and infertility. Berlim: Springer-Verlag; 1988.

106. Halbert SA, Conrad JT. In vitro contractile activity of the mesotubarium superius from the rabbit oviduct in various endocrine states. Fertility and Sterility. 1975; 26(3):248-56.

107. Fredericks CM, Azzam MEA, Hafez ESE. The motility in vitro of the rabbit uterovarian ligament. Journal of Reproduction and Fertility. 1977; 49(2):387-9.

108. Pauerstein CJ, Hodgson BJ, Fremming BD et al. Effects of sympathetic denervation of the rabbit oviduct on normal ovum transport and on transport modified by estrogen and progesterone. Gynecologic and Obstetric Investigation. 1974; 5(3):121-32.

109. Horton EW, Main IH, Thompson CJ. Effects of prostaglandins on the oviduct, studied in rabbits and ewes. The Journal of Physiology. 1965; 180(3):514-28.

110. Hodgson BJ. Effects of indomethacin and ICI 46,474 administered during ovum transport on fertility in rabbits. Biology of Reproduction. 1976; 14(4):451-7.

111. Rajkumar K, Garg SK, Sharma PL. Relationship between concentration of prostaglandins E and F in the regulation of ovum transport in rabbits. Prostaglandins and Medicine. 1979; 2(6):445-54.

112. Riehl RM, Harper MJK. Changes in prostaglandin binding capacity to single oviductal smooth muscle cells after ovulation in the rabbit. Endocrinology. 1981; 109(4):1011-6.

113. Ainsworth L, Tsang BK, Downey BR et al. Effects of indomethacin on ovulation and luteal function in gilts. Biology of Reproduction. 1979; 21(2):401-11.

114. Misra AK, Kasiraj R, Rao MM et al. Rate of transport and development of preimplantation embryo in the superovulated buffalo (Bubalus bubalis). Theriogenology. 1998; 50(4):637-49.

115. Beg MA, Sanwal PC, Yadav MC. Ovarian response and endocrine changes in buffalo superovulated at midluteal and late luteal stage of the estrous cycle: a preliminary report. Theriogenology. 1997; 47(2):423-32.

116. Batra SK, Pandey RS. Luteinizing hormone and oestradiol-17β in blood plasma and milk during the oestrous cycle and early pregnancy in Murrah buffaloes. Animal Reproduction Science. 1983; 5(4):247-57.

117. Carvalho NAT. Uso do agonista de GnRH deslorelina, associado ao LH, para superovulação de fêmeas bubalinas (Bubalus bubalis). [Dissertação Mestrado] São Paulo: Universidade de São Paulo. 2001.

118. D'occhio MJ, Aspden WJ. Endocrine and reproductive responses of male and female cattle to agonists of gonadotrophin-releasing hormone. Journal of Reproduction and Fertility. 1999; 54:101-14.

119. Price CA, Carriere PD, Gosselin N et al. Effects of superovulation on endogenous LH secretion in cattle, and consequences for embryo production. Theriogenology. 1999; 51(1):37-46.

120. Songsasen N, Yiengvisavakul V, Buntaracha B et al. Effect of treatment with recombinant bovine somatotropin on responses to superovulatory treatment in swamp buffalo (Bubalus bubalis). Theriogenology. 1999; 52(3):377-84.

121. Baruselli PS, Carvalho NAT, Cavalcante AKS et al. Use of rBST associated to a protocol for multiple ovulation and embryo transfer in buffalo (Bubalus bubalis). Rome: II Congresso Nazionale Sull'Allevamento Del Buffalo. 2003; 269-73.

122. Boland MP, Goulding D, Roche JF. Alternative gonadotrophins for superovulation in cattle. Theriogenology. 1991; 35(1):5-17.

123. Gong JG, Campbell BK, Bramley TA et al. Suppression in the secretion of follicle-stimulating hormone and luteinizing hormone, and ovarian follicle development in heifers continuously infused with a gonadotropina-releasing hormone agonist. Biology of Reproduction. 1996; 55(1):68-74.

124. Izadyar F, Hage WJ, Colenbrander B et al. The promotory effect of growth hormone on the developmental competence of in vitro matured bovine oocytes is due to improved cytoplasmic maturation. Molecular Reproduction and Development. 1998; 49(4):444-53.

125. Lucy MC. Regulation of ovarian follicular growth by somatotropin and insulina-like growth factors in Cattle1. Journal of Dairy Science. 2000; 83(7):1635-47.

126. Carvalho NAT, Zicarelli L, Cavalcante AKS et al. Embryo recovery rate in buffalo female according to the day of flushing. Manila: 7th World Buffalo Congress. 2004; 756-57.

127. Lam X, Gieseke C, Knoll M et al. Assay and importance of adhesive interaction between hamster (Mesocricetus auratus) oocyte-cumulus complexes and the oviductal epithelium. Biology of Reproduction. 2000; 62(3):579-88.

128. Carvalho, NAT, Vannucci FS, D'Angelo M et al. Oocytes transport across the oviduct of Murrah and Nelore cows. Italian Journal of Animal Science. 2007; 6(Supl. 2):649-51.

129. Carvalho NAT. Avaliação anatomofuncional do sistema genital de fêmeas bubalinas (Bubalus bubalis), e suas implicações na múltipla ovulação e transferência de embriões. [Tese Doutorado] São Paulo: Universidade de São Paulo; 2006.

130. Carvalho NAT, Nichi M, Gallupo AG et al. Oviduct ciliary currents in bovine and buffalo at day 1 after ovulation. Reproduction, Fertility and Development. 2006; 18(2):287-8.

131. Hafez ESE, Hafez B. Reprodução animal. 7 ed. Barueri: Manole. 2004.

132. Talbot P, Geiske C, Knoll M. Oocyte pickup by the mammalian oviduct. Molecular Biology of the Cell. 1999; 10(1):5-8.

133. Talbot P, Dicarlantonio G. The oocyte-cumulus complex: Ultrastructure of the extracellular components in hamsters and mice. Gamete Research. 1984; 10(2):127-42.

134. Talbot P, Shur BD, Myles DG. Cell Adhesion and fertilization: steps in oocyte transport, sperm-zona pellucida interactions, and sperm-egg fusion 1. Biology of Reproduction. 2003; 68(1):1-9.

135. Gasparrini B. In vitro embryo production in buffalo species: state of the art. Theriogenology. 2002; 57(1):237-56.

136. Black DL, Asdell S. Transport through the rabbit oviduct. American Journal of Physiology-Legacy Content. 1958; 192(1):63-8.

137. Belve AR, McDonald MF. Directional flow of fallopian tube secretion in the Romney ewe. J Reprod Fertil. 1968; 15(3):357-64.

138. Lemaire WJ, Marsh J. Interrelationships between prostaglandins, cyclic AMP and steroids in ovulation. Journal of Reproduction and Fertility. Supplement. 1975; 22:53-74.

139. Osada H, Fujii TK, Tsunoda I et al. Fimbrial capture of the ovum and tubal transport of the ovum in the rabbit, with emphasis on the effects of β 2-adrenorreceptor stimulant and prostaglandin F 2 α on the intraluminal pressures of the tubal ampullae. Journal of Assisted Reproduction and Genetics. 1999; 16(7):373-9.

140. Soares JG, de Carvalho NAT, Martins Junior B et al. PGF2α treatment during the periovulatory period increases the number of embryos recovered from superovulated buffaloes. In: 10th Word Buffalo Congress. 2013; p. 522.

141. Boni R. In vitro embryo production in bovine and buffalo species. Buffalo J. 1994; 2(89):147-60.

142. Sauve R. Ultrasound guided follicular aspiration and in vitro fertilization. Porto Alegre: 8th annual meeting of the Brazilian Embryo Transfer Association. 1998; p. 141-55.

143. Boni R, di Palo R, Barbieri V et al. Ovum pick-up in deep anestrus buffaloes. In: Proc IV World Buffalo Congress. 1994; 480-2.

144. Brienza VC, Neglia G, Rossi N et al. Comparison of in vitro embryo output with or without hormonal supplementation during oocyte handling and storage in the mediterranean italian buffalo (Bubalus bubalis). Maracaibo: 6th World Buffalo Congress; 2001.

145. Galli C, Crotti G, Notari C et al. Embryo production by ovum pick up from live donors. Theriogenology. 2001; 55(6):1341-57.

146. Nandi S, Raghu HM, Ravindranatha BM, Chauhan MS. Production of buffalo (Bubalus bubalis) embryos in vitro: premises and promises. Reproduction in Domestic Animals. 2002; 37(2):65-74.

147. Neglia G, Brienza VC, Presice GA. In vitro embryo production following ovum pick-up (OPU) in buffalo cows. Reprod Dom Anim. 2002; 37:243.

148. Neglia G, Gasparrini B, Brienza C. First pregnancy established from vitrified blastocysts in vitro produced from Ovum Pick-up derived oocytes in Italian Mediterranean buffalo cows. Belém: Buffalo Symposium of America. 2002; 446-9.

149. Ohashi OM, Miranda MS, Dantas JK et al. The embryo transfer and in vitro fertilization program in buffalo of the Amazon Buffalo Symposium of America. Belém. 2002; 217-24.

150. Neglia G, Gasparrini B, di Brienza VC et al. Bovine and buffalo in vitro embryo production using oocytes derived from abattoir ovaries or collected by transvaginal follicle aspiration. Theriogenology. 2003; 59(5 a 6):1123-30.

151. Presicce GA, Senatore EM, De Santis G et al. Hormonal stimulation and oocyte maturational competence in prepuberal Mediterranean Italian buffaloes (Bubalus bubalis). Theriogenology. 2002; 57(7):1877-84.

152. Pavasuthipaisit K, Holyoak RG, Tocharus C et al. Repeated transvaginal follicular aspiration in swamp buffalo. Theriogenology. 1995; 1(43):295.

153. Madan ML, Singla SK, Jailkhani S et al. In vitro fertilization in buffalo and birth of first ever IVF buffalo calf. Varna: Proceedings of the 3rd World Buffalo Congress. 1991; 11-7.

154. Galli C, Duchi R, Crotti G. Embryo production by ovum pick up in water buffalo. Theriogenology. 1998; 1(49):400.

155. Zicarelli L. First successful pregnancies from in vitro developed buffalo embryos. Bubalus Bubalis. 2003; 23-4.

156. Hufana-Duran D, Pedro PB, Venturina HV et al. Post-warming hatching and birth of live calves following transfer of in vitro-derived vitrified water buffalo (Bubalus bubalis) embryos. Theriogenology. 2004; 61(7 a 8):1429-39.

157. Baruselli PS. USP relata prenhez de búfalo obtido in vitro. Revista DBO. 2004: 23.

158. Santos SSD, Costa SH, Dantas JK et al. Maturação in vitro de oócitos bubalinos. Rev Bras Reprod Anim. 2002; 26:37-42.

159. Gasparrini B. In vitro embryo production in Italian mediterranean buffalo cow (Bubalus bubalis). In: Annual European Society for Domestic Animal Reproduction Conference. 2002; p. 233.

160. Stroud B, Callesen H. IETS statement on worldwide ET statistics for 2010. Anim Reprod. 2012; 9(3):210-6.

161. Kamonpatana M, Chuangsoongneon U. Time related to in vitro maturation of immature oocytes in swamp buffaloes. Buffalo J Suppl. 1994; (2):135-46.

162. Ohashi OM, Sousa JS, Ferraz ML et al. Factors affecting the OPU technic in buffalo. Belém: I Buffalo Symposium of America. 2002; 450-42.

163. Totey SM, Singh G, Taneja M et al. In vitro maturation, fertilization and development of follicular oocytes from buffalo (Bubalus bubalis). J Reprod Fertil. 1992; 95(2):597-607.

164. Das GK, Jain GC, Solanki VS et al. Efficacy of various collection methods for oocyte retrieval in buffalo. Theriogenology. 1996; 46(8):1403-11.

165. Ohashi OM, Sousa JS, Vale WG. The use of Assisted Reproduction Technology (ART) in buffalo and zebu. Belém: 4 th Follow-Up Seminar on Animal Reproduction and Biotechnology for Latin Americ. 1998; 71-9.

166. Boni R. In vitro collection of oocytes and embryos in bovine and buffalo species. Buffalo Journal. 1994; (suppl. 2)161:161-71.

167. Jainudeen MR, Takahashi Y, Nihayah M et al. In vitro maturation and fertilization of swamp buffalo (Bubalus bubalis) oocytes. Animal Reproduction Science. 1993; 31(3 a 4):205-12.

168. Boni R, Roelofsen M, Pietrese M et al. Ovum pick-up and embryo production in vitro: an establishe procedure. In: 8th Meeting European Embryo Transfer Association. 1992; p. 130.

169. Nandi S, Chauhan M, Palta P. Influence of cumulus cells and sperm concentration on cleavage rate and subsequent embryonic development of buffalo (Bubalus bubalis) oocytes matured and fertilized in vitro. Theriogenology. 1998; 50(8):1251-62.

170. Takahashi Y, Nihayah M, Jainudeen MR et al. In vitro fertilization of follicular oocytes from the swamp buffalo (Bubalus bubalis) and Kedah-Kelantan cattle (Bos indicus) in Malaysia. J Vet Med Sci. 1992; 54(4):799-801.

171. Kumar P, Rajput S, Verma A et al. Expression pattern of glucose metabolism genes in relation to development rate of buffalo (Bubalus bubalis) oocytes and in vitro-produced embryos. Theriogenology. 2013; 80(8):914-22.

172. Majundar AC, Katiy PK, Singh G et al. New Delhi: 2nd World Buffalo Congress. 1988; p. 54.

173. Singh G, Totey SM, Talwar GP. In vitro fertilization of buffalo (Bubalus bubalis) oocytes matured in vitro. Theriogenology. 1989; 31(1):255-61.

174. Suzuki T, Singla SK, Sujata J et al. Cleavage capability of water buffalo follicular oocytes classified by cumulus cells and fertilized in vitro. Journal of Veterinary Medical Science. 1991; 53(3):475-8.

175. Totey SM, Singh GP, Taneja M. In vitro maturation and fertilization of buffalo oocytes (Bubalus bubalis): Effects of media, hormones and sera. Theriogenology. 1993; 39(5):153-1171.

176. Madan ML, Singla SK, Chauhan MB et al. In vitro production and transfer of embryos in buffaloes. Theriogenology. 1994; 41(1):139-43.

177. Ohashi OM, Garcia JM, Santos SSD et al. Adaptação da técnica de fertilização in vitro a espécie bubalina: resultados parciais. Arq Fac Vet UFRGS. 1996; 24:244.

178. Gasparrini B, de Rosa A, Attanasio L et al. Influence of the duration of in vitro maturation and gamete coincubation on the efficiency of in vitro embryo development in Italian Mediterranean buffalo (Bubalus bubalis). Animal Reproduction Science. 2008; 105(3 a 4):354-64.

179. Gasparrini B, Neglia G, Di Palo R et al. Effect of cysteamine during in vitro maturation on buffalo embryo development. Theriogenology. 2000; 54(9):1537-42.

180. Songsasen N, Apimeteetumrong M. Effects of β-mercaptoethanol on formation of pronuclei and developmental competence of swamp buffalo oocytes. Animal Reproduction Science. 2002; 71(3 a 4):193-202.

181. Gasparrini B, Neglia G, Di Palo R et al. Influence of oocyte donor on in vitro embryo production in buffalo. Animal Reproduction Science. 2014; 144(3 a 4):95-101.

182. Dantas JK, Miranda MS, Santos SSD. Coculture of buffalo embryo with oviduct and granulosa cells in different media. In: Buffalo Symposium of America. Belém. 2002; 425-8.

183. Totey SM, Daliri M, Appa Rao KB et al. Differential cleavage and developmental rates and their correlation with cell numbers and sex ratios in buffalo embryos generated in vitro. Theriogenology. 1996; 45(2):521-33.

CAPÍTULO

7

Inseminação Artificial em Suínos

Fernando Pandolfo Bortolozzo • Ana Paula Gonçalves Mellagi • Mariana Boscato Menegat •
Paulo Eduardo Bennemann • Mari Lourdes Bernardi • Ivo Wentz

Introdução

Atualmente, a inseminação artificial (IA) é a biotecnologia reprodutiva mais difundida na produção de suínos, tendo sido inicialmente empregada nesta espécie na década de 1930 no Japão e na Rússia, momento a partir do qual houve uma evolução lenta e gradativa do uso dessa biotécnica em diferentes países, principalmente europeus.[1] Embora existam relatos do emprego dessa técnica no Brasil no final da década de 1940, somente na década de 1970 foram implantados os primeiros programas comerciais de IA na espécie.[2,3] No ano de 1975, esforços concentrados reunindo o Ministério da Agricultura, a Associação Brasileira e Associações Estaduais de Criadores de Suínos, Secretarias Estaduais de Agricultura e Prefeituras Municipais culminaram na instalação das duas primeiras Centrais de Produção de Sêmen (CPS) de suínos, uma em Estrela, Rio Grande do Sul, e outra em Concórdia, Santa Catarina.[2,4] A partir dessas duas CPSs, estrategicamente localizadas em regiões de grande concentração de suínos, a técnica se difundiu para unidades de produção de suínos com CPSs próprias e para outras CPSs criadas em outros estados.

Estimar o número de fêmeas inseminadas mundialmente representa uma tarefa difícil, pois existem muitas CPSs que atendem apenas à demanda da própria granja, o que dificulta a estimativa correta dos dados. Em 2000, um levantamento do número de inseminações realizadas nos 29 países maiores produtores de suínos indicou que 24,1 milhões de fêmeas foram inseminadas anualmente, o que representava 48% do total de fêmeas desses países e uma produção de 152 milhões de doses de sêmen.[5] Em 2008, aproximadamente 26 milhões de fêmeas foram inseminadas nos 31 países principais produtores de carne suína. Desconsiderando a China, que realiza apenas 10% das coberturas com IA, a estimativa é de que 67% das fêmeas suínas são inseminadas no mundo anualmente, totalizando a produção de 135 milhões de doses.[6]

Apesar da falta de levantamentos estatísticos oficiais que espelhem a realidade, o emprego da IA em suínos, no Brasil, tem aumentado consideravelmente ano a ano, acompanhando o incremento mundial do uso dessa biotécnica no mesmo período.[7] Segundo estimativa realizada em 1996, esse aumento foi considerável e resulta, principalmente, do início da remuneração diferenciada das carcaças e da redução nos custos de cobertura. Na estimativa referente ao ano 2000, o número de inseminações baseou-se no número de embalagens de sêmen comercializadas (garrafas, flexitubos e *blisters*) pelas principais empresas que produzem e comercializam esses materiais para a IA em suínos. Essa estimativa de comercialização foi da ordem de 5 milhões de embalagens, o que representaria a inseminação de aproximadamente 50% do plantel alojado em granjas tecnificadas naquele momento.[8] Atualmente, considerando o rebanho tecnificado de 1,6 milhão de matrizes,[9] estima-se que 95% das fêmeas sejam inseminadas. Essa demanda imprime uma produção de doses de sêmen ao redor de 8,75 milhões ao ano. Estima-se que a população de machos presente no Brasil seja de aproximadamente 13.450, dos quais 70% são destinados à IA.

Vantagens e limitações

A definição pelo emprego comercial de uma nova biotécnica passa obrigatoriamente pela avaliação do custo-benefício quanto ao seu uso. Com isso, é importante que haja uma conscientização a respeito das vantagens que poderão ser alcançadas, bem como das limitações associadas ao emprego da biotécnica (Quadro 7.1).

Colheita de sêmen

A qualidade na colheita do ejaculado influenciará o sucesso da produção de doses, pois este é o ponto de partida dos demais processos.[10] O procedimento deve ser realizado em sala específica para essa finalidade, podendo ser em sala tradicional ou em sistema de fosso de colheita, ambos localizados próximo ao local de alojamento dos cachaços e, preferencialmente, em uma área intermediária anexa ao laboratório.

Próximo ao local de colheita, é importante reservar uma área para a instalação de uma cela de higienização dos machos a ser empregada na higienização pré-colheita e na lavagem periódica dos reprodutores. Também se recomenda a

| QUADRO 7.1 | Principais vantagens e limitações no emprego da IA em suínos. |

Vantagens
- Potencialização do uso de machos geneticamente superiores
- Redução do número de machos necessários para a reprodução
- Alojamento de maior número de fêmeas
- Redução dos custos de cobertura
- Redução dos custos de mão de obra
- Maior segurança sanitária
- Eliminação de ejaculados impróprios para uso
- Maiores cuidados higiênicos associados à cobertura
- Evolução técnica da equipe

Limitações
- Estrutura laboratorial mínima
- Mão de obra qualificada
- Curto período de armazenamento da dose inseminante: 3 a 7 dias
- Temperatura de armazenamento restrita: de 15 a 18°C
- Logística de entrega das doses de sêmen

Adaptado de Bortolozzo et al., 2005.[7]

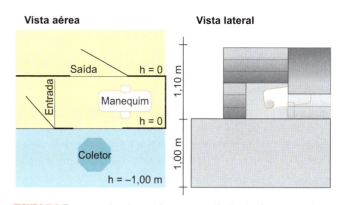

FIGURA 7.2 Esquema de sala com fosso para colheita de sêmen em suínos.

instalação de um pedilúvio, colocado no caminho de retorno dos machos ao alojamento.

A sala de colheita propriamente dita (Figura 7.1) deve ter uma área total de 7 a 9 m² equipada com um manequim fixado ao solo. Junto à sala de colheita, é importante que haja áreas laterais de proteção, que podem ser delimitadas por barras de ferro ou PVC fixadas na posição vertical ao piso.

No sistema de fosso de colheita (Figura 7.2), o coletor circula no fosso, abaixo do nível do reprodutor, com visão completa da região ventral do animal e vantagens ergonômicas de trabalho. Recomenda-se que a profundidade do fosso seja de 90 a 100 cm. A largura varia de acordo com o número de funcionários circulantes, mas atualmente trabalha-se com 1 a 1,5 m. A gaiola de colheita deve ter apenas o manequim e pouca área de circulação para o animal; para isso, recomenda-se largura em torno de 75 cm. O manequim deve ser instalado respeitando uma distância de 5 a 10 cm do braço dele até a

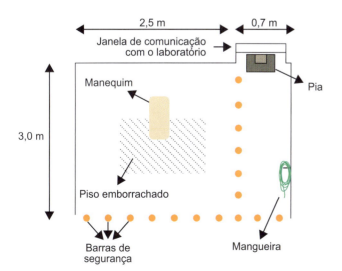

FIGURA 7.1 Esquema de sala tradicional para colheita de sêmen em suínos.

janela.[10] O sistema de fosso confere maior agilidade às colheitas de sêmen e segurança aos coletores, uma vez que se mantém um menor contato físico com os animais.

O manequim de colheita deve ter altura regulável, para machos de diferentes tamanhos, ser confeccionado com material que permita a sua fácil higienização (aço inox, metal galvanizado ou PVC) e pode ter apoios laterais para dar mais estabilidade ao macho. Para o piso próximo ao manequim, pode-se utilizar material antiderrapante, preferencialmente tapetes de fácil higienização. A opção de piso vazado nessa área confere um ambiente mais limpo e com pouca umidade acumulada. Deve-se evitar utilização de areia e maravalha no local, a fim de reduzir a presença de poeira no ambiente.

Os machos são treinados para a colheita de sêmen com 150 a 170 dias de idade, quando normalmente chegam às granjas ou CPSs. Caso permaneçam em quarentena, é importante já iniciar o treinamento durante essa fase, com o mesmo padrão de manequim utilizado na central. Para o treinamento, recomendam-se sessões de 10 a 15 minutos, 5 a 7 dias por semana. Os machos novos podem ser treinados após a rotina de colheita da CPS, pois são estimulados pelos odores e pela saliva deixados pelos outros machos. O treinamento deve ser livre de distração e realizado na sala de colheita. Como dito, o manequim deve ter altura regulável para que os machos jovens se sintam confortáveis e estimulados a saltar. Empregando esse procedimento de treinamento ao salto, espera-se que se alcance sucesso em mais de 95% dos casos. Para machos refratários ao treinamento, outras estratégias podem ser adotadas. O manejo de treinamento com dois machos jovens presentes na sala de colheita deve ser realizado com cautela, evitando a ocorrência de acidentes com os animais e o pessoal envolvido. Em centrais localizadas em granjas, pode-se utilizar urina e secreção de fêmeas em estro para impregnar o manequim, compreendendo mais um estímulo de condicionamento do cachaço. Se houver disponibilidade de leitoas em estro, estas podem ser utilizadas para o treinamento. Entretanto, ao saltar sobre a fêmea, o macho deve ser transferido para o manequim, onde será realizada a colheita.[7] Em casos de insucesso no treinamento de machos, é descrita a possibilidade de estimulação pela aplicação de PGF$_2$-alfa (10 mg, IM, imediatamente antes do treinamento), que não deve ser utilizada em mais do que 1,5% dos machos.[11] O mecanismo provável de ação da PGF$_2$-alfa ainda não está esclarecido, mas possivelmente estimula áreas cerebrais envolvidas com o comportamento reprodutivo do macho.[12]

A colheita do ejaculado compreende a higienização pré-colheita e a colheita propriamente dita. A higienização pré-colheita, que deve ser feita a seco, consiste em remover, por pressão mecânica, o conteúdo dos divertículos prepuciais. Ao concluir essa atividade, o operador remove a luva empregada na pré-higienização e inicia a colheita do ejaculado com luva empregada especificamente para a fixação do pênis.

O recipiente de colheita deve ser preparado previamente, com suportes (copos) térmicos para manter a temperatura do sêmen. No interior do copo, podem ser utilizados bolsa ou copo plástico, com filtro específico para evitar que a fração gelationosa permaneça em contato com o ejaculado. O copo de colheita deverá estar à temperatura de 35 a 37°C. Para reduzir o choque térmico, o copo térmico precisa acompanhar o ejaculado até o momento em que este seja remetido ao laboratório, embora não deva ser introduzido na área laboratorial.

Há dois métodos mais comuns para a colheita propriamente dita: colheita manual pelo método da mão enluvada (Figura 7.3 A); e colheita semiautomática (Figura 7.3 B).

Colheita manual. Ao saltar sobre o manequim, o macho inicia o processo de exteriorização do pênis. Nesse momento, o coletor fixa a extremidade cranial do pênis com a mão enluvada, exercendo uma pressão contínua e acompanhando os movimentos de exteriorização que o cachaço realiza. Ao completar a exteriorização, o pênis pode ser posicionado lateralmente para facilitar a colheita. A correta fixação deve permitir que 1 a 2 cm da ponta do pênis permaneçam livres (ver Figura 7.3 A), fazendo com que o ejaculado escorra diretamente do meato uretral para o filtro de colheita, sem entrar em contato com a luva. Dependendo do *layout* da área de colheita e do número de técnicos disponíveis para a colheita e o manejo dos machos, é possível realizar de 3 a 5 colheitas/coletor/hora.

Colheita semiautomática. Visa à otimização da utilização de mão de obra e à melhoria das condições de trabalho.[10] A higienização do macho e do prepúcio é realizada da mesma maneira que na colheita manual. Entretanto, ao fixar manualmente a extremidade do pênis com auxílio de uma membrana, denominada "cérvix artificial", o coletor deve transferir o pênis para a pinça de colheita, uma estrutura metálica fixa ao manequim que manterá o pênis do macho fixo durante toda a colheita. A partir de então, a pressão exercida pela pinça substitui a necessidade de o coletor permanecer junto a um único reprodutor (ver Figura 7.3 B), liberando-o para o controle de múltiplas colheitas. Outros equipamentos semiautomáticos de colheita empregam um sistema de vácuo conectado a uma estrutura cilíndrica, na qual é exercida pressão negativa. A limitação desse sistema está na necessidade de manutenção do sistema de vácuo e na dependência de bom fornecimento de energia elétrica da propriedade. No sistema semiautomático, é importante que haja boa manutenção e limpeza de todas as partes do manequim e equipamentos utilizados na colheita. A limpeza da membrana de fixação ou da estrutura cilíndrica também representa uma preocupação, pois alguns modelos não são descartáveis. Associada ao sistema de fosso, com no mínimo dois manequins por coletor, e tendo um funcionário auxiliar para conduzir os animais, a colheita semiautomática permite uma produtividade de 7 a 8 colheitas/coletor/h. Alguns animais podem não se adaptar ao sistema de colheita semiautomático, como machos com pênis curto. Índices aceitáveis de reprodutores que não se adaptam ao sistema da pinça fixadora do pênis estão em torno de 5%, entretanto problemas de treinamento e condicionamento elevam esse valor.

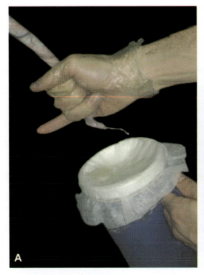
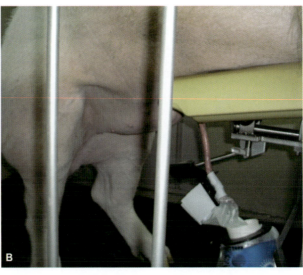

FIGURA 7.3 Métodos de colheita de sêmen suíno. **A.** Colheita manual. **B.** Colheita semiautomática.

Terlouw et al.[13] realizaram um estudo comparativo entre a colheita seminautomática e a manual e observaram valores similares para a produção espermática e o grau de contaminação nos dois sistemas (Quadro 7.2).

A colheita de um ejaculado sem contaminação é praticamente impossível de realizar na rotina das CPSs,[14,15] mas o operador deve estar atento para colher o ejaculado com o menor grau de contaminação possível. Ao colher ejaculados com cuidados higiênicos, sob condições experimentais,[16] não se observou crescimento bacteriano do sêmen in natura até 48 horas após o cultivo. Na rotina das centrais, é possível minimizar as fontes de contaminação com a colheita de um ejaculado com baixo número de UFC/ml (unidades formadoras de colônia). Com o objetivo de avaliar o grau de contaminação bacteriana pela contagem do número de UFC/ml, cachaços foram submetidos a dois métodos de higienização, durante a pré-colheita e a colheita do ejaculado:[17] no primeiro método foram tomadas medidas estritas de higiene, o que não se deu com tanto rigor no segundo. O primeiro método resultou em número médio de UFC/ml (490 ± 975) 38 vezes inferior ao segundo (18.862 ± 14.634), demonstrando a importância de um bom manejo higiênico na pré-colheita e na colheita propriamente dita, para a obtenção de um ejaculado com baixa contaminação bacteriana. Evitar que líquido prepucial ou sêmen escorra pela mão do coletor para dentro do recipiente de colheita foi considerado o procedimento que mais diminui a contaminação do ejaculado. Além disso, pelos prepuciais longos, luva de colheita suja, pênis escapando da mão do coletor, colheitas de longa duração e machos mais velhos também foram considerados fatores de risco para a contaminação do sêmen.[18] O aumento do número de fatores de risco presentes no momento da colheita aumenta o porcentual de ejaculados com alta contaminação (acima de 220 UFC/ml). Quando nenhum dos fatores estava presente, 25% dos ejaculados tiveram contaminação elevada. Entretanto, quando houve quatro ou mais fatores, aproximadamente 80% dos ejaculados tiveram contaminação elevada.[18]

A contaminação bacteriana não se dá apenas a partir do ejaculado, mas também é oriunda do laboratório. Schulze et al.[19] avaliaram pontos críticos durante o processamento do ejaculado de 24 CPSs da Alemanha e da Áustria. A contaminação variou de 10^3 a 10^5 UFC/ml no sêmen in natura. Das amostras diluídas, 26% apresentavam contaminação, das quais 17% tinham contaminação múltipla. As bactérias cultivadas no sêmen diluído foram também isoladas do ejaculado puro em somente 4,5% das doses inseminantes contaminadas, sugerindo que a contaminação ocorreu dentro do ambiente do laboratório. Foram identificados pontos de alta contaminação nas pias/ralos, na área de transferência do ejaculado para o laboratório, na estufa de aquecimento de material, nos elementos de operação manual e nas superfícies laboratoriais.

Além da contaminação microbiológica, deve-se atentar para a contaminação química do ejaculado. As luvas empregadas na colheita, principalmente algumas de látex, apresentam substâncias tóxicas que levam à redução no porcentual de espermatozoides móveis ou no desempenho reprodutivo.[20-22]

O ejaculado pode ser didaticamente dividido nas seguintes frações (Figura 7.4):

- Fração pré-espermática: composta pelos primeiros 10 a 15 ml liberados, apresentando coloração translúcida, cuja função consiste em limpar a uretra. Essa fase deve ser descartada, pois tem um alto grau de contaminação de debris, urina e esmegma do prepúcio,[23] diminuindo, assim, a contaminação do ejaculado

- Fração rica: apresenta aspecto leitoso a leitoso denso e contém o maior porcentual de espermatozoides do ejaculado, sendo constituída por plasma seminal e em torno de 70% do total de espermatozoides liberados. Os primeiros 10 ml da fração rica apresentam espermatozoides mais resistentes, podendo ser usados para técnicas de congelação e resfriamento, além de os primeiros a colonizar o reservatório espermático[23]

- Fração pobre: apresenta aspecto soroso e é formada pelo restante dos espermatozoides do ejaculado. Muitas vezes, observa-se que as fases rica e pobre podem ser intercaladas

- Fração gelatinosa: composta pela secreção das glândulas bulbouretrais e é eliminada lentamente, em geral em maior quantidade ao longo dos 2/3 finais da ejaculação.

Para o processamento, recomenda-se a colheita da fase rica e da fase pobre. Recomenda-se a inclusão da fase pobre na colheita do ejaculado a ser processado, pois esta pode conter de 10 a 30% do total das células espermáticas ejaculadas, além de conter grande parte do plasma seminal que desempenha papel importante no trato genital feminino e na taxa mínima de diluição do ejaculado.

QUADRO 7.2	Dados comparativos entre a colheita de sêmen semiautomática e a colheita manual pela técnica da mão enluvada.		
Parâmetros	Colheita semiautomática	Colheita manual	Valor de P
Número de machos	9	9	–
Número de colheitas	54	63	–
Entrada até início da ejaculação (min)	$2,7 \pm 0,13$	$2,6 \pm 0,13$	0,3653
Tempo de ejaculação (min)	$7,1 \pm 0,23$	$7,2 \pm 0,23$	0,8031
Volume do ejaculado (ml)	$230 \pm 5,7$	$223 \pm 5,7$	0,3690
Concentração ($\times 10^9$/ml)	$0,28 \pm 0,02$	$0,26 \pm 0,02$	0,4281
Espermatozoides totais (10^9)	$57,3 \pm 2,7$	$53,3 \pm 2,8$	0,3017
Motilidade total (%)	$88,2 \pm 0,81$	$88,3 \pm 0,81$	0,8808
Motilidade progressiva (%)	$74,7 \pm 1,3$	$74,8 \pm 1,3$	0,9611
Contaminação do sêmen puro (UFC/ml – 24 h de incubação)	$19,6 \pm 4,4$	$28,5 \pm 4,5$	0,1582

UFC: unidades formadoras de colônia. Adaptado de Terlouw et al., 2008.[13]

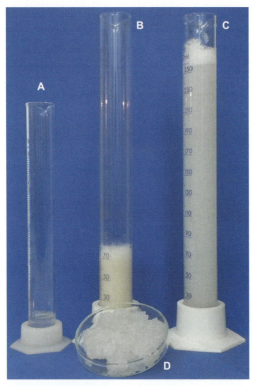

FIGURA 7.4 Frações do ejaculado: fração pré-espermática (**A**); fração rica (**B**); fração pobre (**C**); fração gelatinosa (**D**).

Frequência das colheitas

Como a espermatogênese é um processo contínuo, um cachaço sexualmente maduro produz 15 a 20 bilhões de espermatozoides por dia e, se estiver em descanso sexual, aproximadamente 120 a 160 bilhões de espermatozoides podem se acumular na cauda do epidídimo, na qual permanecem até a ejaculação. Quando esse reservatório está na sua capacidade máxima, um ejaculado pode liberar de 50 a 60% da reserva epididimária.[24] O intervalo de colheitas comumente observado é de uma vez a cada 4 a 7 dias, com o intuito de otimizar a produção espermática ao longo do tempo. Intervalos maiores de colheita podem resultar em maior produção espermática, porém com maior proporção de células com defeitos morfológicos. Por sua vez, intervalos reduzidos diminuem o número de espermatozoides por ejaculado e aumentam o número de células imaturas.[25] O grau de comprometimento da produção e qualidade espermática depende da intensidade de colheitas, do indivíduo e de fatores ambientais.[26] Além da frequência, a consistência com que a colheita é realizada – isto é, colheitas em dias fixos da semana – parece compreender outro fator que influencia a produção espermática. Segundo Flowers e Seal,[27] para machos colhidos em alta frequência, a consistência com que a colheita é realizada influencia na motilidade, na morfologia e na atividade de acrosina.

Para determinar a frequência de colheitas de sêmen na rotina de uma CPS, devem ser considerados a idade dos machos e sua produção espermática individual, bem como a demanda de sêmen de cada macho doador, dentro do programa. A produção espermática varia de acordo com o macho, a raça, a época do ano, o meio ambiente, a idade,[28] nível nutricional[29] e tamanho dos testículos.[30] Machos adultos (idade > 12 meses) podem ser submetidos a duas ou, até mesmo, três colheitas semanais, sem que haja comprometimento da sua capacidade de produção espermática, enquanto machos jovens (8 a 12 meses de idade), por sua vez, podem ser colhidos 1 a 2 vezes/semana.[31,32] No entanto, em doadores com boa produção espermática, é possível aumentar o ritmo de colheitas sem que haja prejuízos ao macho nem para a relação custo-benefício do número de doses produzidas por colheita. As características individuais de produção espermática devem ditar o ritmo de colheita desses animais. Por isso, é importante observar a quantidade e a qualidade dos espermatozoides produzidos pela avaliação do volume, pela concentração espermática e pelos exames morfológicos periódicos.

Ao estabelecer o número de doses a serem produzidas mensalmente, para atender à demanda de um programa de IA, deve-se atentar às variações na produção espermática de acordo com a idade dos doadores e com a época do ano.[33] Além disso, é preciso ter cuidado com a demanda de doses de acordo com o dia da semana. Com os desmames semanais realizados nas quintas e sextas-feiras, há maior concentração de estros no período de segunda até quarta-feira da semana subsequente. Portanto, a maior demanda por doses de sêmen se dará no início da semana e, pela redução das inseminações a partir de quinta-feira, não é necessário realizar uma segunda colheita em muitos machos. Essa situação leva as centrais a subutilizar seu potencial de produção, mantendo um nível médio de 1,1 a 1,4 colheita por macho na semana.

Exame do sêmen

Logo após a colheita, a fração gelatinosa, que fica retida no filtro fixado na borda do recipiente de colheita, deve ser removida e o ejaculado remetido imediatamente ao laboratório para análise. Em condições práticas, o exame qualitativo do ejaculado é empregado em caráter eliminatório e visa determinar a viabilidade de processá-lo. Já o exame quantitativo é realizado com o objetivo de determinar o número de doses inseminantes passíveis de produzir a partir de um ejaculado. O sêmen é submetido a exame macro e microscópico, sendo importante não ultrapassar 30 minutos até a sua diluição. Recomenda-se que o ejaculado permaneça em banho-maria seco na temperatura de 30 a 32°C durante todo o período de avaliação.

O julgamento do potencial fecundante do sêmen baseado nos testes *in vitro* deve ser considerado com certa reserva.[34] Os testes atualmente disponíveis estão pouco correlacionados com a fertilidade obtida *in vivo*. Broekhuijse *et al.*[35] observaram que características seminais avaliadas pelo sistema *Computer-Assisted Semen Analysis* (CASA) explicaram apenas

5,3% da variação na taxa de parto e 5,9% do número de leitões nascidos totais. Apesar disso, é fundamental submeter o ejaculado a um exame detalhado e apurado antes de ser liberado para a IA, sempre levando em consideração o valor e as limitações dos parâmetros obtidos *in vitro* e a fertilidade do rebanho observada a campo. Na monta natural, pelo número elevado de células espermáticas depositadas no trato genital feminino, até mesmo ejaculados de qualidade subótima podem alcançar taxas de fecundação aceitáveis, pelo denominado efeito compensatório do número de espermatozoides. Considerando o menor número de espermatozoides empregado na IA, o exame de todos os ejaculados colhidos assume papel importante com vistas à eliminação de amostras inadequadas para o processamento.

Avaliação macroscópica

O exame macroscópico do ejaculado suíno consiste na avaliação do volume, da cor, do aspecto e do odor.

O volume do ejaculado é estimado por seu peso, considerando que cada grama de sêmen corresponde a 1 mℓ. A precisão dessa medida é importante na determinação do número total de espermatozoides do ejaculado e, consequentemente, do número de doses inseminantes que podem ser produzidas a partir dele.[7] Comparativamente, o volume do ejaculado suíno é muito mais elevado que o de outras espécies, variando entre 150 e 300 mℓ e atingindo, excepcionalmente, 500 mℓ. As variações de volume estão relacionadas com as características individuais do reprodutor, como raça, idade e fisiologia do trato reprodutivo, além de condições ambientais.[36]

A cor do ejaculado suíno varia do branco ao branco-acinzentado, podendo também apresentar uma coloração amarelada, diferença que depende de características individuais ou da nutrição do macho. No entanto, cores amareladas fortes ou rosadas podem indicar a presença de células inflamatórias ou de sangue no ejaculado. Em virtude do grande volume ejaculado pelo suíno, essas alterações não são fáceis de observar. Nesses casos, a identificação macroscópica fica restrita a observações realizadas pelo operador no momento da colheita.[7]

O aspecto visual do ejaculado pode variar entre aquoso, soroso, soroleitoso, leitoso e leitoso denso, sendo considerado um indicativo da concentração espermática do mesmo. No entanto, pelo grande volume e, portanto, pelo alto grau de diluição do ejaculado suíno, esse parâmetro apresenta um porcentual de erro muito alto quando utilizado para estimar a concentração. Quando se busca a maximização da produção de doses de sêmen por doador, as CPSs devem utilizar métodos mais precisos para determinar o número de espermatozoides no ejaculado.[7]

O odor do ejaculado é característico da espécie suína. Eventuais contaminações por secreções prepuciais ou urina são facilmente detectadas.[7]

Avaliação microscópica

Na avaliação microscópica, são considerados a motilidade, o vigor, a aglutinação, a concentração e a morfologia espermática.

■ Motilidade e vigor

A avaliação da motilidade indica a capacidade espermática de movimentação, compreendendo um exame indispensável nos laboratórios de processamento de sêmen. Essa análise pode ser realizada de maneira subjetiva ou objetiva (por sistema computadorizado, descrito mais adiante). No método subjetivo, além da qualificação do funcionário, a exatidão da técnica dependerá da qualidade dos equipamentos disponíveis no laboratório, principalmente do microscópio e da platina de aquecimento de lâminas e lamínulas.

A determinação da motilidade consiste em colocar uma gota de sêmen entre lâmina e lamínula, preaquecidas a 35°C, e examinar ao microscópio óptico (de preferência com contraste de fase), em aumento de 100 a 200 vezes. Como os espermatozoides suínos reduzem rapidamente sua atividade nesse preparado em virtude da baixa tensão de oxigênio existente entre lâmina e lamínula e para evitar erros de avaliação, recomenda-se estimar a motilidade logo após a colocação da lamínula sobre a gota de sêmen. Outro aspecto importante a ser levado em conta é o volume da gota de sêmen colocada para exame. O volume deve variar de 2 a 5 $\mu\ell$ (lamínula 18 × 18 mm), mas estará na dependência da concentração espermática do ejaculado. Deve-se evitar preparados espessos nos quais se visualize a movimentação de uma onda de espermatozoides sem a identificação da motilidade individual. Nessas situações, os espermatozoides imóveis são movimentados pelos demais, dando, muitas vezes, uma falsa impressão ao operador.

As técnicas computadorizadas de análise da motilidade CASA tiveram um desenvolvimento considerável nos últimos anos, possibilitando a avaliação de múltiplos parâmetros de motilidade, individualmente, de centenas ou milhares de células espermáticas de determinada amostra.[37] O sistema permite maior precisão de análise e menor variação entre operadores.[38] Estão disponíveis vários modelos de sistemas CASA, mas todos consistem em uma câmera de alta resolução acoplada a um microscópio, que envia as imagens obtidas para um computador. O *software* realiza a identificação das células e seus movimentos. Os modelos podem variar de acordo com a objetiva utilizada, câmeras de diferentes modelos e velocidades, algoritmos, taxa de diluição recomendada, parâmetros avaliados e o programa propriamente dito.

As amostras de sêmen *in natura* devem ser diluídas para análise com o sistema CASA, pois as células serão identificadas individualmente. Para essa diluição, pode-se utilizar meio aquecido livre de partículas, como diluentes ou solução fisiológica, geralmente em proporção 1:10 (1 parte de sêmen e 9 partes de meio), conforme o sistema CASA utilizado. Para melhor visualização e precisão da análise de movimento, recomenda-se a utilização de câmaras de contagem disponíveis no mercado e recomendadas pelo fabricante.[39] Assim, as células terão maiores condições de se movimentarem livremente. O sistema CASA fornece detalhes de deslocamento, velocidade e trajetória de cada célula e, com base nesses resultados, são fornecidos os parâmetros e os valores de motilidade total, progressiva, circular, local, rápida ou lenta, além de informações de deslocamento e velocidade (Figura 7.5). Um incremento no tamanho da leitegada e na taxa de concepção estaria relacionado com a velocidade linear e a linearidade no movimento dos espermatozoides durante um período de 2 horas de armazenamento in vitro.[40] Acredita-se que 20% da variação da fertilidade obtida in vivo pode ser explicada pelas medidas da velocidade espermática.[40] Mais recentemente, demonstrou-se que a motilidade progressiva, a VCL e a BCF têm efeito na taxa de parto; já motilidade total, VAP, VSL, ALH influenciam o tamanho da leitegada.[35]

Além dos parâmetros de motilidade, muitos sistemas CASA oferecem análise de concentração espermática, morfologia, morfometria, integridade de membrana e outras. Por essas vantagens, o sistema CASA tem conquistado interesse não somente na pesquisa, mas também nos centros de produção de sêmen. Algumas limitações do sistema CASA incluem necessidade de alto investimento inicial, treinamento constante da equipe e diferentes materiais necessários para análise,[41] principalmente as câmaras de contagem. A análise computadorizada, empregada de maneira correta, pode conseguir avaliar a qualidade do sêmen com alta repetibilidade e baixo coeficiente de variação (CV).[41] Os erros mais comuns observados na preparação da amostra podem ser: homogenização insuficiente do ejaculado; erro ao diluir a amostra; homogenização insuficiente da amostra; técnica inapropriada de preenchimento da câmara; temperatura inadequada dos materiais e diluente; local de leitura fora da área recomendada; tempo entre o preenchimento da câmara e a análise além de 60 segundos; configuração errônea do sistema; e microscópio não ajustado (contraste de fase e luz). Uma comparação entre técnicos não treinados mostrou que o CVs entre os funcionários variava de 1,97 a 8,11% por erro de preenchimento de câmara. Após receberem as instruções, os CVs variaram de 1,03 a 1,05%.[42] Vale salientar que uma diferença de 1% na precisão da análise corresponde a 10% na contagem espermática em amostras diluídas em 10 vezes. Por isso, o treinamento e a elaboração de um procedimento operacional-padrão são fundamentais para a redução do CV entre as análises.[38,42]

O porcentual mínimo aceitável de espermatozoides móveis para liberar um ejaculado para processamento é de 70%. Ejaculados com porcentuais de espermatozoides móveis abaixo desse valor devem ser descartados.[31] Com o emprego de doses com motilidade inferior a 60%, foi observada redução na taxa de parto e no tamanho da leitegada. No entanto, quando a motilidade do sêmen esteve entre 66,2 e 94,7%, não se observou diferença nos parâmetros reprodutivos, como taxa de penetração in vitro, taxa de parto e leitões nascidos. Sob o ponto de vista prático, adota-se o mínimo de 70% de motilidade espermática como margem de segurança, contra eventuais falhas individuais que possam acontecer no momento da estimativa dessa variável. Mais recentemente, Broekhuijse et al.[43] mostraram o efeito da motilidade espermática na fertilidade de machos, utilizando um banco de dados de 8 anos com 7.429 machos. A motilidade foi classificada em escala de 10%, sendo o limite mínimo de 70% de motilidade. Entretanto, motilidade de 60% poderia ser aceita, com acréscimo de aproximadamente 33% no número de espermatozoides por dose. Com essa metodologia, a variação na taxa de parto e nascidos totais foi minimamente explicada (4%) pela motilidade do sêmen in natura (avaliação subjetiva com lâmina e lamínula). Entretanto, em alguns centros, o tamanho da leitegada foi reduzido ao ser utilizado sêmen com 60% de motilidade, variando de 0,44 a 1,96 leitão de diferença (P ≤ 0,05).

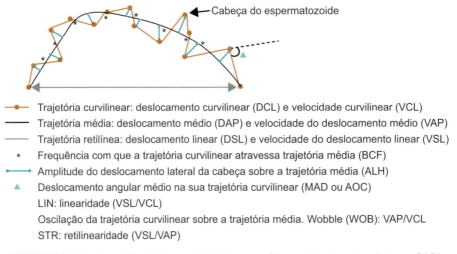

FIGURA 7.5 Parâmetros de trajetória e velocidade espermática analisados pelos sistemas CASA.

Às vezes, logo após a colheita, a motilidade é satisfatória, mas, no decorrer de poucas horas, pode diminuir, inviabilizando o uso do sêmen. Portanto, a avaliação da dose de sêmen logo após a diluição torna-se fundamental. Da mesma forma, quando a dose for armazenada para uso nos dias subsequentes, recomenda-se que uma amostra da partida seja avaliada previamente no laboratório. Ao avaliar a motilidade espermática de doses armazenadas a 15 a 18°C, uma amostra (2 a 5 mℓ) deve ser aquecida (35 a 37°C) em banho-maria por um período de 15 a 20 minutos para, então, realizar a avaliação.

Em algumas CPSs, também se avalia o vigor, levando em consideração a intensidade, o tipo e a direção do movimento dos espermatozoides. Esse parâmetro, assim como o anterior, é determinado empiricamente e serve, em parte, como um parâmetro auxiliar na avaliação da qualidade do sêmen. Com a utilização do CASA, pode ser aferido pela motilidade progressiva e pelas velocidades VCL, VAP e VSL, compreendendo uma avaliação mais precisa que a avaliação subjetiva do vigor pelo examinador.

■ Aglutinação

As aglutinações são observadas em grande parte dos ejaculados, na espécie suína, com variações quanto à intensidade. Os seguintes fatores são apontados como aglutinantes do sêmen suíno: presença de células epiteliais e espermáticas mortas no ejaculado, lesões na membrana acrossomal, componentes com propriedades antigênicas,[44] choque térmico, alterações de pH e de equilíbrio osmótico.[45] Normalmente, essas aglutinações são do tipo cabeça-cabeça e visíveis no momento em que se examina a motilidade do sêmen *in natura* ou mesmo diluído. As aglutinações são classificadas de acordo com o número observado por campo no microscópio (Quadro 7.3). Essa classificação é empírica e varia, obviamente, com o aumento microscópico utilizado para realizar a observação, bem como a abertura de campo do microscópio.[7] A aglutinação espermática, quando muito intensa, causa dificuldade e erros na avaliação da concentração, independentemente do método utilizado, tornando-se motivo de descarte do ejaculado. A relação entre o grau de aglutinação e a fertilidade ainda não foi claramente determinada para o sêmen suíno.[44]

■ Concentração

Os métodos empregados para a determinação da concentração espermática podem ser divididos em diretos, aqueles em

que o número de espermatozoides é determinado pela contagem direta destes, e indiretos, quando a determinação é feita por estimativa (aspecto e grau de absorbância do ejaculado). Na espécie suína, sob o ponto de vista prático, a concentração espermática pode ser determinada pela contagem direta em câmara hemocitométrica, pela fotocolorimetria e pela contagem eletrônica de partículas. A estimativa baseada no aspecto do ejaculado é bastante empírica e pouco precisa, não sendo recomendado o seu uso na rotina das centrais. Alguns autores preconizam a realização de uma diluição prévia do ejaculado e a estimativa pelo aspecto, utilizando o espermodensímetro.

A contagem dos espermatozoides em câmara hemocitométrica é considerada o método mais preciso para a determinação da concentração,[46] embora alguns considerem que apresenta falhas.[47] Uma de suas desvantagens reside no fato de que, para ter boa precisão, o número de células a serem contadas deve ser alto.[34] Segundo o autor, quando 1.000 células são contadas, o coeficiente de variação é 3,2%. Entretanto, para 100 e 300 células contadas, o valor fica em 10% e 5,8%, respectivamente. Altos graus de diluição da amostra de sêmen a ser contada compreende outro possível fator que influencia diretamente a precisão do método, principalmente pela distribuição não homogênea das células na câmara de contagem.[34] A contagem na câmara constitui um método muito trabalhoso e que requer mão de obra qualificada, sendo indicada para CPSs pequenas, desde que não exista limitação de pessoal treinado à disposição.

A determinação da concentração espermática pelo espermodensímetro de Karras baseia-se na turbidez de uma amostra de sêmen diluído (com solução fisiológica preaquecida), colocada no interior do aparelho, com leitura, a "olho nu", de uma escala marcada na parede do recipiente. Os valores da referida escala estão associados à concentração espermática por mℓ. O método é bastante empírico e pode-se esperar a ocorrência de um aumento na margem de erro em comparação à contagem direta em câmara hemocitométrica ou até mesmo no espectrofotômetro. Entretanto, em centrais de pequeno porte, quando não existem recursos para a aquisição de um espectrofotômetro e onde a mão de obra não é suficientemente qualificada para realizar a determinação da concentração espermática por contagem direta em câmara hemocitométrica, o emprego do espermodensímetro de Karras seria uma possível solução para determinar o número aproximado de células espermáticas no ejaculado.

A determinação da concentração espermática pela fotometria é uma técnica indireta, com o número de células por unidade de volume estimado pela opacidade do ejaculado, medida pela porcentagem de transmissão ou absorbância da amostra. Para empregar essa técnica, é necessário realizar algumas aferições iniciais, associando a absorbância da amostra à concentração observada nela pela contagem direta em câmara hemocitométrica. Cada instrumento necessita de sua curva de calibração ou tabela própria. Atualmente, esses equipamentos são comercializados já com uma calibração

QUADRO 7.3	Grau de aglutinação espermática em campo microscópico.
Grau de aglutinação espermática	**Observação por campo microscópico**
Negativo	Ausência de aglutinações
+	1 a 2 aglutinações
++	3 a 5 aglutinações
+++	> 6 aglutinações

específica para ejaculados suínos. Esse método apresenta uma porcentagem de erro aceitável quando submetido à rotina de uma CPS, sendo um método prático e simples de utilizar em centrais de colheita.[48] Na maior parte das vezes, as falhas observadas com o uso do espectrofotômetro estão associadas a variações individuais na opalescência do ejaculado dos doadores e, também, à presença de aglutinação neles, o que pode sub ou superestimar a real concentração do ejaculado em até 30%.[34] Além disso, a presença de partículas no ejaculado é apontada como uma fonte de variação de leitura.

Embora a determinação da concentração espermática por contador automático de células (Coulter Counter®) possa avaliar o número de partículas por unidade de volume, não pode ser considerada um método direto de determinação da concentração, pois não é possível ter certeza de que todas as partículas contadas são espermatozoides.[34] Essa técnica permite uma contagem rápida de um número suficientemente grande de partículas. Entretanto, com o sêmen suíno, a concentração foi subestimada ao ser comparada com a contagem direta em câmara hemocitométrica.[34] Acredita-se que a aglutinação de dois ou mais espermatozoides, formando partículas maiores não registradas pelo equipamento como células espermáticas, foi o mecanismo responsável pela concentração subestimada com o emprego do contador automático.[34] Alguns autores sugerem que a avaliação da concentração pelo contador automático é mais rápida e bastante precisa, permitindo o exame de grande número de amostras em pouco tempo, ainda que salientem a necessidade de aferir previamente os resultados com a avaliação realizada pela câmara hemocitométrica.[47]

A concentração espermática também pode ser determinada pelo sistema CASA, com o uso de câmaras de contagem, geralmente com 10 a 20 μm de profundidade.[39] Muitos sistemas realizam a contagem durante a análise de motilidade, fornecendo ambos os resultados na mesma análise, garantindo maior rapidez de avaliação. Porém, há opções de sistemas computadorizados mais simples que necessitam de uma preparação com solução à base de formol-salina para que o *software* consiga realizar a contagem. A avaliação da concentração é realizada levando em consideração as propriedades da câmera de vídeo utilizada, a taxa de diluição e a altura da câmera de contagem, identificando as células pela área da cabeça do espermatozoide. Algumas limitações podem ser encontradas na análise computadorizada, como partículas com tamanho e forma semelhantes aos da cabeça, superestimando a contagem total. Células aglutinadas que dificultem a identificação individual, por sua vez, tendem a subestimar a concentração do ejaculado. Por isso, os cuidados de preparo da amostra são fundamentais para a precisão nessa avaliação.

■ Morfologia

O exame da morfologia espermática tem como objetivo avaliar qualitativamente as células espermáticas para determinar o porcentual de alterações morfológicas. Um porcentual elevado de células anormais pode ser indicativo da ocorrência de alterações na espermatogênese, na maturação espermática ou na manipulação imprópria do ejaculado. Com esse exame, é possível descartar reprodutores com ejaculados de baixa qualidade para emprego na IA. No entanto, quando os parâmetros morfológicos estão dentro dos limites aceitáveis, o resultado do exame de morfologia espermática não permite estabelecer o nível real de fertilidade do ejaculado.[49]

A determinação da morfologia espermática exige mão de obra especializada, motivo pelo qual não é normalmente realizada na CPS, mas remetida a laboratórios mais bem equipados. Todos os machos jovens, ao serem introduzidos na central, e, periodicamente, todos os doadores em colheita devem ser submetidos ao exame. Reprodutores jovens apresentam alto porcentual de células com alteração morfológica, havendo uma redução gradual ao longo do período de colheitas.[50] Os machos jovens, ao serem introduzidos no plantel de doadores, devem ser submetidos a 4 a 7 colheitas em um período de 4 a 6 semanas (durante o período de quarentena) e, somente após esse período, deve-se submeter uma amostra para o exame de morfologia espermática. Com relação aos demais doadores do plantel, preconiza-se a realização de exames periódicos em intervalos de 45 a 60 dias.

As amostras de sêmen para o exame de morfologia podem ser preparadas de duas maneiras: preparação úmida ou esfregaço fino. Na primeira, colocam-se 1 a 2 gotas de sêmen (50 a 100 μℓ) em 1 a 2 mℓ de uma solução de formol-citrato (96 mℓ de uma solução de citrato de sódio 2,94% e 4 mℓ de formalina) previamente aquecida (32 a 35°C). Coloca-se uma alíquota de 2 a 5 μℓ do preparado entre lâmina e lamínula e observa-se em microscópio óptico de campo claro com contraste de fase, utilizando um aumento de 1.000x. O esfregaço fino é realizado em lâmina de vidro, sendo necessário corar a amostra, com a possibilidade de empregar as colorações de eosina-negrosina, Cerowski ou Karras. A avaliação é efetuada em microscópio óptico de campo claro com um aumento mínimo de 1.000x.

No exame ao microscópio, devem ser observados no mínimo 200 espermatozoides por amostra. A avaliação é realizada considerando alterações de cabeça, colo, peça intermediária, cauda e gota citoplasmática. Consideram-se parâmetros normais quando as anormalidades de cabeça não ultrapassam 10% e quando nenhum dos outros parâmetros (acrossoma, peça intermediária, cauda e gota citoplasmática proximal) ultrapassa 5% (individualmente) ou 10 a 15% no total.[49] No manual para exame andrológico e avaliação de sêmen animal,[51] as características desejáveis para dose de sêmen refrigerada são até 20% de alterações morfológicas totais e, quando individualizadas por região do espermatozoide, deve-se considerar os limites apresentados no Quadro 7.4.

No Brasil, é comum considerar a gota citoplasmática distal uma alteração não patológica. No entanto, a ocorrência de tal anormalidade foi correlacionada negativamente com a taxa de prenhez e o tamanho da leitegada.[52] Os autores recomendam

QUADRO 7.4	Características desejáveis para a dose de sêmen suíno refrigerado.
Tipo ou local de alteração	**Máximo (%)**
Cabeça	5
Acrossoma	5
Colo	5
Peça intermediária	5
Gota citoplasmática proximal	10
Total de alterações	20

Adaptado de CBRA, 2013.[51]

que o ejaculado não ultrapasse o total de 15% de defeitos de gotas citoplasmáticas (distais e proximais). Portanto, recomenda-se a inclusão da avaliação da presença da gota citoplasmática distal nos exames de morfologias. Como os critérios de descarte podem variar de acordo com o país ou CPS, cabe ao médico-veterinário avaliar a melhor conduta caso o animal apresente valores elevados.

A integridade morfológica e funcional da membrana plasmática dos espermatozoides pode ser avaliada em amostras submetidas a colorações específicas, a partir das quais é possível identificar os espermatozoides com membranas intactas ou danificadas, baseando-se na capacidade de as membranas impedirem ou não a permeabilidade de determinados corantes. A integridade de membrana pode ser avaliada pela coloração de eosina-nigrosina, sob microscopia óptica, ou pelo uso de corantes fluorescentes. As sondas de fluorescência mais utilizadas para a avaliação de integridade de membrana são iodeto de propídeo (PI), diacetato de carboxifluoresceína (CFDA),[53] SYBR-14[54] e Hoechst 33342.[55] É comum a associação dos corantes com iodeto de propídeo, pois, enquanto os demais corantes penetram normalmente em todas as membranas, o iodeto de propídeo penetra nos espermatozoides com membranas danificadas.

Também se pode realizar esfregaços corados com hematoxilina-eosina ou Papanicolaou, para determinar células estranhas ao sêmen; por exemplo, células do epitélio seminífero e epididimário, da uretra, do prepúcio/pênis, das glândulas anexas e das células inflamatórias (leucócitos, linfócitos, monócitos, macrófagos). Um aumento no número dessas células, principalmente as da linhagem espermatogênica e inflamatória, representa um claro sinal de processos patológicos que necessitam de acompanhamento.[49]

Conservação do sêmen suíno

Vários fatores podem influenciar na qualidade espermática durante o processo de conservação por resfriamento ou congelação, os quais podem estar relacionados com a suscetibilidade ao choque térmico, a velocidade de resfriamento, a

composição dos diluentes, fatores inerentes ao espermatozoide, diferenças entre cachaços e ejaculados, além das taxas de diluição do sêmen. Há grande variabilidade na resposta dos machos suínos ao resfriamento[56] ou congelamento,[57–59] a qual não é possível identificar previamente, até o momento, pelos parâmetros convencionais de avaliação do sêmen.

A IA com sêmen congelado tende a se restringir à exportação de sêmen entre países, ao transporte em longas distâncias e à formação de bancos de sêmen de raças ou linhagens de alto valor genético ou que se encontram em via de extinção ou risco sanitário. Pelo fato de o emprego de sêmen congelado ainda estar associado a uma redução de 10 a 20% na taxa de parto e de 1 a 2 leitões por leitegada, o sêmen suíno é conservado, predominantemente, sob a forma resfriada.

Diluição e resfriamento do sêmen

Os diluentes de sêmen apresentam várias funções básicas, como aumentar o volume total da amostra de sêmen, suprir a necessidade de nutrientes para a produção de energia, permitir a proteção dos espermatozoides contra o choque térmico, apresentar tampão capaz de controlar a flutuação do pH, possibilitar o balanço osmótico e controlar o desenvolvimento bacteriano.[60-62]

Na IA de suínos, os diluentes utilizados têm sido tradicionalmente classificados em três grupos,[62] com base no período de manutenção da viabilidade e da capacidade fecundante do espermatozoide: os de curta duração (1 a 3 dias), os de média (3 a 5 dias) e os de longa (mais de 6 dias). A composição varia entre os diluentes (Quadro 7.5), conferindo diferença ao potencial de armazenamento. O BTS (*Beltsville Thawing Solution*) é o diluente mais utilizado pela facilidade de fabricação e pelo baixo preço de comercialização.[62] Entretanto, recomenda-se o uso de dose de sêmen processada com BTS em, no máximo, 3 dias de armazenamento, a 15 a 18°C. Os diluentes considerados de longa duração são usados, principalmente, para evitar a realização de colheitas e processamento de sêmen nos fins de semana, além de possibilitar uma melhor logística de distribuição e redução no custo de transporte para o produtor, uma vez que um grande volume de sêmen pode ser comprado em uma única entrega.

Após a avaliação, o sêmen deve ser diluído o mais rapidamente possível. Em geral, são efetuadas diluições que variam de 1:3 (uma parte de sêmen e três partes de diluente) até 1:10 ou 1:15. Conhecendo o volume e o número total de espermatozoides no ejaculado, calcula-se a quantidade de diluente que deve ser adicionada para atingir o número desejado de espermatozoides por dose (Figura 7.6).

O diluente deve ser preparado, conforme recomendação do fabricante, pelo menos 2 horas antes da diluição. O diluente também pode ser preparado na véspera da colheita, no máximo 24 horas antes, e armazenado entre 4 e 6°C. Entretanto, vale salientar que, no momento da diluição, o diluente deve

QUADRO 7.5 — Composição química de alguns diluentes utilizados na conservação de sêmen suíno.

Ingredientes (g)	Kiev modificado	Modena	Modena modificado	BTS	Androhep	MR-A
Glicose	60 (mono-hidratado)	27,5	25	37 (anidro)	26	Sim
Citrato de sódio	3,7	6,9	6,9	6	8	Sim
Bicarbonato de sódio	1,2	1,0	1,0	1,25	1,2	Sim
EDTA	3,7	2,35	2,35	1,25	2,4	Sim
Cloreto de potássio	–	–	–	0,75	–	–
Acetato de potássio	–	–	–	–	–	Sim
Cisteína	–	–	–	–	–	Sim
Ácido cítrico	–	2,9	2	–	–	–
Tris	–	5,65	5,65	–	–	–
MOPS	–	–	10,5	–	Sim	–
HEPES	–	–	–	–	Sim	–
BSA	5	–	3	–	2,5	Sim
pH	6,62	6,9	6,9	7,2	6,8	6,9
Osmolaridade	282	240	282	330	309	290

Os ingredientes devem ser dissolvidos em 1.000 mℓ de água destilada. Adaptado de Levis, 2000.[62]

estar aquecido na mesma temperatura que o sêmen, aceitando uma diferença de até 1°C. A diluição pode ser realizada em uma única etapa ou efetuada em duas etapas, conforme a Figura 7.6. A diluição deve ser feita adicionando lentamente o diluente ao sêmen.

Novas curvas de diluição bitérmica estão sendo propostas para reduzir o tempo de adaptação das doses.[63,64] Para a diluição bitérmica, deve-se realizar a diluição em duas etapas. Na primeira, o sêmen é diluído na proporção 1:1, com o diluente à mesma temperatura do sêmen (aproximadamente 32°C).

Transcorridos 10 minutos, realiza-se a diluição final (segunda etapa) com o diluente a 23°C.[64] A diluição de sêmen bitérmica não afeta a motilidade total, a motilidade progressiva e os parâmetros de motilidade espermática,[64,65] bem como a viabilidade espermática e a integridade do acrossoma[65] ao longo do armazenamento. Entretanto, o processo hipotérmico (estabilização pré-diluição por 20 minutos e diluição final a 21°C) reduziu a motilidade, os parâmetros de motilidade, a integridade de membrana e a atividade mitocondrial.[63] Apesar de dados contraditórios disponíveis, a diluição 1:1 realizada na mesma

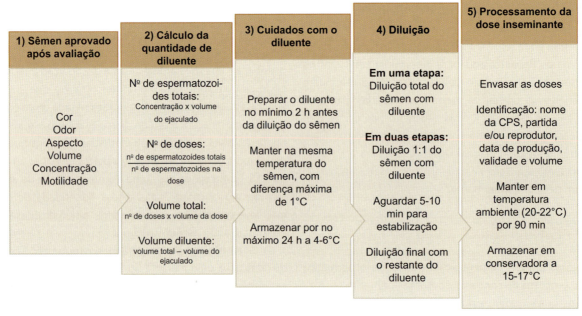

FIGURA 7.6 Etapas do preparo do diluente e processamento de doses inseminantes.

temperatura do sêmen (sêmen pré-diluído mantido na temperatura ambiente) parece proteger as células espermáticas do choque térmico da segunda diluição.

Uma vez envasadas, as doses devem ser mantidas à temperatura ambiente (20 a 22°C) por 90 minutos, podendo, após esse período, ser armazenadas em conservadoras a 15 a 18°C.

Após a diluição, as doses podem ser envasadas em garrafas, flexitubos ou *blister* (Figura 7.7). Para o envase, o sêmen diluído deve ser homogeneizado antes e durante o procedimento, garantindo que todas as doses tenham quantidades semelhantes de células espermáticas. As embalagens devem ser manipuladas com cuidado para não haver contaminação da parte interna. As doses envasadas devem ser identificadas com nome da CPS, número da partida e/ou reprodutor, data de produção, validade e volume.

As doses devem ser mantidas à temperatura ambiente (20 a 22°C) por 90 minutos, para redução gradativa da temperatura. Após esse período, as doses podem ser armazenadas em conservadoras a 15 a 18°C ou transportadas. Durante o armazenamento das doses, algumas CPSs homogeneízam as doses, pelo menos 1 vez/dia, para ressuspender o sedimento das células espermáticas. Entretanto, esse procedimento tem sido questionado, pois estudos recentes mostraram que há danos espermáticos quando da homogeneização das doses,[66,67] ou seja, não é mais necessário. Para o transporte, é importante que a temperatura seja adequada por meio de veículos adaptados ou com caixas de transporte que não permitam oscilação da temperatura.

Eventos físicos e químicos relacionados com o resfriamento/congelação

A redução da temperatura de armazenamento do sêmen, após a diluição, tem sido um método utilizado para prolongar a viabilidade dos espermatozoides, pelo efeito de desaceleração dos processos metabólicos celulares.[68] A motilidade das células espermáticas é determinada pela produção de energia. Como a quantidade de energia de cada célula é limitada, deve-se armazenar o sêmen em temperaturas nas quais o consumo de energia é o menor possível. No entanto, a grande sensibilidade do espermatozoide suíno a temperaturas inferiores a 12 a 15°C[68,69] resulta em diminuição da taxa de sobrevivência espermática.[70,71] As tentativas de aumentar a resistência ao choque térmico, pela utilização de curva mais lenta de queda de temperatura ou pela incubação prévia, por certo período, em temperaturas acima de 15°C, não melhoraram a viabilidade do sêmen suíno armazenado a 5°C.[72,73] Mesmo com resultados promissores para o armazenamento a 5°C, obtidos com o uso de diluente contendo gema de ovo ou lipoproteína de baixa densidade,[74,75] essa temperatura de armazenamento não é utilizada em nível comercial. Recentemente, um novo produto tem sido desenvolvido para o armazenamento de sêmen suíno entre 5 e 10°C. Os resultados *in vitro* e *in vivo* são promissores,[76,77] mas ainda é necessária uma curva de resfriamento mais lenta, com 6 horas de estabilização. No futuro, com as melhorias nos procedimentos de colheita e utilização de diluentes capazes de manter a qualidade espermática em armazenamento hipotérmico, a adição de antimicrobianos nas doses inseminantes poderá ser dispensada.

Em condições de produção comercial, o sêmen suíno é armazenado em temperaturas entre 15 e 18°C. Porém, essa temperatura apresenta limitações quando o sêmen é estocado por períodos prolongados, em virtude de não interromper totalmente o metabolismo dos espermatozoides, os quais continuam produzindo metabólitos, interferindo na motilidade espermática. Além disso, essa faixa de temperatura não impede a multiplicação bacteriana, a qual influencia na qualidade do sêmen e no período de armazenamento.[78]

Em geral, quando os espermatozoides dos mamíferos são submetidos a temperaturas inferiores a 5°C, ocorre o choque térmico pelo frio, definido como uma criodestruição, que causa perda irreversível da motilidade e redução significativa da atividade respiratória e da glicólise.[70,79] O choque térmico acarreta modificações no balanço de íons, havendo maior concentração intracelular de íons Ca^{++}, Na^+ e Zn^{++} e perda de íons K^{++} e Mg^{++}.[80] Em consequência desse desequilíbrio iônico, haverá redução da motilidade espermática. Alterações da concentração iônica intra e extracelular, durante o resfriamento, são resultantes de lesões na membrana com mudanças na sua permeabilidade.[81] O choque térmico pelo frio conduz a lesões, especialmente no acrossoma, com desprendimento e perda do conteúdo enzimático, inibindo a capacidade fecundante do espermatozoide.[34]

Ao serem congelados, os espermatozoides são expostos a vários fatores estressantes: transição de fase dos fosfolipídios da membrana, estresse osmótico e tóxico pela adição e remoção de crioprotetores, desidratação, aumento da concentração dos solutos e formação e dissolução de cristais de gelo.

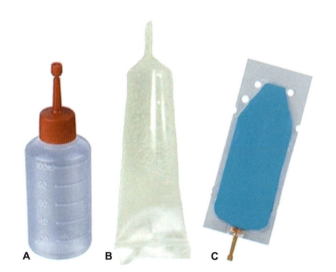

FIGURA 7.7 Principais embalagens para envase de sêmen suíno. **A.** Garrafa. **B.** Flexitubo. **C.** *Blister*.

Por isso, alterações podem ocorrer, como quebra da assimetria da membrana e consequente alteração da permeabilidade, modificações no citoesqueleto, na arquitetura das mitocôndrias, na condensação da cromatina, entre outras.[82]

A composição lipídica e proteica da membrana plasmática controla a fluidez da membrana, a qual é essencial para muitas funções celulares.[69] Na faixa de temperatura entre 5 e 15°C, existe a mudança de fase dos lipídios da membrana, de uma fase fluida para gelatinosa.[83] Isso significa que, durante o processo de criopreservação, os espermatozoides suínos têm sido submetidos aos efeitos de transição dos lipídios da membrana, com redução da fluidez da membrana. O colesterol interfere no comportamento dos lipídios, ampliando a transição de fase, prevenindo mudanças bruscas e minimizando a separação de fases. No entanto, a membrana plasmática dos espermatozoides suínos apresenta relação colesterol:fosfolipídios menor e relação proteína:fosfolipídios maior que a de espermatozoides de outras espécies (Quadro 7.6). Do conteúdo total de lipídios da membrana, aproximadamente 75% são fosfolipídios e 24% colesterol.[84] Esses fatores podem ser os responsáveis pela maior sensibilidade dos espermatozoides suínos ao resfriamento.[79,85]

Durante o processo de congelação, os espermatozoides são submetidos a gradientes osmóticos que provocam um influxo e efluxo de água e solutos, levando a mudanças de volume celular. Essa resposta osmótica pode ser letal aos espermatozoides, caso leve a uma retração ou expansão além dos limites osmóticos toleráveis. Os espermatozoides suínos podem suportar retração e expansão de apenas 0,97 e 1,02 vezes seu volume isosmótico,[86] respectivamente, de modo a manter a motilidade acima de 70%.

Considerou-se que os danos oriundos da formação de cristais de gelo ou da toxicidade do glicerol seriam menores que os danos causados pelo resfriamento dos espermatozoides até 5°C, pela constatação de que a maior parte das alterações da membrana, de espermatozoides congelados em palhetas de 0,5 mℓ, ocorreu durante o resfriamento.[71] Além disso, tem sido reforçada a ideia de que também pode haver danos substanciais durante a descongelação.[87]

Congelação do sêmen

Após a colheita da fração rica do ejaculado, alguns requisitos de qualidade espermática devem ser respeitados para submeter um ejaculado à congelação: motilidade superior a 70% e porcentual de acrossomas normais superior a 90%. O processamento do sêmen congelado é descrito por Pursel e Park[88] como relativamente complexo e demorado, com duração de 8 a 9 horas, desde a colheita até o final da congelação.[89] Para simplificar e agilizar o processo de criopreservação do sêmen suíno, novos protocolos têm sido sugeridos. Saravia et al.[90] observaram que, ao realizar a congelação apenas da porção 1 da fração rica do sêmen (10 mℓ iniciais que contêm ¼ dos espermatozoides), foi possível encurtar o processo para apenas 3,5 horas de duração e manter a criossobrevivência acima de 60%.

Embora os componentes sejam variados, uma característica comum para a maioria dos diluentes de congelação reside na presença de gema de ovo. A fração lipoproteica de baixa densidade (LDL), mais especificamente os fosfolipídios, são os componentes ativos da gema de ovo responsáveis pela proteção dos espermatozoides contra o choque térmico pelo frio. Normalmente, os diluentes de congelação para a espécie suína contêm até 20% de gema de ovo.[91] O efeito protetor da gema de ovo aumenta pela adição de Orvus ES Paste (OEP, disponível como Equex STM) ao diluente. O OEP é um detergente sintético à base de lauril sulfato de sódio que age emulsificando os lipídios da gema de ovo e disponibilizando-os para a membrana espermática.[92] Os espermatozoides suínos parecem sobreviver melhor à criopreservação quando diluídos em meio com lactose-gema, OEP e glicerol em concentração final de 2 a 3%, resfriado lentamente entre 30 e 50°C/min e rapidamente descongelado a 1.200 a 1.800°C/min.[59] Essas condições devem atender à criotolerância do sêmen da maioria dos machos; porém, para aqueles com sêmen de baixa congelabilidade, é preciso efetuar algumas modificações, como na concentração de glicerol e na taxa de descongelação.[89]

O agente crioprotetor mais utilizado para a manutenção do espermatozoide suíno é o glicerol, o qual, misturado aos demais solutos do diluente, diminui o ponto de congelação, controla a concentração de cloreto de sódio durante a desidratação e aumenta a viscosidade do meio, retardando a formação de cristais de gelo e a velocidade de desidratação dos espermatozoides.[93] Porém, como o glicerol interfere no metabolismo celular à temperatura corporal, somente deve entrar em contato com os espermatozoides a aproximadamente 5°C, o que retarda a sua permeação na membrana espermática. Outros componentes têm sido testados quanto à capacidade

QUADRO 7.6	Algumas características que podem influenciar a sensibilidade dos espermatozoides à criopreservação.					
Características	Suínos	Bovinos	Ovinos	Equinos	Galos	Referência
Colesterol:fosfolipídios	0,12	0,38	0,36	–	–	A
	0,26	0,45	–	0,36	0,30	B
Proteína:fosfolipídios	1,26	0,80	–	0,86	0,46	B

A: De Leeuw et al., 1990;[85] B: Parks e Lynch, 1992.[79]

crioperservante, como alcoóis, acúcares, dióis e amidas, mas o espermatozoide dos suínos reage de modo variável.[94] A substituição do glicerol por amidas (formamida, metil ou dimetilformamida, acetamida, metil ou dimetilacetamida) em concentração próxima de 5% demonstrou ser benéfica para reprodutores com sêmen de baixa congelabilidade. Provavelmente, as amidas penetram na membrana plasmática com maior eficiência que o glicerol, prevenindo os danos do desequilíbrio osmótico derivados da descongelação.[95] As taxas de concepção e de fecundação com uso de 5% de dimetilacetamida foram semelhantes às obtidas com sêmen congelado com 3% de glicerol.[96] A adição de antioxidantes, para prevenir a peroxidação lipídica que ocorre durante a congelação/descongelação, tem resultado em maior viabilidade do sêmen suíno congelado.[59,97]

Durante a redução lenta da temperatura para a congelação, cristais de gelo são formados no meio que circunda o espermatozoide, diminuindo a quantidade de solvente e aumentando a concentração de soluto. A diferença de osmolaridade faz com que o espermatozoide perca água para o meio, passando por um processo de desidratação celular que previne a formação de cristais de gelo intracelular. Entretanto, quando há rápida diminuição da temperatura no processo de congelação, a água fica retida no espaço intracelular e sofre a congelação, danificando estruturas essenciais do espermatozoide, como membrana plasmática e mitocôndrias.[98] Por isso, os aparelhos programáveis de congelação apresentam melhores resultados de manutenção da viabilidade espermática, visto permitirem maior controle das taxas de congelação. Apesar disso, a exposição de palhetas acima da superfície de nitrogênio líquido (3 a 5 cm), em aparelhos não programáveis, ainda é utilizada por diversos pesquisadores, mesmo com os seguintes inconvenientes: número reduzido de doses que podem ser congeladas simultaneamente; congelação não uniforme das doses; e dificuldade para estudar o efeito de diferentes curvas de congelação.

Em termos de descongelação, velocidades rápidas são essenciais para a manutenção da viabilidade espermática. A maioria das células é danificada durante o processo de descongelação em virtude do desequilíbrio osmótico criado durante a congelação.[99] Fiser et al.[100] constataram que velocidades lentas de descongelação de até 200°C/min foram prejudiciais, independentemente da velocidade de congelação e dos níveis de glicerol (2, 4 e 6%) utilizados. O sêmen é descongelado em banho-maria, em temperatura e tempo específicos para cada embalagem e volume congelados. Palhetas de 0,5 mℓ podem ser descongeladas a 37°C por 20 segundos,[71] a 50°C por 12 segundos[87] ou a 60°C por 8 s.[92,101] Velocidades rápidas de descongelação (cerca de 1.800°C/min; 70°C, 8 s) resultaram em aumento da viabilidade de sêmen congelado em palhetas de 0,5 mℓ, sobretudo para os machos cujo sêmen foi considerado menos resistente à congelação.[89]

Diversas embalagens podem ser empregadas para acondicionar o sêmen suíno congelado, sendo observadas diferenças na criotolerância dos espermatozoides. Tem sido relatada a superioridade da congelação em palhetas de 0,5 mℓ e bolsas de teflon ou PVC. Houve intensificação nas pesquisas com a utilização das bolsas plásticas, denominadas FlatPack™, as quais permitem o armazenamento do volume total de uma dose (5 mℓ de sêmen com 5 bilhões de espermatozoides), uma rápida difusão do calor e um resfriamento homogêneo da dose.[102] Em seguida, foram desenvolvidas as MiniFlatPack™ para o armazenamento de sêmen altamente concentrado (1 a 2 bilhões/mℓ) em pequenos volumes (0,5 a 0,7 mℓ), para a inseminação intrauterina.[103] Os benefícios das FlatPack™ foram, aparentemente, mantidos nas MiniFlatPack™, visto que a sobrevivência espermática foi igual ou superior à obtida com as palhetas de 0,5 mℓ,[104] além de ter havido melhoria na fertilidade.[105]

Imediatamente após a amostra ter sido descongelada, o sêmen é misturado a um diluente, em uma proporção de 1:5 a 1:9, em temperatura entre 25 e 33°C, ou diretamente com o volume da dose a ser inseminada (70 a 100 mℓ). A motilidade é avaliada 10 minutos após a diluição e, logo em seguida, a IA deve ser efetuada. Em boa parte dos estudos, independentemente do protocolo de congelação utilizado, a motilidade após a descongelação fica próxima de 50%. No que se refere à integridade do acrossoma, 50 a 60% dos espermatozoides apresentam o acrossoma intacto após a descongelação, contrastando com índices próximos a 90%, no sêmen in natura. Nas avaliações efetuadas in vivo, um dos aspectos que evidenciam a redução da capacidade fecundante dos espermatozoides congelados é a observação de menor número de espermatozoides acessórios na zona pelúcida dos embriões de fêmeas inseminadas com sêmen congelado.[106,107] Por isso, o emprego de sêmen congelado resulta em redução da fertilidade de 10 a 20% na taxa de parto e de 1 a 2 leitões por leitegada, em comparação ao uso de sêmen resfriado. De modo geral, a inseminação com sêmen congelado tem propiciado a obtenção de taxas de parição entre 40 e 70% e número de leitões entre 7 e 11.

Declínio na motilidade, perda da integridade da membrana plasmática, degeneração do acrossoma, redução da atividade metabólica, alterações semelhantes à capacitação, estresse oxidativo, alterações na funcionalidade das proteínas da membrana e danos na estrutura do DNA são algumas das consequências da congelação. Essas alterações podem afetar o transporte espermático, a capacidade de sobrevivência no trato feminino, o reconhecimento e a ligação a receptores e mesmo o desenvolvimento embrionário, aspectos que provavelmente explicam a redução da fertilidade do sêmen congelado.[37,83]

Em virtude das baixas taxas de fertilidade atingidas com o uso de sêmen congelado, o número de espermatozoides por dose inseminante deve ser elevado para 1,5 a 2 vezes o valor empregado nas doses de sêmen resfriado. A partir de um ejaculado, são produzidas, em média, de 7 a 10 doses, com 5 a 6 bilhões de espermatozoides cada uma. O alto número de células espermáticas empregado limita o uso de sêmen congelado ao transporte e à preservação de material genético. No entanto, com a deposição intrauterina do sêmen, o número de espermatozoides pode ser reduzido para 1 bilhão de espermatozoides, sem comprometer a taxa de parto e o tamanho da leitegada.[59] Estudos nos quais foram utilizados 1 a 2 bilhões de espermatozoides por dose de sêmen congelado resultaram em taxas de parto superiores a 70% e tamanho de leitegada maior que 9 leitões.[108,109]

O momento da inseminação é bastante crítico quando se usa sêmen congelado, tornando-se necessário inseminar as fêmeas mais próximo do momento de ovulação,[59] visto que os espermatozoides suínos apresentam uma curta vida útil no trato genital da fêmea. Em razão das alterações semelhantes à capacitação decorrentes da congelação, os espermatozoides tendem a sofrer reação acrossômica espontânea.[83] A capacidade fecundante dos espermatozoides é drasticamente reduzida quando as inseminações são realizadas fora do intervalo de 4 a 8 horas antes da ovulação,[105,106] contrastando com o período de 24 horas estimado para os espermatozoides resfriados.[110] Melhores resultados, em termos de taxas de fecundação, de prenhez e de sobrevivência embrionária, foram obtidos quando da inseminação efetuada em um período de 6 horas antes até 6 horas após a ovulação.[107]

Diagnóstico do estro e momento da ovulação em suínos

O ciclo estral pode se caracterizar em duas fases, de acordo com a secreção de estradiol e progesterona (para revisão, ver Mellagi et al.).[111] Durante o período de pró-estro e estro, o estradiol atinge altas concentrações (fase estrogênica) e, durante o metaestro e diestro, há maior concentração de progesterona (fase progesterônica) (Quadro 7.7). Sob condições práticas, não há como delimitar perfeitamente essas fases,

mas as fêmeas demonstram alterações comportamentais e anatômicas (Figura 7.8). As maiores concentrações de estradiol são identificadas no pró-estro, motivo pelo qual fica evidente a ocorrência de edema e hiperemia vulvar. Além disso, há alteração comportamental e as fêmeas ficam mais agitadas, procurando maior contato com as demais fêmeas e, em muitos casos, saltam sobre as demais. Contudo, as fêmeas ainda não aceitam a monta. No momento em que a concentração de estradiol atinge determinado limiar por determinado tempo, desencadeia-se um fenômeno psíquico pelo qual a fêmea apresentará o reflexo de imobilidade na presença do macho. O estro (ou cio) propriamente dito se caracteriza pelo denominado reflexo de tolerância na presença do macho (RTM). Outros sintomas auxiliares podem ser observados durante o estro: as fêmeas ficam mais agitadas, caminham mais, reduzem o consumo de alimento, saltam e toleram o salto de outras fêmeas, além de apresentarem edema e hiperemia vulvar, muco vaginal (em menor escala, em comparação aos bovinos) e, em alguns casos, movimento característico do pavilhão auricular. A duração do estro é bastante variável entre fêmeas e entre propriedades, embora tenha sido relatada duração média de 59 horas com variação de 32 a 96 horas.[112] Ao avaliar 55 propriedades, a duração de estro foi de 50 horas e 41 horas com amplitudes de 32 a 69 horas e de 19 a 52 horas, em porcas e leitoas, respectivamente.[113] Em avaliações realizadas no Brasil, a duração média de estro foi 60 horas em porcas[17] e 50 horas em leitoas,[114] com variação de 16 a 112 horas e 24 a 72 horas, respectivamente.

A regulação do ciclo estral se dá por meio do eixo hipotalâmico-hipofisário-gonadal. O GnRH é produzido pelo hipotálamo e controla a secreção de FSH e LH. Ambos os hormônios são liberados pelo lóbulo anterior da hipófise e agem diretamente nos ovários. O FSH estimula o crescimento e a maturação folicular, e o LH, por sua vez, está envolvido na maturação folicular, na ovulação e na luteinização das células da granulosa. O desenvolvimento folicular pode ser dividido em recrutamento, seleção, maturação folicular e ovulação. Após o aumento do FSH, um grupo de folículos é recrutado e estimulado a crescer, passando a produzir estradiol. Entre os folículos

QUADRO 7.7	Características hormonais e fisiológicas do ciclo estral nas fêmeas suínas.			
	Pró-estro	**Estro**	**Metaestro**	**Diestro**
Início	Diminuição da P4	Início do RTM	Fim do RTM	Funcionalidade dos CL
Término	–	Fim do RTM	Formação dos CL	Luteólise
Ovário	Crescimento folicular	Ovulação	Luteinização das células da teca e da granulosa	Formação e manutenção dos CL
Útero	Contrações uterinas	Contrações uterinas	Relaxamento uterino	Relaxamento e preparação para recepção de conceptos
Hormônios em ação	FSH, LH, estrógeno	LH, estrógeno	P4	P4, PGF$_2$α
Eventos	Pico de estrógeno (D18-D20)	Pico de LH e ovulação	Luteinização	Queda da P4 (D14) e luteólise (D16)

D: dia; RTM: reflexo de tolerância ao macho; CL: corpos lúteos; P4: progesterona; PGF$_2$α: prostaglandina F$_2$α. Adaptado de Soede et al., 1995;[110] Weitze et al., 1994;[112] Cox e Tubbs, 1997;[115] Gordon, 1997;[116] Senger, 1997.[117]

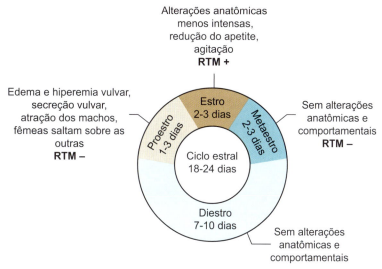

FIGURA 7.8 Características anatômicas e comportamentais das fêmeas suínas durante o ciclo estral. RTM: reflexo de tolerância ao macho.

recrutados, os primeiros a apresentar receptores de LH são selecionados e continuam crescendo rapidamente, enquanto os subordinados sofrem atresia. Já os selecionados aumentam de tamanho, produzindo mais estradiol e são destinados a ovular (revisado por Mellagi et al.).[111]

Embora a sintomatologia do estro seja característica e bastante simples de identificar, a precisão em sua execução e detecção é de fundamental importância, pois se tornará o ponto de partida para a IA.[118] O estro pode ser detectado 2 vezes/dia com intervalos de, no mínimo, 8 a 10 horas e, no máximo, 14 a 16 horas. Esse protocolo confere maior precisão à identificação das fêmeas em estro, porém demanda maior direcionamento da mão de obra para essa atividade. Por isso, algumas propriedades têm adotado o procedimento de detecção ao estro somente 1 vez/dia, protocolo que permite maior otimização do trabalho, como a concentração dos manejos reprodutivos de detecção de estro e IA no turno da manhã. Contudo, ao adotar uma única detecção de estro diária, deve-se atentar à precisão na condução da atividade, pois não há margem para erros na identificação do estro. Fêmeas com estro de curta duração ou com diagnóstico de estro falso-negativo podem não ser identificadas em estro por ocasião do exame subsequente.

O procedimento de detecção de estro deve ser realizado sempre com o auxílio de um macho sexualmente maduro (idade maior ou igual a 12 meses) e com boa libido. Em fêmeas alojadas em baias coletivas, o macho deve entrar na baia, sob supervisão do funcionário responsável pelo exame. No caso de fêmeas alojadas em gaiolas, o cachaço é conduzido no corredor frontal. O cachaço é direcionado a estimular, por contato nasonasal, todas as fêmeas que compõem o lote e, durante essa estimulação, o funcionário tenta desencadear o RTM. Nesses procedimentos, é fundamental que a equipe técnica esteja qualificada para realizar essas tarefas e tenha tempo suficiente para executá-las.[119] Vários fatores podem influenciar a eficiência da detecção de estro, como presença do macho,[120] intensidade de contato entre macho e fêmea,[121] tipo de instalação,[118] espaço disponível por fêmea e número de animais alojados por grupo,[122,123] época do ano[124] e qualidade e disponibilidade de tempo da equipe que realiza a tarefa.[118]

Após o início do estro, a ovulação ocorre quando transcorridas, em média, de 38 a 45 horas (variação de 23 a 48 horas) em leitoas e 37 a 48 horas em porcas (variação de 10 a 85 horas) (revisado por Soede e Kemp).[125] Em geral, a ovulação tende a ocorrer no início do terço final do estro, ou seja, quando transcorridos 64 a 72% do período de estro (revisado por Soede e Kemp).[125] No entanto, observam-se grande variação individual e uma alta amplitude em relação ao momento da ovulação. Na Figura 7.9, pode-se observar que 8,8% das multíparas ovularam até 24 horas após o início do estro, enquanto no grupo de leitoas esse percentual é de 20,6%. Apesar de o intervalo médio entre o início do estro e a ovulação ter sido de 40 horas nas porcas e 34 horas nas leitoas, a amplitude foi de 8 a 72 horas e 16 a 56 horas, respectivamente.[17,114]

Como os melhores resultados de fecundação são obtidos em inseminações realizadas próximas à ovulação, inúmeras técnicas foram avaliadas na tentativa de estabelecer um preditor do momento da ovulação. Nesse sentido, avaliaram-se a condutividade do muco vaginal,[126] a temperatura corporal,[127] o reflexo de tolerância ao macho,[112] o reflexo de tolerância ao homem na ausência do macho[128] e a duração do estro.[110,112] De todos os preditores avaliados, somente a duração do estro explicou 50 a 60% da variação observada no intervalo entre o início do estro e a ovulação (revisado por Soede e Kemp).[125] A ultrassonografia em tempo real também compreende uma ferramenta importante para o estudo da dinâmica folicular e para a identificação do momento da ovulação, sendo realizados exames sequenciais, em intervalos de 4 horas ou mais.[129] Cabe salientar que, em porcas, a ovulação ocorre espontaneamente (do primeiro ao último folículo) em 1 a 3 horas.[130]

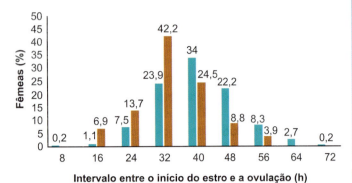

FIGURA 7.9 Frequência de distribuição de multíparas e nulíparas de acordo com o intervalo entre o início do estro e o momento da ovulação.

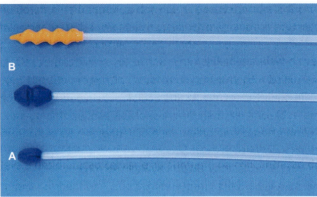

FIGURA 7.10 Exemplos de pipetas descartáveis utilizadas para a inseminação tradicional de leitoas (**A**) e porcas (**B**).

Técnicas e estratégias de inseminação

Técnica de inseminação artificial tradicional

O método empregado tradicionalmente na IA de suínos compreende a utilização de uma pipeta que permite a deposição do sêmen no canal cervical. Vários modelos de pipetas descartáveis estão hoje comercialmente disponíveis (Figura 7.10). Para realizar a inseminação artificial tradicional (IAT), é importante a presença de um macho sexualmente maduro posicionado em frente à fêmea, proporcionando estímulos tácteis, auditivo, visual e olfatório (feromônios), durante todo o tempo de inseminação. Após a introdução da pipeta, no sentido dorso-cranial, no trato genital, e sua fixação na cérvix, procede-se à infusão da dose inseminante, normalmente composta por 2 a 3 bilhões de espermatozoides em 80 a 100 mℓ de diluente. Esse procedimento deve durar de 3 a 5 minutos, sempre com a constante presença do macho promovendo o estímulo nasonasal. Caso haja dificuldade de infusão da dose ou ocorra refluxo durante a IA, recomenda-se o imediato reposicionamento da pipeta de IA. Todo o procedimento é muito simples, entretanto exige treinamento inicial da equipe de inseminadores para evitar a ocorrência de erros na implementação da técnica, bem como de posterior acompanhamento rotineiro da atividade.

O intervalo ótimo para realização da IA em fêmeas multíparas é de até 24 horas antes da ovulação, e intervalos mais longos comprometem negativamente a taxa de parto e o tamanho de leitegada.[110,131-133] A população espermática permanece relativamente inalterada no reservatório espermático por até 24 horas após a IA, porém o número de espermatozoides viáveis e aptos à fecundação diminui ao longo do tempo, o que explica o comprometimento da taxa de fecundação quando se realiza a IA em intervalos superiores a 24 horas antes da ovulação.[134] O número de espermatozoides acessórios na zona pelúcida reduz em até 50% quando se promove a IA entre 24 e 36 horas antes da ovulação, em comparação à IA realizada entre 12 e 24 horas antes da ovulação,[135] demonstrando que a oferta de espermatozoides no local de fecundação reduz com o passar do tempo.[135] Por sua vez, se a inseminação é realizada após a ovulação e não for precedida por uma inseminação pré-ovulatória, o envelhecimento do gameta feminino passa a compreender o fator limitante,[110] pois a viabilidade funcional do oócito se mantém por até 8 horas.[136]

Como não existem meios práticos para predizer o momento da ovulação, há dificuldade em realizar a inseminação no intervalo considerado ideal. Tradicionalmente, são necessárias múltiplas inseminações durante o estro para assegurar que pelo menos uma seja realizada no período de até 24 horas antes da ovulação. Considerando que uma população espermática permanece viável por até 24 horas, podem-se fazer as inseminações em intervalos de 24 horas. Nesse sentido, Castagna[137] realizou um estudo comparativo do desempenho reprodutivo de fêmeas multíparas inseminadas em intervalos de 12 ou 24 horas. Não foram observadas diferenças nas taxas de retorno ao estro e de parto em fêmeas submetidas a uma ou duas inseminações ao dia (Quadro 7.8). Com essa estratégia, identificou-se redução de 35% no número de inseminações realizadas, sem prejuízo ao desempenho reprodutivo do plantel. Entretanto, ao recomendar uma inseminação ao dia, é importante se atentar às características qualitativas e quantitativas das doses de sêmen utilizadas.

Técnica de inseminação artificial pós-cervical

Os primeiros relatos da IAPC não cirúrgica, em suínos, datam da década de 1950, quando se constatou que o local de deposição do sêmen tinha influência nos resultados de fertilidade.[138] No entanto, somente muitas décadas depois foi proposta a alteração na técnica de IA, preconizando a deposição do sêmen no útero.[139,140]

A técnica consiste no emprego de um cateter com diâmetro aproximado de 3 mm que é introduzido pelo interior da pipeta tradicional (Figura 7.11) após ter sido fixada na cérvix.

| QUADRO 7.8 | Desempenho reprodutivo de fêmeas suínas submetidas a uma ou duas inseminações diárias. |

	1 IA/dia	2 IA/dia	Valor de P
Número de fêmeas	1.110	1.112	–
Taxa de retorno ao estro	7,64	5,82	0,09
Taxa de parto ajustada	89,68	92,05	0,06
Leitões nascidos totais	11,01 ± 3,12	11,01 ± 2,96	0,26
Nº de IA/fêmea	2,13 ± 0,50	3,32 ± 0,76	< 0,01
Nº de leitões/100 fêmeas inseminadas	1.061,81	1.084,68	0,15

Adaptado de Castagna, 2002.[137]

O cateter é introduzido lentamente, ultrapassando em 20 a 25 cm a extremidade da pipeta tradicional, e os espermatozoides são depositados no corpo do útero ou um pouco mais adiante. Essa técnica permite a redução do volume em até 10 vezes e do número de espermatozoides na dose inseminante em 20 a 60 vezes.[139] Com isso, potencializa-se o uso de machos geneticamente superiores, incrementando o ganho genético.

Em condições de granja, demonstrou-se que a taxa de parto e o número de leitões nascidos totais foram semelhantes, quando empregado 1 bilhão de espermatozoides por dose na IAPC (86,9% e 12,1), em comparação a 2 bilhões (91,8% e 12,6) e 3 bilhões (91,1% e 12,5) na IAT.[140] De modo semelhante, Dallanora et al.[141] não observaram diferenças no desempenho reprodutivo quanto à taxa de parto e ao tamanho da leitegada de fêmeas inseminadas com 1,5 bilhão de espermatozoides na IAPC (92,8% e 11,6 ± 2,6) ou 3 bilhões na IAT (93,4% e 11,8 ± 2,8). Entretanto, uma redução grave no número de espermatozoides por dose na IAPC tem impacto no tamanho da leitegada, como foi observado pela redução do número de embriões viáveis[142] e de leitões nascidos totais[143] com a utilização de 0,25 e 0,5 bilhão de espermatozoides, respectivamente. É possível que a redução dos espermatozoides para níveis próximos ou inferiores a 0,5 bilhão interfira na formação de um reservatório espermático eficiente que permita a fecundação de todos os óvulos.

Simultaneamente à redução no número de espermatozoides, o volume da dose também pode ser reduzido na IAPC. Resultados reprodutivos satisfatórios já foram demonstrados com o uso de doses com volume de 60 mℓ,[144] 30 mℓ[145] ou até 20 mℓ.[142] No entanto, o sucesso da inseminação com doses de volume reduzido provavelmente está relacionado com a garantia de que todo o volume seja removido do cateter e depositado dentro do útero, minimizando a perda de espermatozoides.

Outro ponto importante a se considerar na IAPC reside na possibilidade de traumatismos do trato reprodutivo. Aspectos anatômicos específicos de cada fêmea podem ser responsáveis por um maior grau de dificuldade de passagem do cateter pelo anel cervical, levando a um eventual sangramento que poderia afetar o desempenho reprodutivo dessas fêmeas. O sangramento durante a IAPC foi associado a maior taxa de retorno ao estro (2,6% vs. 13,8% – Dallanora et al.)[141] e menor tamanho da leitegada (11,6 vs. 9 leitões – Bennemann et al.).[143] Entretanto, em menos de 2% das fêmeas ou inseminações, observa-se sangue na ponta do cateter[144] e no máximo 9% das fêmeas apresentam sangue no refluxo de sêmen[141] ou no vestíbulo vaginal,[143] após a IAPC. A presença de sangue durante a IAPC é mais frequente em fêmeas jovens, observada em até 23% das primíparas, provavelmente pelo tamanho reduzido do trato reprodutivo.[146]

A IAPC permite que o processo de inseminação seja desenvolvido de maneira mais rápida que a IAT, sobretudo pelo menor volume e pelo local de deposição da dose inseminante. O tempo estimado para realizar a IAPC é próximo de 2,5 vezes menor do que para a IAT (1,12 ± 0,05 min e 2,76 ± 0,63 min, respectivamente).[147] Há dúvidas quanto à necessidade do estímulo do macho no momento da inseminação, já que sua presença parece dificultar a introdução do cateter intrauterino, pelo aumento nas contrações uterinas.

A técnica de IAPC traz benefícios como a redução no número de espermatozoides por dose inseminante, o melhor aproveitamento de machos geneticamente superiores, a manutenção do desempenho reprodutivo e a maior eficiência do uso da mão de obra. No entanto, essa técnica tem as seguintes limitações: necessidade de treinamento e supervisão periódica, a fim de evitar sangramento e refluxo de sêmen durante a IAPC; aumento dos custos no procedimento em razão do cateter intrauterino; necessidade de empregar técnicas de alta precisão na determinação da concentração espermática por dose; limitação do uso da técnica em leitoas e algumas primíparas, pelo maior grau de dificuldade de passagem do cateter através da cérvix e, consequentemente, a manutenção das duas técnicas (IAPC e IAT) na rotina da granja e da CPS.

Técnica de inseminação artificial uterina profunda

A IAUP consiste na deposição dos espermatozoides dentro de um dos cornos uterinos, próximo à junção uterotubárica. A deposição do sêmen mais próximo ao local da fecundação dos oócitos permite uma redução no número de células espermáticas e no volume da DI.

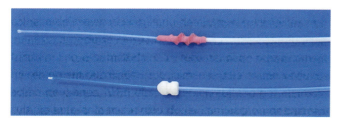

FIGURA 7.11 Modelos de pipetas e cateteres descartáveis para a inseminação pós-cervical.

Pesquisas iniciais demonstraram resultados promissores, pela deposição cirúrgica de 10 milhões de espermatozoides e apenas 5 mℓ de volume da dose próximo à junção uterotubárica.[148] A partir disso, foram propostas modificações na técnica para a IAUP não cirúrgica e sem a sedação das fêmeas, com a utilização de um endoscópio flexível e a indução hormonal da ovulação.[139] Por meio desse procedimento, é possível fazer a deposição dos espermatozoides perto do oviduto, próximo do momento da ovulação. Sob essas condições, índices satisfatórios de taxa de parto e tamanho da leitegada foram obtidos com apenas 50 e 200 milhões de espermatozoides em volume de 10 mℓ.[139] No entanto, o uso do endoscópio teria pouca aplicabilidade na rotina das granjas, principalmente pelo alto custo e pela fragilidade do equipamento, além da necessidade de qualificação da mão de obra.

Para desenvolver um instrumento de aplicabilidade prática para a IAUP, um cateter flexível de 1,8 m de comprimento e 4 mm de diâmetro foi desenvolvido para a deposição do sêmen no terço anterior do corno uterino.[149] Observações laparoscópicas demonstraram que a ponta do cateter pode se aproximar de 8 a 55 cm da junção uterotubárica. A IAUP com a utilização do cateter e da indução hormonal da ovulação permitiu uma redução de 20 vezes no número de espermatozoides e de 8 a 10 vezes no volume da dose em comparação à IAT, sem comprometimento nos índices de fertilidade.[149]

A grande vantagem da técnica de IAUP consiste em permitir uma maior eficiência no uso de espermatozoides com baixa vida útil, sendo indicada para o uso em associação com outras tecnologias de manipulação e preparação do sêmen.[150] A IAUP já foi utilizada com sucesso para a inseminação com sêmen criopreservado[108] e sexado[151] e, mais recentemente, para a transferência de embriões em suínos.[152]

Inseminação artificial em tempo fixo

Em virtude da variabilidade da duração do estro e do momento da ovulação nas fêmeas suínas, a detecção de estro diária e o uso de múltiplas inseminações são procedimentos amplamente utilizados para assegurar um bom desempenho reprodutivo do plantel. A indução e a sincronização do estro e da ovulação, de modo a direcionar a IA no intervalo considerado ideal (até 24 horas antes da ovulação),[153] possibilitam reduzir o tempo dispensado com os manejos de diagnóstico de estro e IA e o custo com a produção de doses. A IATF se tornou possível em suínos pelo profundo conhecimento da regulação endócrina do desenvolvimento folicular e ovulação, e pela disponibilidade comercial de hormônios e seus análogos, que permitem o controle do ciclo estral e da ovulação.[154]

Diversos protocolos de IATF vêm sendo testados, com a possível utilização de eCG, hCG, GnRH ou análogos e pLH, aplicados por diferentes vias. Os protocolos se baseiam na utilização da detecção de estro ou do momento do desmame para a definição do momento da aplicação hormonal. A utilização de um protocolo hormonal com um indutor de desenvolvimento folicular seguido da aplicação de um indutor de ovulação seria o suficiente para sincronizar as fêmeas para a IA e eliminar o manejo de detecção de estro. No entanto, os custos para implementação desse protocolo o tornam economicamente inviável. Dessa forma, os protocolos mais utilizados consideram o início do estro como o momento para a aplicação de um indutor de ovulação.

Os hormônios utilizados como indutores da ovulação são análogos do GnRH, como a buserelina e a triptorelina, ou substâncias com ação semelhante à do LH endógeno, como o hCG e o pLH. Demonstrou-se que a utilização de 10 µg de buserelina 86 horas após o desmame é eficaz na sincronização da ovulação de fêmeas multíparas ao desmame. Uma única IATF realizada 30 a 33 horas após a aplicação da buserelina resultou em desempenho semelhante ao da submissão de fêmeas à detecção de estro e de múltiplas IAs.[153] De modo semelhante, a utilização de 200 µg de triptorelina aplicada sob a forma de gel intravaginal 96 horas após o desmame foi suficiente para adiantar e sincronizar a ovulação e, além disso, uma única IATF não afetou negativamente o desempenho reprodutivo.[155] A eficácia do pLH em protocolos de IATF com detecção de estro foi comprovada ao constatar-se que a aplicação de 5 mg de pLH, no início do estro de fêmeas multíparas, seguida de uma única IATF 24 horas após o pLH, não comprometeu o desempenho reprodutivo.[156]

A definição dos protocolos hormonais aplicados em fêmeas ao desmame consideram que, durante a fase lactacional, a fêmea apresenta um bloqueio no eixo reprodutivo e que, ao desmame, a maioria das fêmeas inicia a retomada da ciclicidade e o desenvolvimento folicular simultaneamente. Assim, a sincronização da ovulação é facilitada. Entretanto, esse comportamento não é observado em leitoas púberes em razão da variação na manifestação do primeiro estro.[157] Para leitoas, os protocolos de IATF são estruturados a partir de uma sincronização com análogos da progesterona, normalmente com 20 mg de altrenogeste por 14 a 18 dias, e da aplicação de um indutor da ovulação cerca de 104 a 120 horas após a retirada do progestágeno. Também podem ser aplicados 800 a 1.000 UI de eCG 24 horas após a retirada do progestágeno e antes do indutor da ovulação, para induzir o crescimento folicular.[154] O uso combinado desses hormônios representa um custo elevado que, atualmente, torna inviável a aplicação da IATF em leitoas.

Apesar de os protocolos ainda estarem sendo testados e aprimorados, a IATF em suínos é uma promessa de otimização de tempo e de utilização da mão de obra nos manejos reprodutivos. Ainda, permite a maximização da difusão do mérito genético de machos superiores e, a longo prazo, a utilização de sêmen congelado ou sexado, os quais requerem maior sincronia entre a IA e a ovulação para apresentarem resultado satisfatório.

Otimização dos sistemas de produção das doses

As CPSs devem rastrear todas as etapas de produção de doses, a fim de garantir uma maior eficiência da empresa. Nesse sentido, as análises precisam incluir toda a área de alojamento dos animais, o manejo dos reprodutores, o processo de colheita, o acompanhamento do laboratório, o fluxo de trabalho, o controle de qualidade, a mão de obra, a expedição do produto final e o acompanhamento dos índices reprodutivos nas granjas. Por isso, a gestão dos dados da central pode ser realizada por meio de *softwares* específicos ou planilhas de controle que auxiliem na análise dos dados.

Com relação ao alojamento dos animais, a central deve manter os reprodutores em condições que garantem o conforto, a saúde física e a produção espermática dos animais. As taxas de reposição das centrais podem ser praticadas na ordem de 40 a 60%, mas, atualmente, algumas trabalham com reposições maiores (100 a 200%), como as CPS-núcleo. Cuidados com as instalações englobam qualidade de piso, comedouros e bedouros, além de boa ventilação, para melhor conforto dos animais. A ambiência das instalações deve conferir conforto térmico aos animais ao longo do ano, utilizando nebulização e aspersão, resfriamento adiabático ou manejo de cortinas. Temperaturas elevadas nas instalações podem prejudicar a espermatogênese e comprometer a produção espermática.[158] Os animais devem ter boa condição corporal, membros locomotores sadios e estar limpos.

A rotina de trabalho precisa ser sempre avaliada para identificar possíveis gargalos da CPS. O *layout* da área de colheita e laboratório deve evitar contrafluxo de animais e de funcionários desnecessário. Recomenda-se que a área de colheita se localize no centro das instalações com fácil acesso ao laboratório. Assim, reduz-se o trajeto percorrido pelos animais e facilita-se o envio dos ejaculados. Treinamentos e cursos de reciclagem devem ser previstos periodicamente para a equipe de colheita e do laboratório, conferindo maior destreza à operação de equipamentos e precisão de produção.

O exame andrológico constitui uma ferramenta útil e, quando realizado de maneira minuciosa, auxilia na otimização do uso dos reprodutores e no descarte de animais de baixa qualidade. O exame completo envolve a observação da saúde geral e a avaliação dos órgãos genitais, do comportamento sexual e do exame do ejaculado. Na espécie suína, ainda é pouco praticado, pois envolve a colheita de várias informações, utiliza-se pouco tempo para averiguar a saúde dos reprodutores e há pouca mão de obra capacitada para obtenção dos dados.[159] É importante o treinamento do médico-veterinário responsável pela CPS, pois cabe a esse profissional criar e implementar a rotina do exame andrológico, além de analisar e interpretar os dados obtidos.

Com relação à produção de doses, é importante garantir a quantidade mínima de células a ser empregada, evitando doses com excesso ou falta de espermatozoides. Por isso, a determinação da concentração e da análise espermática devem ser etapas precisas. Uma das formas de otimizar a produção de doses consiste em reduzir o número de células empregadas por dose. Com a IAT, é possível reduzir o número de células de 3 para 2 bilhões, considerando fatores como precisão da determinação da concentração espermática, fertilidade do reprodutor, momento da realização da IA, qualidade e tempo de armazenamento da dose inseminante.[160] O volume empregado também pode ser reduzido para 80 mℓ, diminuindo o custo da dose. Já com o uso de IAPC, as doses variam de 45 a 60 mℓ, contendo em média 1,5 bilhão de espermatozoides totais. Essa redução de células por dose permite o aumento da produção de doses por ejaculado, possibilitando a redução do número de machos alojados. Entretanto, para não prejudicar os índices reprodutivos das granjas, a central deve garantir precisão na análise de doses de sêmen com reduzida quantidade de espermatozoides. Nesse sentido, é importante avaliar a viabilidade econômica de cada tecnologia empregada, como sistema CASA, fotômetro etc.

O processo de produção de doses também pode ser otimizado com o manejo adequado da temperatura de adaptação e transporte das doses, uso estratégico de diluentes de longa duração e machos com maior viabilidade espermática ao longo do armazenamento. Em muitos casos, as centrais produzem diariamente doses que são enviadas aos clientes nas primeiras horas do dia, promovendo problemas de adaptação de doses e controle de temperatura durante o transporte. Com o correto manejo de temperatura, é possível produzir doses de sêmen em 1 dia e enviá-las para os produtores no dia seguinte. Além de questões trabalhistas com redução de horas extras, a CPS é capaz de enviar doses estabilizadas em 17°C, com seu correto transporte. Adicionalmente, o uso de diluentes de longa duração (acima de 5 dias) permite que a central concentre a produção de doses em alguns dias da semana ou evite a produção em fins de semana. Existem machos com maior viabilidade espermática durante o armazenamento e que podem ser destinados para localidades mais distantes ou para produtores que utilizam as doses por mais tempo.

O controle de qualidade engloba exames periódicos de água, sêmen *in natura*, doses de sêmen, avaliação do reprodutor e das instalações (Quadro 7.9). Com essas informações, é possível avaliar os cachaços e a qualidade das doses produzidas.

Viabilidade econômica

O aumento da utilização da IA em todos os países com suinocultura tecnificada nos últimos anos demonstra que a biotécnica é viável economicamente. O primeiro questionamento

QUADRO 7.9	Pontos de controle de qualidade de Centrais de Produção de Sêmen.

- Área de colheita
- *Layout* e limpeza das instalações
- Comedouros e bebedouros (regulagem de altura e vazão de água)
- Ambiência (temperatura e umidade relativa do ar, qualidade de cortinas)
- Limpeza e condição corporal dos animais (escore de condição corporal, membros locomotores, lesões, avaliação testicular, comprimento de pelos prepuciais)
- Laboratório
- Limpeza geral
- Controle de qualidade:
  - Análise microbiológica de insumos (sacos plásticos, copos, mangueiras etc.)
  - Análise da água (físico-química e microbiológica)
  - Análise do sêmen (microbiológica)
  - Análise de doses (concentração, microbiológica, antibiograma)
  - Análise de doses armazenadas (motilidade)
- Gestão da central de produção de sêmen
- Histórico dos animais (produção espermática, taxa de aproveitamento de ejaculados, tratamentos, programa de vacinação, retenção de reprodutores, exames de morfologia espermática, índice genético)
- Transporte de doses (rotas de entrega, temperatura de transporte, temperatura de conservadoras de destino)
- Resultados reprodutivos de granjas

que surge quanto à adoção de uma nova tecnologia é relacionado com o seu custo-benefício. Ao produtor cabe a decisão de construir sua própria CPS ou comprar as doses de sêmen de uma CPS em programa aberto de comercialização de sêmen. A escolha depende do tamanho e do nível tecnológico da granja[161,162] ou até mesmo do nível ocupado na cadeia produtiva (núcleo, multiplicadora ou comercial). De modo geral, as empresas maiores comercializam as doses inseminantes e apresentam mais economia de escala na produção. Além dos custos, essas CPS são empresas especializadas, agregando benefícios técnicos e ganho genético acelerado à produção de suínos.

No planejamento de um programa de IA, algumas variáveis importantes devem ser discutidas, como a demanda diária, semanal, mensal e anual de sêmen, com base no número de fêmeas a serem atendidas. O ponto de partida dos custos da IA consiste na composição dos custos de cada DI, a qual varia para cada necessidade de demanda. Em diferentes cenários de programas de IA, o material de consumo, mão de obra, valor dos machos e custo financeiro são os componentes com maior impacto no custo final da DI, enquanto os custos com instalações e equipamentos – que muitas vezes representam fatores limitantes na implantação de uma CPS – e os custos fixos têm uma participação percentual muito pequena no custo final da dose inseminante.[163,164] A participação porcentual nos custos da dose inseminante poderá sofrer variações de acordo com o número de machos da CPS, bem como dos materiais utilizados, o valor dos machos, a mão de obra e os custos financeiros, e deverá ser calculada para cada situação.

Além dos custos associados à produção das doses inseminantes, os custos em um programa de IA podem ser reduzidos pela diminuição do número de doses empregadas por estro e de espermatozoides utilizados por dose. Uma estratégia está relacionada com a modificação dos protocolos de IA, migrando da IAT, efetuada 2 vezes/dia, para uma única IA diária, permitindo a redução média de uma IA por estro.[137] O melhor aproveitamento de cada ejaculado e dos machos da CPS também pode ser obtido pela redução do número de espermatozoides por dose na IAT[165] ou utilizando a IAPC, que já implica menor número de espermatozoides por dose.

Com o desenvolvimento de conhecimentos sobre a IAPC, houve a expectativa de reduzir significativamente o número de espermatozoides por dose, sempre com a manutenção dos mesmos níveis de fertilidade. No entanto, as doses para a IAPC, contendo um terço do número de espermatozoides da IAT, por exemplo, não terão uma redução de custos nas mesmas proporções. Ao serem comparados os custos de um programa de IAT (100% com doses de 3 bilhões de espermatozoides) e um de IAPC (80% de doses para IAPC com 1 bilhão de espermatozoides e 20% com doses de 3 bilhões para IAT para atender leitoas), constatou-se redução de 48% no custo das doses no programa de IAPC.[166] Entretanto, ao empregar machos de maior valor nesse programa de IAPC (valor 2,7 vezes superior), o custo das doses foi aumentado em 5% em relação ao programa com a IAT.

Recentemente, uma simulação bioeconômica de três cenários foi realizada por Arend *et al.*,[167] considerando IAT, IAPC e diferentes níveis de tecnologia empregada na CPS, conforme a Figura 7.12. As três centrais têm capacidade de atender o mesmo número de fêmeas (12.500 matrizes). O cenário 1 foi criado utilizando o fotômetro como equipamento destinado à determinação da concentração, tornando-se necessários 50 machos para a produção de doses tradicionais (3 bilhões de espermatozoides em 90 mℓ de DI). Já o cenário 2, por utilizar o sistema CASA (*Computer-Assisted Semen Analysis*), permitiu uma redução na quantidade total de espermatozoides empregados nas doses tradicionais (2 bilhões de espermatozoides em 80 mℓ). No cenário 3, também com o sistema CASA, a central produz 80% de doses para IAPC (1,5 bilhão em 60 mℓ de DI) e o restante para IAT (2 bilhões de espermatozoides em 80 mℓ). Nota-se que, com a redução do número de espermatozoides empregados, foi possível reduzir o número de machos utilizados. Os autores não levaram em conta os custos envolvidos com a inseminação propriamente dita (pipetas e cateteres) e ganhos genéticos, mas, nos três cenários, mão de obra, material de consumo e machos representaram as três maiores participações. Eles sugerem que a utilização de tecnologia computadorizada na análise do sêmen, proporcionando a redução do número de machos, em virtude da utilização de um número menor de espermatozoides na produção de doses

CAPÍTULO 7 • Inseminação Artificial em Suínos

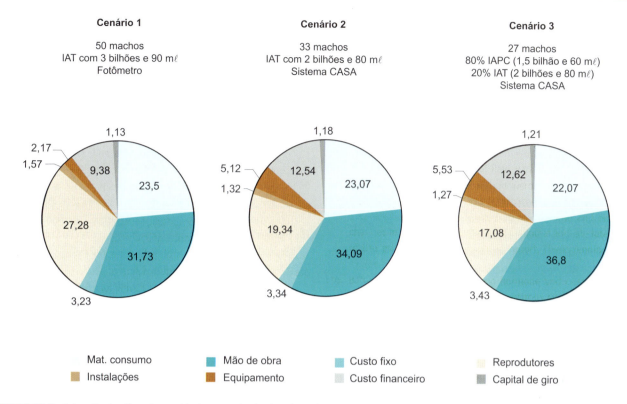

FIGURA 7.12 Participação de diferentes variáveis no custo da dose inseminante de acordo com os diferentes cenários, considerando uma produção de 75.000 doses/ano para atender a um plantel de 12.500 fêmeas. IAT: inseminação tradicional; IAPC: inseminação pós-cervical. (Adaptada de Arend et al., 2014.)[167]

para IAPC, torna o cenário 3 o mais viável economicamente, já que resultou em redução de 14% no custo da DI, em relação ao cenário 1.

Com o emprego da monta natural, preconiza-se um reprodutor para cada grupo de 20 a 25 fêmeas. Ao empregar a IA, o número de fêmeas a serem atendidas por macho alojado dependerá do grau de eficiência na utilização dos reprodutores e da técnica empregada para a IA. Quanto maior o número de fêmeas atendidas no programa de IA, melhor será a eficiência no uso dos reprodutores, conforme apresentado no Quadro 7.10.

Considerações finais

As vantagens no emprego da inseminação artificial em suínos são indiscutíveis, principalmente na difusão de material genético em larga escala. A realização da técnica de inseminação e o processamento das doses inseminantes, apesar de simples, requerem cuidados básicos de higiene e conhecimento técnico para que bons resultados sejam alcançados. Na implantação de um sistema de IA, a qualidade do ejaculado e da dose inseminante, a exatidão da detecção de estro e a execução adequada da inseminação propriamente dita são fundamentais.

QUADRO 7.10	Eficiência no número de machos por fêmea de acordo com o programa de inseminação artificial, atendendo 10 mil fêmeas em produção.			
	IAT 3 bi	IAT 2 bi	IAPC*	IATF + IAPC
Método de IA	Tradicional	Tradicional	Pós-cervical	Pós-cervical
Nº de espermatozoides na dose	3 bilhões	2 bilhões	1,5 bilhão	1,5 bilhão
Nº de IA/estro	2,2	2,2	2,2	1,24
Nº de machos**	35	23	21	10
Relação macho:fêmea	1:285	1:435	1:476	1:1.000

*Com 20% do plantel inseminado com IAT (leitoas) e doses com 3 bilhões de espermatozoides. **Com reserva de 20% de animais (doentes, em treinamento, descartes). Para os cálculos, foram considerados os seguintes índices: taxa de parto: 90%; partos/fêmeas/ano: 2,5; produção espermática/macho/semana: 120 bilhões de espermatozoides totais. IA: inseminação artificial; IAT: IA tradicional; IAPC: IA pós-cervical; IATF: IA em tempo fixo.

REFERÊNCIAS BIBLIOGRÁFICAS

1. Wentz I, Bortolozzo FP. Inseminação artificial em suínos. In: Sobestiansky J, Wentz I, Silveira PRS da, Sesti LAC. Suinocultura intensiva: produção, manejo e saúde do rebanho. Concórdia: EMBRAPA-CNPSA; 1998.

2. Scheid I. Commercial swine artificial insemination in Brazil: development and current use. Reproduction in Domestic Animals. 1991; 1:299-301.

3. Bortolozzo FP, Wentz I. Inseminação artificial em suínos no Brasil. Rev Bras Reprod Anim. 1997; 21(3):13-5.

4. Meincke W. Inseminação artificial em suínos no Brasil: situação atual e perspectivas. Suinocultura Industrial. 1981; 31:32-4.

5. Weitze KF. Update on the worldwide application of swine AI. Beltsville: IV International Conference on Boar Semen Preservation. 2000; 141-5.

6. Riesenbeck A. Review on international trade with boar semen. Reproduction in Domestic Animals. 2011; 46:1-3.

7. Bortolozzo FP, Wentz I, Ferreira FM et al. Exame do ejaculado. In: Suinocultura em Ação 02: Inseminação Artificial na Suinocultura Tecnificada. 2005; 2:69-89.

8. Wentz I, Vargas AJ, Bortolozzo FP et al. Situação atual da inseminação artificial em suínos no Brasil e viabilização econômica do emprego dessa biotécnica. In III Simpósio Internacional de Inseminação Artificial em Suínos. Flores da Cunha. 2000; 5-12.

9. ABCS. Panorama setorial da suinocultura – Dossiê detalhado do setor suinícola. 2015. Disponível em: http://issuu.com/revistaabcs/docs/panorama_setorial. Acesso em: 21 jul. 2015.

10. Marchetti AN, Mellagi APG. Sistemas de coleta manual, semiautomática e automática. In: Produção de Suínos: Teoria e Prática. Brasília: ABCS. 2014; 328-33.

11. PIC. Boar stud management manual. 2013; p. 58.

12. Estienne MJ. A review of the effects of prostaglandins on sexual behavior in boars. Applied Animal Behaviour Science. 2014; 154:1-7.

13. Terlouw S, Simmet C, Schlimgen T et al. Comparison of AutoMate® and the gloved-hand method for boar semen collection. Theriogenology. 2008; 8(70):1388-9.

14. Borah P, Ahmed K, Sharma RK et al. Bacterial flora of frozen buck semen and their drug sensitivity. Indian Journal of Animal Health. 1991; 30:85-87.

15. Weitze KF. Transmissible diseases by artificial insemination in pigs. Campo Grande: Congresso Panamerincano de Ciências Veterinárias. 1996; 1-7.

16. Bennemann PE. Avaliação de doses inseminantes produzidas em centrais de inseminação artificial de suínos no sul do Brasil e o efeito da contaminacao bacteriana sobre a qualidade espermática. Arq Fac Vet UFRGS. 1998; 26:128-31.

17. Dias CP, Castagna CD, Reis GR et al. Grau de contaminação bacteriana no ejaculado de suínos submetidos a dois métodos de higienização e coleta. Arquivos da Faculdade de Veterinária da UFRGS. 2000; 28:32-40.

18. Goldberg AMG, Argenti LE, Faccin JE et al. Risk factors for bacterial contamination during boar semen collection. Research in Veterinary Science. 2013; 95(2):362-7.

19. Schulze M, Ammon C, Rüdiger K et al. Analysis of hygienic critical control points in boar semen production. Theriogenology. 2015; 83(3):430-7.

20. Ko JCH, Evans LE, Althouse GC. Toxicity effects of latex gloves on boar spermatozoa. Theriogenology. 1989; 31(6):1159-64.

21. Willey RE. Spermicidal effect of latex gloves during semen collection in the boar: A case report. Swine Health and Production. 1993; 22-23.

22. Scheid IR, Wentz I, Kich JD. Toxicidade das luvas de coleta ao sêmen suíno. In: Congresso Brasileiro de Veterinários Especialistas em Suínos. Blumenau: EMBRAPA-CNPSA. 1995; p. 148.

23. Rodriguez-Martinez H, Kvist U, Saravia F et al. The physiological roles of the boar ejaculate. In: Rodriguez-Martinez H, Valle JL, Ziecik AJ. Control of pig reproduction VIII. Nottinghan. 2009; 1-22.

24. Singleton WL, Flowers W. Managing boars in artificial insemination centers. Fact Sheet – Pork Information Gateway 2006. Disponível em: http://porkgateway.org/?s=boar. Acesso em: 21 fevereiro de 2015.

25. Flowers WL. Factors affecting the efficient production of boar sperm. Reproduction in Domestic Animals. 2015; 50:25-30.

26. Pinart E, Puigmulé M. Factors affecting boar reproduction, testis function, and sperm quality. In: Boar reproduction. London: Springer. 2013; 109-202.

27. Flowers WL, Seal MC. Effect of the consistency of collection frequency on semen quality of boars. Journal of Animal Science. 2006; 84:90-1.

28. Kennedy BW, Wilkins JN. Boar, breed and environmental factors influencing semen characteristics of boars used in artificial insemination. Canadian Journal of Animal Science. 1984; 64(4):833-43.

29. Kemp B, Verstegen MWA, Den Hartog LA et al. The effect of environmental temperature on metabolic rate and partitioning of energy intake in breeding boars. Livestock Production Science. 1989; 23(3 a 4):329-40.

30. Reed HCB. Artificial insemination. In: Cole DJ, Foxcroft GR. Control of Pig Reproduction. London: Butterworths Scientific. 1982; 65-90.

31. Colenbrander B, Feitsma H, Grooten HJ. Optimizing semen production for artificial insemination in swine. Journal of Reproduction and Fertility. 1993; 48:207-15.

32. Ferreira FM, Scheid IR, Wentz I et al. Sexual function in young boars with different daily gain. I. Spermatic characteristics. Bologna-Italy: 14 International Pig Veterinary Society Congress. 1996; p. 607.

33. Wollmann EB. Variação nos parâmetros seminais em suínos destinados à inseminação artificial de acordo com a idade, época do ano, alojamento e coletador. [Dissertação Mestrado] Porto Alegre: Universidade Federal do Rio Grande do Sul; 2002.

34. Woelders H. Overview of in vitro methods for evaluation of semen quality. Reprod Domest Anim. 1991; 145-64.

35. Broekhuijse MLW, Šoštarić E, Feitsma H et al. Application of computer-assisted semen analysis to explain variations in pig fertility. Journal of Animal Science. 2012; 90(3):779-89.

36. Sancho S, Vilagran I. The boar ejaculate: sperm function and seminal plasma analyses. In: Bonet S, Casas I et al. Boar reproduction. London: Springer. 2013; 471-516.

37. Holt WV, Medrano A. Assessment of boar sperm function in relation to freezing and storage. Journal of Reproduction and Fertility. 1997; 52:213-22.

38. Broekhuijse MLW, Šoštarić E, Feitsma H et al. Additional value of computer assisted semen analysis (CASA) compared to conventional motility assessments in pig artificial insemination. Theriogenology. 2011; 76(8):1473-86.

39. Amann RP, Waberski D. Computer-assisted sperm analysis (CASA): capabilities and potential developments. Theriogenology. 2014; 81(1):5-17.

40. Holt C, Holt WV, Moore HD et al. Objectively measured boar sperm motility parameters correlate with the outcomes of on-farm insem-inations: results of two fertility trials. Journal of Andrology. 1997; 18(3):312-23.

41. Feitsma H, Broekhuijse MLW, Gadella B. Do CASA systems satisfy consumers demands? A critical analysis. Reproduction in Domestic Animals. 2011; 46:49-51.

42. Feitsma H. The use of computer assisted semen analysis systems, a challenge for semen quality control in pig Ai centers? Champaign: The 8th International Conference on Boar Semen Preservation. 2015; p. 112.

43. Broekhuijse MLW, Šoštarić E, Feitsma H et al. The value of microscop-ic semen motility assessment at collection for a commercial artificial insemination center, a retrospective study on factors explaining vari-ation in pig fertility. Theriogenology, 2012; 77(7):1466-79.

44. Flowers W. Successful AI programs. In: Swine Reproduction Symposium. 1996; 1-6.

45. Corrêa MN, Meincke W, Lucia JR T et al. Inseminação artificial em suí-nos. Pelotas: Printpar; 2001.

46. Weitze KF, Muller E. Prinzipien der sperm auntersuchung. In: Busch W, Löhle K et al. Kunstliche Besamung bei Nutztieren. 2 ed. Jena, Stuttgard: Gustav Fischer. 1991; 269-310.

47. Paulenz H, Grevle IS, Tverdal A et al. Precision of the Coulter® counter for routine assessment of boar-sperm concentration in comparison with the haemocytometer and spectrophotometer. Reproduction in Domestic Animals. 1995; 30(3):107-11.

48. Borchardt Neto G, Guidoni AL, Bortolozzo FP et al. Modelo logísti-co para estimar a concentração espermática pela fotocolorime-tria. Blumenau: Congresso da Associação Brasileira de Veterinários Especialistas em Suínos. 1995.

49. Rodríguez-Martínez H, Ericksson B. Evaluación del semen de verraco y su relación con fertilidad. Flores da Cunha: III Simpósio Internacional Minitub. 2000; 13-33.

50. Ferreira FM, Wentz I, Guidoni AL et al. Comportamento de monta e características seminais de suínos jovens landrace e large white. Ciência Rural. 2005; 35(1):131-7.

51. Colégio Brasileiro de Reprodução Animal (CBRA). Manual para exa-me andrológico e avaliação de sêmen animal. Belo Horizonte: CBRA; 2013.

52. Waberski D, Meding S, Dirksen G et al. Fertility of long-term-stored boar semen: Influence of extender (Androhep and Kiev), storage time and plasma droplets in the semen. Animal Reproduction Science. 1994; 36(1 a 2):145-51.

53. Baishya SK, Biswas RK, Kadirvel G et al. Effect of conventional and controlled freezing method on the post thaw characteristics of boar spermatozoa. Animal Reproduction Science. 2014; 149(3 a 4): 231-7.

54. Barranco I, Ortega MD, Martinez-Alborcia MJ et al. Season of ejaculate collection influences the freezability of boar spermatozoa. Cryobiology. 2013; 67(3):299-304.

55. Martinez-Alborcia MJ, Valverde A, Parrilla I et al. Detrimental effects of non-functional spermatozoa on the freezability of functional sperma-tozoa from boar ejaculate. PLoS One. 2012; 7(5):e36550.

56. Reis GRD, Bernardi ML, Schwarz P et al. Diferença entre machos suí-nos na manutenção da viabilidade espermática a 17°C. Acta Scientiae Veterinariae. 2002; 30(3):159-66.

57. Ohata PM, Wentz I, Bernadi ML et al. Viabilidade do sêmen suíno con-gelado submetido a um período de equilíbrio pré-congelamento

com ou sem a presença de plasma seminal. Arquivos da Faculdade de Veterinária UFRGS. 2001; 29(2):123-9.

58. Ohata PM, Bernardi ML, Reis GR et al. Congelabilidade do sêmen suí-no de acordo com o período de equilíbrio pré-congelamento e da sensibilidade ao resfriamento. Archives of Veterinary Science. 2005; 10(1):69-74.

59. Grossfeld R, Sieg B, Struckmann C et al. New aspects of boar semen freezing strategies. Theriogenology. 2008; 70(8):1225-33.

60. Althouse GC. Comparison of currently used semen estenders in the swine industry. Compendium on Continuing Education for the Practicing Veterinarian. 1997; 19(6):777-82.

61. Johnson LA, Weitze KF, Fiser P et al. Storage of boar semen. Animal Reproduction Science. 2000; 62(1 a 3):143-72.

62. Levis D. Liquid boar semen production: current extender technol-ogy and where do we go from here. Beltsville-EUA: International Conference on Boar Semen Preservation. 2000; 121-8.

63. Schulze M, Henning H, Rüdiger K et al. Temperature management during semen processing: Impact on boar sperm quality under labo-ratory and field conditions. Theriogenology. 2013; 80(9):990-8.

64. Almeida MCS. Impacto da diluição isotérmica e bitérmica sobre a qualidade do sêmen suíno. [Dissertação Mestrado] Porto Alegre: Universidade Federal de Rio Grande do Sul; 2014.

65. Lopez Rodriguez A, Rijsselaere T, Vyt P et al. Effect of dilution tempera-ture on boar semen quality. Reprod Domest Anim. 2012; 47(5):63-6.

66. Schulze M, Rüdiger K, Waberski D. Rotation of boar semen doses during storage affects sperm quality. Reproduction in Domestic Animals. 2015; 50(4):684-7.

67. Menegat MB, Mellagi APG, Bortolin RC et al. Sperm quality and oxi-dative status as affected by homogenization of liquid-stored boar se-men diluted in short-and long-term extenders. Animal Reproduction Science. 2017; 179:67-79.

68. Althouse GC, Wilson ME, Kuster C et al. Characterization of lower temperature storage limitations of fresh-extended porcine semen. Theriogenology. 1998; 50(4):535-43.

69. Watson PF, Plummer JM. The responses of boar sperm membranes to cold shock and cooling. Uppsala: Conference on Deep Freezing of Boar Semen. 1985; 113-27.

70. De Leeuw FE, Colenbrander B, Verkleij AJ. The role membrane dam-age plays in cold shock and freezing injury. Reproduction in Domestic Animals. 1991; 1(9):95-104.

71. Maxwell WMC, Johnson LA. Membrane status of boar spermato-zoa after cooling or cryopreservation. Theriogenology. 1997; 48(2): 209-19.

72. Katzer L, Bernardi M, Bortolozzo F et al. Qualidade de sêmen suíno resfriado sob a influência de diluentes, da temperatura de armazena-mento e da incubação prévia. Ars Veterinaria. 2004; 20(2):233-41.

73. Katzer LH, Bernardi ML, Bortolozzo FP et al. Viabilidade de sêmen suí-no armazenado a 5°C de acordo com a taxa de resfriamento e incu-bação prévia. Ciência Rural. 2005; 35(1):138-44.

74. Corrêa MN, Lucia T, Bianchi I et al. Swine semen cooled at 5°C with PIGPEL-5 extender: effects on semen quality in vitro and fertility esti-mators in vivo. Animal Reproduction. 2006; 3(1):41-8.

75. Juliano F, Serret CG, Schneider A et al. Efeito do diluente pigpel na qualidade do sêmen suíno refrigerado em diferentes temperaturas. Semina: Ciências Agrárias. 2009; 30(4):899-906.

76. Grossfeld R, Peralta W, Weitze K-F et al. Antibiotic-free hypothermic storage of boar semen in Androstar+ 5 extender results in similar

fertility results compared to semen stored at 17°C in extender with antibiotic content. Animal Reproduction Science. 2016; 169:125.

77. Menezes TDA. Avaliação da temperatura de armazenamento e uso de antimicrobianos na qualidade de doses seminais de suínos. [Dissertação Mestrado] Porto Alegre: Universidade Federal do Rio Grande do Sul; 2018.

78. Weitze KF. The use of "Long-term Extender" in pig AI-a view of the international situation. Pig News and Information. 1990; 11(1):23-6.

79. Parks JE, Lynch DV. Lipid composition and thermotropic phase behavior of boar, bull, stallion, and rooster sperm membranes. Cryobiology. 1992; 29(2):255-66.

80. Hood RD, Foley CW, Martin TG. Effects of cold shock, dilution, glycerol and dimethyl sulfoxide on cation concentrations in porcine spermatozoa. Journal of Animal Science. 1970; 30(1):91-4.

81. Watson PF. Cooling of spermatozoa and fertilizing capacity. Reproduction in Domestic Animals. 1996; 31(1):135-40.

82. Watson PF. Recent developments and concepts in the cryopreservation of spermatozoa and the assessment of their post-thawing function. Reproduction, Fertility and Development. 1995; 7(4):871-91.

83. Watson PF. The causes of reduced fertility with cryopreserved semen. Animal Reproduction Science. 2000; 60:481-92.

84. Cerolini S, Maldjian A, Pizzi F et al. Changes in sperm quality and lipid composition during cryopreservation of boar semen. J Reprod Fert. 2001; 395-401.

85. De Leeuw FE, Chen H-C, Colenbrander B et al. Cold-induced ultrastructural changes in bull and boar sperm plasma membranes. Cryobiology. 1990; 27(2):171-83.

86. Gilmore JA, Liu J, Peter AT et al. Determination of plasma membrane characteristics of boar spermatozoa and their relevance to cryopreservation. Biology of Reproduction. 1998; 58(1):28-36.

87. Eriksson BM, Vazquez JM, Martinez E et al. Effects of holding time during cooling and of type of package on plasma membrane integrity, motility and in vitro oocyte penetration ability of frozen-thawed boar spermatozoa. Theriogenology. 2001; 55(8):1593-605.

88. Pursel VG, Park CS. Freezing and thawing procedures for boar spermatozoa. Uppsala: International Conference on Deep Freezing of Boar Semen. 1985; 147-66.

89. Hernández M, Roca J, Gil MA et al. Adjustments on the cryopreservation conditions reduce the incidence of boar ejaculates with poor sperm freezability. Theriogenology. 2007; 67(9):1436-45.

90. Saravia F, Wallgren M, Rodriguez-Martinez H. Freezing of boar semen can be simplified by handling a specific portion of the ejaculate with a shorter procedure and MiniFlatPack packaging. Animal Reproduction Science. 2010; 117(3 a 4):279-87.

91. Hu J-H, Li Q-W, Jiang Z-L et al. Effects of different extenders on DNA integrity of boar spermatozoa following freezing-thawing. Cryobiology. 2008; 57(3):257-62.

92. Pettitt MJ, Buhr MM. Extender components and surfactants affect boar sperm function and membrane behavior during cryopreservation. Journal of Andrology. 1998; 19(6):736-46.

93. Morris GJ, Goodrich M, Acton E et al. The high viscosity encountered during freezing in glycerol solutions: effects on cryopreservation. Cryobiology. 2006; 52(3):323-34.

94. Fuller BJ. Cryoprotectants: the essential antifreezes to protect life in the frozen state. CryoLetters. 2004; 25(6):375-88.

95. Bianchi I, Calderam K, Maschio ÉF et al. Evaluation of amides and centrifugation temperature in boar semen cryopreservation. Theriogenology. 2008; 69(5):632-8.

96. Bianchi I, Calderam K, Maschio ÉF et al. Inseminação artificial intra-uterina em leitoas com sêmen criopreservado com dimetilacetamida e glicerol. Ciência Rural. 2008; 38(7):1978-84.

97. Giaretta E, Estrada E, Bucci D et al. Combining reduced glutathione and ascorbic acid has supplementary beneficial effects on boar sperm cryotolerance. Theriogenology. 2015; 83(3):399-407.

98. Rath D, Bathgate R, Rodriguez-Martinez H et al. Recent advances in boar semen cryopreservation. In: Rodriguez-Martinez H, Vallet JL, Ziecik AJ. Control of pig reproduction VIII. Nottingham, UK: Nottingham Univ. Press. 2009; 51-66.

99. Morris GJ, Faszer K, Green JE et al. Rapidly cooled horse spermatozoa: loss of viability is due to osmotic imbalance during thawing, not intracellular ice formation. Theriogenology. 2007; 68(5):804-12.

100. Fiser PS, Fairfull RW, Hansen C et al. The effect of warming velocity on motility and acrosomal integrity of boar sperm as influenced by the rate of freezing and glycerol level. Molecular Reproduction and Development. 1993; 34(2):190-5.

101. Fiser PS, Hansen C, Underhill KL et al. The effect of induced ice nucleation (seeding) on the post-thaw motility and acrosomal integrity of boar spermatozoa. Animal Reproduction Science. 1991; 24(3 a 4):293-304.

102. Eriksson BM, Petersson H, Rodriguez-Martinez H. Field fertility with exported boar semen frozen in the new flatpack container. Theriogenology. 2002; 58(6):1065-79.

103. Saravia F, Wallgren M, Nagy S et al. Deep freezing of concentrated boar semen for intrauterine insemination: effects on sperm viability. Theriogenology. 2005; 63(5):1320-33.

104. Ekwall H, Hernández M, Saravia F et al. Cryo-scanning electron microscopy (Cryo-SEM) of boar semen frozen in medium-straws and MiniFlatPacks. Theriogenology. 2007; 67(9):1463-72.

105. Wongtawan T, Saravia F, Wallgren M et al. Fertility after deep intra-uterine artificial insemination of concentrated low-volume boar semen doses. Theriogenology. 2006; 65(4):773-87.

106. Waberski D, Weitze KF, Gleumes T et al. Effect of time of insemination relative to ovulation on fertility with liquid and frozen boar semen. Theriogenology. 1994; 42(5):831-40.

107. Bertani GR, Scheid IR, Fialho FB et al. Periovulatory insemination with fresh or frozen semen on embryo viability and early pregnancy rate in gilts. Reproduction in Domestic Animals. 1996; 31(2):307-8.

108. Roca J, Carvajal G, Lucas X et al. Fertility of weaned sows after deep intrauterine insemination with a reduced number of frozen-thawed spermatozoa. Theriogenology. 2003; 60(1):77-87.

109. Bolarín A, Roca J, Rodríguez-Martínez H et al. Dissimilarities in sows' ovarian status at the insemination time could explain differences in fertility between farms when frozen-thawed semen is used. Theriogenology. 2006; 65(3):669-80.

110. Soede NM, Wetzels CCH, Zondag W et al. Effects of time of insemination relative to ovulation, as determined by ultrasonography, on fertilization rate and accessory sperm count in sows. Journal of Reproduction and Fertility. 1995; 104(1): 99-106.

111. Mellagi APG, Bernardi ML, Wentz I et al. Ciclo estral, dinâmica folicular e manutenção da gestação. In: Suinocultura em Ação 04: A Fêmea Suína Gestante. Porto Alegre: Palotti. 2007; 17-40.

112. Weitze KF, Wagner-Rietschel H, Waberski D et al. The onset of heat after weaning, heat duration, and ovulation as major factors in AI timing in sows. Reproduction in Domestic Animals. 1994; 29(5): 433-43.

113. Steverink DWB, Soede NM, Groenland GJR et al. Duration of estrus in relation to reproduction results in pigs on commercial farms. Journal of Animal Science. 1999; 77(4)801-9.

114. Uemoto D. Comportamento estral e desempenho reprodutivo de leitoas submetidas à inseminação artificial em diferentes intervalos pré-ovulatórios. [Dissertação Mestrado] Porto Alegre: Universidade Federal do Rio Grande do Sul. 1999.

115. Cox NM, Tubbs RC. Applied reproductive anatomy and physiology of the sow. In: Youngquist R. Current therapy in large animal theriogenology. Philadephia: Saunders Company. 1997; 689-96.

116. Gordon I. The sow's oestrus cycle and associated events. In: Controlled reproduction in pigs. Wallingford: Cab International. 1997; 60-76.

117. Senger PL. Reproductive cyclicity: Terminology and basic concepts. Pathways to pregnancy and parturition. 2. ed. Pullman: Current Conceptions, Inc. 1997; 150-163.

118. Bortolozzo FP, Wentz I. Fatores que interferem nos resultados de inseminação artificial em suínos. Belo Horizonte: Congresso Brasileiro de Reprodução Animal. 1995; 131-41.

119. Borchardt Neto G, Bortolozzo FP, Wentz I. Fatores relacionados com o diagnóstico de estro e momento da ovulação. In: Suinocultura em Ação 02: Inseminação Artificial na suinocultura tecnificada. Porto Alegre: Palotti. 2005; 107-26.

120. Signoret JP. Swine behaviour in reproduction and stress on reproductive efficiency in swine. Extension service, University of Nebraska. 1970; 28-45.

121. Hughes P, Hemsworth P. Mating management and artificial insemination. In: Cole DJA, Wiseman J, Varley MA. Principles of pig science. UK: Nottingham University Press. 1994; 253-76.

122. Hemsworth P, Barnett J, Hansen C et al. Effects of social environment on welfare status and sexual behaviour of female pigs. II. Effects of space allowance. Applied Animal Behaviour Science. 1986; 16(3):259-67.

123. Hemsworth PH, Barnett JL. Behavioural responses affecting gilt and sow reproduction. Journal of Reproduction and Fertility. 1990; 40:343-54.

124. Dial GD, Almond GW. Endocrine pathophysiology of seasonal anestrus in swine. Definition of the summer infertility problem in the pig. Luxemburg: Commision of the European Communities. 1987; 141-9.

125. Soede NM, Kemp B. Expression of oestrus and timing of ovulation in pigs. Journal of Reproduction and Fertility. 1997; 52:91-103.

126. Stokhof SJH, Soede NM, Kemp B. Vaginal mucus conductivity as measured by the Walsmeta MKIV does not accurately predict the moment of ovulation or the optimum time for insemination in sows. Animal Reproduction Science. 1996; 41(3 a 4):305-10.

127. Soede NM, Hazeleger W, Broos J et al. Vaginal temperature is not related to the time of ovulation in sows. Animal Reproduction Science. 1997; 47(3): 245-52.

128. Dias CP, Uemoto, DA, Marchetti AN et al. Caracterização do reflexo de tolerância ao homem em fêmeas suínas. Belo Horizonte: Congresso Brasileiro de Veterinários Especialistas em Suínos. 1999; 367-8.

129. Weitze KF, Habeck O, Willmen T et al. Detection of ovulation in the sow using transcutaneous sonography. Zuchthygiene. 1989; 24(1):40-2.

130. Soede NM, Kemp B, Noordhuizen JPT. The duration of ovulation in pigs, studied by transrectal ultrasonography, is not related to early embryonic diversity. Theriogenology. 1992; 38:653-66.

131. Soede NM, Wetzels CCH, Zondag W et al. Effects of a second insemination after ovulation on fertilization rate and accessory sperm count in sows. J Reprod Fert. 1995; 135-40.

132. Nissen AK, Soede NM, Hyttel P et al. The influence of time of insemination relative to time of ovulation on farrowing frequency and litter size in sows, as investigated by ultrasonography. Theriogenology. 1997; 47(8):1571-82.

133. Bortolozzo FP, Uemoto DA, Bennemann PE et al. Influence of time of insemination relative to ovulation and frequency of insemination on gilt fertility. Theriogenology. 2005; 64(9):1956-62.

134. Kemp B, Soede NM. Consequences of variation in interval from insemination to ovulation on fertilization in pigs. Journal of Reproduction and Fertility. 1997; 52:79-89.

135. Steverink DWB, Soede NM, Bouwman EG et al. Influence of insemination – ovulation interval and sperm cell dose on fertilization in sows. Journal of Reproduction and Fertility. 1997; 111(2):165-71.

136. Hunter RHF. The effects of delayed insemination on fertilization and early cleavage in the pig. Journal of Reproduction and Fertility. 1967; 13(1):133-47.

137. Castagna CD. Considerações sobre programas de inseminação artificial e cistos ovarianos em suínos. [Tese Doutorado] Porto Alegre: Universidade Federal do Rio Grande do Sul. 2002.

138. Hancock JL. Pig insemination technique. Vet Rec. 1959; 71:527.

139. Martinez EA, Vazquez, JM, Roca J et al. Successful non-surgical deep intrauterine insemination with small numbers of spermatozoa in sows. Reproduction. 2001; 122(2):289-96.

140. Watson PF, Behan JR. Intrauterine insemination of sows with reduced sperm numbers: results of a commercially based field trial. Theriogenology. 2002; 57(6):1683-93.

141. Dallanora D, Mezalira A, Katzer LH et al. Desempenho reprodutivo de fêmeas suínas inseminadas pela técnica intrauterina ou tradicional. Pesquisa Agropecuária Brasileira. 2004; 39(8):815-9.

142. Mezalira A, Dallanora D, Bernardi M et al. Influence of sperm cell dose and post-insemination backflow on reproductive performance of intrauterine inseminated sows. Reproduction in Domestic Animals. 2005; 40(1):1-5.

143. Bennemann PE, Koller FL, Bernardi ML et al. Desempenho reprodutivo de fêmeas suínas submetidas à inseminação artificial intrauterina ou à tradicional. Ciência Rural. 2007; 37(6):1735-9.

144. Bennemann PE, Milbradt E, Diehl GN et al. Reproductive performance of sows submitted to intrauterine insemination at different pre-ovulatory intervals. Animal Reproduction. 2004; 1(1):106-10.

145. Diehl GN, Amaral Filha WMS, Kummer R et al. Nova pipeta para inseminação intrauterina em suínos. Ciência Rural. 2006; 36(1):179-85.

146. Sbardella P, Ulguim R, Fontana D et al. The post-cervical insemination does not impair the reproductive performance of primiparous sows. Reproduction in Domestic Animals. 2014; 49(1): 59-64.

147. Hernández-Caravaca I, Izquierdo-Rico MJ, Matás C et al. Reproductive performance and backflow study in cervical and post-cervical artificial insemination in sows. Animal Reproduction Science. 2012; 136(1 a 2):14-22.

148. Krueger C, Rath D, Johnson L. Low dose insemination in synchronized gilts. Theriogenology. 1999; 52(8):1363-73.

149. Martinez EA, Vazquez JM, Roca J et al. Minimum number of spermatozoa required for normal fertility after deep intrauterine insemination in non-sedated sows. Reproduction. 2002; 123(1):163-70.

150. Martinez EA, Vazquez JM, Roca J et al. An update on reproductive technologies with potential short-term application in pig production. Reproduction in Domestic Animals. 2005; 40(4):300-9.

151. Vazquez JM, Martinez EA, Parrilla I et al. Birth of piglets after deep intrauterine insemination with flow cytometrically sorted boar spermatozoa. Theriogenology. 2003; 59(7):1605-14.

152. Martinez EA, Cuello C, Parrilla I et al. Design, development, and application of a non-surgical deep uterine embryo transfer technique in pigs. Animal Frontiers. 2013; 3(4):40-7.

153. Driancourt MA, Cox P, Rubion S et al. Induction of an LH surge and ovulation by buserelin (as Receptal) allows breeding of weaned sows with a single fixed-time insemination. Theriogenology. 2013; 80(4):391-9.

154. Brüssow KP, Schneider F, Kanitz W et al. Studies on fixed-time ovulation induction in the pig. In: Rodriguez-Martinez H, Vallet J, Ziecik AJ. Control of pig reproduction VIII. Nottingham University Press Nottingham. 2009; 187-98.

155. Knox RV, Taibl JN, Breen SM et al. Effects of altering the dose and timing of triptorelin when given as an intravaginal gel for advancing and synchronizing ovulation in weaned sows. Theriogenology. 2014; 82(3):379-86.

156. Fontana DL, Ulguim RR, Sbardella PE et al. Fixed-time post-cervical artificial insemination in sows receiving porcine luteinising hormone at oestrus onset. Animal Reproduction Science. 2014; 144(3 a 4):109-14.

157. Ulguim RR. Inseminação artificial em tempo fixo em leitoas e porcas desmamadas com o uso de hormônio luteinizante suíno através de diferentes vias de aplicação. [Tese Doutorado] Porto Alegre: Universidade Federal do Rio Grande do Sul. 2014.

158. Flowers WL. Management of boars for efficient semen production. Journal of Reproduction and Fertility. 1997; 52:67-78.

159. Mellagi APG, Paschoal AFL, Bernardi ML et al. A avaliação andrológica em suínos foi esquecida na rotina de produção? Porto Alegre: X SINSUI – Simpósio Internacional de Suinocultura. 2017; 5-15.

160. Bortolozzo FP, Goldberg AMG, Wentz I. Até onde é possível reduzir o número de espermatozoides empregados na inseminação artificial intracervical em suínos sem comprometer a fertilidade? Acta Scientiae Veterinariae. 2008; 36:17-26.

161. Alves SRS. Modelo bioeconômico e seu uso na tomada de decisão para adoção da tecnologia de inseminação artificial para suínos. [Dissertação Mestrado] Viçosa: Universidade Federal de Viçosa. 1996.

162. Castagna CD, Dias CP, Reis GR et al. Viabilidade econômica de centrais de inseminação artificial para suínos. I. Custos de implantação. Belo Horizonte: Congresso Brasileiro de Veterinários Especialistas em Suínos. 1999; 331-2.

163. Bennemann PE, Wentz I, Bortolozzo FP. Avaliação do custo de doses inseminantes produzidas em centrais de inseminação artificial de suínos em sistema fechado. Goiânia: Congresso da Associação Brasileira de Veterinários Especialistas em Suínos. 2003; 243-4.

164. Weber D, Bennemann PE, Wentz I et al. Avaliação do custo de doses inseminantes produzidas em centrais de inseminação artificial de suínos em sistema fechado. In Congresso Brasileiro de Veterinários Especialistas em Suínos. Goiânia. 2003; 245-6.

165. Marchetti AN, Bortolozzo FP, Wentz I et al. Efeito da utilização de 2, 3 e 4 bilhões de espermatozoides na dose inseminante sobre a taxa de retorno ao estro, taxa de parto e o tamanho das leitegadas de fêmeas suínas. Ars Veterinaria. 2001; 17(2):107-12.

166. Weber D, Bennemann P, Amaral Filha W et al. É viável implementar a inseminação artificial uterina em suínos? Suinocultura em Foco. 2004; 12(3).

167. Arend LS, Magnabosco D, Wentz I et al. Avaliação do custo de doses inseminantes suínas em diferentes cenários. Rev Bras Reprod Anim. 2014; 116-20.

Biotécnicas Aplicadas à Reprodução de Equinos

CAPÍTULO 8

Cláudio Alves Pimentel • Gustavo Ferrer Carneiro • João Ricardo Malheiros de Souza • Anelise Maria Hammes Pimentel

Introdução

A biotecnologia da reprodução compreende todas as técnicas utilizadas como ferramentas para aumentar a eficiência reprodutiva dos animais. Na espécie equina, os animais são avaliados por seu desempenho e se empregam as biotécnicas da reprodução com uma visão mais próxima da espécie humana, em que se abordam determinados problemas específicos de infertilidade com o objetivo de segregar a genética de seus indivíduos pelo que possam vir a produzir.

Inseminação artificial

Entre as biotécnicas aplicadas à reprodução, a inseminação artificial (IA) foi a que mais se mostrou economicamente viável e de fácil implementação em todas as espécies domésticas. Embora o uso da IA em equinos tenha sido a citação mais antiga, datando de 1322, essa técnica não acompanhou a evolução científica na mesma intensidade de outras espécies, tal como em bovinos e ovinos. A larga utilização do sêmen congelado de bovinos e o seu alto grau de fracionamento possibilitaram obter informações mais precisas no que se refere a variações da fertilidade entre indivíduos. Segundo Mies Filho,[1] os primeiros registros sobre o uso da IA em equinos no Brasil foram de Lima Corrêa em 1928 e as primeiras IAs ocorreram nos anos de 1931 e 1932 na Coudelaria do Exército em Saican, no Rio Grande do Sul. Hoje, a IA em equinos apresenta uma crescente aceitação em razão de suas vantagens econômicas e sanitárias. Entretanto, em diversas raças, seu emprego tem se deparado com restrições administrativas por parte dos registros genealógicos de suas associações, que não permitem registro dos produtos nascidos a partir desse procedimento, especialmente na raça Puro Sangue Inglês de corrida (PSI). Por isso, órgãos financiadores de pesquisa manifestam pouco interesse em incentivar estudos nesse setor, o que resulta em um atraso científico que impede a obtenção de melhores resultados nos índices reprodutivos.

Apesar de limitada, a bibliografia referente à IA em equinos indica perspectivas futuras de crescimento e a pesquisa, embora incipiente, tem mostrado rumos importantes que poderão otimizar a exploração econômica da indústria equina. Independentemente da intensidade de uso da IA, o seu sucesso, no que se refere a índices de fertilidade, depende de fatores intrínsecos do garanhão, de fatores intrínsecos ligados à égua e do manejo, aspecto no qual o homem exerce uma influência marcante.

Regulamentação da prática

A regulamentação sobre a prática de IA em equinos é distinta entre os países e, no Brasil, a sua execução técnica é de competência privativa do médico-veterinário. Ainda, é exigida das associações de raça que permitem o uso da tecnologia a verificação de paternidade, para assegurar o registro de animais no Serviço de Registro Genealógico, controlado e regulamentado pelo Ministério da Agricultura, Pecuária e Abastecimento (MAPA).

Vantagens e desvantagens

Além de todas as vantagens da IA citadas na bibliografia, como progresso genético, economia do garanhão, controle sanitário, facilidade de transporte, desenvolvimento de banco genético etc., a espécie equina é a única em que os índices de fertilidade da IA podem ser superiores àqueles obtidos por monta natural. Isso ocorre quando a técnica é empregada para beneficiar animais suscetíveis a transtornos reprodutivos responsáveis pela diminuição da fertilidade.

Como desvantagem, pode-se citar a grande variabilidade e imprevisibilidade na tolerância a diferentes diluidores, refrigeração e congelação entre garanhões – cerca de 30% dos garanhões não apresentam sêmen capaz de suportar a congelação.

Inseminação artificial em equinos

Apesar do conservadorismo e das medidas restritivas das associações, tem havido progressivamente uma maior aceitação dessa biotécnica por parte dos registros das diferentes raças em diversos países. As formas de utilização podem ser resumidas em três:

- Sêmen fresco
- Sêmen refrigerado
- Sêmen congelado.

Por sêmen fresco, entende-se a IA realizada em um período inferior a 12 horas após a colheita, sendo o sêmen mantido à temperatura ambiente (22°C). Como biologicamente o sêmen deve sair do trato genital masculino diretamente ao feminino, em geral não há necessidade do uso de diluidores. Porém, como o emprego da IA requer a remoção dos gametas masculinos do trato genital pela colheita com vagina artificial, o sêmen é exposto a fatores estressantes, tornando-se vulnerável a fatores ambientais, como temperatura, luz e traumas físicos, e a uma variedade de produtos químicos tóxicos ao gameta masculino. Por isso, torna-se necessário o uso de diluidores, os quais devem atender aos seguintes requisitos: ter capacidade-tampão; ser iso-osmolar com o plasma seminal; proporcionar fonte de energia; proteger contra o choque térmico; e ter capacidade antibacteriana. Somente quando a IA for realizada em um período, após a colheita, menor que 5 minutos, admite-se o uso de sêmen puro, não diluído. Os diluidores mais frequentemente utilizados são variações da fórmula originalmente sugerida por Kenney *et al.*,[2] conforme o Quadro 8.1.

O uso do sêmen refrigerado compreende a modalidade que mais tem crescido nos últimos anos, principalmente após o desenvolvimento do Equitainer I® e II®, bem como dos modelos MSP-1, MSP-2, BotuBox®, BotuTainer® e BotuFlex®, no Brasil, equipamentos idealizados para o transporte de sêmen. Os referidos equipamentos permitem realizar um resfriamento progressivo e fisiológico do sêmen (cerca de 0,3°C/min), com mínimos efeitos estressantes e deletérios aos espermatozoides, proporcionando um aumento na sua longevidade fora do trato genital feminino de até 72 horas, com adequada capacidade fecundante.

A partir da década de 1950, teve início uma nova era de preservação dos gametas masculinos de diferentes espécies. Entretanto, o uso do sêmen congelado na espécie equina está consideravelmente mais atrasado (índices de fertilidade muito inferiores) em comparação à espécie bovina, em especial, por alguns motivos:

- A criopreservação determina uma série de situações estressantes ao espermatozoide associadas à congelação, à descongelação e à inseminação, resultando em alterações na estrutura das membranas
- As pesquisas para a melhoria de técnicas de preservação do sêmen do garanhão são limitadas por imposições restritivas das associações de raças
- Não há suporte financeiro adequado para que a pesquisa proporcione o nível de informação científica já disponível para a espécie bovina.

QUADRO 8.1	Diluidores de sêmen mais utilizados.
Componentes	**Quantidades**
Leite em pó desnatado	2,4 g
Glicose	4,9 g
Penicinila G potássica	150.000 UI
Estreptomicina cristalina	150.000 µg
Água deionizada q.s.p.	100 mℓ

O primeiro registro de gestação resultante de sêmen congelado em equinos data de mais de 30 anos, utilizando um diluidor à base de leite e glicerol. Porém, seu uso somente teve resultados mais animadores após o trabalho de Martin *et al.*,[3] congelando sêmen em macrotubos e, posteriormente, adaptando para palhetas, conforme o protocolo descrito a seguir.

O sêmen deve ser misturado na proporção de 1:1 a uma temperatura de 38°C com o diluidor à base de glicose-EDTA (GEDTA) (Quadro 8.2); a mistura é mantida a 38°C, durante 10 minutos, seguida de centrifugação a $650 \times g$ (2.000 rpm) durante 15 minutos; o sobrenadante é aspirado e desprezado; o *pellet* deve ser ressuspendido em diluidor à base de lactose-EDTA (LEDTA; Quadro 8.3), ajustando a concentração para 500×10^6 espermatozoides/mℓ; a seguir, embalar o sêmen em palhetas de 0,5 mℓ e fechar; aguardar 30 minutos à temperatura ambiente (22°C) e congelar horizontalmente a uma altura entre 2 e 4 cm acima do nível de nitrogênio (cerca de –160°C); aguardar 10 minutos e mergulhar no N_2 líquido; aguardar pelo menos,10 dias antes de avaliar ou usar o sêmen em IA. O sêmen deve ser descongelado em banho-maria a 38°C por 30 segundos e rediluído em 10 a 20 mℓ com diluidor de Kenney (ver Quadro 8.1).

QUADRO 8.2	Diluidor de centrifugação à base de glicose-EDTA (GEDTA).
Componentes	**Quantidades**
Glicose	11,99 g
Citrato de sódio 2H	0,74 g
EDTA 2Na	0,74 g
Bicarbonato de sódio	0,24 g
Pinicilina G potássica	100.000 UI
Estreptomicina cristalina	100.000 µg
Água deionizada q.s.p.	200 mℓ

QUADRO 8.3	Diluidor de congelação à base de lactose-EDTA (LEDTA).
Componentes	**Lactose-EDTA (mℓ)**
Lactose 11%	99
GEDTA	50
Gema	40
Glicerol	10
Equex	1

Mesmo nos dias de hoje, as técnicas de congelação não conseguiram apresentar uma repetibilidade adequada em todos os garanhões. Segundo Pickett e Amann,[4] cerca de 30% dos garanhões cujo sêmen se apresenta nos padrões de normalidade não suportam a congelação.

O sêmen equino congelado e descongelado tem sua longevidade reduzida após a IA. Segundo Dobrinski et al.,[5] previamente à fecundação os espermatozoides aderem às células epiteliais do oviduto (CEO), para que essa interação prolongue a sua viabilidade no trato genital feminino. A aderência da membrana espermática às CEO previne a capacitação, prolongando a viabilidade espermática. Durante o processo de congelação e descongelação, discretas alterações na composição da membrana espermática reduzem a capacidade dos espermatozoides de aderirem às CEO e, subsequentemente, sua longevidade fica reduzida e a fertilidade prejudicada, caso a IA não aconteça próximo à ovulação. Para o sucesso da IA com sêmen congelado, é fundamental que o sêmen do garanhão:

- Seja de boa qualidade
- Suporte a congelação com mínimas alterações de membrana
- Seja utilizado o mais próximo possível da ovulação.

A inseminação das éguas deve ser realizada com base em um monitoramento frequente da dinâmica folicular. Quando o folículo atinge 35 mm de diâmetro, recomenda-se administrar 2.500 UI de hCG (gonadotrofina coriônica humana) por via intravenosa ou 750 a 1.000 µg de deslorelina (análogo do GnRH) por via intramuscular e, 12 horas depois, intensificar o monitoramento, que passa a ser realizado 3 ou 4 vezes/dia, visando inseminar o mais próximo possível da ovulação ou mesmo por um período de 6 a 8 horas após a ovulação.

Fatores que podem afetar a fertilidade na inseminação artificial

Diversos fatores têm sido estudados com respeito às variáveis capazes de modificar a fertilidade da IA, como aspectos relativos à fertilidade intrínseca dos garanhões, aspectos inerentes à égua e, finalmente, características de manejo que, estabelecidas pelo homem, podem elevar ou reduzir os índices reprodutivos da exploração equina.

■ Fatores referentes ao garanhão

O efeito da qualidade do sêmen (morfologia, motilidade, concentração e total de espermatozoides viáveis [TEVI]) sobre a fertilidade de garanhões tem motivado vários estudos; entretanto, isoladamente, não há características do sêmen que expliquem significativamente (com um adequado coeficiente de determinação) as diferenças de fertilidade entre garanhões. Porém, quando certos parâmetros do sêmen foram estabelecidos para classificar garanhões em boa ou má qualidade do

sêmen, verificou-se uma diferença significativa dos índices de fertilidade (Quadro 8.4). Consideraram-se garanhões de boa qualidade do sêmen aqueles com, pelo menos, $1,8 \times 10^9$ espermatozoides viáveis, motilidade maior que 50% e mais de 60% de espermatozoides morfologicamente normais, por ejaculado.

■ Fatores referentes à égua

A fertilidade da fêmea é afetada, principalmente, pela idade e pela categoria reprodutiva. Os índices de concepção são menores em éguas com idade superior a 12 a 15 anos. Com relação à categoria reprodutiva, as éguas são classificadas em lactantes, falhadas ou virgens. Éguas lactantes e virgens apresentam taxa de concepção superior à de éguas falhadas, as quais tendem a apresentar maior número de ciclos e serviços por concepção, além de um maior índice de mortalidade embrionária.

Segundo Carnevale e Ginther,[6] a baixa fertilidade observada em éguas a partir de 15 anos de idade pode ser explicada por redução da contratilidade uterina, dificuldade em expulsar bactérias e corpos estranhos do útero, aumento da incidência de endometrites e presença de exsudato inflamatório intrauterino. Nesses casos, a IA pode ser realizada com uma dose com baixa concentração espermática, conciliada com protocolos de estimulação de contratilidade uterina ou, ainda, com a deposição da dose na ponta de corno uterino com bainha flexível comercial. Carnevale e Ginther[7] constataram que anormalidades nos oócitos produzidos por éguas velhas também eram responsáveis pela baixa fertilidade, além dos problemas uterinos e de ovidutos que podem ser contornados pelas biotecnologias discutidas a seguir. Fernandes[8] identificou índices de prenhez de 74,3% em éguas acima de 15 anos e 82,7% em éguas mais novas e verificou menores índices de fertilidade nas éguas virgens que nas lactantes (taxa de prenhez por ciclo-TPC de 49,1% nas virgens e 60,5% nas lactantes; taxa de prenhez por serviço de 13,8% nas virgens e 22,9% nas lactantes).

■ Fatores referentes ao manejo

No que se refere aos procedimentos de manejo, cabe destacar o total de espermatozoides viáveis (TEVI) depositados no trato genital feminino durante a IA e o intervalo entre a IA e a ovulação (IAOV). A determinação do TEVI pode ser calculada

QUADRO 8.4	Índices de fertilidade de garanhões de boa e má qualidade de sêmen.			
Variáveis	Boa qualidade (%)	Má qualidade (%)	GL	X²
Prenhez	86	74	1	57,89
Prenhez por ciclo	54	45	1	36,20
Prenhez por serviço	28	22	1	21,50

GL: graus de liberdade; X^2: qui-quadrado.

a partir da motilidade e da concentração espermática[9] ou da porcentagem de espermatozoides morfologicamente normais e concentração espermática.[10] Segundo a maioria dos trabalhos científicos, deve-se utilizar, no mínimo, 500 milhões de TEVI para a obtenção de taxas de concepção aceitáveis. Picket et al.[11] obtiveram taxas de 72,3% de prenhez para a dose de 500 milhões TEVI e 27,8% para 100 milhões de TEVI, usando volume de sêmen de 10 mℓ. Já Palmer (1984)[12] não conseguiu detectar diferença significativa quando utilizou concentrações de 200 e 400 milhões de TEVI, quando a fertilidade ficou em 48% e 45%, respectivamente.

Ribeiro[10] observou que a TPC variou em função do TEVI, mantendo uma linearidade até a escala 9 (Figura 8.1). Realizando uma análise de regressão da TPC (variável dependente) em função do TEVI (até a escala 9, Quadro 8.5), verificou-se um aumento de 0,033% na TPC a cada incremento de 100 milhões de TEVI por égua, representado pela equação:

Prenhez = 37,891 + 0,0328 × TEVI (P = 0,0278 e R^2 = 52,24%)

O modelo matemático em que o TEVI foi considerado variável dependente explicou 52,24% da variação da TPC, crescendo proporcionalmente à medida que se aumentava a escala de TEVI. Observou-se uma tendência linear de aumento da TPC quando a escala é acrescida de 100 milhões de espermatozoides até 900 milhões. Os índices mínimos de fertilidade foram observados quando a escala de TEVI se situava abaixo dos 200 milhões de espermatozoides (Quadro 8.6; Figura 8.1). Pace e Sullivan[13] testaram valores de 40, 80 e 160 milhões, somente encontrando diferença significativa na TPC entre o primeiro e os dois últimos (10, 35 e 28%, respectivamente). Embora os resultados encontrados no trabalho de Pace e Sullivan[13] demonstrem uma variação significativa de fertilidade entre valores bem inferiores de TEVI, as TPCs também foram inferiores às verificadas por Ribeiro.[10] Papa,[14] estudando esse mesmo efeito, não encontrou diferença significativa entre 200 e 400 milhões (72,7 e 63,6%, respectivamente); porém, quando o TEVI caiu para 100 milhões (20%), evidenciou-se uma diferença significativa (P < 0,05). Segundo Ribeiro,[10] valores menores que 200 milhões de TEVI podem determinar índices de fertilidade significativamente inferiores. No mesmo trabalho, verificou-se que o TEVI foi significativamente maior nas éguas que resultaram gestantes (ver Quadro 8.6) do que naquelas que ficaram vazias (P = 0,001).

Verifica-se que, quando as éguas que permaneceram gestantes ao final da estação reprodutiva foram analisadas separadamente das que permaneceram vazias, houve uma diferença significativa quanto ao TEVI que cada grupo recebeu. As éguas gestantes receberam, em média, 169,55 × 10^6 a mais de espermatozoides por dose inseminante que as que permaneceram vazias.

Intervalo da inseminação artificial à ovulação

A técnica de IA em equinos consiste na introdução da pipeta de inseminação (plástica), pela mão do médico-veterinário protegida com uma luva plástica invertida (lado interno, o qual deve ser estéril), após uma cuidadosa limpeza do períneo da égua e proteção da cauda com liga. A lubrificação da luva deve ser

QUADRO 8.5 Taxa de prenhez por ciclo (TPC) de acordo com escalas de total de espermatozoides viáveis (TEVI) depositados no trato genital feminino durante a inseminação artificial (IA).

Escalas	Espermatozoides (× 10^6)/IA	Nº de IA (%)	Prenhes/vazias	TPC (%)
1	100 a 199	21 (2,6)	6/15	28,5
2	200 a 299	57 (7,2)	31/26	54,4
3	300 a 399	117 (14,7)	65/52	55,5
4	400 a 499	111 (14)	52/59	46,8
5	500 a 599	75 (9,4)	53/22	70,6
6	600 a 699	44 (5,5)	25/19	56,8
7	700 a 799	60 (7,5)	37/23	61,7
8	800 a 899	31 (3,9)	20/11	64,5
9	900 a 999	31 (3,9)	20/11	64,5
10	1.000 a 1.999	206 (25,9)	139/67	67,5
11	2.000 a 2.999	30 (3,8)	19/11	63,3
12	> 3.000	13 (1,6)	11/2	84,6
X	TOTAL	796 (100)	478/318	100

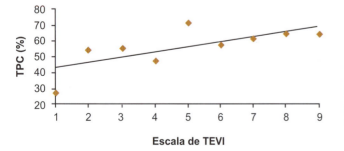

FIGURA 8.1 Taxa de prenhez por ciclo (TPC) em nove escalas de total de espermatozoides viáveis (TEVI) depositados no trato genital feminino durante a inseminação artificial (IA).

QUADRO 8.6 Efeito do total de espermatozoides viáveis (TEVI) depositados no trato genital feminino durante a inseminação artificial sobre a taxa de prenhez por ciclo (TPC).

Prenhez	Nº	Média de TEVI (× 10^6 espermatozoides)
Vazias	313	748,27
Gestantes	487	917,82
Total	800	851,48

realizada por meio de gel lubrificante não tóxico ou por solução fisiológica estéril. O sêmen, devidamente diluído, é acondicionado em uma seringa de vidro (ou plástica sem êmbolo de borracha) adaptada à pipeta por meio de um tubo de látex ("manguito de garrote") e depositado diretamente no corpo do útero da égua, pela orientação do dedo indicador, por via vaginal.

Uma importante característica do manejo reprodutivo do equino reside no monitoramento da dinâmica folicular e ovulação. Na maioria dos programas de IA, as éguas são inseminadas em dias alternados, começando no 3º dia do estro, até que a ovulação seja detectada ou a égua não mais mostre estro. Se o sêmen for de garanhões de alta fertilidade, bons índices reprodutivos podem ser alcançados quando a IA for realizada até 72 horas antes da ovulação, entretanto a IA realizada depois de 6 horas após a ovulação tem maior probabilidade de resultar em baixos índices reprodutivos.

Quanto mais próxima da ovulação a IA for realizada, maiores são as chances de concepção. Segundo Pickett e Amann,[4] revisando a bibliografia, quando a IA é realizada entre 0 e 24 horas antes da ovulação, a fertilidade é maior em comparação à sua realização entre 24 e 36 horas. E, se for realizada após a ovulação, a fertilidade é satisfatória quando esse tempo não ultrapassar 6 horas.

Ribeiro[10] verificou uma diferença significativa (P < 0,001) da IAOV entre as éguas que resultaram prenhes (de 0,84 dia da ovulação) e as que resultaram vazias (de 1,60 dia antes da ovulação). À medida que aumentou o intervalo do último serviço em relação à ovulação, Ribeiro verificou uma queda significativa (P < 0,001) nos índices de prenhez (Quadro 8.7).

Quando a IAOV foi considerada variável dependente e a TPC independente, o valor de F foi altamente significativo (P < 0,001), indicando que o aumento da IAOV determina uma redução da TPC.

A fertilidade (TPC) em função da IAOV, em dias, está representada na Figura 8.2, em que se observou um aumento da porcentagem da prenhez à medida que a IA é realizada mais próxima da ovulação, com 85,6% de prenhez quando se realiza a IA no período pós-ovulatório.

Nesse estudo de Ribeiro,[10] foram testadas todas as características do ejaculado, monitorados a quantidade e a qualidade do sêmen depositado no trato genital feminino, o efeito do local e do mês da estação reprodutiva, bem como do garanhão, porém a variável que mais afetou a fertilidade foi a IAOV. Verifica-se uma queda linear na taxa de concepção à medida que a IA é realizada com maior antecedência da ovulação.

QUADRO 8.7	Médias do intervalo da inseminação artificial à ovulação (IAOV) em relação à prenhez.		
Prenhez	Nº	Média	EP da média
Vazia	313	1,60	5,770639E + 02
Gestante	488	0,84	4,621543E − 02

EP: erro padrão da média.

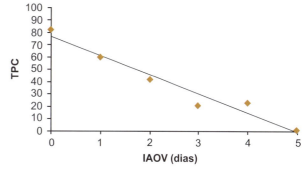

FIGURA 8.2 Fertilidade (TPC, taxa de prenhez por ciclo) em função do intervalo entre a inseminação artificial e a ovulação (IAOV).

Resumo

A IA a fresco (em menos de 12 horas da colheita) constitui uma técnica perfeitamente dominada e pode ser usada quando o garanhão está no haras ou nas proximidades, recomendando-se, mesmo assim, o uso de diluidor. A IA com sêmen refrigerado representa um grande avanço na equinocultura por permitir o uso de garanhões situados distantes das éguas, mostrando uma economia ao setor e um avanço genético consideráveis. Essa técnica teve um incremento de sua aplicação após o desenvolvimento do Equitainer I® e II®, bem como dos modelos nacionais MSP-1, MSP-2, BotuBox®, BotuTainer® e BotuFlex®. No entanto, indica-se interpretar e respeitar os limites fisiológicos do sêmen e adequar o diluente, o equipamento e sua temperatura ao tempo de transporte.

Embora o uso do sêmen congelado venha tendo um expressivo incremento, tem-se deparado com problemas que devem ser resolvidos pela pesquisa, como:

- Verificar por que os ejaculados de cerca de 30% dos garanhões de boa fertilidade em monta natural, IA a fresco e com sêmen refrigerado não suportam a congelação
- Tentar superar os problemas causados na membrana do espermatozoide durante o processo de congelação-descongelação.

Além disso, cabe às associações de raças retirar as barreiras restritivas ao uso da IA para que se possa incrementar a pesquisa e melhorar os índices de fertilidade atuais.

Transferência de embriões

A transferência de embriões (TE) consiste na colheita de um ou mais embriões de uma égua doadora geneticamente superior, sendo transferido(s) para o útero de uma receptora que levará a gestação a termo.[15] Trata-se da técnica de reprodução assistida mais utilizada na indústria equina, depois da colheita de sêmen e da IA.[16] É uma biotécnica rotineiramente utilizada na indústria equina que surgiu na década de 1980 como ferramenta para produzir embriões de éguas problemáticas ou de idade avançada e que tem se expandido e se tornado o procedimento de eleição em fêmeas de praticamente todas as idades reprodutivas.[17]

Com a popularização da técnica, observou-se um enorme desenvolvimento na equideocultura nacional, evidenciado, sobretudo, pela população equina no Brasil. O Brasil detém o maior rebanho da América Latina e o terceiro em âmbito mundial com um total de equídeos, atingindo a marca de 8 milhões de cabeças, o que faz girar algo em torno de U$ 2,5 bilhões de dólares com a produção de cavalos e, com os EUA e a Argentina, lidera a produção de embriões no mundo.[18]

O agronegócio cavalo é responsável pela geração de mais de 3,5 milhões de empregos diretos e indiretos, atingindo mais de 30 segmentos diferentes entre insumos, criação e destinação final. Tais indicadores econômicos são extremamente importantes e demonstram a relevância da indústria equina como um novo conceito de negócio ou de economia de mercado.[19]

Apesar do avanço nessa técnica em termos de produção *in vivo* de embriões equinos, sua aplicação comercial torna-se limitada quando comparada à de outros animais de produção (bovinos, caprinos e ovinos) em virtude da dificuldade de superovulação nessa espécie.[20] Outro fator limitante consiste na utilização de fêmeas mais velhas repetidamente como doadoras, o que, além de diminuir a taxa de recuperação embrionária, torna-se um fator de melhoramento genético mais lento.[18]

Independentemente desses fatores limitantes, a TE compreende uma biotécnica totalmente estabelecida e que pode ser uma ferramenta de muito valor para melhorar a eficiência reprodutiva dos rebanhos e incrementar o melhoramento genético a partir da maximização reprodutiva de fêmeas geneticamente superiores.[21]

No Brasil, várias associações já se beneficiam dessa técnica, fato que impulsionou o país a estar entre os líderes em TEs realizadas em equinos, com aproximadamente 20 mil embriões/ano, de acordo com o levantamento da Sociedade Internacional de Transferência de Embriões (IETS).[22]

Vantagens e desvantagens

Entre as vantagens da TE, destacam-se:

- Obter potros de éguas com problemas reprodutivos (infertilidade etc.) e não reprodutivos (musculoesqueléticos etc.)
- Aumentar a produção de éguas geneticamente superiores
- Obter produtos de éguas que se encontram em desempenho sem a necessidade de parar as atividades por gestação e/ou lactação
- Produzir descendentes de uma mesma doadora com diferentes garanhões na mesma temporada
- Obter produtos de potras com 2 anos sem alterar o seu desenvolvimento.

As desvantagens sobre a utilização da biotécnica são frequentemente relacionadas com as más práticas médico-veterinárias. Desconhecimento morfofisiológico e irresponsabilidade técnica compreendem agentes de distintas alterações no trato genital feminino, resultando em variações na taxa de concepção e em uma menor vida útil da doadora.

Transferência de embriões em equinos

Segundo Carnevale *et al.*,[23] a TE é composta por quatro componentes básicos: doadora, receptora, embrião e a técnica propriamente dita. O fator mais importante que afeta as taxas de prenhez de TE equina é, indiscutivelmente, o manejo tanto das doadoras quanto das receptoras.[24] As taxas de prenhez podem ser influenciadas por uma série de fatores, assim como pela variabilidade desses fatores, como: qualidade do sêmen, método de transferência, equipe, morfologia embrionária, sincronização entre doadora e receptora, idade e histórico reprodutivo das éguas e manejo das receptoras.[23] A maioria dos embriões produzidos por TE provêm de ovulações simples e é colhida entre os dias 7 e 8 pós-ovulação (Figura 8.3). A colheita é feita pela introdução de um cateter pela vagina e pela cérvix com um balão inflável mantido dentro do útero. Por meio desse cateter, 1 a 2 ℓ de meio tamponado é infundido no útero da égua. Esse fluido é, então, drenado diretamente para um filtro. O procedimento é repetido de 1 a 3 vezes, totalizando uma média de 3 a 6 ℓ, dependendo do porte da égua e do tamanho do útero. O embrião é identificado e qualificado morfologicamente com o auxílio de um microscópio estereoscópico. Ao finalizar a lavagem da doadora, o cateter é retirado e, em geral, administra-se um análogo de prostaglandina F2-alfa (PGF2-alfa) para induzir a luteólise e estimular a contratilidade uterina, reduzindo a probabilidade de complicações resultantes da realização da técnica.

O processo de transferência pode ser realizado por dois métodos – cirúrgico e não cirúrgico –, embora hoje praticamente não se utilize mais o cirúrgico por ser considerado invasivo e de alta complexidade. O método não cirúrgico é efetivamente

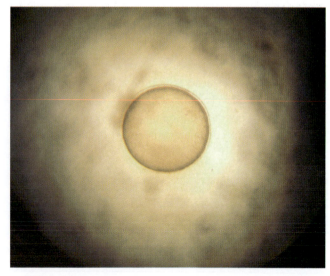

FIGURA 8.3 Blastocisto equino com aproximadamente 7,5 dias.

o mais utilizado pela facilidade da técnica, semelhante à IA. Após a colheita, o embrião é submetido a subsequentes lavagens em meio de manutenção suplementado com antibiótico e, então, envasado em palheta de 0,25 mℓ ou de 0,5 mℓ e transferido para o corpo do útero da receptora com um inovulador metálico protegido por bainha e película plástica. Para embriões maiores, pode-se ainda envasar e transferir utilizando uma pipeta de IA protegida por película plástica (Figura 8.4).

Em geral, realiza-se um completo exame ginecológico, sendo selecionadas receptoras jovens e sadias para que possam levar a gestação a termo sem maiores intercorrências. A seleção adequada e o manejo dessas receptoras são os fatores mais importantes que afetam os resultados na implantação de um programa de TE em equinos.

A receptora deverá estar devidamente sincronizada com a doadora, para que as condições do útero sejam semelhantes às da doadora. Sabe-se que doadoras podem ser colhidas de modo eficiente entre os 7 e 9 dias pós-ovulação e as receptoras, utilizadas com relativa segurança em um estágio entre os 4 e 7 dias pós-ovulação. Pode-se observar que a sincronia entre os dois grupos é bastante flexível. Se necessário, esse intervalo pode ser manejado farmacologicamente com o objetivo de ampliar a janela de utilização da receptora e/ou sua qualidade no momento da transferência, aumentando a possibilidade de ter uma égua em boas condições de receber o embrião. Essa liberdade no uso das éguas pode e deve ser utilizada para melhorar a eficiência dos programas de TE.[25]

A biotécnica de TE é composta por um somatório de etapas que, sendo bem-sucedidas, culminará na obtenção de um produto saudável. Apesar de largamente difundida e utilizada, a aplicação da TE ainda é restrita por seu custo, sendo direcionada para animais de alto valor genético, principalmente aqueles que atuam em esportes ou exposições de animais.[26]

■ Transporte de embrião resfriado

Um dos grandes avanços na TE na espécie equina consistiu no desenvolvimento do processo de refrigeração de embriões, o qual permite armazenar embriões a 5°C por até 24 horas. A refrigeração preserva células por reduzir o metabolismo e a divisão celular, bem como possibilita o transporte de embriões entre propriedades ou para centrais de receptoras, sendo, então, transferidos. Carnevale et al.[27] descreveram inicialmente o resfriamento e o transporte de embriões equinos com o uso do meio de cultivo Ham's F-10 gaseificado com 5% CO_2, 5% O_2 e 90% N_2. Posteriormente, Carney et al.[28] demonstraram que não havia diferença na taxa de prenhez entre embriões resfriados e transportados e embriões colhidos e transferidos de imediato. O inconveniente da gaseificação fez com que diversos autores tentassem diferentes protocolos. Fleury et al.[29] avaliaram Ham's F-10 a 15-18°C, concluindo que os embriões podem ser estocados nessa temperatura por até 18 horas sem alterar as taxas de concepção. Já McCue et al.[30] compararam Ham's F-10 por 24 horas com soluções de manutenção de embrião comerciais – EmCare® (ICP Auckland, Nova Zelândia) e Vigro Holding Plus (A-B Technology, Pullman WA, EUA) – e não observaram diferença significativa entre os meios. Os resultados desses trabalhos indicam alternativas mais práticas para esse transporte sem a necessidade da gaseificação.

■ Criopreservação de embriões

Em contraste a outras espécies, a transferência de embriões congelados obteve avanços limitados na espécie equina, sobretudo pela dificuldade da indução da superovulação nessa espécie, o que limita o número de embriões obtidos por doadora em uma estação reprodutiva. Além disso, um dos problemas relacionados com a congelação reside na singularidade de o embrião equino ser envolto por uma membrana acelular, denominada cápsula, que se forma entre 6,5 e 7 dias entre a zona pelúcida e o trofoblasto, capaz de interferir no processo de desidratação, congelação e penetração das substâncias crioprotetoras.[31-34]

Entre as vantagens do processo de criopreservação embrionária, pode-se citar a importação e a exportação de embriões congelados, a redução considerável dos custos para introdução de novas linhagens genéticas no país, a possibilidade de preservar material genético, além da redução do número de receptoras necessárias em um programa comercial de TE.[35]

Diversos autores correlacionam a espessura da cápsula em relação ao dano provocado pela descongelação. Legrand et al.[31] relataram que o número de células mortas é diretamente proporcional à espessura da cápsula e que esta evita a penetração do crioprotetor nos blastômeros. Seguindo essa mesma linha de raciocínio, o mesmo grupo expôs embriões a tratamento enzimático da cápsula de blastocisto expandido (Bx) fazendo uso de uma solução de tripsina 0,2% por 15 minutos antes da congelação, o que resultou em taxa de gestação de

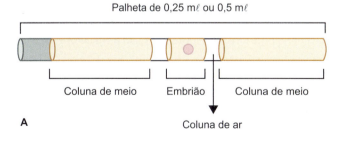

FIGURA 8.4 A. Envase do embrião em palheta de 0,25 mℓ ou 0,5 mℓ.
B. Envase de embrião em pipeta de inseminação artificial.

75% para digestão da cápsula com tripsina antes da congelação. Com base nesse estudo, os autores concluíram que, congelando embriões maiores que 500 µm, a espessura e a permeabilidade da cápsula devem ser levadas em consideração e que o tratamento enzimático nesses casos pode aumentar a taxa de prenhez. As melhores taxas de gestação são obtidas com embriões congelados em estádio de mórula (Mo) ou Bi em 6 a 6,5 dias.[36,37] Nessa fase, a cápsula embrionária não está desenvolvida completamente, o que deve contribuir para os resultados descritos. Entretanto, alguns autores relatam baixa taxa de recuperação embrionária (< 45%) em colheitas realizadas 6 dias pós-ovulação,[34,38] enquanto outros descrevem taxas entre 70 e 80%,[39] uma discrepância que pode estar relacionada com o atraso no desenvolvimento embrionário que ocorre em determinadas éguas mais velhas, retardando, assim, a migração do embrião para o útero.[39]

Yamamoto et al.[40] documentaram o primeiro potro nascido após congelação e descongelação de um embrião com 6 dias. Corroborando com outros autores,[41,42] embriões do dia 6 suportam melhor os efeitos criobiológicos que embriões dos dias 7 ou 8. Vários crioprotetores foram testados,[43-45] sendo o glicerol considerado o melhor para embriões equinos. Entretanto, Huhtinen et al.,[46] ao avaliarem o porcentual de células mortas em embriões congelados com 1,5 M de etileno-glicol, não observaram diferença significativa em comparação ao glicerol associado à glutamina. Em contrapartida, Bruyas et al.[36] demonstraram que nenhum embrião congelado com etileno-glicol apresentou células viáveis pós-descongelação, enquanto, em embriões congelados em glicerol, o resultado foi bastante satisfatório. Em um programa comercial de TE na Argentina, Lascombes e Pashen[47] transferiram 44 embriões em 6 a 6,5 dias congelados com 10% de glicerol em DPBS obtendo 24 gestações (54,5%).

Vitrificação de embriões

O processo de vitrificação se caracteriza como a solidificação de uma solução por meio da elevação da viscosidade durante o rápido resfriamento, sem a formação de cristais de gelo.[48] Em comparação à congelação convencional, o processo de vitrificação reduz o tempo do procedimento e o custo com equipamentos para a execução da técnica.[39,49] Durante esse procedimento, o embrião é exposto a altas concentrações de crioprotetores por um curto período para que se forme um estado vítreo em vez de cristais de gelo.[50]

Um dos problemas relacionados com a criopreservação de embriões equinos diz respeito ao diâmetro dos embriões previamente à vitrificação. Diversos autores relataram índices de gestação muito baixos para embriões > 300 µm. Hudson et al.[51] vitrificaram embriões < 300 µm com menos de 1 hora após a colheita e embriões refrigerados a 5°C por até 19 horas, observando-se taxas de 75% (15/20) e 65% (13/20) de prenhez, respectivamente.

As razões para o baixo sucesso de criopreservação de embriões > 300 µm não são totalmente esclarecidas, mas, entre as hipóteses sugeridas, estão o diâmetro muito largo do embrião, a presença de uma grande quantidade de fluido na blastocele e a presença da cápsula embrionária, o que poderia dificultar a penetração dos crioprotetores, conforme descrito anteriormente.[37,52,53]

Uma alternativa que vem sendo explorada consiste na redução do volume do embrião por meio da aspiração do fluido da blastocele ou do colapso desse embrião por micromanipuladores,[54] conforme a Figura 8.5. Embriões colapsados readquirem sua forma original rapidamente após desvitrificados, resultando em boas taxas de prenhez (70%) após a transferência. Trata-se de uma boa maneira de tentar transpor o problema das colheitas antecipadas de embrião (6 a 6,5 dias) que apresentam baixos índices de recuperação.

Entre os diferentes métodos propostos para a vitrificação de embriões equinos, o que resultou em taxa de prenhez satisfatória e que tem mantido repetibilidade foi o descrito por Eldridge-Panuska et al.[49] e Carnevale,[39] que englobam três passos no processo de desidratação, para posteriormente se realizar a vitrificação. Os passos são os seguintes: manter o embrião por 5 minutos em meio contendo 1,4 M de glicerol, em seguida transferi-lo para um meio contendo 1,4 M de glicerol + 3,6 M de

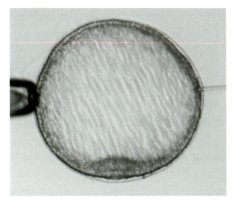
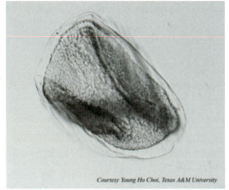

FIGURA 8.5 Blastocisto colapsado após perfuração da camada externa. (Imagem gentilmente cedida pelo Dr. Young-Ho Choi e pela Dra. Katrin Hinrichs, Texas A&M University.)

etilenoglicol, permanecendo por mais 5 minutos, e novamente transferi-lo para a última solução crioprotetora contendo 3,4 M de glicerol + 4,6 M de etilenoglicol, onde permanece por um tempo rápido (< 1 minuto), seguido do envase.

■ Superovulação

A maioria das colheitas de embriões realizada em equinos se origina de ovulações únicas e induzidas, resultando em uma taxa de recuperação embrionária em torno de 65%. A manutenção de receptoras caracteriza um dos principais custos em programas comerciais de transferência de embrião. Uma maneira de maximizar o uso da TE seria aumentando efetivamente o número de embriões recuperados por doadora, pela indução de múltiplas ovulações.[24]

Vários protocolos de superovulação foram utilizados na espécie equina com o objetivo de se conseguir ovulações múltiplas. Administração de gonadotrofina coriônica equina (eCG), GnRH, imunização contra inibina, uso de FSH de origem suína e extrato de pituitária equina (EPE) foram testados.[55,56] Infelizmente, pouco sucesso tem sido obtido nessa espécie, não existindo nenhum hormônio comercialmente disponível para essa função. O eCG é usado com sucesso nos ruminantes, porém sem efeito em éguas. O produto mais largamente utilizado nas pesquisas é o EPE. Alguns resultados são contrastantes possivelmente pela não purificação desse EPE na grande maioria provenientes de amostras de abatedouro, além da eventual associação com outros hormônios, como LH e FSH. Nambo et al.[57] demonstraram que a imunização passiva contra inibina poderia controlar a secreção de FSH e a taxa de ovulação em éguas. Nesse experimento, a taxa de ovulação foi estatisticamente superior nas éguas tratadas com o anticorpo anti-inibina em comparação ao grupo-controle (4,5 versus 1,25). Entretanto, houve problemas relacionados com efeitos colaterais nos animais testados. Experimentos com o objetivo de otimizar o uso de EPE foram realizados[58-60] sem muito sucesso. Alvarenga et al.[61] aumentaram a dose de EPE utilizada em experimentos anteriores para 2 vezes/dia, alcançando um resultado encorajador. No grupo que recebeu duas doses/dia de EPE, foram observadas 7,1 ovulações em comparação a 2,4 para dose única de EPE. Nesse estudo, os pesquisadores obtiveram ainda 3,5 embriões do grupo de duas doses em comparação a 1,6 da dose única. Em um estudo subsequente no mesmo laboratório com um maior número de animais, Scoggin et al.[62] avaliaram quatro tratamentos distintos: um grupo recebeu (1) 25 mg de EPE, dose única, (2) 50 mg de EPE, dose única, (3) 12,5 mg, 2 vezes/dia, e (4) 25 mg 2 vezes/dia. Éguas recebendo 50 mg da dose única tiveram um maior número de folículos pré-ovulatórios. O maior número de ovulações foi detectado no grupo (4), recebendo 2 doses de 25 mg, com 4,7 ovulações e 2,1 embriões por colheita.

Nagao et al.[63] descreveram uma técnica com o objetivo de conseguir ovulações duplas e, consequentemente, aumentar a taxa de recuperação com a utilização de 100 μg de acetato de

deslorelina (IM) a cada 12 horas quando detectado um folículo com diâmetro de 25 mm e pelo menos um segundo folículo com diâmetro ≥ 20 mm. Neste trabalho, os autores relataram que 82% das éguas tratadas obtiveram ovulação dupla. Trata-se de uma boa alternativa para aumentar as taxas de recuperação e o aumento de embriões disponíveis nessa espécie.

Resumo

Realizar a técnica de TE em equinos compreende um procedimento simples e de grande utilidade em um programa de melhoramento animal. Pode ser empregada em matrizes de alto valor genético e/ou em fêmeas que estão em performance, éguas com problemas de fertilidade ou alterações musculoesqueléticas e até mesmo em potras com 2 anos sem alterar seu desenvolvimento.

A idade e a sanidade morfofisiológica do trato genital de éguas doadoras e receptoras de boas qualidades reprodutivas (2 a 3 por doadora) são fatores que contribuem para o sucesso de um programa de TE. No entanto, é fundamental conhecer e respeitar a anatomia e a fisiologia reprodutiva a fim de obter boas taxas de concepção e aumentar a vida útil da doadora.

Os métodos de criopreservação de embriões equinos e de superovulação de doadoras ainda apresentam limitações que devem ser resolvidas pela pesquisa, como:

- Aperfeiçoar os protocolos de vitrificação para aumentar a viabilidade de embriões equinos após o reaquecimento
- Tentar superar os problemas encontrados nos protocolos de superovulação.

Maturação e fecundação *in vitro* de oócitos equinos

Apesar de a maturação e a fecundação *in vitro* (FIV) serem biotécnicas utilizadas rotineiramente na espécie humana e em diversas outras espécies domésticas, os avanços são limitados na espécie equina. Com base em diversos estudos, oócitos equinos imaturos são capazes de completar meiose, porém a fecundação e o posterior desenvolvimento embrionário têm sido limitados.[64-68] Uma das motivações para esse lento desenvolvimento nos estudos da maturação *in vitro* (MIV) nessa espécie reside na escassez de abatedouros de equinos, o que limita a disponibilidade dos principais materiais necessários para estudo – ovários e oócitos.

Colheita de oócitos

■ Colheita de oócitos *post-mortem* ou de animais eutanasiados

A maioria dos estudos de MIV de oócitos equinos baseia-se em oócitos obtidos de ovários provenientes de éguas encaminhadas para abate ou éguas que foram encaminhadas para eutanásia nos hospitais das universidades onde são realizadas pesquisas na área. Em geral, os ovários são transportados para o laboratório em solução salina aquecida contendo antibióticos. Os oócitos são colhidos dos folículos por aspiração, curetagem da parede folicular ou fatiamento dos ovários. Várias técnicas de colheita oocitária foram testadas com resultados que vão desde 1,75 a 8 oócitos obtidos por ovário.[66,69-71] A dissecação da túnica albugínea dá uma maior visualização folicular, aumentando consideravelmente tanto a taxa de recuperação quanto a qualidade desses oócitos recuperados.[71] O tempo de recuperação dos oócitos também deve ser considerado para evitar o seu comprometimento. O tempo transcorrido entre a obtenção dos ovários e o início da colheita varia entre grupos de pesquisa, mas aparentemente não afeta a viabilidade dos oócitos se inferior a 6 horas.

Colheita de oócitos de animais vivos

Podem ser utilizadas duas técnicas:

- Colheita de oócitos maturados *in vivo* aspirados de folículos pré-ovulatórios após indução por hCG ou análogo de GnRH[7]
- Colheita de oócitos presumivelmente imaturos recuperados de todos os folículos visíveis seguido por MIV. As taxas de recuperação oocitária nessas técnicas de aspiração de folículos imaturos de éguas têm sido baixas < 30%, aspecto atribuído à forte ligação do oócito equino com a parede folicular em comparação aos oócitos bovinos.[72]

Quanto ao intervalo entre aspirações na égua, Duchamp *et al.*[73] observaram uma flutuação no número de folículos maiores que 8 mm e número de oócitos obtidos de éguas aspiradas 1 vez/semana (média de 4,3 ± 0,3 folículos aspirados e 0,8 ± 0,1 oócito obtido por semana). Outros pesquisadores relatam ótima taxa de recuperação em aspirações repetidas a cada 15 dias (Richard Beck, 2016 – comunicação pessoal). Embora repetidas aspirações não afetem a foliculogênese e a ovulação, foram relatadas alterações ovarianas como formação de abscessos e fibrose em fêmeas equinas submetidas a repetidos procedimentos.[74]

Classificação morfológica

O oócito, no interior do folículo, está envolto por células da granulosa, formando o complexo *cumulus*-oócito (CCO). O conjunto de células próximas da zona pelúcida conectadas ao oócito pelas junções intercomunicantes (*gap junctions*) é chamado de *corona radiata*. Geralmente, os oócitos são lavados utilizando-se como meio-base o TCM-199 (Sigma Chemical, St. Louis, MO). A avaliação morfológica dos oócitos baseia-se na homogeneidade do citoplasma e no revestimento celular do CCO. O revestimento celular tem sido classificado em: (1) desnudo de células; (2) *corona radiata*; (3) *cumulus* compacto (Figura 8.6); e (4) *cumulus* expandido (Figura 8.7). A morfologia do ooplasma classifica-se como homogênea, condensada e heterogênea/fragmentada.[75]

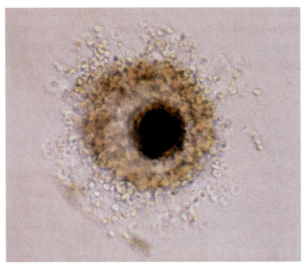

FIGURA 8.6 Oócito equino com células do *cumulus* compactadas.

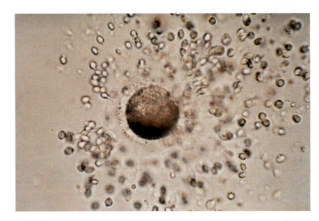

FIGURA 8.7 Oócito equino com células do *cumulus* expandidas.

Criopreservação de oócitos

Tem demonstrado importante valor na reprodução assistida em humanos, pelo fato de ultrapassar barreiras éticas, morais e religiosas encontradas na conservação de embriões nessa espécie.[76] Em equinos, pode-se estabelecer um paralelo com a situação em humanos, não por fatores sociais, mas pela dificuldade na criopreservação dos embriões. Como citado anteriormente, o embrião equino é envolto por uma cápsula glicoproteica acelular que dificulta a penetração de crioprotetores, tornando a congelação mais um obstáculo a ser transposto.[49]

A criopreservação de oócitos equinos continua a ser um desafio em razão dos baixos índices de sobrevivência e desenvolvimento celular. Além disso, grande parte dos estudos utiliza oócitos maturos, em razão dos melhores resultados obtidos em comparação a oócitos imaturos.[77] Isso limita ainda mais o número de oócitos disponíveis para tais estudos.

Clinicamente, quando oócitos são recuperados *post-mortem* de éguas que sofrem morte prematura, os proprietários devem decidir imediatamente qual garanhão será destinado para produzir os últimos embriões obtidos a partir deste animal. Compreensivelmente, os proprietários desejam ter a capacidade de decidir isso no futuro. Além disso, mesmo se um ótimo garanhão é conhecido pelo proprietário da égua, às vezes não é possível obter o sêmen desejado a tempo, optando-se, assim, por um garanhão menos adequado.[78]

Maturação oocitária

■ Oócitos recuperados de folículos pré-ovulatórios (maturados *in vivo*)

Os oócitos maturados *in vivo* são aspirados a partir de um folículo pré-ovulatório de uma égua que já iniciou o processo de retomada da meiose, precisando ser mantido até atingir o estágio de metáfase II. Geralmente, são aspirados 24 horas após indução por hCG ou GnRH e cultivados por 12 a 18 horas antes de serem usados para transferência de oócitos ou ICSI.[79-81] Oócitos recuperados de folículos pré-ovulatórios 24 horas após estímulo hormonal encontram-se em estágio de metáfase I, enquanto aqueles recuperados 35 horas após a indução hormonal encontram-se em estágio de metáfase II.[82]

■ Maturação *in vitro*

Pode ser atingida mediante meios básicos de maturação, como M199 associado a gonadotrofinas (5 UI/mℓ de FSH bovino), 10% SFB em estufa com 5% de CO_2 a 38°C.[71] Quando os oócitos são recuperados dos ovários, as células do *cumulus* estão intactas e podem ser classificadas em compactas ou expandidas. Como nas demais espécies, oócitos com células do *cumulus* compacta são originados de folículos viáveis, enquanto aqueles com células do *cumulus* expandidas provêm de folículos que possivelmente já iniciaram um processo de atresia. Entretanto, um achado interessante na espécie equina reside no fato de que, em contraste com a espécie bovina, oócitos que apresentam células do *cumulus* expandidas mostram uma taxa de maturação muito superior à de células compactas (65 *vs.* 20%, respectivamente).[83] Após a maturação *in vitro* (MIV), oócitos com *cumulus* compacto ou expandido apresentam taxa de maturação similar. Acredita-se que a maioria do oócitos compactos resulta de folículos pequenos, visto que a aquisição da competência meiótica aparentemente ocorre em folículos acima de 20 mm de diâmetro e a maioria dos folículos processados é menor que esse tamanho.[84]

Para um oócito ser fertilizado e ter a habilidade de desenvolver, é necessário que ocorram maturações nuclear e citoplasmática normais.[85] Ambas são essenciais para o oócito desenvolver a capacidade para fecundação e produção embrionária. A maturação citoplasmática pode ser definida como o processo no qual o gameta feminino adquire as condições para suportar os diversos eventos da fecundação e desenvolvimento embrionário.[86] Durante esse processo, os oócitos passam por modificações ultraestruturais e biológicas que permitem sua fecundação e desenvolvimento. Entre essas mudanças, inclui-se uma redistribuição das organelas celulares, como grânulos corticais (GC), mitocôndrias, complexo de Golgi e retículo endoplasmático.[86] Tais mudanças nucleares e citoplasmáticas devem ocorrer simultaneamente integradas, conferindo, assim, aos oócitos a capacidade de serem fecundados, descondensarem a cabeça do espermatozoide, formarem os pró-núcleos e terem desenvolvimento embrionário normal.[85] A maior parte dos estudos em MIV de oócitos equinos[64-66,87] avalia a maturação pela coloração da cromatina dando mínima ênfase à avaliação de maturação citoplasmática. Na espécie equina, estudos mais aprofundados da maturação citoplasmática são limitados pela ausência de um protocolo efetivo de FIV. Em outras espécies domésticas, a migração dos GCs tem sido demonstrada como um importante critério de avaliação de maturação citoplasmática. Dessa maneira, um novo sistema de mensuração de maturação citoplasmática foi testado na espécie pela avaliação de clivagem partenogenética.[71] Posteriormente, descreveu-se um padrão de distribuição dos GCs durante a maturação *in vitro* de oócitos equinos comprovando que, no sistema de maturação proposto, maturação nuclear e citoplasmática ocorreram normalmente.[88]

Meios de cultivo

Uma grande variedade de meios de cultivo tem sido avaliada, e a maior parte é adaptada dos sistemas utilizados em bovinos. Os efeitos de diferentes componentes do soro, macromoléculas, hormônios, fatores de crescimento e adição de células somáticas ao meio foram avaliados.[71,89-91] A regulação da maturação oocitária pelos fatores de crescimento tem sido demonstrada em diversas espécies animais.[71] O mecanismo de ação proposto se dá por meio das células do *cumulus* onde foram identificados receptores.[88] Os fatores de crescimento agem aumentando a proliferação celular e inibindo a apoptose.[92] Entre esses fatores de crescimento, o fator de crescimento similar à insulina-I (IGF-1; do inglês, *insulin-like growth factor-I*) vem sendo implicado na regulação das funções somáticas do folículo, incluindo diferenciação, proliferação celular e produção de esteroides.[93,94] O IGF-1 desenvolve uma função primordial na maturação *in vivo* de oócitos equinos,[88] tendo ainda sido demonstrado efeito positivo na maturação nuclear e citoplasmática desses oócitos.[71] Os resultados desses trabalhos sugerem uma interação entre fatores de crescimento que agem sinergicamente na maturação nuclear e citoplasmática de oócitos equinos.

Tempo de cultivo

A maioria dos estudos de maturação de oócitos equinos avalia o tempo necessário para atingir a maturação nuclear alcançando o estágio de metáfase II. O tempo médio necessário para a maior parte dos oócitos se encontrar nuclearmente maturo oscila de 24 a 36 horas. A distribuição dos GC durante a maturação *in vitro* de oócitos equinos foi descrita com o objetivo de mensurar o tempo de maturação citoplasmática.[88] Naquele estudo, comprovou-se que os GCs estão aleatoriamente distribuídos no citoplasma no estágio de vesícula germinativa e, com o tempo de maturação, uma migração progressiva desses grânulos do centro para a periferia foi observada, o que ocorreu em torno de 30 horas de maturação (Figura 8.8). Em outro estudo,[95] ficou comprovado que a progressão meiótica é afetada pela exposição ao IGF-1 no meio de cultivo, sem efeito aparente na maturação citoplasmática com base na migração dos grânulos corticais. Esse resultado sugere que o tempo de maturação necessário na espécie equina está intimamente relacionado com os componentes do sistema de maturação utilizado.

Fecundação in vitro

Em diversas espécies domésticas, assim como na espécie humana, embriões produzidos *in vitro* fazem parte da rotina. Entretanto, na espécie equina, essa não é a regra. Infelizmente, até o momento, apenas dois embriões foram produzidos de FIV e, em ambos casos, os oócitos foram colhidos de folículos pré-ovulatórios, consequentemente não resultando em MIV.[82] As maiores barreiras para atingir o sucesso na FIV são, entre outras, o pouco conhecimento quanto ao sistema de maturação e cultivo embrionário *in vitro*, assim como de um sistema eficiente de capacitação espermática *in vitro*. Ainda, pelo número limitado de abatedouros de equinos, o tempo da colheita dos ovários até a aspiração dos oócitos tem variado consideravelmente (18 a 24 horas), dificultando os estudos e comprometendo a viabilidade dos oócitos estudados.

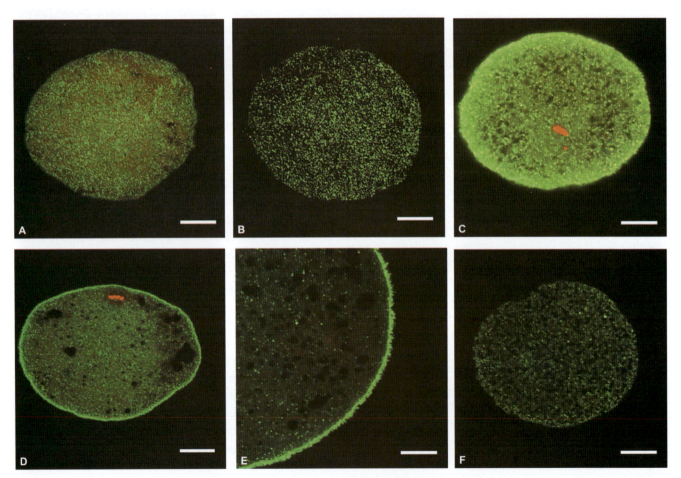

FIGURA 8.8 Oócitos equinos observados por microscopia confocal. As imagens representam corte transversal na seção mediana dos oócitos. **A.** Oócito imaturo: grânulos corticais (GC) estão distribuídos aleatoriamente na região cortical do citoplasma (a barra representa 30 μ). **B.** Oócito equino após 24 horas de maturação *in vitro* (MIV): GC distribuídos aleatoriamente na região cortical sem diferença significativa em relação ao grupo de oócitos imaturos (a barra representa 30 μ). **C.** Oócito equino após 30 horas de MIV: uma camada cortical é formada (a barra representa 30 μ). **D.** Oócito equino após 36 horas de MIV: observa-se uma concentração maior de GC na região do córtex em relação ao citoplasma, caracterizando a migração dos GCs. Os cromossomos são observados no estágio de M II (a barra representa 30 μ). **E.** Maior aproximação na imagem cortical do oócito equino após 36 horas de MIV: é visível a formação de um envelope cortical formado a partir de uma fusão dos GCs na região cortical (a barra representa 60 μ). **F.** Oócito equino após ativação artificial por meio de cálcio ionóforo: uma marcada diminuição no número de GC é vista, representando a liberação do conteúdo dos grânulos na superfície oocitária (a barra representa 30 μ).

Técnicas de reprodução assistida

Pelo insucesso da FIV na espécie equina, técnicas de reprodução assistida, como transferência de oócitos (TO), transferência intrafalopiana de gametas (GIFT) e injeção intracitoplasmática de espermatozoide ICSI (Figura 8.9), têm sido utilizadas como alternativas.

Transferência de oócito (TO)

Trata-se do procedimento da deposição do oócito maturo no oviduto de uma receptora previamente inseminada. A fecundação e o desenvolvimento embrionário e fetal ocorrerão no trato reprodutivo da receptora. Compreende uma técnica de reprodução assistida desenvolvida para uso clínico e de pesquisa com o objetivo de obter prenhezes de éguas consideradas inférteis. O requerimento básico consiste no fato de a doadora fornecer um oócito viável. O primeiro relato com sucesso de TO foi realizado por Carnevale e Ginther, em 1995,[7] estudo no qual foi relatada uma taxa de prenhez de 83%; posteriormente, a mesma autora demonstrou que essa alta taxa de prenhez apresenta repetibilidade quando se utilizam éguas e garanhões férteis.[23,96-99] A receptora pode ser cíclica ou não cíclica: nas duas categorias, os estudos têm demonstrado a mesma taxa de prenhez.[100]

- **Receptoras cíclicas**

O oócito da receptora é colhido antes da transferência. Se a receptora apresentar dois folículos, evita-se usá-la, para não ter o risco de uma prenhez indesejada. Receptoras cíclicas podem ser usadas no início do estro, quando o folículo dominante está pequeno (< 30 mm) e a cérvix relaxando. Prostaglandina pode ser administrada em receptoras que se encontravam em diestro e estradiol para induzir edema endometrial e relaxamento da cérvix. Após a transferência, dever-se-á iniciar o tratamento com progesterona sintética na receptora. É muito importante reiterar que a transferência de oócito tem o potencial de gerar uma gestação com o oócito da própria receptora, independentemente dos cuidados tomados pelo técnico.[100]

- **Receptoras acíclicas**

Éguas com reduzida atividade folicular podem ser utilizadas como receptoras. Sua grande vantagem reside na menor possibilidade de haver uma ovulação e na maior facilidade de sincronização com a doadora. Tratamentos com o intuito de reduzir a atividade folicular foram utilizados com o uso de deslorelina, entretanto os resultados não foram tão satisfatório no que diz respeito à sincronização entre doadora e receptora.[101]

Transferência intrafalopiana de gametas (GIFT)

A GIFT caracteriza-se pela deposição cirúrgica de oócitos maturos e espermatozoides capacitados diretamente no oviduto. Inicialmente realizada por Carnevale et al.,[23] sua vantagem consiste em possibilitar o uso de baixas quantidades de espermatozoides móveis (2 a 5×10^6) e a taxa de desenvolvimento embrionário varia de 27 a 82%. Tal taxa depende do sêmen utilizado, sendo menor para o sêmen congelado ou resfriado em comparação ao sêmen fresco.[23,102,103]

Injeção intracitoplasmática de espermatozoide (ICSI)

A ICSI também tem sido utilizada na espécie equina, muito em virtude da dificuldade encontrada com a FIV clássica, e os resultados documentados de taxas de prenhez atingem aproximadamente 60%.[104] A colheita de oócitos maturados *in vivo* pela aspiração transvaginal (*ovum pick-up* – OPU – Figura 8.10) em folículos pré-ovulatórios[105] transferidos por GIFT ultrapassa a barreira da maturação *in vitro* e tem proporcionado boas taxas de prenhez,[7] com o inconveniente de que não se aprofundou o conhecimento nos mecanismos envolvidos nos insucessos da MIV e FIV na espécie equina.

Vários pesquisadores documentaram a produção de potros utilizando ICSI em oócitos maturados *in vitro*.[67,106,107] Li et al.[108,109] desenvolveram uma série de estudos com ICSI visando avaliar diferentes ativadores e a utilização de cocultivo com células do oviduto e fibroblastos fetais durante a maturação. Oócitos microinjetados foram cultivados em meio contendo ou não camadas de células do *cumulus*. Blastocistos morfologicamente normais foram transferidos para o útero de receptoras. A média de oócitos clivados foi de 61,6%. Cocultivo dos oócitos com células do oviduto ou fibroblastos fetais resultou em maior porcentual de embriões que atingiram o estágio de blastocisto comparados ao controle (TCM-199). Seis blastocistos foram transferidos para receptoras e quatro ficaram

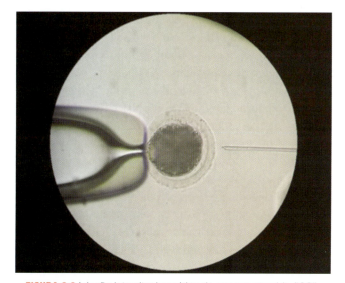

FIGURA 8.9 Injeção intracitoplasmática de espermatozoide (ICSI).

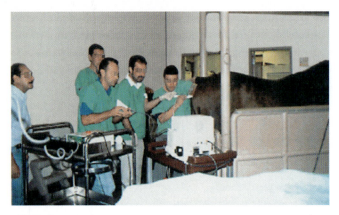

FIGURA 8.10 Aspiração transvaginal guiada por ultrassom em égua (*ovum pick-up* – OPU).

prenhes. Cocultivo de oócitos equinos com células do oviduto e células do cumulus após ICSI resultou em 30% de formação de blastocisto. A conclusão dos autores é de que o potencial de desenvolvimento pós-ICSI está intimamente relacionado com o sistema de cocultivo.

Choi et al.[110] compararam o desenvolvimento de oócitos maturados *in vitro* e fertilizados por ICSI empregando sêmen fresco ou congelado do mesmo garanhão. Oócitos microinjetados foram cultivados por 20 a 96 horas ou transferidos para o oviduto de éguas receptoras e colhidos 96 horas mais tarde. Taxas de fecundação baseadas em formação de pró-núcleo e clivagem após 20 horas não foram significativas entre sêmen fresco ou congelado. Embriões cultivados *in vivo* por 96 horas tiveram um número estatisticamente maior de núcleos em ambos os grupos – fresco ou congelado – em comparação aos cultivados *in vitro*. A taxa de clivagem pós-ICSI com sêmen fresco foi de 72% e com sêmen congelado, de 55%.

Lazzari et al.[111] compararam o desenvolvimento embrionário de oócitos equinos submetidos à ICSI com sêmen de garanhões férteis e subférteis, com base nos dados de motilidade espermática após descongelação e na fertilidade *in vivo*. Após microinjeção, os oócitos foram mantidos *in vitro* para clivagem. No segundo dia, embriões clivados foram transferidos cirurgicamente para oviduto de ovelha, sendo recuperados no dia 7. O estudo demonstrou que sêmen congelado de garanhões férteis ou subférteis pode ser utilizado para produzir embriões por ICSI, desde que espermatozoides móveis possam ser selecionados após a descongelação. As taxas de clivagem e desenvolvimento embrionário após ICSI não estiveram associadas aos dados de fertilidade dos garanhões. Quatro embriões grau I foram transferidos transcervicalmente em pares para duas receptoras, resultando em duas prenhezes gemelares. Em outro estudo no mesmo laboratório,[112] o desenvolvimento embrionário pós-ICSI foi comparado para embriões clivados cultivados *in vitro versus* cultivado em oviduto de ovelha. Embriões cultivados em oviduto de ovelha resultaram em 56% de mórula ou blastocisto *versus* 20% para os cultivados *in vitro*.

Dois embriões derivados de cultivo *in vitro* e 10 derivados de cultivo *in vivo* em oviduto de ovelhas foram transferidos para receptoras sincronizadas. A taxa de prenhez foi de 100% (2 de 2) e de 20% (2 de 10), respectivamente.

Em um estudo utilizando-se ICSI, observou-se[113] a presença de grânulos corticais pós-fecundação. Grânulos corticais são organelas derivadas do aparelho de Golgi formados durante os primeiros estágios do desenvolvimento e da maturação oocitária localizada na região cortical dos oócitos. Após a fusão espermatozoide-oócito, ocorre reação cortical com exocitose do conteúdo dos GCs que modificam a morfologia da zona pelúcida, prevenindo, assim, a polispermia.[114] Em roedores e marsupiais, foi demonstrada[115] a presença de algumas proteínas dos GCs no espaço perivitelino pós-fecundação que se manteve até a eclosão do blastocisto. Nesse trabalho, foi possível identificar conteúdo do GC pós-fecundação na espécie equina. De 18 oócitos microinjetados, 5 fertilizaram (27,7%). Todos os oócitos fertilizados apresentaram conteúdo de GC próximos aos blastômeros, confirmando a presença de GC pós-fecundação na espécie equina. Futuros estudos serão necessários para compreender a função reguladora dessa organela durante a clivagem ou o desenvolvimento embrionário prévio, bem como seu mecanismo: se a manutenção ocorre no espaço perivitelino pré-fecundação ou se esses GCs são sintetizados *de novo* pós-clivagem.

Clonagem

Em mamíferos, a clonagem de embriões a partir da bipartição teve início com o desenvolvimento das técnicas de TE e a primeira transferência de blastômeros para oócitos enucleados foi realizada no Canadá.[116] Entretanto, a produção de um clone a partir de uma célula proveniente de um indivíduo adulto só foi relatada pela primeira vez em 1997 com o nascimento da ovelha Dolly.[117] Esses autores conseguiram provar a possibilidade de reprogramar células diferenciadas e estas serem capazes de apresentar desenvolvimento embrionário normal. A transferência nuclear é obtida pela fusão de uma célula doadora com um oócito enucleado em estágio de metáfase II. A fusão com células somáticas pode ocorrer por eletrofusão ou pela injeção direta de núcleo de células somáticas dentro do citoplasma do oócito da receptora. Em equinos, a primeira transferência nuclear para produção de embriões foi publicada por Li et al.[118] Os baixos resultados obtidos na FIV possivelmente retardaram os estudos nessa espécie; entretanto, com a ICSI foi possível testar a viabilidade de oócitos maturados *in vitro* e produzir embriões destinados à clonagem.[119] Inicialmente, foram encontradas grandes dificuldades no desenvolvimento da técnica de transferência nuclear tanto na taxa de fusão entre oócitos e células dos doadores quanto na taxa de clivagem, que eram menores que 15%.[120] Apesar disso, Woods et al.[121] relataram o nascimento de três mulas clonadas e, poucos meses depois, foi documentado o nascimento da primeira potra clonada a partir de células diferenciadas,[122] comprovando o rápido avanço dessa técnica na espécie equina. Posteriormente, Hinrichs[120] relatou o nascimento de dois produtos. A partir de então, empresas comerciais entraram no ramo de produção de clones na espécie equina. Uma curiosidade nessa espécie reside no fato de que, apesar de as taxas de perdas embrionárias e fetais documentadas serem elevadas, os potros nascidos não apresentaram os problemas relatados nas demais espécies domésticas, não necessitando de assistência obstétrica,[122,123] e as taxas de potro vivo após transferência são superiores às documentadas nas demais espécies,[124] o que pode fazer dessa espécie um modelo interessante para entender os mecanismos da clonagem nas demais espécies.

Considerações finais

A produção *in vivo* de embriões equinos a partir da técnica de TE passou a ser rotina na reprodução equina. Com relação à produção *in vitro*, apesar do grande avanço adquirido nos últimos anos, vários aspectos ainda exigem esclarecimento. Algumas questões estão associadas à avaliação da competência biológica dos gametas e ao próprio sistema de cultivo. Estudos abordando os diversos mecanismos envolvidos têm sido conduzidos em diversos laboratórios no mundo inteiro. Técnicas de reprodução assistida como ICSI, TO e GIFT servem como alternativas e passam a ser utilizadas com o objetivo de transpor parte desses obstáculos, auxiliando para maior compreensão dos diversos aspectos envolvidos na MIV de oócitos equinos. Nos estudos em clonagem, que já vem sendo utilizada comercialmente por algumas empresas, pesquisadores abordam outros questionamentos, com necessidade de maiores estudos para compreender alguns dos mecanismos propostos e esclarecer essas dúvidas.

REFERÊNCIAS BIBLIOGRÁFICAS

1. Mies Filho A. Dados históricos da inseminação artificial no Brasil. Revista Brasileira de Reproducao Animal. 1977;1(1):11-22.
2. Kenney RM, Berman RV, Cooper WL et al. Minimal contamination techniques for breeding mares: technique and preliminary findings. Boston: Annual Convention American Association Equine Practioners. 1975; 327-36.
3. Martin JC, Klug E, Gunzel AR. Centrifugation of stallion semen and its storage in large volume straws. J Reprod Fertil Suppl. 1979; 27:47-51.
4. Pickett BW, Amann RP. Cryopreservation of semen. In: Mckinnon AO, Voss JL. Equine reproduction. Boston: Blackwell; 1993; 769-89.
5. Dobrinski I, Ignotz GG, Thomas PG et al. Role of carbohydrates in the attachment of equine spermatozoa to uterine tubal (oviductal) epithelial cells in vitro. Am J Vet Res. 1996; 57(11):1635-9.
6. Carnevale EM, Ginther OJ. Relationships of age to uterine function and reproductive efficiency in mares. Theriogenology. 1992; 37(5): 1101-15.
7. Carnevale EM, Ginther OJ. Defective oocytes as a cause of subfertility in old mares. Biol Reprod. 1995; 1:209-14.

8. Fernandes CE. Características do sêmen de garanhões e relação com a fertilidade. [Dissertação Mestrado] Pelotas: Universidade Federal de Pelotas; 1994.
9. Kenney RM, Hurtgen JP, Person R et al. Society for theriogenology: Manual for clinical fertility evaluation of the stallion. Society for Theriogenology; 1983.
10. Ribeiro DB. Efeito do número total de espermatozoides viáveis sobre a fertilidade de garanhões. [Dissertação Mestrado] Pelotas: Universidade Federal de Pelotas; 1997.
11. Picket BW, Burwash LD, Voss JL et al. Effect of seminal extenders on equine fertility. Journal of Animal Science. 1975;40(6): 1136-43.
12. Palmer E. Factors affecting stallion semen survival and fertility. Urbana-Champaign, IL: X International Congress on Animal Reproduction and Artificial Insemination. 1984; 377-9.
13. Pace MM, Sullivan JJ. Effect of timing of insemination, numbers of spermatozoa and extender components on the pregnancy rate in mares inseminated with frozen stallion semen. J Reprod Fertil Suppl. 1975; 23:115-21.
14. Papa FO. Contribuição ao estudo de sêmen congelado de equino: modificações metodológicas para o congelamento e inseminação artificial. [Livre-Docência] Botucatu: Universidade Estadual Paulista Júlio de Mesquita Filho; 1987.
15. Andrade LS. O ciclo estral da égua e o seu controle endócrino. In: Fisiologia e manejo da reprodução equina. 2. ed. Recife. 1986; 57-63.
16. Hartman DL. Embryo transfer. In: Mckinnon AO, Squires EL, Vaala WE, Varner DD. Equine reproduction. Oxford: Wiley-Blackwell. 2011; 2871-9.
17. McKinnon AO, Squires EL. Embryo transfer and related In: Samper JC, Pycock JF, Pycock JF. Technologies. Current therapy in equine reproduction. Philadelphia: W.B. Sounders. 2007; 319-34.
18. Alvarenga MA. Problems and solutions in equine embryo transfer programs in Brazil. Acta Scientiae Veterinariae. 2010; 38(Supl. 1): 319-33.
19. Mapa. Revisão do estudo do complexo do agronegócio do cavalo; 2016. p. 1-56.
20. Riera FL. Equine embryo transfer. In: Samper JC. Equine breeding management and artificial insemination. Philadelphia: Saunders Elsevier. 2009; 185-99.
21. Carneiro GF. Particularities and difficulties related to equine embryo transfer in Northeast of Brazil. Acta Scientiae Veterinariae. 2010; 38: 324-34.
22. Perry, G. Statistics of embryo collection and transfer in domestic farm animals. IETS Embryo Transfer Newsletter. 2014; 1-13.
23. Carnevale EM, Ramirez RJ, Squires EL et al. Factors affecting pregnancy rates and early embryonic death after equine embryo transfer. Theriogenology. 2000; 54(6): 965-79.
24. Squires EL. Management of the embryo donor and recipient mare. In: Robinson NE. Current therapy in equine medicine. 5 ed. Philadelphia: PA: Saunders. 2003; 277-9.
25. Lopes EP. Transferência de embriões equinos: maximizando resultados com a escolha de receptoras. Rev Bras Reprod Anim. 2015; 39(1):223-9.
26. Squires EL, McCue PM, Vanderwall D. The current status of equine embryo transfer. Theriogenology. 1999; 51(1):91-104.
27. Carnevale EM, Squires EL, McKinnon AO. Comparison of Ham's F10 with CO2 or hepes buffer for storage of equine embryos at 5 C for 24 h. Journal of Animal Science. 1987; 65(6):1775-81.

28. Carney NJ, Squires EL, Cook VM et al. Comparison of pregnancy rates from transfer of fresh versus cooled, transported equine embryos. Theriogenology. 1991; 36(1):23-32.

29. Fleury JJ, Fleury PDC, Landim-Alvarenga FC. Effect of embryo diameter and storage period on pregnancy rates obtained with equine embryos stored in Ham F-10 with Hepes Buffer at a temperature of 15 – 18 degrees C – preliminary results. Theriogenology. 2002; 58(2):749-50.

30. McCue PM, Scoggin CF, Meira C et al. Pregnancy rates for equine embryos cooled for 24 h in Ham's F-10 versus EmCare® embryo holding solution. In: Annual Conference of Society of Theriogenology. 2000; p. 147.

31. Legrand E, Krawiecki JM, Tainturier D et al. Does the embryonic capsule impede the freezing of equine embryos? In 5th International Symposium on Equine Embryo Transfer. 2000; 62-5.

32. Dobrinsky JR. Advancements in cryopreservation of domestic animal embryos. Theriogenology. 2002; 57(1):285-302.

33. Allen WR. The development and application of the modern reproductive technologies to horse breeding. Reprod Domest Anim. 2005; 40(4):310-29.

34. Stout TA, Meadows S, Allen WR. Stage-specific formation of the equine blastocyst capsule is instrumental to hatching and to embryonic survival in vivo. Anim Reprod Sci. 2005; 87(3-4):269-81.

35. Squires EL. Perspectives on the use of biotechnology in equine reproduction. Acta Sci Vet. 2005; 33:69-81.

36. Bruyas JF, Sanson JP, Battut I et al. Comparison of the cryoprotectant properties of glycerol and ethylene glycol for early (day 6) equine embryos. J Reprod Fertil Suppl. 2000; 56:549-60.

37. MaClellan LJ, Carnevale EM, Coutinho da Silva MA et al. Cryopreservation of small and large equine embryos pre-treated with cytochalasin-B and/or trypsin. Theriogenology. 2002; 58(2):717-20.

38. Scherzer J, Fayrer-Hosken RA, Ray L et al. Advancements in large animal embryo transfer and related biotechnologies. Reprod Domest Anim. 2008; 43(3):371-6.

39. Carnevale EM. Vitrification of equine embryos. Vet Clin North Am Equine Pract. 2006; 22(3):831-41.

40. Yamamoto Y, Oguri N, Tsutsumi Y et al. Experiments in the freezing and storage of equine embryos. J Reprod Fertil Suppl. 1982; 32: 399-403.

41. Takeda T, Elsden RP, Squires EL. In vitro and in vivo development of frozen-thawed equine embryos. In: X International Congress on Animal Reproduction Artificial Insemination. 1984; 246-7.

42. Slade NP, Takeda T, Squires EL et al. A new procedure for the cryopreservation of equine embryos. Theriogenology. 1985; 24(1):45-58.

43. Seidel GE, Squires EL, McKinnon AO et al. Cryopreservation of equine embryos in 1, 2 propanediol. Equine Veterinary Journal. 1989; 21(S8):87-8.

44. Meira C, Alvarenga MA, Papa FO et al. Cryopreservation of equine embryos using glycerol and 1,2-propanediol as cryoprotectants. Equine Veterinary Journal. 1993; 25(S15): 64-6.

45. Bruyas JF, Martins-Ferreira C, Fieni F et al. The effect of propanediol on the morphology of fresh and frozen equine embryos. Equine Vet J Suppl. 1997; 25:80-4.

46. Huhtinen M, Sjoholm A, Paranko J. Comparison of glycerol and ethylene glycol in equine embryo freezing using confocal microscopy, DAPI-staining and nonsurgical transfer. In 5th International Symposium on Equine Embryo Transfer. Saari: Havemeyer Foundation Monogr Ser. 2000; 52-4.

47. Lascombes FA, Pashen RL. Results from embryo freezing and post-ovulations breeding in a commercial embryo transfer program. In: 5th International Symposium on Equine Embryo Transfer. 2000; 95-6.

48. Vajta G, Holm P, Kuwayama M et al. Open Pulled Straw (OPS) vitrification: a new way to reduce cryoinjuries of bovine ova and embryos. Mol Reprod Dev. 1998; 51(1):53-8.

49. Eldridge-Panuska WD, di Brienza VC, Seidel GE et al. Establishment of pregnancies after serial dilution or direct transfer by vitrified equine embryos. Theriogenology. 2005; 63(5):1308-19.

50. Rall WF, Fahy GM. Ice-free cryopreservation of mouse embryos at -196 degrees C by vitrification. Nature. 1985; 313(6003):573-5.

51. Hudson J, McCue PM, Carnevale EM et al. The effects of cooling and vitrification of embryos from mares treated with equine follicle-stimulating hormone on pregnancy rates after nonsurgical transfer. Journal of Equine Veterinary Science. 2006; 26(2):51-4.

52. Legrand E, Bencharif D, Barrier-Battut I et al. Comparison of pregnancy rates for days 7 – 8 equine embryos frozen in glycerol with or without previous enzymatic treatment of their capsule. Theriogenology. 2002; 58(2):721-3.

53. Barfield JP, McCue PM, Squires EL et al. Effect of dehydration prior to cryopreservation of large equine embryos. Cryobiology. 2009; 59(1):36-41.

54. Choi YH, Velez IC, Riera FL et al. Successful cryopreservation of expanded equine blastocysts. Theriogenology. 2011; 76(1):143-52.

55. Irvine CHG. Endocrinology of the estrous cycle of the mare: Applications to embryo transfer. Theriogenology. 1981; 15(1):85-104.

56. Squires EL, Garcia RH, Ginther OJ et al. Comparison of equine pituitary extract and follicle stimulating hormone for superovulating mares. Theriogenology. 1986; 26(5):661-70.

57. Nambo Y, Kaneko Y, Nagata S et al. Control of FSH secretion by passive immunization against inhibin may become a new method of control of folliculogenesis and ovulation rate in mares. In: 7th International Symposium on Equine Reproduction. Pretoria: Colchester. 1998; 67-8.

58. Guillou F, Combarnous Y. Purification of equine gonadotropins and comparative study of their acid-dissociation and receptor-binding specificity. Biochim Biophys Acta. 1983; 755(2):229-36.

59. Pierson RA, Ginther OJ. Ovarian follicular response of mares to an equine pituitary extract after suppression of follicular development. Animal Reproduction Science. 1990; 22(2):131-44.

60. Dippert KD, Hofferer S, Palmer E et al. Initiation of superovulation in mares 5 or 12 days after ovulation using equine pituitary extract with or without GnRH analogue. Theriogenology. 1992; 38(4):695-710.

61. Alvarenga MA, McCue PM, Bruemmer J et al. Ovarian superstimulatory response and embryo production in mares treated with equine pituitary extract twice daily. Theriogenology. 2001; 56(5):879-87.

62. Scoggin CF, Meira C, McCue PM et al. Strategies to improve the ovarian response to equine pituitary extract in cyclic mares. Theriogenology. 2002; 58(1):151-64.

63. Nagao T, Sato E, Inoue R et al. Immunohistochemical analysis of salivary gland tumors: Application for surgical pathology practice. Acta Histochemica Et Cytochemica. 2012; 45(5):269-82.

64. Zhang JJ, Boyle MS, Allen WR et al. Recent studies on in vivo fertilisation of in vitro matured horse oocytes. Equine Veterinary Journal. 1989; 21(S8):101-4.

65. Willis P, Caudle AB, Fayrer-Hosken RA. Equine oocyte in vitro maturation: influences of sera, time, and hormones. Mol Reprod Dev. 1991; 30(4):360-8.

66. Shabpareh V, Squires EL, Seidel GE et al. Methods for collecting and maturing equine oocytes in vitro. Theriogenology. 1993; 40(6):1161-75.

67. Squires EL. Maturation and fertilization of equine oocytes. Vet Clin North Am Equine Pract. 1996; 12(1):31-45.

68. Goudet G, Belin F, Mlodawska W et al. Influence of epidermal growth factor on in vitro maturation of equine oocytes. J Reprod Fertil Suppl. 2000; 56:483-92.

69. Choi YH, Hochi S, Braun J et al. In vitro maturation of equine oocytes collected by follicle aspiration and by the slicing of ovaries. Theriogenology. 1993; 40(5):959-66.

70. Alm H, Torner H. In vitro maturation of horse oocytes. Theriogenology. 1994; 42(2):345-9.

71. Carneiro G, Lorenzo P, Pimentel C et al. Influence of insulin-like growth factor-I and its interaction with gonadotropins, estradiol, and fetal calf serum on in vitro maturation and parthenogenic development in equine oocytes. Biol Reprod. 2001; 65(3):899-905.

72. Hawley LR, Enders AC. Comparison of equine and bovine oocyte-cumulus morphology within the ovarian follicle. Biol Reprod Mono. 1995; 1:243-52.

73. Duchamp G, Bézard J, Palmer E. Oocyte yield and the consequences of puncture of all follicles larger than 8 millimeters in mares. Biol. Reprod. Mono. 1995; 1:233-41.

74. Bogh IB, Brink P, Jensen HE et al. Ovarian function and morphology in the mare after multiple follicular punctures. Equine Vet J. 2003; 35(6):575-9.

75. Del Campo MR, Donoso X, Parrish JJ et al. Selection of follicles, preculture oocyte evaluation, and duration of culture for in vitro maturation of equine oocytes. Theriogenology. 1995; 43(7):1141-53.

76. Fabbri R, Porcu E, Marsella T et al. Technical aspects of oocyte cryopreservation. Mol Cell Endocrinol. 2000; 169(1-2):39-42.

77. Mara L, Casu S, Carta A et al. Cryobanking of farm animal gametes and embryos as a means of conserving livestock genetics. Anim Reprod Sci. 2013; 138(1-2):25-38.

78. Hinrichs K. Assisted reproduction techniques in the horse. Reprod Fertil Dev. 2012; 25(1):80-93.

79. Hinrichs K, Matthews GL, Freeman DA et al. Oocyte transfer in mares. J Am Vet Med Assoc. 1998; 212:982-6.

80. Hinrichs K. In vitro production of equine embryos: state of the art. Reprod Domest Anim. 2010; 45(Suppl. 2):3-8.

81. Jacobson CC, Choi YH, Hayden SS et al. Recovery of mare oocytes on a fixed biweekly schedule, and resulting blastocyst formation after intracytoplasmic sperm injection. Theriogenology. 2010; 73(8):1116-26.

82. Bezard J, Mekarska A, Goudet G et al. Timing of in vivo maturation of equine preovulatory oocytes and competence for in vitro maturation of immature oocytes collected simultaneously. Equine Vet J Suppl. 1997; 25:33-7.

83. Alm H, Hinrichs K. Effect of cycloheximide on nuclear maturation of horse oocytes and its relation to initial cumulus morphology. J Reprod Fertil. 1996; 107(2):215-20.

84. Hinrichs K, Schmidt AL. Meiotic competence in horse oocytes: interactions among chromatin configuration, follicle size, cumulus morphology, and season. Biol Reprod. 2000; 62(5):1402-8.

85. Eppig JJ. Coordination of nuclear and cytoplasmic oocyte maturation in eutherian mammals. Reprod Fertil Dev. 1996; 8(4):485-9.

86. Warssaman PM, Albertini DF. The mammalian ovum. In: Knobil E, Neil JD. The physiology of reproduction. New York: Raven. 1994; 79-122.

87. Goudet G, Bezard J, Duchamp G et al. Equine oocyte competence for nuclear and cytoplasmic in vitro maturation: effect of follicle size and hormonal environment. Biol Reprod. 1997; 57(2):232-45.

88. Carneiro GF, Munro CJ, Leutenegger CM et al. Potential relevance of insulin-like growth factor-I (IGF-I) and insulin-like growth factor binding protein-3 (IGFBP-3) on in vivo maturation of equine oocytes during follicular growth. Theriogenology. 2002; 58(2):685-8.

89. Zhang JJ, Muzs LZ, Boyle MS. In vitro fertilization of horse follicular oocytes matured in vitro. Molecular Reproduction and Development. 1990; 26(4):361-5.

90. Lorenzo PL, Liu IK, Illera JC et al. Influence of epidermal growth factor on mammalian oocyte maturation via tyrosine-kinase pathway. J Physiol Biochem. 2001; 57(2):15-22.

91. Lorenzo PL, Liu IK, Carneiro GF et al. Equine oocyte maturation with epidermal growth factor. Equine Vet J. 2002; 34(4):378-82.

92. Kolle S, Stojkovic M, Boie G et al. Growth hormone inhibits apoptosis in in vitro produced bovine embryos. Mol Reprod Dev. 2002; 61(2):180-6.

93. Reed MJ, James VH. Regulation of steroid synthesis and metabolism by growth factors. Clin Endocrinol (Oxf). 1989; 31(4):511-25.

94. Giudice LC. Insulin-like growth factors and ovarian follicular development. Endocr Rev. 1992; 13(4):641-69.

95. Carneiro GF, Liu IKM. Temporal effect of IGF-I on nuclear and cytoplasmic maturation in equine oocytes. Theriogenology. 2003; 59(1):485-5.

96. Carnevale EM, MaClellan LJ, Coutinho da Silva MA et al. Equine sperm-oocyte interaction: results after intraoviductal and intrauterine inseminations of recipients for oocyte transfer. Animal Reproduction Science. 2001; 68(3-4): 305-14.

97. Carnevale EM, Squires EL, MaClellan LJ et al. Use of oocyte transfer in a commercial breeding program for mares with reproductive abnormalities. J Am Vet Med Assoc. 2001; 218(1):87-91.

98. Carnevale EM, MacLellan LJ, Coutinho da Silva MA et al. Pregnancies attained after collection and transfer of oocytes from ovaries of five euthanatized mares. J Am Vet Med Assoc. 2003; 222(1):60-2.

99. Carnevale EM, Silva MAC, Preis KA et al. Establishment of pregnancies from oocytes collected from the ovaries of euthanized mares. 50th Annual Convention of the American Association of Equine Practitioners. Denver: American Association of Equine Practitioners (AAEP). 2004; 531-3.

100. Carnevale EM, Coutinho da Silva MA, Panzani D et al. Factors affecting the success of oocyte transfer in a clinical program for subfertile mares. Theriogenology. 2005; 64(3):519-27.

101. Carnevale EM, Alvarenga MA, Squires EL et al. Use of noncycling mares as recipients for oocyte transfer and GIFT. In: Annual Conference of the Society for Theriogenology. Nashville: Tennessee. 1999; p. 44.

102. Coutinho da Silva MA, Carnevale EM, MacLellan LJ et al. Effect of time of oocyte collection and site of insemination on oocyte transfer in mares. J Anim Sci. 2002; 80(5):1275-9.

103. Coutinho da Silva MA, Carnevale EM, MacLellan LJ et al. Oocyte transfer in mares with intrauterine or intraoviductal insemination using fresh, cooled, and frozen stallion semen. Theriogenology. 2004; 61(4):705-13.

104. Choi YH, Love CC, Chung YG et al. Use of Piezo-driven direct nuclear injection and activation with stallion sperm extract to produce horse nuclear transfer embryos. Theriogenology. 2002; 58(2):771-4.

105. Li LY, Meintjes M, Graff KJ et al. In vitro fertilization and development of in vitro matured oocytes aspirated from pregnant mares. Biol Reprod Mono. 1995; 1:309-17.

106. Cochran R, Meintjes M, Reggio B et al. Live foals produced from sperm-injected oocytes derived from pregnant mares. Journal of Equine Veterinary Science. 1998; 18(11):736-40.

107. McKinnon AO, Lacham-Kaplan O, Trounson AO. Pregnancies produced from fertile and infertile stallions by intracytoplasmic sperm injection (ICSI) of single frozen-thawed spermatozoa into in vivo matured mare oocytes. J Reprod Fertil Suppl. 2000; 56:513-7.

108. Li X, Morris LA, Allen WR. Effects of different activation treatments on fertilization of horse oocytes by intracytoplamsmic sperm injection. J Reprod Fertil. 2000; 119:253-60.

109. Li X, Morris LH, Allen WR. Influence of co-culture during maturation on the developmental potential of equine oocytes fertilized by intracytoplasmic sperm injection (ICSI). Reproduction. 2001; 121(6):925-32.

110. Choi YH, Love CC, Love LB et al. Developmental competence in vivo and in vitro of in vitro-matured equine oocytes fertilized by intracytoplasmic sperm injection with fresh or frozen-thawed spermatozoa. Reproduction. 2002; 123(3):455-65.

111. Lazzari G, Crotti G, Turini P et al. Equine embryos at the compacted morula and blastocyst stage can be obtained by intracytoplasmic sperm injection (ICSI) of in vitro matured oocytes with frozen-thawed spermatozoa from semen of different fertilities. Theriogenology. 2002; 58(2): 709-12.

112. Galli C, Grotti G, Turini P et al. Frozen-thawed embryos produced by ovum pick-up of immature oocytes and ICSI are capable to establish pregnancies in the horse. Theriogenology. 2002; 58(2):705-8.

113. Carneiro GF, Liu IKM, Lorenzo PL. Grânulos corticais pós-fertilização na espécie equina: um novo conceito. Recife: XIX Congresso Brasileiro de Reprodução Animal. 2011; p. 245.

114. Hoodbhoy T, Talbot P. Mammalian cortical granules: contents, fate, and function. Mol Reprod Dev. 1994; 39(4):439-48.

115. Dandekar P, Talbot P. Perivitelline space of mammalian oocytes: extracellular matrix of unfertilized oocytes and formation of a cortical granule envelope following fertilization. Mol Reprod Dev. 1992; 31(2):135-43.

116. Willadsen SM. Cloning of sheep and cow embryos. Genome. 1989; 31(2):956-62.

117. Wilmut I, Schnieke AE, McWhir J et al. Viable offspring derived from fetal and adult mammalian cells. Nature. 1997; 385(6619):810-3.

118. Li X, Morris LH, Allen WR. Chromatin reprogramming in enucleated horse oocytes injected with cumulus cell nuclei. Journal of Reproduction & Fertility Abstr Ser. 2000; 25:77.

119. Hinrichs K, Choi YH, Love LB et al. Chromatin configuration within the germinal vesicle of horse oocytes: changes post mortem and relationship to meiotic and developmental competence. Biol Reprod. 2005; 72(5):1142-50.

120. Hinrichs K. Equine cloning. Veterinary Clinics of North America Equine Practice. 2006; 22:857-66.

121. Woods GL, White KL, Vanderwall DK et al. Cloned mule pregnancies produced using nuclear transfer. Theriogenology. 2002; 58(2): 779-82.

122. Galli C, Lagutina I, Crotti G et al. Pregnancy: a cloned horse born to its dam twin. Nature. 2003; 424(6949):635.

123. Woods GL, White KL, Vanderwall DK et al. A mule cloned from fetal cells by nuclear transfer. Science. 2003; 301(5636):1063.

124. Wells DN. Animal cloning: problems and prospects. Rev Sci Tech. 2005; 24(1):251-64.

CAPÍTULO 9

Reprodução de Animais Silvestres

Marcelo Alcindo de Barros Vaz Guimarães • Alexandre Rodrigues Silva • Nei Moreira

Introdução

A reprodução de animais silvestres compreende uma área muito ampla e, sempre que este tema é abordado, desperta inúmeras especulações, principalmente quanto a sua eventual importância no contexto conservacionista, científico e econômico.

De fato, é necessário apresentar essa área do conhecimento de modo que possa ser compreendida em seu sentido mais abrangente. O primeiro aspecto que se deve abordar é o conservacionista. Sabe-se que a degradação do meio ambiente acarreta redução, em tamanho e qualidade, dos hábitats, com fragmentação de ecossistemas, promovendo isolamento de populações silvestres e consequente redução da variabilidade genética. Essa diminuição da diversidade genética torna-a, muitas vezes, a curto prazo, altamente fragilizada do ponto de vista da sobrevivência e da adaptação às alterações ambientais. Nesse contexto, percebe-se a importância da reprodução, tanto *in situ* (no ambiente natural) quanto *ex situ* (em cativeiro). Cada indivíduo, portanto, adquire grande importância para a manutenção de uma dada população. E fica, assim, evidente a relevância da utilização de técnicas de reprodução assistida aplicadas às espécies silvestres ameaçadas, buscando otimizar seu desempenho e manejo reprodutivo.

Outro aspecto, indiretamente relacionado com a conservação das espécies, mas não menos importante que esta, reside no uso de espécies silvestres mantidas em sistemas de biotério, com a finalidade de serem utilizadas na pesquisa biomédica. A reprodução e a manutenção de populações silvestres em biotérios promovem, indiretamente, a conservação dessas espécies, uma vez que, para a realização das pesquisas, não serão mais necessárias capturas de indivíduos de vida livre. Evidentemente que, assim como qualquer outra espécie animal, os animais silvestres também podem ser utilizados nesse tipo de pesquisa, desde que observadas todas as normas éticas de experimentação animal. A importância torna-se evidente quando abordados temas como busca da prevenção e cura de doenças como a síndrome da imunodeficiência adquirida (AIDS), a malária, a doença de Chagas ou o desenvolvimento de técnicas de transplantes de órgãos e até mesmo estudos básicos de fisiologia, farmacologia, anestesiologia etc.

Aspecto não menos importante consiste na possibilidade da criação de espécies silvestres em cativeiro visando à produção de animais de companhia ou ornamentação, assim como fornecer, em alguns casos, alternativa de proteína para a população. Esse tipo de criação, devidamente autorizada pelos órgãos competentes, almeja tanto diminuir a pressão de caça quanto fornecer indivíduos já adaptados ao cativeiro. Além disso, a criação de certas espécies possibilita o aproveitamento de algumas áreas improdutivas de propriedades rurais, uma vez que as espécies silvestres podem já estar adaptadas àquele ambiente.

O Brasil é considerado a maior e mais importante reserva de biodiversidade floro-faunística do mundo, cabendo aos brasileiros saber utilizá-la de maneira sustentável. Nesse contexto, abre-se para o país um universo desconhecido de possibilidades, capazes de significar grandes avanços científicos e tecnológicos em diversos campos, como, sem dúvida, a reprodução de animais silvestres. Neste capítulo, serão abordados aspectos relacionados com reprodução de animais silvestres visando, principalmente, à conservação das espécies.

A reprodução consiste na base para a sobrevivência de qualquer espécie. A capacidade de se adaptar às alterações e aos desafios apresentados pelo ambiente, de modo a não apenas sobreviver, mas também reproduzir, determinará o seu destino: sobrevivência ou extinção. Portanto, o estudo da reprodução é fundamental para a conservação das espécies. Talvez a mais importante lição aprendida no último quarto de século é que as espécies variam notável e espetacularmente na maneira pela qual se reproduzem. Os mecanismos que regulam o sucesso reprodutivo no bovino doméstico se diferenciam substancialmente daqueles encontrados nos elefantes, nos golfinhos, nas serpentes, nos tubarões, nos papagaios ou nas rãs.[1] Essa "maquinaria" reprodutiva varia de maneira significativa ainda que dentro de uma mesma família ou entre espécies próximas, do ponto de vista evolutivo.[2,3] Essas diferenças devem-se às estratégias reprodutivas que cada uma das espécies desenvolveu como forma de adaptação ao ambiente, apresentando características anatômicas, fisiológicas, endócrinas e comportamentais diversas, uma complexidade de fatores que implica no fato de que, para um entendimento adequado dos mecanismos característicos das espécies, são necessárias pesquisas integradas e cooperativas com enfoques multidisciplinares envolvendo fisiologia, anatomia, nutrição, ecologia, etologia, endocrinologia, genética etc. A obtenção do sucesso reprodutivo de espécies ameaçadas passa pelo incremento do desempenho reprodutivo, tanto em vida livre quanto em cativeiro, momento no qual entram em cena as biotécnicas reprodutivas, como aquelas utilizadas na reprodução assistida; por exemplo, a inseminação artificial (IA), a transferência de embriões (TE) e até mesmo, em casos específicos, a clonagem.

Para que essas ferramentas possam ser utilizadas de modo consistente e produtivo, é imperativo desenvolver pesquisas básicas visando ao conhecimento dos mecanismos e das estruturas envolvidos na reprodução das espécies, pois não se podem esperar resultados confiáveis na aplicação das técnicas de reprodução assistida sem esse conhecimento prévio. Em outras palavras, para alcançar o sucesso com a IA, é preciso primeiro conhecer o aparelho reprodutor e a fisiologia reprodutiva de ambos os sexos, assim como as características morfofisiológicas do sêmen e a determinação do melhor momento e da melhor técnica para realizar o procedimento. Isso implica numerosos estudos, sem os quais os resultados poderão ser meramente acidentais e com baixa repetibilidade.

São descritas 40 mil espécies de vertebrados na face da Terra[4] e apenas uma pequena fração delas foi estudada. Considerando-se os mamíferos, existe um pequeno grupo de 14 espécies, incluindo o ser humano, bovinos, equinos, caprinos, ovinos, suínos e carnívoros domésticos (cão e gato), além de animais de laboratório, como coelho (*Oryctolagus* sp), *hamster* (*Mesocricetus auratus*), gerbilo (*Gerbillus* sp), porquinho-da-índia (*Cavia porcellus*), rato (*Rattus norvegicus* ou *Rattus rattus*) e camundongo (*Mus musculus*), que têm recebido, virtualmente, quase toda a atenção da comunidade científica.[1] Bilhões de dólares em pesquisas e milhares de publicações científicas vêm sendo devotados a esse grupo de espécies, que representa apenas 0,3% do total de mamíferos conhecidos.[1] Lembrando ainda das aves, dos répteis e dos anfíbios, pode-se vislumbrar a dimensão do desafio de estudar e pesquisar a reprodução dos animais selvagens e, pela mesma motivação, fica evidente a impossibilidade de abranger, em um único capítulo, tal gama de informações.

Este capítulo abrangerá, sucintamente, algumas ordens de mamíferos, como Primates, Carnivora, Artiodactyla, Rodentia e Xenartra, utilizando como modelos as famílias Felidae, Cervidae, Tapiridae, Dasypodidae e outras com representantes na América do Sul. A seguir, serão descritas as biotécnicas mais utilizadas nos programas de reprodução assistida nessas espécies silvestres.

Colheita do sêmen

Pode ser realizada por meio de diferentes técnicas, algumas consideradas ejaculatórias (eletroejaculação, eletrovibração ou vibroestimulação, vagina artificial, manipulação manual/

digital [masturbação] e recuperação de sêmen pós-coito) e não ejaculatórias (massagem transretal, recuperação de espermatozoides da cauda do epidídimo, dos ductos deferentes e do testículo). As técnicas não ejaculatórias, embora menos utilizadas, têm grande aplicabilidade em casos de exemplares que foram a óbito ou vasectomizados, que apresentam grande valor genético para uma dada população.

As técnicas mais utilizadas são as ejaculatórias. Para a aplicação da manipulação manual/digital, da vagina artificial e da vibroestimulação, os animais não podem estar anestesiados, exigindo que sejam treinados para aceitar esses procedimentos, o que demanda, geralmente, um longo período de condicionamento.[5-10] Trabalhos com espécies de primatas neotropicais de pequeno porte, como saimiri (*Saimiri boliviensis*) e sagui-de-tufos-brancos (*Callithrix jacchus*), têm proposto a técnica da vibroestimulação como uma boa alternativa para a eletroejaculação.[11-13] Essa técnica envolve uma simples adaptação de eletrovibradores de uso humano, sendo aplicada com o animal contido apenas fisicamente, o que torna desnecessária a utilização de fármacos anestésicos. Os animais adaptam-se rapidamente ao procedimento pela associação com recompensas, como frutas ou guloseimas, que são oferecidas durante a colheita e, também, por tratar-se de processo não invasivo e indolor.

No caso de espécies de porte médio ou grande, como gorila (*Gorilla gorilla*), chimpanzé (*Pan troglodites*), tigre (*Panthera tigris*), onça-pintada (*P. onca*), anta (*Tapirus terrestris*) ou cervos-do-pantanal (*Blastocerus dichotomus*), as técnicas de colheita de sêmen envolvem também um grande risco para quem está colhendo, o que restringe ainda mais seu uso. Apesar disso, a literatura relatou caso de sucesso expressivo na aplicação de técnicas de reprodução assistida (fecundação *in vitro* e TE), em que o sêmen foi colhido por emissão voluntária, após estimulação manual, de um macho adulto de gorila (*Gorilla terrestres*), após vários meses de condicionamento.[10] Da mesma forma, existe relato de colheita bem-sucedida em veado-catingueiro (*Mazama guazoubira*), utilizando manequins e até mesmo a perna do operador.[14]

De maneira geral, o método mais empregado na colheita de sêmen em mamíferos silvestres é o da eletroejaculação, com o uso de eletrodo retal bipolar, conectado a uma fonte geradora de eletrochoques de corrente alternada (AC 60 Hz), com voltímetro e amperímetro,[15] ou pelo menos um voltímetro.[12,16-18] As dimensões dos eletrodos e os protocolos de eletrochoques variam de acordo com a espécie.[12,15,16,18] Na experiência dos autores, a eficiência do método varia dramaticamente entre indivíduos e entre colheitas de um mesmo animal, e os protocolos propostos na literatura podem ser considerados apenas ponto de partida para o procedimento, além de permitir comparações padronizadas entre colheitas e indivíduos.[12,15,16,18] Na realidade, os protocolos devem ser adaptados às respostas obtidas do animal naquela colheita, uma vez que o objetivo consiste em colher o sêmen, e não adequar o animal ao protocolo proposto previamente. A maior parte dos trabalhos existentes recomenda realizar o procedimento com o animal sob contenção química e plano cirúrgico de anestesia.[12,15,16,18] Os fármacos historicamente mais utilizados para essa finalidade em primatas e felídeos são o cloridrato de cetamina (10 mg/kg por via intramuscular [IM]) associado ao cloridrato de xilazina (0,1 mg/kg, IM) ou a associação de cloridrato de tiletamina e zolazepam (6 a 8 mg/kg, IM). Ambas as associações de fármacos promovem anestesia do tipo dissociativo e, pela via de aplicação intramuscular, bom relaxamento muscular. Howard[15] referiu que certos fármacos, como diazepam, acepromazina, halotano e isoflurano, podem promover marcado relaxamento da musculatura do esfíncter da bexiga urinária e eventual contaminação do ejaculado com urina. Na experiência dos autores, a utilização desses fármacos não necessariamente promove contaminação por urina dos ejaculados nas seguintes espécies de felídeos: *Leopardus pardalis, L. tigrinus, Oncifelis geoffroy, Panthera onca, P. leo*; e primatas: *Sapajus apella, Sapajus nigritus, Alouatta fusca*. Possivelmente, a incidência desse tipo de contaminação relatada na literatura esteja majoritariamente relacionada com a intensidade excessiva dos eletrochoques (voltagens muito elevadas) ou o posicionamento (mais cranial) dos eletrodos ou mesmo as doses dos fármacos utilizados, e não propriamente as características inerentes dos referidos princípios ativos.

Uma vez que os Xenartras, como tatus, preguiças e tamanduás, apresentam temperatura corpórea abaixo daquelas registradas em outras espécies de mamíferos, sua contenção química requer atenção. Desse modo, nos primeiros estudos utilizando a eletroejaculação em tatus-peba (*Euphractus sexcinctus*), a colheita de sêmen foi procedida apenas com contenção física, sem anestesia.[19] Ao longo do tempo, diferentes fármacos foram testados para contenção dos tatus-peba para a eletroejaculação, sendo hoje o protocolo de eleição para esses casos baseado em uma pré-medicação com associação de cetamina (7 mg/kg) e xilazina (1 mg/kg), seguida de administração intravenosa do propofol (5 mg/kg) em *bolus*.[20] Vale salientar, no entanto, que o uso dessa associação parece causar alteração na emissão do plasma seminal, ocasionando uma modificação funcional na membrana plasmática dos espermatozoides e reduzindo sua viabilidade, fato não observado quando da realização da eletroejaculação sem contenção anestésica.[20] Assim, a interação entre fármacos anestésicos e eletroejaculação precisa ser mais bem elucidada nos tatus. Entretanto, esse achado parece se referir a uma reação espécie-específica, uma vez que, em ungulados como o cateto (*Pecari tajacu*), o propofol tem sido utilizado como fármaco de eleição para a eletroejaculação, sem ocasionar danos à qualidade seminal.[21]

Nos roedores silvestres como a cutia, a eletroejaculação tem sido também um desafio. Em espécimes de *Dasyprocta leporina* sedados com cetamina e xilazina, um estudo recente sugeriu, para a eletroejaculação, a utilização de uma sonda com eletrodos circulares, emitindo onda senoidal, associada a estímulos seriados. Porém, mesmo sendo este o protocolo mais indicado para obtenção de ejaculados na espécie, sua eficiência é ainda baixa, pois apenas em cerca de 40% das tentativas se obtiveram ejaculados contendo espermatozoides.[22] No entanto, um estudo conduzido em *D. azarae* sugere que melhores resultados da eletroejaculação podem ser alcançados com a realização de anestesia epidural.[23]

Nas ocasiões em que animais de alto valor genético vêm a óbito subitamente, a recuperação de espermatozoides epididimários configura-se como uma alternativa eficiente. Porém, o tempo decorrido entre a morte do animal e a recuperação dos espermatozoides é determinante para o sucesso da técnica. Adicionalmente, deve-se atentar à escolha do método de recuperação dos espermatozoides epididimários, visto que fatores relativos à anatomia da espécie, como o tamanho do epidídimo e o diâmetro do ducto deferente, podem ser limitantes. Entre outros aspectos importantes a considerar, têm-se a facilidade de execução da técnica, o número de espermatozoides recuperados e a contaminação das amostras por células vermelhas e epiteliais, leucócitos, bactérias e debris celulares, capazes de interferir na qualidade dos gametas e no processo de criopreservação.

Entre os métodos de colheita de espermatozoides epididimários já descritos, destacam-se a flutuação ou fatiamento e a lavagem retrógrada. O primeiro consiste em realizar numerosos cortes na cauda do epidídimo em meio diluente, para que os espermatozoides migrem para o meio e sejam recuperados. Embora tal técnica seja preferível para animais de pequeno porte, em virtude do tamanho do epidídimo, favorece a contaminação, especialmente por células sanguíneas, que podem exercer um efeito negativo sobre os espermatozoides.[24] Já a lavagem retrógrada consiste na injeção de um meio diluente no ducto deferente, com o auxílio de uma seringa, para que espermatozoides sejam carreados e recuperados na incisão feita na junção da cauda com o corpo do epidídimo, sendo descrita com sucesso tanto em cervídeos[25] quanto em cutias.[26,27] Em algumas espécies, como nos catetos (*Pecari tajacu*) e nos preás (*Galea spixii*), ambas as técnicas são descritas por proporcionar espermatozoides viáveis aptos a serem utilizados em outras biotécnicas.[24,28]

Avaliação do sêmen

Uma vez obtido o ejaculado, faz-se uma análise imediata segundo o método padronizado para espécies domésticas: as características físicas, o volume (mℓ), a motilidade (percentual de células móveis), o vigor (variando de 0 a 5, sendo 0 a ausência de qualquer movimento progressivo e 5 quase todas as células apresentando esse tipo de movimento) e o porcentual de células vivas (coloração eosina/nigrosina), seguida do cálculo da concentração com o uso de câmara hematimétrica de Neubauer.[12,13,17,18] Para carnívoros silvestres, Howard[15] preconizou o uso da motilidade espermática progressiva (0 a 5) para o cálculo do índice de motilidade espermática (IME), parâmetro obtido pela fórmula descrita a seguir.

$$IME = \frac{\text{Motilidade espermática (\%)} + \left(20 \times \begin{array}{l}\text{Motilidade espermática} \\ \text{progressiva}\end{array}\right)}{2}$$

Segundo a autora, esse índice é mais acurado para a avaliação da qualidade do sêmen. No final da década de 1990, Morrel[11] avaliou o uso da técnica de análise computadorizada do sêmen (*Computer Assisted Sperm Analysis* – CASA) em sagui-de-tufos-brancos (*Callithrix jacchus*), concluindo se tratar de uma boa opção para seleção de ejaculados em programas de IA. Na atualidade, as avaliações por meio de CASA já estão validadas e são rotineiramente utilizadas para catetos (*Pecari tajacu*),[29] cutias (*Dasyprocta leporina*)[30] e preás-de-Spix (*Galea spixii*).[31]

A análise morfológica segue os padrões rotineiros utilizados em espécies domésticas, sendo os defeitos divididos em defeitos maiores (gênese) e menores (maturação ou manipulação).[32] É interessante destacar a característica comum à maioria das espécies de felídeos silvestres, em que o porcentual de células espermáticas anormais é superior a 40%, como na pantera-nebulosa (*P. nebulosa*), ou até 75%, como no gato-pescador (*Prionailurus viverrinus*).[15] De maneira semelhante, é frequente encontrarmos, em algumas espécies de primatas, 60% ou mais de defeitos espermáticos.[17,33]

Associadas às técnicas de avaliação morfológica, a morfometria espermática e a análise ultraestrutural por microscopia eletrônica de transmissão têm provido importantes informações sobre os gametas de espécies silvestres como catetos (*Pecari tajacu*)[34] e quatis (*Nasua nasua*).[35] Para exemplificar a importância dessa avaliação, destacam-se os estudos realizados em tatus-peba (*Euphractus sexcinctus*),[36] nos quais se pôde constatar que o espermatozoide apresenta uma cabeça de grandes dimensões (13 × 11 μm). Assim, para apresentar um movimento eficiente, sua bainha mitocondrial chega a conter um significativo número de mitocôndrias, formando em torno de 45 espirais. Tais características são típicas de espécies cujas populações não costumam apresentar grande competição entre os machos.

Nos últimos anos, com o surgimento e a diversidade das técnicas microscópicas, o uso de sondas fluorescentes capazes de identificar danos a microrregiões específicas dos espermatozoides tem se popularizado, sendo validado para inúmeras espécies. Nos animais silvestres, a associação das sondas diacetato de carboxifluoroscéina e iodeto de propídio vem sendo amplamente utilizada para a avaliação da integridade de membrana plasmática dos espermatozoides de cutias[22] e catetos.[29] Recentemente, uma associação entre os marcadores iodeto de propídio, Hoechst 342 e Mito Tracker Red® foi validada para avaliação conjunta da integridade de membrana plasmática e da função mitocondrial em tatus-peba[37] e preás-de-Spix.[31]

Para a maioria das espécies de primatas (exceto gorilas), o sêmen coagula imediatamente após a ejaculação, dificultando um pouco sua avaliação.[13,16,38] Nesses casos, recomenda-se que o sêmen permaneça pelo menos 20 a 30 minutos a 37,5°C, para que ocorra a dissolução, mesmo que parcial, desse coágulo, permitindo a recuperação dos espermatozoides ali aprisionados. No entanto, algumas espécies não apresentam essa liquefação espontânea, como o caso do macaco-prego (*Sapajus nigritus*), quando se exige a dissolução química do coágulo com o uso de enzimas proteolíticas, como a hialuronidase ou a tripsina.[38] Mesmo assim, na experiência de um dos autores, a dissolução não é total e os danos provocados ao acrossomo pela ação das enzimas reduzem sobremaneira o potencial de fecundação do sêmen tratado dessa maneira. Howard *et al.*[39] recomendaram a utilização da técnica de *swim-up* para recuperar uma maior proporção de células móveis e morfologicamente normais de ejaculados oriundos de machos com altos percentuais de pleomorfismo para fecundação *in vitro*.

Inseminação artificial

A técnica de IA tem sido aplicada a inúmeras espécies silvestres, com sucessos variáveis,[40] sendo considerada uma importante ferramenta para a conservação de espécies ameaçadas.[1] A maioria das espécies silvestres ainda não é suficientemente estudada do ponto de vista endócrino-reprodutivo, o que limita a aplicação de determinadas técnicas, como a IA. No entanto, a literatura apresenta alguns sucessos notáveis da utilização dessa técnica em primatas, carnívoros e cervídeos.[11,41-44] Em primatas calitriquídeos (saguis), a técnica de inseminação utilizada com sucesso consistiu na deposição do sêmen na cérvix.[11] Em felídeos silvestres, após inúmeros testes comparativos entre inseminação vaginal, transcervical e intrauterina, chegou-se à conclusão de que a última, realizada por laparoscopia, obtinha o melhor resultado.[43] A deposição intraoviduto do sêmen por laparoscopia proporcionou resultados ainda melhores em gatas domésticas.[45] A laparoscopia, além de ser pouco invasiva, permite a visualização prévia da existência de ovulações, possibilitando a inseminação no corno uterino ipsilateral ao ovário que apresenta o(s) corpo(s) lúteo(s), aumentando de maneira significativa o sucesso do procedimento. Além disso, evita a perda de sêmen precioso na inseminação de uma fêmea que não respondeu ao protocolo de estimulação ovariana. A inseminação intrauterina, via laparoscopia, também foi utilizada com sucesso em cervo-dama (*Dama dama*).[42]

Indução da ovulação e da superovulação

Entre as espécies silvestres, são encontradas diferentes características fisiológicas em inúmeros aspectos da reprodução. Um desses aspectos diz respeito às características da ovulação.

Enquanto nos primatas (ciclo menstrual em sua maioria) e ungulados (ciclo estral) a ovulação é espontânea, a maior parte dos felídeos apresenta ovulação induzida pela cópula. Segundo Schaller,[46] a frequência de cópulas tem reflexo direto no número de ovulações em leões-africanos (*Panthera leo*), explicando, assim, o alto número de cópulas em um mesmo cio (em média 200 no período de 4 dias consecutivos).

Com o objetivo de viabilizar a inseminação artificial, utilizando a indução da ovulação e a produção de oócitos para realização da fertilização *in vitro* (FIV) (indução da superovulação), pesquisadores vêm propondo protocolos de indução hormonal para espécies como gorila (*Gorilla gorilla*),[10,47] jaguatirica (*Leopardus pardalis*),[44] diferentes espécies de primatas,[48] tigre-siberiano (*Panthera tigris altaica*),[49] cervo-dama (*Dama dama*)[50,51] e cervo-nobre (*Cervus elaphus*).[52]

Naturalmente, apesar de esses protocolos serem adaptações de procedimentos realizados em espécies domésticas com características semelhantes, as respostas aos diversos tratamentos podem variar entre as espécies. Por exemplo, Paz[53] descreveu que o protocolo de 100 UI de eCG, IM, seguido de 75 UI hCG IM após 80 horas, utilizado para superovular gato-do-mato-pequeno (*Leopardus tigrinus*), apresentou resultados semelhantes ao protocolo com a aplicação de doses decrescentes de 30 UI, via IM de FSH-P por 3 dias consecutivos (12 UI, após 14 horas, 9 UI, seguidos de 6 UI e 3 UI com intervalos de 24 horas), seguidos de 10 UI de LH, IM, após 18 horas. No entanto, para jaguatiricas (*L. pardalis*), o protocolo de eCG seguida de hCG (225 UI e 500 UI, respectivamente) mostrou-se menos eficiente que a indução com doses decrescentes de FSH-P seguidas de LH (20 UI e 15 UI, com intervalo de 14 horas e 10 UI e 5 UI com intervalo de 24 horas para o FSH-P, seguidas de 20 UI de LH após 18 horas).

Nos catetos (*P. tajacu*), uma primeira tentativa de sincronização de estro consistiu na administração de duas doses de cloprostenol (60 µg), um análogo da prostaglandina, em intervalos de 9 dias, resultando na sincronização tardia, após 9 dias, de 80% das fêmeas.[54] Posteriormente, demonstrou-se que a administração de uma associação de gonadotropinas (400 UI eCG e 200 UI hCG) promoveria tanto uma redução do tempo de resposta para 3 a 6 dias quanto permitiria uma redução do estresse, visto ser de aplicação única. Entretanto, essa associação de gonadotropinas na dose testada parece causar alterações no ambiente uterino, levando à reabsorção embrionária e à permanência do corpo lúteo por um período superior a 2 meses,[55] sendo desse modo necessária uma adequação da dose para aprimoramento dos resultados após inseminação artificial.

O desconhecimento de muitos aspectos básicos da fisiologia reprodutiva da maioria das espécies silvestres faz com que exista uma grande dificuldade em obter sucesso consistente na aplicação de inúmeras biotécnicas, e alguns resultados muito bons, por vezes, são difíceis de repetir.

Fertilização *in vitro* e transferência de embriões

A técnica convencional de FIV, utilizada para espécies domésticas, é a que vem sendo empregada em animais silvestres, com sucesso restrito a algumas poucas espécies. Foram relatados resultados satisfatórios utilizando-se a injeção intracitoplasmática de espermatozoides ou *Intra Citoplasmatic Sperm Injection* (ICSI) em espécies de primatas[48] e felídeos silvestres.[57] Muitas vezes, a necessidade de um grande número de oócitos para o desenvolvimento dessas técnicas constitui o fator limitante, principalmente se forem consideradas espécies raras ou ameaçadas de extinção, das quais existem poucos exemplares em cativeiro e, portanto, nem sempre disponíveis para pesquisa.

Transferências de embriões bem-sucedidas foram relatadas, compreendendo diferentes espécies de primatas,[57] felídeos[58] e artiodátilos.[59] Algum sucesso também vem sendo alcançado com transferências interespecíficas de embriões, desde os trabalhos pioneiros de Stover *et al.*[60] Loskutoff[61] reviu inúmeros casos de transferências entre espécies diferentes, como: os bovídeos *gaur* (*Bos gaurus*) e *banteng* (*Bos javanicus*) para o gado doméstico; o antílope-bongo (*Tragelaphus euryceros*) para o *eland* (*Taurotragus oryx*); o carneiro-mouflon (*Ovis musimon*) para ovinos domésticos e a zebra (*Equus zebra*) para equinos domésticos. Foram obtidas seis crias bem-sucedidas, resultantes de TE de *gaur* produzidos *in vitro*, para o bovino doméstico.[62,63] Também foi bem-sucedida a TE de gato-do-deserto-indiano (*Prionailurus bengalensis*) e gato-selvagem-africano (*Felis silvestris*), para o gato doméstico.[58] No entanto, é importante ressaltar que, apesar desses sucessos, a técnica ainda não apresenta um desempenho satisfatório, ocorrendo muito mais fracassos que sucessos.

Conservação de germoplasma

A formação de bancos de germoplasma consiste em uma ferramenta auxiliar para a conservação *ex situ* de animais sob ameaça de extinção ou daqueles que apresentem importantes características biológicas a serem preservadas. A técnica reside, inicialmente, no uso da criobiologia para preservar gametas, embriões, tecido gonadal e células somáticas em botijões criogênicos, visando à sua posterior recuperação e ao uso em diferentes técnicas de reprodução assistida. Porém, é necessário ressaltar que a capacidade de um material biológico de sobreviver ao processo de criopreservação depende de sua própria tolerância ao método empregado, aos agentes crioprotetores, à velocidade e ao grau de desidratação ao qual a célula ou o tecido é submetido, bem como à velocidade de redução da temperatura e ao reaquecimento, quando da descongelação.

Em se tratando de espermatozoides, tem-se tentado adaptar as técnicas de criopreservação espermática corriqueiramente empregadas em animais domésticos para as espécies silvestres.

Entretanto, mesmo que alguns animais apresentem uma grande proximidade filogenética, em muitos casos o modelo experimental nem sempre é eficiente. O desenvolvimento do protocolo para a criopreservação do sêmen de cateto, também conhecido como porco-do-mato (*Pecari tajacu*), ilustra bem esse fato, uma vez que, inicialmente, imaginava-se ser possível a adaptação de protocolos previamente desenvolvidos para o suíno doméstico, animal filogeneticamente mais próximo.[64] Entretanto, ao longo de vários anos de estudo e aperfeiçoamento, tem-se verificado que as curvas de congelação usuais para o sêmen dos pequenos ruminantes têm surtido melhor efeito para os catetos,[28] exigindo a determinação de concentrações ideais dos crioprotetores glicerol e gema de ovo.[65] Além disso, diferentes modificações foram incorporadas ao protocolo ao longo dos anos, como o uso de diluente à base de água de coco,[66] de lipoproteína de baixa densidade purificada a partir da gema de ovo[67] e, mais recentemente, de *Aloe vera* como crioprotetor de resfriamento.[29] De modo geral, em catetos cujo sêmen fresco apresenta motilidade em torno de 85%, os protocolos de criopreservação têm possibilitado a obtenção de cerca de 50% de espermatozoides móveis após a descongelação.

Em roedores silvestres, bons resultados de criopreservação espermática têm sido descritos para cutias (*Dasyprocta leporina*), a partir de espermatozoides colhidos dos epidídimos de animais que foram eutanasiados,[22,27] uma vez que a eletroejaculação na espécie apresenta baixa eficiência.[30] Do mesmo modo, nos preás-de-Spix (*Galea spixii*), a colheita e a criopreservação de espermatozoides epididimários têm sido relatadas com sucesso.[31] Vale salientar, contudo, que tanto as cutias quanto os preás são roedores da infraordem Histricognata, os quais apresentam várias diferenças morfológicas em relação aos ratos (ordem Ctenodactylomorpha), comumente usados como animais de laboratório. Essas diferenças parecem se refletir também na fisiologia espermática, uma vez que, para os ratos, o diluente de escolha para a criopreservação espermática é aquele à base de TES; já para as cutias e os preás, são aqueles à base de água de coco[27] e Tris,[31] respectivamente.

Um dos grandes desafios à criopreservação espermática é relatado para o grupo dos Xenartras, particularmente os tatus, cujas espécies apresentam peculiaridades, como formação de agregados de espermatozoides denominados *rolleaux*, alta viscosidade do plasma seminal e espermatozoides com cabeças de dimensões relativamente grandes, o que torna os protocolos convencionais de conservação pouco eficientes para o sêmen destes.[68,69] Nos primatas neotropicais, entretanto, o desafio da grande viscosidade seminal, cujo plasma chega a formar um coágulo, tem sido ultrapassado com sucesso, e um protocolo de congelação espermática utilizando diluente à base de água de coco já foi inclusive descrito para o macaco-de-cheiro (*Saimiri collinsi*).[70]

Como alternativa recente para a criopreservação de germoplasma masculino oriundo de animais silvestres, tecnologias voltadas para a recuperação, a criopreservação e o cultivo do tecido testicular vêm sendo desenvolvidas. Nesse sentido, a eficiência de um protocolo de vitrificação em superfície sólida para o tecido testicular de catetos utilizando o etilenoglicol como crioprotetor em concentrações de 3 e 6 M já foi demonstrada.[71] Necessário ressaltar que, nessa mesma espécie, já se desenvolveu um método para realizar o cultivo testicular por meio de xenotransplante, o qual, inclusive, resultou na produção de espermatozoides potencialmente viáveis para procedimentos de FIV.[72]

No tocante às fêmeas, recentes estudos têm focado no desenvolvimento de protocolos voltados para a conservação de tecido ovariano e, por conseguinte, associados à implementação de métodos para seu cultivo, a partir dos quais se possa recuperar gametas femininos viáveis. Contudo, uma vez que as gônadas das fêmeas são internas, existe certa limitação quanto à obtenção desse material biológico para experimentação, o que ocasiona uma lentidão no desenvolvimento de tais técnicas em comparação aos machos. Nesse sentido, foi inicialmente demonstrado em catetos a possibilidade de armazenamento dos ovários para transporte sob refrigeração por um período de até 36 horas.[73] Esses resultados são particularmente promissores, pois deixam clara a possibilidade de recuperação de ovários em animais geneticamente valiosos, que possam súbita ou acidentalmente vir a óbito, seguindo-se do armazenamento e do transporte dessas gônadas para laboratórios especializados.

Especificamente em relação à criopreservação de tecido ovariano, já foi demonstrada a possibilidade de recuperação de folículos viáveis de catetos (70%) a partir da vitrificação em superfície sólida utilizando-se etilenoglicol, dimetilsulfóxido ou dimetilformamida como crioprotetores.[74] Entre os roedores neotropicais, o tecido ovariano da cutia (*Dasyprocta leporina*) foi eficientemente conservado por meio de um protocolo de congelação lenta associada ao uso do propanodiol (1,5 M) como crioprotetor, resultando em cerca de 60% de folículos morfologicamente normais após reaquecimento das amostras.[75] Um resultado similar foi recentemente descrito para o tecido ovariano de preás-de-Spix (*Galea spixii*), nos quais a vitrificação em superfície sólida empregando meio essencial mínimo (MEM) suplementado com 3 M de dimetilsulfóxido (DMSO) como crioprotetor possibilitou a recuperação de 60% de folículos morfologicamente normais.[76]

Quanto aos embriões, o desafio para sua armazenagem já se inicia em sua obtenção, por meio da produção *in vivo* ou *in vitro*. No geral, são ainda bastante escassos os trabalhos voltados para essa vertente de estudo na reprodução de animais silvestres. Sabe-se, no entanto, que a criopreservação de embriões já tem resultado no nascimento de prole em felídeos,[77] cervídeos[78] e primatas.[79]

Com o surgimento da clonagem, assunto abordado a seguir, também se dá origem à preocupação com a armazenagem de tecido somático, a ser utilizado como doador de núcleos (carioplasto) nesses procedimentos. Em geral, os fibroblastos têm sido enfatizados como as principais e mais adequadas células a servirem como carioplastos. Desse modo, já existem pesquisas iniciais voltadas para o desenvolvimento de protocolos para o cultivo e a criopreservação de tecido somático oriundo de linces,[80] catetos[81] e cutias.[82]

Na verdade, a aplicação da criobiologia para a formação de bancos de germoplasma oriundo de animais silvestres parece estar apenas começando. A cada dia, surgem novas pesquisas voltadas às mais diferentes espécies e, aos poucos, pequenos passos são dados no intuito de formar o chamado *frozen zoo*.

Clonagem

Do ponto de vista conservacionista, pode parecer um contrassenso a busca de indivíduos geneticamente idênticos, uma vez que se procura a manutenção da diversidade genética das populações. De fato, a clonagem, em um primeiro momento, pode não parecer uma ferramenta muito útil, mas se forem consideradas situações críticas específicas, como a dos guepardos (*Acinonyx jubatus*) ou do leão-asiático (*Panthera leo persica*), nas quais existem poucos fundadores para as populações, pode ser interessante multiplicar esses indivíduos como modo de garantir a existência da já reduzida população. Assim como para as espécies domésticas, as técnicas de clonagem ainda são pouco eficientes para as espécies silvestres e pressupõem o uso de uma grande quantidade de embriões, com baixíssima chance de sucesso. No entanto, alguns passos têm sido dados nessa direção, como as clonagens realizadas em *gaur* (*Bos gaurus*) por transferência nuclear interespecífica.[83] O primeiro carnívoro silvestre clonado foi o gato-selvagem-africano (*Felis silvestris libyca*), pela técnica de transferência nuclear.[84] O futuro dirá se esta ferramenta terá de fato aplicação relevante em conservação.

Técnicas não invasivas para estudos endócrino-reprodutivos-comportamentais

A aplicação de técnicas não invasivas para a avaliação hormonal reprodutiva e comportamental de espécies selvagens constitui uma das mais importantes opções disponíveis para essa finalidade.

Tradicionalmente, os estudos endócrinos requerem inúmeras colheitas seriadas de sangue para obtenção das concentrações hormonais circulantes. Para espécies silvestres, tais colheitas provocam estresse de alta intensidade, o que, por si só, já contraindicaria essa opção, pelo risco de lesões ou da perda do exemplar. Além disso, naturalmente, um animal sofrendo estresse intenso apresentará alterações importantes nas concentrações hormonais.[3,85-88] Nesse cenário, técnicas não invasivas, como extração e dosagem de hormônios e metabólitos hormonais de esteroides nas fezes, urina ou saliva, tornam-se as melhores opções, podendo ser utilizadas em diferentes espécies, tanto em condições de cativeiro quanto na natureza.[89-96] Para tanto, deve-se seguir alguns passos preliminares, como determinar quais hormônios ou metabólitos hormonais serão pesquisados e em qual matriz (fezes ou excretas em aves, urina ou saliva).

O conhecimento da principal via metabólica de cada hormônio esteroide é essencial. A caracterização dos metabólitos envolve estudos prévios com auxílio de técnicas como a cromatografia líquida de alta pressão ou HPLC (*High Pressure Liquid Chromatography*) ou espectrometria de massa (*Mass Spectrometry*). Ambas as técnicas necessitam de equipamentos caros e sofisticados, assim como pessoal altamente qualificado.

Para algumas espécies de felídeos, primatas, cervídeos e até mesmo rinocerontes (*Ceratotherium simum*), já se sabe quais são esses metabólitos, podendo-se utilizá-los nos ensaios anticorpos específicos, até mesmo contra formas químicas conjugadas.[97-99] As extrações fecais passaram, pelos anos, por simplificações progressivas, buscando facilitar e baratear estudos de longa duração, com um grande número de amostras,[92,98,100-102] sem, no entanto, perder precisão e confiabilidade dos resultados. Em geral, todos os protocolos propostos utilizam solventes orgânicos (etanol, metanol, éter de petróleo) em uma ou duas fases de extração, com ou sem fervura.[92,98,100-102] Todas as técnicas de extração devem ser verificadas com relação à sua eficiência em extrair os hormônios pretendidos, para as quais se realizam ensaios de recuperação. Trata-se de adicionar a certo número de amostras uma quantidade predeterminada do hormônio em questão, marcado radioativamente e, em seguida, realizar a extração e verificar quanto de emissão de radiação restou nas amostras, com o uso da cintilografia. Além de fornecerem o porcentual de recuperação das extrações, esses resultados possibilitam realizar a correção final dos valores obtidos nas dosagens.

Geralmente, as dosagens são realizadas por radioimunoensaio (RIA), enzimoimunoensaio (EIA) ou quimioluminescência, sendo os dois primeiros os mais amplamente utilizados em animais silvestres, cada qual com vantagens e desvantagens. A favor do RIA, pode-se dizer que é mais preciso e existe maior experiência acumulada para as necessárias validações. Contudo, é extremamente caro para ser instalado e utiliza material radioativo. O EIA, por sua vez, é menos estável, porém mais barato e não gera resíduos radioativos. Em ambos os casos, se não forem obtidos anticorpos específicos contra os metabólitos procurados, o anticorpo do ensaio deverá apresentar reações cruzadas que permitam mensurar tais metabólitos. Podem ser utilizados *kits* comerciais, casos nos quais é essencial fazer validações, pois a matriz não será o soro, e sim extratos fecais, urinários e/ou salivares de espécies silvestres. Como exemplo de validação, pode-se citar a verificação do paralelismo entre a curva-padrão do ensaio e uma curva obtida de diluições seriadas do hormônio em matriz. Ainda, menciona-se a validação biológica, pois é fundamental provar que as flutuações mensuradas nos metabólitos hormonais forneçam relevante informação fisiológica.

Validação baseada em eventos fisiológicos

Compara os padrões de excreção hormonal com sinais externos (p. ex., estrógenos devem aumentar conjuntamente com sinais de cio). De forma similar, metabólitos de progestágenos devem aumentar no início da gestação e cair com o parto.

Validação por desafios hormonais

Administrando um hormônio exógeno que estimule a produção de outro hormônio. Em geral, pode incluir o hormônio liberador de gonadotropinas (GnRH) para estimular os hormônios hipofisários (LH, FSH), com subsequente produção de estrógenos (em fêmeas) ou produção de andrógenos (em machos), ou o hormônio adrenocorticotrófico (ACTH) e a secreção de cortisol. Esse método também esclarece o tempo entre a estimulação de uma glândula endócrina e o aparecimento de seus metabólitos hormonais na excreta.

Os controles de qualidade do ensaio são aqueles rotineiros em dosagens hormonais, quais sejam, coeficiente de variação intraensaio alto e baixo e interensaio, buscando que todos eles, idealmente, não ultrapassem 10 a 15%. Os resultados assim obtidos podem informar se determinado animal é pré-púbere ou púbere, se está gestando, ciclando ou em anestro, além da duração do ciclo estral, do período periovulatório ou da própria ocorrência da ovulação.[92,95,98,102,103]

Em adição aos dados hormonais, as características comportamentais observadas podem ser analisadas e correlacionadas com determinados eventos ou características das espécies, como: ocorrência de dominância, supressão de ciclicidade ou mesmo a estratégia sexual adotada.

Considerações finais

O Brasil é reconhecido internacionalmente como a maior reserva de biodiversidade floro-faunística do planeta, sendo evidente a enorme responsabilidade depositada nos ombros dos cientistas brasileiros. A reprodução de animais silvestres está inserida no contexto da conservação da biodiversidade, tanto na forma *in situ* quanto *ex situ*, ou seja, tanto a reprodução em cativeiro quanto em vida livre. Neste capítulo, foram apresentados e comentados diversos aspectos que envolvem a utilização de biotécnicas reprodutivas, desenvolvidas originalmente para animais domésticos, aplicadas às espécies silvestres, muitas das quais ameaçadas de extinção. Da mesma forma, estão expostas modernas técnicas de estudos endócrino-reprodutivos, que utilizam meios não invasivos, essenciais para o conhecimento da fisiologia reprodutiva de espécies muito sensíveis ao estresse (pelo cativeiro, pela contenção, social etc.)

e que possibilitam a correlação endócrino-comportamental, em que um método acaba validando o outro. Fica claro que o uso dessas ferramentas se reveste de grande importância, mas o sucesso alcançado ainda é pequeno diante da grandeza do desafio. Para a maioria das espécies, faltam ainda trabalhos de pesquisa básicos que possibilitem futuras aplicações das técnicas. Enfim, cabe aos cientistas encontrar formas de vencer a corrida contra o relógio para evitar a extinção das espécies, lembrando sempre que a conservação ambiental será a condição imprescindível para um sucesso real e consistente.

REFERÊNCIAS BIBLIOGRÁFICAS

1. Wildt DE, Ellis S, Janssen D et al. Toward more effective reproductive science for conservation. In: Holt WV, Pickard AR, Rodger JC et al. Reproductive science and integrated conservation. Cambridge: Cambridge University Press. 2003; 2-20.

2. Wildt DE, Donoghue AM, Johnston LA et al. Species and genetic effects on the utility of biotechnology for conservation. In: Moore HDM, Holt WV, Mace GM. Biotechnology and the conservation of genetic diversity. Oxford: Clarendon Press. 1992; 45-61.

3. Whitten PL, Stavisky R, Aureli F et al. Response of fecal cortisol to stress in captive chimpanzees (Pan troglodytes). American Journal of Primatology. 1998; 44(1):57-69.

4. Mittermeier RA, Robles GIL P, Mittermeier CA. Megadiversity: Earth's biologically wealthiest nations. Mexico City: CEMEX; 1997.

5. Marson J, Meuris S, Cooper RW et al. Puberty in the male chimpanzee: progressive maturation of semen characteristics. Biology of Reproduction. 1991; 44(3):448-55.

6. Bowsher TR, Alford PL, Kraemer DC. Use of artificial vagina to collect chimpanzee semen. Annual Meeting of the American Society of Primatologists. American Journal of Primatology. 1992; 27:13-66.

7. Gould KG, Young LG, Smithwick EB et al. Semen characteristics of the adult male chimpanzee (Pan troglodytes). American Journal of Primatology. 1993; 29(3):221-32.

8. Vandevoort CA, Neville LE, Tollner TL et al. Noninvasive semen collection from an adult orangutan. Zoo Biology. 1993; 12(3):257-65.

9. Joslin JO, Weissman WD, Johnson K et al. In vitro fertilization of Bornean orangutan (Pongo pygmaeus pygmaeus) gametes followed by embryo transfer into a surrogate hybrid orangutan (Pongo pygmaeus). Journal of Zoo and Wildlife Medicine. 1995: 32-42.

10. Pope CE, Dresser BL, Chin NW et al. Birth of a western lowland gorilla (Gorilla gorilla gorilla) following in vitro fertilization and embryo transfer. American Journal of Primatology. 1997; 41(3):247-60.

11. Morrell J. CASA as an aid to selecting sperm suspensions for artificial insemination in Callithrix jacchus. International Journal of Andrology. 1997; 20(5):287-96.

12. Yeoman RR, Ricker RB, Williams LE et al. Vibratory stimulation of ejaculation yields increased motile spermatozoa, compared with electroejaculation, in squirrel monkeys (Saimiri boliviensis). Journal of the American Association for Laboratory Animal Science. 1997; 36(1):62-4.

13. Kuederling I, Schneiders A, Sønksen J et al. Non-invasive collection of ejaculates from the common marmoset (Callithrix jacchus) using

penile vibrostimulation. American Journal of Primatology: Official Journal of the American Society of Primatologists. 2000; 52(3):149-54.

14. Duarte JMB, Garcia JM. Tecnologia da reprodução para propagação e conservação de espécies ameaçadas de extinção. In: Duarte JMB. Biologia e conservação de cervídeos sul-americanos. Jaboticabal: Funep. 1997; 228-38.

15. Howard JG. Semen collection and analysis in carnivores. In: Fowler ME. Zoo & Wild animal medicine-current therapy. Philadelphia: W.B. Saunders Company; 1993; 3:390-9.

16. Guimarães MAB. Contribuição para o estudo da colheita e avaliação do sêmen do macaco-prego (Cebus apella). Dissertação (Mestrado) São Paulo: Universidade de São Paulo; 1994.

17. Barnabe RC, Guimarães MAD, Oliveira CAD et al. Analysis of some normal parameters of the spermiogram of captive capuchin monkeys (Cebus apella Linnaeus, 1758). Brazilian Journal of Veterinary Research and Animal Science. 2002; 39(6):331-3.

18. Valle RR, Guimaraes MAB, Muniz JAP et al. Collection and evaluation of semen from captive howler monkeys (Alouatta caraya). Theriogenology. 2004; 62(1-2):131-8.

19. Serafim MKB, Lira RA, Costa LLM et al. Description of semen characteristics from six-banded armadillos (Euphractus sexcinctus) collected by electroejaculation. Animal Reproduction Science. 2010; 118(2-4):362-5.

20. Sousa PC, Amorim RNL, Lima GL et al. Estabelecimento de um protocolo anestésico para coleta de sêmen por eletroejaculação em tatus-peba (Euphractus sexcinctus Linnaeus, 1758). Arquivo Brasileiro de Medicina Veterinária e Zootecnia. 2016; 68(6):1595-601.

21. Souza ALP, Castelo TS, Queiroz JPA et al. Evaluation of anesthetic protocol for the collection of semen from captive collared peccaries (Tayassu tajacu) by electroejaculation. Animal Reproduction Science. 2009; 116(3-4):370-5.

22. Castelo TS, Souza ALP, Lima GL et al. Interactions among different devices and electrical stimulus on the electroejaculation of captive agoutis (Dasyprocta leporina). Reproduction in Domestic Animals. 2015; 50(3):492-6.

23. Martinez AC, Oliveira FS, Abreu CO et al. Semen collection by electroejaculation in Azara's agouti (Dasyprocta azarae). Pesquisa Veterinária Brasileira. 2013; 33(1):86-83.

24. Bezerra JAB, Silva AMD, Peixoto GCX et al. Influence of recovery method and centrifugation on epididymal sperm from collared peccaries (Pecari tajacu Linnaeus, 1758). Zoological Science. 2014; 31(5):338-42.

25. Comizzoli P, Mermillod P, Cognie Y et al. Successful in vitro production of embryos in the red deer (Cervus elaphus) and the sika deer (Cervus nippon). Theriogenology. 2001; 55(2):649-59.

26. Ferraz MS, de Menezes DJA, Pessoa GT et al. Collection and evaluation of epididymal sperm in captive agoutis (Dasyprocta aguti). Theriogenology. 2011; 75(3):459-62.

27. Silva MA, Peixoto GCX, Santos EAA et al. Recovery and cryopreservation of epididymal sperm from agouti (Dasiprocta aguti) using powdered coconut water (ACP-109 c) and Tris extenders. Theriogenology. 2011; 76(6):1084-9.

28. Silva M, Peixoto G, Castelo T et al. Cryopreservation of collared peccary (Pecari tajacu) semen using different freezing curves, straw sizes, and thawing rates. Cryobiology. 2013; 67(1):50-5.

29. Souza ALP, Lima GL, Peixoto GCX et al. Use of Aloe vera–based extender for chilling and freezing collared peccary (Pecari tajacu) semen. Theriogenology. 2016; 85(8):1432-8.

30. Castelo T, Silva A, Bezerra L et al. Comparison among different cryoprotectants for cryopreservation of epididymal sperm from agouti (Dasyprocta leporina). Cryobiology. 2015; 71(3):442-7.

31. Silva AM. Conservação de espermatozoide epididimário de preás (Galea spixii Wagler, 1832) em diferentes meios. [Dissertação Mestrado] Mossoró: Universidade Federal Rural do Semi-Árido; 2016.

32. Blom E. The ultrastructure of some characteristic sperm defects and a proposal for a new classification of the bull spermiogram. VII Simp Int di Zoot. 1972; 25:125-39.

33. Guimarães MAV, Oliveira CA, Barnabe A et al. Morphometry of spermatozoa from capuchin monkey (Cebus apella). Revista Brasileira de Reprodução Animal. 2002; 26:88-90.

34. Sousa PC, Santos EA, Souz AL et al. Sperm morphological and morphometric evaluation in captive collared peccaries (Pecari tajacu). Pesquisa Veterinária Brasileira. 2013; 33(7):924-30.

35. Silva HVR, Magalhães FF, Ribeiro LR et al. Morphometry, morphology and ultrastructure of ring-tailed coati sperm (Nasua nasua Linnaeus, 1766). Reproduction in Domestic Animals. 2015; 50(6):945-51.

36. Sousa PC, Santos EAA, Bezerra JAB et al. Morphology, morphometry and ultrastructure of captive six-banded armadillo (Euphractus sexcinctus) sperm. Animal reproduction science. 2013; 140(3-4):279-85.

37. Sousa PC, Santos EA, Silva AM et al. Identification of ultrastructural and functional damages in sperm from six-banded armadillos (Euphractus sexcinctus) due to cryopreservation. Pesquisa Veterinária Brasileira. 2016; 36(8):767-74.

38. Nagle CA, Denari JH. The cebus monkey (Cebus apella). In: Hearn J. Reproduction in new world primates. Lancaster: MTP Press. 1982; 39-69.

39. Howard JG, Brown JL, Bush M et al. Teratospermic and normospermic domestic cats: ejaculate traits, pituitary – Gonadal hormones, and improvement of spermatozoal motility and morphology after swim-up processing. Journal of Andrology. 1990; 11(3):204-15.

40. Watson PF. A review of techniques of semen collection in mammals. London: Symposium of Zoological Society of London. 1978; 97-126.

41. Seager SWJ. Semen collection and artificial insemination in captive wild cats, wolves and bears. Proc Annu Meet Am Assoc Zoo Vet. 1974; 29-33.

42. Asher G, Kraemer D, Magyar S et al. Intrauterine insemination of farmed fallow deer (Dama dama) with frozen-thawed semen via laparoscopy. Theriogenology. 1990; 34(3):569-77.

43. Howard J, Donoghue AM, Barone MA et al. Successful induction of ovarian activity and laparoscopic intrauterine artificial insemination in the cheetah (Acinonyx jubatus). Journal of Zoo and Wildlife Medicine. 1992; 288-300.

44. Swanson WF, Howard J, Roth TL et al. Responsiveness of ovaries to exogenous gonadotrophins and laparoscopic artificial insemination with frozen-thawed spermatozoa in ocelots (Felis pardalis). Journal of Reproduction and Fertility. 1996; 106(1): 87-94.

45. Conforti VA, Bateman HL, Schook MW et al. Laparoscopic oviductal artificial insemination improves pregnancy success in exogenous gonadotropin-treated domestic cats as a model for endangered felids. Biology of Reproduction. 2013; 89(1):4, 1-9.

46. Schaller GB. The Serengeti lion. A study of predator-prey relations. Chicago: The University of Chicago Press; 1972.

47. Loskutoff NM, Huntress SL, Putman JM et al. Stimulation of ovarian activity for oocyte recovery in nonreproductive gorillas (Gorilla gorilla gorilla). Journal of Zoo and Wildlife Medicine. 1991: 32-41.

48. Iritani A, Hosoi Y, Torii R. Application of ICSI in domestic and/or zoo animals. In: Gianaroli L, Lauria A, Gandolfi E. Gametes: Development and Function. Rome: Serono Symposia. 1998; 393-404.

49. Crichton EG, Bedown E, Miller-Lindholm AK et al. Efficacy of porcine gonadotropins for repeated stimulation of ovarian activity for oocyte retrieval and in vitro embryo production and cryopreservation in Siberian tigers (Panthera tigris altaica). Biology of Reproduction. 2003; 68(1):105-13.

50. Asher GW, MacMillan KL. Induction of oestrus and ovulation in anoestrous fallow deer (Dama dama) by using progesterone and GnRH treatment. Journal of Reproduction and Fertility. 1986; 78(2):693-7.

51. Asher GW, Smith JF. Induction of oestrus and ovulation in farmed fallow deer (Dama dama) by using progesterone and PMSG treatment. Journal of reproduction and fertility. 1987; 81(1):113-8.

52. Fennessy PF, Fisher MW, Shackell GH et al. Superovulation and embryo recovery in Red deer (Cervus elaphus) hinds. Theriogenology. 1989; 32(5):877-83.

53. Paz RCR. Biotecnologias da reprodução utilizadas como ferramentas auxiliares no manejo e conservação de duas espécies de felinos selvagens: Leopardus pardalis e Leopardus tigrinus. [Tese Doutorado] São Paulo: Universidade de São Paulo; 2004.

54. Maia KM, Peixoto GCX, Campos LB et al. Estrous synchronization in captive collared peccaries (Pecari tajacu) using a prostaglandin F2α analog. Zoological Science. 2014; 31(12):836-9.

55. Peixoto GCX. Aplicação de biotécnicas para monitoramento e controle do ciclo estral de espécies silvestres do bioma caatinga. [Tese Doutorado] Natal: Universidade Federal do Rio Grande do Norte; 2016.

56. Gjorret JO, Crichton EG, Armstrong DL et al. Oocyte maturation, fertilization and early embryonic development in vitro in the Siberian tiger (Panthera tigris altaica). Theriogenology. 2000;53(1):334.

57. Pope C, Johnson C, McRae M et al. Development of embryos produced by intracytoplasmic sperm injection of cat oocytes. Animal Reproduction Science. 1998; 53(1-4):221-36.

58. Pope C. Embryo technology in conservation efforts for endangered felids. Theriogenology. 2000; 53(1):163-74.

59. Pope CE, Loskutoff NM. Embryo transfer and semen technology from cattle applied to nondomestic artiodactylids. In: Fowler ME, Miller RE. Zoo and wild animal medicine: Current therapy. Philadelphia: W.B. Saunders. 1999; 597-604.

60. Stover J, Evans J, Dolensek E. Interspecies embryo transfer from the gaur to domestic Holstein. Seattle: Proc. Am. Assoc. Zoo Vet. 1981; 122-4.

61. Loskutoff NM. Biology, technology and strategy of genetic resource banking in conservation programs for wildlife. In: Gianaroli L, Lauria A, Gandolfi E. Gametes: Development and function. Milan: Serono Symposia. 1998; 275-86.

62. Johnston LA, Parrish JJ, Monson R et al. Oocyte maturation, fertilization and embryo development in vitro and in vivo in the gaur (Bos gaurus). Journal of Reproduction and Fertility. 1993; 100(1):131-6.

63. Loskutoff NM, Armstrong DL, Ohlrichs CL et al. Transvaginal ultrasound-guided oocyte retrieval and the developmental competence of in vitro-produced embryo in vitro and in vivo in the gaur (Bos gaurus). Theriogenology. 2000; 53(1):337.

64. Castelo TS, Bezerra FSB, Souza ALP et al. Influence of the thawing rate on the cryopreservation of semen from collared peccaries (Tayassu tajacu) using Tris-based extenders. Theriogenology. 2010; 74(6):1060-5.

65. Alves HM, Oliveira IRS, Castelo TS et al. Comparison of different glycerol and egg yolk concentrations added to Tris-based extender for the collared peccaries (Tayassu tajacu) semen freezing. Reproduction in Domestic Animals. 2013; 48(3):506-11.

66. Silva MA, Peixoto GCX, Lima GL et al. Cryopreservation of collared peccaries (Tayassu tajacu) semen using a powdered coconut water (ACP-116 c) based extender plus various concentrations of egg yolk and glycerol. Theriogenology. 2012; 78(3):605-11.

67. Souza ALP, Lima GL, Peixoto GCX et al. Sperm characteristics following freezing in extenders supplemented with whole egg yolk and different concentrations of low-density lipoproteins in the collared peccary (Pecari tajacu). Reproductive Biology. 2015; 15(4):223-8.

68. Sousa PC, Santos EAA, Silva AM et al. Viabilidade do sêmen de tatus-peba (Euphractus sexcinctus) centrifugado e diluído em Tris ou água de coco em pó. Ciência Rural. 2014; 44(9).

69. Luba CDN, Boakari YL, Lopes AMC et al. Semen characteristics and refrigeration in free-ranging giant anteaters (Myrmecophaga tridactyla). Theriogenology. 2015; 84(9):1572-80.

70. Oliveira KG, Leão DL, Almeida DVC et al. Seminal characteristics and cryopreservation of sperm from the squirrel monkey, Saimiri collinsi. Theriogenology. 2015; 84(5):743-9.

71. Borges PAC, Bezerra JAB, Praxedes ECG et al. Cryopreservation of testicular tissue: a potential tool for the conservation of male genetic material from collared peccaries (Pecari tajacu). Campinas: V International Symposium on Animal Biology of Reproduction. 2015; p. 272.

72. Campos-Junior PHA, Costa GMJ, Avelar GF et al. Derivation of sperm from xenografted testis cells and tissues of the peccary (Tayassu tajacu). Reproduction. 2014; 147(3):291-9.

73. Lima GL, Santos EAA, Lima LF et al. Short-term preservation of Pecari tajacu ovarian preantral follicles using phosphate buffered saline (PBS) or powdered coconut water (ACP (r)) media. Arquivo Brasileiro de Medicina Veterinária e Zootecnia. 2014; 66(6):1623-30.

74. Lima GL, Luz VB, Alves AMC et al. Vitrification of collared peccaries (Tayassu tajacu) ovarian tissue using various cryoprotectants. Preliminary results. 957.Campinas: V International Symposium on Animal Biology of Reproduction. 2014; p.

75. Wanderley LS, Luz HKM, Faustino LR et al. Ultrastructural features of agouti (Dasyprocta aguti) preantral follicles cryopreserved using dimethyl sulfoxide, ethylene glycol and propanediol. Theriogenology. 2012; 77(2):260-7.

76. Praxedes ÉC, Lima GL, Silva AM et al. Characterisation and cryopreservation of the ovarian preantral follicle population from Spix's yellow-toothed cavies (Galea spixii Wagler, 1831). Reproduction, Fertility and Development. 2017; 29(3):594-602.

77. Swanson W, Brown J. International training programs in reproductive sciences for conservation of Latin American felids. Animal Reproduction Science. 2004; 82:21-34.

78. Soler JP, Mucci N, Kaiser GG et al. Multiple ovulation and embryo transfer with fresh, frozen and vitrified red deer (Cervus elaphus) embryos in Argentina. Animal Reproduction Science. 2007; 102(3-4):322-7.

79. Ishibashi H, Motohashi HH, Kumon M et al. Efficient embryo transfer in the common marmoset monkey (Callithrix jacchus) with a reduced transfer volume: a non-surgical approach with cryopreserved late-stage embryos. Biology of Reproduction. 2013; 88(5): 1-5.

80. León-Quinto T, Simón MA, Cadenas R et al. Different cryopreservation requirements in foetal versus adult skin cells from an endangered mammal, the Iberian lynx (Lynx pardinus). Cryobiology. 2014; 68(2):227-33.

81. Borges AA, Lima GL, Santos MLT et al. Histological evaluation of ear tissue of collared peccary (Pecari tajacu) after different vitrification techniques. Campinas: V International Symposium on Animal Biology of Reproduction. 2014; p. 275.

82. Costa CAS, Borges AA, Santos MLT et al. Aplicação da vitrificação para fins de conservação de tecido somático de cutias (Dasyprocta leporina). Mossoró: Seminário de Iniciação Científica da UFERSA; 2015.

83. Lanza RP, Cibelli JB, Diaz F et al. Cloning of an endangered species (Bos gaurus) using interspecies nuclear transfer. Cloning. 2000; 2(2):79-90.

84. Gomez MC, Jenkins JA, Giraldo A et al. Nuclear transfer of synchronized African wild cat somatic cells into enucleated domestic cat oocytes. Biology of Reproduction. 2003; 69(3):1032-41.

85. Line SW, Clarke AS, Markowitz H. Plasma cortisol of female rhesus monkeys in response to acute restraint. Laboratory Primate Newsletter. 1987; 26(4):1-4.

86. Sapolsky RM, Krey LC. Stress-induced suppression of luteinizing hormone concentrations in wild baboons: role of opiates. The Journal of Clinical Endocrinology & Metabolism. 1988; 66(4):722-6.

87. Asher GW, Peterson AJ, Duganzich D. Adrenal and ovarian sources of progesterone secretion in young female fallow deer, Dama dama. Journal of Reproduction and Fertility. 1989; 85(2):667-75.

88. Bertschinger HJ, Trigg TE, Jochle W et al. Induction of contraception in some African wild carnivores by downregulation of LH and FSH secretion using the GnRH analogue deslorelin. Reproduction Supplement. 2002: 41-52.

89. Monfort SL, Wemmer C, Kepler TH et al. Monitoring ovarian function and pregnancy in Eld's deer (Cervus eldi thamin) by evaluating urinary steroid metabolite excretion. Journal of Reproduction and Fertility. 1990; 88(1):271-81.

90. French JA, Degraw WA, Hendricks SE et al. Urinary and plasma gonadotropin concentrations in golden lion tamarins (Leontopithecus r. rosalia). American Journal of Primatology. 1992; 26(1): 53-9.

91. Morais RN, Moreira N, de Moraes W et al. Testicular and ovarian function in South American small felids assessed by fecal steroids. Puerto Vallarta: Annual Conference-American Association of Zoo Veterinarians. 1996; 561-65.

92. Guimarães MAD. Ciclo ovariano do macaco-prego (Cebus apella, LINNAEUS, 1758): técnicas de extração e dosagem de progestinas fecais e hormônio luteinizante urinário. [Tese Doutorado] São Paulo: Universidade de São Paulo; 1999.

93. Brown J, Graham L, Wielebnowski N et al. Understanding the basic reproductive biology of wild felids by monitoring of faecal steroids. Journal of Reproduction and Fertility. 2001; 57:71-82.

94. Moreira N, Monteiro-Filho ELD, Moraes WD et al. Reproductive steroid hormones and ovarian activity in felids of the Leopardus genus. Zoo Biology. 2001; 20(2):103-16.

95. Berbare PEB. Avaliação longitudinal das concentrações de esteróides fecais em fêmeas de gato-mourisco (Herpailurus yagouaroundi, Lacépède, 1809). [Dissertação Mestrado] São Paulo: Universidade de São Paulo; 2004.

96. Morato RG, Verreschi IT, Guimaraes MA et al. Seasonal variation in the endocrine-testicular function of captive jaguars (Panthera onca). Theriogenology. 2004; 61(7-8):1273-81.

97. Lasley BL, Kirkpatrick JF. Monitoring ovarian function in captive and free-ranging wildlife by means of urinary and fecal steroids. Journal of Zoo and Wildlife Medicine. 1991; 23-31.

98. Brown JL, Wasser SK, Wildt DE et al. Comparative aspects of steroid hormone metabolism and ovarian activity in felids, measured non-invasively in feces. Biology of Reproduction. 1994; 51(4):776-86.

99. Schwarzenberger F, Möstl E, Palme R et al. Faecal steroid analysis for non-invasive monitoring of reproductive status in farm, wild and zoo animals. Animal Reproduction Science. 1996; 42(1-4):515-26.

100. Wasser SK, Risler L, Steiner RA. Excreted steroids in primate feces over the menstrual cycle and pregnancy. Biology of Reproduction. 1988; 39(4):862-72.

101. Graham L, Goodrowe K, Raeside J et al. Non-invasive monitoring of ovarian function in several felid species by measurement of fecal estradiol-17β and progestins. Zoo Biology. 1995; 14(3): 223-37.

102. Strier KB, Ziegler T. Behavioral and endocrine characteristics of the reproductive cycle in wild muriqui monkeys, Brachyteles arachnoides. American Journal of Primatology. 1997; 42(4):299-310.

103. Ribeiro EAA. Uma análise da relação entre o comportamento reprodutivo e os níveis de progestinas fecais em um grupo silvestre do mico-leão-dourado (Leontopithecus rosalia). [Tese Doutorado] São Paulo: Universidade de São Paulo; 1994.

CAPÍTULO 10

Técnicas de Reprodução em Peixes

Bernardo Baldisserotto • Evoy Zaniboni Filho

Introdução

Neste capítulo, serão abordadas técnicas relacionadas com a reprodução de peixes teleósteos, os mais utilizados para o cultivo. As técnicas que mais interessam aos piscicultores são: a indução da desova e a espermiação, para realizar a reprodução em condições controladas; a inversão sexual, para obtenção de lotes monossexo; e a criopreservação do esperma.

Nos peixes, a sincronização da reprodução com as condições ambientais é muito importante para a sobrevivência da sua prole. Contudo, muitas vezes as condições mais adequadas para provocar a desova e a espermiação das espécies com que se está trabalhando não podem ser obtidas em cultivo, como no caso de espécies migradoras, de modo que se torna necessário aplicar uma substância no peixe para que ele complete seu ciclo reprodutivo. Em alguns casos, as condições podem favorecer uma desova natural, embora os ovos e as larvas fiquem sujeitos a uma série de fatores que diminuirão o rendimento final da desova (p. ex., predadores). Desse modo, é interessante para o criador induzir a desova e a espermiação para que elas ocorram no momento desejado e em condições controladas, permitindo um melhor acompanhamento das fases iniciais do desenvolvimento, de modo a aumentar a produção de alevinos.

Uma dificuldade encontrada pelos produtores consiste na garantia da sincronia da maturação gonadal de machos e fêmeas, possibilitando, assim, o uso das técnicas convencionais de indução à espermiação e desova. Nesses casos, torna-se importante a utilização de técnicas de conservação de gametas, quer em curtos espaços de tempo, pela refrigeração, quer por um tempo longo, com o emprego da criopreservação. A congelação de gametas apresenta ainda uma grande importância como ferramenta para a conservação da diversidade genética dos estoques de peixes, o melhoramento genético e, ainda, a redução da consanguinidade dos alevinos produzidos, possibilitando o intercâmbio de gametas entre os distintos piscicultores.

A inversão sexual (ainda que, tradicionalmente, se utilize o termo "reversão sexual" para a mudança de sexo; o correto é "inversão sexual") possibilita que o criador consiga ter nos seus tanques exemplares de apenas um sexo, preferencialmente aquele com melhor crescimento. Além disso, com apenas exemplares de um sexo nos tanques, há uma tendência de diminuir o desenvolvimento e a maturação gonadal, e a energia que seria destinada para o crescimento das gônadas poderá ser direcionada para o crescimento corporal. Esse princípio é válido para espécies que apresentam um alto índice de reprodução, como as tilápias.[1] O uso da inversão sexual também pode representar uma estratégia para possibilitar o cultivo de espécies hermafroditas sequenciais: protandria – primeira maturação como macho e, depois, fêmea, ou protoginia (mais comum) – primeira maturação como fêmea e, depois, macho. A inversão evita que o produtor precise esperar a inversão natural do sexo da espécie.[2]

Bases fisiológicas da reprodução em peixes

Estrutura do sistema reprodutor

Geralmente, os teleósteos apresentam um par de testículos (Figura 10.1) ou ovários (Figura 10.2), que se unem, na região caudal, em um ducto comum que desemboca na abertura urogenital. Na época da reprodução, os testículos de algumas espécies apresentam projeções digitiformes. Os testículos são classificados em tubular anostomosado, quando túbulos seminíferos ramificados se interconectam, e lobular, quando os espermatocistos estão organizados em lóbulos.[3] Dentro dos túbulos seminíferos, existem vários cistos (espermatocistos), e, em cada um deles, uma célula germinal (que dará origem ao espermatozoide) está junto de células de Sertoli, cuja função consiste em fornecer um suporte físico e fatores necessários para a sua sobrevivência, proliferação e desenvolvimento.[4] Nos testículos, também estão presentes as células de Leydig, que têm como função a produção de esteroides que estimulam a gametogênese e o desenvolvimento de caracteres sexuais secundários. Os espermatozoides produzidos nos testículos, quando maturos, são liberados no lúmen central, seguindo dali para o ducto espermático, o qual desemboca na abertura

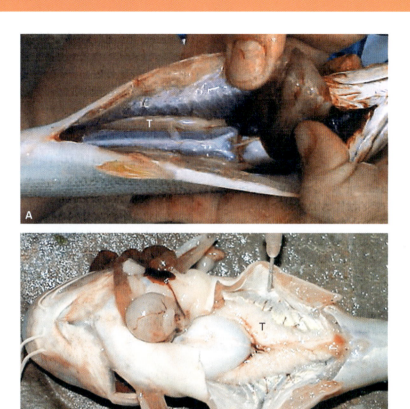

FIGURA 10.1 Vista ventral da cavidade abdominal de macho de dourado (*Salminus brasiliensis*) em início de maturação (**A**) e de macho de jundiá (*Rhamdia quelen*) maturo (**B**). As figuras não são proporcionais em tamanho. T: testículo.

urogenital. Nos testículos do tipo tubular, as células que estão nas fases iniciais da espermatogênese são encontradas junto ao fundo cego dos túbulos, e, à medida que vão se desenvolvendo, migram em direção ao ducto espermático.[1]

Geralmente, os espermatozoides dos peixes são imóveis e inativos dentro dos testículos. Sua mobilidade inicia-se após a espermiação na água ou no trato reprodutivo da fêmea. Em peixes de água doce, a ativação do esperma ocorre quando a osmolaridade da água é menor que a do seu plasma, uma vez que o esperma é liberado na água doce para fecundar os ovócitos. No caso de peixes marinhos, ocorre o inverso: a ativação se dá quando a osmolaridade da água é maior que a do plasma, já que o esperma é liberado na água do mar.[1]

O desenvolvimento dos ovócitos pode ser de três tipos[3] e o desenvolvimento dos espermatozoides segue o mesmo padrão:

- Sincrônico em um grupo: todos os ovócitos desenvolvem ao mesmo tempo e a fêmea apresenta uma única desova em toda a sua vida, como os salmões
- Sincrônico em grupo: um grupo de ovócitos matura e outro permanece como reserva para o próximo ciclo reprodutivo, como os peixes de piracema (p. ex., dourado, surubim, curimatã e tambaqui)
- Assincrônico: tem ovócitos em todos os estágios de maturação dentro do ovário e a fêmea apresenta desovas contínuas ao longo do ano, como piranhas, traíras e lambaris.

Endocrinologia da reprodução

Do mesmo modo que nos outros vertebrados, nos peixes a região pré-óptica do hipotálamo forma uma interface entre os sistemas nervoso e endócrino. Estímulos ambientais (fotoperíodo, temperatura e outros) convergem para neurônios dessa região pré-óptica, a qual responde variando a liberação de hormônios liberadores das gonadotrofinas (GnRH) e a dopamina.[5-7] Já foram identificados dois ou três tipos de GnRH em teleósteos (o número de formas presentes depende da espécie).[8] Uma das maneiras de o GnRH estimular a liberação das gonadotrofinas se dá pela adeno-hipófise, enquanto a dopamina inibe a sua liberação por uma ação direta na adeno-hipófise ou por reduzir a secreção do GnRH. As outras duas formas parecem ter uma ação neuromoduladora que está relacionada com a interação do olfato (ou quimiorrecepção) com reprodução e comportamento reprodutivo.[7] Os neurônios que liberam GnRH são regulados por neurônios Kiss e gabaérgicos, que produzem os peptídios Kiss1 e Kiss2 e o neurotransmissor ácido gama-aminobutírico (GABA), respectivamente.[9]

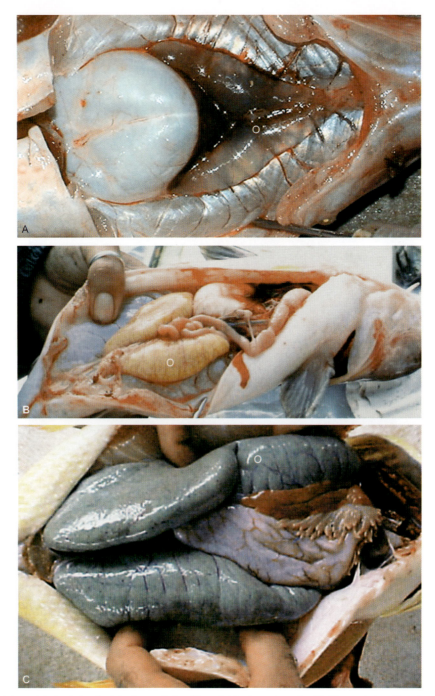

FIGURA 10.2 Vista ventral da cavidade abdominal de fêmea de jundiá em início de maturação (A), fêmea de jundiá matura (B) e fêmea de dourado matura (C). As figuras não são proporcionais em tamanho. O: ovário.

As gonadotrofinas estimulam a maturação gonadal e a liberação de hormônios esteroides das gônadas. Os hormônios esteroides e os adeno-hipofisários determinam o desenvolvimento de vários caracteres sexuais e influenciam o comportamento de coorte e cuidados parentais. Quando os hormônios gonadais aumentam seu nível no plasma, exercem um efeito inibitório sobre a liberação das gonadotrofinas. Aparentemente, esse efeito inibitório dos esteroides sobre as gonadotrofinas pode resultar do efeito estimulante dos esteroides sobre a liberação de dopamina ou de uma inibição da secreção de GnRH.[1] Nos teleósteos, existem duas gonadotrofinas: hormônio folículo estimulante (FSH) ou gonadotrofina I (GtH I) e hormônio luteinizante (LH) ou gonadotrofina II (GtH II). O FSH I estimula a liberação de estradiol pelo ovário,[10] o crescimento gonadal, a gametogênese e a entrada de vitelogenina no oócito. O LH é importante para a maturação final dos gametas e sua liberação (desova ou espermiação)[1] (Figura 10.3).

Esteroides gonadais atuam na diferenciação e na manutenção dos tecidos somáticos (ductos gonadais) e da gametogênese. Ainda, estimulam o desenvolvimento de caracteres

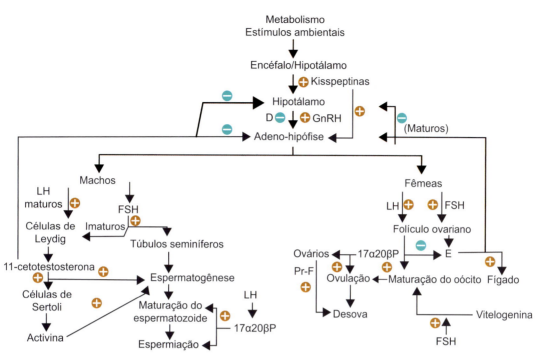

FIGURA 10.3 Esquema do controle endócrino da reprodução de peixes. O sinal negativo representa inibição, e o positivo, estimulação. D: dopamina; E: estradiol, 17α20βP: 17α-20β-di-hidroxi-4-pregnen-3-ona; Pr-F: prostaglandina F. (Adaptada de Baldisserotto, 2013.)[1]

sexuais secundários e o comportamento reprodutivo (tais ações prolongam-se em espécies que cuidam dos filhotes).

Os testículos produzem principalmente os hormônios testosterona, 11-cetotestosterona e androstenediona. As células da teca e da granulosa, do folículo ovariano, produzem principalmente 17-betaestradiol, estrona, 17α-20β-21-tri-hidroxi-4-pregnen-3-ona, dependendo da espécie e do estágio de desenvolvimento. As funções são diferenciadas, de acordo com o fato de o peixe ser imaturo ou maturo. Nos imaturos, os hormônios gonadais geralmente estimulam a diferenciação gonadal, e, nos maturos, a gametogênese e a desova ou espermiação.[1]

Em peixes imaturos ou em regressão, a injeção de esteroides gonadais aumenta a liberação do GnRH, do FSH e do LH, o que leva a um aumento do tamanho das gônadas e da maturação gonadal. Já em peixes maturos, inibe a liberação do GnRH, do FSH e do LH. Nos adultos, os esteroides também estimulam a liberação de prostaglandinas, as quais estimulam a ovulação ou funcionam como feromônios sexuais.

Em peixes imaturos, o FSH estimula a liberação de 11-cetotestosterona pelas células de Leydig e da activina B, um fator de crescimento produzido pelas células de Sertoli. Ambos os hormônios estimulam a proliferação das espermatogônias. No final da maturação espermática, o espermatozoide torna-se móvel, em um processo controlado pelo LH, que estimula a liberação de progestinas que controlam a composição do sêmen.[4] A 17α20β-P é o hormônio indutor da maturação, pois supõe-se que essa substância aumente o pH dos fluidos existentes no ducto espermático, aumentando a motilidade do espermatozoide. A 17α20β-P é produzida nas células espermáticas, principalmente próximo da época da espermiação.[1]

Nas fêmeas, o LH estimula a síntese da 17αOH-P a partir do colesterol nas células da teca, e, depois, o 17αOH-P é convertido nas células da granulosa em 17α20β-P. Uma parte da 17αOH-P produzida nas células da teca é convertida em testosterona, a qual se difunde para as células da granulosa e, sob a ação da enzima aromatase, é transformada em estradiol. Portanto, no início da liberação do LH, tanto a 17α20β-P quanto o estradiol são formados e secretados nas células da granulosa. Parte da 17α20β-P formada difunde-se para as células da teca, reduz a produção de testosterona e aumenta a quantidade de 17αOH-P disponível para a formação da 17α20β-P. Como resultado, há um aumento na produção da 17α20β-P e uma redução da produção de estradiol nas células da granulosa.[1,11]

Diferenciação e inversão sexual

Os peixes têm basicamente dois tipos de determinação sexual: genética e ambiental. Na determinação genética de sexo, os cromossomas determinarão se o peixe será macho ou fêmea. Na fase inicial do desenvolvimento embrionário, os embriões já têm definido geneticamente se se originarão machos ou fêmeas, mas ainda não apresentam os sexos definidos morfologicamente, o que se dá na fase larval e pode ser alterado pela ação de hormônios esteroides, ou mesmo por fatores ambientais.[12] O período de diferenciação sexual ocorre entre cerca de 20 (*Ictalurus punctatus*, bagre de canal e *Oreochromis* spp., tilápias) e quase 50 dias (*Odontesthes bonariensis*, peixe-rei) após a eclosão.[13]

Antes da diferenciação gonadal, células germinais ainda indiferenciadas podem dar origem a testículos ou ovários, dependendo dos hormônios liberados pelo peixe. Se houver aplicação de andrógenos durante a fase larval, o peixe tenderá a desenvolver um fenótipo (características) masculino, independentemente da sua carga genética. Cabe destacar que essa mudança é morfológica, ou seja, o aspecto externo é de macho, inclusive produzindo esperma, mas as fêmeas revertidas apresentam cromossomas XX no esperma. No caso da aplicação de estrógenos, o fenótipo será feminino.[1]

Técnicas

■ Indução da inversão sexual

A inversão sexual fenotípica de machos para fêmeas, ou vice-versa, pode ser efetuada pela aplicação de hormônios em duas formas: diretamente na água na qual as larvas se encontram ou misturados à ração. É importante conhecer a dosagem correta para a espécie com a qual se pretende trabalhar, pois doses acima ou abaixo da faixa recomendada diminuem significativamente a eficiência do tratamento, podendo, inclusive, gerar indivíduos estéreis. De acordo com a espécie, a idade do peixe e do hormônio, as doses para imersão podem ser de 50 a 5.000 µg/ℓ, e para administração oral, de 5 a 500 mg/kg de ração. A imersão em água com hormônio por apenas algumas horas pode ser suficiente para promover a inversão, mas, no caso da administração oral, prolonga-se por 10 a 90 dias. O período mais sensível para a inversão é o início da diferenciação da gônada, o que varia grandemente entre as espécies já estudadas. Em alguns casos, podem ser obtidos indivíduos com inversão incompleta, gerando hermafroditas.[14]

Masculinização

As doses efetivas de metil-testosterona na ração para essa transformação variam: na truta arco-íris (*Oncorhynchus mykiss*) doses de 0,5 a 1 mg/kg de ração são suficientes para provocar a inversão,[14] mas em tilápias é necessário utilizar 30 a 60 mg/kg.[12,15] O hormônio deidroepiandrosterona na dose de 160 mg/kg de ração de larvas de híbridos de tilápia do Nilo x tilápia moçambicana (*Oreochromis mossambicus*) tem uma ação semelhante à da metil-testosterona.[15] Doses altas de andrógenos podem levar a uma feminilização paradoxal, pois reagem com receptores de esteroides, além da possibilidade de haver uma grande conversão de andrógenos a estrógenos por causa de uma maior ativação da aromatase.[14] Imersão de tilápias do nilo (*Oreochromis niloticus*) de 14 dias por 4 horas em metil-testosterona, metil-di-hidrotestosterona ou etinil-testosterona só causa masculinização com doses acima de 600 µg/ℓ no caso de metil-di-hidrotestosterona ou 1.800 µg/ℓ para os outros andrógenos.[16] Para a perca-prateada (*Pomoxis nigromaculus*), uma espécie utilizada na pesca esportiva nos EUA e no Canadá, a administração oral de metil-testosterona

(60 mg/kg ração) em peixes com 40 dias de idade durante 45 dias não aumentou a proporção de machos, mas a imersão de espécimes da mesma idade em 1 mg/ℓ metiltestosterona ou acetato de trembolona (andrógeno sintético) por 5 horas (7 vezes, em intervalos de 3 a 5 dias) produziu 96 a 100% de machos.[17]

Outro modo de induzir a inversão sexual consiste na adição de inibidores da síntese de estrógenos, como o fadrozol, um inibidor da enzima aromatase, à ração de larvas. A adição dessa substância à ração de larvas de tilápia nilótica com 9 dias, durante 15 a 30 dias nas doses de 50, 75 e 100 mg/kg, aumentou significativamente a masculinização do lote, chegando a 100% nas doses mais altas (com alimentação por 30 dias).[18] O tamoxifeno, um antiestrógeno, se adicionado na dose de 100 mg/kg de ração por 30 dias para larvas de *Poecilia reticulata*, provoca a masculinização de 80% do lote.[19]

Feminilização

A adição de 17β-estradiol (20 e 50 mg/kg) na dieta de alevinos de peixe-rei no período entre 28 e 49 dias (16 a 23°C) após a eclosão (pelo menos) produz 100% de fêmeas.[13] No caso do robalo-flecha (*Centropomus parallelus*), doses de 25 a 100 mg/kg por 45 dias permitem a obtenção de 100% de fêmeas.[20] O uso do valerato de estradiol por 30 dias na dieta (20 a 80 mg/kg) de larvas de lambari-amarelo (*Astianax altiparanae*) leva à obtenção de 70 a 76% fêmeas (controle 44%).[21]

■ Indução da maturação final, espermiação e desova

Um dos grandes problemas para a indução da desova e espermiação consiste em reconhecer se os reprodutores estão prontos ou não para esse procedimento, o que varia conforme a espécie e o tipo de substância que será utilizado para induzir a desova. Em geral, as descrições são subjetivas, e o sucesso depende muito da experiência pessoal na seleção dos reprodutores. Uma descrição genérica para muitos teleósteos especifica que a indução deve ser feita quando as fêmeas apresentarem o abdome inchado e a papila genital rosada, e o macho deve liberar esperma se o abdome for pressionado levemente. Em muitos casos, a aplicação de uma substância não leva a uma desova ou espermiação espontânea, exigindo pressionar o abdome da fêmea ou do macho para promover a expulsão dos ovócitos e do sêmen. Caso esse processo seja feito após o período ótimo, a viabilidade dos ovócitos será menor.

Normalmente, é mais fácil estimular a espermatogênese e a espermiação que a ovulação e a desova. Existem vários tipos de substâncias utilizadas para induzir a desova e a espermiação. Conforme sua estrutura química, agem segundo princípios diferentes. Além disso, a dose necessária de uma mesma substância varia de espécie para espécie, podendo, inclusive, ter efeito em algumas e em outras não. A seguir, são apresentadas algumas substâncias que podem ser utilizadas na indução da desova e espermiação.

Hormônio liberador das gonadotrofinas

A aplicação desse hormônio ou de seus análogos estimula a liberação das gonadotrofinas pela adeno-hipófise, com consequente aumento dos hormônios gonadais. As doses de hormônio liberador das gonadotrofinas (GnRH) de mamíferos para estimular a ovulação e desova em várias espécies variam de 1 a 5 mg/kg com injeção intraperitoneal ou intramuscular, mas, com o uso de análogos, a dose é bem menor.[1] Em fêmeas do robalo-flecha, a injeção ou a implantação de cápsulas de manteiga de cacau e colesterol contendo [D-Ala^6, Pro^9 NEt] LHRH (35 µg/kg) levam à desova após 35 a 42 horas.[22] O implante de cápsulas de [D-Ala^6, Pro^9 NEt] LHRH com doses semelhantes (30 a 68 µg/kg) em fêmeas de garoupa (*Epinephelus marginatus*) também apresentou bons resultados na indução da ovulação após 60 a 240 horas.[23] No pacu e no curimbatá (*Prochilodus lineatus*), a desova foi obtida com uma aplicação de 10 µg/kg, e, no tambaqui, 2 a 5 µg/kg foram suficientes tanto para desova quanto para espermiação. No tambaqui, a aplicação de 10 µg/kg (dividida em duas doses de 2 e 8 µg/kg, com intervalo de 11 horas) de outro análogo do GnRH, o [D-Ser^6, Pro^9 NEt] LHRH (Conceptal®) (acetato de buserelina), também induziu a desova. Embora os análogos do GnRH auxiliem na promoção da desova e espermiação, seu uso não é aceito pelos consumidores europeus.[7]

A resposta à aplicação pode variar de 1 a 4 dias, e geralmente 2 doses menores são melhores que a soma das duas em uma única aplicação. Além disso, doses muito elevadas podem inibir a ovulação, e o reprodutor não poderá mais ser utilizado.

Inibidores ou antagonistas da dopamina

Como a dopamina inibe a liberação das gonadotrofinas, a aplicação de um inibidor dessa substância estimula a liberação das gonadotrofinas. Em geral, são utilizados em combinação com o GnRH ou seus análogos, pois potencializam seus efeitos. Alguns exemplos:

Pimozida. No bagre-africano (*Clarias gariepinus*), recomendam-se 50 µg [D-Ala^6, Pro^9 NEt] LHRH + 5 mg de pimozida por kg fêmea para induzir a desova. A combinação de um novo análogo do GnRH, [D-Nal(2)^6, aza-Gly^{10}]-LH, a azagly-nafarelina® (20 µg/kg), com a pimozida dissolvida em propilenoglicol (5 mg/kg), ambos divididos em duas doses (10 e 90%, com intervalo de 6 a 12 horas), também apresentou bons resultados na indução da desova de carpa-comum (*Cyprinus carpio*), mesmo quando a temperatura encontrava-se abaixo do recomendável. Quando a pimozida é misturada com água, forma uma suspensão cuja aplicação é muito menos eficiente, e a aplicação da Azagly-nafarelina® sem a pimozida não induz a desova nessa espécie quando a temperatura é baixa.[24]

A aplicação de 50 µg [D-Ala^6, Pro^9 NEt] LHRH + 1 mg de pimozida induz a desova em fêmeas de bagre-asiático (*Clarias macrocephalus*) quando injetadas na época ou logo antes da reprodução. Injeções contendo 50 µg [D-Ala^6, Pro^9 NEt] LHRH ou 1 mg de pimozida (apenas uma das substâncias) não induziram a desova na espécie.[25]

Domperidona. Outra substância que inibe a liberação da dopamina. Aplicada em duas injeções com intervalo de 12 a 13 horas (3,5 e 6,5 mg/kg) em combinação com [D-Ala^6, Pro^9 NEt] LHRH (50 e 100 µg/kg), pode-se obter a desova, mas, em alguns casos, a fecundação é muito baixa (provavelmente pela liberação de ovócitos não maduros). A aplicação de 1 a 1,5 mℓ/kg de Ovaprim® (1 mℓ contém 20 µg [D-Ala^6, Pro^9 NEt] LHRH + 10 mg domperidona) aumenta o volume de sêmen do bagre-asiático.[26] A injeção de 1 mg/kg de domperidona + 20 µg/kg de GnRH de salmão é suficiente para promover a desova e espermiação no jundiá.[27]

Metoclopramida. A dose de 1,2 grânulos/kg de Ovopel® (dividida em duas aplicações), um composto que combina essa substância com um análogo do GnRH (cada grânulo contém 20 µg [D-Ala^6, Pro^9 NEt] LHRH e 10 mg metoclopramida) em fêmeas de carpa-comum, levou à desova 10 a 14 horas após a segunda aplicação.[24] Para o jundiá (*Leiarius marmoratus*), uma aplicação única de 0,2 a 0,6 grânulos/kg Ovopel® estimula a espermiação.[28]

Gonadotrofinas

Extrato hipofisário. Normalmente, utilizam-se 2 injeções intramusculares na fêmea (intervalo de 4 a 12 horas, conforme a espécie), e aplica-se uma dose no macho quando da aplicação da segunda dose na fêmea, embora em alguns casos sejam necessárias 2 doses. Em muitas situações, a desova também pode ser obtida com apenas uma aplicação, o que reduz o manejo das fêmeas. A dose efetiva varia conforme a espécie que recebe a aplicação e a espécie doadora da hipófise, mas uma dose entre 1 e 6 mg/kg é suficiente para induzir a desova e a espermiação na maioria das espécies.[1] Zaniboni Filho e Barbosa[29] relatam que algumas espécies de teleósteos apresentam maior fecundidade e taxa de fecundação se os reprodutores receberem uma injeção de extrato hipofisário (0,25 mg/kg) 1 ou 3 dias antes do tratamento convencional com extrato hipofisário ou [D-Ala^6, Pro^9 NEt] LHRH.

Gonadotrofina coriônica humana (hCG). As doses de hCG recomendadas são de 100 a 400 UI/kg, mas, em alguns experimentos feitos com espécies brasileiras, desovas e/ou espermiação foram obtidas usando doses variando de 100 a 5.000 UI/kg (em geral, Pregnyl®), sendo geralmente menores nos machos. Para o linguado (*Paralichthys orbignyanus*), recomendam-se doses únicas de 500 a 800 UI/kg para fêmeas e 300 a 400 UI/kg para machos,[30] enquanto fêmeas de robalo-flecha desovam com 1.100 UI/kg (contudo, eclosão de apenas 40% dos ovos) e machos liberam esperma com 500 UI/kg.[31] No papa-terra (*Menticirrhus americanus*), a aplicação de 300 UI/kg induziu a desova de 60% das fêmeas testadas.[32] A ampla variação do efeito da hCG demonstra claramente que se deve investigar qual a dose efetiva em cada espécie que se está trabalhando. Em todas as espécies, a desova ocorre em geral dentro de 1 a 2 dias.

Antiestrógenos

São compostos sintéticos que competem com os receptores dos estrógenos, impedindo a sua ação. Como os esteroides gonadais diminuem a secreção das gonadotrofinas na fase final da maturação gonadal, a aplicação de antiestrógenos inibiria a ação dos esteroides, promovendo um aumento dos níveis plasmáticos de gonadotrofinas. Para terem melhor efeito, devem ser aplicados quando os níveis de estrógenos estão elevados. Por exemplo, a aplicação de 10 mg/kg de fadrozol, inibidor da enzima aromatase, em machos adultos do salmão-prateado inibe a produção de 17-betaestradiol no cérebro, o que leva a um aumento dos níveis de $17\alpha20\beta P$, acelerando tanto a ovulação quanto a espermiação.[33]

■ Conservação dos gametas e embriões

Os gametas dos peixes após a espermiação e desova apresentam uma rápida perda de viabilidade, necessitando ser prontamente utilizados, uma característica que é ainda mais acentuada nos ovócitos. Assim, foram desenvolvidas técnicas para o prolongamento da viabilidade dos gametas, consistindo principalmente na refrigeração e na criopreservação. O sucesso na criopreservação dos espermatozoides de peixes foi obtido nos anos 1950,[34] porém a congelação de ovócitos e embriões de peixes permanece um desafio. Enquanto o embrião de várias espécies de mamíferos tem sido congelado e descongelado com sucesso, persistem as dificuldades técnicas para a congelação de embriões de peixes, répteis, anfíbios e aves.

Resfriamento

Consiste na manutenção dos gametas em baixas temperaturas, porém acima da temperatura de congelação. Tem-se utilizado a temperatura de 3 a 5°C para conservar os gametas de peixes, porém com melhores resultados na manutenção de espermatozoides do que ovócitos. Os resultados variam bastante entre as distintas espécies e os protocolos utilizados, podendo ser armazenados diretamente após a espermiação ou diluídos em solução-tampão. O tempo de conservação pode ser de poucas horas até vários dias.

O resfriamento do sêmen de carpa-comum utilizando diferentes temperaturas de resfriamento e distintas soluções de diluição demonstra que a temperatura de 5°C apresenta melhores resultados que 2°C, além de a preservação ter sido semelhante entre as soluções utilizadas nas primeiras 20 horas, quando passou a ocorrer uma gradativa perda de qualidade. Após 84 horas, o sêmen sem diluição apresentou motilidade 35% superior à dos demais tratamentos.[35]

Entre os peixes nativos utilizados na piscicultura brasileira, alguns poucos experimentos sumarizados por Zaniboni Filho e Nuñer[36] demonstram a viabilidade para o resfriamento do sêmen. A motilidade mínima de 30% do sêmen sem diluição é mantida após 7 horas (piapara, *Megaleporinus elongatus*) e 29 horas (pacu, *P. mesopotamicus*). O sêmen da piracanjuba (*Brycon orbignyanus*) mantido em temperatura de 4°C, e igualmente sem diluição, manteve qualidade inalterada até o 3º dia, enquanto os melhores resultados observados para o sêmen da piava (*M. obtusidens*) foram obtidos após a diluição em solução de BTS 5% + KCl 0,16% + DMSO 10%. Talvez o resultado mais relevante tenha sido alcançado por Carneiro *et al.*,[37] quando o sêmen de jundiá mantido sob refrigeração (5,7°C), durante 12 dias, proporcionou a fertilização igual ou superior a 50%. Outra informação importante foi obtida por Sanches *et al.*,[38] quando, testando diferentes temperaturas de estocagem do sêmen de jundiá, verificaram que a temperatura da água utilizada na ativação espermática exerce influência sobre os resultados da motilidade espermática.

Os resultados obtidos com o resfriamento de ovócitos são bastante variáveis, quase sempre apresentando desempenho ruim. A manutenção de ovócitos com o fluido ovariano em 4°C por 4 horas reduziu a taxa de fertilização em torno de 70% para a carpa-comum e em mais de 95% para a carpa-capim (*Ctenopharyngodon idellus*).[39] Os ovócitos de *Brycon siebenthalae* (*B. amazonicus*) apresentam prejuízo na qualidade quando armazenados a 4°C por tempo superior a 30 minutos, sendo preferível mantê-los em temperatura ambiente ou mesmo dentro da cavidade ovariana.[40] Em salmonídeos, bons resultados são obtidos quando o fluido ovariano é drenado e os ovócitos mantidos em solução salina em uma temperatura entre 0 e 3°C, apresentando viabilidade depois de até 1 mês de estocagem.[41] Recentemente, foi testado com sucesso o armazenamento de ovócitos de truta mantidos em sacos plásticos selados[42] (sacos plásticos utilizados para congelação de alimentos) preenchidos com ovócitos, sem a drenagem do fluido ovariano, e mantidos a 2°C. Esses autores obtiveram taxa de fertilização superior a 50% depois de 20 dias de estocagem. De acordo com Bahabadi *et al.*,[43] o fluido ovariano representa a solução que mostra o melhor resultado para manter viáveis os ovócitos refrigerados de truta-arco-íris entre as várias soluções testadas para essa finalidade.

Congelação

Consiste na preservação dos gametas em temperaturas inferiores às do ponto de fusão da água, o que pode provocar a formação de cristais de gelo. Quando a congelação é feita lentamente, após diminuir de 0°C, começa a formar gelo fora da célula e há um gradativo aumento da concentração osmótica no meio extracelular, promovendo uma saída passiva de água do interior das células. Caso a congelação seja muito lenta, a célula pode desidratar-se o bastante para que não ocorra a congelação propriamente dita. Normalmente, a desidratação da célula é inadequada para evitar a formação de gelo no seu interior e ocorrem danos fatais, a menos que se adotem medidas para protegê-las. Uma prática recomendável consiste na utilização de crioprotetores intracelulares, que consistem em substâncias químicas atóxicas que auxiliam na desidratação das células e reduzem a temperatura de congelação do seu interior. As substâncias mais utilizadas para esse fim são o dimetulsulfóxido (DMSO), o metanol e o glicerol. Há, ainda, a necessidade do uso de crioprotetores extracelulares que recobrem a superfície celular e estabilizam a membrana dos danos causados pela congelação. Os mais utilizados são a gema de ovo fresco e o leite em pó.

Um diluente básico e que apresenta excelentes resultados para sêmen de peixes tropicais de água doce consiste na mistura de 10% de DMSO, 5% de glicose, 10% de gema de ovo e 150 mℓ de água destilada. A mistura deve ser feita inicialmente juntando DMSO, glicose e água, com a inclusão da gema do ovo minutos antes da sua utilização. A mistura do DMSO com a água produz uma reação exotérmica que deve resfriar até a temperatura ambiente antes da mistura da gema de ovo.[44]

Vários outros diluentes têm sido testados para tentar melhorar os resultados obtidos com essa solução básica, como o glicerol-salino utilizado para o sêmen do linguado *P. orbignyanus*, que mostrou resultados semelhantes aos observados pela solução derivada dessa mistura convencional (DMSO + sacarose).[45] Recentemente, houve a produção comercial da água de coco em pó (ACP), um produto padronizado e estável. Há resultados muito animadores do uso do ACP para a criopreservação do sêmen de algumas espécies de peixes sul-americanos (piracanjuba, *Brycon orbignyanus*, piava *M. obtusidens* e curimbatá, *P. lineatus*[46]), porém sem melhor resultado com essa solução que aquela convencionalmente utilizada à base de DMSO para o dourado.[47] Nesse trabalho com dourado, os autores evidenciaram que havia melhora na qualidade do sêmen criopreservado com o aumento da quantidade da solução crioprotetora à base do ACP, embora com resultado nunca superior ao obtido pela solução à base de DMSO.

Outro diluente, distinto daquele contendo DMSO, mais recomendado para a preservação do sêmen dos bagres sul-americanos surubim e pintado (*Pseudoplatystoma* spp.) consiste na mistura de 10% de metanol, 10% de glicose, 5% de leite em pó em 100 mℓ de água destilada.[44] Essas soluções devem ser misturadas em uma proporção de 3 a 4 partes para cada uma de sêmen. A velocidade de congelação apresenta importância determinante no sucesso dessas técnicas de criopreservação. Os melhores resultados na congelação do sêmen de peixes migradores sul-americanos têm sido obtidos com uma rápida congelação até a temperatura de –8°C (60 segundos), mantendo por cerca de 40 segundos nesse platô de temperatura e seguindo novamente em uma rápida velocidade de congelação até –150°C (taxa de congelação de –45°/min) e, finalmente, uma estabilização até a temperatura de 190°C, levando cerca de 7 minutos desde o início até completar todo o processo.[44] Existem apenas dois métodos práticos utilizados para a congelação de tecidos animais, o gelo seco (–79°C) e o nitrogênio líquido (–196°C). As células podem ser resfriadas em gelo seco, porém a conservação a longo prazo deve ser feita em uma

temperatura inferior a –180°C. Existem recipientes com vapor de nitrogênio líquido, normalmente utilizados para o transporte de tecidos criopreservados, que são muito práticos para o trabalho de congelação. As taxas de congelação mencionadas, indicadas por Carolsfeld *et al.*[44] para a criopreservação do sêmen de peixes, são obtidas com a utilização de botijão Taylor-Wharton CP 300 *dry shipper* e com o uso de palhetas com volume de 0,5 mℓ. Caso haja necessidade do uso de nitrogênio líquido diretamente para a criopreservação do sêmen de peixes, Chen *et al.*[48] descrevem os passos que devem ser seguidos para manter a velocidade de congelação dentro dos limites toleráveis, recomendando um tempo de aclimatação antes da imersão no nitrogênio líquido – manter as palhetas colocadas 6 cm acima da superfície do nitrogênio líquido por 10 minutos, depois mantê-las a 1 cm da superfície por 5 minutos e, somente depois, imergi-las no nitrogênio líquido. Os danos causados pela congelação do sêmen podem resultar em uma ativação dos espermatozoides durante a descongelação, reduzindo tanto o tempo de vida que pode chegar a inviabilizar a fertilização.[49] A rápida descongelação seguido da imediata utilização do sêmen para fertilização pode mitigar o efeito desses danos.[50] Uma revisão feita por Viveiros e Godinho,[51] avaliando os procedimentos adotados para a descongelação do sêmen criopreservado de peixes sul-americanos, revela que os melhores resultados são alcançados quando as amostras criopreservadas são imersas em água à temperatura ambiente ou ligeiramente aquecida (máximo de 60°C). A ativação do sêmen após a congelação com as soluções crioprotetoras listadas tem apresentado os melhores resultados de motilidade e vigor quando feita imediatamente depois da descongelação e com a utilização de solução salina (NaCl 0,9% ou 0,45%) ou, ainda, bicarbonato de sódio ($NaHCO_3$ 1%).[44]

O procedimento descrito foi testado para o sêmen de curimbatá com resultados de fertilização dos ovos semelhante aos obtidos com o uso de sêmen fresco, maior que 60% de fertilização.[52] Outros testes foram realizados com peixes migradores sul-americanos, como: dourado, pintado, piracanjuba, piapara e pacu, com excelentes resultados de fertilização, variando entre 49 e 300% em relação àqueles obtidos nos tratamentos com sêmen fresco.[44]

Nos trabalhos de criopreservação do sêmen de mamíferos, tem-se recomendado o emprego de substâncias antioxidantes incluídas nas soluções crioprotetoras, de modo a reduzir a peroxidação dos ácidos graxos poli-insaturados que são abundantes nas membranas celulares.[53,54] Esses autores obtiveram aumento na motilidade do sêmen de humanos e de cachorros, respectivamente, quando incluíram vitamina E e/ou glutationa redutase na solução crioprotetora. Entre os poucos testes realizados com a inclusão desses antioxidantes na criopreservação do sêmen de peixes, como os realizados com curimbatá,[55] não se mostrou efeito benéfico sobre a qualidade do sêmen criopreservado.

O efeito da alimentação dos reprodutores sobre a qualidade do sêmen criopreservado foi comprovado por Matavelli et al.,[56] que, complementando a dieta de tilápia do Nilo com 300 mg de vitamina C, durante 5 meses, obtiveram redução da taxa de deformidade espermática após descongelação, em comparação ao alcançado por peixes não suplementados, mantendo os demais parâmetros espermáticos qualitativos semelhantes. Desde os resultados pioneiros obtidos na criopreservação do sêmen de peixes nos anos 1950, as várias tentativas de congelação de ovócitos e de embriões de teleósteos têm permanecido com sucesso apenas parcial. Enquanto as técnicas de criopreservação de embriões de mamíferos vêm apresentando bons resultados, ainda existem muitos problemas técnicos relacionados com a congelação do genoma materno e do embrião de peixes.[57] Alguns fatores têm sido destacados como os limitantes ao sucesso da criopreservação de ovócitos e embriões de peixes, como:

- Grande volume total, resultando em uma baixa relação entre a superfície e o volume, o que dificulta o fluxo de água e a penetração dos crioprotetores[58]
- Presença de células de grande tamanho, como as do vitelo, aumentando a probabilidade de rompimento da membrana pela formação de gelo intracelular[59]
- Diferenças nas propriedades osmóticas entre a blastoderme e o vitelo[58]
- A semipermeabilidade das membranas que cercam o embrião poderia inibir o trânsito de água e do crioprotetor[60]
- Elevada sensibilidade desses tecidos ao frio[61]
- Impermeabilidade da camada sincicial do vitelo ou periblasto aos crioprotetores.[62]

Um estudo detalhado da congelação dos embriões de curimbatá (*P. lineatus*) foi realizado por Ninhaus-Silveira,[63] observando que os embriões congelados na fase de mórula apresentaram mortalidade total com os distintos crioprotetores testados, porém aqueles na fase de 4 e 6 somitos suportaram a exposição ao propileno glicol e ao DMSO. A análise ultraestrutural dos embriões descongelados mostrou que as células da ectoderme, dos somitos, da notocorda e da endoderme apresentavam-se estruturalmente íntegras, bem como os glóbulos de vitelo. Apesar disso, nenhum dos protocolos de congelação, descongelação e hidratação dos embriões foi efetivo na viabilidade dos embriões. A camada sincicial do vitelo apresentou-se desestruturada após a descongelação dos embriões, indicando que não houve suficiente penetração dos crioprotetores, permitindo a formação de cristais de gelo durante a congelação.

Outros crioprotetores foram testados para a congelação de embriões de pacu (*P. mesopotamicus*), como 10 % de metanol ou 10% de etilenoglicol associado a sacarose 0,1 M (entre 7 e 13%), embora também tenham causado lesões significativas aos tecidos após a descongelação, revelando danos no córion e nos grânulos de vitelo, além de danificar a blastoderme.[64]

Principais avanços

A leptina, um hormônio que em mamíferos é produzido pelo tecido adiposo,[65] mas em peixes (ao menos no *burbot, Lota lota*) parece ser produzido no fígado, onde há grande armazenamento de gordura[66] e está relacionado com a reprodução, a puberdade e a ingestão alimentar, pode revelar novas alternativas na reprodução de peixes, pois estimula a liberação de FSH (ou GtH I) e de LH (ou GtH II) em trutas arco-íris maduras.[65]

Os protocolos para a criopreservação de sêmen já estão definidos e têm evoluído para técnicas muito práticas, possibilitando o seu uso na aquacultura e como ferramenta na conservação da diversidade genética dos estoques de peixes.[44] Apesar da falta de sucesso na criopreservação de embriões, há avanços significativos que permitem conhecer as fases mais indicadas para a conservação dessas células, além de alguns tecidos dos embriões terem sido criopreservados com sucesso. Os entraves estão associados à impermeabilidade da camada sincicial do vitelo,[63] de modo que a congelação de embriões de peixes ainda é considerada inviável.[67]

Diante da dificuldade para congelação de embriões de peixes, uma alternativa que tem sido utilizada para a criopreservação da informação genética das fêmeas reside na congelação de ovócitos. Na comparação com os embriões, os ovócitos apresentam ausência de córion completamente formado, menor tamanho (maior relação superfície/volume) e maior permeabilidade de membrana, fatores que favorecem o sucesso da criopreservação.[68] A possibilidade de transplante bem-sucedido de espermatogônias entre diferentes espécies de peixes, de acordo com Yoshizaki et al.,[69] permite armazenar espermatogônias criopreservadas para que sejam convertidas em ovócitos e espermatozoides funcionais por transplante. Essa técnica pode ser de grande utilidade em programas de seleção e na conservação dos recursos genéticos de espécies ameaçadas de extinção.

Vitrificação

Consiste na criopreservação livre de gelo, utilizando crioprotetores concentrados e elevadíssimas taxas de resfriamento.[70] Embora a técnica de vitrificação já seja utilizada com sucesso para a criopreservação de ovócitos de humanos e de alguns animais domésticos,[71] poucos estudos têm sido feitos com peixes. Os estudos com ovócitos de *zebrafish* (*Danio rerio*) evidenciaram danos nas estruturas causadas por criopreservação.[72,73] Entre eles, os melhores resultados foram obtidos por Godoy et al.,[73] quando cerca de 60% dos folículos ovarianos vitrificados (ovócitos em estágio III) apresentavam as membranas celulares íntegras após a descongelação, porém com danos visíveis nas mitocôndrias contidas nas células da granulosa. O resultado mais promissor com o uso da vitrificação para congelação do embrião de peixe foi obtido com o esturjão-persa (*Acipenser persicus*), quando 69% dos embriões submetidos a congelação, 48 horas após a fertilização, completaram o desenvolvimento embrionário e eclodiram.[74]

Considerações finais

Atualmente, já existe um grande grupo de substâncias (hormônios e seus derivados, inibidores enzimáticos) capazes de auxiliar na inversão sexual e na indução da desova e espermiogênese em peixes. Com relação à desova e à espermiação, as principais espécies nativas brasileiras utilizadas em piscicultura, já apresentam esses processos dominados, mas os criadores devem sempre levar em conta que as doses variam de acordo com as espécies, de modo que é preciso sempre ter uma informação específica para a espécie com a qual se está trabalhando.

REFERÊNCIAS BIBLIOGRÁFICAS

1. Baldisserotto B. Fisiologia de peixes aplicada à piscicultura. 3 ed. Santa Maria: Editora da UFSM. 2013; p. 349.
2. Sanches EG, Oliveira IR, Serralheiro PCS. Inversão sexual da garoupa-verdadeira "Epinephelus marginatus". Revista Brasileira de Saúde e Produção Animal. 2009; 10(1).
3. Rizzo E, Bazzoli N. Reprodução e embriogênese. In: Baldisserotto B, Cyrino JEP, Urbinati EC. Biologia e fisiologia de peixes neotropicais de água doce. Jaboticabal: FUNEP. 2014; 265-84.
4. Schulz RW, Miura T. Spermatogenesis and its endocrine regulation. Fish Physiology and Biochemistry. 2002; 26(1):43-56.
5. Okuzawa K, Gen K, Bruysters M et al. Seasonal variation of the three native gonadotropin-releasing hormone messenger ribonucleic acids levels in the brain of female red seabream. General and Comparative Endocrinology. 2003; 130(3):324-32.
6. Glasser F, Mikolajczyk T, Jalabert B et al. Temperature effects along the reproductive axis during spawning induction of grass carp (Ctenopharyngodon idella). General and Comparative Endocrinology. 2004; 136(2):171-9.
7. Weltzien FA, Andersson E, Andersen Ø et al. The brain-pituitary-gonad axis in male teleosts, with special emphasis on flatfish (Pleuronectiformes). Comparative Biochemistry and Physiology Part A: Molecular & Integrative Physiology. 2004; 137(3):447-77.
8. Gopurappilly R, Ogawa S, Parhar IS. Functional significance of GnRH and kisspeptin, and their cognate receptors in teleost reproduction. Frontiers in Endocrinology. 2013; 4:1-13.
9. Zohar Y, Muñoz-Cueto JA, Elizur A et al. Neuroendocrinology of reproduction in teleost fish. General and Comparative Endocrinology. 2010; 165(3):438-55.
10. Montserrat N, González A, Méndez E et al. Effects of follicle stimulating hormone on estradiol-17β production and P-450 aromatase (CYP19) activity and mRNA expression in brown trout vitellogenic ovarian follicles in vitro. General and Comparative Endocrinology. 2004; 137(2):123-31.
11. Nagahama Y. 17α, 20β-Dihydroxy-4-pregnen-3-one, a maturation-inducing hormone in fish oocytes: mechanisms of synthesis and action. Steroids. 1997; 62(1):190-6.
12. Singh AK. Introduction of modern endocrine techniques for the production of monosex population of fishes. General and Comparative Endocrinology. 2013; 181:146-55.
13. Strüssmann CA, Takashima F, Toda K. Sex differentiation and hormonal feminization in pejerrey Odontesthes bonariensis. Aquaculture, 1996; 139(1-2):31-45.
14. Devlin RH, Nagahama Y. Sex determination and sex differentiation in fish: an overview of genetic, physiological, and environmental influences. Aquaculture. 2002; 208(3-4):191-364.
15. Mohamed AH, Traifalgar RFM, Serrano Jr AE et al. Dietary administration of dehydroepiandrosterone hormone influences sex differentiation of hybrid red tilapia (O. niloticus x O. mossambicus) larvae. Journal of Fisheries and Aquatic Science. 2012; 7(6):447-53.
16. Wassermann GJ, Afonso LOB. Sex reversal in Nile tilapia (Oreochromis niloticus) by androgen immersion. Aquaculture Research. 2003; 34(1):65-71.
17. Arslan T, Phelps RP. Production of monosex male black crappie, Pomoxis nigromaculatus, populations by multiple androgen immersion. Aquaculture. 2004; 234(1-4):561-73.
18. Afonso LOB, Wassermann GJ, Terezinha de Oliveira R. Sex reversal in Nile tilapia (Oreochromis niloticus) using a nonsteroidal aromatase inhibitor. Journal of Experimental Zoology. 2001; 290(2):177-81.
19. Chakraborty SB, Molnár T, Hancz C. Effects of methyltestosterone, tamoxifen, genistein and Basella alba extract on masculinization of guppy (Poecilia reticulata). Journal of Applied Pharmaceutical Science. 2012; 2(12): 48-52.
20. Carvalho CVA, Passini G, Costa WM et al. Feminization and growth of juvenile fat snook Centropomus parallelus fed diets with different concentrations of estradiol-17β. Aquaculture International. 2014; 22(4):1391-401.
21. Bem JCD, Fontanetti CS, Senhorini JA et al. Effectiveness of estradiol valerate on sex reversion in Astyanax altiparanae (Characiformes, Characidae). Brazilian Archives of Biology and Technology. 2012; 55(2): 283-90.
22. Ferraz EM, Cerqueira VR, Alvarez-Lajonchère L et al. Indução da desova do robalo-peva, Centropomus parallelus, através de injeção e implante de LHRHa. Boletim do Instituto de Pesca, São Paulo. 2002; 28(2):125-33.
23. Marino G, Panini E, Longobardi A et al. Induction of ovulation in captive-reared dusky grouper, Epinephelus marginatus (Lowe, 1834), with a sustained-release GnRHa implant. Aquaculture. 2003; 219(1-4):841-58.
24. Mikolajczyk T, Chyb J, Szczerbik P et al. Evaluation of the potency of azagly-nafarelin (GnRH analogue), administered in combination with different formulations of pimozide, on LH secretion, ovulation and egg quality in common carp (Cyprinus carpio L.) under laboratory, commercial hatchery and natural conditions. Aquaculture. 2004; 234(1-4):447-60.
25. Tan-Fermin JD, Pagador RR, Chavez RC. LHRHa and pimozide-induced spawning of Asian catfish Ciarias macrocephalus (Gunther) at different times during an annual reproductive cycle. Aquaculture. 1998; 148(4):323-31.
26. Legendre M, Linhart O, Billard R. Spawning and management of gametes, fertilized eggs and embryos in Siluroidei. Aquatic Living Resources. 1996; 9(S1):59-80.
27. Ittzés I, Szabó T, Kronbauer EC et al. Ovulation induction in jundiá (Rhamdia quelen, Heptapteridae) using carp pituitary extract or salmon GnRH analogue combined with dopamine receptor antagonists. Aquaculture Research. 2015; 46:2924-8.

28. Araújo JÊX, Streit Jr DP, Ribeiro JSD et al. Ovopel and carp pituitary extract as spawning inducers in males of the Amazon catfish Leiarius marmoratus (Gill, 1970). Brazilian Archives of Biology and Technology. 2014; 57(6):882-6.

29. Zaniboni Filho E, Barbosa NDC. Priming hormone administration to induce spawning of some Brazilian migratory fish. Revista Brasileira de Biologia. 1996; 56:655-9.

30. Sampaio LA, Robaldo RB, Bianchini A. Hormone-induced ovulation, natural spawning and larviculture of Brazilian flounder Paralichthys orbignyanus (Valenciennes, 1839). Aquaculture Research. 2008; 39(7):712-7.

31. Cerqueira VR, Mioso R, MaCchiavello JAG et al. Ensaios de indução de desova do linguado (Paralichthys orbignyanus Valenciennes, 1839). Boletim do Instituto de Pesca São Paulo. 1997; 24: 247-54.

32. Nakayama CL, Sampaio LA, Robaldo RB. Reprodução induzida do papa-terra Menticirrhus americanus (Pisces: sciaenidae) utilizando hCG. Atlântica (Rio Grande). 2012; 34(1):53-6.

33. Afonso LO, Iwama GK, Smith J et al. Effects of the aromatase inhibitor fadrozole on reproductive steroids and spermiation in male coho salmon (Oncorhynchus kisutch) during sexual maturation. Aquaculture. 2000; 188(1-2):175-87.

34. Blaxter J. Sperm storage and cross-fertilization of spring and autumn spawning herring. Nature. 1953; 172(4391):1189-90.

35. Ravinder K, Nasaruddin K, Majumdar K et al. Computerized analysis of motility, motility patterns and motility parameters of spermatozoa of carp following short-term storage of semen. Journal of Fish Biology. 1997; 50(6):1309-28.

36. Zaniboni-Filho E, Nuñer APO. Fisiologia da reprodução e propagação artificial dos peixes. In: Cyrino JEP, Urbinati EC, Fracalossi DM et al. Tópicos especiais em piscicultura de água doce tropical intensiva. São Paulo: TecArt. 2004; 45-73.

37. Carneiro PCF, Segui MS, Ióris Filho CR et al. Viabilidade do sêmen do jundiá, Rhamdia quelen, armazenado sob refrigeração. Revista Acadêmica: Ciência Animal. 2006; 4(3):11-6.

38. Sanches EA, Neumann G, de Toledo CPR et al. Temperature and storage period over spermatic parameters of jundiá, Rhamdia quelen (Quoy & Gaimard, 1824). Aquaculture Research. 2013; 44(4):534-41.

39. Lahnsteiner F, Urbányi B, Horvath A et al. Bio-markers for egg quality determination in cyprinid fish. Aquaculture. 2001; 195(3-4):331-52.

40. Velasco-SantamaríA Y, Corredor-Santamaría W, Cruz-Casallas P. Variation of eggs fertility of yamu Brycon siebenthalae, during short-term storage. In: Congress of the World Aquaculture Society. Salvador: WAS; 2003.

41. Munkittrick KR, McGeachy SM, Burke MG et al. Effects of delay in water addition or rinsing on fertilization rates of Chinook salmon, coho salmon, Atlantic salmon, and rainbow trout eggs. The Progressive Fish-Culturist. 1992; 54(1):14-20.

42. Komrakova M, Holtz W. Storage of unfertilized rainbow trout (Oncorhynchus mykiss) eggs in sealed polyethylene (PE) bags. Aquaculture. 2011; 313(1-4):65-72.

43. Bahabadi MN, Shoae A, Lokman PM. Effects of storage time, sex steroids and media composition on egg viability of rainbow trout (Oncorhynchus mykiss). Aquaculture. 2011;315(3-4):306-11.

44. Carolsfeld J, Godinho HP, Zaniboni Filho E et al. Cryopreservation of sperm in Brazilian migratory fish conservation. Journal of Fish Biology. 2003; 63(2):472-89.

45. Lanes CFC, Okamoto M, Cavalcanti PV et al. Cryopreservation of Brazilian flounder (Paralichthys orbignyanus) sperm. Aquaculture. 2008; 275(1-4):361-5.

46. Viveiros AT, Maria, AN, Orfao LH et al. Powder coconut water (ACP®) as extender for semen cryopreservation of Brazilian migratory fish species. Cybium. 2009; 32:215.

47. Zanandrea ACV, Weingartner M, Zaniboni-Filho E. Use of ACP-104 at different dilutions for sperm cryopreservation of dourado, Salminus brasiliensis. Journal of the World Aquaculture Society. 2014; 45(1): 82-7.

48. Chen S-L, Ji X-S, Yu G-C et al. Cryopreservation of sperm from turbot (Scophthalmus maximus) and application to large-scale fertilization. Aquaculture. 2004; 236(1-4):547-56.

49. Harvey B, Carolsfeld J. Induced breeding in tropical fish culture. Ottawa: IDRC; 1993.

50. Horton HF, Ott AG. Cryopreservation of fish spermatozoa and ova. Journal of the Fisheries Board of Canada. 1976; 33(4):995-1000.

51. Viveiros ATM, Godinho HP. Sperm quality and cryopreservation of Brazilian freshwater fish species: a review. Fish Physiology and Biochemistry. 2009; 35(1):137-50.

52. Silva EBD. Avaliação comparativa da utilização do sêmen criopreservado e fresco na fertilização dos óvulos de curimatã, Prochilodus lineatus (Valenciennes, 1836). [Dissertação Mestrado] Florianópolis: Universidade Federal de Santa Catarina; 2000.

53. Askari HA, Check JH, Peymer N et al. Effect of natural antioxidants tocopherol and ascorbic acids in maintenance of sperm activity during freeze-thaw process. Archives of Andrology. 1994; 33(1):11-5.

54. Monteiro JC, Gonçalves JSA, Rodrigues JA et al. Influence of ascorbic acid and glutathione antioxidants on frozen-thawed canine semen. Reproduction in Domestic Animals. 2009; 44:359-62.

55. Paula DA, Andrade ES, Murgas LD et al. Vitamin E and reduced glutathione in Prochilodus lineatus (curimba) semen cryopreservation (Characiformes: Prochilodontidae). Neotropical Ichthyology. 2012; 10(3):661-5.

56. Mataveli M, Moraes G, Streit Jr DP et al. Avaliação da qualidade do sêmen de tilápia-do-Nilo (Oreochromis niloticus), linhagem Chitralada, suplementada com diferentes concentrações de vitamina C. Boletim do Instituto de Pesca. 2007; 33(1):1-7.

57. Ahammad MM, Bhattacharyya D, Jana BB. Effect of different concentrations of cryoprotectant and extender on the hatching of Indian major carp embryos (Labeo rohita, Catla catla, and Cirrhinus mrigala) stored at low temperature. Cryobiology. 1998; 37(4):318-24.

58. Rall WF. Recent advances in the criopreservation of salmonid fishes. In: Cloud JG, Thorgaard GH. Genetic conservation of salmonid fishes. New York: Springer. 1993; 137-58.

59. Mazur P. Freezing of living cells: mechanisms and implications. American Journal of Physiology-cell Physiology. 1984; 247(3):C125-C142.

60. Wallace RA, Selman K. Ultrastructural aspects of oogenesis and oocyte growth in fish and amphibians. Journal of Electron Microscopy Technique. 1990; 16(3):175-201.

61. Stoss J, Donaldson EM. Studies on cryopreservation of eggs from rainbow trout (Salmo gairdneri) and coho salmon (Oncorhynchus kisutch). Aquaculture. 1983; 31(1):51-65.

62. Hagedorn M, Kleinhans FW, Wildt DE et al. Chill sensitivity and cryoprotectant permeability of dechorionated zebrafish embryos, Brachydanio rerio. Cryobiology. 1997; 34(3):251-63.

63. Ninhaus-Silveira A. Desenvolvimento embrionário e preservação criogênica de embriões do curimbatá, Prochilodus lineatus

(Valenciennes, 1836) (Teleostei; Prochilodontidae). [Tese Doutorado] Botucatu: Universidade do Estado de São Paulo; 2004.

64. Neves PR, Ribeiro RP, Streit DP et al. Injuries in pacu embryos (Piaractus mesopotamicus) after freezing and thawing. Zygote. 2014; 22(1): 25-31.

65. Weil C, Le Bail P, Sabin N et al. In vitro action of leptin on FSH and LH production in rainbow trout (Onchorynchus mykiss) at different stages of the sexual cycle. General and Comparative Endocrinology. 2003; 130(1):2-12.

66. Mustonen AM, Nieminen P, Hyvärinen H. Liver and plasma lipids of spawning turbot. J Fish Biol. 2002; 61:1318-22.

67. Tsai S, Lin C. Advantages and applications of cryopreservation in fisheries science. Brazilian Archives of Biology and Technology. 2012; 55(3):425-34.

68. Tsai S, Rawson DM, Zhang T. Development of cryopreservation protocols for early stage zebrafish (Danio rerio) ovarian follicles using controlled slow cooling. Theriogenology. 2009; 71(8):1226-33.

69. Yoshizaki G, Fujinuma K, Iwasaki Y et al. Spermatogonial transplantation in fish: a novel method for the preservation of genetic resources. Comparative Biochemistry and Physiology Part D: Genomics and Proteomics. 2011; 6(1):55-61.

70. Rall WF, Fahy GM. Ice-free cryopreservation of mouse embryos at -196 degrees C by vitrification. Nature. 1985; 313(6003):573-5.

71. Saragusty J, Arav A. Current progress in oocyte and embryo cryopreservation by slow freezing and vitrification. Reproduction. 2011; 141(1):1-19.

72. Guan M, Rawson DM, Zhang T. Cryopreservation of zebrafish (Danio rerio) oocytes by vitrification. Cryo Letters. 2010; 31(3):230-8.

73. Godoy LC, Streit Jr DP, Zampolla T et al. A study on the vitrification of stage III zebrafish (Danio rerio) ovarian follicles. Cryobiology. 2013; 67(3):347-54.

74. Keivanloo S, Sudagar M. Feasibility studies on vitrification of Persian sturgeon (Acipenser persicus) embryos. J Aquaculture Res Dev. 2013; 4:100172.

CAPÍTULO 11

Biotécnicas Aplicadas à Reprodução de Cães e Gatos

Lúcia Daniel Machado da Silva • Alexandre Rodrigues Silva • Rita de Cássia Soares Cardoso • Ana Kelen Felipe Lima • Ticiana Franco Pereira da Silva

Introdução

As biotécnicas de reprodução, como a inseminação artificial (IA), a criopreservação de gametas, a produção *in vitro* de embriões (PIV) e a transferência de embriões (TE) são importantes não somente para preservação da biodiversidade, mas também para o aprimoramento do conhecimento na área. Apesar de os primeiros estudos acerca do uso desses métodos terem sido realizados em cães ao final do século XVIII, a reprodução de pequenos animais passou por um período de estagnação de novas biotécnicas reprodutivas e de sua difusão. No entanto, o interesse por parte dos médicos-veterinários em desenvolver e aplicar essas biotécnicas na criação de cães e gatos permanece. Além disso, devido às similaridades filogenéticas existentes entre os carnívoros domésticos e os selvagens, pesquisas realizadas nos primeiros têm servido como base para a aplicação de biotécnicas, visando à conservação de carnívoros selvagens ameaçados de extinção. Nesse sentido, este capítulo tem por objetivo apresentar as principais biotécnicas utilizadas na reprodução de carnívoros domésticos.

Tecnologia de sêmen

Métodos de colheita

■ Espécie canina

Diversos métodos foram descritos para a colheita de sêmen em cães, como: manipulação digital, vagina artificial e eletroejaculação.[1-3] A manipulação digital é o método de escolha para a colheita do sêmen em cães e consiste em massagear o prepúcio do cão na altura do bulbo cavernoso peniano, até que o animal atinja a ereção parcial. O prepúcio é então retraído para trás do bulbo e o pênis é comprimido com moderada pressão, posteriormente ao bulbo.[2,4] O ejaculado é colhido fracionadamente com o auxílio de um funil de vidro ou plástico que desemboca em tubos graduados,[5] devendo-se evitar o contato direto entre o pênis e o material de colheita (Figura 11.1).[4]

O sêmen de cães é facilmente obtido, em especial daqueles com experiência prévia de acasalamento. A presença de uma cadela em estro pode melhorar a qualidade do ejaculado, particularmente no caso de cães inexperientes ou tímidos. *Swabs* impregnados com secreções vaginais de cadelas em estro[6] ou com o feromônio sintético metil-p-benzoato também podem ser congelados[7] e aplicados na região perianal de uma cadela no momento da colheita do sêmen ou, simplesmente, oferecidos ao cão para que este sinta seu odor (Figura 11.2). Dessa maneira, ele reagirá como se estivesse diante de uma cadela em estro.

A eletroejaculação reserva-se aos cães que não permitem ser manipulados digitalmente ou àqueles cujos sêmens não possam ser colhidos por meio dessa técnica. A técnica de eletroejaculação já foi comparada com a da vagina artificial, mas não foram identificadas diferenças entre ambas quanto à qualidade do ejaculado colhido de cães.[8] Demonstrou-se que a exposição dos machos ao feromônio sintético metil-4-hidroxibenzoato associado à administração intramuscular de prostaglandina F2α, previamente ao procedimento de eletroejaculação, induziria um incremento na qualidade do sêmen colhido por esse método.[9]

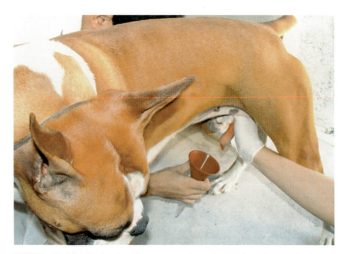

FIGURA 11.1 Colheita de sêmen em cão pela técnica da manipulação digital, massageando-se o bulbo cavernoso e utilizando-se funil plástico e tubo graduado.

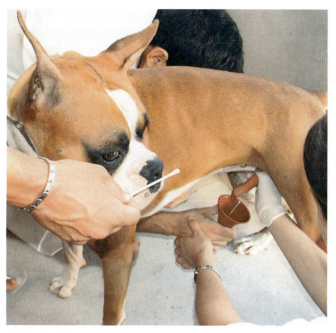

FIGURA 11.2 *Swab* impregnado com o odor da vagina de uma cadela em estro para estimular o cão no momento da colheita de sêmen.

■ Espécie felina

Há dois métodos preponderantes para colheita de sêmen em gatos: a vagina artificial e a eletroejaculação, embora, assim como em cães, a lavagem epididimária também seja relatada. Para se obter sêmen por vagina artificial, o macho é posto em contato com uma fêmea em estro e, no momento da ereção do pênis para a cópula, encaixa-se esse instrumento, no qual o ejaculado será depositado (Figura 11.3). A fabricação da vagina é simples; consiste em acoplar uma borracha a um tubo plástico de 1 mℓ sem tampa[20] (Figura 11.4). Sugere-se seu aquecimento a 36°C.[21] Esse método de colheita é aparentemente simples, mas exige que o animal esteja treinado para aceitar o procedimento por cerca de 2 a 3 semanas. Apenas 2/3 dos animais treinados conseguem ejacular por esse mecanismo. Para animais de laboratório, é um método útil e prático, entretanto o mesmo não vale para a aplicação clínica.[20] Essa técnica vem sendo utilizada desde a década de 1970 em gatos domésticos e considerada eficiente.[22,23]

A colheita de espermatozoides epididimários aparece como uma alternativa para a recuperação desses gametas em animais incapacitados de ejacular ou até mesmo naqueles recentemente mortos.[10] Os espermatozoides epididimários podem ser obtidos de cães submetidos à orquiectomia, seguida de dissecação do epidídimo e da manutenção deste sob refrigeração a 4°C por até 8 dias antes do isolamento dos espermatozoides[11] ou por até 12 horas depois disso.[12,13] Também já se revelou que os espermatozoides podem ser colhidos de epidídimos mantidos em temperaturas entre 15 e 25°C por até 20 horas.[14] Em cães, essa colheita pode ser realizada por meio da inserção de uma agulha fina no ducto deferente, seguida da injeção de soro fetal bovino (SFB), TCM-199 ou tampão Tris, o que promove a lavagem da cauda do epidídimo, viabilizando a colheita dos espermatozoides.[15] Após a obtenção do ejaculado epididimário, este pode ser destinado diretamente à inseminação ou aos procedimentos de congelação comumente aplicados na espécie canina.[16,17]

A recuperação e a criopreservação de espermatogônias a partir do tecido testicular possibilitam o aproveitamento de uma fonte valiosa de material a ser utilizado nas biotécnicas reprodutivas.[10] Espermatogônias de cães podem ser recuperadas por meio de dissociação enzimática e, posteriormente, transplantadas em camundongos severamente imunodeprimidos. A eficiência dessa técnica se deve à imuno-histoquímica, que detecta as células germinativas caninas em divisão nos camundongos receptores.[18] Demonstrou-se também a possibilidade da criopreservação do tecido testicular com posterior cultivo por meio de xenotransplante, sendo possível a progressão da espermatogênese até a obtenção de espermatozoides viáveis.[19]

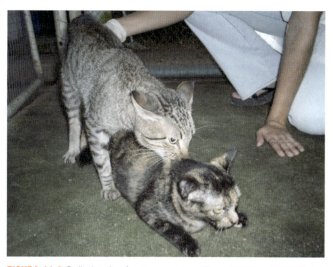

FIGURA 11.3 Colheita de sêmen em gato, utilizando-se vagina artificial.

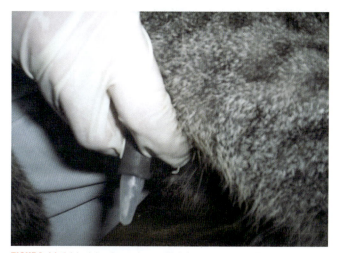

FIGURA 11.4 Modelo de vagina artificial para gatos, utilizada no Laboratório de Reprodução de Carnívoros.

A eletroejaculação possibilita análises andrológicas em animais de alto valor zootécnico que não permitem ser avaliados sem anestesia devido à sua agressividade ou por não serem treinados para os procedimentos de colheita por vagina artificial (Figura 11.5). Nesse método, é necessária a aplicação de anestesia para contenção do animal, implicando riscos envolvidos no processo anestésico.[24] Constata-se também que, apesar de o volume do ejaculado obtido por eletroejaculação ser maior (média de 0,22 mℓ), quando comparado ao da colheita por vagina artificial (média de 0,04 mℓ), a concentração espermática média é de $1,68 \times 10^8$/mℓ por eletroejaculação e de $1,73 \times 10^9$/mℓ por vagina artificial, o que dificulta o fracionamento do ejaculado quando este é colhido por eletroejaculação.[20]

Ejaculados teratospérmicos, ou seja, com mais de 40% dos espermatozoides com alterações morfológicas, são comumente observados em mais de 70% dos casos de colheitas seminais em felinos. Entretanto, em gatos, isso não parece ser um importante fator limitante de fertilidade.[25] Não existe, no entanto, até o momento uma explicação para ocorrência de tal fato, não estando a teratospermia relacionada com o método de colheita.

A lavagem epidimária, assim como em cães, é uma alternativa eficaz e útil para obtenção de gametas em animais recém-mortos ou no momento de uma orquiectomia de animais de alto valor zootécnico ou afetivo, garantindo boa conservação do material gênico dos mesmos. O sêmen é obtido lavando-se a cauda do epidídimo com um diluente seminal para obtenção dos espermatozoides para posterior procedimento de criopreservação.[26]

Outra alternativa para o gato doméstico, devido ao pequeno tamanho de seu epidídimo, é a realização das técnicas de fatiamento e/ou flutuação. Na flutuação, o epidídimo é fragmentado e imerso em meio gelatinoso, sob condições ideais de temperatura e pressão, em incubadora de gás carbônico, para favorecer a migração dos espermatozoides para o meio.[27] No fatiamento, técnica similar à anterior, o epidídimo seccionado em contato com o meio é sequencialmente pressionado, com auxílio de pinças e/ou agulhas hemostáticas para recuperar os espermatozoides.[28]

Outra possibilidade é a realização do fluxo retrógrado, embora, no gato, tal técnica seja dificultada pela conformação compactada do epidídimo. Esse método consiste na incisão, na região do corpo do epidídimo, próximo à cauda, seguida da injeção do diluidor no lúmen da estrutura de modo a forçar a expulsão dos espermatozoides contidos no seu interior.[27]

Como alternativa para obtenção dos espermatozoides epididimários, há ainda a técnica de compressão da cauda do epidídimo e do ducto deferente, com auxílio de pinças hemostáticas.[29,30]

Outro método pouco prático na rotina clínica, já que poucos gatos copulam em ambientes diferentes dos seus domicílios, é a lavagem vaginal. Após o coito, a fêmea é sedada, e então se faz a lavagem da sua vagina com solução fisiológica a 37°C. Esse método não é muito eficiente, já que os espermatozoides colhidos podem ter sofrido alterações pelo pH vaginal. É uma boa alternativa somente quando não se consegue colher o sêmen do animal por vagina artificial ou quando a eletroejaculação foi realizada com insucesso ou mesmo quando o animal não possa ser submetido a protocolos anestésicos.[26] A lavagem com 1 mℓ de solução salina possibilita a recuperação de aproximadamente 4×10^5 a 1×10^7 de espermatozoides.[21]

Conservação
■ Espécie canina

Em cães, por ocasião da IA intravaginal (IAIV), é necessário realizar a expansão da fração espermática, em geral adicionando-se o líquido prostático autólogo até ser alcançado o volume mínimo desejado.[31] Entretanto, podem-se também usar diluentes, como Tris,[32] água de coco,[33] solução salina fisiológica[34] e leite desnatado,[35] os quais propiciam a conservação do sêmen canino por um curto período a 37°C, até que seja realizada a IA.

Quando não é necessário o emprego imediato do sêmen, sua viabilidade é prolongada por meio da refrigeração e da adição de diluentes, como o leite desnatado,[36] a glicina-gema,[36] o Tris-gema[37] e a água de coco *in natura*[38] ou em pó para cães (ACP-106).[39] O sêmen refrigerado apresenta maior flexibilidade que o fresco, podendo ser transportado em diferentes tipos de contêiner e manter-se viável por 1 a 5 dias, desde que a temperatura seja mantida entre 4 e 5°C.[40] A troca do meio diluidor promove a manutenção da efetividade do sêmen canino por mais de 20 dias, visto que possibilita uma renovação de substrato energético para as células espermáticas.[41]

Além disso, a suplementação do tampão Tris com o açúcar frutose, em vez da glicose, oferece melhor preservação da motilidade espermática por até 23 dias, sob refrigeração a 5°C.[42]

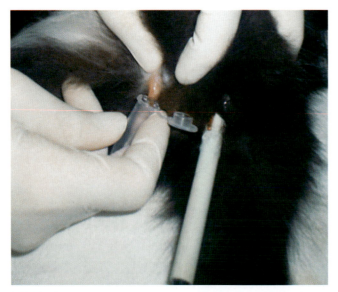

FIGURA 11.5 Colheita de sêmen em gato utilizando-se eletroejaculação.

O sêmen canino pode ser congelado e armazenado por tempo indeterminado, permanecendo potencialmente fecundante quando reaquecido e utilizado em IA. Desse modo, o sêmen congelado oferece maior flexibilidade de uso, mas é o que sofre as mudanças mais drásticas quanto à sua qualidade pós-descongelação[43,44] (Figura 11.6). Diversos diluentes são utilizados para a congelação do sêmen canino, dentre os quais podem ser destacados a lactose,[45] o Tris,[46] o Bes-lactose,[47] o Triladyl®,[48] o Tes/Tris,[49] Biociphos W482®,[50] o Laiciphos 478®,[50] o diluente comercializado pelo Cryogenetics Laboratory of New England (CLONE),[51] o leite desnatado,[52] o diluente à base de água de coco in natura[53,54] e o ACP-106 c.[55,56] Entretanto, o tampão Tris, ou meios à base do mesmo, permanece como o diluente mais utilizado pela maioria dos grupos de pesquisa, mostrando excelentes resultados in vitro e in vivo.[44]

Por promover a proteção da célula espermática contra o choque térmico,[57] a gema de ovo de galinha é adicionada ao diluente, geralmente na proporção de 20%.[58] A de codorna, rica em ácido ascórbico e demais vitaminas, age de maneira similar à de galinha na preservação da qualidade espermática em cães.[59] Entretanto, sendo a gema de ovo de origem biológica, esta apresenta a possibilidade de transmissão de doenças. Por isso, foi sugerida a sua substituição por outros lipídios sintéticos e purificados, como os análogos do hidroxitolueno butilado (BHT).[60] Além disso, tem-se demonstrado com sucesso a utilização apenas das lipoproteínas de baixa densidade (LDL, do inglês low density lipoprotein) presentes na gema de ovo, para a conservação do sêmen do cão.[61]

Diversos agentes crioprotetores já foram utilizados na congelação do sêmen canino, como o glicerol,[62] o dimetilsulfóxido,[63] o metanol,[64] o etilenoglicol[65] e a dimetilformamida.[66] No entanto, o glicerol ($CH_3H_8O_3$) permanece como o mais empregado na congelação de sêmen canino em concentrações variando entre 2 e 8%, dependendo da composição do diluidor utilizado.[67] Ele pode ser adicionado ao sêmen de uma única vez,[58] tanto à temperatura ambiente (27°C), como após refrigeração (4°C).[44]

As pastas Equex STM® (Nova Chemical Sales, Scituate Inc., MA, USA)[68] ou Orvus ES® (Nova Chemical Sales, Scituate Inc., MA, USA)[69] são aditivos comerciais que contêm uma substância detergente, o dodecilsulfato de sódio (SDS), que possibilita um aumento na resistência aos danos oriundos da congelação, melhorando o tempo de sobrevivência espermática após a descongelação. Alguns autores sugerem que a adição isolada do princípio ativo SDS (0,25%) aos diluentes proporciona resultados similares àqueles obtidos com uso das pastas comerciais.[70,52]

O uso de uma taxa de diluição com base em uma concentração fixa propicia o conhecimento exato da proporção entre o meio diluidor e as células espermáticas, e facilita o preparo de doses inseminantes.[44] Para a congelação do sêmen de cães, são utilizadas concentrações que variam de 1 a 8×10^8 de espermatozoides/mℓ.[49,69,71] Já outros pesquisadores utilizam uma diluição fixa, com base no volume de sêmen a ser congelado, variando desde uma parte de sêmen para uma parte de diluidor[53,58,72] até uma parte de sêmen para quatro partes de diluidor.[40]

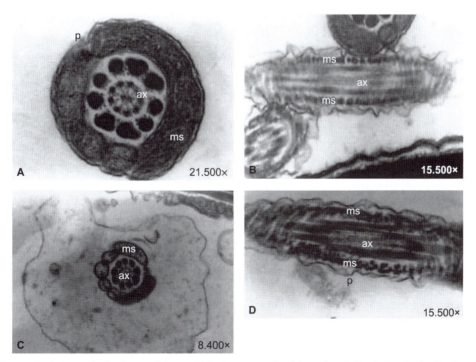

FIGURA 11.6 Eletromicrografia de transmissão da peça intermediária do espermatozoide canino. **A.** Seção longitudinal ilustrando o plasmalema (p) intacto, as mitocôndrias (ms) e o axonema (ax) no sêmen canino fresco. **B.** Seção sagital ilustrando plasmalema edemaciado (p), mas mitocôndrias (ms) e axonema (ax) normais no sêmen canino fresco. **C.** Seção longitudinal. **D.** Seção sagital demonstrando plasmalema edemaciado (p) e uma aparência anormal das mitocôndrias (ms), mas axonema (ax) intacto no sêmen canino criopreservado. (Fonte: Silva, 2005.)[44]

As metodologias de congelação utilizadas variam de acordo com o diluente e os agentes crioprotetores empregados, preconizando o uso de diferentes velocidades de congelação. Em todas elas, busca-se minimizar o dano causado ao espermatozoide pelo processamento, visando recuperar o máximo possível de espermatozoides viáveis.[51] O método mais usual para a congelação do sêmen canino[46] tem servido como base para inúmeros estudos em que têm sido realizadas pequenas modificações, tais como redução do período de equilíbrio de 3 horas para apenas 70 minutos.[44] Vale salientar que, de modo geral, os trabalhos realizados com o sêmen canino congelado têm alcançado excelentes resultados *in vitro*[51,18,73] e *in vivo*.[74,69]

A armazenagem do sêmen canino pode ser realizada em pastilhas,[75] tubos de alumínio de 5 mℓ[75] ou, preferencialmente, em palhetas de 0,25 [72,44] ou de 0,5 mℓ.[47] Existe ainda a possibilidade de manutenção do sêmen canino congelado/descongelado sob refrigeração a 4°C por até 3 dias após a descongelação.[76] A descongelação do sêmen canino é realizada sob imersão em banho-maria a temperaturas que variam de 37°[77] a 75°C.[63]

Apesar de os métodos de conservação, de um modo geral, poderem ser aplicados a quaisquer indivíduos da espécie canina, diversos estudos já determinaram que os espermatozoides de cada cão exibem sua própria sensibilidade às taxas de resfriamento e reaquecimento utilizadas,[78] mostrando que existe uma significativa variação individual quanto à resposta à conservação espermática nesta espécie.

■ Espécie felina

Independentemente do método de colheita, o sêmen felino vem sendo conservado segundo o padrão adotado para outras espécies carnívoras, com grande variação de protocolos de resultados entre os diferentes autores.

Não diluído, o sêmen felino pode ser estocado a 37°C, mantendo boa motilidade por 60 minutos. Esse período foi prolongado para 140 minutos quando a temperatura foi de 23°C. O sêmen felino pode ser também resfriado de 4° a 5°C ou congelado[79,20,23,80] a 5°C, mantendo-se com boa qualidade por até 14 dias.[80]

Os diluidores de sêmen mais utilizados são o Tes (N-Tris-metil-2-ácido sulfônico aminometano) e o Tris (hidroximetila-minometano), isolados e adicionados de frutose ou glicose,[7] ou em conjunto (Tris e Tes), constituindo o TesT.[26,20,23] A lactose também é utilizada como diluidor.[81] O Tris adicionado de citrato de sódio e gema de ovo na conservação a 4°C possibilitou boa manutenção de motilidade e vigor (acima de 50%) por até 72 horas.[23] O ACP-117 c manteve a qualidade de espermatozoides epididimários pós a refrigeração a 4°C por até 4 horas.[82]

Grande parte das pesquisas também apresenta diluidores acrescidos de antibióticos como a penicilina e a estreptomicina[26,20,23,80] e outros como a amicacina.[83]

Adições ao Tris já foram testadas, como o Tris-Equex e o Tris-Equex-glicerol, bem como outros diluidores, tais como o MP-50, composto por açúcares (rafinose, glicose, lactose),

substâncias-tampão (citrato de sódio e de potássio, ácido etilenodiamino tetra-acético [EDTA]), substrato energético (gema de ovo, leite em pó desnatado), meios de cultivo (meio Hepes, meio de Dubelco's e meio Eagle's Modificado), antibiótico (amicacina) e crioprotetores (glicerol e dimetilformamida).[83]

Uma grande importância é atribuída ao ajuste da osmolaridade dos diluidores, já que o sêmen felino se apresenta entre 290 e 320 mOsm/kg. A turgência celular e a ruptura de membrana ocorrem quando os espermatozoides felinos são submetidos à solução hiposmótica, tendo sido essa resposta mais danosa à célula do que quando células espermáticas felinas foram submetidas à solução hiperosmótica que promoveram enrugamento celular.[84]

A presença do plasma seminal também é relatada como danosa à célula espermática, afetando a fertilidade. Assim, é indicada a centrifugação das amostras à baixa rotação (300 g) e subsequente remoção desse plasma para prolongar o tempo de vida da célula.[80] Colheitas por eletroejaculação, em geral, são seguidas de centrifugação quando se suspeita que a amostra esteja contaminada por urina.[83]

Para o sêmen felino, o agente crioprotetor mais efetivo é a gema de ovo, embora não aumente a sobrevivência espermática a 5°C. A inclusão de monossacarídeos adiciona substrato energético, mas não representa vantagem real na estocagem de espermatozoides felinos.[80] Em geral, adicionam-se 20% de gema de ovo aos diluidores, e, nos casos de congelação, de 3 a 4% de glicerol, sendo 8% um percentual considerado tóxico aos espermatozoides.[81]

Inicialmente, o sêmen felino era congelado em *pellets*,[24] evoluindo para congelação em frascos,[85] até chegar ao protocolo de congelação em palhetas.[86,87] Entretanto, a velocidade de congelação continua sendo alvo de estudos e comparações. Para tentar estabelecer a melhor taxa de congelação, foram testadas as taxas de 3,85; 9; 22,8; 36; 43°C/minuto, com descongelação a 37°C/30 s.[86] A taxa de 3,85°C/min foi superior às demais, com 61,55% de motilidade pós-descongelação.

Inseminação artificial

Espécie canina

■ Acompanhamento do ciclo estral

A determinação do momento ideal para inseminação da cadela é um dos critérios mais importantes para obtenção de seu sucesso, principalmente quanto mais o sêmen é submetido a algum tipo de beneficiamento. Isso se deve ao fato de que a viabilidade espermática se reduz com o resfriamento e, ainda mais, com a congelação. Nesse sentido, diferentes métodos têm sido utilizados para a definição do momento ideal para inseminar a fêmea canina, como: a observação das modificações anatômicas e comportamentais, por meio da qual se verificam, durante o estro, vulva edemaciada, diminuição das descargas vaginais e aceitação do macho;[3] a citologia vaginal, em que a fêmea em estro apresenta um mínimo de 70% de células superficiais[88] (Figura 11.7); a vaginoscopia, na qual se visualiza a mucosa vaginal pálida e pregueada durante o momento ideal para a inseminação;[89] e as dosagens hormonais, que possibilitam o cálculo estimado de ocorrência do pico pré-ovulatório de hormônio luteinizante (LH) com base na mensuração da progesterona sérica ou plasmática, cujas concentrações atingem valores entre 4 e 10 ng/mℓ por ocasião da ovulação.[3] Outros métodos para o acompanhamento do ciclo estral da cadela, como a ultrassonografia[6] e a mensuração da resistência elétrica do muco vaginal,[3] também são citados, mas ambos têm mostrado baixa aplicabilidade prática.

■ **Vias de inseminação artificial**

IA intravaginal (IAIV). Pode-se utilizar uma sonda rígida, com a deposição do sêmen ao longo da vagina da cadela,[4] ou a sonda de Osíris®, que é uma sonda flexível provida de um pequeno balão inflável na sua extremidade cranial, imitando o papel do bulbo cavernoso do pênis do cão (Figura 11.8). Esta última sonda viabiliza a deposição do sêmen diretamente na porção cranial da vagina da cadela, próximo à cérvice.[50] Com ambas as sondas, costuma-se manter a fêmea com os seus membros posteriores elevados durante cerca de 10 minutos, visando prevenir o refluxo do sêmen (Figura 11.9). Entretanto, demonstrou-se não ser necessária essa elevação.[33] A IAIV é a via de escolha na maioria dos casos, por ser de fácil execução e oferecer bons resultados de um modo geral.[50]

IA intrauterina (IAIU) (não cirúrgica). Este método possibilita a deposição do sêmen diretamente no útero da cadela. Uma das possíveis técnicas a serem utilizadas consiste no

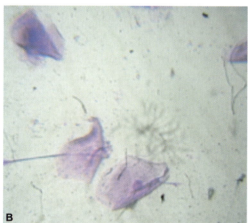

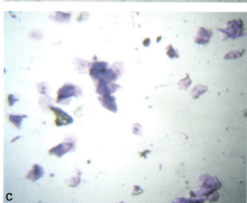

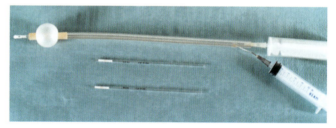

FIGURA 11.8 Sonda de Osíris® desenvolvida para a inseminação artificial em cadelas. Observa-se o balão insuflado, mimetizando o bulbo cavernoso do pênis do cão à esquerda e as duas vias: a de baixo para a injeção do ar e a de cima para a injeção do sêmen.

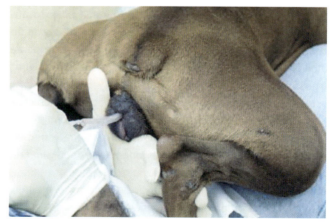

FIGURA 11.7 A. Colheita de material com *swab* para realização de citologia vaginal. **B** e **C.** Citologia vaginal de cadela em estro. Observam-se nesse campo da lâmina 100% de células epiteliais vaginais superficiais. Lâmina corada com Panótico rápido e vista no aumento de 400× (**B**) e 100× (**C**).

FIGURA 11.9 Inseminação artificial intravaginal em cadela utilizando-se a sonda de Osíris®, mantendo-se o animal com os membros posteriores elevados a fim de evitar o refluxo de sêmen.

cateterismo transcervical,[46] que exige destreza do operador devido à anatomia particular da cérvice e à presença da prega mediodorsal da vagina da cadela.[89] Para sua execução, são utilizadas bainhas plásticas acopladas ao cateter escandinavo que é transpassado através da cérvice, sendo esta palpada por via abdominal. O cateter escandinavo é um tubo metálico com 0,75 a 1,0 mm de diâmetro, sendo comercializado em três diferentes tamanhos: 20, 30 ou 40 cm². Em alguns casos, a sedação do animal pode ser necessária.

A endoscopia vaginal é um método utilizado para a sondagem do colo do útero na cadela, uma vez que ela propicia a visualização da abertura da cérvice sem a necessidade de sedação do animal.[90] Para sua realização, é utilizado um endoscópio fibro-óptico rígido conectado a uma fonte luminosa e um cateter urinário, sendo executada paralelamente à palpação abdominal para guiar tais instrumentos.

IAIU (via cirúrgica). A IAIU por laparotomia[91] foi desenvolvida para tentar contornar as dificuldades do cateterismo cervical. No entanto, essa técnica, por ser uma intervenção cirúrgica, implica riscos.[6] A IAIU por laparoscopia, apesar de também ser uma técnica cirúrgica, tem caráter pouco invasivo e é de rápida execução. Os resultados obtidos após IAIU por laparoscopia, tanto com sêmen fresco[92] como com sêmen congelado,[93] têm sido satisfatórios.

■ Dose inseminante e eficiência da inseminação artificial

Inseminações bem-sucedidas em cadelas têm sido realizadas utilizando-se grande número de espermatozoides, inseminações frequentes ou ambos. Sugeriu-se que 100×10^6 espermatozoides proporcionam taxas de concepção e tamanho de ninhada aceitáveis.[94] Normalmente, um total de 150 a 200 $\times$ 10^6 espermatozoides inseminados em duas a três ocasiões é adequado. De modo geral, a IAIU requer menor concentração de espermatozoides por IA do que a técnica de IAIV.

Com relação à eficiência da IA, ambas as vias se assemelham quando se trata de sêmen fresco, atingindo resultados similares àqueles descritos para a monta natural.[32,34] No tocante ao sêmen refrigerado, geralmente têm sido obtidas taxas de concepção superiores a 70%, mas o sucesso da IA depende de uma boa coordenação entre o envio do sêmen e o momento de sua realização.[95]

As taxas de gestação observadas após IA com sêmen congelado são sensivelmente inferiores às obtidas com sêmen fresco.[96] Esse fato se deve à viabilidade reduzida dos espermatozoides congelados, que, após descongelação, pode variar de 12 a 24 horas.[43] Em geral, acredita-se que a IAIV com sêmen congelado resultaria em baixas taxas de concepção, e a IAIU com esse mesmo tipo de sêmen apresentaria melhores resultados.[97] Porém, existem pesquisas que mostram a obtenção de resultados similares quando comparadas ambas as vias no uso do sêmen canino congelado.[50]

Espécie felina

Na década de 1970, quando surgiram os primeiros relatos de colheita e conservação de sêmen de gatos domésticos, iniciaram-se também os estudos de IA nesta espécie.[22,24,98] Desde então, a tecnologia de sêmen felino vem ganhando cada vez mais espaço nas pesquisas sobre reprodução. Entretanto, um maior desenvolvimento dessa técnica depende da melhora da eficiência dos métodos de colheita e conservação seminal. A IA em gatos ainda é pouco utilizada de forma comercial, mas é aplicável nos casos de transporte do sêmen refrigerado ou congelado, devido à distância geográfica entre os reprodutores, ou quando se deseja um determinado acasalamento e há a recusa de cobertura pela fêmea no momento adequado do ciclo ou por macho de libido normal.

A IA pode ser realizada com a fêmea em estro natural ou induzido por hormônio foliculestimulante (FSH) ou gonadotrofina coriônica equina (eCG). Para ambos os casos, estro natural ou induzido, usa-se gonadotrofina coriônica humana (hCG) para indução de ovulação, já que nesta espécie a ovulação é estimulada pela cópula.[99]

Para determinar o momento adequado da IA, assim como da cobertura, os sinais de comportamento sexual necessitam ser observados para caracterização do momento ideal. Os indícios de estro são: vocalização, lateralização de cauda, patinar de patas posterioes, rolamento, secreção vaginal, tremor de corpo e cauda, permissão da fixação pela mordedura da nuca e penetração peniana, momento este no qual a fêmea exarceba a patinação das patas e lateralização da cauda.[100] O estro comportamental pode não ser observado – estro silencioso (sem sinais de proestro também)[101] –; porém, características do epitélio vaginal e a permissão da cópula evidenciam a fase estral.[102] Ciclicidade sem sinais de comportamento sexual podem ocorrer devido a estresse social, observado principalmente em fêmeas de ordem social inferior, gatas muito tímidas que vivem isoladas de outros animais da espécie ou em colônias superpopulosas de gatas.[103] Esses estros silenciosos, que poderiam muitas vezes ser férteis, podem passar despercebidos pelo tutor, ou até mesmo pelo gato.[104] Pode-se diminuir a ocorrência de estros silenciosos, reduzindo-se o estresse, utilizando-se machos experientes, ou diferentes machos e mantendo-se fêmeas problemáticas em contato com gatas cíclicas.[103] O procedimento de IA pode ser realizado na ausência de um macho de libido normal, ou nos casos de preferência por determinados machos, e em fêmeas dominantes ou agressivas.

A citologia vaginal também pode ser empregada como método de análise nessa espécie. A fêmea é considerada em estro quando apresenta um perfil de 80% ou mais de células superficiais queratinizadas.[20] Essa técnica pode ser realizada com um *swab* de algodão, ou por meio de escovinhas interdentais humanas, umedecendo-se ambos em solução salina fisiológica[105,20] (Figura 11.10). A citologia vaginal, especialmente por *swab*, pode estimular a ovulação.[20] A escova interdental

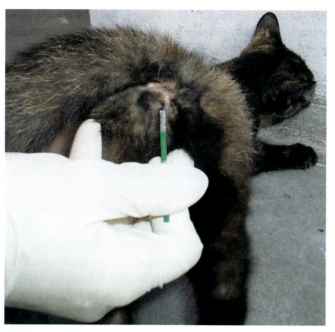

FIGURA 11.10 Execução de citologia vaginal em gata utilizando-se uma escova interdental.

viabiliza a melhor captura de células para observação que o *swab*;[105] além disso, tem diâmetro e comprimento mais adequados para o diminuto tamanho da vagina da gata.

A IA em gatos vem sendo realizada na maioria das vezes com sêmen fresco, algumas vezes diluído em solução salina fisiológica[22] ou em diluentes seminais, como o Tris-citrato-gema.[106,107] Outras pesquisas relatam resultados com sêmen congelado, seja obtido por vagina artificial[24,108] ou por lavagem do epidídimo.[109]

Diferentemente da cadela, em todas as vias de inseminação são necessárias a sedação e a anestesia total da fêmea. As vias de inseminação utilizadas são:[99]

- Intravaginal: por deposição do sêmen na vagina com uma agulha 20 G longa de 9 cm contendo um bulbo e acoplado a uma seringa de 0,25 ml[22] ou uma sonda de náilon de 9 cm × 1,5 mm de diâmetro conectada a uma seringa de 1 ml.[110] É também recomendada nesta espécie a elevação do trem posterior por 15 a 20 minutos após a inseminação a fim de minimizar o refluxo seminal
- Intrauterina cirúrgica: por deposição do sêmen no lúmen do corno uterino por meio de laparotomia[106,108] ou laparoscopia.[111] Na laparotomia, o corno uterino é exposto para injeção de sêmen por um cateter intravenoso de 20 G acoplado a uma seringa de 1 ml. Para a laparoscopia, os cornos são aproximados à região ventral do animal, e a injeção pode ser aplicada de forma percutânea. Foi realizada a inseminação intratubárica bilateral com sêmen fresco a aproximadamente 2 cm das fímbrias[107]
- Intrauterina não cirúrgica: por deposição do sêmen no corpo do útero via transcervical, usando uma sonda urinária modificada ou por adaptação também de uma sonda urinária, acoplando-se uma seringa de ponta romba de 0,65 mm de diâmetro por 30 mm de comprimento em sua extremidade e injetando-se o sêmen aproximadamente a 2 cm cranial à cérvice.[112]

Em relação ao sucesso da IA por diferentes vias e tipos de sêmen utilizado, o Quadro 11.1 apresenta uma compilação de dados da literatura modificados,[99] demonstrando o percentual de gestação obtido.

Controle do ciclo estral

Espécie canina

O estro pode ser estimulado naturalmente, empregando-se o efeito macho ou fêmea.[113] Apesar de esse ser o método mais natural, pode não funcionar em animais subordinados, além de ter a grande desvantagem de não ser facilmente controlado. Para contornar essa dificuldade, a indução do estro pode ser realizada por meio da administração de fármacos.

A aplicação de protocolos eficientes para a indução de estro em cadelas é dificultada principalmente pelo insuficiente

QUADRO 11.1 Protocolos de inseminação artificial em gatas domésticas relatados na literatura.[99]

Tipo de estro	Método de inseminação	Tipo de sêmen	Taxa de concepção (%)	Autores
Induzido (eCG)	Laparoscopia (bilateral intrauterino)	Fresco	34,4	Howard et al.[111]
Natural	Laparotomia (intrauterino unilateral)	Fresco	80	Tsutsui et al.[106]
Natural	Laparotomia (intrauterino unilateral)	Congelado	57,1	Tsutsui et al.[108]
Natural	Intravaginal	Fresco	42,9	Sojka et al.[22]
Natural	Intravaginal	Fresco	77,8	Tanaka et al.[110]
Induzido (FSH)	Intravaginal	Congelado	10,6	Platz e Seager[98]
Natural	Intratubárico	Fresco	42,9	Tsutsui et al.[107]
	Laparotomia (intrauterino unilateral)	Congelado epididimário	27,3	Tsutsui et al.[109]
Induzido	Transcervical	Fresco ou congelado	75 e 100	Zambelli e Castaganetti[112]

eCG: gonadotrofina coriônica equina; FSH: hormônio foliculestimulante.

conhecimento dos eventos hormonais relacionados com a foliculogênese nessa espécie. Dentre os diferentes protocolos utilizados para esse propósito, podem ser citados: administração intravenosa de altas doses de hormônio liberador de gonadotrofina (GnRH) a cada 90 minutos;[114] aplicação de FSH ou eCG para indução do desenvolvimento folicular e manifestação do proestro;[115] emprego de FSH ou eCG seguido de aplicação de LH ou hCG para promover a ovulação dos folículos desenvolvidos;[115,116] administração de estrógenos[117] ou gonadotrofina da menopausa humana (hMG)[118] para sensibilizar o eixo hipotalâmico–hipofisário, previamente ao emprego dos fármacos já citados.

O protocolo mais eficiente e que apresenta maior segurança para a vida reprodutiva da cadela consiste na administração de fármacos antiprolactínicos, como a bromocriptina,[119] a metergolina[120] e a cabergolina,[121,122] as quais proporcionam um encurtamento no intervalo entre estros. Vale salientar que a eficiência de quaisquer desses protocolos citados é variável e encontra-se intimamente dependente do estágio reprodutivo da fêmea no período de administração, bem como de sua resposta individual.[123]

Diferentes estudos vêm sendo conduzidos no intuito de desenvolver protocolos de indução de estro em cadelas por meio da administração de agonistas do GnRH, tais como: a aplicação subcutânea de acetato de buserelina, cujos resultados não têm sido satisfatórios quando comparados àqueles obtidos com a cabergolina;[124] e a colocação de implantes subcutâneos para a liberação contínua de lutrelina[125] ou de deslorelina,[126-129] os quais têm proporcionado resultados promissores.

■ Prevenção do estro em cadelas impúberes

Poucos estudos têm sido realizados sobre o adiamento da puberdade usando implantes de agonistas de GnRH em cadelas impúberes. Embora eles sejam considerados seguros e totalmente reversíveis,[130] há poucos dados quanto a sua eficácia por liberação prolongada para retardar a puberdade e o subsequente desempenho reprodutivo em cadelas.[131]

Implantes de acetato de deslorelina podem ser usados eficientemente para a prevenção a longo prazo do estro em cadelas impúberes.[130] Implantes subcutâneos de acetato de deslorelina inseridos em cadelas recém-nascidas foram capazes de adiar a puberdade desses animais sem provocar efeitos negativos na atividade reprodutiva subsequente e funcionalidade dos ovários nas cadelas, tornando o agonista de GnRH de liberação longa um fármaco promissor como método contraceptivo.[132]

Espécie felina

Diferentemente das cadelas, as gatas respondem bem aos protocolos de indução de estro e ovulação.[133] Em geral, eles são utilizados para os casos de animais que não entram em atividade cíclica de forma natural[134] ou em procedimentos de TE ou maturação *in vitro* (MIV) e PIV. Os mais utilizados são FSH e eCG, embora o GnRH também possa ser aplicado. O uso de hCG para indução de ovulação é necessário, e diferentes protocolos e associações são relatados, combinando-se FSH ou eCG com ou sem uso de hCG em diferentes dosagens. Em casos de uso de FSH, gatas respondem bem a 2 mg/dia, por via intramuscular, aplicados de 5 a 7 dias, associado a 205 a 500 UI de hCG 24 a 48 horas após o aparecimento dos sinais de estro e cobertura,[135] ou a eCG na dose de 100 a 160 UI,[134,136] por via intramuscular, e 100 UI de hCG 24 horas após surgimento dos sinais de estro.

A terapia luminosa para a indução do bloqueio da atividade sexual pode ser necessária, quando do uso de gatas em atividade sexual normal para TE, MIV ou PIV. Como as gatas são fotoperiódicas positivas e respondem entrando em atividade cíclica com o aumento do número de horas de luz por dia, pode ser necessário sincronizar os animais para que entrem na fase de anestro e possam receber a terapia hormonal escolhida. Gatas foram submetidas a 17 horas de escuro e 7 horas de luz por 32 dias, para posterior uso de FSH e hCG, obtendo sucesso no bloqueio da atividade sexual.[135]

Manipulação de oócitos

Recuperação de oócitos inclusos em folículos antrais

■ Espécie canina

Os ovários de cadelas podem ser colhidos por meio de ovariossalpingo-histerectomia. Os procedimentos adotados para a recuperação dos oócitos inclusos em folículos antrais, em geral, são aspiração, fatiamento do córtex ovariano e dissecação folicular.[137] Esses oócitos podem ser imediatamente utilizados em procedimentos de fertilização *in vitro* (FIV), ou ser submetidos à congelação a –18°C, para posterior utilização.[138] A boa qualidade dos oócitos caninos obedece ao seguinte padrão morfológico: pigmentação escura e citoplasma homogêneo, diâmetro superior a 100 µm, estando completamente circundado por duas ou mais camadas de células do *cumulus*.[139]

■ Espécie felina

Diversos são os procedimentos descritos para a recuperação de oócitos felinos. A laparotomia e a posterior dissecção ovariana foram descritas.[140] Entretanto, na maioria das vezes, a obtenção do ovário para recuperação de complexos *cumulus*-oócito é realizada rotineiramente por ovariossalpingo-histerectomia, com posterior dissecção ou fatiamento do mesmo.[141] Existem ainda relatos de punção folicular após ovariossalpingo-histerectomia.[142] Também observou-se que oócitos podem ser recuperados até depois de 36 horas, a partir de ovários armazenados *ex situ* em meio fisiológico.[143]

Recuperação de oócitos inclusos em folículos ovarianos pré-antrais

Espécie canina

Nos cães, estudos acerca de folículos ovarianos pré-antrais (FOPA) são bastante escassos. Alguns autores sugerem o uso de uma digestão enzimática associada ao isolamento mecânico para a obtenção de FOPA.[144] Também já se verificou que, após o isolamento enzimático utilizando colagenase e DNAse, os FOPA caninos poderiam ser cultivados *in vitro*, e os oócitos seriam capazes de reiniciar suas divisões meióticas.[145]

Espécie felina

Alguns procedimentos mecânicos de isolamento de FOPA têm sido citados em gatas domésticas. Folículos secundários foram isolados utilizando-se agulhas dissecantes e filtros de náilon para dissociação tecidual, e demonstrou-se que o FOPA felino é capaz de desenvolver-se *in vitro* até a fase antral.[146] O isolamento de FOPAs originados de gatas domésticas é possível utilizando dissociação dos ovários.[147] Em torno de 590 FOPAs por ovário foram isolados, utilizando *tissue chopper* associado a filtros de náilon.[148]

Conservação de oócitos

Espécie canina

Os trabalhos com conservação de oócitos caninos são escassos. Observou-se que oócitos caninos podem ser transportados por até 4 horas, em solução salina a 4°C, sem que os mesmos tenham sua capacidade de maturação comprometida, podendo chegar ao estágio de metáfase II.[149]

Espécie felina

Oócitos de folículos antrais felinos resfriados *in situ*, em tampão fosfato-salino (PBS) a 4°C por 72 horas, foram capazes de maturar *in vitro*, sendo submetidos à FIV, e blastocistos foram obtidos apenas de oócitos estocados por até 24 horas.[150] Em 1997, demonstrou-se que oócitos obtidos de folículos antrais de gatas domésticas podiam ser resfriados a 4°C por até 48 horas, em solução salina, sem que houvesse perda de sua habilidade para maturar e desenvolver-se *in vitro* após a FIV.[151] Posteriormente, foram maturados *in vitro* oócitos de gatas domésticas, previamente resfriados abaixo de 4°C durante 24 horas, nos quais não foi observada a ocorrência de efeitos danosos do armazenamento na progressão meiótica do oócito.[152]

Oócitos felinos maduros podem ser criopreservados e posteriormente fertilizados *in vitro* com sucesso.[153] Após criopreservação, eles são maturados, verificando-se o seu desenvolvimento *in vitro* subsequente até o estágio de blastocisto.[154]

Os crioprotetores mais comumente empregados para a criopreservação de oócitos e de tecido ovariano felino são propanodiol,[84,140] propilenoglicol,[155] dimetilsulfóxido[147] e etilenoglicol.[156] Dentre esses, os que têm proporcionado os melhores resultados *in situ* são o dimetilsulfóxido e o etilenoglicol, apresentando 60 e 55,3%, respectivamente, de FOPAs normais após o procedimento.[157]

A criopreservação de FOPA vem sendo considerada uma importante alternativa para a estocagem de um grande número de oócitos imaturos obtidos a partir de um único animal. Os oócitos inclusos em FOPAs felinos podem ser congelados *in situ*, isto é, no interior do próprio tecido ovariano[157] ou após isolamento.[156] Pesquisadores têm concentrado seus esforços para a criopreservação de FOPA *in situ*. Esses estudos têm demonstrado, por análises histológica e ultraestrutural, que FOPAs felinos presentes no tecido ovariano após congelação e descongelação podem apresentar-se morfologicamente normais[157] (Figuras 11.11 e 11.12). Desse modo, o tecido ovariano congelado contendo os FOPAs pode ser utilizado posteriormente para transplantes, e esse procedimento pode ser uma alternativa para a constituição de bancos de tecido ovariano congelado.[158]

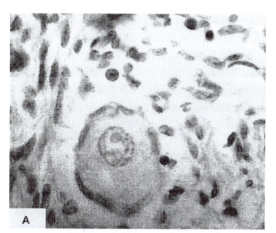
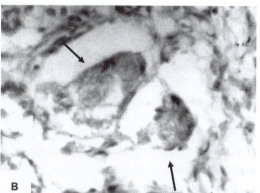

FIGURA 11.11 Corte histológico de tecido ovariano de gata. **A.** Folículo normal criopreservado com etilenoglicol. **B.** Folículo pré-antral degenerado (*setas*) (400×). (Fonte: Lima *et al.*, 2006.)[157]

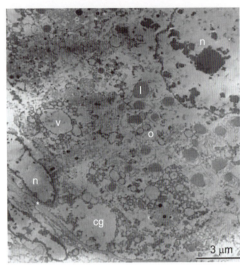

FIGURA 11.12 Análise ultraestrutural de tecido ovariano de gata doméstica criopreservado com DMSO. o: oócito; n: núcleo; cg: célula da granulosa; v: vesículas; l: gotas de lipídio; *: membrana basal (4.800×).

Cultivo e maturação *in vitro* de oócitos

Espécie canina

A maturação e fertilização oocitária na espécie canina são únicas entre todos os mamíferos. A cadela ovula naturalmente um oócito imaturo em estágio de vesícula germinativa, necessitando de cerca de 48 horas para concluir sua maturação.[95] Haja vista essa particularidade, diversos estudos têm sido conduzidos na tentativa de estabelecer protocolos eficientes para a maturação e posterior FIV nessa espécie. O tempo de cultivo relatado para a MIV de oócitos caninos varia enormemente (acima de 120 horas), mas os resultados de sua completa maturação são ainda controversos e insatisfatórios. Assim, a avaliação da retomada da meiose assume grande importância nessa espécie para análise da progressão da maturação nuclear ao longo de todo o tempo de cultivo.[159] Meios suplementados com estradiol, progesterona, FSH, LH, eCG, L-cisteína e ácido araquidônico já foram utilizados, porém nenhum mostrou efeito positivo significativo nas taxas de maturação de oócitos caninos quando comparados aos grupos-controles.[160] Por outro lado, demonstrou-se que o uso de FSH recombinante melhora significativamente as taxas de MIV nessa espécie[160] e que o meio TCM-199 adicionado de albumina sérica bovina (BSA) e somatotrofina humana possibilita a retomada da meiose em oócitos caninos até o estágio de metáfase II.[161]

A adoção de sistemas de cultivo utilizando baixas concentrações de oxigênio tem possibilitado um incremento na eficiência da maturação nuclear oocitária em cães, bem como uma redução no estresse oxidativo.[162] Além disso, sistemas bifásicos de cultivo nos quais são realizadas substituições sequenciais de meios de diferentes composições em intervalos pré-programados têm-se mostrado eficazes em possibilitar a retomada da meiose dos oócitos caninos.[163,164]

O uso de células da tuba uterina, ou ainda de um ambiente sintético de composição similar ao do fluido produzido por essas células, com altas concentrações de proteínas, poderia melhorar as taxas de MIV.[165] O cocultivo dos oócitos caninos juntamente com monocamadas de células da granulosa caninas, ou até mesmo bovinas, promove um impacto positivo nos sistemas de maturação, e ainda possibilita a retomada da meiose.[166]

Alguns fatores como a idade da doadora, o tamanho do oócito e a morfologia nuclear e das células do *cumulus* influenciam as taxas de sucesso na MIV em cães.[167] Recentemente, demonstrou-se que o tamanho do folículo do qual o oócito foi recuperado pode também influenciar diretamente essa maturação.[168] Por outro lado, a MIV de oócitos caninos não sofre influência do *status* reprodutivo *in vivo* da fêmea[137] A superovulação, ou seja, a indução de uma taxa de ovulação superior ao natural para a espécie, tem sido estudada em cadelas com o objetivo de otimizar a recuperação oocitária. Contudo, tanto os protocolos de MIV quanto os de superovulação têm sido pouco eficientes na espécie canina.[160]

No tocante a oócitos inclusos em FOPA, na ausência de FSH no meio de cultivo, a adição de altas concentrações de insulina apresenta efeito benéfico na viabilidade folicular. Entretanto, para realmente se promover o crescimento dos FOPAs, recomenda-se a combinação da insulina com o FSH, adicionados ao meio essencial mínimo modificado.[169] O fator de crescimento do endotélio vascular (VEGF) no meio de cultivo do tecido ovariano possibilita a ativação dos folículos primordiais caninos.[170] Um estudo recente descreveu que a associação do FSH ao hormônio do crescimento (GH) em um sistema de cultivo favorece o crescimento de FOPAs *in vitro* cultivados no próprio tecido ovariano, possibilitando inclusive a produção de estradiol pelos mesmos.[171]

Espécie felina

No que concerne ao cultivo de oócitos felinos, verificou-se que folículos secundários eram capazes de se desenvolver até a fase antral.[146] Em 1998, foram cultivados FOPAs de felinos domésticos durante 5 dias, nos quais aproximadamente 30% dos folículos sobreviveram por vários dias.[156]

Oócitos felinos oriundos de folículos antrais foram maturados[172] e fertilizados *in vitro*[173] para posterior TE. Uma média de 18 ± 2 complexos *cumulus*-oócito felinos de boa qualidade foram colhidos e submetidos em seguida aos procedimentos de MIV e FIV, obtendo-se 18,5% de embriões em estágio de oito células.[174] Constatou-se que o estágio do ciclo reprodutivo de gatas domésticas não apresenta efeito aparente na frequência de maturação e fertilização oocitária;[175] portanto, elas podem ser doadoras de oócitos em qualquer fase de seu ciclo. Oócitos de gata doméstica foram cultivados, obtendo-se 50% de maturação nuclear até o estágio de metáfase após 48 horas de cultivo *in vitro*.[142]

Produção *in vitro* de embriões

Dentre as biotécnicas da reprodução, a PIV e a TE são as mais poderosas ferramentas atualmente disponíveis para estudo da fertilização e da preservação do material genético de espécies raras, bem como valiosas.[176]

Espécie canina

Oócitos caninos podem retomar a meiose espontaneamente *in vitro,* utilizando-se adaptações das técnicas de MIV para bovinos e suínos, embora em taxa e eficiência mais baixas do que outras espécies.[177] Desse modo, o uso da FIV na espécie canina ainda não apresentou grande êxito quanto à sua eficiência.[178]

As pesquisas sobre FIV no cão utilizam diversos protocolos que são adaptações daqueles utilizados para a espécie bovina. Após a colheita, os oócitos são cultivados objetivando a maturação, por um período que varia de 24 a 72 horas. Paralelamente, os espermatozoides são diluídos geralmente em um meio de capacitação canina (CCM). A partir disso, realiza-se a incubação de espermatozoides e oócitos por aproximadamente 12 horas em estufa de dióxido de carbono (CO_2) e, posteriormente, os complexos *cumulus*-oócito são transferidos para um meio fresco, avaliados e somente os de boa qualidade são transferidos para as receptoras.[179]

Embora a FIV na espécie canina esteja menos desenvolvida quando comparada com a felina e muitas informações sobre as peculiaridades de tal procedimento nessa espécie ainda necessitem ser desvendadas, alguns resultados promissores já foram obtidos. O primeiro sucesso na FIV na espécie canina foi relatado em 1991,[180] em que foi observado o desenvolvimento do oócito em mórula. Embriões de oito células 72 horas após a inseminação foram obtidos, embora ainda em uma taxa baixa (4,8%).[181] Posteriormente, alcançou-se o desenvolvimento embrionário até o estágio de blastocisto. Da mesma maneira que na pesquisa anterior, ainda em baixa eficiência (0,5%).

Até 2001, o resultado mais interessante de FIV canina havia sido obtido por England *et al.*, que conseguiram uma gestação de oócitos caninos após FIV.[179] Em ultrassonografia realizada 20 dias após a TE, foram observados três conceptos. Entretanto, 2 dias depois, os mesmos não puderam mais ser notados, tendo sofrido reabsorção. O resultado mais surpreendente foi publicado em 2015, quando a equipe do Smithsonian Institute conseguiu o nascimento de filhotes de cães da raça Beagle a partir de procedimentos de FIV.[182]

Espécie felina

Apesar de as condições de cultivo para o desenvolvimento *in vitro* de embriões felinos não estarem completamente definidas, os resultados são encorajadores, mesmo apresentando uma eficiência mais baixa que em outras espécies como, por exemplo, a bovina. Relata-se que somente 50 a 60% do oócitos cultivados são maturados e, geralmente, menos de 57% destes são fertilizados e, sob condições ótimas, menos de 30% chegam ao estágio de blastocisto.[183]

Exemplos de rápido progresso no gato doméstico incluem o nascimento de gatinhos após TE frescos para a tuba uterina[184] ou útero[140]. Resultados similares ao citado foram obtidos cultivando-se os oócitos em meio de Eagle acrescido de BSA: 63,1% dos oócitos inseminados foram fertilizados.[175] Além disso, de um total de 410 oócitos cultivados, 32% chegaram ao estágio de blastocisto. O resultado mais interessante dessa pesquisa é a constatação de que a fase do ciclo estral da doadora não influencia MIV ou FIV, mas afeta o desenvolvimento dos embriões *in vitro*.

Injeção intracitoplasmática de espermatozoide

Consiste na injeção de um espermatozoide no citoplasma de um oócito maduro. A fertilização terá sucesso quando o DNA espermático estiver intacto e em uma forma condensada e estável. A injeção intracitoplasmática de espermatozoide (ICSI) é útil não só em casos de espermatozoides imóveis, mas também para espermatozoides epididimários de animais que tenham que ser submetidos a uma orquiectomia e sejam de raro valor.[167]

Espécie canina

O primeiro experimento de ICSI relatado na espécie canina foi realizado em 1998. Nesse estudo, foram utilizados 82 oócitos, os quais foram submetidos à injeção de espermatozoides caninos refrigerados. Dentre os oócitos, apenas seis (7,8%) atingiram a formação dos pró-núcleos, o que foi considerado como um indicativo do sucesso na fertilização. Entretanto, nenhuma gestação foi obtida.[185]

Espécie felina

Nessa espécie, os resultados estão mais avançados do que para cães. Observou-se uma taxa similar de fertilização para ICSI e FIV (58,1% *vs.* 67,9%), o mesmo também sendo observado para a taxa de clivagem, em que 72 dos 106 e 122 dos 210 (ICSI *vs.* FIV) oócitos desenvolveram-se até o estágio de mórula ou blastocisto.[186] A única diferença relaciona-se ao tempo até o estágio de mórula, que foi mais rápido para os embriões derivados de FIV. Nesta pesquisa, relatou-se o nascimento de três gatinhos após a transferência. Vale ressaltar que esses embriões não foram maturados *in vitro*. Esse mesmo grupo, em outro experimento, conseguiu cultivar embriões derivados de ICSI somente até o estágio de mórula.[187]

A ICSI possibilita a produção de embriões felinos (blastocistos) oriundos de oócitos maturados *in vitro*, utilizando sêmen de origem epididimária e congelado-descongelado.[188] Também já se demonstrou que a ICSI pode servir como alternativa para possibilitar a reprodução de machos com problema de infertilidade, uma vez que já foram produzidos embriões oriundos de oócitos maturados *in vitro*, submetidos à ICSI utilizando espermatozoides de gatos domésticos de baixa fertilidade, e conseguiu-se promover a gestação.[187]

Transferência de embriões

Espécie canina

Sobre cães, existem poucos estudos acerca da TE, que enfrenta muitos obstáculos.[189] Nessa espécie, existe uma carência de resultados eficientes concernentes às técnicas de indução de ovulação, sincronização de estro e criopreservação de embriões.[190] Em 1989, foi realizada a transferência de embriões caninos produzidos *in vivo* no estágio de mórula para uma cadela receptora, resultando no nascimento de dois filhotes.[191] Em 2001, esses mesmos autores demonstraram que podem ser alcançadas gestações em cadelas, a partir da transferência de embriões produzidos *in vivo*, desde o estágio de oito células até o blastocisto, colhidos por ovário-histerectomia ou por lavagem uterina.[192] Em adição, conforme citado no tópico referente à FIV, já se descreveu na espécie canina a ocorrência de gestação a partir da transferência de embriões produzidos *in vitro*, a qual, no entanto, não resultou em nascimento.[179]

As taxas de recuperação de embriões no estágio de mórula ou blastocisto após 12 dias de inseminação ou acasalamento natural foram avaliadas, por meio de recuperação por lavagem uterina *in vivo* com posterior ovário-histerectomia (grupo 1) ou após ovário-histerectomia, realizada a lavagem do corno uterino *ex vivo* (grupo 2); não houve diferenças significativas entre as taxas de recuperação do grupo 1 (72,8%) e do grupo 2 (81,0%), demonstrando que essa técnica de recuperação apresenta grande êxito, exigindo maior cuidado no grupo *in vivo* durante o período transcirúrgico.[193]

Em 2015, foram produzidos embriões *in vitro*, em cujo procedimento foi empregado magnésio para a recuperação dos espermatozoides e oócitos no 6º dia após o pico do LH, com altas taxas de desenvolvimento embrionário (78,8%). Assim, 19 embriões foram criopreservados e transferidos para receptoras, resultando no nascimento de sete descendentes vivos e saudáveis.[182]

Espécie felina

Em 1979, obteve-se o primeiro sucesso na TE em felinos.[194] Desde então, diversos pesquisadores têm tentado aperfeiçoar essa técnica, com o objetivo de que tais estudos sirvam como modelo para aplicação em felídeos selvagens ameaçados de extinção. Na América Latina, o primeiro nascimento de gatinhos a partir de transferência de embriões felinos produzidos *in vivo* foi realizado pela equipe do Laboratório de Reprodução de Carnívoros da Universidade Estadual do Ceará, os quais sincronizaram as doadoras e receptoras por meio da manipulação do fotoperíodo associada à administração de gonadotrofinas, e colheram os embriões por lavagem uterina.[135]

Várias pesquisas têm mostrado a possibilidade de colheita de embriões felinos oriundos de inseminações realizadas tanto em estro natural quanto induzido pela administração de gonadotrofinas.[184] No que diz respeito ao local de deposição dos embriões, alguns pesquisadores têm preferido realizá-la em estágios iniciais de desenvolvimento na tuba uterina, e outros sugerem que o procedimento seja feito nos estágios de mórula a blastocisto diretamente dentro do útero.[133] Já foi também descrita a deposição de embriões felinos na cavidade uterina através do acesso transcervical.[195] Quanto àqueles embriões felinos produzidos *in vitro*, diversos estudos têm mostrado a possibilidade de se obter nascimento após a transferência dos mesmos.[140,196]

Xenotransplante

Pode auxiliar naqueles casos em que os animais estejam em estado de convalescência, sendo imperativo que seus gametas fossem conservados. Os protocolos de xenotransplante envolvem a colheita do tecido gonadal de um indivíduo e transplante subsequente para um indivíduo de uma espécie totalmente diferente.[160]

Espécie canina

O transplante de tecido ovariano canino para a cápsula renal de camundongos inférteis gravemente imunodeprimidos já foi realizado. Tais camundongos foram submetidos à necropsia após 56 dias, quando se confirmou o desenvolvimento folicular; porém, não foi visualizada a formação de antro.[197]

No tocante ao tecido testicular, doadores com idade inferior a 6 meses são considerados os mais promissores a serem utilizados nessa técnica. A partir de tecido doado por estes e xenotransplantado para camundongos, inclusive, já se obteve a completa progressão da espermatogênese após 8 meses, com a recuperação de espermatozoides completamente formados.[19]

Espécie felina

Em felinos domésticos, o transplante de fragmentos de seu córtex ovariano para a cápsula renal de camundongos inférteis gravemente imunodeprimidos foi também descrito. Após 9 meses, a necropsia dos camundongos receptores foi realizada, e foram observados folículos com 3 mm de diâmetro, apresentando cavidade antral normal.[198] Em adição, o xenotransplante em felinos já foi realizado utilizando material previamente submetido a procedimentos de congelação-descongelação, verificando-se o desenvolvimento dos folículos até a fase antral, contendo células da granulosa responsivas a gonadotrofinas.[199] Paralelamente, o xenotransplante de tecido testicular na espécie já vem sendo também conduzido, é obtida inclusive a progressão de toda a espermatogênese.[200,201]

Clonagem

Espécie canina

Desde o nascimento da ovelha Dolly, diversas tentativas têm sido realizadas no intuito de clonar diferentes espécies animais, as de pequeno porte. Em 2005, foi descrito o primeiro sucesso na clonagem de cães.[202] Segundo os autores, foram utilizados como carioplastos os fibroblastos oriundos da orelha de um cão macho da raça Afghanhound. Além disso, realizou-se a colheita de oócitos maturados *in vivo*, no estágio de metáfase II, 72 horas após a ovulação, através da técnica de lavagem dos ovidutos. Esses oócitos foram enucleados e, em seguida, fundidos e ativados com os núcleos oriundos dos fibroblastos. Um total de 1.093 embriões reconstituídos foram transferidos para 123 cadelas receptoras. A partir desse procedimento, três gestações foram confirmadas por ultrassonografia, entretanto apenas dois fetos vieram a termo. Um dos filhotes faleceu aos 22 dias após o nascimento, devido a problemas respiratórios. O segundo filhote nasceu por cesariana aos 60 dias de gestação, tendo como "mãe de aluguel" uma fêmea da raça Labrador Retriever. Ele foi denominado de "Snuppy" e foi submetido à análise de DNA, que confirmou que o mesmo consistia no primeiro clone canino da história.

A clonagem por transferência nuclear interespécies surge como alternativa para aquelas espécies cujos sistemas de produção embrionária *in vitro* são ainda deficientes, como nos cães. Assim, demonstrou-se ser possível o desenvolvimendo de embriões reconstituídos a partir de oócitos bovinos enucleados, fundidos com material genético oriundo de células do *cumulus* de cadelas, até a fase de blastocisto, mas a ocorrência de gestação por meio desse procedimento não foi ainda descrita.[203]

Dois anos mais tarde, três fêmeas foram obtidas usando essa mesma técnica com oócitos maturados *in vivo* enucleados e fibroblastos, com uma melhor taxa de sucesso.[204] Outras raças também poderiam ser clonadas pela mesma metodologia, incluindo Poodles,[205] Beagles[206,207] e Golden Retrievers.[208] Constatou-se que ambos os sexos produzidos pela clonagem eram férteis; as fêmeas produziram descendentes após a inseminação de sêmen do macho clonado.[209]

Espécie felina

Em 2002, obteve-se êxito na clonagem de felinos domésticos pela técnica de transferência nuclear.[210] Os autores colheram células do complexo *cumulus-oócito* de uma gata adulta e fibroblastos da mucosa oral de um gato adulto. Em seguida, fundiram os núcleos oriundos dos fibroblastos e das células do *cumulus* com oócitos felinos, os quais haviam sido previamente maturados *in vitro* e enucleados. Os oócitos foram reconstituídos, sendo produzidos 87 embriões clonados, os quais foram transferidos para fêmeas felinas que serviram como receptoras. Esse procedimento resultou em duas gestações. Na primeira, acompanhada por ultrassonografia, observou-se que o feto parou de desenvolver-se aos 44 dias, sendo realizada a sua retirada cirúrgica. A segunda gestação culminou com o nascimento de uma fêmea, cujo embrião foi derivado das células do *cumulus*, conforme confirmado pela análise de DNA. Entretanto, o padrão de coloração da pelagem do clone, que foi denominado de *Copycat*, não era exatamente igual à da fêmea doadora. Segundo os autores, isso pode ser explicado pelo fato de que o padrão de pelagem em animais multicoloridos não é influenciado apenas pelo genótipo, mas também por outros fatores que atuam durante o seu desenvolvimento.

Criopreservação de tecido testicular

A criopreservação testicular possibilita a manutenção da capacidade reprodutiva[211-214] e a implantação de bancos de germoplasma para diversas espécies de valor comercial ou mesmo em risco de extinção,[215] além de viabilizar o transporte de material genético entre diferentes regiões.[216] Ressalta-se ainda que essa biotecnologia representa a única possibilidade de preservar a fertilidade de animais impúberes que tenham ido a óbito, sendo, por isso, de grande importância na propagação do material genético de animais.[217]

As espermatogônias presentes nos testículos podem ser cultivadas *in vitro*, e os espermatozoides obtidos, utilizados em programas de reprodução artificial. Embora alguns avanços tenham sido conquistados com a utilização do tecido testicular para obtenção de células germinativas viáveis e funcionais, protocolos que possam ser utilizados na rotina clínica ainda não foram estabelecidos.

O processo de criopreservação do tecido testicular pode ser realizado por meio de técnicas como a congelação lenta, a congelação rápida e a vitrificação. Entretanto, os protocolos utilizados ainda se encontram em fase de experimentação.

Espécie canina

Para a criopreservação de tecido testicular de cães, têm sido propostos os métodos de congelação lenta e vitrificação, utilizando diferentes crioprotetores. Quando comparados os protocolos de congelação lenta e vitrificação em superfície sólida, o último revelou amostras com maior área composta por compartimento tubular, lúmen tubular, epitélio seminífero e túnica própria. Além disso, o compartimento intertubular mostrou células de Leydig com morfologia normal e características típicas de células esteroidogênicas. Esses resultados provaram que a vitrificação em superfície sólida em associação com dimetilsulfóxido e trealose foi eficaz para preservação de tecidos de cães adultos.[218]

A vitrificação de tecido testicular canino foi também testada em superfície de alumínio sobre N_2L, empregando como agentes crioprotetores o dimetilsulfóxido e o etilenoglicol, isoladamente e em associação. A associação entre dimetilsulfóxido e etilenoglicol propiciou melhores resultados do que os crioprotetores isoladamente.[219]

Protocolos para o desenvolvimento de espermatozoides por meio do xenotransplante já foram testados; portanto, testá-los com o tecido testicular criopreservado poderia ser uma alternativa interessante. Com a descoberta de que o tecido testicular de animais imaturos xenotransplantados para camundongos imunodeprimidos consegue responder às gonadotrofinas endógenas, possibilitando a diferenciação completa em espermatozoides capazes de realizar a fertilização, pesquisas têm sido desenvolvidas com esse enfoque.[220]

Nesse sentido, foi realizado o xenotransplante no tecido subcutâneo de camundongos de fragmentos testiculares de cães domésticos com 2 meses de idade. Após 13 meses de cultivo, espermatozoides foram recuperados de 5 fragmentos dos 29 implantados.[221]

Saindo do campo do tecido, células testiculares de cães da raça Pastor Belga Malinois com 4 e 5 meses de idade foram congeladas, descongeladas após 3 meses e cultivadas em meio StemPro-34. Em seguida, as colônias derivadas de células germinativas e células somáticas testiculares conjugadas com matriz extracelular foram transplantadas para camundongos imunodeficientes. As células transplantadas colonizaram os testículos receptores, formando túbulos seminíferos, compostos principalmente de células de Sertoli e de algumas células germinativas. Concluiu-se que o meio StemPro-34 com dimetilsulfóxido foi ideal para a criopreservação de células testiculares caninas, que as características das células germinativas são mantidas na cultura de colônias derivadas de células germinativas cultivadas após a descongelação e que as colônias derivadas de células germinativas de cães transplantados podem colonizar túbulos seminíferos de camundongo receptor.[222]

Espécie felina

Fragmentos do testículo de gatos púberes foram utilizados para comparar a congelação lenta e a congelação rápida, utilizando como crioprotetores dimetilsulfóxido, etilenoglico, glicerol e propanodiol. O grupo submetido à congelação lenta apresentou percentuais significativamente inferiores quanto à integridade da membrana plasmática das organelas presente no tecido testicular em relação ao grupo-controle e ao grupo da congelação rápida (45,9% versus 60,3% versus 55,0%). Em contrapartida, foi observado maior percentual de espermatozoides com membrana plasmática intacta na congelação lenta.[223] Também foi demonstrada a capacidade fertilizante dos espermatozoides, uma vez que, após a descongelação, foi procedida a fertilização in vitro de oócitos maduros, com progressão até a fase de blastocisto em 14% dos embriões clivados – taxa foi similar à do grupo-controle.[223]

Na congelação rápida do tecido testicular de gato, foi proposta a utilização de diferentes crioprotetores, como o glicerol e o propanodiol. No entanto, as características histomorfológicas do tecido são mais bem conservadas empregando-se o glicerol.[224]

Devido à necessidade de elevadas concentrações de crioprotetor para a vitrificação, a associação de crioprotetores pode ser uma alternativa para reduzir essas concentrações e, consequentemente, seus efeitos deletérios. Assim, a associação dois a dois dos crioprotetores dimetilsulfóxido, etilenoglicol e glicerol foi testada na vitrificação por superfície sólida de testículos de gatos pré-púberes, e a associação dimetilsulfóxido/glicerol foi a que propiciou melhor conservação da morfologia dos túbulos seminíferos (menor quantidade de túbulos seminíferos com separação e retração da membrana basal) e maior percentual do potencial de proliferação celular pós-aquecimento (Figura 11.13).[225]

Essa mesma equipe, ao aplicar a técnica de vitrificação em criotubos utilizando fragmentos testiculares de gatos domésticos pré-púberes, avaliaram o efeito de diferentes associações de crioprotetores sobre a viabilidade celular após o aquecimento dos fragmentos. A associação dimetilsulfóxido/glicerol foi a única a apresentar taxa de sobrevivência celular igual à do grupo a fresco.[226]

O tamanho do fragmento testicular também foi alvo de avaliação, em que fragmentos de 0,5 cm³ foram comparados a fragmentos de 0,3 cm³ (os maiores apresentaram menos efeitos deletérios sobre as células germinativas).[224]

Foram avaliados os danos ao DNA e estimadas as taxas de apoptose em fragmentos testiculares obtidos de gatos após a descongelação. Os valores dessas variáveis foram comparados entre o tipo de crioprotetor usado (3% de propanodiol e 3% glicerol) e o tamanho do fragmento testicular (0,3 cm³ e 0,5 cm³). A avaliação com laranja de acridina indicou que o

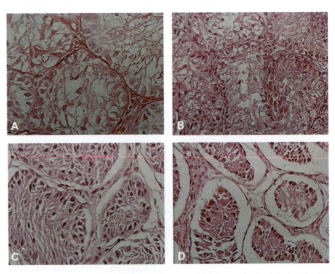

FIGURA 11.13 Fotomicrografias histomorfológicas do tecido testicular de gatos pré-púberes. **A.** Tecido fresco. **B.** Tecido testicular vitrificado com dimetilsulfóxido/glicerol. **C.** Tecido testicular vitrificado com etilenoglicol/glicerol. **D.** Tecido testicular vitrificado com dimetilsulfóxido/etilenoglicol (HE, 600x).

glicerol foi mais eficaz do que o propanodiol na conservação do DNA em fragmentos de 0,5 cm³ criopreservados. Os resultados das avaliações histomorfológicas indicaram maior integridade celular entre as células germinativas não criopreservadas, com base nos critérios avaliados, para ambos os tamanhos de fragmentos. Os valores dessas variáveis diminuíram após a criopreservação, não havendo diferenças em função do tamanho do fragmento armazenado ou entre os crioprotetores. Os resultados em relação ao citoplasma, aos núcleos e às células germinativas foram diferentes para a coloração para caspase-3. A avaliação desses padrões de coloração indicou que os fragmentos frescos e criopreservados tinham danos celulares semelhantes, mostrando que a criopreservação dos fragmentos de tecido testicular foi eficaz.[227]

O xenotransplante tem sido utilizado como meio de cultivo celular *ex situ* em diferentes espécies. Essa técnica possibilita a obtenção de células espermáticas de animais impúberes, mas ainda é restrita ao campo experimental. Nesse sentido, foi realizada a congelação lenta com dimetilsulfóxido de fragmentos de tecido testicular de gatos pré-púberes e púberes, seguida de xenoenxertos subsequentes em camundongos imunossuprimidos. Após 10 semanas do xenoenxerto, foi observado que o tecido de animais pré-púberes apresentava um aumento da quantidade de células-tronco e a presença de túbulos seminíferos, em comparação com o de animais púberes, demonstrando que o tecido testicular de animais impúberes apresentou maior potencial espermatogênico que o de animais púberes.[228]

Compreender a importância do aquecimento e da reanimação é fundamental para melhorar a sobrevivência do tecido testicular vitrificado. Foram estudadas as propriedades estruturais e funcionais dos tecidos testiculares de gatos domésticos pré-púberes após a vitrificação seguida por dois protocolos de aquecimento (diretamente a 37°C ou com uma pré-exposição de 5 segundos a 50°C) e três momentos de reanimação (imediatamente, 24 horas e 5 dias pós-aquecimento). A preservação da estrutura do túbulo seminífero foi melhor com aquecimento a 50°C por 5 segundos, e a sobrevivência das células somáticas e germinativas foi maior em comparação com o aquecimento direto a 37°C por 1 minuto. O cultivo *in vitro* de curto prazo (para reanimação) também provou que a composição e a funcionalidade celular foram mais bem preservadas quando aquecidas por um curto período de tempo a 50°C.[229]

Invariavelmente, as diferentes técnicas de criopreservação levam a criolesões celulares. Para lidar com essas questões, os pesquisadores têm sido inspirados a usar a anidrobiose, de modo a desenvolver métodos de armazenamento em temperatura ambiente. Nesse sentido, utilizando o gato como modelo, foram estudadas as mudanças na histologia, a integridade do DNA e a viabilidade de tecidos testiculares de indivíduos adultos *versus* pré-púberes durante a secagem assistida por micro-ondas. Os tecidos de gatos adultos ou pré-púberes experimentaram diminuições semelhantes do teor de água durante os primeiros 10 minutos. A dessecação progrediu lentamente entre 10 e 20 minutos e então permaneceu estável. As porcentagens de túbulos seminíferos normais foram menores em adultos (43%) do que em tecidos pré-púberes (61%) após 20 minutos de secagem. Ao mesmo tempo, a proporção de degeneração celular foi maior no adulto (53%) do que nos tecidos pré-púberes (28%). As porcentagens de DNA intacto nos tecidos permaneceram acima de 85% independentemente do tempo em ambas as faixas etárias. Por fim, os tecidos adultos e pré-púberes perderam apenas 33% da viabilidade em ambas as faixas etárias. Esses resultados demonstraram pela primeira vez que a morfologia normal, a incidência de degeneração, a integridade do DNA e a viabilidade dos tecidos testiculares permaneceram em níveis aceitáveis durante a secagem assistida por micro-ondas por 20 minutos.[230] No geral, os tecidos testiculares pré-púberes parecem ser mais resistentes à dessecação assistida por micro-ondas do que os tecidos adultos.

Considerações finais

Todas as técnicas de criopreservação comportam risco de lesionar estruturas celulares, resultando na diminuição da viabilidade celular. Apesar dos avanços obtidos, não existe ainda uma padronização da técnica ideal para criopreservação, sendo, portanto, uma área de estudo em aberto.

Após a revisão de algumas biotécnicas existentes para auxílio à reprodução de cães e gatos, observa-se que há discrepância entre os graus de evolução de umas comparadas a outras, assim como por espécie. As tecnologias de sêmen e IA estão mais avançadas na espécie canina, ao passo que outras, como controle do ciclo estral, manipulação de oócitos, PIV, TE e criopreservação testicular, estão mais avançadas na espécie felina.

Não obstante, à medida que o interesse na reprodução de cães e gatos aumentar, o desenvolvimento e o aperfeiçoamento das diferentes biotécnicas irão progredir, contribuindo não somente para que a reprodução de cães e gatos avance, mas também para sua aplicação em canídeos e felídeos selvagens.

REFERÊNCIAS BIBLIOGRÁFICAS

1. Harrop AE. Some observations on canine semen. Vet Rec. 1955; 67:494-8.
2. Christiansen IJ. Reprodução no cão e no gato. São Paulo: Manole; 1988. 362 p.
3. Johnston SD, Kustritz MVR, Olson PS. Canine and feline theriogenology. Philadelphia: WB Saunders Company; 2001. 592 p.
4. Seager SW, Fletcher WS. Collection, storage, and insemination of canine semen. Lab Anim Sci. 1972; 22(2):177-82.
5. Gill HP, Kaufman CF, Foote RH et al. Artificial insemination of beagle bitches with freshly collected, liquid-stored, and frozen-stored semen. Am J Vet Res. 1970; 31(10):1807-13.
6. Silva LDM. Avanços da inseminação artificial na espécie canina. Rev Bras Repr An. 2001; 25(2):107-11.

7. Goodwin M, Gooding KM, Regnier F. Sex pheromone in the dog. Science. 1979; 203(4380):559-61.

8. Ohl DA, Denil J, Cummins C et al. Electroejaculation does not impair sperm motility in the beagle dog: a comparative study of electroejaculation and collection by artificial vagina. J Urol. 1994; 152(3):1034-7.

9. Santos IP, Ramos CL, Ramos JL et al. Efficient association between PGF2 alpha and methyl 4-hydroxybenzoate sex pheromone prior to electroejaculation in dogs. Reprod Domest Anim. 2013; 48(1):160-4.

10. Silva AR, Morato RG, Silva LD. The potential for gamete recovery from non-domestic canids and felids. Anim Reprod Sci. 2004; 81(1-2): 159-75.

11. Yu I, Leibo SP. Recovery of motile, membrane-intact spermatozoa from canine epididymides stored for 8 days at 4 degrees C. Theriogenology. 2002; 57(3):1179-90.

12. Mota Filho AC, Silva HVR, Freitas LA et al. Refrigeração do epidídimo canino a 4 C e recuperação dos espermatozoides epididimários utilizando ACP-106 c1. Pesq Vet Bras. 2013; 33:1155-60.

13. Mota Filho AC, Silva HVR, Nunes TGP et al. Cryopreservation of canine epididymal sperm using ACP-106 c and TRIS. Cryobiology. 2014; 69(1):17-21.

14. Fahring BM. Cryopreservation by pellet freezing of epididymal and ejaculated spermatozoa from male dogs. Louisiana, 2003. Tese (Doutorado). Louisiana State University.

15. Sirivaidyapong S. Motility and viability of canine epididymal sperm collected by different methods. In 3rd European Congress on Reproduction in Companion, Exotic and Laboratory Animals. Liege; 2002. p. 170.

16. Hewitt DA, Leahy R, Sheldon IM et al. Cryopreservation of epididymal dog sperm. Anim Reprod Sci. 2001; 67(1-2):101-11.

17. Hori T, Ichikawa M, Kawakami E et al. Artificial insemination of frozen epididymal sperm in beagle dogs. J Vet Med Sci. 2004; 66(1):37-41.

18. Dobrinski I, Avarbock MR, Brinster RL. Transplantation of germ cells from rabbits and dogs into mouse testes. Biol Reprod. 1999; 61(5):1331-9.

19. Abrishami M, Abbasi S, Honaramooz A. The effect of donor age on progression of spermatogenesis in canine testicular tissue after xenografting into immunodeficient mice. Theriogenology. 2010; 73(4):512-22.

20. Axnér E, Linde-Forsberg C. Semen collection and assessment, and artificial insemination in the cat. In: Concannon PW, England G et al. Recent Advances in Small Animal Reproduction. New York: International Veterinary Information Service; 2002.

21. Stornelli MC, Stornelli MA. Evaluación de semen e inseminación artificial con semen fresco y criopreservado en el gato doméstico. Revision bibliográfica. Rev Med Vet – Buenos Aires. 2002; 83(3):132-38.

22. Sojka J, Jennings LL, Hamner CE. Artificial insemination in the cat (Felis catus L.). Lab Anim Care. 1970; 20:198-204.

23. Sánchez A, Tsutsui T. Evaluación de dos diluyentes seminales para la preservación refrigerada de espermatozoides de gato (Felis catus). Nota técnica. Rev Científica. 2002; 12(4):249-53.

24. Platz CC, Wildt DE, Seager SWJ. Pregnancy in the domestic cat after artificial insemination with previously frozen spermatozoa. J Reprod Fertil. 1978; 52(2):279-82.

25. Pukazhenthi BS, Wildt DE, Howard JG. The phenomenon and significance of teratospermia in felids. J Reprod Fertil Suppl. 2001; 57: 423-33.

26. Axnér E. Mating and artificial insemination in domestic cats. In: Simpson G, England G et al. Manual of Small Animal Reproduction and Neonatology. Chelteham: British Small Animal Veterinary Association; 1998. pp. 105-11.

27. Angrimani DSR, Lúcio CF, Veiga GAL et al. Biotécnicas reprodutivas com o emprego de espermatozoides epididimários em cães. Rev Bras Reprod Anim. 2013; 37(4):323-7.

28. Lima DBC, Silva LDM. Obtenção e conservação do material genético do gato doméstico macho. Rev Bras Reprod Anim. 2017; 41(1):278-82.

29. Macente BI. Congelação de células espermáticas provenientes de epidídimo de gatos domésticos contendo antioxidante no meio diluidor. Jaboticabal, 2014. Dissertação (Mestrado) – Universidade Estadual Paulista.

30. Savi PAP, Motheo TF, Padilha-Nakagi LC et al. Técnica modificada de compressão do ducto deferente e cauda do epidídimo para obtenção de espermatozoides caninos. Investigação. 2015; 14(1):18-22.

31. Nöthling JO, Volkmann DH. Effect of addition of autologous prostatic fluid on the fertility of frozen-thawed dog semen after intravaginal insemination. J Reprod Fertil Suppl. 1993; 47:329-33.

32. Uchoa DC, Silva AR, Silva TFP et al. Inseminação artificial com sêmen a fresco em cadelas da raça Bassethound utilizando a sonda de osíris. Rev Bras Reprod Anim. 2001; 25(3):371-3.

33. Pinto CR, Eilts BE, Paccamonti DL. The effect of reducing hindquarter elevation time after artificial insemination in bitches. Theriogenology. 1998; 50(2):301-5.

34. Silva AR, Uchoa DC, Silva LDM. Uso da sonda de Osíris na inseminação artificial com sêmen a fresco em cadelas da raça Rottweiler. Rev Bras Reprod Anim. 2002; 5:147-9.

35. Betini C, Moraes GD, Rigolon L. Inseminação artificial de cadelas com sêmen fresco diluído em meios formulados com água de coco e leite em pó desnatado. Rev Bras Reprod Anim. 2001; 25:373-5.

36. Cunha ICN, Lopes MD. Estudo da viabilidade do processo de refrigeração do sêmen canino, utilizando-se diluidores à base de leite e glicina gema. Rev Edu Cont Med Vet Zootec CRMV-SP. 2000; 3(1):37-42.

37. Stornelli MA, Stornelli MC, Arauz MS et al. Estudio comparativo del efecto de tres diluyentes sobre la supervivencia de semen canino almacenado refrigerado a 4°C. Rev Bras Reprod Anim. 2001; 25(3): 468-70.

38. Fontenele PS, Cardoso JFS, Cardoso RCS et al. Conservação a 5°C do sêmen canino diluído em água de coco. Ciência Anim. 2002; 12:153-6.

39. Cardoso JFS, Paula NRO, Uchoa DC et al. Diferentes concentrações de gema de ovo na qualidade do sêmen canino diluído em ACP®-106 e resfriado a 4°C. Comun Sci. 2010; 1:146-52.

40. England GCW, Ponzio P. Comparison of the quality of frozen-thawed and cooled-rewarmed dog semen. Theriogenology. 1996; 46(1): 165-71.

41. Iguer-Ouada M. Medically assisted procreation in canine species: analyses and 4°C preservation of semen. Liège, 2001. Tese (Doutorado) – Université de Liège.

42. Ponglowhapan S, Essen-Gustavsson B, Linde Forsberg C. Influence of glucose and fructose in the extender during long-term storage of chilled canine semen. Theriogenology. 2004; 62(8):1498-517.

43. Concannon PW, Batista M. Canine semen freezing and artificial insemination. Cur Vet Ther. 1989; 10:1247-59.

44. Silva AR. Criopreservação do sêmen canino diluído em Tris: avaliação morfológica, funcional e de suas interações com oócitos homólogos. Fortaleza, 2005. Tese (Doutorado) – Universidade Estadual do Ceará.

45. Seager SWJ, Platz CC, Fletcher WS. Conception rates and related data using frozen dog semen. J Reprod Fert. 1975; 45(1):189-92.

46. Andersen K. Insemination with frozen dog semen based on a new insemination technique. Zuchthygiene. 1975; 10(1):1-4.

47. Thomas PGA, Larsen RE, Burns JM et al. A comparison of three packaging techniques using two extenders for the cryopreservation of canine semen. Theriogenology. 1993; 40(6):1199-205.

48. Nöthling JO, Gerstenberg C, Volkmann DH. Success with intravaginal insemination of frozen-thawed dog semen--a retrospective study. J S Afr Vet Assoc. 1995; 66(2):49-55.

49. Bueno R, Costa EP, Guimarães J et al. Qualidade espermática do sêmen criopreservado de cães – efeito do meio diluidor. Arq Bras Med Vet Zoo. 2001; 53(3):364-71.

50. Silva LDM. Procréation medicalement assistée dans l'espèce canine. Investigations morpho-fonctionnelles et optimisation dês techniques permettant d'arriver à la maêtrise de la reproduction. Liège, 1995. Tese (Doutorado) – Université de Liège.

51. Strom B, Rota A, Linde-Forsberg C. In vitro characteristics of canine spermatozoa subjected to two methods of cryopreservation. Theriogenology. 1997; 48(2):247-56.

52. Rota A, Frishling A, Vannozzi I et al. Effect of the inclusion of skimmed milk in freezing extenders on the viability of canine spermatozoa after thawing. J Reprod Fertil Suppl. 2001; 57:377-81.

53. Cardoso RCS, Silva AR, Uchoa DC et al. Cryopreservation of canine semen using a coconut water extender with egg yolk and three different glycerol concentrations. Theriogenology. 2003; 59:743-51.

54. Cardoso RCS, Silva AR, Silva LD. Comparison of two dilution rates on canine semen quality after cryopreservation in a coconut water extender. Anim Reprod Sci. 2006; 92(3-4):384-91.

55. Cardoso RCS, Silva AR, Uchoa DC et al. Use of the alternative extender powder coconut water (PCW 106®) for canine semen freezing. In: International Symposium on Canine and Feline Reproduction. São Paulo: UNESP/FMVZ; 2004. pp. 96-7.

56. Cardoso RCS, Silva AR, Silva LDM. Use of the powdered coconut water (ACP-106®) for cryopreservation of canine spermatozoa. Anim Reprod. 2005; 2:257-62.

57. Hammerstedt RH, Graham JK, Nolan JP. Cryopreservation of mammalian sperm: what we ask them to survive. J Androl. 1990; 11(1):73-88.

58. Silva AR, Cardoso RC, Uchoa DC et al. Quality of canine semen submitted to single or fractionated glycerol addition during the freezing process. Theriogenology. 2003; 59(3-4):821-9.

59. Moura CS, Cavalcanti MCO, Guerra MMP et al. Teste de avaliação in vitro e criopreservação do sêmen de cão utilizando diferentes diluidores. Rev Bras Ciênc Vet. 2002; 9:102-6.

60. Farstad W. Semen cryopreservation in dogs and foxes. Anim Reprod Sci. 1996; 42(1-4):251-60.

61. Varella Jr. AS, Lucia T, Corrêa MN et al. Effect of low density lipoproteins from hen egg yolk on the quality of canine semen cooled at 5°C. In 15th International Congress of Animal Reproduction. Porto Seguro: Colégio Brasileiro de Reprodução Animal; 2004. p. 514.

62. Polge C, Smith AU, Parkes AS. Revival of spermatozoa after vitrification and dehydration at low temperatures. Nature. 1949; 164(4172):666.

63. Olar TT, Bowen RA, Pickett BW. Influence of extender, cryoperservative and seminal processing procedures on postthaw motility of canine spermatozoa frozen in straws. Theriogenology. 1989; 31(2): 451-61.

64. Kim YJ, Park YJ, Kim BJ et al. Artificial insemination with frozen semen in the dog-Simple freezing method using methanol. Kor J Vet Res. 1994; 34(4):851-5.

65. Soares MP, Rossi Rigon CA, Mezzalira A et al. Etileno glicol na criopreservação de sêmen canino. Ciência Rural. 2002; 32(4):649-55.

66. Oliveira ECS, Juliani GC, Henry M et al. Viabilidade in vitro do sêmen canino submetido a congelação de diferentes diluidores e crioprotetores. Rev Bras Reprod Anim. 2003; 27:363-5.

67. Ravaszova O, Mesaros P, Cigankova et al. A study of the properties of dog ejaculate during long-term storage. Folia Veterinaria. 1996. pp. 95-9.

68. Peña AI, Lugilde LL, Barrio M et al. Effects of Equex from different sources on post-thaw survival, longevity and intracellular Ca2+ concentration of dog spermatozoa. Theriogenology. 2003; 59(8):1725-39.

69. Tsutsui T, Hase M, Hori T et al. Effects of orvus ES paste on canine spermatozoal longevity after freezing and thawing. J Vet Med Sci. 2000; 62(5):533-5.

70. Peña AI, Barrio F, Quintela LA et al. Effects of sodium dodecyl sulphate on post-thaw dog semen quality during in vitro incubation at 39°C and 22°C. Reprod Domest Anim. 1998; 33(6):393-8.

71. Peña A, Linde-Forsberg CB. Effects of spermatozoal concentration and post-thaw dilution rate on survival after thawing of dog spermatozoa. Theriogenology. 2000; 54(5):703-18.

72. Cardoso RCS. Características in vitro do espermatozoide canino criopreservado em água de coco. 2005. Tese (Doutorado) – Universidade Estadual do Ceará.

73. Silva AR, Cardoso CSR, Uchoa DC et al. Effect of tris-buffer, egg yolk and glycerol on canine semen freezing. Vet J. 2002; 164(3):244-6.

74. Rota A, Iguer-Ouada M, Verstegen J et al. Fertility after vaginal or uterine deposition of dog semen frozen in a tris extender with or without Equex STM paste. Theriogenology. 1999; 51(6):1045-58.

75. Ivanova-Kicheva MG, Bobadov ND, Somlev B. Cryopreservation of canine semen in pellets and in 5-mℓ aluminum tubes using three extenders. Theriogenology. 1997; 48:1343-9.

76. Verstegen J, Iguer-Ouada M, Luz MR et al. Conservation of canine semen motility parameters assessed using the Hamilton–Thorn computer assisted motility analyser and acrosome reaction integrity in semen frozen after up to 3 days conservation at 4°C (chilled). In: 3rd European Congress on Reproduction in Companion, Exotic and Laboratory Animals. Liege, 2002. pp. 109-10.

77. Silva AR, Cardoso RDCS, Silva LDM. Efeito do processo de descongelação sobre a viabilidade do sêmen canino in vitro. Ciência Animal. 1998; 8(2):75-80.

78. Yu I, Songsasen N, Godke RA et al. Differences among dogs in response of their spermatozoa to cryopreservation using various cooling and warming rates. Cryobiology. 2002; 44(1):62-78.

79. Axnér E. Sperm Morphology and maturation in the domestic cat (Felis silvestris catus), with special reference to the morphology and function of the epididymis. Uppsala, 2000. Tese (Doutorado) – Swedish University of Agricultural Sciences.

80. Luvoni GC, Kalchschmidt E, Leoni S et al. Conservation of feline semen. Part I: cooling and freezing protocols. J Feline Med Surg. 2003; 5(4):203-8.

81. Hay MA, Goodrowe KL. Comparative cryopreservation and capacitation of spermatozoa from epididymides and vasa deferentia of the domestic cat. J Reprod Fertil. 1993; 47:297-305.

82. Lima DBC, Silva TFP, Cortez AA et al. Recovery of sperm after epididymal refrigeration from domestic cats using ACP-117 c and Tris extenders. Arq Bras Med Vet Zoo. 2016; 68(4):873-81.

83. Tebet JM. Efeito da criopreservação sobre a célula espermática em três espécies de felinos: o gato-do-mato-pequeno (Leopardus tigrinus-Schreber, 1775), a jaguatirica (Leopardus pardalis-Linnaeus, 1758) e o gato doméstico (Felis catus). Tese (Doutorado). Botucatu: Universidade Estadual Paulista; 2004.

84. Glover TE, Watson PF. The effect of buffer osmolality on the survival of cat (Felis catus) spermatozoa at 5 degrees C. Theriogenology. 1985; 24(4):449-56.

85. Lengwinat T, Blottner S. In vitro fertilization of follicular oocytes of domestic cat using fresh and cryopreserved epididymal spermatozoa. Anim Reprod Sci. 1994; 35(3-4):291-301.

86. Zambelli D, Caneppele B, Castagnetti C et al. Cryopreservation of cat semen in straws: comparison of five different freezing rates. Reprod Domest Anim. 2002; 37(5):310-3.

87. Buranaamnuay K. Protocols for sperm cryopreservation in the domestic cat: a review. Anim Reprod Sci. 2017; 183:56-65.

88. Schutte AP. Canine vaginal cytology. II. Cyclic changes. J Small Anim Pract. 1967; 8(6):307-11.

89. Lindsay FEF. The normal endoscopic appearance of the caudal reproductive tract of the cyclic and non-cyclic bitch: post-uterine endoscopy. J Small Anim Pract. 1983; 24(1):1-15.

90. Wilson MS. Non-surgical intrauterine artificial insemination in bitches using frozen semen. J Reprod Fertil Suppl. 1993; 47:307-11.

91. Tsutsui T, Kawakami E, Murao I et al. Transport of spermatozoa in the reproductive tract of the bitch: observations through uterine fistula. Nihon Juigaku Zasshi. 1989; 51(3):560-5.

92. Silva LDM, Onclin K, Lejeune B et al. Comparisons of intravaginal and intrauterine insemination of bitches with fresh or frozen semen. Vet Rec. 1996; 138:154-7.

93. Silva LDM, Verstegen JP. Comparisons between three different extenders for canine intrauterine insemination with frozen-thawed spermatozoa. Theriogenology. 1995; 44(4):571-9.

94. Farstad W, Berg KA. Factors influencing the success rate of artificial insemination with frozen semen in the dog. J Reprod Fertil Suppl. 1989; 39:289-92.

95. Silva AR, Cardoso RCS, Silva LDM. Principais aspectos ligados à aplicação da inseminação artificial na espécie canina. Rev Port Ciênc Vet. 2003; 98:53-60.

96. Linde-Forsberg C, Forsberg M. Fertility in dogs in relation to semen quality and the time and site of insemination with fresh and frozen semen. J Reprod Fertil Suppl. 1989; 39:299-310.

97. Linde-Forsberg C, Strom HB, Govette G. Comparison of fertility data from vaginal vs intrauterine insemination of frozen-thawed dog semen: a retrospective study. Theriogenology. 1999; 52(1):11-23.

98. Platz JCC, Seager SW. Semen collection by electroejaculation in the domestic cat. J Am Vet Med Assoc. 1978; 173(10):1353-5.

99. Zambelli D, Cunto M. Transcervical artificial insemination in the cat. Theriogenology. 2005; 64(3):698-705.

100. Silva TFP. Comportamento sexual de gatas domésticas mantidas sem cópula em clima equatorial semiúmido. Dissertação (Mestrado). Fortaleza: Universidade Estadual do Ceará; 2003.

101. Schmidt PM. Feline breeding management. Vet Clin North Am Small Anim Pract. 1986; 16(3):435-51.

102. Root MV, Johnston SD, Olson PN. Estrous length, pregnancy rate, gestation and parturition lengths, litter size, and juvenile mortality in the domestic cat. J Am Anim Hosp Assoc. 1995; 31(5):429-33.

103. Romagnoli S. Clinical approach to infertility in the queen. J Feline Med Surg. 2003; 5(2):143-6.

104. Corrada YA, Gobello MC. Reproducción felina: características del gato doméstico. Buenos Aires: Asociación Argentina de Medicina Felina; 2000.

105. Aragão CN, Ferreira AMR. A utilização de um novo método de coleta do material para análise colpocitológica em gatas: a escova interdental. Rev Bras Ciência Vet. 2000; 7:47.

106. Tsutsui T, Tanaka A, Takagi Y et al. Unilateral intrauterine horn insemination of fresh semen in cats. J Vet Med Sci. 2000a; 62(12):1241-5.

107. Tsutsui T, Tanaka A, Hori T. Intratubal insemination with fresh semen in cats. J Reprod Fertil Suppl. 2001a; 57:347-51.

108. Tsutsui T, Tanaka A, Takagi Y et al. Unilateral intrauterine horn insemination of frozen semen in cats. J Vet Med Sci. 2000b; 62(12):1247-51.

109. Tsutsui T, Wada M, Anzai M et al. Artificial insemination with frozen epididymal sperm in cats. J Vet Med Sci. 2003; 65(3):397-9.

110. Tanaka A, Takagi Y, Nakagawa K et al. Artificial intravaginal insemination using fresh semen in cats. J Vet Med Sci. 2001; 62(11):1163-7.

111. Howard JG, Barone MA, Donoghue AM et al. The effect of pre-ovulatory anaesthesia on ovulation in laparoscopically inseminated domestic cats. J Reprod Fertil. 1992; 96(1):175-86.

112. Zambelli D, Castagnetti C. Transcervical insemination with fresh or frozen semen in the domestic cat: new technique and preliminary results. In 5th Annual Conference of the European Society for Domestic Animal (ESDAR); 2001. p. 24.

113. Gobello C. Questions concerning estrus induction in the bitch and queen. In 3rd European Congress on Reproduction in Companion, Exotic and Laboratory Animals. Liége, 2002. p. 46.

114. Concannon P, Lasley B, Vanderlip S. LH release, induction of oestrus and fertile ovulations in response to pulsatile administration of GnRH to anoestrous dogs. J Reprod Fertil. 1997; 51:41-54.

115. Wright PJ. The induction of oestrus and ovulation in the bitch using pregnant mare serum gonadotrophin and human chorionic gonadotrophin. Aust Vet J. 1980; 56(3):137-40.

116. Stornelli MC, Garcia Mitacek MC, Gimenez F et al. Pharmacokinetics of eCG and induction of fertile estrus in bitches using eCG followed by hCG. Theriogenology. 2012; 78(5):1056-64.

117. Concannon PW. Methods of rapid induction of fertile estrus in dogs. In: Kirk RW. Current Veterinary Therapy XI. Philadelphia: WB Saunders; 1992. pp. 960-3.

118. Wanke M, Farina J, Loza M et al. Induction of estrus in bitches with normal and persistent anestrus using human menopausal gonadotropin (hMG). Theriogenology. 1997; 47(4):935-42.

119. Zoldag L, Fekete S, Csaky I et al. Fertile estrus induced in bitches by bromocryptine, a dopamine agonist: a clinical trial. Theriogenology. 2001; 55(8):1657-66.

120. Tainturier D, Handoja Kusuma, P, Fieni F et al. Declenchement des chaleurs chez la chienne par in antiprolactine: la metergoline. Prat Med Chir Comp. 1994; 29:197-203.

121. Jeukenne P, Verstegen J. Termination of dioestrus and induction of oestrus in dioestrous nonpregnant bitches by the prolactin antagonist cabergoline. J Reprod Fertil Suppl. 1997; 51:59-66.

122. Jurczak A, Domosławska A, Bukowska B et al. Equine chorionic gonadotropin and human chorionic gonadotropin stimulation increase the number of luteinized follicles and the progesterone level compared with cabergoline stimulation in anoestrus bitches. Reprod Domest Anim. 2016; 51(4):562-8.

123. Verstegen JP, Onclin K, Silva LD et al. Effect of stage of anestrus on the induction of estrus by the dopamine agonist cabergoline in dogs. Theriogenology. 1999; 51(3):597-611.

124. Rota A, Mollo A, Marinelli L et al. Evaluation of cabergoline and buserelin efficacy for oestrous induction in the bitch. Reprod Domest Anim. 2003; 38(6):440-3.

125. Concannon PW, Temple M, Montanez A et al. Effects of dose and duration of continuous GnRH-agonist treatment on induction of estrus in beagle dogs: competing and concurrent up-regulation and down-regulation of LH release. Theriogenology. 2006; 66(6-7):1488-96.

126. Volkman DH, Kutzler MA, Wheeler R et al. The use of deslorelin implants for the synchronization of estrus in diestrous bitches. São Paulo: 5th International Symposium on Canine and Feline Reproduction. 2004. pp. 52-4.

127. Kutzler M, Lamb SV, Volkmann D. Comparison between vestibular and subcutaneous insertion of deslorelin implants for oestrus induction in bitches. Reprod Domest Anim. 2009; 44:83-6.

128. Wolf T, Meyer H, Kutzler M. Litter size response to oestrous induction with deslorelin (Ovuplant(R)) in dogs. Reprod Domest Anim. 2012; 47(Suppl 6):387-8.

129. Lucas X. Clinical use of deslorelin (GnRH agonist) in companion animals: a review. Reprod Domest Anim. 2014; 49(Suppl 4):64-71.

130. Kaya D, Schäfer-Somi S, Kurt B et al. Clinical use of deslorelin implants for the long-term contraception in prepubertal bitches: effects on epiphyseal closure, body development, and time to puberty. Theriogenology. 2015; 83(7):1147-53.

131. Marino G, Rizzo S, Quartuccio M et al. Deslorelin implants in pre-pubertal female dogs: short- and long-term effects on the genital tract. Reprod Domest Anim. 2014; 49(2):297-301.

132. Faya M, Priotto M, Marchetti C et al. Neonatal administration of deslorelin acetate in domestic dogs: preliminary results. Paris: In 8th International Symposium on Canine and Feline Reproduction; 2016. p. 57.

133. Mattos MRF, Simões-Mattos L, Silva LDM. Embryo technology in the domestic cat (Felis catus). Vet Mex. 2003; 34(4):373-88.

134. Silva Jr. FX, Aguiar L, Silva FMO et al. Indução de estro em uma gata Persa. Rev Bras Reprod Anim. 2002; 5159-61.

135. Mattos MRF, Silva TFP, Pereira BS et al. Embryo transfer in the cat: first success in Latin America. Rio de Janeiro: In II Congresso Internacional de Medicina Felina; 2001. pp. 1-2.

136. Aguiar L, Madeira LH, Silva Jr. FXD et al. Transferência de embriões em gata doméstica (Felis catus). Rev Bras Reprod Anim. 2002; 5: 152-4.

137. Rodrigues BA, Rodrigues JL. Influence of reproductive status on in vitro oocyte maturation in dogs. Theriogenology. 2003; 60(1):59-66.

138. Hay MA, King WA, Gartley CJ et al. Canine spermatozoa–cryopreservation and evaluation of gamete interaction. Theriogenology. 1997; 48(8):1329-42.

139. Luvoni GC, Chigioni S, Allievi E et al. Factors involved in vivo and in vitro maturation of canine oocytes. Theriogenology. 2005; 63(1): 41-59.

140. Pope CE, Keller GL, Dresser BL. In vitro fertilization in domestic and non-domestic cats including sequences of early nuclear events, development in vitro, cryopreservation and successful intra- and interspecies embryo transfer. J Reprod Fertil Suppl. 1993; 47:189-201.

141. Jewgenow K, Fickel J. Sequential expression of zona pellucida protein genes during the oogenesis of domestic cats. Biol Reprod. 1999; 60(2):522-6.

142. Paz RCR, Lopes MD, Dias EA et al. Nuclear maturation of oocytes in female domestic cats (Felis catus). Acta Sci Vet. 2003; 31:521.

143. Johnston LA, Donoghue AM, O'brien SJ et al. Culture medium and protein supplementation influence in vitro fertilization and embryo development in the domestic cat. J Exp Zool. 1991; 257(3):350-9.

144. Durrant BS, Pratt NC, Russ KD et al. Isolation and characterization of canine advanced preantral and early antral follicles. Theriogenology. 1998; 49(5):917-32.

145. Bolamba D, Borden-Russ KD, Durrant BS. In vitro maturation of domestic dog oocytes cultured in advanced preantral and early antral follicles. Theriogenology. 1998; 49(5):933-42.

146. Jewgenow K, Pitra C. Hormone-controlled culture of secondary follicles of domestic cats. Theriogenology. 1993; 39(2):527-35.

147. Jewgenow K, Göritz F. The recovery of preantral follicles from ovaries of domestic cats and their characterisation before and after culture. Anim Reprod Sci. 1995; 39(4):285-97.

148. Lima AKF, Bezerra MB, Oliveira LC et al. Isolamento e caracterização de folículos ovarianos pré-antrais em gatas domésticas (Felis catus). Rev Bras Reprod Anim. 2003; 27:396-7.

149. Tas M, Evecen M, Ozdas OB et al. Effect of transport and storage temperature of ovaries on in vitro maturation of bitch oocytes. Anim Reprod Sci. 2006; 96(1-2):30-4.

150. Wolf BA, Wildt DE. Development to blastocysts from in vitro maturation and fertilization of domestic cat oocytes following prolonged cold storage ex situ. J Reprod Fertil. 1996; 106:135-42.

151. Wood TC, Montali RJ, Wildt DE. Follicle-oocyte atresia and temporal taphonomy in cold-stored domestic cat ovaries. Mol Reprod Dev. 1997; 46(2):190-200.

152. Rodrigues BA, Santos LC, Rodrigues JL. In vitro oocyte maturation of pre-cooled domestic cat ovaries. 3rd Liège: European Congress on Reproduction in Companion, Exotic and Laboratory Animals; 2002. pp. 156-7.

153. Luvoni GC, Pellizzari P. Embryo development in vitro of cat oocytes cryopreserved at different maturation stages. Theriogenology. 2000; 53(8):1529-40.

154. Comizzoli P, Wildt DE, Pukazhenthi BS. Effect of 1,2-propanediol versus 1,2-ethanediol on subsequent oocyte maturation, spindle integrity, fertilization, and embryo development in vitro in the domestic cat. Biol Reprod. 2004; 71(2):598-604.

155. Gómez MC, Pope, E, Harris R et al. Development of in vitro matured, in vitro fertilized domestic cat embryos following cryopreservation, culture and transfer. Theriogenology. 2003; 60(2):239-51.

156. Jewgenow K, Penfold L, Meyer H et al. Viability of small preantral ovarian follicles from domestic cats after cryoprotectant exposure and cryopreservation. J Reprod Fertil. 1998; 112(1):39-47.

157. Lima AKF, Silva AR, Santos RR et al. Cryopreservation of preantral ovarian follicles in situ from domestic cats (Felis catus) using different cryoprotective agents. Theriogenology. 2006; 66(6-7):1664-6.

158. Newton H. The cryopreservation of ovarian tissue as a strategy for preserving the fertility of cancer patients. Hum Reprod Update. 1988; 4(3):237-47.

159. Luvoni GC, Chigioni S, Allievi E et al. Meiosis resumption of canine oocytes cultured in the isolated oviduct. Reprod Domest Anim. 2003; 38(5):410-4.

160. Fayrer-Hosken R. Emerging technologies in small animal theriogenology. In: Kustritz MVR. Small Animal Theriogenology. St Louis: Elsevier; 2003. pp. 599-612.

161. Rodrigues BA, Rodrigues JL. Meiotic response of in vitro matured canine oocytes under different proteins and heterologous hormone supplementation. Reprod Domest Anim. 2003; 38(1):58-62.

162. Salavati M, Ghafari F, Zhang T et al. Effects of oxygen concentration on in vitro maturation of canine oocytes in a chemically defined serum-free medium. Reproduction. 2012; 144(5):547-56.

163. Salavati M, Ghafari F, Zhang T et al. Influence of caffeine pretreatment on biphasic in vitro maturation of dog oocytes. Theriogenology. 2013; 80(7):784-92.

164. Apparicio M, Mostachio GQ, Motheo TF et al. Distribution of cortical granules and meiotic maturation of canine oocytes in bi-phasic systems. Reprod Fertil Dev. 2015; 27(7):1082-7.

165. Bolamba D, Russ KD, Olson MA et al. In vitro maturation of bitch oocytes from advanced preantral follicles in synthetic oviduct fluid medium: serum is not essential. Theriogenology. 2002; 58(9):1689-703.

166. Abdel-Ghani MA, Shimizu T, Asano T et al. In vitro maturation of canine oocytes co-cultured with bovine and canine granulosa cell monolayers. Theriogenology. 2012; 77(2):347-55.

167. Gobello C, Corrada YA. Biotechnology in canine reproduction: an update. Anal Vet. 2003; 23(1):30-7.

168. Songsasen N, Wildt DE. Size of the donor follicle, but not stage of reproductive cycle or seasonality, influences meiotic competency of selected domestic dog oocytes. Mol Reprod Dev. 2005; 72(1):113-9.

169. Serafim MK, Silva GM, Duarte AB et al. High insulin concentrations promote the in vitro growth and viability of canine preantral follicles. Reprod Fertil Dev. 2013; 25(6):927-34.

170. Abdel-Ghani MA, Shimizu T, Suzuki H. Expression pattern of vascular endothelial growth factor in canine folliculogenesis and its effect on the growth and development of follicles after ovarian organ culture. Reprod Domest Anim. 2014; 49(5):734-9.

171. Serafim MK, Duarte AB, Silva GM et al. Impact of growth hormone (GH) and follicle stimulating hormone (FSH) on in vitro canine preantral follicle development and estradiol production. Growth Horm IGF Res. 2015; 25(2):85-9.

172. Pope CE, Mcrae MA, Plair BL et al. In vitro and in vivo development of embryos produced by in vitro maturation and in vitro fertilization of cat oocytes. J Reprod Fertil Suppl. 1997; 51:69-82.

173. Murakami M, Otoi T, Karja NW et al. Effects of serum-free culture media on in vitro development of domestic cat embryos following in vitro maturation and fertilization. Reprod Domest Anim. 2002; 37(6):352-6.

174. Jewgenow K, Wood TC, Wildt DE. DNA degradation in mural granulosa cells of non-and slightly atretic follicles of fresh and cold-stored domestic cat ovaries. Mol Reprod Dev. 1997; 48(3):350-5.

175. Karja N, Otoi T, Murakami M et al. In vitro maturation, fertilization and development of domestic cat oocytes recovered from ovaries collected at three stages of the reproductive cycle. Theriogenology. 2002; 57(9):2289-98.

176. Luvoni GC. Current progress on assisted reproduction in dogs and cats: in vitro embryo production. Reprod Nutr Dev. 2000; 40(5):505-12.

177. Farstad W. Assisted reproductive technology in canid species. Theriogenology. 2000; 53(1):175-86.

178. Farstad W. Current state in biotechnology in canine and feline reproduction. Anim Reprod Sci. 2000; 60:375-87.

179. England GCW, Verstegen JP, Hewitt DA. Pregnancy following in vitro fertilisation of canine oocytes. Vet Rec. 2001; 148:20-2.

180. Renton JP, Boyd JS, Eckersall PD et al. Ovulation, fertilization and early embryonic development in the bitch (Canis familiaris). J Reprod Fertil. 1991; 93(1):221-31.

181. Yamada S, Shimazu Y, Kawaji H et al. Maturation, fertilization, and development of dog oocytes in vitro. Biol Reprod. 1992; 46(5):853-8.

182. Nagashima JB, Sylvester SR, Nelson JL et al. Live births from domestic dog (Canis familiaris) embryos produced by in vitro fertilization. PLoS One. 2015; 10(12):e0143930.

183. Freistedt P, Stojkovic M, Wolf E. Efficient in vitro production of cat embryos in modified synthetic oviduct fluid medium: effects of season and ovarian status. Biol Reprod. 2001; 65(1):9-13.

184. Goodrowe KL, Howard JG, Wildt DE. Comparison of embryo recovery, embryo quality, oestradiol-17β and progesterone profiles in domestic cats (Felis catus) at natural or induced oestrus. J Reprod Fertil. 1988; 82(2):553-61.

185. Fulton RM, Keskintepe L, Durrant BS et al. Intracytoplasmic sperm injection (ICSI) for the treatment of canine infertility. Theriogenology. 1998; 1(49):366.

186. Pope CE, Johnson CA, Mcrae MA et al. Development of embryos produced by intracytoplasmic sperm injection of cat oocytes. Anim Reprod Sci. 1998; 53(1-4):221-36.

187. Gomez MC, Pope CE, Harris R et al. Births of kittens produced by intracytoplasmic sperm injection of domestic cat oocytes matured in vitro. Reprod Fertil Dev. 2000; 12(8):423-33.

188. Bogliolo L, Leoni G, Ledda S et al. Intracytoplasmic sperm injection of in vitro matured oocytes of domestic cats with frozen-thawed epididymal spermatozoa. Theriogenology. 2001; 56(5):955-67.

189. Chastant-Maillard S, Chebrout M, Thoumire S et al. Embryo biotechnology in the dog: a review. Reprod Fertil Dev. 2010; 22(7):1049-56.

190. Kutzler MA. Estrus induction and synchronization in canids and felids. Theriogenology. 2007; 68(3):354-74.

191. Tsutsui T, Shimada K, Nishi M et al. An experimental trial on embryo transfer in the dog. Nihon Juigaku Zasshi. 1989; 51(4):797-800.

192. Tsutsui T, Hori T, Okazaki H et al. Transfer of canine embryos at various developmental stages recovered by hysterectomy or surgical uterine flushing. J Vet Med Sci. 2001b; 63(4):401-5.

193. Luz MR, Holanda CC, Pereira JJ et al. High embryonic recovery rates with in vivo and ex vivo techniques in the bitch. Reprod Domest Anim. 2011; 46(4):724-7.

194. Kraemer DC, Flow BL, Schriver MD et al. Embryo transfer in the nonhuman primate, feline and canine. Theriogenology. 1979; 11(1):51-62.

195. Swanson WF, Godke RA. Transcervical embryo transfer in the domestic cat. Lab Anim Sci. 1994; 44:288-91.

196. Swanson WF, Penfold LM, Wildt DE. Developmental capacity of IVF-dertved domestic cat embryos following transfer to naturally-estrual, GnRH-treated recipients. Theriogenology. 1998; 1(49):267.

197. Metcalfe SS, Shaw JM, Gunn IM. Xenografting of canine ovarian tissue to ovariectomized severe combined immunodeficient (SCID) mice. J Reprod Fertil Suppl. 2001; 57:323-9.

198. Gosden RG, Boulton MI, Grant K et al. Follicular development from ovarian xenografts in SCID mice. J Reprod Fertil. 1994; 101(3):619-23.

199. Bosch P, Hernandez-Fonseca HJ, Miller DM et al. Development of antral follicles in cryopreserved cat ovarian tissue transplanted to immunodeficient mice. Theriogenology. 2004; 61(2-3):581-94.

200. Snedaker AK, Honaramooz A, Dobrinski I. A game of cat and mouse: xenografting of testis tissue from domestic kittens results in complete cat spermatogenesis in a mouse host. J Androl. 2004; 25(6):926-30.

201. Kim Y, Selvaraj V, Pukazhenthi B et al. Effect of donor age on success of spermatogenesis in feline testis xenografts. Reprod Fertil Dev. 2007; 19(7):869-76.

202. Lee BC, Kim MK, Jang G et al. Dogs cloned from adult somatic cells. Nature. 2005; 436(7051):641.

203. Murakami M, Otoi T, Wongsrikeao P et al. Development of interspecies cloned embryos in yak and dog. Cloning Stem Cells. 2005; 7(2):77-81.

204. Jang G, Kim MK, Oh HJ et al. Birth of viable female dogs produced by somatic cell nuclear transfer. Theriogenology. 2007; 67(5):941-7.

205. Jang G, Hong SG, Oh HJ et al. A cloned toy poodle produced from somatic cells derived from an aged female dog. Theriogenology. 2008; 69(5):556-63.

206. Hong SG, Jang G, Kim MK et al. Dogs cloned from fetal fibroblasts by nuclear transfer. Anim Reprod Sci. 2009; 115(1-4):334-9.

207. Hossein MS, Jeong YW, Park SW et al. Birth of Beagle dogs by somatic cell nuclear transfer. Anim Reprod Sci. 2009; 114(4):404-14.

208. Kim S, Park SW, Hossein MS et al. Production of cloned dogs by decreasing the interval between fusion and activation during somatic cell nuclear transfer. Mol Reprod Dev. 2009; 76(5):483-9.

209. Park JE, Hong SG, Kang JT et al. Birth of viable puppies derived from breeding cloned female dogs with a cloned male. Theriogenology. 2009; 72(5):721-30.

210. Shin T, Kraemer D, Pryor J et al. A cat cloned by nuclear transplantation. Nature. 2002; 415(6874):859.

211. Oliveira ECS. Criopreservação de tecido testicular. Rev Bras Reprod Anim. 2015; 39(1):109-110.

212. Lima DBC, Silva LDM. Cryopreservation of testicular tissue: an alternative to maintain the reproductive capacity in different animal species. Ci Ru. 2017a; 47:1-8.

213. Lima DBC, Silva LDM. Obtenção e conservação do material genético do gato doméstico macho. Rev Bras Repr An. 2017b; 41(1), 278-82.

214. Lima DBC, Silva LDM. Vitrificação testicular de felinos pré-púberes. Rev Bras Repr An. 2018; 42(3-4), 125-28.

215. Silva AR, Souza ALP, Santos EAAD, Lima GL, Peixoto GCX, Souza PC, Castelo TS. Formação de bancos de germoplasma e sua contribuição para a conservação de espécies silvestres no Brasil. Ci Anim. 2012; 22(1), 219-34.

216. Silva AR, Cardoso RCS, Silva, L.D.M. Criopreservação de sêmen canino: revisão. Ci Anim. 2001; 11(2), 119-29.

217. Pukazhenthi BS, Nagashima J, Travis AJ, Costa GM, Escobar EM, França LR, Wildt DE. Slow freezing, but not vitrification supports complete spermatogenesis in cryopreserved, neonatal sheep testicular xenografts. Plos One. 2015; 10(4):1-15.

218. Carvalho MDC. Criopreservação de tecido testicular de cães avaliação histológica e ultraestrutural. 2016. 70 f. Dissertação de Mestrado. – Programa de Pós-Graduação em Ciência Animal Tropical, Universidade Federal Rural de Pernambuco.

219. Santos JFP. Criopreservação de tecido testicular de cães (Canis lupus familiaris). 43 f. 2018. Dissertação de Mestrado. Programa de Pós-Graduação em Ciência Animal e Pastagens, Universidade Federal Rural de Pernambuco.

220. Rodriguez-Sosa JR, Dobrinski I. Recent developments in testis tissue xenografting. Reproduction. 2009; 138: 187-94.

221. Abrishami M, Abbasi S, Honaramooz A. The effect of donor age on progression of spermatogenesis in canine testicular tissue after xenografting into immunodeficient mice. Theriogenology. 2010; 73(4):512-22.

222. Lee KH, Lee WY, Kim DH, Lee SH, Do JT, Park C, Kim JH, Choi YS, Song H. Vitrified canine testicular cells allow the formation of spermatogonial stem cells and seminiferous tubules following their xenotransplantation into nude mice. Scientific Reports. 2016; 6:1-11.

223. Buarpung S, Tharasanit T, Comizzoli P, Techakumphu M. Feline spermatozoa from fresh and cryopreserved testicular tissues have comparable ability to fertilize matured oocytes and sustain the embryo development after intracytoplasmic sperm injection. Theriogenology. 2013; 79(1):149-58.

224. Macente BI, Toniollo GH, Apparicio M, Mansano CFM, Thomé HE, Canella CL, Tozato M, Gutierrez RR. Evaluation of different fragment sizes and cryoprotectants for cryopreservation of feline testicular tissues. Reprod Dom Anim. 2017; 52 (supl.2):242-47.

225. Lima DBC, Silva TFP, Morais GB, Aquino-Cortez A, Evangelista JSAM, Xavier Júnior FAF, Viana DA, Silva LDM. Different associations of cryoprotectants for testicular tissue of prepubertal cats submitted to vitrification. Reprod Dom Anim. 2017; 52 (supl.2): 235-41.

226. Lima DBC, Silva TFP, Aquino-Cortez A, Leiva-Revilla J, Silva LDM. Vitrification of testicular tissue from prepubertal cats in cryotubes using different cryoprotectant associations. Theriogenology. 2018b:110, 110-15.

227. Macente BI, Apparicio M, Mansano CFM, Tavares MR, Fonseca-Alves CE, Sousa BP, Bertolo PHL, Vasconcelos RO, Teixeira ES, Toniollo GH. Effect of cryopreservation on sperm DNA fragmentation and apoptosis rates in the testicular tissue of domestic cats. Anim Reprod Sci. 2019; 211:106224.

228. Mota PC, Ehmcke J, Westernströer B, Gassei K, Ramalho-Santos J, Schlatt S. Effects of different storage protocols on cat testis tissue potential for xenografting and recovery of spermatogenesis. Theriogenology. 2012; 77(2): 299-310.

229. Lima DBC, Silva LDM, Comizzoli P. Influence of warming and reanimation conditions on seminiferous tubule morphology, mitochondrial activity, and cell composition of vitrified testicular tissues in the domestic cat model. PLoS One. 2018a, 13(11):e0207317.

230. Silva HVR, Silva AM, Lee P-C, Brito BF, Silva AR, Silva LDM, Comizzoli P. Influence of microwave-assisted drying on structural integrity and viability of testicular tissues from adult and prepubertal domestic cats. Biopreservation and Biobanking. 2020; 18:415-24.

CAPÍTULO 12

Tecnologia de Embriões Bovinos Produzidos *in Vivo*

Arnaldo Diniz Vieira • Bernardo Garziera Gasperin • Monique Mazzarollo Frata • Wagner Marques de Lima

Introdução

A espécie bovina é classificada como monovulatória, determinando que, fisiologicamente, uma fêmea produza, em média, de seis a oito crias durante sua vida produtiva. Porém, quando fêmeas genética ou biologicamente importantes são induzidas a produzir múltiplas ovulações (MOTE ou simplesmente superovulação [SOV]) e liberadas da necessidade de gestar os produtos, multiplica-se sua capacidade de gerar descendentes. Desse modo, torna-se possível aumentar a pressão de seleção e a disseminação de material genético para melhoramento dos rebanhos de carne ou leite. O conjunto de procedimentos técnicos que envolvem a seleção e o manejo de fêmeas que produzirão os embriões (doadoras) e daquelas que irão gestá-los (receptoras) é reconhecido pelo termo transferência de embriões (TE). Essa técnica foi originalmente desenvolvida para viabilizar o intercâmbio de material genético com redução de custos e riscos sanitários com o transporte de animais. Entretanto, com o advento da criopreservação, estabeleceu-se ainda a possibilidade de criação de bancos genéticos e intensificação do comércio internacional. Com a TE, é possível utilizar a ferramenta de "embrião terapêutico", contornando falhas de ovulação e desenvolvimento embrionário inicial de vacas mantidas sob condições ambientais desfavoráveis, possibilitando aumentar as taxas de prenhez e acelerar o ganho genético no rebanho. Essa e outras vantagens sedimentam a importância da TE na exploração pecuária, atual e futura, no Brasil e no mundo.

História e situação atual

Não é o objetivo deste capítulo descrever os fatos históricos que envolveram o desenvolvimento das bases da TE, já que essas informações podem ser obtidas com detalhes em revisões específicas.[1,2] Além disso, as diretrizes que norteiam a execução das técnicas que compõem a TE estão descritas no manual da Sociedade Internacional de Transferência de Embriões (IETS, do inglês *International Embryo Technology Society*)[3] e no *Training Manual for Embryo Transfer in Cattle*, publicado pela Organização das Nações Unidas para a Alimentação e a Agricultura (FAO, do inglês *Food and Agriculture Organization*).[4] Porém, neste capítulo serão destacadas informações complementares identificadas pelos autores.

Atualmente, a tecnologia de produção *in vitro* de embriões pela fecundação *in vitro* (FIV) tem passado por uma grande expansão, aumentando também a viabilidade da realização da clonagem por transferência nuclear de células somáticas (TNCS) comercialmente, estando ambas as técnicas descritas em capítulos específicos neste livro. Porém, ainda existe uma grande demanda pelo uso da TE, devido ao fato de as raças taurinas possuírem menor população folicular antral em comparação com as zebuínas e, consequentemente, menor número de oócitos são obtidos após cada sessão de aspiração folicular guiada por ultrassonografia (OPU, do inglês *ovum pick-up*). Além disso, a qualidade dos embriões obtidos *in vivo* ainda é superior aos produzidos *in vitro* (PIV), apresentando maior tolerância à criopreservação.

Local de produção de embriões

De acordo com a legislação nacional vigente (Instrução Normativa nº 55, de 27 de setembro de 2006),[5] a atividade de TE pode ser executada por estabelecimentos registrados no Ministério da Agricultura, Pecuária e Abastecimento (MAPA). Os estabelecimentos podem ser classificados, de acordo com as características, como centros de colheita e processamento de embriões (CCPE) – onde são reunidos animais para a realização da colheita e processamento de embriões, ou como estabelecimentos prestadores de serviço em colheita e processamento de embriões (EPSE), nos quais a atividade é realizada em propriedades de terceiros. Nas duas modalidades, cabe ao médico-veterinário responsável técnico (RT) garantir o controle zoossanitário das doadoras e realizar a escrituração das informações necessárias para a identificação dos embriões produzidos, de acordo com as diretrizes da IETS e da World *Organisation for Animal Health* (OIE). Todos os critérios de definição das condições zoossanitárias necessárias para importação de embriões produzidos nos países do Mercosul podem ser obtidos por meio da Instrução Normativa nº 23, de 21 de junho de 2013.[6] Devido à possibilidade de alterações na legislação, sugere-se ao leitor sempre consultar as normativas vigentes.

Escolha dos animais

Doadoras

Os critérios para seleção das doadoras podem variar de acordo com o objetivo pretendido. No caso da realização de experimentos ou manutenção de bancos genéticos de raças ou linhagens específicas, podem-se considerar apenas características pontuais. Entretanto, na maioria dos casos, os principais critérios consideram o valor comercial da progênie ou o progresso genético que esta trará ao rebanho. No caso do melhoramento genético, para a seleção de uma doadora devem-se utilizar ferramentas como escrituração zootécnica, avaliação visual, provas de desempenho e, quando possível, diferença esperada na progênie (DEP), que pode ser calculada com base no *pedigree*, nos dados da progênie ou da genômica. Neste último caso, é realizada a avaliação de marcadores moleculares específicos, a fim de identificar e selecionar os indivíduos superiores.

A *escolha das doadoras* também deve levar em consideração os seguintes critérios:

- Avaliação ginecológica e fertilidade: independentemente da categoria (novilha ou vaca), as fêmeas devem ser submetidas a uma completa avaliação ginecológica,[7] ressaltando-se a importância da avaliação da cérvix, uma vez que será necessária a transposição cervical para inseminação artificial (IA) e, posteriormente, passagem da sonda para recuperação embrionária. A fêmea preferencialmente deve apresentar perfeitas condições reprodutivas, mas também pode ser considerada a multiplicação de animais com limitações reprodutivas de caráter adquirido. Devem-se evitar fêmeas com histórico de aborto, metrite, cistos ovarianos e ciclos estrais irregulares. Caso a fêmea seja jovem, é importante investigar o histórico reprodutivo de sua mãe
- Sanidade: preferencialmente, a fêmea não deve ser portadora de qualquer doença infectocontagiosa e ser mantida sob rigoroso esquema de prevenção (isolamento, vacinação). Porém, algumas doenças podem ser prevenidas com o uso da TE (banho dos embriões com tripsina), tornando possível que doadoras portadoras de algumas doenças continuem sendo utilizadas (vide anexo B do manual da IETS)[3]
- Condição corporal: as fêmeas devem apresentar adequado escore da condição corporal (ECC), sendo considerados ideais os escores médios (3 a 3,5 em uma escala de 1 a 5) em condições de ganho de peso. Já animais com ECC muito elevado, comum em animais preparados para exposições, ou animais em condições de balanço energético negativo, constituem indivíduos com tendência a desenvolver baixa

resposta aos tratamentos de indução de múltiplas ovulações. Uma dieta equilibrada em energia, proteína, minerais e fibras é determinante para o sucesso de um programa de TE
- Categoria: fêmeas adultas potencialmente são melhores candidatas à TE em virtude de já possuírem histórico reprodutivo. Fêmeas lactantes devem entrar nos programas de TE somente após um período de completa involução uterina e retorno à ciclicidade (em média 45 dias pós-parto). Novilhas também podem ser submetidas à TE quando se pretende reduzir ainda mais o intervalo entre gerações e, com o uso de avaliações genômicas, multiplicam-se os animais com DEP positiva para as características desejadas antes mesmo de conhecer seus descendentes
- Intervalo entre colheitas: apesar de ser possível proceder à colheita de embriões em intervalos de 15 a 20 dias, é mais recomendável realizá-la em períodos de 30 a 40 dias. A execução de vários programas de TE consecutivos pode causar diminuição da resposta superovulatória em alguns animais, sendo possível tentar contornar essa situação com o ajuste da dose de FSH ou com a substituição do produto utilizado nas SOVs subsequentes. Nos casos em que as fêmeas não respondem ao ajuste hormonal ou apresentam problemas como cistos ou ciclos irregulares, recomenda-se estabelecer uma gestação. Especialmente no caso das novilhas, é recomendável a realização de, no máximo, duas colheitas antes do estabelecimento de uma gestação para que não ocorra dificuldade de as fêmeas tornarem-se gestantes posteriormente. Em novilhas e vacas, a gestação serve para "estabilizar" o sistema endócrino dos animais, o que estende de suas capacidades de continuar respondendo à SOV por maiores períodos.

Receptoras

A manutenção de fêmeas aptas ao uso como receptoras é responsável pelo maior custo dentro de programas de TE. Esse custo se torna ainda mais elevado quanto maior é a falta de programação das atividades, quando o aproveitamento das receptoras sincronizadas é baixo e/ou quando a taxa de prenhez não é satisfatória. As receptoras, assim como as doadoras, devem apresentar ECC médio e, preferencialmente, devem estar ganhando peso durante o período em que vão receber o embrião (inovulação).

A *escolha das receptoras* deve levar em consideração os seguintes critérios:

- Avaliação ginecológica e fertilidade: devem ter sua saúde ginecológica atestada e apresentar ciclicidade normal. Assim como mencionado para as doadoras, a avaliação da cérvix é de extrema importância, pois embora não seja realizada IA, é necessária a transposição cervical durante o diestro para inovulação do embrião. Devem ser evitados animais diagnosticados como não gestantes após uma estação de monta ou que já tenham histórico de dificuldade para emprenhar, pois o uso desses animais pode reduzir as taxas de prenhez após a inovulação. Fêmeas com histórico de duas IAs ou inovulações em sequência, sem estabelecimento de gestação, devem ser removidas do lote de receptoras

- Sanidade: atestar a sanidade dos animais clinicamente e por meio de análises laboratoriais, além de manter as receptoras longe de possíveis fontes de contágio. As receptoras precisam receber cobertura vacinal contra as principais doenças reprodutivas (rinotraqueíte infecciosa bovina (IBR), diarreia viral bovina (BVD), leptospirose), assim como tratamentos contra endo e ectoparasitas, tomando o cuidado para que não haja influência negativa do manejo e impacto dos princípios ativos no estabelecimento ou na manutenção das gestações
- Porte: selecionar fêmeas com porte compatível com a raça do embrião e/ou peso ao nascer, a fim de minimizar o risco de partos distócicos
- Temperamento: deve-se dar preferência às receptoras mais calmas, para facilitar o manejo e evitar acidentes durante as etapas do procedimento. Nesse sentido, um estudo recente demonstrou menores taxas de prenhez em receptoras com temperamento agitado (46,3%) em comparação com aquelas mais calmas (59,4%), sendo que o tratamento com flunixina meglumina no dia da inovulação aumentou a taxa de prenhez em receptoras agitadas (56,8%)[8]
- Categoria: convencionalmente, o uso de novilhas é preferencial, devido à saúde uterina; porém, o uso de vacas saudáveis pode ser vantajoso quando há registro do histórico reprodutivo, habilidade materna e potencial produção de leite.

Procedimentos gerais

Indução de múltiplas ovulações nas doadoras

Apesar de ser possível a realização da colheita sem estimulação hormonal, no manejo das doadoras normalmente estão associados procedimentos para indução de SOV, o que possibilita a obtenção de múltiplos embriões, a fim de concentrar as atividades e reduzir os custos com mão de obra.

A resposta à SOV pode ser influenciada por diversos fatores, como os descritos a seguir.

Efeito individual. Determinante com menor possibilidade de intervenção; sabe-se que aproximadamente 30% dos animais não respondem adequadamente à SOV. Por esse motivo, quando não existe um histórico de resposta de colheitas anteriores, recomenda-se sempre trabalhar com, no mínimo, dois animais, ou adicionar uma nova doadora ao grupo de colheita em cada programa, para evitar a total perda do trabalho de preparação. Por meio da ultrassonografia, é possível avaliar a quantidade de folículos presentes nos ovários antes de iniciar a SOV, estimando assim, de forma subjetiva, a capacidade de resposta ao tratamento hormonal de cada doadora.[9] Outro método possível, embora menos usual devido ao custo e à necessidade de *kits* e equipamentos específicos, é a determinação dos níveis séricos de hormônio antimülleriano, em função de sua correlação com o número de folículos antrais disponíveis para responder à estimulação hormonal[10]

Tipo do hormônio, dose e via de administração.[11] Atualmente, no mercado nacional existem três produtos licenciados para indução de SOV em bovinos. Eles têm como bases o hormônio folículo estimulante (FSH) purificado; FSH + hormônio luteinizante (LH) ou gonadotrofina coriônica equina (eCG). Alternativamente, a SOV também pode ser induzida pela gonadotrofina menopáusica humana (hMG); porém, esse hormônio é pouco utilizado em função de seu custo elevado. A dose de hormônio a ser aplicada varia de acordo com o produto, a raça, a categoria animal e a condição metabólica (Quadro 12.1). Recomenda-se o emprego de uma dose média em animais que não têm histórico de tratamentos anteriores e, conforme a resposta, ajusta-se a dosagem em SOVs posteriores. Respostas exageradas não são desejáveis pelo fato de não resultarem em boas taxas de recuperação, provavelmente devido ao desequilíbrio hormonal e/ou à falha na captação dos óvulos no momento das ovulações. Em função da característica de meia-vida longa, o eCG é aplicado pela via intramuscular em dose única (2.000 a 2.500 UI). Devido à manutenção de um estímulo longo, com esse hormônio não é incomum o crescimento irregular dos folículos, causando grande variabilidade na resposta e redução na qualidade dos embriões. Os resultados com produtos à base de FSH são mais constantes, porém são necessárias aplicações por via intramuscular 2 vezes/dia, durante 4 dias (doses constantes ou decrescentes), em função de sua rápida metabolização (meia-vida relativamente curta). Devido ao potencial transtorno provocado pelo manejo de várias aplicações (mão de obra e risco de acidentes com os animais e com o pessoal envolvido no processo), buscaram-se maneiras de reduzir o número de aplicações utilizando adjuvantes;[12] porém, essa metodologia não foi adotada em larga escala

Momento de início do tratamento. O hormônio estimulante deve estar disponível desde o início da onda folicular, para que seja reduzido o efeito inibitório de um folículo dominante. Outra condição indispensável para uma boa resposta é o alto nível de progesterona (P4) durante o crescimento dos folículos. Essas condições podem ocorrer de modo natural ou ser induzidas farmacologicamente. Fisiologicamente, a primeira onda de crescimento folicular inicia logo após o estro; contudo, nessa onda a SOV não é satisfatória em função dos baixos níveis de P4. Em função disso, os protocolos convencionais (estro-base) são iniciados entre os dias 8 e 12 do diestro, de modo a coincidir com o início da segunda ou terceira onda folicular do ciclo estral da maioria dos animais (Quadro 12.2).

QUADRO 12.1	Exemplo de dosagem de hormônio folículo estimulante (FSH), em miligramas (mg), usada para superovulação em fêmeas de gado de corte.		

| Categoria | Dosagem (mg) | | |
	Zebuínos	Taurinos	Taurinos × zebuínos
Novilhas	100	180	140
Vacas sem cria ao pé	140	240	180
Vacas com cria ao pé	160	260	200

QUADRO 12.2	Programa de superovulação convencional, iniciado entre os dias 8 e 12 após o estro-base (natural ou sincronizado).		

Dia	Horário	Atividade	Hormônio
10 (±2)	7h	Aplicar	20% FSH
	19h	Aplicar	20% FSH
11 (±2)	7h	Aplicar	15% FSH
	19h	Aplicar	15% FSH
12 (±2)	7h	Aplicar	10% FSH
	19h	Aplicar	10% FSH + 1,25 dose de PGF
13 (±2)	7h	Aplicar	5% FSH + 0,75 dose de PGF
	19h	Aplicar	5% FSH
14 (±2)	7h às 18h **Atenção***	Observar estro + aplicar	GnRH no início do estro
		1ª inseminação 12 h após o início do estro	
15 (±2)	–	2ª inseminação 12 h após a 1ª inseminação	
21 (±2)	–	Colheita	Dose de PGF

*Caso alguma doadora não manifeste o estro, aplicar o indutor de ovulação (GnRH) às 18h e IA às 7h e 19h do dia seguinte. PGF: prostaglandina F2α; FSH: hormônio folículo estimulante; GnRH: hormônio liberador de gonadotrofina.

Para uso do protocolo de estro-base, as doadoras devem manifestar estro natural no intervalo desejado ou ser sincronizadas com análogos da prostaglandina F2α (PGF) ou com a associação de dispositivo intravaginal (DIV) de liberação de P4 e administração de estradiol (E2) no primeiro dia do protocolo e administração de PGF na retirada do DIV, seguido de observação de estro. No caso da indução farmacológica, a onda folicular em curso é interrompida pela aplicação de E2 pela via intramuscular, associado à P4 absorvida de um DIV. Com esse tratamento, induz-se consistentemente o início de uma nova onda folicular em aproximadamente 4 dias (Quadro 12.3). Esse protocolo de sincronização de onda folicular associado à indução de múltiplas ovulações é denominado SOV em tempo fixo (SOVTF), por não depender do acompanhamento do ciclo estral das fêmeas. Porém, deve-se observar que tanto no protocolo de estro-base quanto no de SOVTF, a presença de um folículo dominante no início da aplicação das gonadotrofinas é suficiente para comprometer a resposta à SOV. Por isso, é recomendável avaliar as doadoras até 24 horas antes do início do tratamento para eliminar o folículo de maior diâmetro. Esse procedimento é denominado como ablação folicular e, por

QUADRO 12.3	Exemplo de programa de superovulação em tempo fixo, com inseminação em tempo fixo.		

Dia	Horário	Atividade	Hormônio
0	8h	Inserir DIV + aplicar	P4 + E2
4	7h	Aplicar	20% FSH
	19h	Aplicar	20% FSH
5	7h	Aplicar	15% FSH
	19h	Aplicar	15% FSH
6	7h	Aplicar	10% FSH
	19h	Aplicar	10% FSH + 1,25 dose de PGF
7	7h	Aplicar + retirar DIV	5% FSH + 0,75 dose de PGF
	19h	Aplicar	5% FSH
8	7h	Aplicar	Indutor de ovulação (GnRH, LH, hCG)
	19h	1ª inseminação	12 h após o indutor de ovulação
9	7h	2ª inseminação	12 h após a 1ª inseminação
15	–	Colheita	Dose de PGF

Dispositivo intravaginal (DIV) de liberação de progesterona (P4); FSH: hormônio folículo estimulante; PGF: prostaglandina F2α; GnRH: hormônio liberador de gonadotrofina; LH: hormônio luteinizante; hCG: gonadotrofina coriônica humana.

si só, é capaz de induzir o crescimento sincronizado de uma onda folicular em 24 horas,[13] podendo ser realizado com ou sem auxílio de ultrassonografia.

Sincronização das receptoras

Como a recuperação dos embriões (colheita) é realizada durante a fase progesterônica inicial (6,5 a 7 dias), é necessário que as receptoras apresentem um *status* endócrino semelhante ao da doadora, para que as taxas de gestação sejam mantidas em níveis aceitáveis. O ideal é que as receptoras manifestem estro junto com a doadora (sincronia), mas ainda podem ser utilizadas com sucesso as receptoras que manifestarem estro 1 dia antes (assincronia de + 24 horas) ou até 1 dia depois (assincronia de −24 horas) da doadora. Caso a assincronia saia desses limites, as taxas de prenhez serão prejudicadas, uma vez que o embrião não encontrará um ambiente uterino adequado à sua fase de desenvolvimento.

A sincronia pode ser obtida com o uso de receptoras que manifestem estro naturalmente ou que sejam sincronizadas artificialmente com o uso de protocolos hormonais. Para o uso de receptoras em estro natural, são necessários muitos animais disponíveis, já que em um rebanho de fêmeas cíclicas, diariamente é esperada uma manifestação de estro em sincronia de apenas 4 a 5% dos animais. A indução de concentração do número de animais em estro pode ser obtida por meio de protocolos com base apenas no uso de PGF ou de sua associação com progestágenos e estrógenos, conforme descrito no Capítulo 3, *Controle do Estro e da Ovulação em Ruminantes*. O uso de PGF geralmente proporciona a obtenção de 60% dos animais sincronizados, o que determina que uma proporção significativa de receptoras fique ociosa por não responder ao tratamento. Ainda, há grande necessidade de mão de obra para a observação de estro. Com o uso de progestágenos, a taxa de sincronização é geralmente superior a 80%, principalmente quando se associa eCG ao protocolo, havendo ainda a possibilidade de dispensar a observação de estro, através da utilização de indutores de ovulação (GnRH e seus análogos, ésteres de estradiol), realizando a inovulação dos embriões em tempo fixo (TETF).

O manejo geral de doadoras e receptoras deve ser realizado dentro do máximo controle de prevenção de estresse, sendo, portanto, recomendada a adoção de instalações adequadas[14] ao manejo racional dos animais. Se necessário, podem-se utilizar agentes tranquilizantes leves.

Procedimentos complementares

■ Monta natural ou inseminação artificial na doadora

Juntamente com a sexta aplicação de FSH, deve-se induzir a luteólise, com consequente redução dos níveis de P4, o que promove os eventos do desenvolvimento folicular final, culminando com a ovulação no momento adequado. No caso do protocolo de SOVTF, é necessário remover o DIV 12 horas após a aplicação de PGF (em zebuínos, observar que, nos protocolos P24 e P36,[15] a PGF é aplicada junto com a quinta dose de FSH). Tanto no protocolo convencional quanto no de SOVTF sem indutor de ovulação, é necessário observar o momento da manifestação do estro dos animais para definir quando será realizada a monta natural ou as IAs. Já nos programas de SOVTF com indutor de ovulação, as IAs são realizadas também em tempo fixo. No caso do uso de IA, são recomendadas duas inseminações com intervalo de 12 horas devido ao fato de as ovulações não ocorrerem exatamente ao mesmo tempo. Quando do uso de sêmen sexado, deve-se realizar a primeira IA 16 a 18 horas após o início do estro e a segunda 12 horas após a primeira, usando uma ou duas doses em cada procedimento, de acordo com o número de espermatozoides em cada dose inseminante. A fim de minimizar problemas com falhas na fecundação, é importante avaliar a qualidade do sêmen antes do uso. Se a quantidade for restrita ou o valor for alto a ponto de inviabilizar essa avaliação prévia, é recomendável analisar uma amostra no momento da realização da IA. Caso a qualidade não seja satisfatória, é possível usar outra dose de sêmen convencional (não sexado) 1 hora depois, já que os produtos serão submetidos a testes de paternidade antes do registro na associação de raça.

■ Colheita da doadora e processamento das estruturas

A partir do estro (dia zero = D0), a colheita deverá ser realizada no dia 7 (6 a 8) a fim de garantir que todas as estruturas já tenham chegado aos cornos uterinos e os embriões viáveis estejam em um estágio de desenvolvimento de, no mínimo, mórula jovem. Apesar da possibilidade de realização da colheita pelo método cirúrgico, atualmente é utilizado apenas o transcervical, empregando o sistema aberto ou o fechado. As etapas estão descritas a seguir.

Avaliação inicial

De início, a doadora deve ser adequadamente contida e submetida à palpação retal para avaliação da resposta ovariana ao tratamento hormonal. Caso não existam corpos lúteos (CL), a colheita pode ser desconsiderada, e quando houver folículos com diâmetro pré-ovulatório (provavelmente remanescentes da SOV) no dia da colheita, a probabilidade da obtenção de embriões de baixa qualidade aumenta.

Preparação do material

Após a decisão pela colheita, procede-se à preparação do material necessário, mantendo sempre o cuidado de evitar sua contaminação. Inicialmente faz-se o aquecimento do meio de colheita para evitar o reflexo de contratilidade uterina induzido pelo contato com o líquido frio. Como meio de colheita, recomenda-se o uso de uma solução salina tamponada com fosfato modificada segundo Dulbeccos (DmPBS), contendo antibiótico. Porém, mesmo com menores condições de manter a viabilidade embrionária, alguns profissionais usam o soluto de Ringer como meio de colheita. Quando o meio não possui álcool polivinílico (PVA; surfactante sintético), é necessário adicionar solução qsp para 0,1% de albumina sérica bovina (BSA) ou 0,3 a 1% de soro fetal bovino (SFB), para evitar a adesão das estruturas aos materiais de colheita e para manutenção dessas estruturas. Após a adição de BSA ou SFB, o meio deve ser utilizado com a maior brevidade possível.

Deve ser utilizada uma sonda de duas vias (Foley = 2 orifícios, Rush = 4 orifícios, ou com ponteira metálica segundo Lampeter; Figura 12.1 A) com calibre compatível com o diâmetro da cérvix (maior calibre = melhor fluxo). Inicialmente, ainda com a sonda protegida pela embalagem, deve-se testar a integridade do balão de fixação (cuff; Figura 12.1 B) para evitar problemas após a transposição cervical. Em seguida, procede-se à lubrificação do lúmen da sonda com meio de colheita antes da inserção do mandril de aço inoxidável (previamente esterilizado por flambagem). O mandril proporciona a rigidez necessária para possibilitar a passagem da sonda pela cérvix. Para evitar que o mandril escape pelos orifícios durante a manipulação, a sonda deve sempre ser esticada e fixada a ele (pode ser utilizada uma pinça hemostática; Figura 12.1 C).

No sistema aberto, é fortemente recomendável lavar as seringas bico de cateter (Figura 12.2) com meio de colheita para eliminar potenciais fatores embriotóxicos presentes no lubrificante do embolo de borracha ou gerados pelo sistema de esterilização.

No caso do sistema fechado (mais utilizado), deve-se fazer a conexão do equipo em Y ao frasco de meio, para preenchimento total das mangueiras e parcial do filtro coletor. Esse procedimento é importante para evitar a entrada de ar no útero (que dificulta a recuperação do meio com as estruturas e forma espuma).

CAPÍTULO 12 • Tecnologia de Embriões Bovinos Produzidos *in Vivo* 219

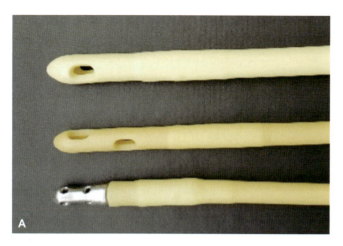

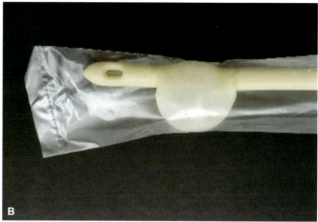

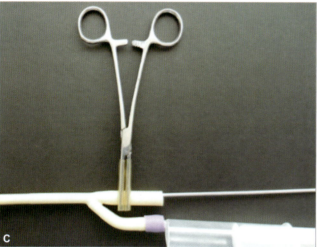

FIGURA 12.1 Sondas utilizadas para colheita de embriões. **A.** Sonda de duas vias (Foley = 2 orifícios, Rush = 4 orifícios, ou com ponteira metálica segundo Lampeter). **B.** Balão de fixação inflado. **C.** Pinça hemostática protegida utilizada para fixar a sonda ao mandril.

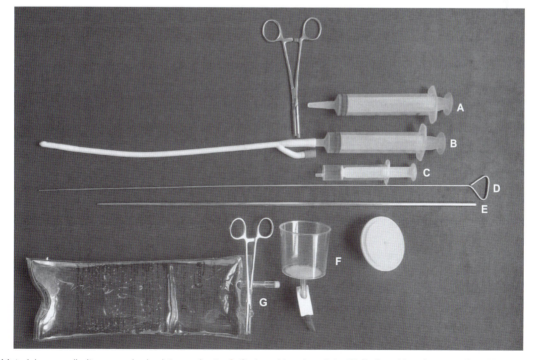

FIGURA 12.2 Material para colheita por meio do sistema aberto. **A.** Seringa bico de cateter. **B.** Seringa bico de cateter inserida na sonda. **C.** Seringa para inflar o balão. **D.** Mandril para passagem da sonda. **E.** Expansor cervical. **F.** Filtro coletor. **G.** Frasco de DmPBS.

Após a preparação do material (Figura 12.3), deve-se fixar o frasco com meio de colheita conectado ao equipo e filtro coletor, em um suporte posicionado acima do dorso do animal de modo a propiciar sua visualização durante a realização da lavagem uterina.

Colheita dos embriões

Após a etapa de preparação inicial, a fêmea deve ser submetida ao esvaziamento do reto e à realização de um bloqueio epidural baixo, seguido da contenção da cauda do animal (ao próprio corpo, para evitar acidentes) e à higienização da região perivulvar. Deve-se ter atenção ao volume de anestésico local usado em raças zebuínas, pois é menor do que o necessário em raças taurinas. Volumes excessivos podem causar perda de controle dos membros posteriores ou provocar irritação caracterizada por contração da musculatura dos posteriores.

Para o iniciar os procedimentos, após a introdução da mão do médico-veterinário no reto do animal, um auxiliar deve afastar os lábios da vulva para permitir a inserção da sonda até o fundo de saco vaginal. A partir da manipulação da cérvix por via retal, realiza-se a condução da sonda pelos anéis cervicais até o lúmen uterino. Em caso de dificuldade de transposição da cérvix com a sonda, pode ser necessário o uso de um expansor metálico para provocar a dilatação do canal cervical antes de uma nova tentativa de passagem da sonda.

Uma vez alcançado o lúmen uterino, deve-se proceder à fixação da sonda pelo enchimento do balão. De acordo com o posicionamento do balão, o meio de colheita terá acesso a apenas um ou aos dois cornos ao mesmo tempo. Quando a doadora possui um útero de fácil manipulação, é possível realizar o posicionamento do balão junto ao óstio cervical interno, de modo que o meio de colheita flua para os dois cornos uterinos simultaneamente (Figura 12.4 A). Nessa abordagem, reduz-se

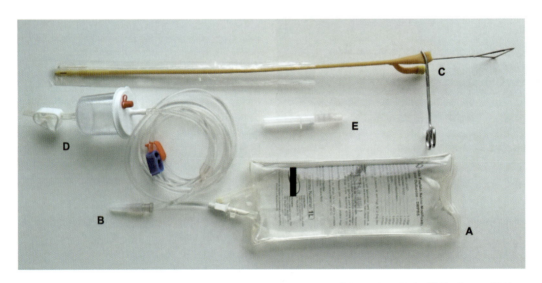

FIGURA 12.3 Material utilizado para colheita de embriões por meio do sistema fechado. **A.** Meio de colheita. **B.** Equipo em Y (deve ser acoplado à sonda de colheita). **C.** Sonda fixada ao mandril de inox com pinça hemostática. **D.** Filtro coletor. **E.** Seringa utilizada para inflar e desinflar o balão da sonda de colheita.

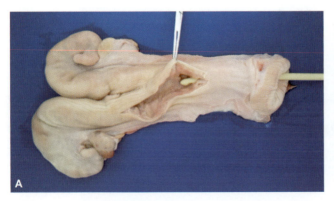
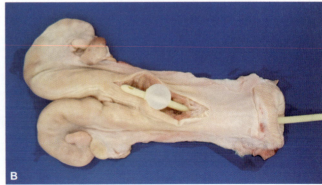

FIGURA 12.4 Posicionamento do balão para a colheita de embriões. **A.** Balão posicionado no óstio cervical interno, possibilitando que o meio de colheita flua para os dois cornos uterinos simultaneamente. **B.** Balão posicionado no corno uterino, o que possibilita que o meio de colheita flua para apenas um dos cornos uterinos.

o risco de laceração da parede uterina e é possível o uso de uma única sonda mais curta. Quando é utilizado o sistema de colheita aberto e/ou a doadora tem um útero grande, é recomendável que o balão seja posicionado mais cranialmente no corno uterino, para facilitar a recuperação do meio com os embriões (Figura 12.4 B). Com essa abordagem, o volume de meio necessário para lavagem é menor; porém, tem-se a desvantagem da necessidade de duplicar o processo de passagem de sonda, já que não é recomendado reinserir o mandril na sonda dentro do útero para que seja possível seu redirecionamento para o outro corno. A reinserção somente é isenta de risco de lesão se a sonda for equipada com ponteira metálica modelo Lampeter (impede a saída do mandril pelos orifícios).

Após ser atingido o local de fixação do balão, o auxiliar conecta uma seringa contendo ar ou líquido (meio de colheita) na válvula da sonda e inicia o enchimento do balão de acordo com a orientação do médico-veterinário. Quando o balão for fixado no corno uterino, é necessário determinar o adequado grau de enchimento do balão para evitar a ruptura da parede do útero (enchimento excessivo) ou perda de líquido no momento da colheita (falta de enchimento). O ideal é que ocorra distensão suficiente para impedir o deslizamento do balão durante uma leve tração da sonda. Assim que o balão é fixado, a pinça que prende a sonda é liberada para permitir a remoção do mandril de seu interior. Após isso, inicia-se a infusão e a recuperação do meio de colheita de acordo com o sistema adotado:

- Aberto: injeção e recuperação ativa do meio colocado no corno uterino mediante o uso de uma seringa de grande volume (bico de cateter). Nesse sistema, cada corno é lavado com aproximadamente 250 a 300 mℓ de meio. Como nessa abordagem a seringa precisa ser esvaziada em um frasco ou filtro coletor e novamente reinserida na abertura da sonda, implica-se o risco de perda de estruturas ou de contaminação
- Fechado: a partir da conexão do equipo em Y na sonda, a entrada e a saída do meio de colheita no útero ocorrem por efeito da gravidade (frasco com meio acima do animal e filtro coletor dos embriões abaixo do nível do útero). Nesse sistema, o útero é lavado repetidamente com aproximadamente 1.000 mℓ de meio (recomenda-se manter de 100 a 200 mℓ no frasco para lavar o filtro coletor). Nesse processo, a abertura da sonda e o líquido que entra/sai não têm contato com o ar durante a colheita. Em ambos os sistemas, durante todo o processo é realizada leve massagem sobre o útero a fim de que o meio de colheita percorra toda a extensão dos cornos uterinos delimitada pelo balão da sonda e faça o deslocamento das estruturas. A colheita é considerada boa quando o fluxo de entrada e saída do meio é fácil e a quantidade de líquido restante no útero é mínima. Quando há muco espesso, pode ocorrer entupimento dos orifícios da sonda, dificultando a entrada e saída do meio. Porém, quando o meio entra no útero e não ocorre sua recuperação, existe a possibilidade de extravasamento através do balão, ou a ruptura da parede do útero com acúmulo de líquido no espaço intersticial, distendendo o perimétrio. No caso da ruptura, normalmente observa-se sangue na fração de meio recuperada. Nesses casos, para que a colheita não seja totalmente perdida é necessário esvaziar o balão da sonda e introduzir uma nova com o balão posicionado mais cranialmente (com cuidado para não provocar nova ruptura).

Caso a colheita não seja adequada (fluxo fraco com permanência de líquido no útero), pode ser realizado o procedimento de "recolheita", em que a sonda é fixada no corpo do útero, junto ao óstio cervical, permitindo o enchimento simultâneo dos dois cornos uterinos. Em seguida, a abertura externa da sonda é obstruída, de modo que não sofra contaminação (Figura 12.5), e a doadora é liberada com o útero repleto de meio por 30 a 60 minutos. Após esse período, a doadora é contida novamente, e o líquido do útero, recuperado. Normalmente, nesses casos em que a colheita não foi satisfatória, é possível recuperar ao menos uma estrutura viável a mais, justificando o procedimento.

Quando há muco no útero, também pode ocorrer o entupimento da tela dos filtros coletores, requerendo sua troca. Caso não haja filtros sobressalentes, é possível tentar desobstruir a tela com jatos de meio produzidos por uma seringa com agulha fina. Porém, esse procedimento deve ser adotado com critério, pois além de acarretar a formação de uma grande quantidade de bolhas, pode causar a ruptura de estruturas atingidas pelos jatos ou determinar sua perda com respingos do meio.

Procedimentos após a lavagem uterina

Após a conclusão da colheita, o balão é esvaziado, e a sonda é removida do útero da doadora, que deve receber uma dose de PGF, para eliminar os CLs e acelerar o retorno à fase estrogênica, para proteção do endométrio. A liberação dessa doadora

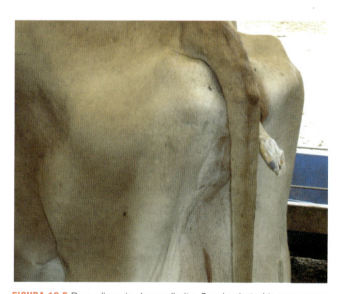

FIGURA 12.5 Procedimento de recolheita. Sonda obstruída com proteção contra contaminação.

deve ser realizada de forma cuidadosa, para evitar acidentes em decorrência das alterações na coordenação motora provocada pelo bloqueio epidural baixo.

No sistema de colheita fechado, deve-se ter o cuidado de fazer com que todo o líquido contido no equipo de colheita chegue ao frasco ou filtro coletor, para não haver perda de estruturas. Quando for utilizado o filtro coletor, recomenda-se liberar meio limpo para lavar o equipo e eliminar "sujidades", que tornam o meio turvo, o que dificulta a localização das estruturas. Se um frasco for usado para colher todo o lavado, será necessário aguardar, no mínimo, 5 minutos para sedimentação das estruturas antes de iniciar o descarte do sobrenadante pelo processo de sifonagem lenta (de cima para baixo). Assim que o volume no filtro ou frasco coletor for reduzido a aproximadamente 50 mℓ, procede-se à sua transferência para as placas de Petri para busca das estruturas. É importante lavar as paredes do filtro ou frasco com um jato de meio limpo sob pressão (seringa com agulha fina; Figura 12.6 A) para prevenir a perda de estruturas. No caso do uso do filtro coletor, para evitar a formação de espuma (que dificulta a localização das estruturas na placa), pode-se fazer essa lavagem com meio sem surfactante (SFB, BSA ou PVA), sem comprometimento dos embriões, uma vez que esse período de manipulação é curto. Caso exista muco, é necessário repetir o processo de lavagem até que todo o conteúdo seja removido da tela de retenção (confirmar mediante visualização contra a luz; Figura 12.6 B). Mesmo quando são utilizados filtros coletores com possibilidade de busca sem necessidade de passagem para placas de Petri (Figura 12.6 C), é recomendável lavar as paredes do dispositivo e a tela de filtração para evitar perda das estruturas.

Busca dos embriões

Após as estruturas colhidas estarem concentradas na placa ou filtro coletor especial, inicia-se o processo de busca com auxílio de um estereomicroscópio e pipetas de calibre adequado.

O estereomicroscópio deve apresentar capacidade de aumento de 30 a 40 vezes e ser equipado com base fosca e luz transmitida (refletida de baixo para cima; Figura 12.7), para gerar o contraste necessário para visualização das estruturas.

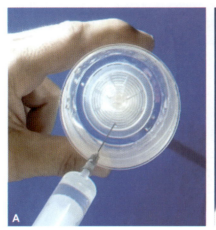
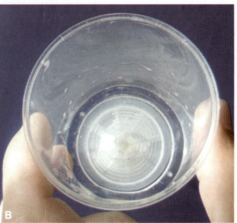
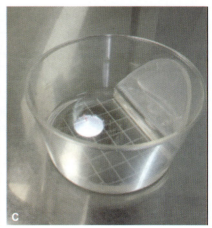

FIGURA 12.6 Lavagem das paredes e da tela de retenção do filtro coletor. **A.** Uso de seringa e agulha fina para produzir um jato de lavagem direcionado. **B.** Visualização contra a luz para certificação da completa remoção de muco. **C.** Filtro que dispensa o uso de placa de busca.

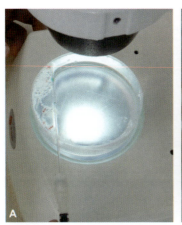
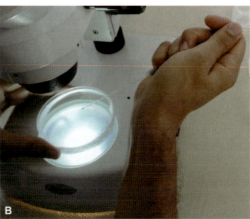
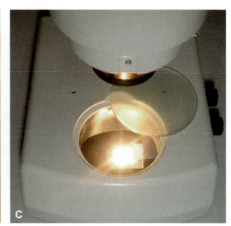

FIGURA 12.7 A. Afastamento das bolhas de ar para a lateral da placa para facilitar a identificação das estruturas. **B.** Busca dos embriões em placa de Petri com auxílio de capilar de vidro acoplado à seringa. **C.** Base de lupa que pode causar aquecimento e evaporação do meio (indesejável).

É recomendável que a lâmpada do equipamento fique em uma posição remota para evitar aquecimento excessivo e evaporação do meio das placas (ver Figura 12.7 C).

As pipetas devem ter o calibre adequado ao tamanho das estruturas para evitar que grande volume de meio "sujo" seja levado para placa de manutenção. As pipetas podem ser preparadas artesanalmente mediante o estiramento de capilares de vidro, ou ser adquiridas prontas no caso do uso de pipetadores automáticos.

Se houver formação de espuma no meio, recomenda-se fazer o afastamento das bolhas para as laterais da placa, de modo a permitir a visualização do fundo (Figura 12.7 A). Não se deve descartar a espuma pelo fato de que é comum que estruturas fiquem coladas às bolhas; portanto, é preciso aguardar que se rompam. Após cada busca ser completada, deve-se proceder à agitação do meio com a pipeta utilizada para apanhar as estruturas, pois isso ajuda a acelerar a ruptura das bolhas e a liberar estruturas presas no muco.

Manipulação dos embriões

Logo que forem identificadas, as estruturas devem ser colhidas e transferidas para placas previamente preparadas com meio DmPBS limpo, ou com meios mais complexos e de maior capacidade de manutenção da viabilidade embrionária. Em geral, esses meios de manutenção (conhecidos como *holding*) são comercializados em frascos de pequeno volume devido ao custo e para preservação da esterilidade (redução do número de manipulações de cada frasco). As estruturas recuperadas podem permanecer seguras nesses meios durante todo o processo de busca; porém, caso o período de manutenção se estenda por mais de 8 horas, é recomendável refrigerar as placas para reduzir o metabolismo dos embriões (e dos possíveis contaminantes). As estruturas devem sofrer dez banhos sequenciais em meio limpo a fim de remover contaminantes. Esse procedimento pode ser feito em gotas de meio limpo ou usando placas de multipoço ou de Petri (Figura 12.8).

Embriões provenientes de doadoras portadoras de algumas doenças ou destinados à comercialização (obrigatoriamente com a *zona pelúcida íntegra*) devem ser lavados em meio com 0,25% de tripsina para que seja possível a remoção de patógenos. O meio de diluição da tripsina *não deve conter proteína* e preferencialmente deve ser isento de Ca-Mg, a fim de não comprometer sua atuação. Para esse tratamento, os embriões devem passar por duas gotas de solução de tripsina a 0,25%, com exposição de 30 s cada; em seguida, eles devem ser banhados no mínimo 5 vezes em meio enriquecido com SFB para bloqueio da digestão enzimática.

A manipulação dos meios usados na manutenção dos embriões deve ser realizada preferencialmente com seringas sem êmbolo de borracha (Figura 12.9) a fim de evitar contaminação com fatores embriotóxicos presentes nesse tipo de material. Se não for possível, é recomendável lavar a seringa com uma fração de meio que deverá ser descartada antes de colhê-lo para uso (evitar o contato com a borracha).

Classificação dos embriões

Após a certificação de que todas as estruturas foram removidas da placa/filtro de busca e encontram-se na placa de manutenção devidamente liberadas de sujidades, inicia-se o processo de classificação morfológica do estágio de desenvolvimento e qualidade. Como padrão, utilizam-se os critérios aceitos pela Sociedade Brasileira de Tecnologia de Embriões, que foram estabelecidos pela IETS (Quadro 12.4). Em virtude de as estruturas serem tridimensionais, é necessário rolá-las para uma avaliação precisa.

O estágio de desenvolvimento das estruturas é estabelecido a partir do dia do estro (dia zero; D0). A ovulação ocorre no D1 e, no espaço de 24 a 36 horas após a fecundação, ocorre a primeira clivagem (duas células; D2). No início do D5, o embrião deve chegar ao corno uterino já com 16 blastômeros, totalizando 32 ao final do dia, quando é classificado como mórula jovem (devido ao aspecto de amora). Nesse estágio, a

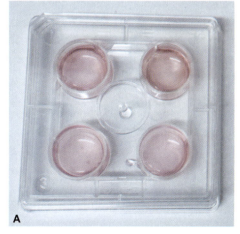
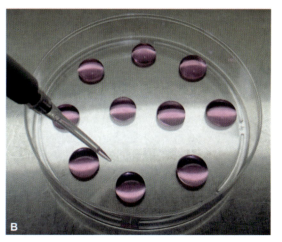

FIGURA 12.8 Placas com meio para limpeza das estruturas: multipoço (**A**) e Petri (**B**).

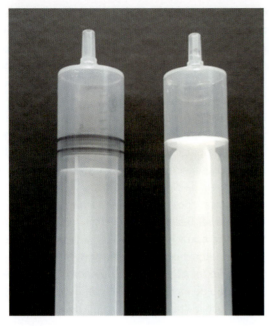

FIGURA 12.9 Seringas com e sem êmbolo de borracha.

QUADRO 12.4 Códigos de classificação do estágio de desenvolvimento e de qualidade embrionária de acordo com a Sociedade Internacional de Tecnologia de Embriões (IETS).

Estágio de desenvolvimento	Dias	Código	Qualidade	Código
Não fecundado (uma célula)	0 a 2	1	Excelente ou bom	1
Com 2 a 12 células	1 a 5	2	Regular	2
Mórula inicial	5 a 6	3	Pobre	3
Mórula	5 a 7	4	Morto ou degenerado	4
Blastocisto inicial	7 a 8	5		
Blastocisto	7 a 9	6		
Blastocisto expandido	8 a 10	7		
Blastocisto em eclosão	9 a 11	8		
Blastocisto eclodido	–	9		

massa celular ocupa quase a totalidade do espaço perivitelino, e a individualização dos blastômeros é difícil. Com a evolução das divisões (32 a 64 células), os blastômeros formam uma massa compacta que ocupa entre 60 e 70% do espaço perivitelino. Esse estágio é conhecido como mórula compacta e é o último em que as células mantêm a totipotência. Aproximadamente no D7 (6 a 8), pode ser observado o início da formação de uma cavidade no interior do embrião (blastocele), separando duas populações celulares (trofoblasto e massa celular interna). Nesse estágio, o embrião apresenta 100 a 200 células e é conhecido como blastocisto inicial, ocupando 70 a 80% do espaço perivitelino. Quando a blastocele se torna bem evidente, provocando uma marcada diferenciação entre as células do trofoblasto (externas) e da massa celular interna (mais escuras e deslocadas para um polo), o embrião é denominado blastocisto. Nesse estágio, o embrião ocupa 100% do espaço perivitelino, mas ainda apresenta o diâmetro original do oócito. Quando o diâmetro do embrião começa a aumentar, em função da multiplicação celular e do acúmulo de fluido na blastocele, o embrião passa a ser denominado blastocisto expandido. A partir desse estágio (D8 ou D9), a zona pelúcida apresenta diminuição na espessura até sua ruptura. Com a zona rompida, o embrião inicia sua protrusão, sendo classificado como blastocisto em eclosão. Após o abandono da zona pelúcida, o embrião é classificado como blastocisto eclodido.

Os estágios preferenciais para recuperação dos embriões são entre mórula compacta (Figura 12.10) e blastocisto, em virtude do tamanho, facilidade de avaliação e integridade da zona pelúcida. Em estágios mais avançados, os embriões podem sofrer colabamento da blastocele durante sua manipulação, inviabilizando a avaliação de sua qualidade até que a blastocele expanda novamente.

De acordo com o aspecto e o estágio de desenvolvimento, as estruturas devem ser qualificadas como: excelentes ou boas (Grau 1), regulares (Grau 2), pobres (Grau 3) e degeneradas ou mortas (Grau 4).

- Excelentes ou boas (grau 1): estágio de desenvolvimento consistente com o dia da colheita, estrutura simétrica e esférica, formada por blastômeros (células) uniformes em tamanho, coloração e densidade. A zona pelúcida deve ser lisa, sem achatamentos ou concavidades que promovam a adesão do embrião às superfícies da placa ou palheta. Pode haver pequenas irregularidades representadas pela presença de poucas células de coloração escura ou extrusas (soltas) no espaço perivitelino; porém, ao menos 85% do material devem estar intactos e formar uma massa viável
- Regulares (grau 2): estágio de desenvolvimento retardado em aproximadamente um dia, com irregularidades moderadas no formato do embrião ou individualmente em tamanho, coloração e densidade dos blastômeros. Mesmo havendo células extrusas, pequenas ou com pontos de degeneração (escurecimento), ao menos 50% do material celular devem estar intactos e formar uma massa embrionária viável
- Pobres (grau 3): defeitos marcantes, como blastômeros vesiculares ou com diferenças significativas de tamanho, falta de coesão celular ou retardamento em aproximadamente 2 dias. Ao menos 25% do material celular devem estar intactos e formar uma massa embrionária viável
- Degeneradas ou mortas (grau 4): defeitos graves caracterizados por translucidez ou escurecimento generalizado, falta de coesão celular ou retardo significativo de desenvolvimento.

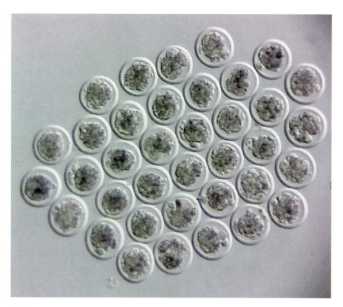

FIGURA 12.10 Embriões em estágio de mórula compacta obtidos 6,5 dias após a primeira inseminação artificial.

Em torno de 20 a 30% dos embriões de melhor qualidade apresentam alguma anormalidade morfológica caracterizada por poucos blastômeros com vacúolos, escurecimento ou extrusão (soltos no espaço perivitelino).

Com base na qualificação atribuída ao embrião, decide-se pela inovulação imediata (a fresco), inovulação após refrigeração, micromanipulação, criopreservação ou descarte.

No caso de inovulação a fresco, a expectativa é de aproximadamente 70, 50 e 30% de prenhez para os embriões de graus 1, 2 e 3, respectivamente. Nos casos em que o número de receptoras for inferior ao de embriões, pode-se optar por iniciar as inovulações pelos embriões que não são passíveis de criopreservação, para que os excedentes sejam criopreservados.

No caso da inovulação após refrigeração a 5°C (24 a 48 horas em meio adequado), não se espera perda significativa na viabilidade, tornando possível a obtenção de taxas de prenhez similares às observadas a fresco. A refrigeração é uma estratégia aplicável nos casos em que há necessidade de realização de transporte ou se deve aguardar o ajuste de sincronia com as receptoras.

Como candidatos à micromanipulação, devem ser considerados os embriões de graus 1 e 2. Nestes, pode ser realizada a bipartição ou remoção de blastômeros para diagnóstico pré-implantação (DPI). A bipartição pode ser conduzida com o uso de micromanipulador ou ser realizada manualmente.[16,17] No caso de mórulas, o corte pode ser executado em qualquer sentido (células totipotentes); porém, após a formação da blastocele, é indispensável a divisão do maciço celular (botão embrionário), em virtude de já ter havido diferenciação das células. Após a bipartição (50% a 50%), cada hemiembrião preserva a capacidade de estabelecimento de gestação esperada para o embrião de origem.[18] A colheita de células para realização de DPI (sexagem, genes de interesse etc.), pode ser feita por microssecção ou microaspiração com uso de um micromanipulador. Nesses casos, devem-se colher células do trofoectoderma (que formam os envoltórios fetais) para preservar o botão embrionário.

No caso de criopreservação (congelação ou vitrificação), só poderão ser utilizados os embriões graus 1 e 2, pois espera-se que o processo induza lesões suficientes para redução da qualidade do embrião em um ponto (1»2; 2»3 e 3»4 = inviável).

Envase dos embriões

Após sua classificação, os embriões mantidos em meio de manutenção e destinados à inovulação a fresco ou à refrigeração devem ser acondicionados com esse meio em palhetas finas (0,25 mℓ), previamente identificadas com os dados de cada embrião. Aqueles destinados à criopreservação também serão envasados em palhetas finas com configuração semelhante, porém com meios específicos (descrito a seguir, no tópico "Criopreservação de embriões").

A configuração de envase preconizada é de constituir três colunas de líquido separadas por duas bolhas de ar (Figura 12.11). Com a palheta fixada a uma seringa pela extremidade que possui o *plug* de selagem (PVA, entre duas buchas de algodão), inicia-se o envase: primeira coluna de líquido – espaço com ar; segunda coluna de líquido contendo o embrião – espaço com ar; terceira coluna de líquido. Essa configuração foi determinada pelo fato de que cada fração tem uma função tecnológica, que será descrita na ordem de liberação no lúmen uterino no momento da inovulação:

- Terceira coluna: é a primeira a ser liberada e tem a função de limpar os orifícios da bainha de inovulação. Seu comprimento dependerá do tamanho das demais frações
- Bolhas de ar: cada uma deve ocupar aproximadamente 1 cm e tem a função de delimitar a segunda coluna de líquido. Caso não existissem, em uma palheta totalmente preenchida, o embrião poderia se deslocar para uma das extremidades e ser perdido
- Segunda coluna de líquido: deve ocupar aproximadamente 2 cm e conter o embrião
- Primeira coluna: é a última a sair e deve ser a mais longa, ocupando aproximadamente 4 cm da palheta. No momento do envase, sua função é selar a palheta pela polimerização do PVA ao mesmo tempo que a terceira coluna de líquido é aspirada até o preenchimento total da palheta. No momento da inovulação, a primeira coluna será a última a sair, garantindo que o embrião seja liberado no lúmen uterino.

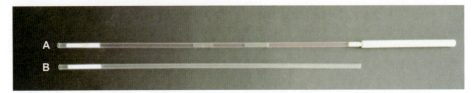

FIGURA 12.11 Palhetas para envase dos embriões. **A.** Palheta contendo três colunas de meio – o embrião está acondicionado na coluna central de meio, entre as duas colunas de ar. **B.** Palheta pré-envase.

Preparação do inovulador

O inovulador assemelha-se ao aplicador convencionalmente utilizado na IA, porém é mais longo e fino. Sua função é gerar o mínimo de estímulo na cérvix (reduzir a liberação de PGF) e facilitar a deposição do embrião em um ponto mais próximo ao fisiológico. No mercado nacional, podem ser encontrados o modelo alemão e o francês (Figura 12.12); porém, o sistema francês é o mais difundido.

O modelo alemão não depende do uso de bainhas descartáveis e utiliza apenas ponteiras intercambiáveis (metal ou plástico), que apresentam apenas um orifício para liberação do embrião. Para evitar que esse orifício fique voltado para a parede do útero, existe uma marca na base do inovulador para orientar o lado que deve estar voltado para a luz do corno uterino, de modo a facilitar a saída do embrião.

O modelo francês utiliza bainhas plásticas com ponteiras de metal polidas que apresentam dois orifícios, dispensando a necessidade de preocupação com o posicionamento da ponta do inovulador em relação à parede do corno uterino. No modelo francês, após a inserção da palheta na ponta do inovulador observa-se que sua extremidade fica exposta em função de um limitador interno. Parte do excesso da palheta deve ser cortada (corte reto com lâmina de barbear), mantendo-se uma ponta de ± 2 mm para permitir a adaptação da palheta na ponteira da bainha. Caso todo o excesso seja removido, a palheta não irá adaptar-se à bainha. Se o excesso não for eliminado, a fixação da bainha ao inovulador pelo anel plástico sobre a porção cônica da base do equipamento poderá ser comprometida e afetar seu bom funcionamento.

Em ambos os modelos é imprescindível que se garanta a *perfeita adaptação* da palheta à extremidade da ponteira/bainha, a fim de evitar que o embrião caia no lúmen do inovulador em vez de chegar ao útero no momento que o êmbolo for empurrado.

Após o carregamento da palheta no inovulador, o equipamento deve ser inserido no interior de um sistema de proteção que evite a contaminação durante a transposição do canal vaginal. Apesar de terem sido desenvolvidos vários tipos de protetores de inovulador, o sistema mais empregado é o de camisas sanitárias descartáveis (Figura 12.13).

Inovulação

É o ato de depositar o embrião no útero da receptora, que é o procedimento comumente denominado transferência. Pode ser realizada pelas vias cirúrgica ou transcervical, tanto para embriões frescos/resfriados quanto para criopreservados. Apesar de inicialmente proporcionar até 10% de prenhez a mais do que a inovulação transcervical, o procedimento realizado pela via cirúrgica caiu em desuso. As principais limitações ao uso da via cirúrgica foram a necessidade de estrutura com possibilidade de acesso por ambos os flancos do animal; o tempo demandado para execução do procedimento e especialmente os gastos com tratamento pós-operatório.

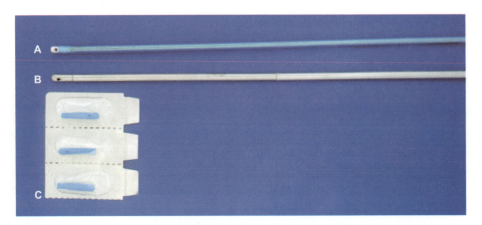

FIGURA 12.12 Possibilidades de inovuladores. **A.** Modelo francês composto por inovulador metálico e bainha plástica descartável com ponta de metal polido. **B.** Modelo alemão que utiliza ponteiras intercambiáveis de metal ou plástico. **C.** Ponteiras plásticas para inovulador, modelo alemão.

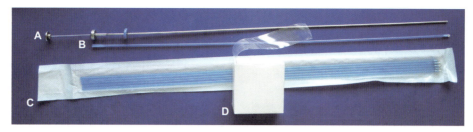

FIGURA 12.13 Material necessário para inovulação. **A.** Inovulador, modelo francês. **B.** Bainha plástica descartável com ponteira de metal polido. **C.** Embalagem com bainhas estéreis. **D.** Caixa com camisas sanitárias descartáveis.

Atualmente, a técnica de inovulação pela via transcervical propicia taxas de prenhez satisfatórias, associadas à maior preservação do bem-estar dos animais, sendo, por isso, a técnica de eleição.

As etapas da inovulação são:

1. Contenção e avaliação: a receptora deve ser adequadamente contida, não sendo recomendado o uso de troncos de contenção que provoquem a compressão do abdome dos animais em função do deslocamento das vísceras para cima, dificultando a manipulação do útero durante a inovulação. Após a contenção, realiza-se a avaliação do tônus uterino e da presença de um CL palpável. Deve ser registrado o lado em que o CL se encontra para inovulação ipsilateral, bem como deve ser avaliado o seu tamanho para decisão pela escolha do grau de qualidade do embrião que será inovulado (CL melhor = embriões graus 1 e 2). Recentemente, a utilização da ultrassonografia com recurso Doppler colorido tem possibilitado a avaliação da viabilidade do CL por meio do fluxo sanguíneo, facilitando a seleção de receptoras.[19]

2. Esvaziamento da ampola retal, realização de uma anestesia epidural baixa, higienização e secagem da região perivulvar. Nos casos em que a movimentação da receptora dificultar a execução do procedimento ou gerar risco de acidentes, é recomendável a aplicação de uma pequena dose de tranquilizante no animal.

3. Lubrificação e inserção da mão do médico-veterinário no reto da receptora e abertura dos lábios vulvares por um auxiliar, para possibilitar a introdução do inovulador protegido com a camisa sanitária.

4. Condução do inovulador protegido pela camisa sanitária até o fundo de saco vaginal. Assim que o óstio cervical for localizado e o inovulador insinuado na abertura, a camisa sanitária deverá ser rompida por tração.

5. Manipulação da cérvix de modo a viabilizar a passagem do inovulador, que deve ser empurrado cranialmente, sem movimentação lateral, para evitar estimulação excessiva com liberação de PGF e consequente lise do CL.

6. Condução do inovulador para o corno uterino ipsilateral ao CL, sempre suspendendo o corno uterino pelo ligamento e com movimentos suaves para evitar lesão do endométrio.

7. Liberação do embrião mediante deslocamento do êmbolo do inovulador, ao alcançar o nível da curvatura maior do corno uterino (Figura 12.14).

8. Remoção do inovulador do sistema genital e da mão do reto da receptora. Como o animal se encontra sob efeito de anestesia epidural baixa e/ou tranquilização, deve-se liberá-lo com cuidado para evitar acidentes (escorregões, quedas, fraturas).

9. Realização dos apontamentos necessários para o preenchimento do relatório de inovulação (identificação do embrião e da receptora). Também podem ser registrados os dados da classificação do CL, facilidade de transposição cervical, local da deposição do embrião (cranial, médio, caudal), comportamento da receptora, presença de sangue na ponteira da bainha do inovulador, a fim de identificar os pontos problemáticos em caso de resultado não satisfatório.

Em alguns casos, é possível tentar aumentar as taxas de prenhez com a aplicação de inibidores de prostaglandinas, como a flunixina meglumina e/ou a suplementação com P4; porém, os resultados ainda são controversos.[20,21] Além disso, a adoção dessas estratégias deve ser avaliada criteriosamente para verificação da viabilidade logística e econômica.

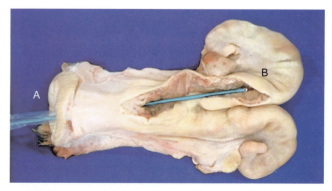

FIGURA 12.14 Inovulação do embrião. Após inserção do inovulador na entrada da cérvix, a camisa sanitária é rompida (**A**) e o inovulador é conduzido até a curvatura maior no corno uterino ipsilateral ao ovário contendo o corpo lúteo (**B**).

Criopreservação de embriões

A manutenção dos embriões em estado de anabiose reversível sob temperaturas subfisiológicas bastante inferiores ao ponto de congelação da água (0°C) é denominada criopreservação. Para sua realização, é necessário que as células sejam desidratadas de forma controlada até que seja alcançada a temperatura de criopreservação (-120°C = cessa o movimento de moléculas).

De acordo com o grau de desidratação, o método de criopreservação pode ser classificado em:

- *Equilibrium*: congelação lenta
- *Quasi-equilibrium*: congelação rápida e ultrarrápida
- *Non-equilibrium*: vitrificação.

Para que as células sofram desidratação sem que ocorra o efeito de solução (saturação intracelular), é necessário que a água seja substituída por agentes que apresentem baixos pontos de congelação. Esses agentes são conhecidos como crioprotetores permeáveis, sendo que os mais utilizados para criopreservação de embriões são: glicerol (GLI), etilenoglicol (EG) e dimetilsulfóxido (DMSO). A taxa de permeabilidade desses agentes, e sua consequente toxicidade, é diretamente relacionada ao peso molecular, à temperatura e ao tempo de exposição.

Vitrificação

Esse método é classificado como de *non-equilibrium*, porque sua execução depende do uso de soluções de vitrificação (SV) com altas concentrações de crioprotetor (40% da solução) e da obtenção de altíssimas velocidades de resfriamento (≥ 1.000°C/min). Nesse método, não ocorre a formação de cristais de gelo (aspecto de vidro). Em função da toxicidade provocada pela alta concentração de crioprotetores, emprega-se a estratégia de redução do tempo de exposição aliada à associação de dois ou mais crioprotetores permeáveis (toxicidade não aditiva). O aumento da velocidade para níveis praticáveis é obtido por estratégias de redução do volume das amostras e o resfriamento rápido mediante a submersão de sistemas abertos de envase dos tipos *Open Pulled Straw* (OPS),[22] *Hemi Straw*,[23] *Gel Loading Tip* (GLT),[24] *Cryotop*,[25] *Hand Pulled Glass Micropipete* (GMP)[26] etc. (Figura 12.15) diretamente no nitrogênio líquido (N_2L). O reaquecimento deve ser realizado de modo igualmente rápido, com possibilidade de uso em sistemas que possibilitem a inovulação direta. Apesar de ter demonstrado eficiência aceitável, a vitrificação normalmente não é empregada na rotina por ser dependente da realização de procedimentos críticos no resfriamento e aquecimento (pequenos volumes e baixos tempos para conclusão) de forma repetida, o que aumenta as chances de erro e de comprometimento da viabilidade dos embriões.

Congelação

Nos métodos de congelação, sempre ocorre a formação dos cristais de gelo, que devem ser pequenos o suficiente para não lesionar as membranas celulares. Um ponto-chave da congelação pelos métodos lento e rápido é a realização da indução da cristalização (*seeding*) quando as amostras atingem a temperatura de aproximadamente −6°C. Quando o *seeding* é induzido na temperatura certa, ocorre a liberação de calor latente de fusão e a formação de cristais de gelo apenas do lado de fora do embrião. Quando o *seeding* não é realizado, o calor latente é liberado em temperaturas muito mais baixas, provocando graves danos às células.

Nos primeiros relatos de sucesso, após o *seeding*, o resfriamento era realizado pelo método lento (0,1°C/min), promovendo desidratação intensa até alcançar o equilíbrio osmótico entre os meios intra e extracelular (*equilibrium*), na faixa de −80°C, quando as amostras eram imersas em N_2L. Posteriormente, o processo foi tornado mais ágil com o desenvolvimento do método rápido (*quasi-equilibrium*; usado atualmente), que compreende um resfriamento de 0,3 a 0,5°C/min até ± −33°C, quando as amostras são imersas no N_2L. As curvas de resfriamento nos métodos de congelação lenta e rápida podem ser realizadas sob controle manual, usando cilindro de aço modelo Peter-Elsden ou equipamentos automatizados. Para a congelação pelos métodos lento e rápido, os crioprotetores permeáveis normalmente utilizados são o GLI ou o EG

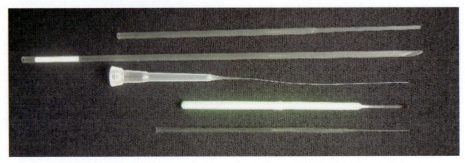

FIGURA 12.15 Sistemas abertos de envase. *De cima para baixo*: *Open Pulled Straw* (OPS), *Hemi straw*, *Gel Loading Tip* (GLT), *Cryotop* e *Hand Pulled Glass Micropipete* (GMP).

em concentrações de aproximadamente 10%. As soluções de congelação podem conter baixas concentrações de sacarose (SAC; crioprotetor não permeável).

O método de congelação ultrarrápida foi desenvolvido com o intuito de acelerar ainda mais esse processo. Por esse método, a desidratação dos embriões é obtida pela exposição a um gradiente osmótico com solução de SAC, ainda em temperatura ambiente. Com as células desidratadas, é possível a congelação ultrarrápida obtida com uma breve exposição ao vapor de N_2L antes da submersão da amostra no líquido refrigerante. Para a congelação ultrarrápida, são necessárias concentrações de aproximadamente 20% de crioprotetor permeável associado à SAC. Infelizmente, esse método não proporcionou a obtenção de taxas de prenhez satisfatórias.

De acordo com a velocidade de congelação (lenta, rápida ou ultrarrápida), deve-se proceder à descongelação também de maneira lenta, rápida ou ultrarrápida para que não ocorram lesões osmóticas ou de recristalização nos embriões. Quando é utilizado o GLI como crioprotetor, é necessário descongelar a palheta e submeter o embrião a um gradiente de 1 M SAC para impedir a entrada de água nas células, até que todo o GLI saia. Após 5 minutos na SAC, o embrião pode ser recolocado no meio de manutenção para que se reidrate e seja inovulado. Já quando o embrião é congelado com EG, é possível a descongelação com inovulação direta, sem a necessidade de banho em gradientes, em virtude de sua saída das células ocorrer com velocidade próxima à da entrada de água (sem risco de ruptura das membranas). Por convenção, quando os embriões são congelados com GLI, utilizam-se palhetas transparentes, e quando são congelados com EG, utilizam-se palhetas amarelas identificadas com a sigla DT – *direct transfer*.

Em virtude de ser o método mais utilizado, serão descritas as etapas para realização da congelação rápida (convencional):

1. Realização dos banhos sanitários e seleção dos embriões aptos à congelação.
2. Preparação das seringas equipadas com adaptadores para as palhetas de 0,25 mℓ que serão utilizadas.
3. Numeração das palhetas de acordo com a doadora e classificação dos embriões. Uma identificação mais completa com o número da palheta, responsável pelo procedimento, código da raça e identificação da vaca e do touro, sigla DT se usar EG, código de desenvolvimento e de classificação do embrião e data da congelação, deve ser realizada na porção da tampa da palheta (pode variar o formato de acordo com o sistema de vedação e sua possibilidade de inserção no equipamento de congelação, conforme a Figura 12.16).
4. Preparação do equipamento de congelação. Pode ser realizada a sincronização entre o início da exposição ao crioprotetor e o começo do resfriamento, desde a temperatura ambiente até a temperatura de *seeding*, ou pode-se programar a colocação das palhetas com o equipamento já em temperatura para realização do *seeding*.
5. Preparação de uma placa multipoço para cada doadora, com a seguinte configuração:
    - P1: meio de manutenção com os embriões separados de acordo com a classificação
    - P2, P3 e P4: meio de congelação (1,36 M GLI ou 1,5 M EG com ou sem 0,1 M SAC).

O número de embriões deve ser compatível com a capacidade de acomodação no equipamento em cada ciclo de congelação.

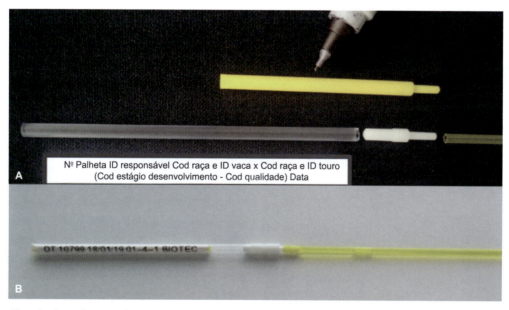

FIGURA 12.16 Identificação das palhetas. **A.** Uso de lacre longo para identificação manual e de lacre curto para adaptação de palheta média com identificação impressa. **B.** Palheta de congelação com uso de etilenoglicol (*amarela*), identificada pelo sistema impresso.

6. Ajuste da magnificação do estereomicroscópio em um aumento de 10 vezes para permitir a visualização das bordas da palheta durante a entrada do embrião no momento do envase.
7. Transferência do primeiro embrião do P1 para o P2, iniciando-se a contagem do tempo. Após eliminar totalmente o meio de manutenção da ponteira, transferir o embrião do P2 para o P3.
8. De modo similar ao descrito para o envase dos embriões no item transferência a fresco, aspirar a primeira coluna de líquido a partir do P4, deixar um espaço de ar, aspirar a segunda coluna de líquido com o embrião no P3, deixar um espaço de ar e, por fim, aspirar a terceira coluna até que a palheta seja selada pelo líquido da primeira coluna.
9. Desconexão da palheta da seringa e inserção do lacre na extremidade aberta. O intervalo entre o envase dos embriões subsequentes deve ser registrado, e a sequência de atividades deve ser desenvolvida de modo que o tempo de exposição de cada embrião na solução de congelação seja de no mínimo 5 e no máximo 10 minutos, de acordo com a temperatura ambiente (alta temperatura = 5 minutos e baixa temperatura = 10 minutos). Ao final desse período de exposição, cada palheta contendo um embrião deve ser inserida no equipamento de congelação, já estabilizado na temperatura de *seeding* (Figura 12.17 A).
10. Após 2 minutos da colocação da última palheta na câmara de resfriamento do aparelho, iniciar a realização do *seeding*. Para esse procedimento, pode-se utilizar pinça ou cotonete de algodão congelados no N_2L, que serão utilizados para tocar na palheta até o início da solidificação do meio. É importante realizar o toque em uma região distante do ponto em que o embrião pode estar localizado para evitar danos causados pelos cristais de gelo (Figura 12.17 B).

Após a realização do *seeding*, recomenda-se reavaliar todas as palhetas para confirmar a progressão da congelação. Caso o ponto de congelação inicial tenha se desfeito, deve-se repetir o toque com o instrumento gelado.

11. Após o *seeding*, deve-se liberar o início da curva de resfriamento programada no equipamento. Normalmente os equipamentos permanecem estáticos na temperatura do *seeding* por alguns minutos para estabilização das amostras antes de iniciar o resfriamento controlado a uma taxa de 0,3 a 0,5°C/min até a temperatura de transferência para o N_2L. Por exemplo: para uma curva programada para queda de 0,5°C/min até −35°C, se o *seeding* é realizado em −6°C e o tempo de estabilização é de 8 minutos, a duração da curva será de 66 minutos.
12. Assim que o equipamento sinalizar o final da curva, as palhetas devem ser removidas da câmara de resfriamento e mergulhadas no N_2L fazendo movimentos de vaivém para redução do efeito de insulação criado pelo vapor de nitrogênio e aceleração da mudança de temperatura. Deve-se inserir na palheta a identificação complementar do embrião e acondicionar o conjunto na raque previamente identificada com os dados dos doadores, número de palhetas, data da colheita, método de congelação e responsável pelo procedimento. Uma caixa de isopor com capacidade para 2 ℓ de N_2L se presta muito bem para o acondicionamento das palhetas, pois possibilita sua colocação diretamente nas raques mantidas na vertical dentro da caixa.
13. Inserção de um *goblet* invertido sobre as extremidades das palhetas para evitar que elas caiam da raque e transferência das raques para os respectivos canecos do botijão criogênico onde será feito o armazenamento. Em seguida, registro das informações de identificação da raque na planilha de controle do botijão a fim de evitar manipulações desnecessárias no momento do uso.

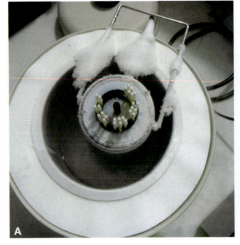
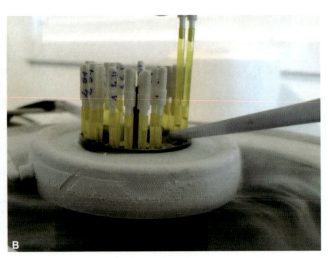

FIGURA 12.17 Palhetas posicionadas na câmara de congelação. **A.** Palhetas em estabilização. **B.** Realização do *seeding* mediante o toque de pinça congelada na porção superior da coluna contendo o embrião.

Descongelação e preparação para inovulação

Previamente à descongelação, é necessário determinar qual foi o crioprotetor utilizado. O ideal é que o embrião seja descongelado somente após a confirmação de que existe uma receptora apta à inovulação, pois caso não seja possível a realização do procedimento, uma nova criopreservação potencialmente reduz drasticamente a viabilidade do embrião.

Para a descongelação é necessário preparar um recipiente com água a 30°C e ter uma pinça para manipular a palheta a partir da raque. Após a identificação do caneco do botijão e da raque que contém os embriões, remove-se o *goblet* de proteção para o acesso à palheta com o embrião. No momento da remoção da raque, a pinça deve ser fixada diretamente na palheta, e não apenas em sua tampa. Esse cuidado é importante para evitar a perda da palheta com o embrião, no caso de a pressão interna provocar a separação da tampa (que pode ser recuperada posteriormente). A palheta deve ser mantida em exposição ao ar por 10 s antes de ser submersa obliquamente na água a 30°C, na qual será mantida por mais 10 s. No caso dos embriões congelados com GLI, após sua descongelação, o conteúdo da palheta precisa ser liberado em uma placa para realização dos banhos necessários para remoção do GLI e reidratação controlada do embrião. Essa reidratação pode ser realizada mediante exposição a três gradientes decrescentes de GLI (5 min 5% GLI + 0,5 M SAC; 5 min 2,5% GLI + 0,5 M SAC; e 5 min 0% GLI + 0,5 M SAC), ou ser submetida a um único gradiente de SAC (5 min 1 M SAC), antes de passar para o meio de manutenção onde será reavaliado para determinar possíveis danos causados pela congelação e, então, envasado para inovulação. Já no caso dos embriões congelados com EG, não é necessária a remoção do embrião do meio de congelação em função da maior facilidade de permeação do crioprotetor. Como não existe o risco de ruptura do embrião pelo influxo de água durante a saída do EG, neste sistema a inovulação pode ser realizada de forma direta. Em ambos os casos, após a montagem da palheta no inovulador, todo o procedimento é igual ao descrito para inovulação a fresco.

Considerações finais

A TE é uma biotécnica que permite aumentar significativamente a capacidade de produção de descendentes das fêmeas, porém, atualmente ainda existem pontos que limitam sua máxima eficiência. Em função da quantidade expressiva de animais não responsivos ao tratamento superovulatório, o primeiro aspecto a ser trabalhado é a identificação dos animais com capacidade de responder aos estímulos hormonais. A partir disso, devem ser ajustados os produtos utilizados na estimulação de crescimento folicular e/ou reversão dos processos inibitórios ao desenvolvimento de múltiplos folículos. Outra questão relevante é a redução dos manejos para obtenção das respostas desejadas, o que favoreceria a manutenção do bem-estar das doadoras e receptoras envolvidas no processo.

Uma vez contornados os aspectos que ainda são potencialmente limitantes, a produção *in vivo* de embriões deve confirmar ainda mais seu potencial de contribuir para a inserção de médicos-veterinários especialistas no mercado e com o expressivo melhoramento dos rebanhos. Embora a PIV de embriões tenha se expandido rapidamente nos últimos anos, a demanda por SOV-TE permanece expressiva, especialmente para fêmeas *Bos taurus taurus*.

REFERÊNCIAS BIBLIOGRÁFICAS

1. Betteridge KJ. A history of farm animal embryo transfer and some associated techniques. Anim Reprod Sci. 2003; 79(3-4):203-44.
2. Viana JHM, Figueiredo ACS, Gonçalves RLR et al. A historical perspective of embryo-related technologies in South America. Anim Reprod. 2018; 15:963-70.
3. Stringfellow DA, Givens MD. Manual of the International Embryo Transfer Society (IETS). 4th ed. Champaign, IL: IETS; 2010.
4. Seidel GEJ, Seidel SM. Training manual for embryo transfer in cattle. Rome: Food and Agriculture Organisation of the United Nations. 1991 (FAO Animal Production and Health Paper 77).
5. Brasil. Ministério da Agricultura, Peduária e Abastecimento (MAPA). Instrução Normativa n. 55, de 27 de setembro de 2006.
6. Brasil. Ministério da Agricultura, Peduária e Abastecimento (MAPA). Instrução Normativa n. 23, de 21 de junho de 2013.
7. Dirkseni G, Grunder HD, Stober M. Rosenberger: Exame Clínico dos Bovinos. 3. ed. Rio de Janeiro: Guanabara Koogan; 1993.
8. Kasimanickam RK, Hall JB, Estill CT et al. Flunixin meglumine improves pregnancy rate in embryo recipient beef cows with an excitable temperament. Theriogenology. 2018; 107:70-7.
9. Silva-Santos K, Santos G, Koetz Jr. C et al. Antral Follicle Populations and embryo production – in vitro and in vivo – of Bos indicus–taurus donors from weaning to yearling ages. Reprod Domest Anim. 2014; 49(2):228-32.
10. Baruselli PS, Batista EOS, Vieira LM et al. Relationship between follicle population, AMH concentration and fertility in cattle. Anim Reprod. 2015; 12(3):487-97.
11. Kelly P, Duffy P, Roche JF et al. Superovulation in cattle: effect of FSH type and method of administration on follicular growth, ovulatory response and endocrine patterns. Anim Reprod Sci. 1997; 46(1):1-14.
12. Mapletoft RJ, Bó GA. The evolution of improved and simplified superovulation protocols in cattle. Reprod Fertil Dev. 2011; 24(1):278-83.
13. Lima WM, Vieira AD, Neto AT et al. Improved superovulatory response in beef cattle following ovarian follicular ablation using a simplified transvaginal device. Anim Reprod Sci. 2007; 100(3):364-70.
14. Grandin T. The design and construction of facilities for handling cattle. Livest Prod Sci. 1997; 49(2):103-19.
15. Baruselli PS, Sá Filho MF, Martins CM et al. Superovulation and embryo transfer in Bos indicus cattle. Theriogenology. 2006; 65(1):77-88.
16. Williams TJ, Moore L. Quick-splitting of bovine embryos. Theriogenology. 1988; 29(2):477-84.
17. Bredbacka P, Kankaanpaa A, Peippo J. PCR-sexing of bovine embryos: a simplified protocol. Theriogenology. 1995; 44(2):167-76.

18. Gray KR, Bondioli KR, Betts CL. The commercial application of embryo splitting in beef cattle. Theriogenology. 1991; 35(1):37-44.

19. Pugliesi G, Melo GD, Ataíde GA et al. Use of Doppler ultrasonography in embryo transfer programs: feasibility and field results. Anim Reprod. 2018; 15:239-46.

20. Purcell SH, Beal WE, Gray KR. Effect of a CIDR insert and flunixin meglumine, administered at the time of embryo transfer, on pregnancy rate and resynchronization of estrus in beef cattle. Theriogenology. 2005; 64(4):867-78.

21. Scenna FN, Hockett ME, Towns TM et al. Influence of a prostaglandin synthesis inhibitor administered at embryo transfer on pregnancy rates of recipient cows. Prostaglandins Other Lipid Mediat. 2005; 78(1):38-45.

22. Vajta G, Holm P, Kuwayama M et al. Open Pulled Straw (OPS) vitrification: a new way to reduce cryoinjuries of bovine ova and embryos. Mol Reprod Dev. 1998; 51(1):53-8.

23. Vanderzwalmen P, Bertin G, Debauche C et al. In vitro survival of metaphase II oocytes (MII) and blastocysts after vitrification in a hemi-straw (HS) system. Fertil Steril. 2000; 74(3):S215-6.

24. Tominaga K, Hamada Y. Gel-loading tip as container for vitrification of in vitro-produced bovine embryos. J Reprod Dev. 2001; 47:267-73.

25. Kuwayama M, Vajta G, Kato O et al. Highly efficient vitrification method for cryopreservation of human oocytes. Reprod Biomed Online. 2005; 11(3):300-8.

26. Vieira AD, Forell F, Feltrin C et al. In-straw cryoprotectant dilution of IVP bovine blastocysts vitrified in hand-pulled glass micropipettes. Anim Reprod Sci. 2007; 99(3-4):377-83.

CAPÍTULO 13

Produção, Manipulação e Transferência de Embriões em Pequenos Ruminantes

Vicente José de Figueirêdo Freitas • Marcos Antônio Lemos de Oliveira •
Aurino Alves Simplício • Joanna Maria Gonçalves de Souza Fabjan •
Alexsandra Fernandes Pereira • Luciana Magalhães Melo • José Carlos Ferreira Silva

Introdução

O melhoramento genético pode ser alcançado pela substituição de animais ou rebanhos de pequeno mérito por outros geneticamente superiores. Isso pode ser feito de maneira rápida pelo uso de biotécnicas reprodutivas, como a transferência de embriões (TE), ou mais lentamente por cruzamento absorvente. Este benefecia, primariamente, o germoplasma do macho, seja por monta natural ou inseminação artificial (IA), e a TE enfatiza a complementaridade biológica dos germoplasmas masculino e feminino. A superovulação (SOV), seguida de colheita, manipulação e TE para receptoras mostra-se uma técnica eficaz para a introdução de genes oriundos de fêmeas geneticamente superiores para o *pool* de genes da população. Nesse contexto, um progresso expressivo já foi alcançado no tocante ao uso do germoplasma feminino por meio da múltipla ovulação e transferência de embriões (MOTE). Em fêmeas domésticas de grande porte (bovinos, bubalinos e equinos), a manipulação manual do sistema genital, por via retal, favorece a colheita por meio da cérvix e, ainda, a transferência propriamente dita diretamente para o corno uterino.[1] Por motivos de ordem anatomomorfológica, as mesmas facilidades não ocorrem com as fêmeas caprina e ovina. Por conseguinte, a colheita e a TE, em particular, na ovelha, mediante procedimento cirúrgico têm-se apresentado como alternativa. No entanto, evidencia-se a existência de desafios a serem suplantados, pois, caso contrário, as vantagens da técnica tornam-se limitadas. Em sentido amplo, a TE apresenta as seguintes vantagens:

- Possibilita a multiplicação rápida de fêmeas geneticamente superiores
- Favorece a introdução de raças exóticas em uma região ou país
- Promove a preservação de genótipos em risco de extinção
- Facilita o teste de progênie em fêmeas
- Minimiza o risco de introdução de doenças exóticas
- Diminui os efeitos deletérios do ambiente quando do nascimento de crias oriundas de embriões importados.

Os primeiros êxitos com a TE em caprinos e ovinos foram obtidos em 1934.[2] A partir de 1960, várias pesquisas foram realizadas, principalmente na Austrália e na Nova Zelândia, contribuindo para melhores conhecimento e compreensão das condições e possibilidades da produção de embriões em pequenos ruminantes, minimizando-se os riscos e aumentando a sua eficácia. No Brasil, em caprinos, a primeira experiência foi realizada em 1986,[3] com a transferência de embriões frescos, resultando no abortamento de dois fetos aos 130 dias de gestação. O nascimento de crias caprinas viáveis oriundas de TE ocorreu em 1989,[4] e em ovinos, a primeira inovulação foi realizada bem mais cedo, em 1979.[5]

No entanto, apesar do avanço tecnológico existente, a TE nessas espécies, como prática de manejo reprodutivo e/ou de melhoramento genético, continua sendo uma ferramenta de uso ainda limitado, possivelmente em virtude dos elevados custos. São exceção à regra os programas de multiplicação e melhoramento genético da raça Angorá, implementados na Austrália e na Nova Zelândia há mais de 20 anos.

O sucesso da TE é influenciado pela organização e gestão da unidade produtiva, pelo regime de manejo imposto aos animais, pelo controle alimentar e nutricional, e consequente promoção da saúde das doadoras e receptoras, pela taxa de ovulação das doadoras, pela porcentagem de fecundação, pela técnica de colheita dos embriões e as condições em que estes são manipulados, isto é, frescos ou criopreservados, pela sincronia entre o estágio fisiológico das receptoras e a idade dos embriões e pela experiência da equipe técnica, em particular, do responsável pela avaliação morfológica dos embriões. Ao longo deste capítulo serão abordadas as diferentes etapas da produção de embriões (*in vivo* e *in vitro*), sua criopreservação e a transferência propriamente dita para as receptoras. Além disso, serão discutidos temas ligados à manipulação do embrião das duas espécies, por meio das técnicas de expressão gênica, transgênese e clonagem.

Bases fisiológicas

Nos pequenos ruminantes domésticos, a TE é alicerçada nos eventos reprodutivos que favorecem a SOV. Por esse motivo, é necessário conhecer e compreender aspectos, em particular, da fisiologia da reprodução dos caprinos e ovinos no transcorrer dos períodos pré-púbere e púbere e durante o ciclo estral.

De acordo com o clima da região, isto é, tropical, subtropical e temperado, as fêmeas caprinas e ovinas apresentam atividade sexual ou não ao longo de todos os meses do ano, o que possibilita classificá-las como poliéstricas estacionais ou contínuas. Ressalte-se que sua atividade sexual tem início com o surgimento da puberdade. A transição do estado pré-púbere para o púbere revela mudanças na função do eixo hipotalâmico–hipofisário–gonadal e é um requisito para o estabelecimento da função reprodutiva.[6] A condição requerida para que a puberdade ocorra é o aumento na liberação pulsátil do hormônio liberador de gonadotrofina (GnRH) e caracteriza-se pelo incremento na frequência e na amplitude dos pulsos.[6,7] A mudança no padrão de secreção do GnRH estabelece modificações na síntese e secreção das gonadotrofinas pela hipófise, em particular, do hormônio luteinizante (LH), estabelece a transição da imaturidade sexual para a competência reprodutiva.[8] Independentemente da espécie, a instauração da puberdade está sujeita à determinação genética e à influência de vários fatores. Em geral, as fêmeas caprinas tornam-se sexualmente ativas entre 4 e 8 meses de idade, e as ovinas, entre 6 e 7 meses de idade; ao ocorrer o primeiro estro, as cabritas e cordeiras estão com 40 a 70% do peso adulto. O desenvolvimento corporal e a idade em que as crias de ambos os sexos alcançam a puberdade e a maturidade sexual são relevantes para a efetividade do processo produtivo.[9] No entanto, esses dois atributos dependem do ambiente, do clima, do genótipo, do sexo, da época de nascimento, dentre outros, e são influenciados pelo regime de manejo da exploração e pelo controle alimentar e nutricional, bem como da promoção da saúde, particularmente no período de amamentação e na fase de recria.

Nas fêmeas caprinas e ovinas, o ciclo estral é regulado pela síntese e secreção de hormônios que depende da atuação coordenada de hipotálamo, adeno-hipófise, ovários e útero. Os principais hormônios envolvidos no controle neuroendócrino do ciclo estral são: o GnRH; as gonadotrofinas adeno-hipofisárias – hormônio folículo estimulante (FSH) e LH –; os esteroides ovarianos – estrógeno e progesterona –; além de outros como a prostaglandina F2α (PGF) e a leptina. Esta última exerce *feedback* negativo na secreção do FSH, e, na espécie ovina, seus receptores, Ob-R, foram identificados no plexo coroide e no hipotálamo, e a expressão de RNA mensageiro (mRNA) para o receptor foi observada nos tecidos hipotalâmico e hipofisário de ovelhas ovariectomizadas.[10] Provavelmente a leptina não atue por si só, mas como elemento de um grupo de fatores hormonais, e possivelmente neurais, que influenciam a secreção de GnRH.[11] As durações médias do ciclo estral na ovelha e na cabra são de 17 e 21 dias, respectivamente. Este apresenta uma fase estrogênica ou folicular, correspondendo ao proestro e estro, e outra progesterônica ou luteal, o metaestro e o diestro. Independentemente da espécie, a ovulação é espontânea e ocorre aproximadamente de 20 a 24 horas após o início do estro. Durante esse processo, um ou mais oócitos são liberados

e, caso tenha ocorrido monta natural ou IA, a fecundação pode ocorrer poucas horas após a ovulação, na ampola das tubas uterinas. A concentração cada vez mais elevada de progesterona, oriunda do corpo lúteo (CL), promove o relaxamento gradual da musculatura das tubas uterinas, favorecendo a redução do edema da mucosa e o aumento das contrações rítmicas que levarão o embrião à cavidade uterina. No trajeto do infundíbulo ao útero, que tem duração aproximada de 5 dias, o zigoto divide-se inicialmente em dois blastômeros e atinge o estágio de 16 células ainda nas tubas uterinas. Entre o quinto e o sexto dia pós-estro, o embrião chega à cavidade uterina. Nesse período, o volume dos blastômeros diminui, e a força de coesão aumenta gradualmente entre eles, contribuindo para o processo de compactação embrionária e consequente formação da mórula compacta, a qual atinge um diâmetro, aproximado de 150 μm.[12] No transcorrer do período de desenvolvimento do embrião, ocorrem divisões celulares sucessivas, o tamanho das células continua a diminuir e o diâmetro aumenta muito pouco até o sétimo dia. Entre o sexto e o sétimo dia quando, em geral, é realizada a colheita dos embriões, a força de coesão intercelular é intensificada, em razão das divisões celulares subsequentes, e com a especialização das células da mórula compacta, tem início a formação da cavidade denominada blastocele, sendo o embrião conhecido como blastocisto inicial. A diferenciação celular continua, a blastocele aumenta e o embrião passa a ser denominado blastocisto. O desenvolvimento da blastocele associado à proliferação dos blastômeros determina o aumento do diâmetro do embrião (200 a 230 μm) e a consequente diminuição do espaço perivitelino, estabelecendo o estágio de blastocisto expandido. Nessa etapa, as células do trofoblasto que originarão os envoltórios fetais estão situadas na periferia da blastocele, e a massa celular presente em um dos polos do embrião constitui o botão embrionário, a partir do qual será formado o feto. Ao final da fase de expansão, entre o 8º e o 9º dia, ocorrem contrações periódicas do blastocisto que promovem o rompimento da zona pelúcida (ZP) e resultam na eclosão do embrião, o qual passa a ser denominado blastocisto eclodido (Quadro 13.1). Vale salientar que o desenvolvimento embrionário nos caprinos e ovinos ocorre com a diferença de aproximadamente 24 horas, sendo os embriões ovinos mais precoces.[13,14]

Após ser liberado da ZP, o embrião aumenta rapidamente de tamanho para alcançar o diâmetro aproximado de 500 μm já no 10º dia e, em seguida, entrar em fase de alongamento. Nesse estágio, o trofoblasto sintetiza proteínas que se opõem à atividade luteolítica da PGF. Além disso, a manutenção da síntese e da secreção de progesterona pelo CL propiciará a implantação do embrião entre o 14º e o 16º dia após a fecundação e a continuidade da gestação.[12] O período embrionário vai do 11º ao 34º dia após o estro e consiste em rápido crescimento e diferenciação dos principais tecidos, órgãos e sistemas, estabelecendo as características da forma externa do corpo. Independentemente da espécie, a placentação tem início no 15º dia após o estro.

QUADRO 13.1	Eventos do ciclo estral e desenvolvimento embrionário em ovinos.[12]		
Dia	**Etapas antes e após a ovulação**	**Local**	**Período após o início do estro (h)**
0	Início do estro Pico pré-ovulatório de LH Monta ou inseminação artificial	–	0 a 12
1	Ovulação	Trajeto pelas tubas uterinas	24 a 30
	Fecundação	Trajeto pelas tubas uterinas	25 a 31
2	Dois blastômeros – 1ª divisão	Trajeto pelas tubas uterinas	56
	Quatro blastômeros	Trajeto pelas tubas uterinas	60
3	Oito blastômeros	Trajeto pelas tubas uterinas	72
4	16 células – mórula inicial	Trajeto pelas tubas uterinas	96
5	48 células (16 a 76)* – mórula compacta	Estrutura livre no útero	
6	Blastocisto inicial	Estrutura livre no útero	
7	200 células (138 a 308)* – blastocisto	Estrutura livre no útero	
8	400 células (150 a 650)* – blastocisto saindo da ZP	Estrutura livre no útero	
9	400 células (250 a 550)* – blastocisto fora da ZP	Estrutura livre no útero	
10	700 células (230 a 1620)* – blastocisto em expansão	Estrutura livre no útero	
14	Contato entre as células do trofoblasto e do endométrio	Implantação	

*Quantidades mínima e máxima de células observadas. LH: hormônio luteinizante; ZP: zona pelúcida.

O período fetal se estende do 35º dia de gestação até o parto e caracteriza-se por crescimento e modificações da forma do feto. Na cabra, a gestação depende da existência do CL, ao passo que, na ovelha, a partir do 50º dia de gestação, a placenta assume o papel de principal fonte de síntese e secreção de progesterona. A duração do período de gestação nos pequenos ruminantes varia de 142 a 152 dias e relaciona-se com fatores como o genótipo, a ordem de parto, do sexo e tamanho do feto, do número de fetos, do escore de condição corporal da matriz no terço final da gestação, dentre outros.

Produção *in vivo* de embriões

Manejo e sincronização do estro de doadoras e receptoras

Sempre que possível, doadoras e receptoras deverão ser manejadas nas mesmas instalações, objetivando, entre outros aspectos, favorecer a execução das diferentes etapas e minimizar custos. O estresse decorrente da adaptação a um novo ambiente e o possível estabelecimento de uma nova hierarquia entre os animais podem interferir de modo negativo nos resultados. Assim, torna-se importante iniciar o manejo racional das doadoras e receptoras pelo menos 2 meses antes da data provável para o início do tratamento.

A subnutrição em receptoras caprinas afeta negativamente o percentual de fêmeas gestantes e a sobrevivência dos embriões.[15] Entretanto, na ovelha, os alimentos devem ser fornecidos nas mesmas quantidades para sua manutenção diária ou reduzidos após a inovulações, pois a nutrição

em excesso durante este período contribui para redução da fertilidade.[16] Cuidado especial deve também ser dado à condição sanitária de todos os animais envolvidos no processo, inclusive os machos. Adicionalmente, tratamentos contra endo/ectoparasitas e vacinações devem ser realizados bem antes do início dos trabalhos.

No caso da TE, é importante ressaltar a importância da sincronia do ciclo estral entre doadoras e receptoras. As mais elevadas taxas de fertilidade, após inovulação, ocorrem quando doadoras e receptoras estão em sincronia por um período não superior a 24 horas. A sincronização do estro de cabras e ovelhas pode ser realizada pelo uso de substâncias como a progesterona e os progestágenos, como: acetato de fluorogestona (FGA), acetato de medroxiprogesterona (MAP). Contudo, detalhes sobre essa sincronização são apresentados no Capítulo 3, *Controle do Estro e da Ovulação em Ruminantes.*

Superovulação das doadoras

Os princípios para a SOV em pequenos ruminantes são similares àqueles utilizados em bovinos e foram descritos detalhadamente em um trabalho de revisão.[17] Em geral, utiliza-se uma gonadotrofina com ação foliculestimulante, que deve ser aplicada entre as 48 e 24 horas que antecedem o final do tratamento progestágeno para sincronização do estro.

A primeira gonadotrofina utilizada para obtenção de SOV foi a gonadotrofina coriônica equina (eCG), administrada por via intramuscular em uma única injeção de 1.000 a 2.000 UI, 1 ou 2 dias antes do final do tratamento progestágeno. No entanto, essa gonadotrofina apresenta dois inconvenientes: (1) a forte atividade luteinizante da eCG pode induzir a ativação prematura da meiose oocitária; (2) a ação prolongada decorrente de sua longa meia-vida provoca alterações nos eventos endócrinos, desfavoráveis ao transporte dos gametas nas vias genitais. Esses efeitos conjugados podem explicar o fraco desempenho obtido com uso da eCG, isto é, dois a três embriões transferíveis por doadora.[18] Estudos comparativos mostraram a superioridade de extratos hipofisários suínos (FSH suíno [pFSH]) e ovinos (FSH ovino [oFSH]) em termos de produção de embriões morfologicamente viáveis para transferência. Porém, em razão de suas curtas meias-vidas, essas duas gonadotrofinas necessitam ser aplicadas em regime sequencial (seis injeções em doses decrescentes com 12 horas de intervalo nos últimos 3 dias de tratamento progestágeno).

Extratos purificados de pFSH, tais como Folltropin® (Bioniche, Canadá) ou Pluset® (Calier, Espanha), estão disponíveis no mercado nacional. No Laboratório de Fisiologia e Controle da Reprodução da Universidade Estadual do Ceará (www.uece.br/lfcr), resultados favoráveis utilizando tratamentos superovulatórios (Figura 13.1) já foram obtidos, tanto em caprinos como em ovinos, no que diz respeito ao número de ovulações e de embriões transferíveis, quando do uso dos dois produtos associados ao tratamento – progestágeno e PGF.[19,20]

Em cabras submetidas à SOV, existe uma correlação negativa entre o número elevado de ovulações (mais de 15 corpos lúteos) e o de embriões colhidos, morfologicamente viáveis, para serem transferidos ou criopreservados. Essa possível falha na fecundação e provavelmente no desenvolvimento embrionário inicial parece ser decorrente da dificuldade no transporte dos espermatozoides através da cérvix quando da monta natural ou da inseminação transcervical.[12] Contudo, o problema pode ser diminuído pela deposição do sêmen diretamente no lúmen do útero por meio de laparoscopia.

Problemas encontrados na superovulação em pequenos ruminantes

■ Regressão prematura de corpo lúteo

Em caprinos, este problema é de ocorrência significativa e que, para alguns autores,[21] pode ocorrer em mais de 20% das doadoras. Ele está associado ao retorno precoce ao estro e acredita-se que essa condição provoque o transporte anormal de estruturas embrionárias na tuba uterina, o que causa uma baixa taxa de colheita de embriões, os quais são geralmente de má qualidade. A secreção de PGF endógena é o fator responsável pela regressão prematura dos CL nas fêmeas doadoras. Na ovelha, esse fenômeno é mais raro e foi observado sobretudo em fêmeas superovuladas que sofreram déficit alimentar energético.[22]

A utilização de um antagonista das prostaglandinas, a flunixina meglumina, propicia a redução significativa no número de cabras com esse problema. Porém, tal substância deve ser administrada na dose de 1,1 mg/kg de peso vivo, durante 3 dias consecutivos, em intervalos de 24 horas, a partir das 72 horas após o final do tratamento com progestágeno.[23] Esse procedimento eleva a quantidade de processos para a obtenção de embriões viáveis e, por consequência, o custo do processo.

■ Variabilidade da resposta ao tratamento superovulatório

A variabilidade da resposta ao tratamento superovulatório das doadoras torna difícil o planejamento rigoroso do total de fêmeas receptoras e é um fator limitante para o sucesso e o desenvolvimento da TE. De fato, aproximadamente 20% das ovelhas da raça Lacaune e 10% das cabras das raças Parda Alpina e Saanen apresentaram menos de cinco ovulações após o tratamento com pFSH. Por outro lado, 20% das fêmeas tratadas apresentaram mais de 20 ovulações. Sendo a população folicular ovariana ao início do tratamento o principal fator de variação desta resposta, várias abordagens foram estudadas visando controlá-la.[18]

A primeira abordagem consiste em aumentar a concentração de gonadotrofinas endógenas nas doadoras, limitando o *feedback* negativo do ovário no sistema hipotalâmico hipofisário por meio da imunização ativa contra androstenodiona, ou contra a inibina. Essa abordagem, que propicia o aumento da quantidade de ovulações e a prolificidade de fêmeas imunizadas, não diminuiu a variabilidade de resposta à SOV e, portanto, não é mais utilizada.

Outra possibilidade consiste em elevar o número de folículos na classe de tamanho que precede a dependência das gonadotrofinas (1 a 2 mm), inibindo a secreção endógena de FSH

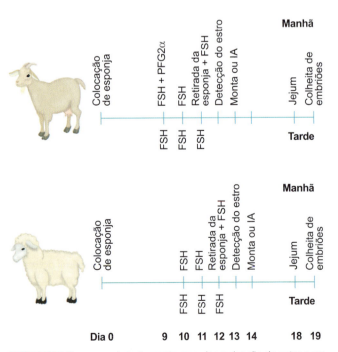

FIGURA 13.1 Esquema de tratamento para sincronização do estro e superovulação em cabras e ovelhas. FSH: hormônio folículo estimulante; PGF: prostaglandina F2α; IA: inseminação artificial.

e LH. É possível reduzir de maneira reversível a secreção de gonadotrofinas, seja pela dessensibilização hipofisária ao GnRH com uso de um agonista (buserelina 40 µg/dia) administrado por 2 semanas, seja de modo mais direto pela aplicação de um antagonista (Antarelix® 0,5 mg/dia) antes do início da estimulação gonadotrópica. Ao contrário dos resultados obtidos na ovelha, os pré-tratamentos (agonista e antagonista de GnRH) não melhoram a produção de embriões em cabras.

Fecundação das doadoras

O conhecimento do momento do início do estro é importante para se estabelecer o horário da monta natural ou da IA das doadoras e também para estimar o instante da ovulação das receptoras. A variabilidade do momento das ovulações entre as doadoras é um fator limitante para se obter elevado percentual de fecundação e torna-se particularmente crítico quando do uso do sêmen congelado. A inseminação realizada no início do estro interfere positivamente nesse percentual quando comparada àquela inseminação feita em um momento pré-estabelecido ao final do tratamento hormonal. Por outro lado, nas receptoras, a observação do início do estro é um aspecto importante quando se busca maior sincronia entre o ciclo estral das receptoras e a idade dos embriões a serem transferidos. A observação das fêmeas para registro daquelas em estro deve ter início aproximadamente 12 horas após o término do tratamento com o progestágeno e permanecer durante um intervalo de 4 a 6 horas. A atenção dada às fêmeas para o registro do estro e o manejo para fecundação, em regime de monta natural (livre ou controlada) ou de IA, em muito contribui para se obterem elevadas taxas de fecundação.

O uso da monta natural em um programa de produção de embriões pode ser limitado pela indisponibilidade de reprodutores de alto valor genético. No entanto, desde que o contexto permita, a monta natural apresenta-se como uma prática interessante pela facilidade na execução e pelo custo. A fecundação das doadoras também pode ser realizada por IA, favorecendo a valorização dos doadores de sêmen de elevado valor genético. Comparada à inseminação de fêmeas com estro sincronizado, mas não submetidas à SOV, a inseminação de doadoras superovuladas deve ser mais bem controlada. Uma das razões para esse melhor controle é o fato de que o transporte e a sobrevivência dos espermatozoides no sistema genital feminino são afetados pelo tratamento com progestágeno e/ou prostaglandina associado à estimulação gonadotrópica.

Objetivando transpor os obstáculos no transporte dos espermatozoides dentro do sistema genital feminino, as doadoras são muitas vezes inseminadas diretamente no lúmen do corno uterino, por laparoscopia. Essa técnica favorece também o uso de uma dose inseminante menor em comparação à IA transcervical.[24] Na prática, a IA por laparoscopia deve ser conduzida entre 48 e 60 horas após o final do tratamento

progestágeno. No entanto, em razão da variabilidade entre as doadoras quanto ao início do estro e em decorrência da ovulação, é mais seguro realizá-la entre 20 e 24 horas após o início do estro.

Com relação a essa técnica, pesquisadores propuseram um tratamento para SOV de cabras, considerando a indução do pico de LH e a realização da IA em consonância com essa liberação hormonal (Quadro 13.2). O protocolo em pauta não apresentou efeito deletério na qualidade morfológica dos embriões nem na sobrevivência embrionária, mas demonstrou limitação prática por requerer diversas manipulações.[25]

Colheita de embriões

O procedimento é realizado 6 dias (ovelha) e 7 dias (cabra) após o início do estro, considerando este como dia "zero". A colheita tem sido feita, predominantemente, por meio de laparotomia; contudo, sucesso tem sido alcançado mediante laparoscopia e pela via transcervical. Ela é realizada em uma "janela de tempo" relativamente curta, por considerar alguns fatores que podem ser resumidos em: o momento da entrada do embrião no útero; a determinação da legislação sanitária para que o embrião seja transferido com a ZP íntegra; e a criopreservação tecnicamente dominada para embriões em estágio de mórula compacta e blastocisto.

■ Colheita por laparotomia

No procedimento por via cirúrgica, jejum hídrico e de alimentos sólidos deve ser imposto às doadoras nas 24 horas que antecedem à colheita, pois essa técnica requer anestesia geral ou epidural. Depois de sua realização, inicia-se um conjunto de processos sumarizados na Figura 13.2: realiza-se uma incisão

QUADRO 13.2	Esquema de tratamento para superovulação de cabras com um antagonista do hormônio liberador de gonadotrofina (GnRH), o Antarelix®, para obtenção do controle da ovulação.[25]	
Dia 0		Colocação da esponja com 45 mg de FGA
Dia 9	7h	40 mg de FSH + 50 mg de cloprostenol
	19h	40 mg de FSH
Dia 10	7h	20 mg de FSH
	19h	20 mg de FSH
Dia 11	7h	20 mg de FSH + 66 mg de pLH + retirada da esponja
	19h	20 mg de FSH + 66 mg de pLH + 0,5 mg de GnRH
Dia 12	3h	20 mg de FSH + 66 mg de pLH
	11h	20 mg de FSH + 66 mg de pLH
	19h	3 mg de pLH (IV)
Dia 13	11h	IA por laparoscopia

O pico exógeno de LH é realizado às 19h do dia 12 do tratamento. FGA: acetato de fluorogestona; FSH: hormônio folículo estimulante; pLH: hormônio luteinizante de origem suína; IV: via intravenosa.

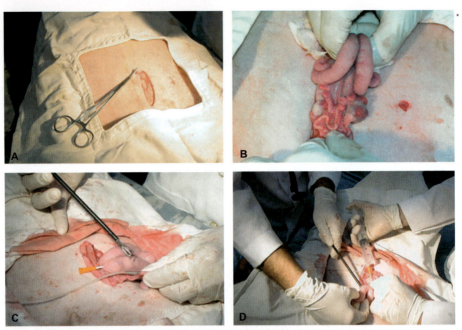

FIGURA 13.2 Diferentes etapas da colheita de embriões por laparotomia em pequenos ruminantes. **A.** Campo cirúrgico mostrando a incisão na linha alba. **B.** Exteriorização do sistema genital. **C.** Útero com punções realizadas próximo à bifurcação e na junção com a tuba. **D.** Introdução do meio de lavagem por uma seringa e punção realizada na bifurcação uterina para colheita pelo cateter inserido na junção uterotubária.

na linha medioventral, à frente das glândulas mamárias, no sentido caudocranial e com 8 a 12 cm de comprimento, pela qual o sistema genital é exteriorizado.

Para a lavagem de cada um dos cornos uterinos, um cateter é inserido próximo à bifurcação e um outro cateter na junção úero-tubárica. O meio de lavagem (solução salina fosfatada tamponada [PBS]) é injetado na junção útero-tubárica com auxílio de uma seringa. Também é possível usar uma sonda de Foley, em geral de nº 8, introduzida nas proximidades da bifurcação do corno uterino e um cateter próprio para colheita de sangue fixado próximo à junção útero-tubárica, sendo a solução de lavagem injetada no sentido craniocaudal. Na maioria das vezes, são realizadas duas lavagens sucessivas de cada corno uterino, com 15 a 20 mℓ, por corno e por lavagem.

A colheita dos embriões por laparotomia pode ser realizada diretamente da tuba uterina quando se deseja obter embriões em estágio precoce (uma a oito células), evitando assim os problemas de regressão luteal, ou em programas de transgênese por microinjeção do ácido desoxirribonucleico (DNA) em embriões pronucleares. Para tanto, as tubas são canuladas a partir do infundíbulo, usando um cateter plástico. O meio de colheita é injetado com seringa, acoplado à agulha 25 G e inserido na junção uterotubária.

Muito embora a laparotomia resulte em excelente taxa de colheita (70 a 80% em média), a manipulação do sistema genital causa inevitavelmente algum grau de trauma cirúrgico e quase sempre a formação de aderências pós-operatórias.[24] Por esse motivo, a laparotomia não é uma técnica satisfatória quando se objetiva submeter a mesma fêmea a várias colheitas, em especial quando a doadora é de alto valor genético.

Cuidados cirúrgicos devem ser adotados objetivando minimizar o desenvolvimento de aderências entre as partes do sistema reprodutor e deste com os tecidos e órgãos circunvizinhos. Para tanto, sugere-se aplicar 200 mℓ de uma solução fisiológica heparinizada (1%) na cavidade abdominal. Em ovelhas da raça Santa Inês, não se verificou o efeito da colheita por laparotomia nas estruturas obtidas quando duas intervenções cirúrgicas foram realizadas com intervalo de 90 dias.[26]

■ Colheita por laparoscopia

Anteriormente à decisão de se realizar a colheita, procede-se à avaliação dos ovários quanto ao número e à qualidade dos CL. Para se evitarem os efeitos deletérios da colheita por laparotomia, desenvolveu-se o procedimento laparoscópico para caprinos e ovinos. No entanto, essa técnica exige mão de obra qualificada e o uso de equipamentos de elevado custo (endoscópio, fonte de luz fria etc.). A fêmea é anestesiada e colocada em decúbito dorsal com um ângulo de inclinação anteroposterior de 30 a 45°. Uma primeira punção é realizada de 4 a 5 cm cranialmente ao úbere e 10 cm à esquerda da linha alba. Essa punção torna possível o posicionamento do trocarte que recebe o endoscópio. Após insuflação de ar filtrado na cavidade abdominal, a fim de permitir a separação das vísceras do sistema genital (pneumoperitônio), um segundo trocarte é inserido à mesma altura do primeiro e próximo à linha alba. Por intermédio desse trocarte, é possível introduzir uma pinça de manipulação. Finalmente, um terceiro trocarte é introduzido próximo à linha alba para propiciar a passagem de uma sonda de três vias (Figura 13.3). Um balão fixado à sonda é inflado para obstruir o lúmen uterino, e o meio de colheita é injetado

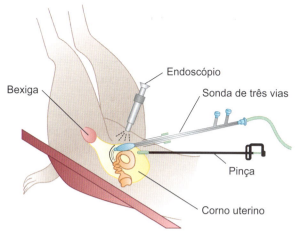

FIGURA 13.3 Posição dos instrumentos para colheita de embriões por laparoscopia em cabras e ovelhas.

dentro do corno uterino (40 a 50 mℓ/corno). A pressão criada no corno uterino estimula o retorno do meio pelo cateter. A colheita de embriões por laparoscopia pode ser realizada várias vezes na mesma doadora sem efeitos em seu percentual de sucesso, que pode variar de 60 a 70%.[12]

■ Colheita por via transcervical

Nos pequenos ruminantes, a colheita de embriões pela cérvix ainda não é amplamente empregada em razão da dificuldade de alcance dos cornos uterinos. Todavia, com o objetivo de transpor as barreiras inerentes às aderências do sistema genital, minimizar custos com equipamentos sofisticados e com mão de obra especializada, bem como pela necessidade de assegurar a colheita de embriões em uma mesma doadora por várias vezes, foram desenvolvidas pesquisas visando aperfeiçoar essa metodologia. No Brasil, vale destacar as pesquisas realizadas pelo grupo do Dr. Jeferson Fonseca (Embrapa Caprinos), o qual já obteve patente para o método (WO 2011072354 A1) e também para a própria sonda de colheita (WO 2011153603 A1). Neste método, as fêmeas recebem uma injeção com 30 μg de cloprostenol 12 horas antes da colheita e têm a região perineal bem limpa com água e detergente, com especial atenção para remoção de toda matéria fecal residual no ânus e na vulva. Dez minutos antes do início da colheita, os animais recebem acepromazina a 1% (1 mℓ/100 kg) por via intramuscular e 1 a 2 mℓ de cloridrato de lidocaína a 2%, por via epidural, antes da colocação do espéculo vaginal. Duas pinças de Pozzi (26 cm) são inseridas lateralmente à abertura cervical. Após a imobilização do colo do útero, com o auxílio de uma pinça Allis (26 cm), uma gaze estéril embebida em 5 mℓ de lidocaína a 2% é introduzida ventralmente à abertura cervical e mantida no local durante todo o procedimento. Após a inserção de um dilatador na abertura cervical, o qual é mantido no local por 30 segundos, o cateter para colheita é passado pelos anéis com auxílio de um mandril de metal e guiado para um dos cornos uterinos. O circuito patenteado é ligado ao cateter, e uma seringa de 60 mℓ é conectada a esse dispositivo para controlar o volume de meio de colheita inserido em cada corno uterino, geralmente frações de 15 mℓ para um total de 180 mℓ para cada corno uterino (Figura 13.4). Com esse método, cerca de 80 a 100% das estruturas presentes no útero são colhidas.[27]

Procura e estimativa da qualidade dos embriões

Após a lavagem dos cornos uterinos, o meio de colheita recuperado é depositado em placa de Petri com fundo quadriculado, para facilitar a procura dos embriões. Essa busca é realizada em estereomicroscópio com pequeno aumento (10 a 20 vezes). Geralmente, procede-se a um mínimo de duas leituras por placa. Os embriões encontrados são aspirados com ajuda de uma fina pipeta de vidro e colocados em uma placa

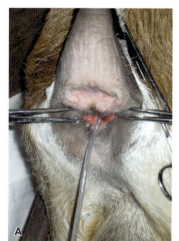
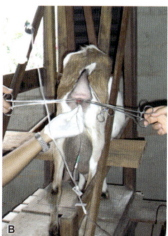
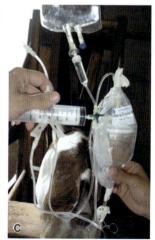

FIGURA 13.4 Diferentes etapas da colheita de embriões por via transcervical em pequenos ruminantes. **A.** Cérvix pinçada e tracionada para o exterior. **B.** Visão geral do animal e do sistema montado. **C.** Detalhe da sonda, do meio e do filtro de colheita. (Fotos gentilmente cedidas pelo Dr. Jeferson Ferreira Fonseca.)

de Petri (35 mm) contendo PBS filtrado e suplementado com 0,4% de albumina sérica bovina (BSA). Uma vez agrupados, o operador pode realizar a avaliação dos embriões.

Em geral, a qualidade dos embriões é estimada por seu aspecto morfológico, seguindo-se as normas da Sociedade Internacional de Transferência de Embriões (IETS, do inglês *International Embryo Technology Society*) (Quadro 13.3). Esse exame é realizado em estereomicroscópio com grande aumento (40 a 70 vezes), observando-se dois aspectos:

- ZP: deve apresentar-se em perfeita integridade (ausência de fissuras) e estar perfeitamente esférica
- Desenvolvimento embrionário: os embriões que apresentarem atraso de desenvolvimento superior a 48 horas serão descartados. Assim, um embrião colhido entre o 6º e o 7º dia após o início do estro deve situar-se no estágio de mórula compacta ou blastocisto. Em qualquer etapa de desenvolvimento, o embrião deve apresentar-se esférico e o contorno das células que o compõem, perfeitamente visível.

Ressalta-se que a classificação morfológica dos embriões não constitui comprovação da viabilidade embrionária, mas é muito importante porque determina o possível destino dos embriões. Os estágios evolutivos avaliados entre 4 e 8 são considerados normais quando da colheita realizada entre os dias 6 a 8 após o início do estro. Os embriões em estágio 3 têm pequena probabilidade de serem viáveis, exceto quando sua totalidade colhida encontrar-se nesse estágio, sugerindo que as ovulações ocorreram tardiamente. Por último, os estágios contendo menos de 16 células correspondem a embriões que apresentaram interrupção em seu desenvolvimento (não viáveis). No que concerne à qualidade morfológica, os graus I e II são transferíveis a fresco e/ou congeláveis, e o grau III será somente transferível a fresco e com uma expectativa menor de gestação da receptora.

Produção *in vitro* de embriões

Após a IA e a MOTE, a produção *in vitro* de embriões (PIV) representa a terceira geração de biotécnicas da reprodução animal. Ela envolve quatro etapas principais: a colheita de oócitos a partir de grandes folículos antrais, a maturação *in vitro* (MIV)

desses oócitos, a fecundação *in vitro* (FIV) dos oócitos maturados e o cultivo *in vitro* (CIV) dos embriões até o estágio de blastocisto, quando estes poderão ser eficientemente criopreservados ou transferidos para o útero de fêmeas receptoras sincronizadas.[28] Atualmente, estas quatro etapas estão bem estabelecidas em pequenos ruminantes. Entretanto, a variabilidade na quantidade e na qualidade dos oócitos obtidos, além da baixa viabilidade dos embriões produzidos *in vitro* pós-congelação/descongelação, ainda limitam o uso dessa técnica em grande escala.

A PIV apresenta como vantagens a confiabilidade, reprodutibilidade, possibilidade de utilizar oócitos de fêmeas estimuladas hormonalmente ou não, além do uso de doadoras pré-púberes, senis, gestantes ou mesmo *post-mortem*. Finalmente, um sistema eficiente de PIV é essencial para o desenvolvimento de outras biotecnologias, como clonagem e transgênese, que serão discutidas posteriormente. A técnica é extremamente versátil e, por isso, vem sendo intensamente estudada nos últimos anos. Entretanto, as taxas de sucesso ainda são inferiores em comparação à produção *in vivo* de embriões.

Colheita de oócitos

Como mencionado, o primeiro passo da PIV é a recuperação de oócitos de boa qualidade. Oócitos imaturos podem ser obtidos a partir de ovários de abatedouro ou de animais vivos. Os ovários de abatedouro podem representar uma fonte de grande número de oócitos de relativo baixo custo. Essas estruturas, obtidas de fêmeas de origem desconhecida, são importantes para fins científicos, pois possibilitam o estudo e o estabelecimento de protocolos mais eficientes. Entretanto, no Brasil, por exemplo, a quantidade de cabras e ovelhas abatidas legalmente é reduzida e, consequentemente, torna-se difícil conduzir experimentos impactantes utilizando essa fonte de oócitos. Por esse motivo, a colheita de oócitos em fêmeas vivas pode ser a opção mais viável em determinadas situações. Além disso, a utilização comercial da PIV futuramente só fará sentido em fêmeas de alto valor genético e/ou econômico.

Em fêmeas saudáveis, a obtenção de oócitos imaturos por punção folicular é normalmente realizada por meio de laparotomia abdominal ou laparoscopia. A laparotomia propicia a

QUADRO 13.3	Classificação de embriões de pequenos ruminantes de acordo com a Sociedade Internacional de Transferência de Embriões.				
Quanto ao estágio de desenvolvimento				Quanto à qualidade	
Estágio	Nota	Estágio	Nota	Qualidade	Nota
Não fecundado	0	Blastocisto inicial	5	Excelente	I
Duas a quatro células	1	Blastocisto	6	Regular	II
Oito células	2	Blastocisto expandido	7	Pobre	III
Dezesseis células	3	Blastocisto eclodido	8	Morto ou degenerado	IV
Mórula compacta	4				

visualização direta e a punção folicular. Contudo, isso favorece a incidência de aderências ou infecções e seu uso já é restrito atualmente. Hoje, os melhores resultados vêm sendo obtidos após colheita de oócitos por laparoscopia (COL). Esse procedimento é menos estressante para o animal, requer menos tempo que a laparotomia e pode ser repetido sem afetar o estado reprodutivo da doadora e a produção de oócitos (Figura 13.5). Entretanto, a variabilidade na quantidade e na qualidade desses gametas ainda limita o uso dessa tecnologia em grande escala. Sob as condições atuais, uma grande variação é relatada na literatura com taxas de colheita variando de 40 a 90% e de 4 a 14 oócitos obtidos por fêmea. Muitos fatores provocam tal variabilidade, como protocolo hormonal, tipo da agulha, pressão de aspiração, características individuais do animal, estação reprodutiva, raça, entre outros.[29,30]

As fêmeas doadoras são submetidas a um jejum prévio de 24 a 36 horas e colocadas em uma maca de contenção apropriada. Sob observação laparoscópica, são visualizados os ovários, e os folículos são puncionados com uma agulha montada em um guia, conectada a um tubo de colheita e a um sistema de vácuo. Recomenda-se que a cada 10 folículos puncionados, a agulha e as conexões tubulares sejam enxaguadas em meio de colheita, composto por meio de cultivo de tecidos (TCM-199) suplementado com 0,05 mg/mℓ de heparina, 100 UI/mℓ de penicilina, 1 mg/mℓ de estreptomicina, 0,5 mg/mℓ de canamicina e 0,5% (peso/volume) de BSA. Os folículos compreendidos entre 2 e 6 mm de diâmetro são aspirados, e aqueles maiores de 6 mm que estejam com sinais de atresia ou escurecidos devem ser desprezados. Para um técnico experiente, o procedimento leva de 10 a 20 minutos por fêmea, o que proporciona uma colheita de mais de 100 oócitos em uma sessão de 2 a 3 horas.

A integridade dos complexos *cumulus*-oócito (CCO) é em geral definida pelo número de camadas de células do *cumulus* e a homogeneidade do ooplasma. Para respeitar a integridade dos CCOs e otimizar a taxa de colheita, o material utilizado e as condições de aspiração aplicadas durante a COL são essenciais. Dependendo dos laboratórios, o diâmetro da agulha pode variar entre 16 e 21 G e a pressão de vácuo conectada à agulha, entre 25 e 70 mmHg. Em nosso laboratório, uma agulha 18 G conectada a uma bomba de vácuo com 35 mmHg tem proporcionado uma taxa de colheita média de 75% na espécie caprina.[31]

Maturação in vitro

Durante a foliculogênese, o oócito é submetido a uma diferenciação progressiva (ultraestrutural, de organelas, ácido ribonucleico [RNA] e estocagem de proteínas), levando à sua aquisição de competência meiótica e, finalmente, ao desenvolvimento. Durante essa diferenciação, o oócito é mantido no estágio de prófase I meiótica (vesícula germinativa) pelo ambiente folicular. O reinício da meiose pode ocorrer devido a um estímulo hormonal *in vivo*, ou simplesmente pela retirada do oócito do interior do folículo. A maturação desse gameta inclui o recomeço da meiose e sua progressão até o estágio em que vai estar apto a ser fecundado, em metáfase II, após a extrusão do primeiro corpúsculo polar. Desse modo, o resultado da MIV depende da qualidade intrínseca dos oócitos imaturos, mas as condições *in vitro* dessa maturação também podem modular a competência final dessas células após a MIV.[29]

Já foi demonstrado que os oócitos maturados *in vitro* têm a sua capacidade de desenvolvimento inferior, quando comparados com os maturados *in vivo*. Assim, o menor potencial dos oócitos oriundos de MIV provavelmente está relacionado com a heterogeneidade dos mesmos, em termos de estágio de diferenciação e/ou condições inapropriadas utilizadas na MIV. Isso resulta em uma baixa taxa de oócitos alcançando o estágio de blastocisto, o que representa uma das maiores limitações da PIV. Com relação às condições físicas da MIV, a

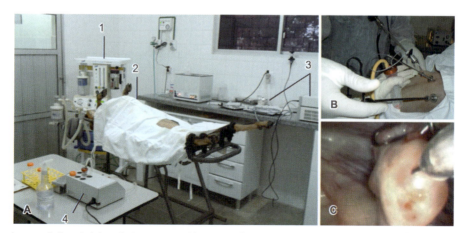

FIGURA 13.5 Detalhes das condições de infraestrutura necessária para colheita de oócitos por laparoscopia em pequenos ruminantes. **A.** Sala de colheita mostrando o aparelho de anestesia inalatória (*1*), cabra na maca de contenção apropriada (*2*), equipamento de videolaparoscopia (*3*) e bomba de vácuo (*4*). **B.** Pontos de punção para inserção do endoscópio, haste com agulha de punção folicular e pinça atraumática. **C.** Aspiração de folículo ovariano.

literatura não varia exageradamente, e a MIV deve ser realizada incubando grandes grupos de CCO em placas de quatro poços, com 500 $\mu\ell$ de meio, em estufa de 5% de CO_2, entre 38° e 39°C, por 22 a 27 horas.[17,29]

Em geral, a etapa de MIV é realizada com meios de cultivo complexos, enriquecidos com aminoácidos e glicose, suplementados com hormônios e soro sanguíneo inativado. Em geral, o meio mais utilizado para pequenos ruminantes é o TCM-199 suplementado com FSH (de origem porcina ou ovina), LH, estradiol, 10% de SFB ou soro de cabra/ovelha em estro (SCE/SOE).[17] Entretanto, todos esses componentes complexos têm falhas de reprodutibilidade, já que eles apresentam elevadas variações químicas.[32] Dessa forma, existe uma tendência mundial em utilizar-se meios mais definidos. Autores já obtiveram boas taxas de desenvolvimento embrionário quando utilizaram para MIV somente 10 ng/mℓ de fator de crescimento epidérmico (EGF) e 100 μM de cisteamina no meio TCM-199.[33] Essas condições de maturação simplificadas forneceram bons resultados em taxas de clivagem e desenvolvimento para CCOs oriundos de ovários de abatedouro. Entretanto, recentemente demonstrou-se que os CCOs oriundos de COL apresentam requerimentos diferentes durante a MIV e meios mais complexos seriam necessários para alcançar altas taxas de PIV.[34]

Fecundação in vitro

Em pequenos ruminantes, tanto o sêmen fresco quanto o congelado/descongelado podem ser utilizados para fecundar os oócitos maturados. Em qualquer caso, é essencial separar os gametas vivos dos mortos. As taxas de FIV após aplicação de diferentes técnicas de seleção como gradiente de Percoll ou Swim-up não diferiram significativamente em pequenos ruminantes.[29] Alguns autores sugeriram que é possível utilizar procedimentos similares à FIV bovina para pequenos ruminantes após mínimas modificações, principalmente durante a capacitação espermática e meio de cultivo, como redução da força de centrifugação e adição de soro de ovelha em estro.[35] Atualmente relatou-se que um número maior de blastocistos foi obtido a partir de CCOs fecundados com 5 μg/mℓ de heparina do que aqueles sem essa substância, sugerindo que esse meio eleva a capacitação de espermatozoides caprinos congelados/descongelados. As concentrações espermáticas variam de 1 a 3,5 $\times$ 10^6 células/mℓ em interação com oócitos por 16 a 20 horas em estufa com 5% de CO_2, entre 38° e 39°C.[36]

Em pequenos ruminantes, a polispermia é a maior anormalidade detectada após FIV, afetando quase 20% dos oócitos inseminados. Assim, cuidado especial deve ser adotado para evitar tal ocorrência. A importância de células do cumulus durante essa etapa foi demonstrada em caprinos.[36] Por esse motivo, sugere-se a remoção dessas células somáticas apenas no fim da FIV, antes de transferir os presumíveis zigotos para o meio de cultivo.

Cultivo in vitro

Após a FIV, os presumíveis zigotos são removidos do meio e alocados em condições que lhes possibilitem desenvolver até o estágio de blastocisto. Já relatou-se que, enquanto as taxas de sucesso na PIV com relação ao número de blastocistos dependem da qualidade intrínseca do oócito e das condições de maturação, a qualidade dos blastocistos resultantes associa-se mais às condições encontradas durante o início do CIV. Embora diferentes meios de cultivo já tenham sido utilizados com sucesso em pequenos ruminantes, o fluido sintético do oviduto (SOF) tem sido o mais amplamente difundido e empregado durante o CIV. Para garantir o confinamento dos embriões, o que facilita a ação dos fatores autócrinos, deve-se normalmente cultivá-los em gotas de meio, em proporção de 1 $\mu\ell$/embrião,[32] cobertas por óleo mineral. Esse confinamento é particularmente interessante quando se trabalha com oócitos oriundos de COL, já que uma grande variação na resposta das fêmeas pode ser observada e a quantidade de embriões por fêmea geralmente é baixa.

Meios de cultivo embrionário são em geral suplementados com várias fontes proteicas (BSA, SFB e fatores de crescimento), embora tais substâncias possam associar-se à síndrome da cria grande em diversas espécies, incluindo pequenos ruminantes. Além disso, o soro pode induzir diferenças fisiológicas e morfológicas em embriões. Dessa maneira, um meio quimicamente definido para o cultivo de embriões de FIV pode contornar alguns dos inconvenientes do uso de aditivos biológicos como o soro. Todavia, estudos utilizando somente meios definidos ainda não têm resultados significativos.

Criopreservação de embriões

Também em pequenos ruminantes, a criopreservação de embriões apresenta vantagens econômicas e genéticas não negligenciáveis. Essa técnica promove a preservação de raças em vias de extinção, a manutenção e a estocagem da biodiversidade em um banco de germoplasma e o transporte de material genético com mais facilidade do que com animais vivos, evitando-se a perda de animais geneticamente importantes, reduzindo-se o risco sanitário e proporcionando uma comercialização mais fácil e com menos custos. É também uma técnica que apresenta boas taxas de sobrevivência após a transferência em comparação com a criopreservação de oócitos, que está longe de fazer parte de programas de conservação genética, pois, até o momento, é uma técnica ainda em fase experimental com resultados muito limitados.[37]

A criopreservação deve possibilitar a diminuição da velocidade, ou mesmo a interrupção, de todos os fenômenos biológicos. O problema dessa técnica consiste, portanto, no fato de atingir temperaturas muito baixas e de retornar sem muitos danos, ou seja, permitir ao embrião após descongelação retornar a uma condição de viabilidade.

Quase 40 anos depois do nascimento do primeiro cordeiro obtido após congelação de embriões, essa técnica está em constante melhoria e simplificação. Com a finalidade de realizar a venda de embriões, na realidade essa técnica é extremamente útil para resolver situações em que há mais embriões do que a quantidade necessária para as receptoras disponíveis.[38] A criopreservação de embriões amplia as possibilidades do comércio internacional de genética, situação muito importante na atualidade para as espécies ovina e caprina.

Em geral, embriões caprinos e ovinos podem ser criopreservados por dois métodos: a congelação clássica (lenta) e a vitrificação. Além disso, em certas circunstâncias, pode interessar a inovulação 24 a 48 horas após a colheita. Desse modo, é possível diminuir o metabolismo dos embriões de maneira temporária pela diminuição da temperatura até 4°C, sem a necessidade de crioprotetor. No entanto, o curto período de conservação limita o emprego dessa técnica.

Congelação clássica

Os protocolos mais difundidos mundialmente são aqueles com uso da congelação clássica, que necessitam de equipamentos programáveis de considerável custo de aquisição. Essa técnica de congelação tem por princípio o equilíbrio progressivo entre os crioprotetores e o compartimento líquido do embrião. Em razão dessa característica, o método também já foi denominado "congelação por equilíbrio".[38]

Os crioprotetores já testados em pequenos ruminantes foram o glicerol (GLI), o etilenoglicol (EG), o dimetilsulfóxido (DMSO) e o propanodiol (PROH). Nos dias atuais, o EG é o crioprotetor de escolha, com elevadas taxas de sobrevivência embrionária, aproximando-se daquelas obtidas com embriões frescos. A criopreservação deve ser utilizada nos embriões em estágio de mórula compacta até o de blastocisto expandido. Essa sugestão decorre não apenas da obtenção de uma maior sobrevivência após inovulação, mas particularmente da importância da integridade da ZP para segurança sanitária da transferência.

A mistura do crioprotetor (EG) ao meio de conservação (PBS + 0,4% de BSA) provoca aumento na pressão osmótica. Para uma adaptação gradual, os embriões são submetidos, de modo sucessivo e durante 5 minutos, a banhos de meio de congelação em concentrações crescentes de EG: 0,5 M, 1 M e 1,5 M. Após o último banho, os embriões são acondicionados em palhetas de polipropileno de 0,25 mℓ (Figura 13.6 A).

Realizada a etapa de acondicionamento, as palhetas são colocadas em congelador programável para realizar os diferentes processos de congelação: resfriamento, cristalização (seeding), nova redução de temperatura e, finalmente, imersão da palheta no nitrogênio líquido. O primeiro resfriamento é feito à velocidade de 3°C/min até a temperatura de –7°C, que deve ser mantida por 10 minutos. Na metade desse período, deve ser realizada a cristalização e, logo em seguida, inicia-se um novo resfriamento (0,3°C/min) até obter-se a temperatura de –35°C. Atingindo essa temperatura, as palhetas podem ser imersas no nitrogênio líquido. Todo esse processo de congelação é monitorado por uma curva previamente estabelecida (Figura 13.6 B). Atualmente, no mercado nacional, são encontrados excelentes equipamentos para congelação programável de embriões, o que evita a dependência de equipamentos importados.

A descongelação da palheta contendo os embriões é realizada por passagem de 5 segundos no ar e depois 15 segundos na água entre 20 e 25°C. Após a descongelação, é necessária a retirada do crioprotetor pela passagem sucessiva dos embriões em concentrações decrescentes (1,5 M, 1 M, 0,5 M e 0 M) em intervalos de 5 minutos. Outra opção é a descongelação e a lavagem dos embriões com PBS + 0,25 M de sacarose por 10 minutos e logo depois em outra solução de PBS por 5 minutos. Nesta última lavagem, os embriões a serem transferidos são avaliados. No caso da transferência direta, a palheta contendo os dois embriões é descongelada, e eles são transferidos sem a eliminação do crioprotetor ou reexame.

Vitrificação

Esse procedimento motiva grandes perspectivas em virtude da simplicidade e da rapidez na execução. Dessa maneira, um número crescente de laboratórios vem somando esforços para tornar a vitrificação um método de uso rotineiro. É uma técnica rápida, que não necessita de equipamentos caros e nela os embriões podem ser vitrificados à medida que são colhidos; assim, não há tempo de espera, como acontece com a congelação clássica.

A vitrificação, diferentemente da congelação lenta, é uma técnica de "não equilíbrio", evitando ao máximo a formação de cristais de gelo durante o resfriamento, transformando a fase líquida do citoplasma celular em fase sólida amorfa, também denominada estado vítreo. Isso é possível com uso de crioprotetores em concentrações muito elevadas (6 a 7,5 M), induzindo uma forte viscosidade do meio, e com velocidades rápidas

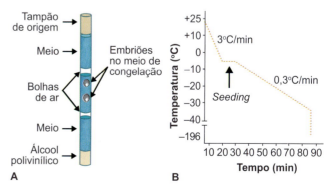

FIGURA 13.6 Criopreservação de embriões por congelação clássica. **A.** Acondicionamento de embriões em palhetas de 0,25 mℓ. **B.** Curva de congelação para uso em equipamento programável.

para resfriamento e aquecimento. No entanto, a necessidade de altas concentrações de crioprotetores a torna bastante tóxica para os embriões. O tempo de passagem em cada uma das lavagens, sobretudo na última, é crítico. A desidratação do embrião deve parar em um tempo preciso, dependendo da velocidade de difusão dos crioprotetores e de suas concentrações, como também da temperatura de incubação. Para o sucesso da técnica, portanto, é necessário respeitar esses períodos, vindo dessas características a necessidade de experiência e habilidade do operador.

Um dos vários protocolos de vitrificação utilizados em embriões de pequenos ruminantes é descrito a seguir. Os embriões são equilibrados à temperatura ambiente em:

- Solução de 10% de GLI por 5 minutos
- Solução de 25% de GLI e 20% de EG por 5 minutos
- Solução de 25% de GLI e 25% de EG por 30 segundos.

Em seguida, os embriões são envasados em palhetas de 0,25 mℓ em uma coluna central de meio de vitrificação, separada bilateralmente por uma bolha de ar, de duas colunas de galactose a 0,85 M. Depois, a palheta é imersa em nitrogênio líquido. O aquecimento é realizado colocando-se a palheta em banho-maria entre 20° e 25°C durante 10 segundos. O conteúdo dessa palheta deve ser inserido em uma solução de PBS + 0,8 M de galactose por 5 minutos e logo em seguida por mais 5 minutos em outra solução de PBS.

A técnica de vitrificação é classicamente utilizada em estudos experimentais. No que diz respeito à aplicação prática, os estudos são escassos, mas com resultados encorajadores.[39]

Transferência de embriões

A TE propriamente dita, ou inovulação, é realizada nos pequenos ruminantes nos estágios de mórula ou blastocisto, diretamente no útero de receptoras, nas quais o estro foi previamente sincronizado com o da doadora ou com o dia da FIV.

Em pequenos ruminantes, a inovulação tem sido feita por laparotomia, laparoscopia e semilaparoscopia, sendo esta última a mais comum. Para a inovulação por qualquer uma dessas técnicas, é necessário o emprego de anestesia, mas somente a primeira requer um aprofundamento do plano anestésico. Na TE por laparotomia, todo o útero é exposto; na semilaparoscopia, apenas uma pequena parte do corno uterino que vai receber os embriões é exteriorizada (Figura 13.7) e a sutura é muito reduzida. Poucos estudos têm descrito algum grau satisfatório da inovulação pela técnica transcervical em pequenos ruminantes. Esses estudos são descritos sobretudo em ovelhas.[40]

Deve-se considerar a sincronia entre o estágio de desenvolvimento dos embriões a serem transferidos e o dia do ciclo das receptoras, mantendo-se uma diferença máxima de 24 horas. A receptora deve ser portadora de CL funcional(is), e a inovulação, preferencialmente de dois embriões, deve ser feita no corno uterino ipsilateral ao ovário contendo pelo menos um

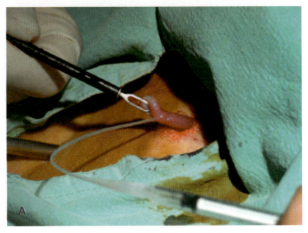

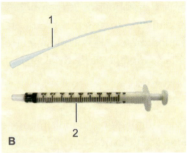

FIGURA 13.7 Transferência de embriões em pequenos ruminantes. **A.** Momento da inovulação no lado ipsilateral ao ovário com pelo menos um corpo lúteo funcional. **B.** Detalhes do material utilizado: cateter tipo *tom cat* (*1*) e seringa de 1 mℓ (*2*).

CL funcional. As inovulações por laparoscopia e por semilaparoscopia são pouco invasivas e, por conseguinte, são mais recomendáveis do que a laparotomia.

Biotécnicas modernas de micromanipulação embrionária

Clonagem

Em virtude de essa temática ser abordada no Capítulo 18, *Clonagem Animal por Transferência Nuclear*, nesta seção serão enfatizados os resultados obtidos em pequenos ruminantes e, em especial, de estudos realizados no Brasil.

Após o nascimento dos primeiros ovinos[41] e caprinos[42] clones usando células somáticas adultas como doadoras de núcleo, a metodologia da transferência nuclear de células somáticas (TNCS ou clonagem) foi progressivamente inserida e otimizada, e seus protocolos estão em constante desenvolvimento em pequenos ruminantes. Atualmente, os aspectos técnicos dessa biotécnica distribuem-se em três principais métodos: sistemas de micromanipulação com ZP intacta (convencional),[41,42] ausência de micromanipuladores (*handmade cloning* [HMC])[43] ou livre de ZP (sistema combinado).[44]

Independentemente do método escolhido, todos eles envolvem as seguintes etapas: preparo de citoplastos receptores a partir da obtenção, seleção e maturação dos oócitos;

isolamento, caracterização, cultivo *in vitro* e sincronização do ciclo das células somáticas a serem utilizadas como doadoras de núcleo (carioplastos); reconstrução embrionária pela transferência de núcleo, fusão do complexo carioplasto-citoplasto, ativação celular e cultivo embrionário *in vitro* e, finalmente, transferência dos embriões para receptoras previamente sincronizadas. Em todas essas etapas, há fatores determinantes para o sucesso da técnica, e a sincronia desses processos estabelece o sucesso da obtenção de clones viáveis. Alguns desses fatores foram estudados recentemente em trabalho de nosso grupo quando da tentativa de clonagem de cabra transgênica fundadora para o fator estimulante de colônia de granulócitos humano (hG-CSF) (Figura 13.8).[45] Nesse estudo, os autores concluíram que as células somáticas, derivadas da biopsia de pele na cabra transgênica, foram usadas com sucesso como carioplastos durante a produção de embriões-clones por procedimentos de HMC (Figura 13.9). Além disso, a COL foi tão eficiente quanto o uso de ovários de matadouro, com ambos os métodos rendendo quantidades similares de oócitos de boa qualidade (Quadro 13.4). No entanto, a utilização de ovários oriundos de matadouro parece ser mais interessante devido a sua simplicidade e custo.

No que diz respeito à clonagem de pequenos ruminantes no Brasil, é interessante citar também os resultados obtidos por dois diferentes grupos no estado do Ceará. Primeiramente, na Universidade de Fortaleza (UNIFOR), o grupo do Dr. Marcelo

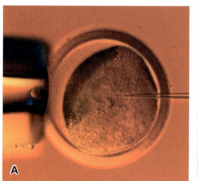
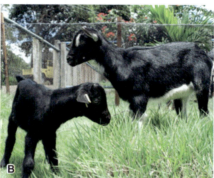
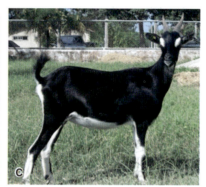

FIGURA 13.8 Diferentes fases da produção de caprinos transgênicos para o fator estimulante de colônia de granulócitos humano (hG-CSF). **A.** Microinjeção do embrião em estádio pronuclear. **B.** Caprinos transgênicos fundadores (macho e fêmea) aos 45 dias de idade. **C.** Fêmea fundadora aos 10 meses de idade durante a lactação induzida.

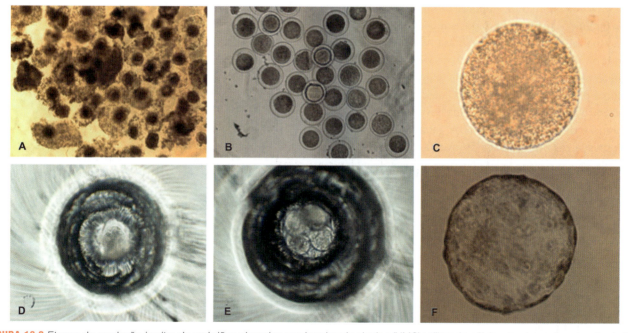

FIGURA 13.9 Etapas da produção *in vitro* de embriões clonados por *handmade cloning* (HMC) utilizando células doadoras de cabra fundadora transgênica. **A.** Oócitos após 20 horas de maturação *in vitro* (200×). **B.** Oócitos maturados, com base na observação do corpúsculo polar, após a remoção das células do *cumulus* (200×). **C.** Oócito após a retirada enzimática da zona pelúcida (600×). **D.** Embrião-clone no estágio de uma célula, cultivado em sistema de micropoço (400×). **E.** Embrião-clone no estágio de quatro células (avaliação da taxa de clivagem), cultivado em micropoço (400×). **F.** Blastocisto-clone no sétimo dia de desenvolvimento antes da transferência para receptora (600×).

QUADRO 13.4	Comparação da eficiência de colheita oocitária em caprinos realizada por laparoscopia ou em ovários oriundos de matadouro.		
		Punção folicular para colheita de oócitos	
Parâmetro		**Laparoscopia**	*Post-mortem*
Nº de cabras		36	63
Nº de folículos puncionados		588	1.029
Nº médio (± desvio-padrão) de folículos puncionados/cabra		16,3 ± 0,2[a]	16,3 ± 3,4[a]
Nº de oócitos colhidos		429	885
Nº médio (± desvio padrão) de oócitos colhidos/cabra		11,9 ± 2[a]	14,0 ± 3[a]
Taxa de colheita (%)		73[a]	86[b]
Nº de oócitos viáveis		385	720
Nº médio (± desvio-padrão) de oócitos viáveis/cabra		10,7 ± 1,3[a]	11,4 ± 3[a]

Os números seguidos de letras diferentes diferem estatisticamente (P < 0,05).

Bertolini obteve o nascimento de caprinos-clones, transgênicos para a produção de lisozima e glicocerebrosidase pela glândula mamária. Já na espécie ovina, na Universidade Estadual do Ceará, o grupo da Dra. Ana Paula Ribeiro Rodrigues logrou o nascimento dos primeiros cordeiros vivos por clonagem convencional.

Transgênese

Também para esse tema, que conta com um capítulo específico neste livro (Capítulo 19, *Produção de Animais Transgênicos*), serão discutidos somente os dados em pequenos ruminantes e, em especial, aqueles obtidos no Brasil. Ao contrário do que a maioria da comunidade pensava sobre a clonagem, o objetivo dessa técnica não era a produção de animais geneticamente idênticos para aplicação comercial. O nascimento da "Dolly"[41] significou o desenvolvimento de uma nova metodologia para a obtenção de animais transgênicos. Tal afirmativa pôde ser comprovada pelo nascimento da ovelha Polly, produzida a partir de células transfectadas com gene humano para a produção do fator IX de coagulação humano no leite.[46]

O primeiro passo para a produção de um animal transgênico é a obtenção da construção de DNA, a qual terá como objetivo a expressão da proteína em um determinado tecido. No caso de cabras e ovelhas, essa expressão é quase sempre direcionada para a glândula mamária e com a secreção da proteína recombinante no leite durante a lactação. Em pequenos ruminantes, a produção de transgênicos tem ocorrido pelo uso de duas técnicas: microinjeção da construção de DNA em embriões pronucleares ou TNCS. As duas ainda apresentam baixa eficiência, pois se ocorrem mais nascimentos pelo uso da primeira, o percentual de animais transgênicos é pequeno. Já na TNCS, o número de nascimentos é pequeno, no entanto todos os nascidos são transgênicos.

No âmbito da transgênese, cabras podem oferecer uma vantagem significativa em relação às ovelhas, visto que, na maioria das vezes, são mais eficientes na produção de leite. Várias proteínas recombinantes já foram expressas no leite de cabras e ovelhas transgênicas e algumas delas se encontram na fase de testes clínicos. Porém, o maior destaque é para a antitrombina humana, produzida por caprinos transgênicos, por ter sido a primeira proteína recombinante de origem animal liberada como medicamento para uso clínico em humanos (Atryn®), tanto no mercado Europeu[47] quanto nos EUA.[48]

No Brasil, vale o relato sobre os primeiros animais de produção transgênicos da América Latina – caprinos da raça Canindé produzindo hG-CSF no leite.[49] Esses animais nasceram em 2008 por meio da técnica de microinjeção de DNA em embriões pronucleares e, além da fêmea fundadora secretar elevadas concentrações de hG-CSF (> 600 μg/mℓ de leite) durante a lactação induzida,[50,51] ambos os fundadores (um macho e uma fêmea) demonstraram ser férteis e transmitiram o transgene à progênie (Quadro 13.5).

No âmbito da transgênese, vale ressaltar a importância das fêmeas receptoras de embriões. Assim, os embriões microinjetados são transferidos para o oviduto ipsilateral ao ovário que apresenta pelo menos uma ovulação. Nosso grupo verificou que a taxa de gestação foi influenciada pelo número de ovulações das fêmeas receptoras. Assim, receptoras gestantes apresentavam quantidade maior de ovulações (3,1 ± 0,4) quando comparadas com as diagnosticadas vazias (1,9 ± 0,3).[52]

Considerações finais

Atualmente, a TE ainda é pouco utilizada nos pequenos ruminantes domésticos, à exceção das trocas comerciais pontuais, levando em consideração seu custo elevado em relação ao valor econômico do animal. No entanto, algumas empresas e

QUADRO 13.5	Transmissão do transgene à progênie de duas linhagens caprinas transgênicas para o fator estimulante de colônia de granulócitos humano (hG-CSF).						
			Crias por sexo		**Taxa de transgênicos**		
Linhagem	**Nº de gestações**	**Nº de crias**	**Macho**	**Fêmea**	**Macho**	**Fêmea**	**Total**
Macho fundador	7	11	6 (54,5%)	5 (45,5%)	3 (50%)	3 (50%)	6 (54,4%)
Fêmea fundadora	5	8	4 (50%)	4 (50%)	2 (66,7%)	1 (33,3%)	3 (37,5%)
Total	**12**	**19**	**10 (52,6%)**	**9 (47,4%)**	**5 (55,6%)**	**4 (44,4%)**	**9 (47,4%)**

grupos técnicos prestadores de serviço já são encontrados em várias partes do país. Ressalta-se que os progressos obtidos no intuito de minimizar a variabilidade da resposta ovariana ao tratamento superovulatório, de simplificar e de melhorar os procedimentos de criopreservação e de transferência poderão estimular a sua difusão à medida que ocorre uma melhoria da relação custo-benefício.

Atualmente, essa técnica proporciona melhor controle de enfermidades infectocontagiosas em vários países. A produção de embriões *in vitro*, após repetidas colheitas de oócitos de uma mesma doadora, deve ampliar, em um futuro próximo, as possibilidades de aplicação da TE, objetivando o melhoramento genético dos rebanhos.

Finalmente, modernas biotécnicas como a clonagem e a transgênese podem incrementar o uso de pequenos ruminantes, já que essas duas espécies apresentam características peculiares que as definem como modelo para uso de tais biotécnicas.

REFERÊNCIAS BIBLIOGRÁFICAS

1. Betteridge KJ. A historical look at embryo transfer. J Reprod Fertil. 1981; 62:1-13.
2. Warwick B.L, Berry RO, Horlacher WR. Results of mating rams to Angora female goats. In: XVVII Annual Meeting of American Society for Animal Production, 1934. Louisiana: Proceedings; 1934. pp. 225-7.
3. Chow LA, Valle MAG, Coelho SG. Transferência de embriões em caprinos: relato de um caso. Rev Bras Reprod Anim. 1986; 10:279-90.
4. Wischral A, LimaPF, Oliveira MAL, Ribeiro MF. Transferência de embriões caprinos. Rev Centro de Ciências Rurais. 1989; 19:19.
5. Selaive-Villaroel AB, Mies Filho A. Transferência de óvulos fecundados em ovinos. Rev Bras Reprod Anim. 1984; 3:338-41.
6. Meza-Herrera CA, Gonzalez-Bulnes A, Kridli RT et al. Neuroendocrine, metabolic and genomic cues singnalling the onset of puberty in females. Reprod Domest Anim. 2009; 10:439-531.
7. Foster DL, Jackson LM, Padmanabhan V. Programming of GnRH feedback controls timing puberty and adult reproductive activity. Mol Cell Endocrinol. 2006; 254-5:109-19.
8. Wood RI, Foster DL. Sexual differentiation of reproductive neuroendocrine function in sheep. Rev Reprod. 1998; 3:130-40.
9. Simplício AA, Simplício KMMG. Caprino-ovinocultura de corte: manejo reprodutivo e sua importância para o sucesso da exploração. In: Ximenes LJF (Ed.). As Ações do Banco do Nordeste do Brasil em P&D na Arte da Pecuária de Caprinos e Ovinos no Nordeste Brasileiro. Fortaleza: BNB; 2009. pp. 203-50.
10. Dyer CJ, Simmons JM, Matteri RL et al. Leptin receptor mRNA is expressed in ewe anterior pituitary and in adipose tissue and is differentially expressed in hypothalamic regions of well-fed and feed restricted ewes. Domest Anim Endocrinol. 1997; 14:119-28.
11. Blache D, Chagas LM, Blackberry MA et al. Metabolic factors affecting the reproductive axis in male sheep. J Reprod Fertil. 2000; 120:1-11.
12. Baril G, Brebion P, Chesné P. Manuel de Formation Pratique Pour la Transplantation Embryonnaire chez la Brebis et la Chèvre. Roma: FAO; 1993.

13. Amoroso EC, Griffiths WFB, Hamilton WJ. The early development of the goat (Capra hircus). J Anatomy. 1942; 76:377-406.
14. Winterberger-Torres S, Sevellec W. Atlas du Développement Embryonnaire Précoce chez les Ovins. Versailles: INRA; 1987.
15. Mani AU, Watson ED, Mckelvey WAC. The effects of subnutrition before or after embryo transfer on pregnancy rate and embryo survival in does. Theriogenology. 1994; 41:1673-8.
16. Mckelvey WAC, Robinson JJ, Aiteken RP. The use of reciprocal embryo transfer to separate the effects of pre-and-post-mating nutrition on embryo survival and growth to the ovine conceptus. In: International Congress Animal Reproduction and AI, 11., 1988. Dublin: [s.n.]; 1988. p. 176.
17. Cognié Y, Baril G, Poulin N et al. Current status of embryo technologies in sheep and goat. Theriogenology. 2003; 59:171-88.
18. Cognié, Y, Baril, G. Le point sur la production et le transfert d'embryons obtenus in vivo et in vitro chez la brebis et la chèvre. INRA Prod Anim. 2002; 15:199-207.
19. Lima Verde JB, Lopes Jr. ES, Teixeira DIA et al. Transcervical embryo recovery in Saanen goats. South Afri J Anim Sci. 2003; 33:127-30.
20. Lopes Jr. ES, Maia EL, Paula NRO et al. Effect of age of donor on embryo production in Morada Nova (white variety) ewes participating in a conservation programme in Brazil. Trop Anim Health Prod. 2006; 38:555-61.
21. Saharrea A, Valencia J, Balcázar A et al. Premature luteal regression in goats superovulated with PMSG: effect of hCG or GnRH administration during the early luteal phase. Theriogenology. 1998; 50:1039-52.
22. Jabbour HN, Ryan JP, Evans G et al. Effects of season, GnRH administration and lupin supplementation on the ovarian and endocrine responses of merino ewes treated with PMSG and FSH-P to induce superovulation. Reprod Fertil Dev. 1991; 3:699-707.
23. Soares AT, Simplicio AA, Andrioli-Pinheiro A et al. Eficiência do flunixin meglumine no controle da regressão lútea prematura em cabras superovuladas. Arq Bras Med Vet Zoot. 1998; 50:35-9.
24. Vallet JC, Casamitjana P, Brebion P et al. Techniques de production, de conservation et de transfert d'embryons chez les petits ruminants. Rec Med Vet. 1991; 167:293-301.
25. Baril G, Pougnard J, Freitas VJF et al. A new method for controlling the precise time of occurrence of the preovulatory gonadotropin surge in superovulated goats. Theriogenology. 1996; 45:697-706.
26. Cordeiro MF, Lima-Verde JB, Lopes Jr. ES et al. Embryo recovery rate in Santa Inês ewes subjected to successive superovulatory treatments with pFSH. Small Rum Res. 2003; 49:19-23.
27. Fonseca JF, Zambrini FN, Alvim GP et al. Embryo production and recovery in goats by non-surgical transcervical technique. Small Rum Res. 2013; 111:96-9.
28. Freitas VJF, Melo LM. In vitro embryo production in small ruminants. Rev Bras Zootec. 2010; 39:409-13.
29. Souza-Fabjan JMG, Panneau B, Duffard N et al. In vitro production of small ruminant embryos: late improvements and further research. Theriogenology. 2014; 81:1149-62.
30. Souza-Fabjan JMG, Locatelli Y, Freitas VJF et al. Laparoscopic ovum pick up (LOPU) in goats: from hormonal treatment to oocyte possible destinations. Rev Bras Cienc Vet. 2014; 21:3-11.
31. Avelar SRG, Moura RR, Sousa FC et al. Oocyte production and in vitro maturation in Canindé goats following hormonal ovarian stimulation. Anim Reprod. 2012; 9:1-7.

32. Paramio MT. In vivo and in vitro embryo production in goats. Small Rumin Res. 2010; 89:144-8.

33. Rodriguez-Dorta N, Cognié Y et al. Effect of coculture with oviduct epithelial cells on viability after transfer of vitrified in vitro produced goat embryos. Theriogenology. 2007; 68:908-13.

34. Souza-Fabjan JMG, Locatelli Y, Duffard N et al. In vitro embryo production in goats: slaughterhouse and laparoscopic ovum pick up–derived oocytes have different kinetics and requirements regarding maturation media. Theriogenology. 2014; 81:1021-31.

35. Cox JF, Alfaro V. In vitro fertilization and development of OPU derived goat and sheep oocytes. Reprod Domest Anim. 2007; 42:83-7.

36. Souza JMG, Duffard N, Bertoldo MJ et al. Influence of heparin or the presence of cumulus cells during fertilization on the in vitro production of goat embryos. Anim Reprod Sci. 2013; 138:82-9.

37. Bhat MH, Sharma V, Khan FA et al. Comparison of slow freezing and vitrification on ovine immature oocytes. Cryo Letters. 2014; 35:77-82.

38. Guignot F. Cryopreservation des embryons des espèces domestiques. INRA Prod Anim. 2005; 18:27-35.

39. Araújo-Lemos PF, Freitas Neto LM, Moura MT et al. Comparison of vitrification and conventional freezing for cryopreservation of caprine embryos. Zygote. 2015; 23:594-602.

40. Candappa IB, Bartlewski PM. Induction of cervical dilation for transcervical embryo transfer in ewes. Reprod Biol Endocrinol. 2014; 28: 12-8.

41. Wilmut I, Schnieke AE, Mcwhir J et al. Viable offspring derived from fetal and adult mammalian cells. Nature. 1997; 385:810-3.

42. Baguisi A, Behboodi E, Melican DT et al. Production of goats by somatic cell nuclear transfer. Nat Biotechnol. 1999; 17:456-61.

43. Zhang P, Liu P, Dou H et al. Handmade cloned transgenic sheep rich in omega-3 fatty acids. PLoS One. 2013; 8:e55941.

44. Nasr-Esfahani MH, Hosseini SM, Hajian M et al. Development of an optimized zona-free method of somatic cell nuclear transfer in the goat. Cell Reprogram. 2011; 13:157-70.

45. Pereira AF, Feltrin C, Almeida KC et al. Analysis of factors contributing to the efficiency of the in vitro production of transgenic goat embryos (Capra hircus) by handmade cloning (HMC). Small Rum Res. 2013; 109:163-72.

46. Schnieke AE, Kind AJ, Ritchie WA et al. Human factor IX transgenic sheep produced by transfer of nuclei from transfected fetal fibroblasts. Science. 1997; 278:2130-3.

47. Schmidt C. Belated approval of first recombinant protein from animal. Nat Biotechnol. 2006; 4:877.

48. Kling J. First US approval for a transgenic animal drug. Nat Biotechnol. 2009; 27:302-3.

49. Freitas VJF, Serova IA, Moura RR et al. The establishment of two transgenic goat lines for mammary gland hG-CSF expression. Small Rumin Res. 2012; 105:105-13.

50. Moura RR, Albuquerque ES, Melo CHS et al. Dynamics of recombinant hG-CSF in transgenic goat: preliminary study in the founder during hormonally induced lactation. Anim Biotechnol. 2013; 24:10-4.

51. Batista RITP, Melo CHS, Souza-Fabjan JMG et al. Phenotypic features of first-generation transgenic goats for human granulocyte-colony stimulation factor production in milk. Biotechnol Lett. 2014; 36: 2155-62.

52. Freitas VJF, Serova IA, Andreeva LE et al. Production of transgenic goat (Capra hircus) with human granulocyte colony stimulating factor (hG-CSF) gene in Brazil. An Acad Bras Cienc. 2007; 79:585-92.

CAPÍTULO 14

Produção *in Vitro* de Embriões

Paulo Bayard Dias Gonçalves • Bernardo Garziera Gasperin • Mateus José Sudano •
Marcos Antônio Lemos de Oliveira • Vitor Braga Rissi • Marcos Henrique Barreta

Introdução

A produção *in vitro* (PIV) de embriões é uma biotécnica da reprodução cujo objetivo é ampliar a difusão do potencial genético da fêmea por maior aproveitamento da população de células germinativas que seriam "perdidas" em função da atresia folicular. A técnica busca simular, *in vitro*, as etapas e condições que os gametas encontram no sistema genital feminino. As principais etapas da PIV são: colheita dos complexos *cumulus*-oócito (CCO), maturação, fertilização e cultivo *in vitro* de zigotos e estruturas embrionárias (MIV, FIV, CIV).

É uma tecnologia que tem sido utilizada para acelerar a produção de animais geneticamente superiores. Com o avanço do método e de sua difusão, essa biotécnica vem sendo cada vez mais presente no manejo reprodutivo de rebanhos, tanto de corte quanto de leite. Além disso, em um sistema de PIV, a manipulação *in vitro* de gametas e embriões viabiliza outras biotécnicas, como injeção intracitoplasmática de espermatozoides (ICSI), clonagem, transgenia, entre outros. A PIV ainda possibilita a criopreservação de material genético por tempo indeterminado. Além desses aspectos, viabiliza o estudo de eventos relacionados com maturação, fecundação e desenvolvimento embrionário, possibilitando o aprofundamento dos conhecimentos sobre processos fisiológicos, bioquímicos e biotecnológicos da espécie de interesse do estudo, sem a necessidade de extrapolar resultados pertinentes a animais de laboratório. Associada às técnicas de criopreservação, possibilita aproveitar o material genético disponível nas fêmeas, maximizando o potencial reprodutivo de animais geneticamente superiores. A criação de bancos de germoplasma possibilita preservar raças ou linhagens importantes, representando um grande seguro de nossa diversidade animal. Como limitações da PIV na produção animal, particularmente nos bovinos, destacam-se a inconsistência dos resultados referentes às taxas de mórulas e blastocistos, o custo inicial para construção da infraestrutura e o tempo consumido para executar a rotina de produção de embriões, que vai desde a punção folicular *in vivo* até o desenvolvimento *in vitro* de embriões para congelação, vitrificação ou transferência para receptoras.

Neste capítulo, serão abordadas as diferentes etapas da PIV e será fornecida uma noção geral dos eventos fisiológicos, como formação do gameta feminino (oogênese), desenvolvimento folicular (foliculogênese), ovulação, maturação do oócito, fecundação e embriogênese. A proposta não é realizar uma revisão sobre o assunto, mas divulgar a experiência adquirida pelos autores ao longo dos anos. Por isso, as referências bibliográficas serão restritas e somente utilizadas por estrita necessidade.

O enfoque principal será a espécie bovina em consequência da importância econômico-zootécnica que esses animais representam para a pecuária nacional. Entretanto, alguns tópicos serão examinados com base em estudos conduzidos com animais de laboratório, assim como serão citados alguns aspectos da PIV em suínos e ovinos. Serão ainda abordadas metodologias de criopreservação de oócitos e embriões PIV, com ênfase no método de vitrificação. Ao final deste capítulo, as fases críticas para o entendimento de mecanismos e técnicas básicas para PIV e criopreservação terão sido discutidas de maneira a possibilitar sua execução, sendo oportuno relatar que muitas etapas desse processo ainda não são bem compreendidas e que, por esse motivo, torna-se um desafio manter um sistema de PIV que produza e armazene embriões de forma eficiente e regular.

História

Há mais de um século, descreveu-se, pela primeira vez, a fecundação de um óvulo de estrela-do-mar e posterior formação da primeira célula do futuro embrião. Os invertebrados marinhos foram objetos das primeiras investigações, porque, ao contrário dos mamíferos, sua fecundação ocorre externamente ao sistema genital feminino. Nos mamíferos, ainda no final da década de 1920, surgiu o primeiro relato sobre a possibilidade de se cultivarem embriões de coelhos desde as clivagens iniciais e, na década seguinte, foi registrada a primeira evidência do nascimento de láparos resultantes do CIV de embriões. Todavia, somente na década de 1950 comunicou-se o nascimento do primeiro animal (coelho) gerado a partir da

FIV, marco na história dessa técnica. Em relação aos animais de produção, apenas no final dos anos 1970 surgiu o primeiro informe sobre a MIV e a FIV de oócitos bovinos e, já no início dos anos 1980, constatava-se o nascimento do primeiro animal dessa espécie. Ao final dessa década, a PIV em bovinos foi amplamente impulsionada em virtude de ser integralmente viabilizada sob condições artificiais. Nessa mesma década, mas sem a mesma repercussão, houve também relatos de nascimento de outras espécies ruminantes, como ovinos e caprinos. Pelo potencial de aplicação para as espécies humana e animal, bem como pela sua expressividade tanto para a ciência básica quanto para a aplicada, a PIV tem sido muito difundida e utilizada em diversos países, especialmente no Brasil a partir da década de 1990. O Quadro 14.1 apresenta uma síntese de toda a evolução dessa biotécnica.

Aplicações e limitações da produção de embriões *in vitro*

As técnicas de PIV têm sido utilizadas nos diferentes segmentos da reprodução assistida das áreas humana e animal. Inicialmente, essas técnicas foram empregadas unicamente na pesquisa fundamental, como instrumento para compreensão de fenômenos fisiológicos relacionados com os gametas feminino e masculino. Essas pesquisas proporcionaram o melhor entendimento dos processos de crescimento, maturação e fecundação de oócitos, da capacitação espermática, bem como do desenvolvimento embrionário precoce e de seus

mecanismos de regulação. Apesar da grande quantidade de pesquisas que contribuíram para elucidar muitos questionamentos científicos, pouco se conhece sobre a regulação desses fenômenos fisiológicos, principalmente no âmbito molecular. Assim, a PIV tem sido importante instrumento para esclarecimento desses mecanismos por possibilitar a utilização da própria espécie estudada como modelo experimental. Adicionalmente, ela tem respaldado o desenvolvimento de biotécnicas como clonagem por transferência nuclear, transgenia, sexagem de espermatozoides e embriões, preservação de oócitos e embriões e manipulação de oócitos inclusos em folículos ovarianos pré-antrais (MOIFOPA). Além da aplicabilidade na pesquisa fundamental, essa biotécnica tem sido empregada também em situações especiais de infertilidade humana e animal, com enfoques bastante diferenciados.

A PIV possui diversas vantagens, tais como: possibilitar que fêmeas com problemas reprodutivos adquiridos continuem se reproduzindo; possibilitar a reprodução de fêmeas pré-púberes e senis; facilitar a determinação do sexo dos embriões produzidos; otimizar o uso de sêmen de elevado valor e possibilitar a produção de embriões a partir de ovários obtidos imediatamente após o abate. A PIV apresenta maior produtividade – quantidade de embriões por doadora – quando aplicada em fêmeas zebuínas, devido à maior população folicular antral nessa espécie e, consequentemente, maior número de oócitos aspirados por procedimento, em comparação às fêmeas taurinas. O grande montante de fêmeas zebuínas e a demanda pela multiplicação de animais geneticamente superiores possibilitaram que o Brasil se tornasse um dos maiores

QUADRO 14.1 Evolução das diferentes etapas da produção *in vitro* (PIV) de embriões.

Episódio	Ano	Autores
Penetração de espermatozoide em oócito de estrela-do-mar e formação da primeira célula embrionária	1877-1879	Fol[1,2]
Desenvolvimento de embrião de coelho *in vitro* até o estádio de blastocisto	1929	Lewis & Gregory,[3]
Nascimento de coelho resultante de embrião cultivado *in vitro*	1935	Pincus & Enzmann,[4]
Nascimento de coelho oriundo de oócito cultivado *in vitro*	1955	Chang[5]
Nascimento do primeiro coelho originado de oócito fecundado *in vitro*	1959	Chang[6]
MIV e FIV de oócito bovino	1977	Iritani & Niwa[7]
Louise Brown, primeiro bebê nascido de fertilização *in vitro* em humano	1978	Steptoe[8]
Nascimento de bezerro proveniente de oócito fecundado *in vitro*, superando a capacitação espermática em bovinos	1982	Brackett *et al.*-[9]
Completo processo de PIV em bovinos – maturação e fecundação de oócitos, assim como desenvolvimento embrionário	1987	Lu *et al.*[10]
Estabelecimento das técnicas de PIV de embriões bovinos	Início dos anos 1990	Brasil – várias equipes
Realização de PIV em ampla escala	2010	Pontes *et al.*[11]
Melhorias nas formulações dos meios e procedimentos de PIV	2007-2012	Hugentobler *et al.*[12-16]
Incremento da criopreservação	2013-2016	Sanches *et al.*[17,18]
Quantidade de embriões produzidos *in vitro* supera a de produzidos *in vivo* no mundo	2017	Perry[19]
Utilização de PIV para pesquisa e multiplicação de material genético na produção animal	Atual	Diversos

FIV: fertilização *in vitro*; MIV: maturação *in vitro*.

produtores de embriões *in vitro* no mundo. Atualmente, a PIV vem sendo aplicada amplamente tanto em fêmeas taurinas como zebuínas.

Por outro lado, essa biotécnica apresenta algumas limitações, especialmente quanto a estrutura, mão de obra e logística necessárias para viabilizar o transporte dos complexos *cumulus*-oócito (CCO) aspirados, das propriedades rurais até o laboratório e dos embriões produzidos no laboratório para as propriedades; taxas de desenvolvimento embrionário limitadas a 20 a 30%; pequena quantidade de CCO obtidos por aspiração folicular de fêmeas taurinas e menos qualidade e criotolerância dos embriões produzidos *in vitro* em relação aos produzidos *in vivo*. Neste último caso, estudos realizados no Brasil demonstram que é possível aumentar a criotolerância dos embriões produzidos *in vitro*, alterando as condições do cultivo embrionário de modo a reduzir o conteúdo lipídico dos embriões.[17] Avanços como este poderão viabilizar ainda mais a técnica, uma vez que a inovulação de embriões produzidos *in vitro* criopreservados representa apenas 10% do total.[20] A variação dos resultados da PIV será amplamente discutida no Capítulo 15, *Evolução Aplicada da Produção in Vitro de Embriões Bovinos*.

Bases fisiológicas e princípios da maturação *in vitro* de oócitos

Oogênese e foliculogênese pré-antral

A formação do gameta feminino ocorre durante a organogênese fetal da fêmea, após a migração das células germinativas primordiais (2n) para a crista gonadal, que originará o ovário. A multiplicação das células germinativas primordiais por meio de mitose dá origem às oogônias (2n), as quais se multiplicam gerando dois oócitos primários (2n) cada. Esses iniciam a primeira divisão meiótica (meiose I), na qual ocorre a replicação do ácido desoxirribonucleico (DNA; 4n), e permanecem bloqueados na prófase I da primeira divisão meiótica ou vesícula germinativa (VG). A formação das células da pré-granulosa, organizadas em camada única ao redor do oócito, dá origem ao folículo primordial, o qual contém em seu interior um oócito em VG, representando o estoque de células germinativas da fêmea. Estudos em camundongos e humanos sugerem a possibilidade de renovação do estoque de células germinativas femininas.[21] No entanto, esse tema encontra-se em discussão no âmbito acadêmico e a relevância e aplicabilidade dos resultados obtidos até o momento precisam ser mais bem estabelecidas. Os folículos primordiais permanecem "quiescentes" até que ocorra o fenômeno denominado ativação folicular, induzido por fatores produzidos localmente no ovário. Folículos ativados são destinados à ovulação ou atresia, não mais retornando ao estado quiescente. Transformações induzidas pela ativação dão origem aos folículos primários, que possuem uma camada de células de granulosa com formato cuboide.

Folículos secundários apresentam múltiplas camadas de células da granulosa que passam a ser separadas do oócito pela formação de uma matriz proteica extracelular chamada zona pelúcida. Até essa fase, caracteriza-se o desenvolvimento folicular pré-antral. A técnica que tem por objetivo a utilização de oócitos inclusos em folículos pré-antrais para a PIV de embriões (MOIFOPA) será contemplada no Capítulo 16, *Manipulação de Oócitos Inclusos em Folículos Ovarianos Pré-Antrais*.

Foliculogênese antral

O aparecimento de uma cavidade (antro) repleta de líquido, circundada por células da granulosa e teca, dá origem aos folículos terciários ou antrais, os quais, após desenvolvimento, são alvo das biotécnicas de produção de embriões *in vivo* (superovulação) e *in vitro*. Cabe salientar que fêmeas bovinas taurinas e zebuínas diferem significativamente quanto ao número de folículos e a taxa de desenvolvimento folicular. Fêmeas zebuínas apresentam o estabelecimento da dominância folicular quando o maior folículo atinge cerca de 6 mm, enquanto nas taurinas isso ocorre por volta dos 8,5 mm. Outra característica do desenvolvimento folicular, particularmente importante no caso da PIV, é o fato de que fêmeas zebuínas apresentam uma população de folículos antrais maior em comparação às fêmeas taurinas, independentemente da fase do ciclo estral. Este é um dos principais motivos pelo qual a PIV é mais viável nas regiões onde predominam as raças zebuínas, principalmente no Sudeste e Centro-Oeste do Brasil.

Ao longo de todo o desenvolvimento folicular, o oócito sofre um processo de capacitação que envolve, entre outros processos fisiológicos, o rearranjo de organelas citoplasmáticas e o acúmulo de RNAm para síntese de proteínas necessárias até que ocorra a ativação do genoma embrionário. O oócito bovino atinge seu diâmetro final (aproximadamente 120 μm) quando os folículos alcançam 3 mm de diâmetro. Ao longo do crescimento do oócito, há diversos padrões de VG, que são determinados pelo grau de condensação do DNA e pelo arranjo e morfologia das estruturas citoplasmáticas. De acordo com a classificação proposta por Lodde *et al*.,[22] oócitos em VG0 (pouco competentes; inclusos em folículos com diâmetro entre 0,5 e 2 mm) apresentam organelas dispersas no citoplasma e a cromatina pouco condensada, o que possibilita uma alta atividade transcricional, ou seja, expressam genes necessários para suportar o desenvolvimento embrionário inicial. Conforme avança o desenvolvimento do oócito, as organelas migram para a região cortical e a cromatina se torna mais condensada, sendo que oócitos em VG3 apresentam cromatina condensada e, consequentemente, não apresentam atividade transcricional.[23] Portanto, quanto maior o período de permanência do oócito no interior do folículo, maior a probabilidade de originar um embrião. *In vivo*, os oócitos são liberados após o pico do hormônio luteinizante (LH) que induz a ovulação de folículos com diâmetro mínimo de cerca de 10 ou 12 mm em fêmeas zebuínas e taurinas, respectivamente. Já os oócitos utilizados na PIV são oriundos de folículos dos mais variados diâmetros (a partir de 3 mm) e condições (viáveis ou em diferentes graus de atresia).

Mesmo antes da puberdade, a fêmea bovina apresenta ondas de crescimento folicular, embora não ocorram ovulações. O recrutamento dessas ondas de crescimento é induzido por elevações nos níveis de hormônio folículo estimulante (FSH). Os pequenos folículos se desenvolvem, mas não completam o desenvolvimento e diferenciação pela ausência de LH, que é suprimido devido à hipersensibilidade do hipotálamo ao *feedback* negativo do estradiol sintetizado pelos próprios folículos em desenvolvimento. O recrutamento de folículos antrais induzido pelo FSH, em animais pré-púberes, possibilita a obtenção de oócitos de bezerras ou novilhas através da aspiração folicular por laparoscopia (LOPU)[23] ou por aspiração transvaginal, dependendo da idade da fêmea doadora. Oócitos de fêmeas pré-púberes podem ser maturados e fecundados *in vitro*, embora as taxas de desenvolvimento embrionário sejam inferiores às obtidas com fêmeas púberes. Porém, novos conhecimentos científicos estão surgindo para solucionar esse problema. Estudos recentes têm avaliado diferentes protocolos de estímulo hormonal para aumentar as taxas de desenvolvimento embrionário a partir de oócitos de fêmeas pré-púberes, uma vez que são inferiores às obtidas a partir de fêmeas púberes.[24] Ainda é possível a aspiração de folículos de animais extremamente jovens, a partir dos 2 meses de idade, através da técnica de LOPU, uma vez que fêmeas bovinas apresentam folículos antrais antes mesmo do nascimento. Trabalhos recentes estudam a viabilidade e o potencial de desenvolvimento dos oócitos aspirados por LOPU em fêmeas bovinas e bubalinas a partir dos 2 meses de idade. Embora com menor potencial de desenvolvimento, foi observado que os folículos são capazes de responder ao tratamento com FSH proporcionando folículos com maior diâmetro, maior número de oócitos por aspiração e melhores taxas de desenvolvimento. Além disso, os embriões produzidos são capazes de se desenvolver a termo após a transferência para receptoras. Até o momento, a LOPU se mostrou segura e viável para aplicação até que os animais tenham tamanho suficiente para aplicação da OPU convencional, o que representa em média até 8 colheitas de oócitos por LOPU 4 meses antes de se iniciar a OPU convencional.[25] A utilização da LOPU mostra-se com uma alternativa para encurtar o intervalo entre gerações, uma vez que permite a produção de embriões de fêmeas a partir de 2 meses de idade sem comprometer a vida reprodutiva futura.

Maturação de oócitos

Conforme mencionado anteriormente, após o nascimento da bezerra, os oócitos inclusos em folículos ovarianos encontram-se na prófase da primeira divisão meiótica (oócitos primários), permanecendo assim até que ocorra o pico pré-ovulatório de LH, remoção do oócito do interior do folículo (aspiração) ou atresia folicular. Após o estímulo do pico ovulatório de LH *in vivo*, ou a remoção do oócito do ambiente folicular e/ou início da MIV, o oócito primário (4n) elimina o primeiro corpúsculo polar, tornando-se 2n (oócito secundário) e entrando na segunda fase de bloqueio, a metáfase da segunda divisão meiótica (MII). Esse processo, desde a ruptura da VG até a fase de MII, tem duração aproximada de 22 horas. Nesse momento, em MII, o oócito torna-se apto à fecundação. O reinício da segunda divisão meiótica acontece após a fecundação, ocorrendo liberação do segundo corpúsculo polar, tornando o oócito haploide (n). Após a fecundação, ocorre a formação dos pronúcleos e o zigoto torna-se diploide.[20]

O oócito, no interior do folículo, está envolto por células da granulosa, formando o CCO. O conjunto de células próximas da zona pelúcida que estão em íntimo contato com o oócito por junções comunicantes (JC) é denominado *corona radiata*. Essas células do *cumulus* têm função diferenciada daquelas presentes na mural do folículo em consequência do seu íntimo contato com o oócito (Figura 14.1). Substâncias reguladoras produzidas pelo oócito têm função importante na atividade das células do *cumulus* e, da mesma maneira, componentes dessas células somáticas têm participação ativa no mecanismo de crescimento e maturação dos oócitos. A comunicação próxima entre as células do *cumulus* e o oócito viabiliza a troca de material por meio de junções tipo *gap*, que proporcionam a passagem de pequenas moléculas (< 1 kDa). Porém, estudos recentes demonstram que, além das junções tipo *gap*, outro tipo de ligação, denominada projeção transzonal (TZP, do inglês *transzonal projection*), também viabiliza a passagem de vesículas extracelulares das células somáticas para o oócito. Moléculas maiores, como o ácido ribonucleico mensageiro (RNAm), utilizam essas vesículas para se deslocarem das células do *cumulus* para o oócito, com o auxílio das TZPs, as quais são grandes canais de aproximadamente 2 µm de diâmetro, em até 9 horas após a retomada da meiose.[26,27] A partir desses dados, acredita-se que as células do *cumulus* contribuam significativamente para a maturação molecular e citoplasmática do oócito, embora ainda sejam necessários estudos funcionais mais aprofundados.

Apesar de as células do *cumulus* não serem essenciais para maturação nuclear dos oócitos, a maturação citoplasmática é bastante comprometida na ausência desse tipo celular. *In vitro*, a maturação dos oócitos desprovidos de células do *cumulus* não afeta a taxa de clivagem, mas diminui drasticamente o índice de desenvolvimento embrionário. Experimentos utilizando hormônio folículo estimulante recombinante humano (rhFSH) demonstram claramente a importância da comunicação entre as células do *cumulus* e o oócito, especialmente nas primeiras horas de MIV.[28] Melhores resultados de maturação, fecundação e de desenvolvimento embrionário são alcançados na presença das células do *cumulus*, fato que evidencia sua importância na maturação do oócito *in vitro*.

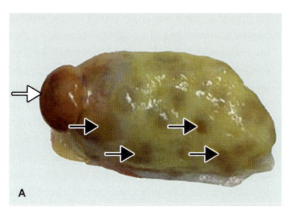
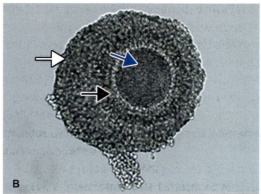

FIGURA 14.1 Estruturas ovarianas observadas em bovinos. **A.** Folículos terciários de diferentes tamanhos (*setas pretas*) e corpo lúteo (*seta branca*). **B.** Complexo *cumulus*-oócito bovino indicando o *cumulus oophorus* (*seta branca*), a *corona radiata* (*seta preta*) e o oócito (*seta azul*).

Em diversos estudos, condições e meios utilizados para a maturação de oócitos, fecundação e desenvolvimento embrionário têm sido modificados para melhorar a PIV de embriões. Entretanto, os índices de blastocisto, prenhez e criopreservação obtidos a partir de oócitos maturados e fecundados *in vitro* são inferiores aos obtidos nos sistemas de PIV,[29,30] provavelmente devido à incompleta maturação citoplasmática e molecular do oócito, que reflete na capacidade de desenvolvimento embrionário subsequente. A taxa de oócitos bovinos que reiniciam a meiose e atingem MII em condições adequadas de MIV é próxima de 90%, ou seja, a maturação nuclear não representa um obstáculo na PIV. O fato de os oócitos reiniciarem a meiose espontaneamente após a remoção do interior dos folículos demonstra que, no ambiente folicular (antro e células murais), há fatores que inibem a maturação nuclear. Esses fatores são transmitidos ao oócito pela comunicação com as células do *cumulus* por meio de junções do tipo *gap* e TZP, até que ocorra a ruptura dessas comunicações após o pico ovulatório de LH. Estudos utilizando camundongo como modelo experimental demonstram que, no ambiente folicular *in vivo*, os peptídios natriuréticos e o monofosfato cíclico de guanosina (GMPc), que inibem a hidrólise da 3',5'-monofosfato de adenosina cíclico (AMPc), estão envolvidos no bloqueio do reinício da meiose até que ocorra o pico ovulatório de LH. Mais recentemente, a correta modulação dos níveis de AMPc e GMPc também tem sido relacionada com a capacidade de desenvolvimento oocitária,[31] sendo alvo de estudos para o desenvolvimento de sistemas de maturação mais próximos do fisiológico.

Os oócitos utilizados na PIV geralmente são aspirados do interior de folículos com diâmetro entre 2 e 8 mm. Normalmente, oócitos presentes em folículos menores que 2 mm de diâmetro não são competentes para reiniciar a meiose, e elevado percentual de folículos maiores do que 8 mm já está em atresia ou apresenta oócitos em processo de maturação, ressaltando-se que, em ambos os casos, a viabilidade dos oócitos está comprometida. Oócitos aspirados de folículos > 6 mm são mais competentes para o desenvolvimento embrionário em comparação àqueles com tamanho entre 2 e 6 mm.[32] Isso se evidencia pelo fato de que oócitos que completam a MIV apresentam maiores taxas de desenvolvimento embrionário (58,2% de blastocisto), tanto *in vivo* quanto *in vitro*.[14] Contudo, deve ser considerada a diferença entre folículos dominantes e subordinados, que parecem ter reflexo na capacidade do oócito em progredir até a clivagem e sustentar o desenvolvimento embrionário. Provavelmente, a permanência do oócito no microambiente folicular desde a divergência folicular até a ovulação é importante para completar o fenômeno denominado capacitação do oócito. A capacitação do oócito, a qual ocorre durante o desenvolvimento folicular até ovulação, parece ser resultado do rearranjo de organelas e expressão de genes que serão traduzidos em proteínas importantes para maturação do oócito, fecundação, clivagem e desenvolvimento embrionário precoce, principalmente até a ativação do genoma embrionário.

Na prática, os folículos entre 3 e 8 mm têm sido utilizados para MIV em decorrência da quantidade disponível no ovário e da dificuldade de determinar os oócitos que estão capacitados antes da fecundação. Métodos para capacitação de oócitos *in vitro* têm sido desenvolvidos, visando ao incremento dos índices de produção de embriões, mas ainda estão abaixo dos níveis obtidos *in vivo*. O aumento da capacitação oocitária *in vitro* tem sido parcialmente obtido por indução da atresia folicular inicial[33] e utilização de células foliculares, angiotensina II (Ang II) e fator de crescimento semelhante à insulina 1 (IGF-1).[34]

Abordagens moleculares têm possibilitado a investigação de fatores envolvidos na maturação de oócito e no desenvolvimento embrionário, ampliando o entendimento dos processos desde a competência do oócito até a formação do blastocisto. As técnicas atuais de biologia molecular já propiciam a avaliação de transcritos em único embrião ou única célula por sequenciamento de RNA (RNAseq) e reação em cadeia de polimerase em tempo real (qPCR) com tecnologia microfluídica.

Dessa maneira, é possível avaliar a diferenciação de oócitos/embriões competentes e incompetentes. A comparação do transcriptoma de embriões ou oócitos cultivados *in vitro* com embriões/oócitos *in vivo* ainda identifica quais transcritos são alterados pelas condições de cultivo, auxiliando no desenvolvimento de protocolos de PIV que possam refletir de maneira mais eficaz as condições fisiológicas.[35,36] Esses avanços promoverão a criação de tecnologias para obtenção de índices de desenvolvimento embrionário *in vitro* semelhantes aos alcançados *in vivo*.

Na prática, o oócito tem o seu potencial de maturação, fecundação e de desenvolvimento embrionário parcialmente estimado pela aparência do CCO. Morfologicamente, os oócitos com maior potencial de viabilidade devem apresentar ooplasma homogêneo com granulações finas, de coloração marrom e completamente envolvidos por várias camadas de células do *cumulus* dispostas de modo compacto (Figura 14.2A). Entretanto, há grandes variações quanto aos padrões morfológicos de qualidade de oócito entre as espécies. Por exemplo, oócitos viáveis de camundongo apresentam o ooplasma claro, quase sem granulações, e, em equinos e suínos, observam-se ooplasma escuro, e as granulações podem ser heterogêneas. Várias classificações morfológicas têm sido adotadas para selecionar oócitos bovinos na tentativa de identificar os de maior viabilidade. Neste capítulo, está sendo apresentada uma adaptação da proposição de Leibfried e First,[37] considerando as características do *cumulus* (cobertura do oócito) e do citoplasma do oócito (ooplasma), com a seguinte classificação (escala de 1 a 4):

- Qualidade 1: *cumulus* compacto contendo mais de três camadas de células. Ooplasma com granulações finas e homogêneas, preenchendo o interior da zona pelúcida e de coloração marrom
- Qualidade 2: *cumulus* compacto parcialmente em volta do oócito ou rodeando completamente o oócito, com menos de 3 camadas celulares. Ooplasma com granulações distribuídas heterogeneamente, podendo estar mais concentradas no centro e mais claras na periferia ou condensadas em um só local, aparentando uma mancha escura. O ooplasma preenche o espaço do interior da zona pelúcida
- Qualidade 3: *cumulus* presente, mas expandido. Ooplasma contraído, degenerado, vacuolizado ou fragmentado, com espaço entre a membrana celular e a zona pelúcida, preenchendo irregularmente o espaço perivitelino
- Qualidade 4: oócito desnudo sem *cumulus*.

A maturação do oócito, envolvendo as transformações nucleares, citoplasmáticas e moleculares, está ligada a uma série de mudanças estruturais e bioquímicas que torna o gameta feminino apto a ser fecundado e ter desenvolvimento embrionário subsequente. Concomitante à maturação nuclear, o oócito sofre modificações citoplasmáticas essenciais para fecundação monospérmica e posterior desenvolvimento embrionário.

Ao iniciar o processo de maturação e desenvolvimento embrionário, a transcrição de genes necessários para síntese de proteínas cessa. Nesse período, ocorrem significativas modificações na síntese proteica que afetam o completo processo de maturação do oócito. A modulação da síntese proteica é observada simultaneamente à reorganização de organelas citoplasmáticas. Modificações em quantidade, tamanho e/ou posição das organelas citoplasmáticas têm sido descritas em oócitos de mamíferos. Na reestruturação citoplasmática do oócito bovino, desde a fase de dominância até o momento da ovulação, há aumento gradativo da quantidade de lipídios, redução no tamanho do complexo de Golgi, compactação do nucléolo, refletindo em diminuição ou perda da atividade transcricional, e alinhamento dos grânulos corticais próximos ao oolema, responsáveis pelo bloqueio celular. As mitocôndrias passam a se localizar ao redor das gotículas de lipídios, e esses aglomerados ficam mais distribuídos no ooplasma. A síntese de ribossomos do oócito cessa ao final da sua fase de crescimento, com a redistribuição dessas organelas para regiões adjacentes aos cromossomos. Esse desenvolvimento e modulação da maquinaria celular são fundamentais para a completa maturação do oócito, a fim de sustentar a fecundação e o desenvolvimento embrionário. O aumento gradual das gotículas de lipídios é, provavelmente, uma fonte energética de grande importância para a fase inicial do desenvolvimento embrionário até o estádio de blastocisto.[38] No entanto, excessivo acúmulo de lipídios é observado em oócitos submetidos à MIV quando comparados a oócitos maturados *in vivo*. O processo de MIV também é capaz de alterar a atividade transcricional nas células do *cumulus*, e diversos genes relacionados com o metabolismo de lipídios encontram-se desregulados. Recentemente, descreveu-se uma proteína carreadora de lipídio (FABP3) presente nas TZPs que estabelecem a comunicação entre as células do *cumulus* e o oócito. Além disso, a quantidade dessa proteína bem como de lipídios é maior em oócitos maturados *in vitro* comparados aos maturados *in vivo*.[39] Esses dados sugerem que o processo de MIV promove desregulação e acúmulo de lipídios nas células do *cumulus*. Uma parte desse excesso pode ser transferida para o oócito, considerando a comunicação ativa e transferência de RNAm e proteínas do *cumulus* para o oócito, ao menos durante as primeiras horas de maturação. Resta saber se essas alterações são capazes de modificar a expressão de outros genes necessários ao desenvolvimento embrionário inicial. As modificações nas organelas citoplasmáticas são essenciais para a adequada atividade transcricional do oócito.[40] O indicador mais factual da completa maturação nuclear e citoplasmática, observado em laboratório, é a capacidade de o oócito ser fecundado e se desenvolver até o estádio de blastocisto eclodido.

Durante a maturação nuclear e citoplasmática, as células somáticas que envolvem o oócito também sofrem significativas modificações. As da granulosa, tanto da mural quanto do *cumulus*, parecem desempenhar importantes funções em

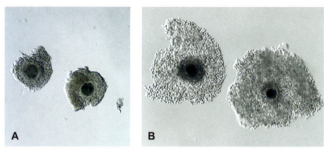

FIGURA 14.2 A. Oócitos imaturos com o *cumulus* compacto. **B.** Oócitos maturos com o *cumulus* expandido.

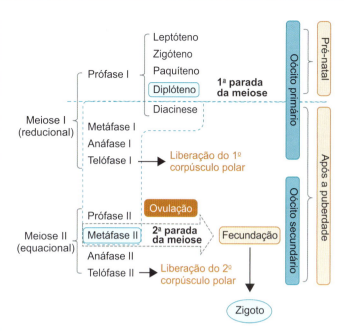

FIGURA 14.3 Etapas da meiose associadas à maturação nuclear, oogênese. No período pré-natal, as células germinativas primordiais (2n, quantidade 2x de ácido desoxirribonucleico [DNA]) sofrem sucessivas divisões mitóticas originando as oogônias (2n, quantidade 2x de DNA). Estas geram os oócitos primários que passam pela interfase (preparatório para a divisão celular; ocorre a duplicação da quantidade do DNA: 2x para 4x) e sofrem divisão meiótica, passando pelas fases da prófase I: leptóteno, zigóteno, paquíteno e diplóteno, momento em que ocorre a 1ª parada da meiose. O oócito primário (2n, quantidade 4x de DNA) permanece nesta etapa da meiose até que essa fêmea nasça e entre em puberdade. Com um pico pré-ovulatório de hormônio luteinizante (*in vivo*) ou a simples remoção deste oócito do interior do folículo (*in vitro*), é retomada a meiose, passando pela diacinese e completando a prófase I, metáfase I, anáfase I (segregação dos cromossomos para polos opostos e redução do número de cromossomos pela metade: 2n para n) e telófase I (momento no qual ocorre a liberação do 1º corpúsculo polar). Com a liberação do 1º corpúsculo polar, o oócito primário passa a ser identificado como oócito secundário, e o processo da divisão meiótica avança para a prófase II e, em seguida, a metáfase II; nesta última ocorre a 2ª parada da meiose. O oócito secundário (n, quantidade 2x de DNA) é ovulado (existem exceções; por exemplo: cadelas ovulam oócitos primários), e a finalização da meiose apenas ocorre se o oócito for fecundado, passando pelas fases de anáfase II (separação das cromátides irmãs; n, quantidade 1x de DNA) e telófase II (liberação do 2º corpúsculo polar) e finalmente originando um zigoto (2n, quantidade 2x de DNA).

crescimento, divisão meiótica e maturação citoplasmática do oócito. As células do *cumulus*, mas não as da mural, tornam-se suspensas em uma matriz de muco durante a maturação, permanecendo separadas em consequência do acúmulo desse muco rico em ácido hialurônico. Hormônios endógenos e fatores produzidos pelo oócito estimulam a síntese de ácido hialurônico, pelas células do *cumulus*, induzindo a mucificação ou expansão do *cumulus* durante o período de maturação (Figura 14.2 B). A comunicação entre as células do *cumulus* e o oócito tem sido demonstrada em CCO de diversas espécies animais. Essas JC entre as células somáticas e o oócito parecem ser importantes para a passagem de nutrientes e componentes químicos reguladores da maturação oocitária. Para que ocorram as primeiras divisões do zigoto antes da ativação do genoma embrionário, é indispensável a maturação citoplasmática do oócito, que ocorre ao longo do desenvolvimento folicular. Considerando que na PIV os oócitos são removidos precocemente do interior de folículos antrais, muitos deles não são capazes de suportar o desenvolvimento embrionário inicial. Esse é o motivo pelo qual, embora cerca de 80% dos oócitos fecundados iniciem as primeiras clivagens, apenas 20 a 50% alcançam a fase de blastocisto. Ou seja, a permanência do oócito no interior do folículo e a comunicação com as células do *cumulus* são os principais fatores que garantem uma maior capacidade de originar um embrião viável após a fecundação.

■ **Regulação da maturação de oócitos**

Antes de abordar especificamente os processos *in vitro*, serão discutidos alguns fatores, mecanismos e princípios fundamentais para a maturação de oócitos.

O oócito presente no folículo primordial, uma vez ativado, deve crescer e sofrer várias modificações de ordem ultraestrutural, do citoesqueleto e bioquímica com a finalidade de se tornar competente para reiniciar e completar a maturação meiótica. A maturação nuclear do oócito bovino requer de 18 a 22 horas e compreende a progressão do estádio de diplóteno da primeira prófase meiótica até a metáfase II (Figura 14.3). O período necessário para maturação nuclear varia entre as espécies. A cinética desse processo, em bovinos e camundongos, está apresentada no Quadro 14.2.

Oócitos incompetentes são deficientes em RNAm que codificam para o fator intracelular promotor da fase M (MPF). Enzimas quinases e fosfatases estão envolvidas no reinício e na completa maturação meiótica do oócito (Figura 14.4). Oócitos em fase de crescimento apresentam nível muito baixo de p34^{cdc2} e não são capazes de progredir da fase G_2 (intervalo entre a síntese de DNA e divisão celular) para a M (divisão celular – meiose). No final da fase de crescimento, a concentração e a atividade de p34^{cdc2} estão aumentadas, e o oócito alcança a competência meiótica.

QUADRO 14.2	Cinética da maturação nuclear em bovinos e camundongos. Os períodos necessários para os oócitos alcançarem os estádios de rompimento da vesícula germinativa (RVG), metáfase I (MI), anáfase I (AI), telófase I (TI) e metáfase II (MII), após reiniciarem a divisão meiótica, estão descritos.

Estádio da divisão meiótica	Bovino (h)	Camundongo (h)
RVG	8 a 12	2 a 3
MI	12 a 15	6 a 9
AI/TI	15 a 18	10 a 13
MII	18 a 22	13 a 14

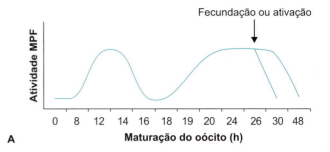

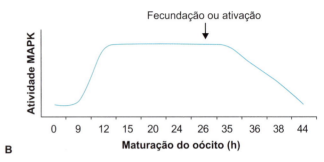

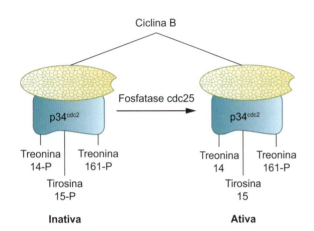

FIGURA 14.4 Ativação do fator intracelular promotor da fase M durante a maturação do oócito.

FIGURA 14.5 Atividade do fator intracelular promotor da fase M (MPF) medido pela atividade da histona H1 quinase e MAP quinase (MAPK) durante a maturação de oócitos bovinos. **A.** O MPF alcança a maior atividade no estádio de metáfase I (MI), diminui nos de anáfase I (AI) e telófase I (TI), aumenta novamente em metáfase II (MII) e, finalmente, diminui após a fecundação, ativação ou após 30 horas de maturação. **B.** A ativação da MAPK ocorre durante o rompimento da vesícula germinativa, alcança atividade máxima em MI e permanece elevada até a formação dos pronúcleos.

O MPF é composto de duas subunidades, sendo uma catalítica, constituída por uma proteína de 34 kD, a p34[cdc2] (controle da divisão celular), e uma reguladora, formada por uma proteína de 45 kD, a ciclina B. Em sua forma inativa, a p34[cdc2] é fosforilada em treonina-161, treonina-14 e tirosina-15. Para ser ativada, essa subunidade catalítica deve ser desfosforilada em treonina-14 e tirosina-15 pela fosfatase cdc25. O MPF apresenta forte afinidade pela histona H1 quinase como substrato, a qual tem sido utilizada para demonstrar a atividade do MPF. Em oócitos bovinos, a histona H1 quinase está em nível baixo no estádio de VG e, subsequentemente, ocorre aumento gradativo, alcançando atividade máxima no estádio de MI. Após esse pico, os níveis de histona H1 quinase (atividade de MPF) têm diminuição abrupta, coincidindo com os estádios de AI e TI. Um outro aumento na atividade do MPF é observado em MII. Esses níveis elevados são mantidos várias horas após a maturação do oócito e, gradativamente, diminuem após 30 horas dessa maturação ou, abruptamente, na fecundação ou ativação do oócito (Figura 14.5 A).

Em mamíferos, existem evidências de que vários eventos durante a maturação de oócitos ocorram também sob a regulação da MAP quinase (MAPK, *mitogen-activate protein kinase*) também denominada de ERK (*extracellular regulated kinase*). A MAPK é ativada em consequência da fosforilação em resíduos específicos de tirosina e treonina durante a maturação de oócitos. Em murinos, duas isoformas de MAPK, p42-ERK2 (42 kDa) e p44-ERK1 (44 kDa) foram identificadas. Em bovinos, a MAPK é ativada no rompimento da VG, alcança a atividade máxima em MI e permanece elevada até a formação dos pronúcleos, não diminuindo em MII. Esses achados sugerem que a MAPK é importante para manter o oócito em MII e entrar em interfase (Figura 14.5 B).

Conforme mencionado, os oócitos permanecem em estádio de VG durante o desenvolvimento folicular até próximo da ovulação, *in vivo*, e reiniciam a primeira divisão meiótica que progride ao estádio de MII e à extrusão do primeiro corpúsculo polar, coincidentemente após o pico ovulatório de LH. *In vitro*, os oócitos reiniciam a meiose espontaneamente e progridem até o estádio de MII, quando são removidos de seus folículos e cultivados sob condições adequadas. Entretanto, células da teca (mas não da granulosa) são capazes de manter oócitos bovinos em fase de VG quando cultivados *in vitro*.[41,42] No entanto, em oócitos cultivados com células foliculares, a Ang II reverte o efeito inibitório das células da teca, promovendo a maturação nuclear do oócito bovino, inibindo ou estimulando a produção de algumas substâncias pelas células da teca.[41,42] Em folículos bovinos, receptores de Ang II foram detectados principalmente nas células da teca, e em menor quantidade nas células da granulosa.[43-45] No entanto, os níveis de RNAm do receptor AT_2 são significativamente mais elevados nas células da granulosa de folículos estrogênicos em comparação aos não estrogênicos, e a quantidade de RNAm do receptor AT_2 apresenta uma correlação positiva com as concentrações de E_2 no fluido folicular.[46] Esses dados demonstram uma possível função da Ang II no controle do crescimento folicular via receptor AT_2. A Ang II também reverte a inibição da maturação nuclear *in vitro* causada por meio condicionado com células foliculares. O mecanismo pelo qual a Ang II reverte o efeito inibitório das células foliculares ainda não está definido, mas demonstrou-se que ela inibe significativamente os níveis de RNAm para protease nexin-1 (PN-1) e a secreção dessa proteína de células da granulosa tratadas com FSH em bovinos,[46] o que comprova seu papel no remodelamento da matriz extracelular.

O processo de desencadeamento do RVG até o bloqueio em MII não está completamente elucidado. O sinal que desencadeia a ativação do MPF e da MAPK, reiniciando a meiose em oócitos de mamíferos, não é conhecido. O oócito de muitas espécies é mantido em G_2 pelo AMPc, que tem função inibitória na maturação nuclear de oócitos de camundongos, bovinos e suínos, mas não de ovinos. A permanência do oócito dentro do folículo dominante até o pico de LH ou período de pré-maturação é essencial para a capacitação do oócito. No entanto, a maioria dos oócitos utilizados para PIV não passa por essa fase do desenvolvimento, uma vez que são aspirados para MIV de folículos de 2 a 8 mm. Nesse conceito de pré-maturação, que visa estabelecer a comunicação entre *cumulus* e oócitos durante longos períodos no ambiente *in vitro*, diversos sistemas artificiais para manter o bloqueio meiótico foram desenvolvidos nas últimas décadas. A modulação dos níveis de AMPc causa atraso na progressão meiótica e pode ser realizada por meio de inibidores de fosfodiesterases (p. ex., IBMX), ativadores de adenilato ciclase (p. ex., Forskolin) ou análogos de AMPc (dbcAMP).[31] Além dos níveis de AMPc, o bloqueio meiótico reversível pode ser obtido por inibição da atividade do MPF, por meio farmacológico mediante inibidores de CDK1/ciclina B, tais como a butirolactona-I e a roscovitina. Ambos os agentes provocam inibição reversível da maturação nuclear por até 24 horas, sem efeitos deletérios no desenvolvimento, no entanto as taxas de desenvolvimento embrionário subsequente não apresentam significativa melhora quando comparadas a sistemas de PIV convencionais.[47]

Algumas pesquisas demonstram que, pelo bloqueio reversível da meiose, é possível uma melhora na competência oocitária, qualidade dos embriões e, consequentemente, em seu desenvolvimento.[48-50] No entanto, de maneira geral, os resultados obtidos até o momento apresentam efeito pouco significativo ou nenhum impacto no desenvolvimento embrionário, limitando a utilização desses métodos na prática. A ausência de resultados significativos no desenvolvimento embrionário pode ser parcialmente explicada pela heterogeneidade da população de oócitos submetidos à MIV e às diferentes configurações de cromatina dos oócitos. Existem evidências de que a pré-maturação pode ser benéfica para oócitos em VG1, mas deletéria para oócitos em VG3.[51] Esse fato torna a aplicabilidade do sistema de pré-maturação limitada uma vez que oócitos utilizados na PIV apresentam uma população heterogênea quanto à configuração da cromatina.

Após maturação, os oócitos são mantidos em MII até a fecundação ou a ativação partenogenética, por ação de fatores citostáticos (CSF), que mantêm a atividade elevada do MPF. O CSF é composto por MAPK e c-mos proto-oncogene (Mos quinase). Mos é uma serina/treonina quinase encontrada somente no estádio de MII em oócitos bovinos e é um ativador da MAPK. Em camundongos, oócitos deficientes em Mos quinase não permanecem em MII. Em resumo, variados hormônios, fosfatases e quinases estão envolvidos no processo de regulação da maturação de oócitos bovinos. O conhecimento básico desses mecanismos é fundamental para se alcançar a eficiência máxima nos procedimentos de produção de embriões *in vitro*.

Princípios básicos da capacitação espermática, reação de acrossomo e fecundação

■ Capacitação espermática

O espermatozoide é funcionalmente imaturo, infértil e imóvel enquanto permanece no testículo, somente adquirindo capacidade de fecundar no epidídimo. No entanto, o espermatozoide que se encontra no testículo, se injetado dentro do oócito pela técnica de ICSI, é capaz de fecundar, gerando um embrião competente a se desenvolver. A maioria das mudanças que ocorrem no epidídimo está relacionada com a aquisição da motilidade e, em grau menor, com a morfologia e o metabolismo. A maturação é um reflexo de muitas modificações bioquímicas do espermatozoide e, dentre essas transformações, pode-se afirmar que ocorrem estabilização da cromatina e das estruturas da cabeça e cauda, reorganização e consolidação da membrana plasmática pela absorção e/ou integração de glicoproteínas epididimárias, aquisição do movimento progressivo e habilidade para ligar-se à zona pelúcida. Os espermatozoides, quando em contato com o plasma seminal (glicoproteínas ou polipeptídios, incluindo fatores decapacitantes), sofrem incorporações e modificações de várias substâncias da sua superfície que os tornam incapazes de fecundar. Esse fenômeno bioquímico é denominado capacitação espermática.

Após o ejaculado do touro, bilhões de células espermáticas são depositadas no fundo de saco vaginal. Para que ocorra a fecundação, é necessário que essas células vençam algumas barreiras, como a transposição da cérvix através do muco e passagem por toda a extensão do útero, alcançando a tuba uterina através da junção uterotubárica. O transporte culmina no istmo, segmento caudal da tuba uterina, e somente espermatozoides viáveis são capazes de realizar a ligação com as células ciliadas do epitélio da tuba uterina, formando o reservatório espermático.

A validação de uma técnica de captação de imagens *in situ* tem possibilitado avanços no entendimento da interação dos espermatozoides com a tuba uterina, podendo ser avaliada a distribuição e seleção das células em tempo real.[52] O contato com as células espermáticas induz alterações na expressão gênica das células da tuba uterina, mas essa comunicação ainda é pouco compreendida. A fecundação só é possível se o oócito maturado e viável encontrar células espermáticas viáveis na ampola da tuba uterina, e apenas algumas centenas de células espermáticas chegam até o local da fecundação.

Após a ejaculação, as células espermáticas adquirem intensa motilidade e, no sistema genital feminino ou *in vitro*, iniciam a fase final de maturação pós-testicular conhecida como capacitação. A capacitação espermática é de fundamental importância para que os espermatozoides se tornem aptos para se ligarem aos receptores específicos presentes na zona pelúcida do oócito e fecundar. *In vivo*, esse processo ocorre no sistema genital feminino pela remoção de componentes decapacitantes, sem modificações morfológicas, mas bioquímicas, que resultam em desestabilização (fluidez) da membrana plasmática e hiperativação espermática, essenciais para que ocorram a reação do acrossomo e a penetração do espermatozoide no oócito. A capacitação é um processo gradativo que culmina nas células do istmo, no segmento caudal da tuba uterina, na maioria dos mamíferos. Os espermatozoides ligam-se a criptas especializadas do epitélio da tuba uterina no istmo, próximo à junção uterotubárica, e soltam-se somente após a capacitação, tornando-se hiperativos e aptos à reação de acrossomo.

Alguns glicosaminoglicanos presentes no sistema genital feminino são responsabilizados por induzirem a capacitação espermática *in vivo*. Nos processos *in vitro*, um glicosaminoglicano – a heparina – tem sido utilizado para capacitar os espermatozoides bovinos. O mecanismo pelo qual a heparina atua nesse processo não é completamente conhecido; todavia, parece estar envolvido no desencadeamento de mudanças bioquímicas na membrana plasmática do espermatozoide. Sua ligação com o espermatozoide é mediada, provavelmente, por proteínas, como a proteína carreadora de heparina (HBP), presentes no plasma seminal de touros.

Existe variação individual entre touros quanto à concentração de heparina necessária para capacitação espermática. A concentração ideal de heparina varia de 2 a 100 µg/mℓ de meio, dependendo do touro e do processo de separação espermática. Há evidências de que espermatozoides separados pelo gradiente de Percoll necessitem de menor concentração de heparina do que aqueles separados por *swim up*. O volume mais eficiente, em variados processos e para diferentes touros, está em torno de 10 µg/mℓ de meio. No entanto, é adequado, sempre que possível, definir a concentração ideal para o sêmen que vai ser utilizado na rotina do laboratório. Em casos de PIV comercial, esse procedimento nem sempre é possível, em consequência do custo e/ou da disponibilidade de doses de sêmen para realizar o teste. Atualmente, a heparina é o glicosaminoglicano mais utilizado para capacitar espermatozoides para FIV, devido aos resultados satisfatórios e compatíveis com os processos *in vivo*.

■ Reação do acrossomo

Na presença de cálcio extracelular, o espermatozoide capacitado tem a habilidade de se ligar à zona pelúcida do oócito e sofrer a reação acrossomática. Para que o espermatozoide penetre na zona pelúcida e se fusione com a membrana plasmática do oócito é necessário completar a reação acrossomática. Experimentos *in vitro* sugerem que a reação do acrossomo ocorra após a ligação do espermatozoide capacitado em uma glicoproteína presente na zona pelúcida, denominada ZP3. Esse processo envolve a segmentação progressiva do acrossomo e a fusão das membranas plasmática e acrossomática externa, formando vesículas e propiciando a liberação de enzimas e a exposição da membrana acrossomática interna e *perforatorium*. A liberação dessas enzimas é importante para a penetração do espermatozoide e a fecundação do oócito. A perda completa do acrossomo ocorre com a penetração do espermatozoide na zona pelúcida.

■ Fecundação

A ligação do espermatozoide ao oócito é mediada por receptores espermáticos espécie-específicos presentes na zona pelúcida. As glicoproteínas constituintes da zona pelúcida, identificadas inicialmente em camundongos, são denominadas de ZP1, ZP2 e ZP3 e apresentam importantes funções na fecundação. A ZP1 tem, basicamente, papel estrutural, e à ZP2 e à ZP3 têm sido atribuídas a função de receptores secundário e primário, respectivamente, sendo esta última responsabilizada pela reação do acrossomo. O espermatozoide penetra na zona pelúcida pelas ações enzimáticas e mecânicas. A ligação inicial entre o espermatozoide, contendo ainda o acrossomo intacto, e o oócito é mediada por carboidratos presentes na glicoproteina ZP3 e proteínas similares à lecitina que estão na porção apical do espermatozoide. Essa ligação primária entre o espermatozoide e a ZP3 induz a reação do acrossomo. Em seguida, o espermatozoide liga-se ao receptor secundário ZP2. A reação acrossomática promove a liberação de enzimas que digerem a matriz da zona pelúcida e expõe o *perforatorium* para a penetração do espermatozoide na zona pelúcida, auxiliada pela sua motilidade.

A fusão do espermatozoide com o oócito ocorre após a penetração, especificamente pelo contato entre o segmento equatorial do gameta masculino e a membrana plasmática do gameta feminino. Tal membrana, denominada vitelina, participa ativamente nesse processo e, dessa maneira, o espermatozoide é incorporado pelo ooplasma. Com a penetração do espermatozoide, dois fenômenos ocorrem simultaneamente: a inclusão da carga genética paterna, com o restabelecimento no número diploide de cromossomos (2n); e a ativação do oócito, necessária para o bloqueio da polispermia e início das divisões (clivagens). O oócito ativado pelo espermatozoide responde inicialmente com a despolarização da membrana plasmática, hidrólise do fosfatidilinositol bifosfato (PIP_2), elevação das oscilações intracelulares de cálcio, exocitose dos grânulos corticais, elevação do pH intracelular e aumento da síntese proteica. Diferente de outras espécies, o oócito bovino não é ativado quando o espermatozoide é injetado no seu citoplasma, pela técnica de ICSI.

Para impedir a penetração de mais de um espermatozoide, ocorrem dois bloqueios da polispermia: o primário, que se deve à rápida despolarização da membrana plasmática do oócito após a fecundação, o qual denomina-se também de bloqueio vitelínico; e o secundário, que resulta da reação cortical, ou reação da zona, após a penetração espermática que envolve a fusão da membrana plasmática do oócito com a membrana dos grânulos corticais. Essa fusão é propagada como uma onda, envolvendo toda a superfície do oócito, a partir do ponto da fusão espermatozoide-oócito. O conteúdo dos grânulos corticais, como enzimas hidrolíticas, proteinases e peroxidases, é depositado no espaço perivitelino, provocando hidrólise parcial das proteínas da zona pelúcida, sendo transformadas em ZP1F, ZP2F e ZP3F. Os sacarídeos da zona pelúcida também sofrem alterações por ação das glicosidases liberadas dos grânulos corticais. Com essas modificações, a zona pelúcida perde receptores espermáticos e torna-se mais resistente à digestão enzimática, impedindo a penetração de outros espermatozoides que provocariam polispermia e inibiriam o desenvolvimento embrionário normal.

Após a penetração espermática e o desencadeamento dos eventos subsequentes, primariamente, pela elevação nos níveis de cálcio intracelular, ocorrem a ativação do oócito e a progressão da segunda divisão meiótica e extrusão do segundo corpúsculo polar. Os cromossomos que permaneceram no oócito são envolvidos por uma membrana nuclear, formando o pronúcleo feminino. Concomitantemente, a membrana nuclear do espermatozoide se desintegra, a cromatina nuclear descondensa pela remoção de proteínas nucleares espermáticas específicas e origina-se uma nova membrana nuclear que envolve os cromossomos paternos, formando o pronúcleo masculino. Durante o desenvolvimento dos pronúcleos masculino e feminino, há migração para o centro do ooplasma. Os microfilamentos no córtex do oócito são essenciais para o deslocamento dos pronúcleos para o centro do citoplasma do oócito, onde ocorre a singamia. Os pronúcleos desintegram-se e os cromossomos pareiam-se com seus homólogos para a primeira divisão mitótica. Com o completo processo de fecundação, observa-se que os cromossomos paternos e maternos se fundem e considera-se que o desenvolvimento embrionário tem início com um genoma estabelecido.

Princípios básicos do desenvolvimento embrionário inicial

Clivagem

Ao final da singamia, origina-se o zigoto, com novo arranjo citoplasmático, organismo multicelular com outro potencial genético. Nessa fase, tem início uma série de divisões mitóticas, por meio das quais o zigoto, que apresenta uma célula com grande volume, se divide em numerosas células de menor tamanho até a formação do blastocisto (Figura 14.6). Esse processo é conhecido como clivagem e origina células denominadas blastômeros.

Em muitas espécies, o genoma do zigoto é inativo e, consequentemente, não tem controle sobre as fases embrionárias iniciais. As primeiras clivagens são controladas pelo RNAm materno existente no oócito. Entretanto, nos mamíferos, o genoma embrionário começa a transcrição nas fases iniciais da clivagem. A ativação do genoma embrionário no camundongo ocorre no estádio de duas células, no suíno no de quatro células e nas espécies bovina e ovina durante o estádio de oito células. Nos mamíferos, a clivagem é do tipo holoblástica rotacional e com uma peculiaridade: a primeira divisão celular ocorre meridionalmente, e, na segunda, uma das células sofre divisão meridional e a outra, equatorial. Nessas espécies, a divisão celular ocorre de modo assíncrono e bem mais lento do que em outras espécies animais. Por isso, em decorrência dos blastômeros não se dividirem simultaneamente, é comum que o embrião de mamíferos contenha número ímpar de células.

O tempo em que o zigoto sofre a primeira clivagem tem sido relacionado com o potencial de desenvolvimento. Em diversas espécies, como bovinos e humanos, tem-se demonstrado que embriões que clivam mais cedo possuem maior capacidade de se desenvolver até o estádio de blastocisto, quando comparados aos que apresentam clivagem tardia.[53,54] Além disso, tal variável já foi correlacionada com a qualidade dos embriões produzidos e maiores taxas de prenhez pós-transferência dos embriões.

De maneira geral, em sistemas de PIV, avalia-se a clivagem após 48 horas da fecundação. Muitas pesquisas demonstram que embriões que clivam até 30 horas após a fecundação têm

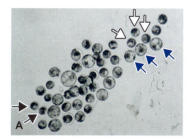
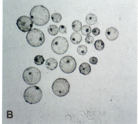

FIGURA 14.6 Blastocistos produzidos *in vitro* em diferentes fases do desenvolvimento: blastocistos iniciais (*setas pretas*), blastocistos (*setas brancas*), blastocistos expandidos (*setas azuis*) (**A**) e blastocistos eclodidos (**B**).

maior potencial de desenvolvimento, ao passo que aqueles que clivam depois das 42 horas dificilmente alcançam o estádio de blastocisto. Constatou-se que 80% dos embriões observados no 7º dia de desenvolvimento são provenientes de zigotos que clivam até 32 horas após a fecundação.[55] Embora os motivos para essa diferença na cinética de desenvolvimento não estejam completamente elucidados, é provável que fatores intrínsecos do oócito e relacionados com maturação molecular e citoplasmática sejam determinantes para esses eventos. A cinética da maturação do oócito pode influenciar o tempo da primeira clivagem. Ooócitos que chegam à MII mais cedo (16 horas) proporcionam maiores taxas de desenvolvimento, quando comparados àqueles que iniciam a MII em aproximadamente 22 a 24 horas, os quais resultam em uma menor taxa de desenvolvimento. Além disso, existe ainda correlação entre cinética de maturação, tamanho do oócito e maior quantidade de RNAm materno. Todos esses fatores considerados em conjunto possibilitam afirmar que o momento da primeira clivagem pode refletir de maneira não invasiva à qualidade do oócito e seu potencial para o desenvolvimento embrionário.

Compactação e formação da blastocele

Nos animais domésticos e de laboratório, ocorre o fenômeno da compactação dos blastômeros, os quais parecem perder suas identidades e formar uma única massa celular. Esse fenômeno cria circunstâncias que induzem a primeira diferenciação celular em mamíferos, que é a formação do trofoectoderma e da massa celular interna. É bem provável que a compactação seja mediada por eventos na superfície de blastômeros adjacentes. Os blastômeros interagem para suportar a polarização da membrana durante a compactação. Em camundongos, essa compactação ocorre já no estádio de 8 células; e nas espécies bovina e ovina, no de 32 células. Os primeiros eventos que ocorrem com o embrião são marcados por diferenciação nas interligações entre os blastômeros, com formação das junções de oclusão (*tight junctions*) e JC (*gap junctions*), que constituirão, em última instância, o trofoectoderma, a blastocele e a massa celular interna. A diferenciação das células embrionárias em células do trofoectoderma ou em células da massa celular interna no estádio de blastocisto é determinada pelas suas posições na fase de mórula. As células do interior da mórula, que passaram a interagir por meio das JCs, originarão as células da massa celular interna, e as da periferia, que estavam unidas pelas junções de oclusão, produzirão as células do trofoectoderma.

Proteínas específicas na superfície celular também desempenham importante papel na compactação como, por exemplo, a glicoproteína adesiva caderina-E. A compactação parece iniciar por atividade da proteinoquinase C, modificando a localização da caderina-E. A reorganização do citoesqueleto pode ser a causa da modificação na membrana celular durante a compactação. As microvilosidades, prolongadas pela ação dos microfilamentos, aparecem sobre a superfície da célula adjacente e ligam uma célula à outra. Essas microvilosidades podem ser o local de ação adesiva da caderina-E. O achatamento entre os blastômeros, que ocorre durante a compactação, pode ser induzido pelo encurtamento da microvilosidade em virtude da despolimerização da actina. Existem muitos indícios de que a compactação é causada pelas mudanças na arquitetura da superfície dos blastômeros. Porém, não está claro como os eventos estão correlacionados nem sobre o mecanismo que acarreta a compactação.

A formação da blastocele, cavidade do blastocisto, é uma etapa que acontece após a compactação do embrião em mórula compacta. Para essa formação, é necessário haver acúmulo de fluido, que atravessa as células do trofoblasto, no interior do embrião, mediado por transporte ativo pela bomba de sódio e potássio. O número de células embrionárias no momento da formação do blastocisto varia consideravelmente entre as espécies. Geralmente, esse líquido começa a se acumular nos estádios avançados de clivagem, sendo 32 células no suíno, 64 em bovinos e ovinos e 128 células no coelho. Após a constituição do blastocisto, ocorre sua expansão, tanto em consequência do contínuo acúmulo de fluido quanto em decorrência de divisão celular. É interessante salientar que durante essa expansão, a assincronia da divisão celular aumenta e acontece de forma mais lenta. Além disso, a proporção de células da massa celular interna, em relação ao total de células do blastocisto, diminui com a progressão do desenvolvimento embrionário, apesar de o índice de divisão mitótica da massa celular interna manter-se semelhante ao do trofoectoderma. Isso decorre de um processo de apoptose mais acentuado na massa celular interna do que no trofoectoderma. Acredita-se que essa maior incidência de apoptose nas células da massa celular interna ocorra como um mecanismo de controle de qualidade celular. Essa hipótese baseia-se no fato de que, no próximo ciclo de diferenciação celular, a massa celular interna originará o epiblasto (que por sua vez constituirá os três folhetos germinativos do feto: ectoderma, mesoderma e endoderma) e o hipoblasto (dará origem ao epitélio interno do saco vitelínico e membranas extraembrionárias), e do trofoectoderma derivará a parte embrionária da placenta.

A apoptose, ou morte celular programada, é um processo fisiológico observado durante o desenvolvimento de várias espécies, que controla a produção de células anormais, desnecessárias e/ou em excesso. Em bovinos, a apoptose é observada, principalmente, após o estádio de 8 células, coincidente com a ativação do genoma embrionário.[56-58] Em geral, aumentos nesse mecanismo de morte celular são observados em embriões submetidos a condições de estresse, tais como CIV[59] e estresse calórico.[58] Nesses casos, a indução da apoptose representa uma adaptação do embrião à condição de estresse e torna possível a remoção dos blastômeros danificados e a continuidade do desenvolvimento embrionário. Porém, pode resultar em bloqueio do desenvolvimento quando a apoptose é excessiva.

Principais etapas da produção in vitro de embriões

Colheita de oócitos

Os oócitos bovinos podem ser obtidos in vitro a partir de punção folicular (Figura 14.7), fatiamento ou dissecção folicular (quando a quantidade de ovários é reduzida), em ovários provenientes de abatedouros. In vivo, os oócitos podem ser obtidos por laparotomia ou laparoscopia via flanco e ainda por laparoscopia ou ultrassonografia transvaginal (Figura 14.8). A colheita in vitro de oócitos provenientes de abatedouros é, geralmente, efetuada por meio de punção folicular com agulha acoplada a uma seringa ou bomba de vácuo e, in vivo, por uma agulha acoplada a uma bomba de vácuo, guiada por ultrassonografia transvaginal.

Normalmente ovários provenientes de abatedouros são transportados em solução salina a 0,9% de NaCl ou solução salina tamponada com fosfato (PBS) aquecida a 35°C. O tempo transcorrido entre a obtenção dos ovários e o início da colheita varia entre grupos de pesquisa, mas não parece afetar a viabilidade dos oócitos quando realizado no período de 3 a 5 horas.

No laboratório, os ovários são lavados com nova solução salina, aquecida na mesma temperatura de transporte e contendo antibióticos (100 UI de penicilina e 50 μg de estreptomicina/mℓ). Em alguns laboratórios, os ovários são desinfetados com álcool a 70°GL. Com agulha de calibre 21 G, folículos com diâmetro entre 2 e 8 mm são aspirados com seringa ou bomba de vácuo, ajustada para um volume de 10 mℓ de líquido por minuto, pressão que não compromete a quantidade, qualidade e posterior viabilidade dos oócitos.

Maturação in vitro de oócitos

Uma grande variedade de meios tem sido utilizada para MIV de oócitos; todavia, a maioria das equipes utiliza, como meio base, o TCM-199 com sais de Earle. Esse meio é modificado conforme a rotina de cada laboratório. Geralmente, adicionam-se a ele L-glutamina, bicarbonato de sódio, HEPES, piruvato de sódio, hormônios, fatores de crescimento e soro. Em relação aos hormônios, é usual a utilização do LH ou FSH (em muitos laboratórios comerciais, o LH tem sido substituído por

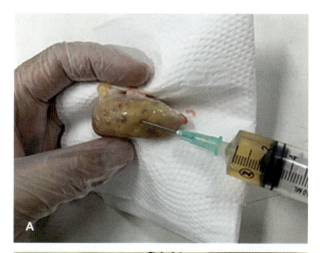

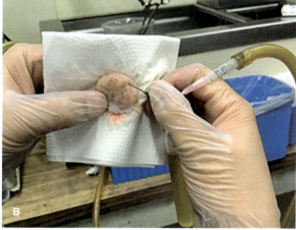

FIGURA 14.7 Método de colheita de oócitos in vitro por punção folicular. **A.** Auxílio de uma seringa. **B.** Uso de bomba de vácuo.

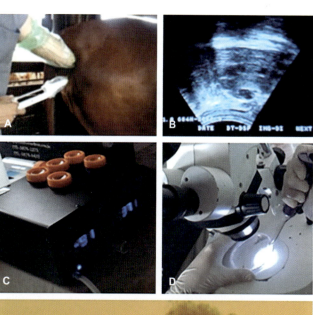

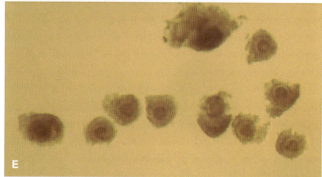

FIGURA 14.8 Método de colheita de oócitos in vivo por ultrassonografia transvaginal. **A.** Transdutor e agulha para aspiração folicular. **B.** Folículos na tela do equipamento. **C.** Bomba de vácuo e aquecedor de tubos para adequada recuperação e manutenção dos oócitos. **D.** Rastreamento dos oócitos com auxílio do microscópio estereoscópio. **E.** Oócitos obtidos pela aspiração.

hCG), ou a combinação dessas gonadotrofinas. Há controvérsias quanto à real necessidade desses hormônios e às concentrações a serem utilizadas. Existem relatos na literatura sobre a inexistência de receptores para LH nas células do *cumulus*, o que tornaria sua suplementação ineficaz. Porém, a maioria dos resultados demonstra que a adição de gonadotrofinas ao meio de maturação de oócitos bovinos aumenta a capacidade de fecundação do oócito e melhora o posterior desenvolvimento embrionário. Alguns laboratórios também adicionam 17β-estradiol, mas, atualmente, a maioria não utiliza esse esteroide nos meios de maturação, principalmente nos protocolos em que o meio de cultivo é mantido sob óleo, tendo em vista que esse esteroide é hidrofóbico e sua tendência é migrar para o óleo em poucos minutos. A adição do soro ao meio de maturação tem sido sugerida como um dos requisitos para se alcançar a perfeita expansão do *cumulus* e a maturação do oócito. Melhores índices de clivagem têm sido descritos com soro de vaca em estro (SVE); contudo, existem variados componentes do soro que poderão afetar positiva e negativamente os resultados *in vitro*. Por isso, é necessário testar cada partida de soro antes de colocá-la na rotina da PIV. O uso de fatores de crescimento, como o IGF-1, fator de crescimento epidermal (EGF), fator de crescimento fibroblástico (FGF) e os fatores de crescimento transformantes alfa e beta (TGF-α e TGF-β, respectivamente), vem também sendo preconizado em diversas situações, isolados ou em associações, em especial naquelas em que os laboratórios buscam a remoção do soro do meio de maturação. Além do meio, outros elementos relacionados com o ambiente de cultivo celular devem ser considerados como fundamentais para a maturação do oócito. Para isso, é necessário incubadora que mantenha de forma precisa a atmosfera gasosa e a temperatura. Com raras exceções, a maturação de oócitos bovinos é realizada a 38,5° a 39°C por 22 a 24 horas em atmosfera de 5% de CO_2 em ar e umidade saturada.

Para a MIV, o meio pode ser acondicionado em vários tipos de recipientes plásticos que podem variar entre tubos de poliestireno com capacidade para 1,5 a 5 mℓ, placas de Petri com 35 a 60 mm de diâmetro, ou placas de multipoços. A utilização dos tubos de poliestireno durante o processo de MIV dos oócitos tem se tornado cada vez mais difundida em rotinas comerciais, pois facilita o transporte dos oócitos até o laboratório, possibilitando ainda que os CCOs iniciem adequadamente o processo de maturação enquanto são transportados. O volume de meio varia de acordo com o método de acondicionamento escolhido pelo laboratório, mas, como regra geral, situa-se entre 5 e 10 μℓ para cada oócito em cultivo, independentemente se placas ou tubos estão sendo utilizados no processo. A maioria dos laboratórios opta por recobrir o meio de maturação com óleo mineral, ou silicone, para evitar sua evaporação e, consequentemente, o aumento de osmolaridade. Esse procedimento é importante quando os oócitos são cultivados em volumes inferiores a 400 μℓ de meio de maturação. O óleo pode ser dispensável sem prejuízo aos resultados

quando tubos ou placas de quatro poços são utilizados durante a MIV e a FIV, pois nesses sistemas geralmente são utilizados pelo menos 400 μℓ de meio, e a evaporação não causa uma alteração significativa da osmolaridade. Ainda, no caso do uso de placas, a adição de água ultrapura entre os poços promove um aumento de umidade, minimizando a evaporação. O sistema de cultivo sem óleo pode ser uma alternativa para os pesquisadores, pois nele esteroides ou tratamentos que induzam a sua produção podem ser utilizados sem o risco de migrarem para o óleo devido a sua característica hidrofóbica.

Preparação espermática e fertilização in vitro

■ Métodos de separação espermática

As técnicas mais utilizadas para separação de espermatozoides vivos dos demais componentes do sêmen e dos crioprotetores são o método de migração ascendente (*swim up*) e o gradiente de Percoll. A técnica ideal para separação espermática deve ser rápida, simples, de baixo custo, capaz de recuperar a maioria dos espermatozoides móveis, não provocar alterações espermáticas, remover espermatozoides mortos e outras células, incluindo microrganismos, eliminar substâncias tóxicas e bioativas, possibilitar o processamento de grandes volumes de sêmen e o controle da concentração e da quantidade final da suspensão espermática.

No *swim up*, os espermatozoides vivos são separados dos mortos, do plasma seminal e dos componentes dos diluidores pela motilidade ascendente. Esse processo consiste em depositar 100 μℓ de sêmen no fundo de tubos de centrífuga (15 mℓ), contendo 1 mℓ de Sp-TALP (do inglês, *sperm-thyroid albumin lactate pyruvate*), de maneira que o sêmen permaneça no fundo do tubo submerso pelo meio. Em seguida, esses tubos devem ser colocados em ambiente a 39°C (alguns laboratórios incubam o sêmen em estufa com atmosfera de 5% de CO_2 em ar e umidade saturada), o que promoverá a migração dos espermatozoides para a posição superior do meio e a permanência dos demais constituintes do sêmen no fundo do tubo. Em uma segunda etapa, o sobrenadante é aspirado de modo a não permitir que componentes do sêmen presentes no fundo do tubo entrem em contato com os espermatozoides móveis. A seguir, essa amostra é transferida para outro tubo com a finalidade de ser centrifugada à rotação de 700 a 900 g por 5 minutos. Posteriormente, colhe-se o *pellet* formado no fundo do tubo, adicionando-se volume necessário para obter a concentração final de 1 a 2 × 10^6 espermatozoides/mℓ necessária para fecundação (ver tópico "Preparação de meios utilizados na PIV").

Na separação espermática com o Percoll, o sêmen é centrifugado através da passagem em diferentes gradientes para possibilitar a separação dos espermatozoides vivos dos demais constituintes do sêmen, com base na diferença de densidade. O Percoll é composto por partículas de sílica coloidal revestidas com polivinilpirrolidona (PVP), preparado em diferentes concentrações para formar um gradiente que possibilite a separação espermática. Para diluição do Percoll, o meio Sp-TALP terá seus sais concentrados na proporção de 10 vezes. Com esse meio, prepara-se uma solução de Percoll a 90%. Uma outra solução de Percoll a 45% é elaborada a partir da diluição do Percoll a 90% com Sp-TALP 1x na proporção de 1:1. No fundo de um tubo cônico de 1,5 mℓ, inserem-se 500 μℓ da solução de Percoll a 90% e, sobre esta, adicionam-se, lentamente, 500 μℓ de Percoll a 45%, sem homogeneizar as duas soluções. O conteúdo de uma palheta de sêmen descongelado (500 μℓ) é depositado na superfície da solução de Percoll a 45% e, a seguir, centrifugam-se a 5.400 g por 5 minutos (Figura 14.9). Em seguida, remove-se o sobrenadante, com pipetador, deixando apenas o *pellet*. Esse *pellet* contendo os espermatozoides viáveis é inserido em um novo tubo com 1 mℓ de Sp-TALP e centrifugado à rotação de 100 g por 3 minutos. Após essa segunda centrifugação, o sobrenadante é removido, os espermatozoides são suspensos em 500 μℓ de Fert-TALP. Para sêmen sexado, o procedimento é essencialmente o mesmo, com exceção das seguintes peculiaridades: a concentração das duas colunas de Percoll é de 22,5 e 78,75% (em vez de 45 e 90%, respectivamente para o primeiro e o segundo gradientes), a centrifugação ocorre utilizando-se 6.700 e 1.100 g (em vez de 5.400 e 100 g, respectivamente para primeira e segunda centrifugações) e o volume em que os espermatozoides são suspensos é variável de acordo com o *pellet* formado pela dose de sêmen sexado.

■ **Fertilização *in vitro***

Após a maturação dos oócitos e a separação dos espermatozoides viáveis, deve-se proporcionar um ambiente adequado para que ocorram a capacitação espermática e a fecundação. Esse ambiente deve facilitar o metabolismo dos oócitos e das células do *cumulus* e manter a função espermática eficiente. Para tal finalidade, o meio mais utilizado é o Fert-TALP, que contém heparina para capacitação espermática. O cocultivo (espermatozoides e oócitos) é realizado por um período que, dependendo do laboratório, pode variar de 6 a 10 ou 18 a 22 horas, a uma temperatura de 38,5° a 39°C, em uma atmosfera de 5% de CO_2 em ar e umidade saturada. Os espermatozoides são adicionados às gotas de fecundação contendo os oócitos em uma concentração final aproximada de 1×10^6 a 2×10^6 espermatozoides/mℓ. A adição de PHE (penicilamina, hipotaurina e epinefrina) ao meio Fert-TALP tem sido utilizada por alguns laboratórios com a finalidade de aumentar a atividade espermática e facilitar a sua penetração, incrementando os índices de fecundação (ver "Protocolo para PIV em bovinos").

Desenvolvimento e cultivo embrionário in vitro

Como já foi abordado, durante o período de pré-implantação embrionária, ocorrem alguns eventos significativos, como iniciação e continuação da clivagem, ativação do genoma embrionário, agregação e compactação de blastômeros, diferenciação do trofoectoderma e massa celular interna, formação e expansão da blastocele e rompimento da zona pelúcida. Esses fenômenos que ocorrem durante o desenvolvimento embrionário *in vitro* podem ser afetados por grande variedade de fatores intrínsecos e extrínsecos, como íons inorgânicos, tampões, composição da atmosfera gasosa, aminoácidos, pH, fatores de crescimento, luminosidade, vitaminas e macromoléculas. Embriões bovinos de duas células produzidos *in vitro* são mais sensíveis às condições de cultivo do que aqueles produzidos *in vivo*.

A ativação do genoma embrionário coincide com o período crítico de cultivo, resultando em bloqueio do desenvolvimento em muitas espécies, transparecendo na transcrição deficiente do genoma embrionário e subsequente síntese proteica relacionada com as condições metabólicas. Em bovinos, o bloqueio ocorre no estádio de 8 a 16 células e é causado por cultivo inadequado. Tal fato foi o responsável pela

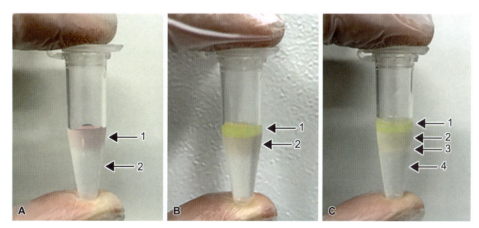

FIGURA 14.9 Distribuição dos segmentos do sêmen nas diferentes camadas de Percoll após centrifugação. **A.** Gradientes de Percoll antes da adição do sêmen: (*1*) Percoll a 45%; (*2*) Percoll a 90%. **B.** Gradientes após adição do sêmen: (*1*) diluente e espermatozoides; (*2*) gradientes de Percoll. **C.** Gradientes após centrifugação: (*1*) diluente contendo espermatozoides não viáveis; (*2*) Percoll a 45% contendo espermatozoides com baixa viabilidade; (*3*) linha branca contendo espermatozoides de baixa viabilidade; (*4*) Percoll a 90% contendo espermatozoides viáveis.

grande dificuldade na obtenção *in vitro* de embriões bovinos nas décadas de 1960 e 1970. Esse problema contribuiu para o desenvolvimento de sistemas de cultivo *in vivo*, nos quais os embriões de 2 ou 4 células produzidos *in vitro* cresciam em tubas uterinas até o estádio de blastocistos. Até a década de 1960, uma série de hospedeiros intermediários, incluindo camundongas, coelhas, ovelhas, vacas e ovos de galinha, foram utilizados como sistemas de cultivo dos estádios iniciais de embriões bovinos. Averill *et al.*[60] foram os primeiros a usar essa alternativa para superar o bloqueio celular durante o desenvolvimento embrionário *in vitro*, utilizando embriões ovinos transferidos para a tuba uterina de coelhas. Porém, essa metodologia é pouco prática e de alto custo, em consequência da necessidade de manutenção de biotério e dos procedimentos cirúrgicos para transferência e retirada dos embriões da receptora temporária. Alternativamente, existem metodologias que utilizam o sistema genital feminino para a produção de embriões.[61,62] Trata-se da transferência de oócitos maturados *in vitro* ou imaturos para o interior de folículos de fêmeas, os quais foram recuperados de ovários de abatedouro ou de matrizes por aspiração folicular guiada por ultrassonografia, seguida da indução farmacológica da ovulação, inseminação artificial (IA) e posterior lavagem uterina dessas fêmeas, 8 dias após a transferência intrafolicular, para recuperação dos embriões que são transferidos para as fêmeas receptoras.

A partir de estudos pioneiros[63,64] que determinaram as necessidades bioquímicas do embrião durante seu desenvolvimento e a constituição do ambiente no qual o embrião se encontra *in vivo*, muitos sistemas de cultivo para embriões passaram a ser formulados, como o meio de Whitten e o *Brinster medium for ovum culture* (BMOC).[65] Os métodos de cultivo foram sendo aperfeiçoados para proporcionar o desenvolvimento *in vitro*, utilizando o cocultivo de embriões com células epiteliais de tubas uterinas de bovinos (BOEC), células da granulosa (GC), vesículas trofoblásticas, linhagens celulares estabelecidas para cultivo (VERO), *buffalo rat liver cells* (BRL), células endometriais ou o cultivo em meio condicionado por vários tipos celulares.

Os cocultivos celulares são efetivos e, em algumas situações, têm sido os métodos de eleição para o cultivo de embriões produzidos *in vitro* em estufas com atmosfera sem o controle de O_2. É importante salientar que, nesses sistemas de cocultivo, os meios utilizados não podem ser pobres em componentes porque as células somáticas, após o quarto dia de cultivo, começam a competir com os embriões. As células somáticas contribuem com a produção de fatores de crescimento (p. ex., EGF e TGF), que estimulam e são importantes para o desenvolvimento embrionário *in vitro* e a remoção de componentes inibitórios do ambiente de cultivo, como radicais livres, metabólitos embrionários e celulares, íons de amônia e outros. Blastocistos produzidos em sistemas de cocultivo podem apresentar morfologia normal e conter quantidade de células semelhante à de blastocistos desenvolvidos *in vivo*. As células

epiteliais de tubas uterinas não são espécie-específicas e não dependem da puberdade para o suporte do desenvolvimento embrionário. Existem muitas controvérsias quanto ao melhor sistema de cocultivo ou tipo de célula. Os de linhagens celulares estabelecidas fornecem melhor controle sanitário, porém, apresentam custo mais elevado. A opção pelo tipo celular para o cocultivo dependerá da rotina e da disponibilidade do laboratório, não influenciando no desenvolvimento embrionário.

Atualmente, o cocultivo dos embriões com células somáticas para o desenvolvimento embrionário precoce tem sido substituído pelos sistemas que utilizam 5% de O_2 e meios simples, como o CR-1, CR-2, SOF e KSOM, acrescidos de aminoácidos. Esses sistemas têm muitas vantagens em relação à praticidade e à economicidade, podendo ser utilizados com meios quimicamente definidos ou com soro sanguíneo. A tendência para o cultivo embrionário é a utilização de meios quimicamente definidos, com base no conhecimento das exigências metabólicas, ambientais e nutricionais dos embriões.

Já em 1967, Brinster[66] evidenciava que os embriões eram estruturas dinâmicas, com variação nas suas necessidades nutritivas, detectando o aumento na habilidade de utilização da glicose, à medida que o embrião progredia. Portanto, sistemas nos quais seja possível alterar as características físicas e químicas dos meios usados ao longo do processo de cultivo tendem a resultar em índices superiores e vantagens em relação aos métodos estáticos.

■ Ambiente para o cultivo embrionário

No cultivo embrionário, é necessário o uso de meio simples que suporte a nutrição celular e o desenvolvimento durante a fase de pré-implantação do embrião. A composição do meio tem como base os fluidos do útero e da tuba uterina durante o início da gestação. Por sua vez, o fluido da tuba uterina é constituído por secreções das células epiteliais, a partir da difusão de nutrientes do plasma. O potássio e o cloro estão presentes nesse fluido em concentrações mais elevadas do que no plasma sanguíneo, e o nível de cálcio é mais baixo e os de sódio e magnésio são similares ao do soro. Enzimas como amilase e lactato desidrogenase, que convertem o piruvato em glicose, também estão em abundância no fluido da tuba uterina. Tem sido demonstrado que o piruvato é um componente essencial para a clivagem e o desenvolvimento embrionário. Somente a partir do estádio de mórula, em bovinos, e da terceira divisão celular, em camundongos, os embriões podem utilizar a glicose como fonte de energia em decorrência, possivelmente, de o sistema enzimático, necessário para a sua utilização, não se encontrar completamente desenvolvido. Durante a fase progesterônica do ciclo estral, a concentração de bicarbonato eleva-se, mantendo-se assim até a ovulação.

Oócitos bovinos maturados e fecundados *in vitro* podem se desenvolver até blastocisto em meios simples, quimicamente definidos e livres de proteínas. Nesse caso, a adição de aminoácidos, fosfatos, piruvato e lactato é essencial. A associação de aminoácidos ao meio de cultivo estimula a formação de blastocistos. Os aminoácidos agem como substratos energéticos, reguladores de pH e participam da síntese proteica. Em embriões bovinos produzidos *in vitro*, o metabolismo da glutamina é relativamente alto no estádio de 2 a 4 células e diminui nos de mórula e blastocisto, provavelmente pela degradação de enzimas maternas, RNAm ou ambos. A ausência de glutamina e aminoácidos essenciais inibe o desenvolvimento até a fase de blastocisto. O mecanismo pelo qual a glutamina atua no desenvolvimento do embrião não está bem elucidado, porém a glutamina pode ser desaminada e usada no ciclo de Krebs ou na formação de glucosamina-6-fosfato, um precursor de glicoproteínas, glicolipídios e outros componentes necessários para a integridade celular.

A glicina, a alanina e a prolina estão em altas concentrações nas tubas uterinas em comparação com os outros aminoácidos. A glicina e alanina, quando usadas dissociadas, atuam diretamente no incremento do desenvolvimento embrionário bovino. A utilização combinada desses dois aminoácidos, na presença de células da tuba uterina, também favorece o desenvolvimento embrionário em bovinos. As células das tubas uterinas podem secretar glicina e alanina em baixas concentrações no meio de cultivo, o que é benéfico para o desenvolvimento embrionário. A concentração de glicina aumenta entre 48 horas e 6 dias de cultivo celular, indicando que a monocamada de células epiteliais de tuba uterina secreta glicina *in vitro*.

O pH das soluções e do fluido celular é crítico para a eficiência de muitos eventos e reações bioquímicas que envolvem o equilíbrio acidobásico, assim como influencia na produção de blastocistos, devendo variar entre 7,3 e 7,5 durante a maturação de oócitos e o cultivo embrionário. O uso de sistemas-tampão em meios de cultivo é necessário para minimizar possíveis flutuações de pH, em virtude de refletirem no pH do citosol do oócito e das células embrionárias. Assim, havendo variação de pH no meio de cultivo, dependendo da amplitude, a viabilidade celular será afetada, resultando em baixos índices de fecundação e de blastocistos.

Os primeiros tampões estudados foram misturas de sais inorgânicos com grandes quantidades de fosfato ou bicarbonato de sódio. Existem limitações na utilização de sistema-tampão bicarbonato/CO_2 porque, para manter o pH constante, há necessidade do uso de sistema fechado, equilibrado por níveis de CO_2 na fase gasosa. Caso contrário, a perda de CO_2 pela solução pode causar progressiva e indesejável elevação do pH. Brinster[67] observou bloqueio na divisão de embriões, após 1 a 3 clivagens, quando o bicarbonato utilizado no meio BMOC foi substituído por tampão fosfato ou Tris, demonstrando que além do controle do pH, o bicarbonato é necessário para o desenvolvimento embrionário. Os tampões ainda podem causar outros efeitos biológicos, como estímulo ou depressão da atividade enzimática, além da possibilidade de interferirem ou reagirem com substratos como inibidores ou cofatores.

De forma não específica, os tampões podem exercer efeitos devido à sua força iônica; por isso, sua concentração deve ser a mais baixa possível, desde que não perca a capacidade de manter o pH.

Good *et al.*[68] descreveram o HEPES, o qual nada mais é do que um tampão orgânico para pesquisas biológicas. Esse tampão é utilizado em muitos protocolos de PIV para manter o pH de maneira eficiente e mais constante do que quando usado somente o bicarbonato. Houve também preocupação para que o tampão tivesse máxima solubilidade em água, dificuldade para atravessar a membrana celular, não formasse complexos com substâncias biológicas, fosse de baixa toxidade, estável e não agisse como inibidor em reações bioquímicas. Por essas qualidades, o HEPES tem sido o sistema-tampão orgânico mais utilizado para cultivo de tecidos e células animais.

Vitaminas têm sido consideradas importantes para obtenção de elevados índices de desenvolvimento embrionário *in vitro*. Em meio de cultivo quimicamente definido, demonstrou-se que as 11 vitaminas hidrossolúveis contidas no meio Ham´s F10 (biotina, pantotenato de cálcio, colina clorídrica, inositol, niacinamida, ácido lipoico, piridoxina, riboflavina, tiamina, ácido fólico e vitamina B_{12}) não são essenciais para a formação de blastocistos de coelhos *in vitro*, porém estimulam consideravelmente o desenvolvimento embrionário e são fundamentais para o crescimento e expansão dos blastocistos. Embriões de *hamster* requerem os aminoácidos e as vitaminas do meio Ham´s F10 para progredirem até o estádio de blastocisto eclodido. Kane (1988),[69] realizando pesquisas em ratos, evidenciou que o inositol, a piridoxina, a riboflavina e a niacinamida são importantes para a produção de blastocistos expandidos, e que a vitamina B_{12} é tóxica na concentração encontrada no meio Ham´s F10. Kane e Bavister[70] avaliaram a importância de cada vitamina presente nesse meio para o desenvolvimento de embriões *hamster* de 8 células até a eclosão e determinaram que somente o inositol, o pantotenato e a colina são importantes para que o embrião alcance esse estádio. O ácido fólico é essencial para o crescimento de embriões de camundongos; todavia, sua suplementação no meio de cultivo parece dispensável até a fase de blastocisto, visto que as concentrações endógenas, na forma de folato reduzido, suprem as necessidades das primeiras divisões celulares. Takahashi e First,[71] bem como Rosenkrans e First,[72] não encontraram nenhum efeito benéfico das vitaminas do meio mínimo essencial Eagle´s (MEM; ácido pantotênico-D, colina clorídrica, inositol, niacinamida, piridoxal, riboflavina, tiamina, ácido fólico) no desenvolvimento de zigotos bovinos *in vitro*, resultado, portanto, contrário aos achados das pesquisas realizadas com roedores. Em bovinos, Montagner[73] demonstrou que o retinol, no meio de cultivo contendo células epiteliais da tuba uterina de bovinos, incrementa significativamente o desenvolvimento de embriões *in vitro* até o estádio de blastocisto, e sua melhor concentração foi de 0,28 μg/mℓ, e a de 1 μg/mℓ foi a que proporcionou marcado efeito tóxico.

Em ovinos, pouco se sabe sobre o desempenho das vitaminas no desenvolvimento embrionário. Entretanto, constatou-se que vitaminas do MEM não afetam o desenvolvimento de blastocisto.[74] A morfologia e a quantidade de células dos blastocistos não são alteradas; no entanto, o uso dessas vitaminas induz elevação do metabolismo embrionário, caracterizando-se por maior entrada de glicose e produção de lactato nas células.

Os requerimentos iônicos não têm sido amplamente investigados para o desenvolvimento in vitro de embriões bovinos. O metabolismo energético de embriões bovinos produzidos in vivo e in vitro, em seus estádios iniciais, apresenta uma série de diferenças. Observam-se alta taxa de oxidação dos substratos energéticos nos oócitos maturados in vitro e maior produção de lactato, o que seria uma resposta ao estresse motivado pelas condições subótimas de cultivo.

Outro componente utilizado nos meios de desenvolvimento embrionário é o soro sanguíneo. Diversos tipos de soro têm sido utilizados na proporção de 2,5 a 20% do volume total do meio de cultivo embrionário. Em relação à espécie do embrião, o soro pode ser homólogo (mesma espécie do embrião) ou heterólogo (espécie diferente do embrião). De acordo com a idade ou a condição do animal do qual é obtido o soro, têm sido utilizados soros de macho castrado ou não, de fêmea em estro, de animal pré-púbere ou soro fetal. Em bovinos, os soros mais utilizados nos meios de cultivo são o de vaca em estro (SVE) e o fetal bovino (SFB). Os soros heterólogos têm a vantagem de diminuir a possibilidade de contaminação por doenças infectocontagiosas específicas da espécie. O soro é altamente complexo, constituindo-se da combinação de componentes, incluindo, entre outros, proteínas, ácidos graxos, glicídios, vitaminas, hormônios e fatores de crescimento. É difícil determinar quais as substâncias presentes no soro serão necessárias para o desenvolvimento do embrião, causarão detrimento ao desenvolvimento, serão desnecessárias por serem secretadas pelo próprio embrião e as fundamentais às células somáticas do cocultivo. Os índices de desenvolvimento embrionário são incrementados com a adição de SVE devido à estimulação da produção de fatores embriotróficos pelas células epiteliais do cocultivo.[75] Todavia, o soro tem sido relacionado com redução da criotolerância embrionária e problemas futuros de desenvolvimento fetal (ver tópico "Eficácia da PIV").

Para evitar os problemas causados pelo soro nos meios de cultivo e para estudar os requerimentos e mecanismos reguladores do desenvolvimento embrionário, meios definidos com macromoléculas como a PVP e o álcool polivinílico (PVA) têm sido elaborados. Além disso, têm sido usados meios semidefinidos com composições que facilitam a remoção do soro. Nesses casos, o cocultivo não é utilizado com células somáticas, sendo necessário atmosfera gasosa contendo em torno de 5% de O_2. A mistura gasosa mais utilizada em meios definidos ou semidefinidos sem soro nem células somáticas é 5% de CO_2, 5% de O_2 e 90% de N_2. O efeito da concentração de oxigênio atmosférico no desenvolvimento de embriões bovinos está bem definido. Embora com alguns resultados conflitantes, existem evidências de que a redução na concentração atmosférica de O_2 em níveis inferiores a 10% está associada a aumento na taxa de desenvolvimento embrionário e reflete os níveis fisiológicos in vivo. Entretanto, níveis menores que 1% determinam bloqueio do desenvolvimento, já que essas estruturas não são anaeróbias. Durante o desenvolvimento, principalmente antes da compactação, os embriões bovinos dependem da fosforilação oxidativa para a produção de adenosina trifosfato (ATP). Nos bovinos, a proporção de ATP gerada pela fosforilação oxidativa diminui, uma vez que a compactação tenha se iniciado. Essa evidência sugere que o desenvolvimento pode ser influenciado pela mudança na concentração de oxigênio, com menor necessidade nos estádios pós-compactação.[76]

Existe grande variedade de meios de cultivo celular que suportam o desenvolvimento embrionário in vitro, podendo ser classificados em simples e complexos. Entre os variados meios simples, podem ser destacados o KSOM e o SOF, e dentre os complexos, o TCM-199. Holm et al.[77] avaliaram o efeito da incorporação de substâncias como o citrato de sódio, o inositol e os aminoácidos ao meio SOF, e concluíram que o SOFaaci possibilita elevados índices de blastocistos, mesmo sem a suplementação de soro ou albumina sérica bovina (BSA). Esse meio (ver fórmula no tópico "Preparação de meios utilizados na PIV") proporciona bons resultados de desenvolvimento e qualidade embrionária.

Outro fator importante a ser considerado é a osmolaridade dos meios. Embora a dos fluidos corporais situe-se ao redor de 308 mOsm/ℓ, meios com osmolaridade inferior parecem ser mais favoráveis ao desenvolvimento embrionário durante o CIV. A concentração osmótica mais adequada para meios de cultivo em processos de produção de embriões in vitro está entre 272 e 280 mOsm, como a do SOFaaci. Nos sistemas de cultivo mais modernos, conceitos de CIV sequencial têm sido sugeridos para contemplar o ajuste metabólico ao longo do período pré-implantacional, com o propósito de aumentar o desenvolvimento e a qualidade embrionária.[78] Nessa proposta, os meios seriam substituídos diariamente, ou a cada 2 dias, parcial ou totalmente, com formulação mais adequada para cada necessidade metabólica, abordagem esta que vem sendo cada vez mais adotada pelos laboratórios.

Além desses aspectos relacionados com o meio de cultivo, a ligação entre o número de embriões e o volume de meio é um fator relevante na eficácia do desenvolvimento embrionário in vitro. Embriões bovinos sintetizam fatores de crescimento durante a fase de pré-implantação que suportam o desenvolvimento de outros embriões cocultivados. Keefer et al.[79] observaram existir necessidade da interação dos embriões, durante o CIV, para que sejam produzidos fatores de crescimento. EGF, TGF-α e TGF-β1 aumentam a proporção de desenvolvimento embrionário de duas células até blastocisto, e o EGF eleva a quantidade de células em blastocistos. Além disso, o embrião cultivado isoladamente em volumes acima de 50 $\mu\ell$ desenvolve-se normalmente apenas na presença desses fatores de crescimento. No entanto, grande incremento do número de embriões em relação ao volume de meio também não é recomendado em consequência de substâncias do metabolismo celular, dos embriões e das células do cocultivo poderem inibir o desenvolvimento embrionário. Por isso, a quantidade de embriões por unidade de volume de meio de cultivo tem sido sugerida como ponto crucial na eficiência do sistema de desenvolvimento embrionário *in vitro*.

■ Avaliação do sistema de desenvolvimento embrionário *in vitro*

A ativação partenogenética deve ser considerada na avaliação da eficácia da PIV. Oócitos bovinos não fecundados podem ser ativados e iniciar a divisão celular; porém, produzirão pouquíssimas quantidades de blastocistos. Por isso, é interessante que cada laboratório tenha conhecimento dos seus índices de partenogênese, que devem variar, no máximo, entre 1 e 5%. Para esse índice ser determinado, é necessário ter um grupo de oócitos maturado e inseminado concomitantemente com o dos experimentos ou da rotina do laboratório. Os espermatozoides são mortos com água tridestilada e submetidos a centrifugação com velocidade de 700 a 900x g durante 10 a 30 minutos. Posteriormente, o sobrenadante é retirado e, após ser adicionado meio ao *pellet* resultante da centrifugação, novo processo, com igual período e velocidade, é realizado (esse procedimento é repetido por mais duas vezes). Após a última centrifugação, os espermatozoides são suspensos em meio na concentração adequada para fecundação (ver tópico "Protocolo para PIV em bovinos"), sendo, então, realizada a inseminação dos oócitos previamente maturados. Finalmente, o índice de partenogênese é definido a partir do percentual de oócitos clivados após a inseminação com espermatozoides mortos.

Para a avaliação da PIV, alguns grupos usam, como critério, o estádio de 2 a 4 células; todavia, a maioria dos laboratórios utiliza a produção de mórulas e blastocistos, considerando os índices de produção e qualidade embrionária, ressaltando-se que as taxas de blastocisto expandido e de prenhez são as variáveis laboratorial e de campo, respectivamente, mais fidedignas da eficácia de todo o processo de PIV. É importante ainda ressaltar que a avaliação da qualidade embrionária de embriões provenientes da PIV segue os mesmos parâmetros daquela utilizada para embriões produzidos *in vivo*. No entanto, o embrião produzido *in vitro* apresenta algumas características morfológicas peculiares. Por exemplo, mórulas produzidas *in vivo* ocupam em torno de 60 a 70% do espaço perivitelino, e aquelas produzidas *in vitro* ocupam a totalidade desse espaço. Os embriões produzidos *in vitro* apresentam blastômeros mais escuros do que os produzidos *in vivo*, demonstrando uma maior quantidade de lipídios. Em bovinos, para fins práticos, a obtenção de blastocistos após 7 a 8 dias da inseminação indica viabilidade embrionária. Entretanto, para se determinar a real eficiência da PIV, é necessário que os embriões resultem em gestações e nascimentos normais.

Criopreservação de oócitos

Como forma de aproveitar o material genético disponível nas fêmeas, a preservação de oócitos vem ganhando destaque, paralelamente a outras biotécnicas de reprodução. A perda fisiológica dos gametas femininos, durante a dinâmica folicular, tem despertado o interesse de pesquisadores, que buscam, no armazenamento dos oócitos, o máximo aproveitamento do potencial reprodutivo de fêmeas geneticamente superiores. Além disso, a criopreservação de oócitos pode superar algumas limitações logísticas associadas à PIV, como, por exemplo, possibilitar percorrer longas distâncias mantendo-se a viabilidade oocitária. Oportunamente, a criação de bancos desse material possibilita também preservar raças ou linhagens importantes, representando um grande seguro biológico, já que preservando oócitos e espermatozoides, será possível um recomeço, em caso de direcionamento equivocado da seleção animal.

Entretanto, características estruturais e necessidades fisiológicas especiais dos oócitos têm determinado resultados limitados de desenvolvimento após a criopreservação. O oócito é uma única e grande célula, de formato esférico, com baixo coeficiente de permeabilidade e envolto por células do *cumulus*, que não devem ser removidas enquanto o oócito não estiver totalmente maturo sob pena de comprometer o processo de maturação citoplasmática. Essas células limitam a permeação dos crioprotetores, determinando em muitos casos um efeito tóxico na região periférica, por excesso de crioprotetores, associado à falta de crioproteção em regiões mais centrais. Os oócitos são ricos em lipídios, o que dificulta ainda mais a criopreservação, já que o simples resfriamento a temperaturas entre 13° e 20°C, que corresponde à fase termotrópica de transição dos lipídios, causa uma significativa queda na posterior viabilidade, efeito este determinado por lesões na membrana e pela condensação dos lipídios citoplasmáticos.

Outro importante fator para a criopreservação é o estádio de desenvolvimento do oócito. Tem sido demonstrado que estádios mais avançados de maturação nuclear geralmente apresentam maior capacidade de sobrevivência ao processo, o que é atribuído ao rearranjo do citoesqueleto, que facilita a permeação e a adaptação osmótica aos crioprotetores. A criopreservação de oócitos imaturos é considerada mais difícil; entretanto, nessa condição seria possível contornar problemas de falhas na fecundação por precoce exocitose dos grânulos corticais, bem como alterações genéticas determinadas por falhas no realinhamento dos cromossomos na placa metafásica, observados em oócitos criopreservados após a maturação. Por outro lado, embora a criopreservação de oócitos imaturos possibilite aproveitar estruturas colhidas em pontos distantes de laboratórios, adiando temporariamente o processo de maturação, os resultados observados ainda são modestos, motivados principalmente por danos que resultam na ruptura das JC das células do *cumulus* com o oócito. Desse modo, fica claro que existem vantagens e limitações para os diferentes estádios de maturação, conforme demonstrado no Quadro 14.3.

Essas características particulares dos oócitos determinam que os processos convencionais de criopreservação, com a queda programada de temperatura, não resultem em taxas de sobrevivência aceitáveis. Isso motivou o direcionamento das pesquisas para metodologias que empregam maiores velocidades de resfriamento, surgindo como principal alternativa o processo de vitrificação.

Vitrificação

Nesta metodologia, o meio se solidifica em um estado amorfo (vítreo), conservando as propriedades mecânicas de um líquido. Embora o método tenha ganhado notoriedade a partir de 1985, a teoria da vitrificação data de 1898, sendo o físico alemão Tammann o seu precursor. Entretanto, a partir da sobrevivência de embriões de camundongos,[80] a vitrificação passou a ser empregada de forma crescente na preservação de embriões e oócitos de diferentes espécies. Para a obtenção do estado vítreo, normalmente, utilizam-se concentrações elevadas de crioprotetores para aumentar a viscosidade da solução que, entretanto, apresentam efeitos tóxicos e osmóticos para as células. Muitos estudos foram orientados na busca de soluções para diminuir esses efeitos indesejáveis, surgindo como alternativas a redução do tempo de exposição, a associação de crioprotetores e o aumento na velocidade de resfriamento. Novos protocolos com redução do volume e da concentração dos crioprotetores foram desenvolvidos nas metodologias abertas, como a microgota, instilada diretamente no nitrogênio líquido.[81] Utilizando a metodologia adotada por Mazur *et al.*[82] para preservar embriões de *Drosophila*, Martino *et al.*[83] obtiveram blastocistos a partir de oócitos bovinos criopreservados. A técnica preconiza a deposição das estruturas sobre grades metálicas de microscópios eletrônicos, com reduzido volume de crioprotetor, cujo excesso é retirado por papel absorvente colocado sob a grade. Assim, apenas uma película de crioprotetor reveste as estruturas, que são, então, mergulhadas em nitrogênio líquido. Com base nesses princípios, Vajta *et al.*[84] desenvolveram o sistema denominado *Open Pulled Straw* (OPS), que proporciona velocidade de resfriamento de até 20.000°C por minuto, obtendo-se índices aceitáveis de desenvolvimento embrionário a partir de oócitos bovinos maturados *in vitro* e vitrificados. A partir dessa, outras metodologias foram propostas, como a micropipeta de vidro, o *cryoloop*, a microgota na parede de palhetas de 0,25 mℓ, o *gel-loading tip*, o *nylon mesh*, o *cryotop* e a gota pendente. Entretanto, atualmente os métodos OPS e *cryotop* são os mais amplamente empregados.

Associada a essas metodologias, uma série de procedimentos foram sugeridos nos últimos anos. Para reduzir o efeito do excesso de lipídios, a centrifugação associada ou não à delipidização, que se mostrou efetiva para embriões suínos, foi aplicada aos oócitos bovinos, porém com pouco sucesso. Ainda, a fragilização da zona pelúcida (*zona drilling*), visando facilitar a eclosão, ou a técnica de ICSI, buscando contornar um possível endurecimento de zona, também foram testadas, porém sem sucesso. Diferentes aditivos também foram empregados para melhorar os resultados da criopreservação, como estabilizadores do citoesqueleto, como a citocalasina B e a citocalasina D, ou substâncias como as proteínas de histerese térmica e colesterol. Ainda, esses aditivos não se mostraram efetivos para melhorar os índices obtidos.

A constatação de que o aumento da velocidade de resfriamento proporciona maior viabilidade aos oócitos vitrificados levou ao desenvolvimento de alternativas capazes de ampliar essa velocidade. Uma dessas alternativas, a vitrificação em superfície sólida, foi proposta por Dinnyés *et al.*,[85] e consiste no emprego de uma superfície metálica, mantida em contato com o nitrogênio líquido, na qual são instiladas gotas contendo as estruturas a serem vitrificadas, com os crioprotetores. Outra metodologia proposta foi o aumento na velocidade de resfriamento através da eliminação do efeito de isolamento térmico produzido pelo vapor do nitrogênio. Para isso, o nitrogênio é super-resfriado pela aplicação de vácuo.[86] Apesar do grande empenho da comunidade científica para evolução da técnica, as taxas de embriões ainda são muito baixas (5 a 12%) e inconstantes. Como consequência, até o momento, apenas um pequeno número de bezerros nascidos é originado da fecundação de oócitos criopreservados. Em humanos, apesar do enorme apelo para o avanço da criopreservação de oócitos, até o momento não mais do que 4,5 a 12% dos oócitos criopreservados resultam em gestação. Isso demonstra a necessidade de ajustes de diferentes fatores que garantam a manutenção da viabilidade morfológico-molecular oocitária para possibilitar a obtenção de taxas embrionárias e de prenhez compatíveis com o emprego comercial da técnica, em especial na espécie bovina.

QUADRO 14.3	Vantagens e desvantagens da criopreservação de oócitos maturos e imaturos.	
Estádio de maturação	Vantagens	Limitações
Oócitos maturos	Maior permeabilidade Fase de síntese completa Desnudamento parcial	Necessidade do laboratório Alterações genéticas Dificuldade de fecundação
Oócitos imaturos	Realização imediata Material genético protegido Organelas centralizadas	Menor permeabilidade *Cumulus oophorus* compacto Falhas na maturação

Criopreservação de embriões em PIV

Dados da IETS destacam que mais de 46% dos embriões bovinos transferidos em todo o mundo foram previamente submetidos à criopreservação,[19] o que demonstra a importância da técnica. No Brasil, esse fato reveste-se de maior significância em função de ser o país com a maior produção *in vitro* de embriões bovinos graças à intensa exploração das raças zebuínas e taurinas.

Diferentemente do comportamento dos embriões produzidos *in vivo*, que proporcionam resultados adequados (50 a 60% de prenhez) quando submetidos aos métodos convencionais e já bem definidos de criopreservação (ver Capítulo 12, *Tecnologia de Embriões Bovinos Produzidos in Vivo*), os embriões produzidos *in vitro* são mais sensíveis, principalmente aos métodos que utilizam a redução gradual da temperatura. Embriões produzidos *in vitro* apresentam menor compactação no estádio de mórula,[87] maior quantidade de lipídios, principalmente nas fases iniciais, e menor densidade *buoyant*,[88] em relação aos obtidos *in vivo*. Essas diferenças são determinadas principalmente por variações nos métodos de cultivo, que não suprem adequadamente todas as suas necessidades. Embriões PIV apresentam menor qualidade e reduzida atividade metabólica. Uma redução de 50% na produção de CO_2 em embriões PIV após a descongelação, foi associada à sua reduzida taxa de sobrevivência. Comparativamente, embriões obtidos *in vivo* foram mais tolerantes à congelação, porém, quando submetidos ao CIV, a taxa de produção de CO_2 e a sobrevivência caíram significativamente,[89] indicando que embriões produzidos ou somente cultivados *in vitro* são mais sensíveis à criopreservação.

Existe ainda variação em relação ao estádio de desenvolvimento, e à medida que fases mais tardias são alcançadas, a sensibilidade ao resfriamento diminui. Após a vitrificação de blastocistos em diferentes estádios de desenvolvimento, Vajta et al.[90] obtiveram idênticas taxas de reexpansão, porém taxa de eclosão superior com blastocistos e blastocistos expandidos (63%) em relação aos blastocistos iniciais (34%). Ainda, blastocistos expandidos produzidos *in vitro* que alcançaram esse estádio mais precocemente (D7) resultaram em maiores taxas de sobrevivência após criopreservação em relação aos mais tardios (D8). Tais variáveis demonstram a complexidade envolvida nessa biotécnica e ainda a necessidade de ajustes nos procedimentos de criopreservação e retomada do desenvolvimento após a criopreservação. Ainda é observada elevada variação dos resultados da taxa de prenhez oriundos de embriões criopreservados produzidos *in vitro* (ver Capítulo 15, *Evolução Aplicada da Produção in Vitro de Embriões Bovinos*). Isso também sugere que, à medida que houver melhorias nas condições de PIV e CIV de embriões, metodologias tradicionais tornar-se-ão viáveis. Podem ser citados como exemplo os resultados promissores que a congelação lenta de embriões produzidos *in vitro* vem alcançando após alguns ajustes nos procedimentos.[18] Entretanto, a metodologia de vitrificação parece proporcionar os resultados mais consistentes frente aos mais diversos desafios. Diferentes protocolos têm proporcionado bons resultados na criopreservação de embriões bovinos produzidos *in vitro*, observando-se uma grande variabilidade de resultados, em função de pequenas alterações da técnica, dos componentes das soluções ou do estádio de desenvolvimento embrionário. É importante ressaltar ainda que, em função da diversidade de técnicas e interpretação de procedimentos, resultados obtidos em um laboratório muitas vezes não são repetidos em outro, mesmo com metodologia supostamente idêntica.

É evidente que a criotolerância dos embriões evolui à medida que os protocolos de PIV de embriões se tornam mais eficazes e próximos às condições fisiológicas. Desse modo, espera-se que, em um futuro próximo, a adequação da produção de embriões produzidos *in vitro*, aliada a um rigoroso controle de qualidade durante a realização de todos os procedimentos, possibilite uma maior homogeneidade dos resultados a serem alcançados com as técnicas de criopreservação, em especial com a utilização de métodos convencionais de congelação.

Eficácia da PIV

Nos protocolos atuais de PIV, os índices de maturação, fecundação e clivagem são similares ao do processo *in vivo*. No entanto, os taxas de blastocisto são significativamente inferiores nos processos *in vitro*. Aproximadamente 30% dos oócitos que são submetidos ao processo de MIV alcançam o estádio de blastocisto, havendo oscilações desses resultados, variando entre 5 e 60%. Essas oscilações têm inúmeras causas, que podem estar relacionadas com o sêmen e sua capacidade de responder ao processo de capacitação com heparina, a qualidade e capacitação do oócito, a habilidade do técnico, a qualidade dos produtos empregados nos meios de cultivo, a precisão dos equipamentos, entre outros. Como é um processo extremamente complexo, os resultados são geralmente cíclicos e os problemas são de difícil identificação. Em grande parte, essas variações decorrem da diferença no potencial dos oócitos em produzir blastocistos, apesar de apresentarem-se morfologicamente normais.

Os embriões produzidos *in vitro* apresentam menor viabilidade, assim como índices inferiores de prenhez após a transferência de embriões (TE), tanto a fresco (55%) quanto após congelação (30%), em comparação com os produzidos *in vivo* (frescos, 75%; ou congelados, 65%). Além de sofrerem maior taxa de mortalidade embrionária, os embriões produzidos *in vitro* resultam em maiores perdas perinatais (15%) do que a TE (9%). Esses índices são agravados nas gestações oriundas PIV de embriões pela ocorrência de 1% de hidroalantoide, incidência significativamente maior do que a relação de 1 caso para cada 7.500 gestações por TE, IA ou monta natural.

Os fetos produzidos *in vitro* podem apresentar maior crescimento, o que resulta em aumento do peso ao nascer e elevação da incidência de distocia, sendo a utilização de soro nos meios de cultivo a causa dessas anormalidades fetais.

É importante ressaltar que as mórulas produzidas *in vitro*, em grande proporção, não se compactam e apresentam menos estruturas de ligação entre os blastômeros do que as mórulas produzidas *in vivo*. A membrana dos blastômeros é menos elástica e a blastocele muitas vezes se forma em vários pontos do embrião. Os embriões produzidos *in vitro* alcançam o estádio de blastocisto mais rápido do que aqueles produzidos *in vivo*. Limitações, diferenças e problemas estão associados aos processos envolvidos com a PIV; portanto, há necessidade de ampliar o conhecimento para otimizar a sua utilização.

Estrutura necessária para realização da PIV

A estruturação do laboratório de PIV talvez seja o ponto mais difícil e importante para eficiência, economia, praticidade, comodidade e controle de qualidade dos futuros trabalhos. Portanto, antes de montar a estrutura do laboratório, deve-se realizar um projeto cuidadoso e minucioso, observando e avaliando todos os detalhes envolvidos na técnica. Para a realização da PIV, o ideal é que se destine um local especial somente para essa finalidade. Geralmente, laboratórios dedicados a outros trabalhos compartilham espaço e equipamentos da PIV, influenciando negativamente os resultados. O laboratório deve ter espaço físico suficiente para separar os locais de preparação dos meios, da armazenagem do sêmen, da limpeza e esterilização do material, bem como da parte destinada para manipulação e cultivo dos gametas e embriões. O laboratório de cultivo deve ter temperatura controlada, sendo o ideal em torno de 30°C. O acesso deve ser restrito ao pessoal envolvido com o trabalho de PIV, com rigorosa higiene e assepsia, valendo-se de sistemas de purificadores de ar e radiação ultravioleta.

É recomendável que a colheita de oócitos a partir de ovários de matadouro não seja realizada no laboratório de manipulação e cultivo dos gametas e embriões para prevenir contaminações. O laboratório de PIV comercial deve ser distante dos currais das doadoras e receptoras e também ter acesso controlado de pessoal, bem como dispensar cuidado especial com as medidas profiláticas para evitar contaminação.

A estufa de cultivo ou incubadora deve ter controle automático da atmosfera e capacidade para manter temperatura constante, o que geralmente é obtido em estufas com jaquetas de água. As estufas utilizadas para maturação dos oócitos e desenvolvimento embrionário em monocamada de células somáticas devem ter no mínimo controle automático de CO_2. Nos laboratórios que utilizam sistemas de desenvolvimento embrionário sem o cocultivo de células somáticas, é necessária uma estufa com controle simultâneo de CO_2, O_2 e N_2 (Figura 14.10). No entanto, o custo para gaseificação com os três gases é elevado em consequência do consumo e do preço do N_2. Por isso, uma alternativa tem sido cultivar os embriões no interior de dessecadores gaseificados (Figura 14.11) ou de sacos impermeáveis a gases (*Bag System*; Figura 14.12) com os três gases misturados previamente em percentuais predeterminados e umidade saturada. Alternativamente, encontram-se disponíveis no mercado incubadoras de bancada com câmaras de volume reduzido, controle de temperatura, umidade e atmosfera, possibilitando a redução dos custos envolvidos no CIV sob baixa tensão de oxigênio (Figura 14.13). Em qualquer uma das opções de trabalho, não há necessidade da aquisição de estufas de grande porte, porque a PIV pode ser realizada em estufas de médio porte. A abertura frequente da porta da estufa resulta em mudanças drásticas na temperatura

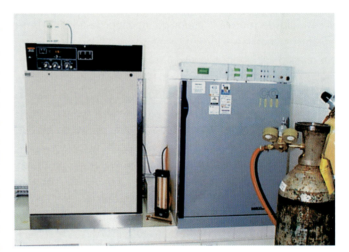

FIGURA 14.10 Estufa para maturação de oócitos, fecundação e desenvolvimento embrionário. A estufa da esquerda é para utilização em atmosfera com CO_2 em ar, e a da direita, com CO_2, O_2 e N_2.

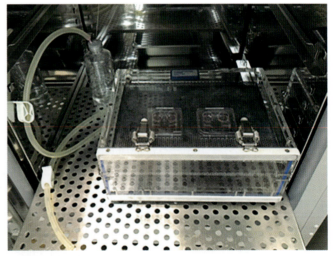

FIGURA 14.11 Estufa com controle de CO_2 em ar, sendo utilizada para desenvolvimento embrionário em atmosfera com CO_2, O_2 e N_2 em dessecador. Note que o gás é aquecido por sua passagem por um frasco com água.

e na pressão dos gases, e as estufas de grande capacidade, com uma só porta, apresentam maior dificuldade de manter a temperatura, umidade e a mistura de gases adequada no seu interior. A abertura da estufa deve ser minimizada para não comprometer os processos de maturação dos oócitos e de desenvolvimento das estruturas embrionárias. Alguns laboratórios organizam escala de rotina para que as estufas sejam abertas em horários sincronizados. O cultivo em dessecadores ou *bags* e em incubadoras de bancada também tem sido uma alternativa para cultivar gametas e embriões em laboratórios com rotina que exige aberturas frequentes da porta da estufa.

O sistema de purificação de água é um fator fundamental para os índices finais da PIV, tendo em vista que a qualidade dos meios de cultivo depende da qualidade dos sais e, principalmente, da água. O aparelho purificador deve ser de boa qualidade, ser mantido bem conservado e ter seu filtro substituído de forma rigorosamente periódica, salientando-se que a água utilizada na PIV deve estar ausente de microrganismos, pirógenos, endotoxinas e outras substâncias tóxicas. Para o laboratório que não possui infraestrutura de purificação da água, a compra de água pura pode ser uma opção.

Os estereomicroscópios devem ser de boa qualidade e possuir diferentes aumentos, sendo que o aumento máximo deve ser igual ou maior que 80 vezes. Convém esse aumento máximo estar relacionado com a capacidade da objetiva e não do aumento da ocular, caso contrário há um ganho em aumento e uma perda em resolução. Por isso, o ideal é utilizar oculares de 10 vezes. Deve-se usar a luz fria e trabalhar com pouca intensidade, pois assim não aquece a base da lupa e minimiza os efeitos deletérios da luz sobre os embriões. Na PIV, o estereomicroscópio é fundamental e necessário em todas as etapas das manipulações e avaliações dos oócitos e dos embriões, devendo ser colocado sobre superfície firme e em local confortável que facilite a manipulação dos gametas e embriões.

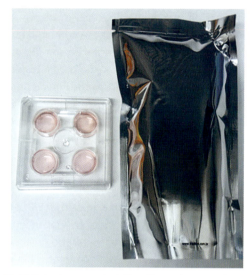

FIGURA 14.12 Bolsa impermeável (*Bag System*) contendo mistura gasosa com 5% de CO_2, 5% de O_2 e 90% de N_2.

O microscópio invertido é fundamental para manipulações que necessitem maiores aumentos, e o microscópio equipado com contraste de fase é muito útil para os trabalhos com sêmen, oócitos e embriões, permitindo estimar a viabilidade espermática, a maturação nuclear e a fecundação dos oócitos. Equipamentos de foto e videodocumentação podem ser essenciais para alguns trabalhos de pesquisa.

Capela de fluxo laminar é requerida para as manipulações de meios e placas de cultivos, evitando a contaminação ambiental. É importante alertar e orientar para que se efetuem, sempre que necessário, trocas das membranas filtrantes do fluxo laminar, podendo ser avaliadas periodicamente por aferições do número de partículas. O osmômetro e o medidor de pH são aparelhos essenciais no controle da qualidade dos meios preparados no laboratório. O laboratório deve possuir refrigeradores, congeladores com capacidade de temperatura de $-20°C$ e de $-70°C$, bem como botijões de nitrogênio líquido que são usados para manter gametas e embriões congelados.

Além desses equipamentos, são também necessários materiais para rotina laboratorial, como recipientes de vidro e de plástico, seringas, agulhas, balanças analíticas, pipetadores, centrífugas, platinas e mesas aquecedoras, ponteiras para pipetagem, filtros esterilizantes, placas de Petri descartáveis, tubos de centrífuga descartáveis e vidraria laboratorial. A centrífuga deve estar instalada em lugar firme para um melhor desempenho, e separada dos microscópios, estereomicroscópios, balanças e outros equipamentos que sejam afetados pelas vibrações.

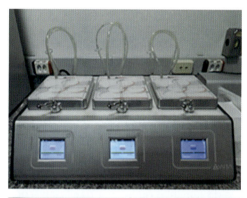

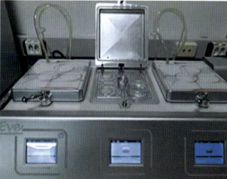

FIGURA 14.13 Incubadora de bancada para produção *in vitro* de embriões, sob baixa tensão de O_2, com câmaras de volume reduzido que possibilitam diminuição do custo de manutenção.

Protocolo para PIV em bovinos

O protocolo para PIV em bovinos apresenta diferenças peculiares entre laboratórios, mas os princípios da metodologia são os mesmos. As variações ocorrem quanto aos meios de maturação dos oócitos e de desenvolvimento embrionário, processos de separação de espermatozoides viáveis, concentração espermática, cocultivo celular para desenvolvimento embrionário, maneiras de retirar as células do *cumulus*, entre outros elementos desse processo. Em termos gerais, todos esses métodos são aceitáveis, desde que sejam obtidos índices médios acima de 30% de blastocistos. A seguir será apresentado o protocolo utilizado em laboratórios de pesquisa.

Dia −1 | Preparação de meios

Com antecedência suficiente, as soluções-estoque e os meios de maturação, fecundação e desenvolvimento embrionário devem ser adequadamente preparados de acordo com o tópico "Preparação de meios utilizados na PIV" descrito abaixo.

Para pesquisa, os CCO são obtidos a partir de ovários oriundos de frigoríficos, e o material necessário para ser utilizado nesse local deve ser também organizado com antecedência, devendo conter 1 garrafa térmica, 1 ℓ de solução salina a 0,9% de NaCl, 1 tesoura cirúrgica, 1 par de luvas de procedimentos, roupas, máscara, touca e botas de cor branca.

Dia 0 | Maturação in vitro de oócitos

■ Preparação do material e obtenção dos ovários

Os ovários devem ser colhidos diretamente na mesa de inspeção do frigorífico e colocados em garrafa térmica contendo solução salina estéril aquecida entre 30 e 35°C, sendo posteriormente transportados para o laboratório. Toda a manipulação dos ovários e oócitos não deve ser realizada em temperatura inferior a 25°C. O laboratório deve estar preparado para receber os ovários e para realizar a punção folicular. A solução fisiológica para lavagem dos ovários deve ser pré-aquecida, e as agulhas, as mangueiras para punção (agulha Vacutainer® estéril 22 G × 1"), a tesoura e o papel-toalha devem ser previamente preparados. Os ovários devem chegar ao laboratório a uma temperatura de até 30°C e devem ser lavados com solução fisiológica pré-aquecida até que a solução fique límpida.

O material para isolamento e maturação dos oócitos deve ser aprontado no mínimo 2 horas antes da previsão da obtenção do primeiro tubo contendo os oócitos. Placas de 4 poços (NUNC®) devem ser identificadas e preparadas com 400 µℓ de meio de maturação por poço; entre os poços da placa inserem-se 2 a 3 mℓ de água ultrapura com a finalidade de evitar a evaporação dos meios. Dessa maneira, torna-se desnecessária a utilização de óleo mineral no meio de cultivo. Alternativamente, existem laboratórios que utilizam volumes menores em gota dos meios de PIV (maturação, fecundação e cultivo), sendo assim cobertas com óleo mineral. O meio de maturação na placa deve ser equilibrado em estufa a 38,5°C, com uma atmosfera de 5% de CO_2 em ar, por no mínimo 2 horas antes de colocar os oócitos.

■ Preparação dos ovários e punção folicular

Na chegada ao laboratório, os ovários devem ser lavados através de duas passagens em frascos contendo solução salina e, posteriormente, mantidos em banho-maria até que ocorra a punção folicular. Os mesmos devem ser secados com papel-toalha antes da punção. Os folículos ovarianos com diâmetro entre 3 e 8 mm são puncionados com agulha de duas pontas, comercializadas para extração de sangue em tubos Vacuntainer® (21 × 1"), utilizando vácuo contínuo provocado por bomba calibrada para aspirar 10 mℓ de líquido por minuto, o que corresponde, aproximadamente, a um vácuo entre 30 e 60 mmHg. Outra possibilidade seria o uso de seringas de 5 ou 10 mℓ acopladas a agulhas 21 G para proceder à aspiração folicular, porém, ponderando para não manter o fluido e CCO aspirados por período prolongado no interior da seringa a fim de evitar oscilações de temperatura. Para transferir o aspirado da seringa para o interior do tubo de ensaio, deve-se remover primeiro a agulha e depositar o produto suavemente no interior do tubo. Terminada a aspiração, o tubo de ensaio deve permanecer em posição vertical por 10 minutos para, em seguida, ser retirado o sobrenadante com auxílio de um pipetador. O sedimento, com aproximadamente 2 a 3 mℓ de líquido folicular, deve ser cuidadosamente espalhado em uma placa de Petri de 100 × 15 mm para rastreamento e isolamento dos CCOs, sendo recomendada a lavagem do tubo, por duas vezes, com aproximadamente 2 mℓ de meio para que não permaneçam CCOs no fundo do tubo de colheita.

■ Rastreamento, isolamento e lavagem dos CCOs

A placa de Petri (100 × 15 mm) deve conter, no máximo, 3 a 4 mℓ de líquido folicular, pois quantidades superiores dificultam a visualização e o isolamento dos CCOs. Os CCOs são retirados com o auxílio de micropipetas de vidro com diâmetro ligeiramente superior a eles, pois aquelas com diâmetro exatamente do tamanho ou inferior danificam o oócito. Essa pipeta é acoplada ao dispositivo de sucção, podendo ser um manguito com o vácuo e a pressão controlados pela boca do operador ou aparelhos especiais para micromanipulação. Alternativamente, pipetas de volumes fixos ou reguláveis, acopladas a ponteiras (0,5 a 10 µℓ ou 5 a 50 µℓ) estéreis e livres de pirógenos, podem ser utilizadas para manusear os CCOs e os embriões, desde que utilizadas com volumes reduzidos. Assim, os CCOs são transferidos para uma placa de 35 × 10 mm contendo 2 mℓ de TCM-199 para lavagem, a qual é preparada momentos antes do uso e previamente aquecida. Após seleção final dos CCOs, são realizadas mais duas lavagens em novas placas, aproveitando-se para contar os CCOs e estimar quantos CCOs serão colocados em cada grupo.

■ Maturação dos oócitos

Após a última lavagem, os CCOs são transferidos para a placa de maturação previamente preparada. É importante salientar que, em casos de necessidade, essas placas podem ser preparadas de maneira que possibilite um equilíbrio em atmosfera contendo 5% de CO_2 por, no mínimo, 2 horas. Para colocar os CCOs em poço/gota de maturação, retira-se um pouco do líquido do poço de destino dos CCO, minimizando, assim, a quantidade de meio da placa de lavagem que passará ao poço de maturação. É importante ressaltar que deve ser mantida uma proporção aproximada de um CCO para 5 a 10 $\mu\ell$ de meio de maturação (em geral, utilizam-se 40 a 50 oócitos por poço de 400 $\mu\ell$). Posteriormente, as placas de maturação com os CCOs são transferidas para uma estufa com temperatura de 38,5°C, atmosfera de 5% de CO_2 em ar e umidade saturada, na qual são mantidas por um período de 22 a 24 horas. Importante: os oócitos não devem ser expostos a temperaturas inferiores a 25°C.

Dia 1 | Fecundação

■ Preparação para fecundação dos oócitos

Os passos devem acontecer na seguinte ordem:

- Preparar as placas para fecundação com 4 poços de 400 $\mu\ell$ com meio de fecundação e colocar na estufa de CO_2 para estabilizar por 1,5 a 2 horas
- Preparar e estabilizar em 5% de CO_2 em ar 2 placas de Petri (35 × 10 mm), contendo 2 mℓ de meio de fecundação para lavagem dos CCOs maturos
- Manter 1 mℓ de meio de fecundação na estufa em atmosfera de 5% de CO_2 para a diluição dos espermatozoides após a última centrifugação do Percoll.

■ Separação dos espermatozoides em gradiente de Percoll

Para realização desse procedimento, deve-se:

- Preparar 750 $\mu\ell$ de Percoll a 90% da seguinte maneira:
  - Percoll: 675 $\mu\ell$
  - Solução Sp-TALP 10 ×: 75 $\mu\ell$
- Homogeneizar
- Pegar 2 tubos de centrífuga de 1,5 mℓ com fundo cônico
- Adicionar em um dos tubos de centrífuga 250 $\mu\ell$ do Percoll a 90% e adicionar 250 $\mu\ell$ de Sp-TALP 1x, obtendo o Percoll a 45% e totalizando 500 $\mu\ell$ de cada meio
- Colocar 500 $\mu\ell$ de Percoll a 90% no outro tubo de centrífuga
- Adicionar cuidadosamente os 500 $\mu\ell$ de Percoll a 45% sobre os 90%, de forma que este não se misture com o que já está no tubo

- Descongelar o sêmen a 37°C por 15 a 30 segundos, cortar a palheta e colocar em um tubo eppendorf de 1,5 mℓ
- Pipetar o sêmen e depositá-lo no gradiente de Percoll, não misturando-o com a coluna de Percoll
- Centrifugar por 5 minutos a 5.400 x g. Em seguida, remover o sobrenadante com pipetador, deixando apenas o *pellet* contendo os espermatozoides viáveis. Esse deve ser colocado em um novo tubo com 1 mℓ de Sp-TALP e centrifugado à rotação de 100 x g por 3 minutos
- Enquanto o sêmen estiver centrifugando, passar os oócitos para a placa de fecundação com a pipeta P200, após a passagem na placa de lavagem
- Após centrifugação, retirar o sobrenadante com pipetador, deixando apenas o *pellet*
- Ressuspender o *pellet* com 500 $\mu\ell$ do meio de fecundação, previamente equilibrado na estufa
- Avaliar a concentração
- Rediluir com meio de fecundação a uma concentração de 1×10^7/mℓ
- Inseminar os oócitos com 100 $\mu\ell$ de espermatozoides diluídos, de maneira que permaneça uma concentração final de 2×10^6/mℓ
- Deixar na estufa por 18 a 22 horas para que ocorra a fecundação. Existem laboratórios que utilizam períodos inferiores para o período de fecundação (6 a 10 horas).

■ Preparação dos oócitos maturos para fecundação e capacitação espermática

No intervalo de 8 minutos para centrifugação do sêmen, procede-se à lavagem dos CCO para depositá-los nos poços do meio de fecundação. Aspira-se um pouco de meio de fecundação da placa de lavagem e, com a mesma pipeta, são retirados os CCOs, procurando transferir, junto com eles, a menor quantidade possível do meio de maturação. Inicialmente, os CCOs são lavados em uma placa de Petri de 35 mm contendo 2 mℓ de meio de fecundação e depois são transferidos para a placa de fecundação. Durante a passagem dos CCOs para a placa de fecundação, deve-se tomar cuidado para que o poço final não sofra uma alteração significativa no volume de meio, tendo em vista a concentração final de espermatozoides.

■ Suspensão dos espermatozoides e inseminação

Após o período de centrifugação, retira-se o sobrenadante e, ao *pellet* resultante, adicionam-se 500 $\mu\ell$ de meio de fecundação. Para determinar e ajustar a concentração, retira-se uma amostra de 10 $\mu\ell$ para ser diluída em 90 $\mu\ell$ de água (diluição 1:10). Contam-se os espermatozoides em câmara de Neubauer e ajusta-se, inicialmente, a concentração para 1×10^7/mℓ espermatozoides, objetivando totalizar 2×10^6 espermatozoides/mℓ após adicionar 100 $\mu\ell$ de espermatozoides no poço de fecundação com 400 $\mu\ell$. Para determinar o número de espermatozoides em cada amostra, a fórmula a seguir pode ser utilizada:

$$N^{\underline{o}}\ de\ espermatozoides/mm^3 = \frac{Espermatozoides\ contados \times fator\ de\ diluição \times 4.000\ (fator\ de\ correção\ da\ câmara)}{Número\ de\ quadrados\ contados\ na\ câmara}$$

EXEMPLO

No caso de haver 80 quadrados pequenos (5 quadrados grandes) na câmara de Neubauer e 50 espermatozoides em uma amostra diluída a 1:10, o número de espermatozoides por mm³ é o seguinte:

$$N^{\underline{o}}\ de\ espermatozoides/mm^3 = \frac{50 \times 10 \times 4.000}{80} =$$
$$= 25.000\ espermatozoides/mm^3$$

Ou seja, 25.000 espermatozoides/mm³ × 1.000 = $2,5 \times 10^7$ espermatozoides/mℓ.

Portanto, é igual a $1,25 \times 10^7$ espermatozoides nos 500 μℓ de sêmen diluído com meio de fecundação.

Para atingir 1×10^7 espermatozoides/mℓ, devem-se adicionar 750 μℓ de meio de fecundação, totalizando 1.250 μℓ.

Chega-se a esse volume da seguinte maneira:

$$\frac{2,5 \times 10^7\ espermatozoides/ml}{1 \times 10^7\ espermatozoides/ml} = 2,5$$

$$500\ \mu\ell \times 2,5 = 1.250\ \mu\ell$$

$$1.250\ \mu\ell - 500\ \mu\ell = 750\ \mu\ell$$

De maneira mais fácil, utilizando o mesmo exemplo com diluição a 1:10:

50 espermatozoides contados nos 80 quadrados pequenos × 500 μℓ = 25.000

$$25.000 = \frac{1.250\ \mu\ell}{10.000}\ (deve\ ser\ o\ volume\ total)$$

$$1.250\ \mu\ell - 500\ \mu\ell = 750\ \mu\ell$$

que deve ser adicionado aos 500 μℓ de sêmen.

Apesar de esse cálculo parecer extremamente simples, o seu entendimento é fundamental no caso do uso de outro fator de diluição.

Dia 2 | Desenvolvimento embrionário

■ Preparação das placas para o desenvolvimento embrionário

As placas para o desenvolvimento embrionário devem ser preparadas com 400 μℓ de SOF solução final, com 2 a 3 mℓ de água ultrapura entre os poços, como descrito. As placas são equilibradas em estufa a 38,5°C, com atmosfera de 5% de CO_2, 5% de O_2 e 90% de N_2 e umidade saturada, por no mínimo 2 horas.

■ Retirada do cumulus e cultivo embrionário

A retirada do cumulus que circunda os presumíveis zigotos pode ser realizada utilizando o "vórtex" ou por sucessivas transferências (aspirações e liberações) dos zigotos com uma pipeta de 200 μℓ (P200). Para a retirada do cumulus com o "vórtex", tansferem-se os zigotos para um tubo de 1,5 mℓ fundo cônico contendo 100 μℓ de meio TCM-199 tamponado com HEPES, agitando-o no "vórtex" em 50% da velocidade por aproximadamente 2 minutos. Deve-se tomar cuidado para não tocar o fundo do "vórtex" com o tubo durante o procedimento, pois isso pode acarretar alterações na estrutura do zigoto, inviabilizando o desenvolvimento embrionário posterior. Após essa agitação, lava-se o tubo de ensaio com meio TCM-199 de lavagem e os zigotos são transferidos para uma placa de Petri de 35 × 10 mm. O outro método é realizado por pipetagens sucessivas na gota de fecundação até a retirada total das células somáticas. Após a retirada do cumulus, os zigotos são lavados em placa contendo 2 mℓ de SOF com 10% de soro ou 4 mg de BSA/mℓ ou 1 mg de PVA/mℓ de meio e, posteriormente, transferidos para um poço na placa de cultivo. Os zigotos são cultivados em grupos de 20 a 40, nos poços de cultivo. É importante manter uma proporção mínima de um embrião para cada 5 a 10 μℓ de meio no sentido de obter condições ideais para o desenvolvimento embrionário. A partir desse momento, as placas contendo os zigotos são colocadas em cultivo em uma estufa a 38,5°C com atmosfera contendo uma mistura gasosa de 5% de CO_2, 5% de O_2 e 90% de N_2.

Avaliação da clivagem

Realiza-se a avaliação da clivagem às 48 horas após a inseminação. Nesse período, encontram-se embriões com 2, 4 e 8 células. Os embriões com 2 células apresentam menor probabilidade de alcançar o estádio de blastocisto. Durante a avaliação da clivagem, retiram-se as estruturas não clivadas do poço de cultivo.

Avaliação do desenvolvimento embrionário

A quantidade de mórulas, blastocistos, blastocistos expandidos e blastocistos eclodidos é computada entre os dias 6 e 10 após a fecundação. Recomenda-se realizar duas avaliações, uma no dia 7 e outra no dia 9 para acompanhar a formação dos blastocistos e o percentual de embriões que alcançaram o estádio de eclosão. Os índices de blastocistos expandido e eclodido determinam a eficácia do sistema de maturação do oócito, da fecundação e do desenvolvimento embrionário. A cinética de desenvolvimento embrionário em bovinos, após fecundação, é apresentada na Figura 14.14.

Protocolo de vitrificação

Como os resultados da criopreservação de oócitos imaturos, em maturação ou maturados na espécie bovina ainda são baixos e incipientes, e considerando a grande quantidade de técnicas e procedimentos existentes, será enfocada nesta sessão a descrição da vitrificação de cryotop, que, apesar de também ser aplicada na criopreservação de oócitos, é uma técnica que

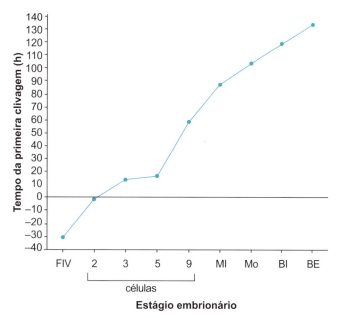

FIGURA 14.14 Cinética de desenvolvimento embrionário em bovinos. Mi: mórula inicial; Mo: mórula; BI: blastocisto inicial; BE: blastocisto eclodido. (Adaptada de Holm *et al.*, 2002.)[91]

vem sem sendo muito utilizada em muitos laboratórios de pesquisa e comerciais para criopreservação de embriões bovinos produzidos *in vitro* com resultados satisfatórios.[17]

A *cryotop* é uma técnica de vitrificação de superfície, ou seja, as estruturas ficam expostas diretamente no N_2 líquido e, assim como outras técnicas de vitrificação, são utilizadas concentrações de crioprotetores elevadas para evitar a formação de cristais de gelo. Após a PIV de embriões, ocorre a seleção dos blastocistos expandidos de excelente qualidade que serão vitrificados. Uma vez selecionados, eles são transferidos para uma solução de manutenção (TCM-199 – estoque, porém suplementado com 20% de SFB; ver o tópico "Preparação de meios utilizados na PIV") na qual são realizados três banhos.

Como crioprotetor, é utilizada a associação de etilenoglicol (EG) + dimetilsulfóxido (DMSO), sendo preparadas duas soluções denominadas SV1 e SV2. A SV1 é composta de 10% de cada um dos crioprotetores que compõem a solução, diluídas em meio de manutenção. A SV2 é constituída de 20% de cada um dos crioprotetores, associada a 0,5 M de sacarose, em meio de manutenção. Quando se utiliza o DMSO, as soluções devem ser preparadas imediatamente antes do uso. Como forma prática de preparar, recomenda-se utilizar uma placa NUNC® de 4 poços, depositando-se 400 µℓ de meio de manutenção no poço 1. No poço 2, depositam-se 300 µℓ de uma solução de sacarose 0,85 M em meio de manutenção. Nos poços 3 e 4, são depositados 400 µℓ de meio de manutenção. A seguir, adiciona-se o EG, sendo 50 µℓ no poço 1 e 100 µℓ no poço 2. Segue a adição de DMSO nas mesmas proporções. Quando se utiliza DMSO, este deve ser rapidamente misturado, por sucessivas pipetagens, para evitar que o calor liberado produza a desnaturação das proteínas do soro. Nesse caso, após o preparo, a SV2 contida no poço 2 deve apresentar uma coloração amarelada, que demonstre sua acidificação. A placa contendo as soluções é mantida em mesa térmica aquecida a 39°C, durante todo o procedimento. Os blastocistos selecionados são transferidos para os poços 3 e 4, sendo separados em grupos de 1 a 5, dependendo da experiência do operador, e aspirados com o menor volume possível de meio, sendo depositados na SV1, onde permanecem por 1 minuto. Após 30 segundos, pegar 10 µℓ da SV2 e fazer uma gota na tampa da placa em separado. Ao completar 1 minuto, os embriões são novamente aspirados com muito pouco volume de líquido e depositados na gota de 10 µℓ de SV2, onde permanecem por apenas 20 segundos, período em que são depositados na superfície da palheta de *cryotop* (Kitazato BioPharma Co., Shizuoka, Japan) com 1 a 3 µℓ desta solução, e mergulhados no N_2. Durante a imersão no N_2, a palheta de *cryotop* deve ser mantida em posição oblíqua, evitando que a gota seja deslocada. Em seguida, fecha-se a palheta e armazenam-se os embriões em botijões criogênicos, com adequada identificação.

Aquecimento e remoção dos crioprotetores

Retire a palheta *cryotop* do botijão e deposite-a em um recipiente contendo N_2 para facilitar o manejo. Após 4 segundos de exposição ao ar, a extremidade da palheta contendo os embriões é mergulhada na solução de reaquecimento 1 (AQ1: 800 µℓ de solução de sacarose 0,3 M, em meio de manutenção), mantida a 38°C, durante 5 minutos. Em seguida, os embriões são transferidos para solução de aquecimento 2 (AQ2: 800 µℓ de solução de sacarose 0,15 M, em meio de manutenção) a 38°C, durante 5 minutos. Após esse período, os embriões são transferidos para a solução de manutenção para serem envasados em palhetas de 0,25 mℓ, seguidos da transferência para o útero de receptoras, ou recultivados em incubadora visando à avaliação in vitro da retomada do desenvolvimento em situações experimentais in vitro.

Protocolo de congelação convencional com transferência direta

Alternativamente à técnica de vitrificação, outra técnica de criopreservação de embriões produzidos in vitro seria a congelação lenta aliada à transferência direta. Recentemente, após algumas adequações metodológicas da técnica de criopreservação, o uso exclusivo de embriões de qualidade excepcional e, em especial, ajustes dos meios de cultivo embrionário possibilitaram a aplicação dessa biotécnica em alguns laboratórios de pesquisa e comerciais. Os resultados são muito promissores,[18] e há um crescente interesse de grandes empresas de genética na comercialização desses embriões criopreservados devido à facilidade no manejo reprodutivo em fazendas, em comparação aos embriões vitrificados. Porém, assim como na vitrificação, os resultados da congelação lenta com transferência direta apresentam variações consideráveis, sugerindo a necessidade de maiores estudos para o aprimoramento da aplicação comercial dessa biotécnica.

Após a PIV de embriões, blastocistos expandidos de excelente qualidade são selecionados para a congelação. Os blastocistos são transferidos para uma solução de manutenção (pode ser utilizado TCM-199 – estoque, porém suplementado com 20% de SFB; ver tópico "Preparação de meios utilizados na PIV"), na qual são realizados três banhos. Como crioprotetor, é utilizado apenas o EG. Os blastocistos selecionados são transferidos para a solução de congelação, constituída de 1,5 M de EG em meio de manutenção, sendo mantidos a 35°C durante 10 minutos. Em seguida, um único embrião é envasado em uma palheta de 0,25 mℓ, sendo colocado em uma coluna central de solução de congelação e cercado de quatro colunas de solução de descongelação (0,75 M de EG em meio de manutenção), separadas entre si por colunas de ar (Figura 14.15). Após o envase, as palhetas são lacradas e inseridas em uma máquina de congelação para realizar a curva de resfriamento previamente estabilizada a –6°C. Cerca de 2 minutos depois, a cristalização (seeding) das duas colunas localizadas abaixo e acima da coluna do embrião é realizada. Os embriões permanecem na máquina na temperatura de –6°C durante 10 minutos. Após esse período, a curva de resfriamento é iniciada com queda de –0,5°C por minuto até alcançar –32°C. Ao final da curva de congelação, a palheta contendo o embrião é submersa diretamente no N_2 líquido, seguida do seu armazenamento em botijões criogênicos, com adequada identificação.

Descongelação

No momento da transferência, o embrião congelado é removido do N_2 líquido, exposto ao ar em temperatura ambiente durante 10 segundos e imerso em água aquecida a 35°C durante 30 segundos. A palheta é seca com papel-toalha e agitada gentilmente para que ocorra a mistura das soluções no interior da palheta para iniciar a reidratação. Finalmente, os embriões são transferidos para o útero de receptoras.

Preparação de meios utilizados na produção in vitro

A seguir, apresentaremos os principais meios utilizados e a quantidade de seus respectivos componentes (Quadros 14.4 a 14.22).

QUADRO 14.4 TCM estoque.

Componente	Unidade	Quantidade
HEPES	g	5,9575
TCM-199 com sais de Earle e L-glutamina q.s.p.	mℓ	1.000

Ajustar o pH para 7,36, utilizando HCl 1 N ou NaOH 0,1 N, filtrar por meio de membranas de 0,22 µm e armazenar em temperatura entre 2° e 6°C.

QUADRO 14.5 Solução salina para colheita de ovários em matadouro.*

Componente	Unidade	Quantidade
NaCl	g	18
Água ultrapura q.s.p.	ℓ	2

*Preparação em um balão com capacidade para 2 ℓ.

QUADRO 14.6 Solução estoque de antibiótico para os meios.

Componente	Unidade	Quantidade
Penicilina	UI	100.000
Estreptomicina	mg	50
Água ultrapura q.s.p.	mℓ	1

Congelar a –20°C. Utilizar 1 µℓ da solução-estoque/mℓ de meio. Em substituição à associação penicilina/estreptomicina, o antibiótico gentamicina tem sido utilizado na concentração final de 50 µg/mℓ.

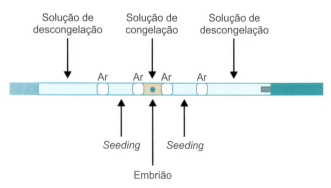

FIGURA 14.15 Esquema representativo do envase do embrião para congelação lento e transferência direta.

CAPÍTULO 14 • Produção *in Vitro* de Embriões

QUADRO 14.7	Solução-estoque de piruvato de sódio.	
Componente	**Unidade**	**Quantidade**
Piruvato de sódio (testado para embrião)	g	0,0075
Água ultrapura q.s.p.	µℓ	1.000

Filtrar e congelar a –20°C em alíquotas de 10 µℓ.

QUADRO 14.8	Solução-estoque de heparina.	
Componente	**Unidade**	**Quantidade**
Heparina	g	0,0040
Água ultrapura q.s.p.	mℓ	4

Filtrar e congelar a –20°C em alíquotas de 60 µℓ. Utilizar a solução-estoque de heparina no volume de 60 µℓ/6 mℓ de meio para resultar em uma concentração final de 10 µg/mℓ.

QUADRO 14.9	PHE (penicilamina, hipotaurina e epinefrina) estoque.	
Componente	**mM**	**mg/mℓ**
Penicilamina*	2	0,3
Hipotaurina*	1	0,109
Epinefrina**	0,25	0,046

*Essas soluções devem ser preparadas em NaCl 0,9%. **A solução de epinefrina deve ser preparada em solução pH 4,0 e imediatamente antes da preparação do PHE, descartando o que sobrar. As três soluções devem ser preparadas separadamente.

QUADRO 14.10	Solução pH 4,0 para diluição da epinefrina.	
Componente	**Unidade**	**Quantidade**
Xarope de lactato de Na (60%)	mg	165
Na metabissulfito	mg	50
Água ultrapura q.s.p.	mℓ	50

O xarope de lactato de sódio 60% é líquido e deve ser pesado na balança de precisão. Após a adição de todos os componentes, deve-se ajustar o volume e então acidificar o pH da solução para 4,0 utilizando HCl.

QUADRO 14.11	PHE (penicilamina, hipotaurina e epinefrina) solução final.
Componente	**µℓ**
Penicilamina	2.500
Hipotaurina	2.500
Epinefrina	1.000
NaCl 0,9%	4.000

A epinefrina oxida facilmente. Por isso, deve-se manter os frascos de PHE enrolados em papel-alumínio, descongelar na ausência de luz direta e não congelar novamente depois da descongelação. Após preparo, congelar em alíquotas de 240 µℓ.

QUADRO 14.12	TCM lavagem: sem bicarbonato.	
Componente	**Unidade**	**Quantidade**
TCM-199 estoque	mℓ	2,7
Soro fetal bovino*	mℓ	0,3
Solução estoque de piruvato de sódio	µℓ	10
Gentamicina**	µℓ	15

*O soro fetal bovino deve ser inativado a 60°C por 30 minutos. **Gentamicina na concentração de 10 mg/mℓ. Filtrar o meio diretamente em uma placa de cultivo celular de 35 mm e manter a uma temperatura entre 30° e 35°C.

QUADRO 14.13	TCM base para maturação.	
Componente	**Unidade**	**Quantidade**
$NaHCO_3$	g	0,22
TCM estoque q.s.p	mℓ	100

Ajustar o pH em 7,67 após equilíbrio em atmosfera com 5% de CO_2, filtrar e armazenar em temperatura entre 2° e 6°C. Se o TCM for adquirido líquido, verificar se já contém $NaHCO_3$ em sua fórmula comercializada.

QUADRO 14.14	Meio para maturação de oócitos.	
Componente	**Unidade**	**Quantidade**
TCM-199 base para maturação	mℓ	2,7
Soro fetal bovino*	mℓ	0,3
LH (NIH)	µg	15
FSH (NIH)	µg	1,5
Solução estoque de piruvato de sódio	µℓ	10
Gentamicina**	µℓ	15

*O soro fetal bovino deve ser inativado a 60°C por 30 minutos. **Gentamicina na concentração de 10 mg/mℓ; filtrar e preparar as placas de maturação.

QUADRO 14.15	Preparação espermática e meio para fecundação | *Modified Tyrode-Lactate Medium* (TL estoque).		
Componentes	**mM**	**Unidade**	**Quantidade**
NaCl	114	g	0,6660
KCl	3,22	g	0,0238
NaH_2PO_4	0,34	g	0,0041
$NaHCO_3$	25	g	0,2100
Lactato de sódio (60% d *syrup*)	16	µℓ	143
BSA Fatty Acid Free	–	g	0,6000
Vermelho fenol (1%)	–	µℓ	100
$CaCl_2.2H_2O$	2,0	g	0,0300
$MgCl_2.6H_2O$	0,5	g	0,0100
Água Milli-Q q.s.p.	–	mℓ	100

Ajustar o pH para 7,4; checar a osmolaridade (290 a 300 mOsm) e não utilizar se ultrapassar excessivamente essa amplitude. Filtrar e manter na geladeira por 1 a 2 semanas. Colocar o BSA com o agitador desligado, movimentando-o lentamente para minimizar a formação de espuma. Filtrar contra a parede do vidro.

QUADRO 14.16	Meio de fecundação e lavagem dos oócitos pós-maturação.	
Componente	**Unidade**	**Quantidade**
TL estoque – sem glicose	ml	6
Solução estoque de piruvato de sódio	µl	10
Solução estoque de heparina	µl	60
Solução estoque de PHE	µl	240
Gentamicina*	µl	30

*Gentamicina na concentração de 10 mg/ml.

QUADRO 14.17	Soluções para preparar Percoll.	
Componente	**Unidade**	**Quantidade**
Cloreto de potássio (1 M)*		
KCl	g	7,45
Água ultrapura q.s.p.	ml	100
Fosfato diácido de sódio monoidratado (0,1 M)*		
$NaH_2PO_4.H_2O$	g	1,38
Água ultrapura q.s.p.	ml	100

*Filtrar e armazenar entre 2° e 6°C.

QUADRO 14.18	Solução de Sp-TALP 10×.	
Componente	**Unidade**	**Quantidade**
Solução KCl (1 M)	ml	3,090
Solução $NaH_2PO_4.H_2O$ (0,1 M)	ml	2,920
NaCl	g	4,675
HEPES	g	2,380
Água ultrapura q.s.p.	ml	100

Ajustar para o pH 7,3 e armazenar entre 2 e 6°C.

QUADRO 14.19	Solução de Sp-TALP 1×.	
Componente	**Unidade**	**Quantidade**
Solução de Sp-TALP 10×	ml	1
Água ultrapura q.s.p.	ml	9

QUADRO 14.20	Solução-estoque *synthetic oviductal fluid* modificada com aminoácidos + citrato + inositol (SOFaaci).[77]			
	Concentração			
Produtos	**mM**	**Unidade**	**Quantidade**	
NaCl	107,63	mg	629	
KCl	7,16	mg	53,4	
$NaHCO_3$	25,00	mg	210	
Lactato de sódio (xarope a 60%)	5,35	µl	60	
$MgSO_4 7H_2O$	1,51	mg	18,2	
$CaCl_2 2H_2O$	1,78	mg	26,2	
KH_2PO_4	1,19	mg	16,2	
Aminoácidos essenciais BME* 50×	–	µl	3.000	
Aminoácidos não essenciais MEM 100×	–	µl	1.000	
Myo-inositol	2,77	mg	50	
Citrato trissódico di-hidratado	0,34	mg	10	
L-glutamina	0,20	mg	2,92	
Vermelho fenol (1%)	–	mg	0,15	
Água ultrapura q.s.p.	–	ml	100	

*Basal Medium Eagle. Filtrar e armazenar esta solução-estoque entre 2° e 6°C. Osmolaridade em 285 mOsm

QUADRO 14.21	Solução de piruvato de sódio *synthetic oviductal fluid* (SOF) estoque.	
Componente	**Unidade**	**Quantidade**
Piruvato de sódio (testado para embrião)	g	0,04
Água ultrapura q.s.p.	ml	5

Filtrar e congelar a –20°C em alíquotas de 100 µl.

QUADRO 14.22	*Synthetic oviductal fluid* (SOF) solução final.	
Componente	**Unidade**	**Quantidade**
SOF solução-estoque	ml	9,5
Solução de piruvato de sódio SOF estoque	µl	100
Soro fetal bovino (5%)*	ml	0,5
Gentamicina (10 mg/ml)	µl	50

Filtrar e equilibrar em estufa com 5% de CO_2 por no mínimo 2 horas antes do uso. *Alternativamente, existem laboratórios que utilizam concentrações menores de soro (2,5%) ou até mesmo meios livres de soro, quando cultivado sob baixa tensão de O_2.

Considerações finais e perspectivas

Neste capítulo, a produção e a preservação de embriões *in vitro* foram apresentadas de modo a oferecer subsídios fundamentais para o entendimento de todo o processo e repassar a experiência dos autores acumulada ao longo dos anos.

No entanto, o objetivo deste capítulo não foi o de esgotar todos os aspectos das diferentes etapas da PIV que envolvem a maturação de oócitos, a fecundação e o desenvolvimento *in vitro* de embriões, por serem assuntos amplos e complexos. As regulações bioquímicas e hormonais envolvidas na produção final de embriões não são completamente conhecidas, havendo a necessidade de comprovação ou elucidação de muitos mecanismos envolvidos no processo fisiológico como um todo. Os métodos *in vitro* têm sido utilizados na tentativa de facilitar o entendimento desses mecanismos; porém, nem sempre se obtêm condições similares à atividade celular e aos fatores regulatórios encontrados, fisiologicamente, *in vivo*. Apesar dessas limitações, os estudos *in vitro* têm sido de imensurável valia no esclarecimento de regulações na maturação dos gametas femininos, fecundação e desenvolvimento embrionário precoce. Esses conhecimentos têm contribuído significativamente para a pesquisa, a produção animal e a qualidade de vida do homem em vários aspectos por sua importância, tanto na reprodução humana e animal quanto na facilitação da implementação e do desenvolvimento de outras biotecnologias.

A técnica de produção de embriões *in vitro* para multiplicação de animais, utilizando-se desde fêmeas de elevado padrão zootécnico e características desejáveis até aqueles com problemas reprodutivos, tem crescido internacional e nacionalmente (Capítulo 15, *Evolução Aplicada da Produção in Vitro de Embriões Bovinos*). No entanto, a quantidade reduzida de oócitos competentes no ovário de uma fêmea em determinado momento para retomada da meiose limita e torna esse processo laborioso. Por isso, essas técnicas serão ferramentas mais poderosas quando associadas ao crescimento de oócitos *in vitro* inclusos em folículos pré-antrais (Capítulo 16, *Manipulação de Oócitos Inclusos em Folículos Ovarianos Pré-Antrais*), à clonagem (Capítulo 18, *Clonagem Animal por Transferência Nuclear*) e à transgenia (Capítulo 19, *Produção de Animais Transgênicos*).

REFERÊNCIAS BIBLIOGRÁFICAS

1. Fol H. Sur le commencement de l'hénogénie chez divers animaux. In: International Congrees of Zoology, 1877. pp. 145-69.
2. Fol H. A more extensive treatment appeared in idem Recherches sur la fécondation et le commencement de l'hénogénie chez divers animaux. In Mem Soc Phys Hist Nat. 1879. pp. 92-397.
3. Lewis WH, Gregory PW. Cinematographs of living developing rabbit-eggs. Science. 1929; 69(1782):226-9.
4. Pincus G, Enzmann EV. The comparative behavior of mammalian eggs in vivo and in vitro: I. The activation of ovarian eggs. J Exp Med. 1935; 62(5):665-75.
5. Chang MC. The maturation of rabbit oocytes in culture and their maturation, activation, fertilization and subsequent development in the fallopian tubes. J Exp Zoo. 1955; 128(2):379-405, 1955.
6. Chang, M. C. Fertilization of rabbit ova in vitro. Nature. 1959; 184(Suppl 7):466-7.
7. Iritani A, Niwa K. Capacitation of bull spermatozoa and fertilization in vitro of cattle follicular oocytes matured in culture. J Reprod Fertil. 1977; 50(1):119-21.
8. Steptoe PC, Edwards RG. Birth after the implantation of human embryo. Lancet. 1978; 2:366.
9. Brackett BG, Bousquet D, Boice ML et al. Normal development following in vitro fertilization in the cow. Biol Reprod. 1982; 27(1):147-58.
10. Lu KH, Gordon I, Gallagher M et al. Pregnancy established in cattle by transfer of embryos derived from in vitro fertilisation of oocytes matured in vitro. Vet Rec. 1987; 121(11):259-60.
11. Pontes JH, Silva KC, Basso AC et al. Large-scale in vitro embryo production and pregnancy rates from Bos taurus, Bos indicus, and indicus-taurus dairy cows using sexed sperm. Theriogenology. 2010; 74(8):1349-55.
12. Hugentobler SA, Diskin MG, Leese HJ et al. Amino acids in oviduct and uterine fluid and blood plasma during the estrous cycle in the bovine. Mol Reprod Dev. 2007a; 74(4):445-54.
13. Hugentobler SA, Morris DG, Sreenan JM et al. Ion concentrations in oviduct and uterine fluid and blood serum during the estrous cycle in the bovine. Theriogenology. 2007b; 68(4):538-48.
14. Hugentobler SA, Humpherson PG, Leese HJ et al. Energy substrates in bovine oviduct and uterine fluid and blood plasma during the oestrous cycle. Mol Reprod Dev. 2008; 75(3):496-503.
15. Sudano MJ, Paschoal DM, Rascado TS et al. Lipid content and apoptosis of in vitro-produced bovine embryos as determinants of susceptibility to vitrification. Theriogenology. 2011; 75(7):1211-20.
16. Sudano MJ, Santos VG, Tata A et al. Phosphatidylcholine and sphingomyelin profiles vary in Bos taurus indicus and Bos taurus taurus in vitro- and in vivo-produced blastocysts. Biol Reprod. 2012; 87(6):130.
17. Sanches BV, Marinho LS, Filho BD et al. Cryosurvival and pregnancy rates after exposure of IVF-derived Bos indicus embryos to forskolin before vitrification. Theriogenology. 2013; 80(4):372-7.
18. Sanches BV, Lunardelli PA, Tannura JH et al. A new direct transfer protocol for cryopreserved IVF embryos. Theriogenology. 2016; 85(6):1147-51.
19. Perry G. 2016 Statistics fo Embryo Collection and Transfer in Domestic Farm Animals. International Embryo Transfer Society (IETS). 2017.
20. Lonergan P, Fair T. Maturation of oocytes in vitro. Annu Rev Anim Biosci. 2016; 4(1):255-68.
21. Woods DC, Tilly JL. Isolation, characterization and propagation of mitotically active germ cells from adult mouse and human ovaries. Nat Protoc. 2013; 8(5):966-88.
22. Lodde V, Modina S, Maddox-Hyttel P et al. Oocyte morphology and transcriptional silencing in relation to chromatin remodeling during the final phases of bovine oocyte growth. Mol Reprod Dev. 2008; 75(5):915-24.
23. Baldassarre H, Bordignon V. Laparoscopic ovum pick-up for in vitro embryo production from dairy bovine and buffalo calves 32nd Annual Meeting of the Brazilian Embryo Technology Society (SBTE). Anim Reprod. 2018; 15:191-6.
24. Batista EO, Guerreiro BM, Freitas BG et al. Plasma anti-Mullerian hormone as a predictive endocrine marker to select Bos taurus (Holstein) and Bos indicus (Nelore) calves for in vitro embryo production. Domest Anim Endocrinol. 2016; 54:1-9.
25. Currin L, Michalovic L, Bellefleur AM et al. The effect of age and length of gonadotropin stimulation on the in vitro embryo development of Holstein calf oocytes. Theriogenology. 2017; 104:87-93.
26. Macaulay AD, Gilbert I, Caballero J et al. The gametic synapse: RNA transfer to the bovine oocyte. Biol Reprod. 2014; 91(4):90.
27. Macaulay AD, Gilbert I, Scantland S et al. Cumulus cell transcripts transit to the bovine oocyte in preparation for maturation. Biol Reprod. 2016; 94(1):16.

28. Atef A, Francois P, Christian V et al. The potential role of gap junction communication between cumulus cells and bovine oocytes during in vitro maturation. Mol Reprod Dev. 2005; 71(3):358-67.

29. Sirard MA, Lambert RD. Birth of calves after in vitro fertilisation using laparoscopy and rabbit oviduct incubation of zygotes. Vet Rec. 1986; 119(8):167-9.

30. Greve T, Madison V. In vitro fertilization in cattle: a review. Reprod Nutr Dev. 1991; 31(2):147-57.

31. Gilchrist RB, Luciano AM, Richani D et al. Oocyte maturation and quality: role of cyclic nucleotides. Reproduction. 2016; 152(5):R143-57.

32. Rizos D, Ward F, Duffy P et al. Consequences of bovine oocyte maturation, fertilization or early embryo development in vitro versus in vivo: implications for blastocyst yield and blastocyst quality. Mol Reprod Dev. 2002; 61(2):234-48.

33. Blondin P, Sirard MA. Oocyte and follicular morphology as determining characteristics for developmental competence in bovine oocytes. Mol Reprod Dev. 1995; 41(1):54-62.

34. Stefanello JR, Barreta MH, Porciuncula PM et al. Effect of angiotensin II with follicle cells and insulin-like growth factor-I or insulin on bovine oocyte maturation and embryo development. Theriogenology. 2006; 66(9):2068-76.

35. Salilew-Wondim D, Tesfaye D, Hoelker M et al. Embryo transcriptome response to environmental factors: implication for its survival under suboptimal conditions. Anim Reprod Sci. 2014; 149(1-2):30-8.

36. Stevant I, Nef S. Single cell transcriptome sequencing: a new approach for the study of mammalian sex determination. Mol Cell Endocrinol. 2018; 468:11-8.

37. Leibfried L, First NL. Characterization of bovine follicular oocytes and their ability to mature in vitro. J Anim Sci. 1979; 48(1):76-86.

38. Annes K, Muller DB, Vilela JAP et al. Influence of follicle size on bovine oocyte lipid composition, follicular metabolic and stress markers, embryo development and blastocyst lipid content. Reprod Fertil Dev. 2019; 31(3):462-72.

39. Del Collado M, Silveira JC, Sangalli JR et al. Fatty acid binding protein 3 and transzonal projections are involved in lipid accumulation during in vitro maturation of bovine oocytes. Sci Rep. 2017; 7(1):2645.

40. Hyttel P, Fair T, Callesen H et al. Oocyte growth, capacitation and final maturation in cattle. Theriogenology. 1997; 47(1):23-32.

41. Richard FJ, Sirard MA. Effects of follicular cells on oocyte maturation. II: Theca cell inhibition of bovine oocyte maturation in vitro. Biol Reprod. 1996; 54(1):22-8.

42. Giometti IC, Bertagnolli AC, Ornes RC et al. Angiotensin II reverses the inhibitory action produced by theca cells on bovine oocyte nuclear maturation. Theriogenology. 2005; 63(4):1014-25.

43. Brunswig-Spickenheier B, Mukhopadhyay AK. Characterization of angiotensin-II receptor subtype on bovine thecal cells and its regulation by luteinizing hormone. Endocrinology. 1992; 131(3):1445-52.

44. Acosta TJ, Berisha B, Ozawa T et al. Evidence for a local endothelin-angiotensin-atrial natriuretic peptide systemin bovine mature follicles in vitro: effects on steroid hormones and prostaglandin secretion. Biol Reprod. 1999; 61(6):1419-25.

45. Schauser KH, Nielsen AH, Winther H et al. Localization of the renin-angiotensin system in the bovine ovary: cyclic variation of the angiotensin II receptor expression. Biol Reprod. 2001; 65(6):1672-80.

46. Portela VVGP, Buratini Jr. J, Price CA. A novel role for angiotensin II in the regulation of protease-nexin-1 expression and secretion in bovine follicles. In 39th Annual Meeting of the Society for the Study of Reproduction: Biology of Reproduction, 2006.

47. Ponderato N, Crotti G, Turini P et al. Embryonic and foetal development of bovine oocytes treated with a combination of butyrolactone I and roscovitine in an enriched medium prior to IVM and IVF. Mol Reprod Dev. 2002; 62(4):513-8.

48. Li HJ, Sutton-Mcdowall ML, Wang X et al. Extending prematuration with cAMP modulators enhances the cumulus contribution to oocyte antioxidant defence and oocyte quality via gap junctions. Hum Reprod. 2016; 31(4):810-21.

49. Park B, Lee H, Lee Y et al. Cilostamide and forskolin treatment during pre-IVM improves preimplantation development of cloned embryos by influencing meiotic progression and gap junction communication in pigs. Theriogenology. 2016; 86(3):757-65.

50. Soares ACS, Lodde V, Barros RG et al. Steroid hormones interact with natriuretic peptide C to delay nuclear maturation, to maintain oocyte-cumulus communication and to improve the quality of in vitro-produced embryos in cattle. Reprod Fertil Dev. 2014; 29(11):2217-24.

51. Dieci C, Lodde V, Labreque R et al. Differences in cumulus cell gene expression indicate the benefit of a pre-maturation step to improve in-vitro bovine embryo production. Mol Hum Reprod. 2016; 22(12):882-97.

52. Trottman, M, Stepp H, Sroka R et al. Probe-based confocal laser endomicroscopy (pCLE) – a new imaging technique for in situ localization of spermatozoa. J Biophotonics. 2015; 8(5):415-21.

53. Fenwick J, Platteau P, Murdoch AP et al. Time from insemination to first cleavage predicts developmental competence of human preimplantation embryos in vitro. Hum Reprod. 2002; 17(2):407-12.

54. Sugimura S, Akai T, Imai K. Selection of viable in vitro-fertilized bovine embryos using time-lapse monitoring in microwell culture dishes. J Reprod Dev. 2017; 63(4):353-7.

55. Barreta MH, Gasperin BG, Rissi VB et al. Homologous recombination and non-homologous end-joining repair pathways in bovine embryos with different developmental competence. Exp Cell Res. 2012; 318(16):2049-58.

56. Byrne AT, Southgate J, Brison DR et al. Analysis of apoptosis in the preimplantation bovine embryo using TUNEL. J Reprod Fertil. 1999; 117(1):97-105.

57. Matwee C, Betts DH, King WA. Apoptosis in the early bovine embryo. Zygote. 2000; 8(1):57-68.

58. Paula-Lopes FF, Hansen PJ. Heat shock-induced apoptosis in preimplantation bovine embryos is a developmentally regulated phenomenon. Biol Reprod. 2002; 66(4):1169-77.

59. Gjorret JO, Knijn HM, Dieleman SJ et al. Chronology of apoptosis in bovine embryos produced in vivo and in vitro. Biol Reprod. 2003; 69(4):1193-200.

60. Averill RL, Adams CE, Rowson LE. Transfer of mammalian ova between species. Nature. 1955; 176(4473):167-8.

61. Kassens A, Held E, Salilew-Wondim D et al. Intrafollicular oocyte transfer (IFOT) of abattoir-derived and in vitro-matured oocytes results in viable blastocysts and birth of healthy calves. Biol Reprod. 2015; 92(6):150.

62. Sprícigo JF, Sena Netto SB, Muterlle CV et al. Intrafollicular transfer of fresh and vitrified immature bovine oocytes. Theriogenology. 2016; 86(8):2054-62.

63. Brinster RL. A method for in vitro cultivation of mouse ova from two-cell to blastocyst. Exp Cell Res. 1963; 32:205-8.

64. Graves CN. Carbon dioxide fixation by preimplantantion mouse embryos. Science. 1970; 167:1506-7.

65. Biggers JD. Metabolism of mouse embryos. J Reprod Fertil Suppl. 1971; 14:41-54.

66. Brinster RL. Carbon dioxide production from glucose by the preimplantation mouse embryo. Exp Cell Res. 1967; 47(1):271-7.

67. Brinster RL. In vitro culture of mammalian embryos. J Anim Sci. 1968; 27(Suppl 1):1-14.

68. Good NE, Winget GD, Winter W et al. Hydrogen ion buffers for biological research. Biochemistry. 1966; 5(2):467-77.

69. Kane MT. The effects of water-soluble vitamins on the expansion of rabbit blastocysts in vitro. J Exp Zool. 1988; 245(2):220-3.

70. Kane MT, Bavister BD. Vitamin requirements for development of eight-cell hamster embryos to hatching blastocysts in vitro. Biol Reprod. 1988; 39(5):1137-43.

71. Takahashi Y, First NL. In vitro development of bovine one-cell embryos: Influence of glucose, lactate, pyruvate, amino acids and vitamins. Theriogenology. 1992; 37(5):963-78.

72. Rosenkrans Jr. CF, First NL. Effect of free amino acids and vitamins on cleavage and developmental rate of bovine zygotes in vitro. J Anim Sci. 1994; 72(2):434-7.

73. Montagner MM. Produção in vitro de embriões bovinos com meios congelados, HEPES e retinol. Santa Maria, 1999. Programa de Pós-graduação em Medicina Veterinária – Universidade Federal de Santa Maria.

74. Gardner DK, Lane M, Spitzer A et al. Enhanced rates of cleavage and development for sheep zygotes cultured to the blastocyst stage in vitro in the absence of serum and somatic cells: amino acids, vitamins, and culturing embryos in groups stimulate development. Biol Reprod. 1994; 50(2):390-400.

75. Wiemer KE, Watson AJ, Polanski V et al. Effects of maturation and co-culture treatments on the developmental capacity of early bovine embryos. Mol Reprod Dev. 1991; 30(4):330-8.

76. Thompson JG. Defining the requirements for bovine embryo culture. Theriogenology. 1996; 45(1):27-40.

77. Holm P, Booth PJ, Schmidt MH et al. High bovine blastocyst development in a static in vitro production system using SOFaa medium supplemented with sodium citrate and myo-inositol with or without serum-proteins. Theriogenology. 1999; 52(4):683-700.

78. Thompson JG. In vitro culture and embryo metabolism of cattle and sheep embryos – a decade of achievement. Anim Reprod Sci. 2000; 60-61:263-75.

79. Keefer CL, Stice SL, Paprocki AM et al. In vitro culture of bovine IVM-IVF embryos: Cooperative interaction among embryos and the role of growth factors. Theriogenology. 1994; 41(6):1323-31.

80. Rall WF, Fahy GM. Ice-free cryopreservation of mouse embryos at -196 degrees C by vitrification. Nature. 1985; 313(6003):573-5.

81. Landa V, Tepla O. Cryopreservation of mouse 8-cell embryos in microdrops. Folia Biol (Praha). 1990; 36(3-4):153-8.

82. Mazur P, Cole KW, Hall JW et al. Cryobiological preservation of Drosophila embryos. Science. 1992; 258(5090):1932-5.

83. Martino A, Songsasen N, Leibo SP. Development into blastocysts of bovine oocytes cryopreserved by ultra-rapid cooling. Biol Reprod. 1996; 54(5):1059-69.

84. Vajta G, Holm P, Kuwayama M et al. Open Pulled Straw (OPS) vitrification: a new way to reduce cryoinjuries of bovine ova and embryos. Mol Reprod Dev. 1998; 51(1):53-8.

85. Dinnyés A, Dai Y, Jiang S et al. High developmental rates of vitrified bovine oocytes following parthenogenetic activation, in vitro fertilization, and somatic cell nuclear transfer. Biol Reprod. 2000; 63(2):513-8.

86. Steponkus P, Caldwell S. An optimized procedure for the cryopreservation of Drosophila melanogaster embryos. Cryo-Letters. 1993; 14:375-80.

87. Greve T, Avery B, Callesen H. Viability of in-Vivo and in-Vitro Produced Bovine Embryos. Reprod Dom Anim. 1993; 28(4):164-9.

88. Leibo SPP, J.W, Martino A. Chilling and freezing sensitivity of "reassembled" in vitro-derived bovine embryos. IETS. Theriogenology. 1995; 43:265.

89. Khurana NK, Niemann H. Effects of oocyte quality, oxygen tension, embryo density, cumulus cells and energy substrates on cleavage and morula/blastocyst formation of bovine embryos. Theriogenology. 2000; 54(5):741-56.

90. Vajta G, Holm P, Greve T et al. Overall efficiency of in vitro embryo production and vitrification in cattle. Theriogenology. 1996; 45(3):683-9. 1996.

91. Holm P, Booth PJ, Callesen H. Kinetics of early in vitro development of bovine in vivo- and in vitro-derived zygotes produced and/or cultured in chemically defined or serum-containing media. Reproduction. 2002; 123(4):553-65.

CAPÍTULO 15

Evolução Aplicada da Produção *in Vitro* de Embriões Bovinos

Mateus José Sudano • Luciana Simões Rafagnin Marinho • Juliano Coelho da Silveira • Andrea Cristina Basso • Rodrigo Camponogara Bohrer • Gabriela Sabine Lamberti Escobar • Yeda Fumie Watanabe • Marcelo Marcondes Seneda • Flávio Vieira Meirelles

Introdução

Em um cenário com projeção de crescimento da população mundial, uma preocupação crescente com a subnutrição humana e a certeza de que será necessário aumentar a produção de alimentos, especialmente os de origem animal, organizações mundiais respeitadas, como a Organização das Nações Unidas (ONU) e a Organização das Nações Unidas para a Alimentação e Agricultura (FAO), consideram que o uso de tecnologia é a alternativa para superar o desafio do aumento da produção de alimentos sem a necessidade de expansão territorial da agropecuária. Nesse contexto, o uso de biotecnologias reprodutivas que otimizem a produção animal, favorecendo o aumento de descendentes e a redução do intervalo entre as gerações, apresenta alto impacto quando essas técnicas são aplicadas em escala comercial, principalmente na espécie bovina.

Em um primeiro momento, o domínio da fisiologia do gameta masculino e do desenvolvimento da biotécnica da inseminação artificial (IA) figurou na disseminação do material genético de machos (Capítulo 4, *Avaliação Andrológica, Tecnologia do Sêmen e Inseminação Artificial em Bovinos*). Posteriormente, técnicas como o controle do ciclo estral e da ovulação (Capítulo 3, *Controle do Estro e da Ovulação em Ruminantes*), a superestimulação hormonal seguida da superovulação (SOV) e a transferência de embriões (TE; Capítulo 12, *Tecnologia de Embriões em Bovinos Produzidos in Vivo*) potencializaram o uso do material genético oriundo de fêmeas bovinas. Em seguida, a ultrassonografia associou-se às demais técnicas como importante ferramenta para o monitoramento da função ovariana, o diagnóstico da gestação e a determinação do sexo fetal. Atualmente, essas ferramentas estão difundidas em vários países e contribuem decisivamente para aumentar a quantidade e melhorar a qualidade dos produtos de origem animal, em especial a carne e o leite.

A biotécnica de produção *in vitro* de embriões (PIVE) bovinos surgiu com a recuperação de oócitos provenientes de ovários de fêmeas de abatedouro, o que possibilitou o domínio das etapas de maturação, fecundação e cultivo *in vitro* (MIV,

FIV e CIV), como discutido no Capítulo 14, *Produção in Vitro de Embriões*. Com o aperfeiçoamento da técnica de aspiração folicular guiada por ultrassonografia (*ovum pick-up* [OPU]) de fêmeas vivas, foi possível fabricar embriões de alto valor genético, dando início a um serviço especializado e criando um produto bastante eficiente para a aceleração do melhoramento genético animal.

A OPU é realizada em doadoras de raças leiteiras ou de corte, novilhas ou vacas, as quais podem estar gestantes ou não e até mesmo em fêmeas pré-púberes, além de possibilitar o uso de fêmeas com patologias reprodutivas adquiridas que inviabilizam a reprodução natural ou a aplicação de outras biotécnicas.

Considerando que os oócitos imaturos podem ser colhidos *in vivo*, repetidamente, a partir de um mesmo animal, a associação da OPU com a PIVE mostrou grande potencial comercial. Inicialmente direcionada para a reprodução de animais de elite, com pouca flexibilidade e altos custos, ainda assim a PIVE foi muito bem aceita como ferramenta de melhoramento genético. Com o passar dos anos e apoiada pelas pesquisas, tanto em universidades como por empresas, a PIVE vem sendo protagonista de uma transformação mercadológica e de aplicação. Motivada pelo seu próprio desenvolvimento, essa técnica vem se tornando cada vez mais efetiva e flexível, uma vez que conseguiu associar com eficácia ferramentas complementares, como é o caso da sexagem de espermatozoides e da criopreservação de embriões.

Naturalmente, o crescimento comercial promoveu importantes transformações na PIVE. Pequenas empresas foram surgindo, e a demanda foi crescendo, fazendo com que os custos diminuíssem. Nesse momento, a PIVE já era utilizada para a reposição de rebanhos de elite e a alta produção de leite. Iniciava-se então um crescimento vertiginoso no volume de embriões comercializados, com aumento de eficiência, abrangência e; então, mais direcionada à formação de rebanhos de produção, a PIVE se tornou uma tecnologia de ampla escala. O mais recente efeito da expansão da PIVE foi a sua internacionalização, levando empresas brasileiras a atuar em mercados distantes das fronteiras nacionais, em países como Colômbia, Panamá, Bolívia e, mais recentemente, EUA, México e Rússia.

Na segunda década dos anos 2000, ocorreu uma mudança de estratégia no mercado da genética bovina global, principalmente pela entrada de grandes empresas de melhoramento nessa área, tradicionalmente reconhecidas no meio da IA, no comércio de embriões. Como reflexo de todas essas transformações, pela primeira vez em 19 anos, a quantidade de embriões produzidos *in vitro* (PIV) superou o de embriões obtidos *in vivo* globalmente (Figura 15.1).

Neste capítulo, pretende-se apresentar alguns aspectos aplicados da PIVE, bem como resultados práticos de campo inerentes à sua utilização. Não se objetiva o aprofundamento teórico dos processos fisiológicos e laboratoriais envolvidos nas diversas etapas dessa biotécnica, assim como no levantamento da literatura relacionada com esse tema. A filosofia empregada será a apresentação da experiência aplicada de técnicos altamente qualificados, com vasto conhecimento na área e inseridos em empresas nacionais e internacionais de PIVE e em universidades.

Será dado enfoque à história, importância e evolução comercial da atividade, além de abordagens sobre a variação dos resultados de campo com o uso de embriões *produzidos in vitro*, frescos ou criopreservados, efeitos individuais de matriz e touro, interação touro e matriz (acasalamento), raças, subespécies e condição embrionária. Adicionalmente, esta edição contará com um tópico sobre a PIVE em ampla escala associada aos desafios de logística e uma discussão sobre o futuro da aplicação comercial dessa biotécnica de produção.

História da produção *in vitro* comercial de embriões

No mundo

A PIVE é considerada a terceira geração das biotécnicas da reprodução, após a IA e a TE. Desde o nascimento do primeiro bezerro oriundo da produção *in vitro*,[1] os processos laboratoriais de MIV, FIV e CIV foram melhorados consideravelmente e,

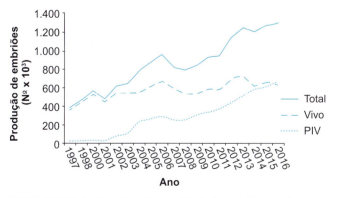

FIGURA 15.1 Evolução global da quantidade de embriões bovinos produzidos *in vitro* (PIV), *in vivo* (Vivo), e total de embriões produzidos ao longo dos últimos 19 anos. (Fonte: International Embryo Technology Society, 1998-2017.)

uma vez aliados ao aperfeiçoamento da OPU, possibilitaram uma grande difusão dessa técnica, justificando-a economicamente.

Inicialmente, os estudos de fecundação em mamíferos tiveram como referência básica os trabalhos desenvolvidos em ouriço-do-mar na década de 1940. Mas foram os estudos desenvolvidos em 1951[2,3] sobre a capacitação espermática que proporcionaram um grande avanço no entendimento dos mecanismos básicos da fecundação. Outro trabalho de igual importância foi desenvolvido em 1968,[4] no qual o autor obteve êxito em um nascimento, realizando experimentos com FIV em coelhos.

Em 1977, no Japão, os pesquisadores obtiveram o primeiro sucesso com a fecundação *in vitro* de oócitos maturados também *in vitro* de bovinos.[5] No entanto, o primeiro nascimento a partir de fecundação *in vitro* de oócitos ovulados ocorreu em 1981 nos EUA.[1] Em 1983, usando a técnica de laparoscopia para recuperar oócitos na produção *in vitro* de embriões bovinos, pesquisadores canadenses obtiveram êxito no nascimento de seis bezerros.[6] Nesse caso, os autores aspiraram oócitos perto do período de ovulação, fecundaram-nos *in vitro* e utilizaram oviduto de coelha como um sistema de cultivo *in vivo* do zigoto até o estágio de blastocisto.

Em 1986, pesquisadores japoneses alcançaram sucesso no nascimento de bovinos a partir de oócitos maturados e fecundados *in vitro*.[7] Neste trabalho, os autores utilizaram a coelha como receptora intermediária. Os primeiros nascimentos a partir de embriões bovinos produzidos totalmente *in vitro* (MIV, FIV e CIV) foram relatados em Dublin em 1987.[8] Em 1988, nasceu o primeiro bezerro produzido *in vitro* por aspiração folicular.[9]

O sucesso de nascimentos estimulou a aplicação comercial da OPU-PIVE, a qual foi desenvolvida em vários países por cooperativas de IA e vários laboratórios comerciais nos anos subsequentes. Em 2016, cerca de 666 mil embriões foram produzidos *in vitro* no mundo (ver Figura 15.1) e algo em torno de 445 mil foram transferidos. Deste montante de embriões produzidos, destaca-se a participação do Brasil e dos EUA, que contribuíram com mais de 80% do volume, tanto da produção como das TE. A PIVE expandiu consideravelmente nas últimas décadas e, pela primeira vez na história, considerando os registros dos últimos 19 anos, o número de embriões produzidos *in vitro* foi superior ao da técnica *in vivo*, equivalente a 51% do total de embriões produzidos no mundo (ver Figura 15.1).

Esse aumento da aplicação comercial da PIVE é reflexo dos benefícios que essa biotécnica pode oferecer para o melhoramento genético e o manejo reprodutivo dos rebanhos que impactam diretamente no aprimoramento tanto da produção como da qualidade dos produtos finais. A investida de grandes empresas de genética animal, tradicionalmente atuantes no mercado de IA, que agora também agem no mercado da PIV, alavancou bastante a difusão desta biotécnica, particularmente no mercado norte-americano, em rebanhos de corte e, principalmente, nos de leite, inclusive com fazendas transferindo dezenas de milhares de embriões PIV anualmente, o que favoreceu o investimento ainda maior no aprimoramento e desenvolvimento de novas tecnologias aplicadas ao embrião bovino.

No Brasil

Atualmente, além da IA e da TE, novas técnicas são aplicadas comercialmente na pecuária nacional, como a PIVE, que inicialmente foi empregada em universidades, mediante um Programa de Melhoramento Genético, sendo aceita pelos criadores gradativamente. Hoje, a técnica é uma realidade no mercado e aplicada em grande escala por laboratórios comerciais.

No Brasil, vários laboratórios iniciaram as pesquisas com PIV no final da década de 1980. No entanto, foi em 1993 que a equipe da Universidade Estadual Paulista "Júlio de Mesquita Filho"(Unesp), do *campus* Jaboticabal, liderada pelo Prof. Enoch Borges de Oliveira, obteve as primeiras prenhezes de embriões bovinos produzidos totalmente *in vitro*[10] (Figura 15.2). Em 1994, a equipe liderada pelo pesquisador Dr. Assis Roberto de Bem, do Centro Nacional de Recursos Genéticos e Tecnologia (Cenargen) – na Empresa Brasileira de Pesquisa e Agropecuária (Embrapa), obteve duas prenhezes de embriões zebuínos[11] (ver Figura 15.2).

O nascimento de bezerros Nelore PO (pura origem) mediante MIV, FIV e CIV foi obtido pela equipe da Universidade de São Paulo (USP) de Ribeirão Preto em 1996.[12] Nesse mesmo ano, foram produzidas as primeiras prenhezes por PIVE e criopreservação por meio das técnicas de vitrificação e congelação.[13,14] Na Figura 15.3, é apresentado um painel de imagens mostrando algumas das etapas da produção *in vitro* de embriões bovinos, desde oócitos imaturos selecionados para serem maturados *in vitro* até a obtenção de blastocistos 7 dias após a fertilização para serem transferidos.

Desde então, vários pesquisadores no Brasil e no exterior têm desenvolvido variados protocolos aplicados à PIVE, incluindo diferentes formulações para os meios de cultivo, sistemas de sincronização ovariana e aspiração folicular, até o aprimoramento das técnicas de criopreservação embrionária. Essas pesquisas buscam majoritariamente melhorias das taxas de produção embrionária e, em especial, da qualidade dos embriões produzidos, e elevação dos índices de prenhez. É importante destacar que, apesar dos grandes esforços da comunidade científica visando à melhoria das taxas de desenvolvimento e competência embrionária, apenas 30 a 50% dos oócitos recuperados são convertidos em blastocistos e 40 a 60% destes transformam-se em prenhezes, ou seja, somente cerca de 15 a 30% dos oócitos resultarão em sucesso no procedimento. Portanto, trata-se de um cenário com alta demanda em pesquisa para aumentar a eficiência dessa biotécnica.

Na Quadro 15.1 apresenta-se a evolução dos resultados obtidos após análise retrospectiva de um dos laboratórios comerciais brasileiros no período de novembro de 1998 a junho de 2014. Nesse estudo, constatou-se que o número de prenhezes obtidas por OPU duplicou quando comparada ao início da utilização dessa técnica comercialmente.[15]

Reconhecidamente, o Brasil teve uma importância muito grande na difusão comercial dessa biotécnica após o aperfeiçoamento tecnológico das diferentes etapas da PIVE, incluindo manejo de doadoras e receptoras, OPU, etapas laboratoriais (MIV, FIV e CIV), treinamento técnico, uso em ampla escala e questões logísticas; os resultados obtidos de prenhezes e bezerros nascidos, durante muitos anos, ofuscaram o mercado internacional de embriões e em diversas situações foram questionados quanto à sua veracidade.

Atualmente, o Brasil é o maior produtor de embriões *in vitro* de bovinos e referência nessa área para os mais diversos laboratórios comerciais distribuídos em todo o mundo. Profissionais brasileiros capacitados nessa biotécnica muitas vezes são disputados por laboratórios internacionais. O país já movimentou aproximadamente 80% do mercado mundial, porém atualmente responde por 52% da PIVE no mundo. Definitivamente, uma posição de destaque entre as biotécnicas da reprodução.

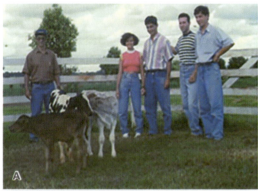
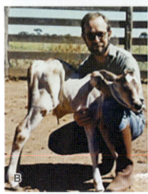
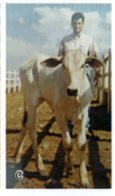

FIGURA 15.2 Imagem dos primeiros bezerros obtidos por produção *in vitro* de embriões no Brasil pela equipe de pesquisadores da Universidade Estadual Paulista "Júlio de Mesquita Filho", Campus Jaboticabal. **A.** Prof. Enoch B. Oliveira, Dra. Yeda F. Watanabe, M.V. Bruno Barros, Prof. Marcelo F.G. Nogueira e M.V. Fernando Pupim (da esquerda para a direita). **B.** Primeiro bezerro zebuíno obtido por produção *in vitro* de embriões; em destaque, o Dr. Assis Roberto de Bem com o bezerro recém-nascido. **C.** Maurício A. S. Peixer com o bezerro aos 3 meses de idade. (Fotos cedidas pela Dra. Yeda F. Watanabe [**A**] e pelo M.V. Maurício A. S. Peixer [**B** e **C**].)

CAPÍTULO 15 • Evolução Aplicada da Produção *in Vitro* de Embriões Bovinos

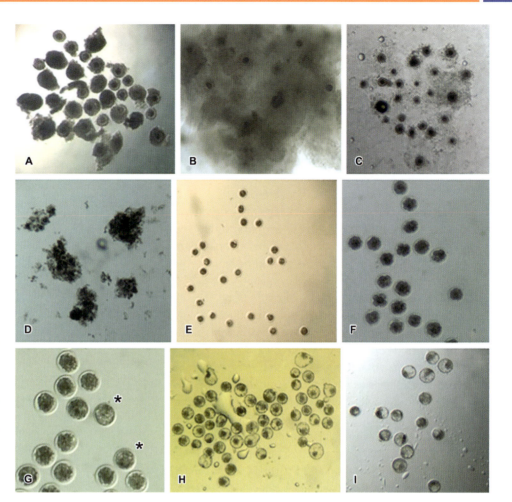

FIGURA 15.3 Painel de figuras ilustrando algumas das etapas comerciais da produção *in vitro* de embriões bovinos. **A.** Oócitos selecionados para a maturação *in vitro*. **B.** Oócitos 24 horas após maturação *in vitro*. **C.** Oócitos incubados com espermatozoides no meio de fertilização *in vitro*. Prováveis zigotos antes (**D**) e depois (**E**) da remoção das células do *cumulus*. **F.** Embriões clivados no dia 4 (dia 0 – dia da fertilização *in vitro*). **G.** Embriões nos estágios de mórula e blastocisto (*asteriscos*) no dia 6. **H** e **I.** Inúmeros blastocistos no dia 7. (Fonte: In Vitro Brasil [IVB] | ABS Pecplan.)

QUADRO 15.1 Evolução da OPU-PIVE de 1998 a 2014.

Ano	OPU (n)	Oócitos por OPU	Clivagem (%)	Blastocistos (%)	Prenhez (%)	Prenhez por OPU
1998	56	11,2	55,2	22,5	40,4	1
1999	510	8,7	71,3	25,9	39,9	0,9
2000	1.182	13,7	68,4	30,2	39,6	1,6
2001	2.556	14,9	87,9	30,2	39,7	1,8
2002	4.116	20,3	72,1	24,5	39,9	2
2003	5.430	20,5	72,8	26,6	39,8	2,2
2004	3.731	21,7	69,1	25,6	42,3	2,3
2005	995	20	70,9	32,6	41	2,7
2006	968	20,4	71,2	32,9	35,5	2,4
2007	1.025	24,6	69,1	32,6	37,2	3
2008	1.171	20,3	66,7	32,2	38,6	2,5
2009	1.580	15,4	69,4	28,8	41,5	1,8
2010	703	20	70	27,3	41,8	2,3
2011	378	18,9	65,6	26,9	41,7	2,1
2012	320	21,1	61,8	20,7	44,4	1,9
2013	157	20,6	66,4	27,3	42	2,4
2014	485	16	69,1	32	47,3	2,4
Total	25.363	19,2	72,2	27,8	40	2,1

OPU: *ovun pick up*; PIVE: produção *in vitro* de embriões. Fonte: Watanabe *et al.*, 2017,[15] referente aos dados de produção da empresa Vitrogen.

Importância e evolução aplicada da produção *in vitro* de embriões

A técnica de PIVE é de suma importância para criadores que participam de programas de melhoramento genético animal. É uma biotécnica que proporciona, entre outras vantagens, a multiplicação rápida do rebanho e, consequentemente, uma maior intensidade de seleção, diminuindo o intervalo entre gerações devido à possibilidade, inclusive, de se produzirem embriões a partir de oócitos de novilhas pré-púberes.[16]

A PIVE surgiu como uma promessa científica dentro das universidades, passando para aplicação em gado de elite – nucleador –, seguindo para o uso em rebanhos multiplicadores e, finalmente, para produção comercial, primeiramente em raças de leite e, em seguida, de corte. Atualmente, no Brasil, existem fazendas que já não mais utilizam a IA no rebanho (principalmente fazendas especializadas na produção de leite e que aplicam o melhoramento genético animal), uma vez que adotaram o uso de PIVE em 100% do rebanho. Com a aplicação comercial dessa biotécnica, espera-se um incremento na produção de carne e leite; na reprodução animal, pela melhoria nas taxas de concepção, principalmente em raças leiteiras e, ainda, a melhoria na qualidade dos produtos finais, como teor de sólidos no leite ou qualidade e maciez da carne.

No início da aplicação comercial dessa técnica, fêmeas doadoras de oócitos eram selecionadas a partir da sua história de produção (carne ou leite) ou pelas suas características fenotípicas. Sendo assim, essa seleção era realizada após a análise de produtividade, que geralmente ocorria entre os 24 e 36 meses de idade. O estudo de marcadores moleculares para subsidiar a seleção de características específicas em um rebanho, como, por exemplo, produtividade, resistência a doenças e fertilidade, tem avançado significativamente e hoje é executado de maneira muito fidedigna nas raças Holandesa e Angus. Desse modo, a seleção genômica associada às tecnologias de reprodução assistida tem contribuído para maior velocidade e precisão do melhoramento genético.[17]

Grandes empresas que atuam na seleção e no melhoramento genético bovino têm investido em projetos de pesquisa e desenvolvimento de tecnologias que viabilizem a avaliação do potencial genético do embrião produzido *in vitro* e submetido à congelação. Estudos foram conduzidos para o aperfeiçoamento das técnicas de biopsia embrionária, extração, purificação e análise do ácido desoxirribonucleico (DNA) e criopreservação desses embriões. Devido ao desenvolvimento e à validação dessas tecnologias, tornou-se possível a avaliação do potencial genético dos embriões congelados antes mesmo de serem transferidos para receptoras. Dessa maneira, é possível prever se o embrião que ainda está congelado tem potencial genético para se tornar uma matriz doadora de oócitos ou um touro de grande valor genético. Essa tecnologia tem proporcionado extraordinário aumento na velocidade do melhoramento genético em um rebanho.

O uso dos marcadores moleculares para a seleção de animais de alto valor genético tem papel fundamental nesse melhoramento genético. Adicionalmente, bezerras de 2 a 6 meses de idade identificadas como geneticamente superiores podem ser submetidas à aspiração oocitária por laparoscopia (LOPU) para PIVE. Considerando que a maturidade sexual das fêmeas bovinas ocorre aos 12 meses de idade, com a técnica de LOPU é possível reduzir o intervalo entre gerações em até 1 ano. Para exemplificar o ganho genético, alguns autores citam que o método de SOV–TE proporciona um aumento na efetividade de crescimento em gado de corte entre 1,4 e 2,6%; quando comparada a esse método, a técnica de OPU-PIVE em novilhas pré-púberes pode elevar o índice para 22%.[16]

Embora a LOPU já esteja sendo utilizada comercialmente por algumas empresas, mais investimentos em pesquisa precisam ser realizados para que se possa apurar ainda mais os resultados de PIVE a partir de fêmeas pré-púberes. Pesquisas têm demonstrado que a estimulação pelo hormônio foliculestimulante é capaz de promover o crescimento de um grande número de folículos. Muitas vezes é possível colher maior quantidade de oócitos a partir de fêmeas pré-púberes do que das púberes, porém a taxa de conversão embrionária é inferior a 20%. Por isso, diferentes protocolos de estimulação folicular estão sendo testados com o objetivo de aumentar a competência oocitária e, consequentemente, a taxa de conversão embrionária nessa categoria.[18]

De maneira semelhante, a sexagem de espermatozoides é uma biotécnica que apresenta grande importância, principalmente para a indústria leiteira. As vantagens da utilização do sêmen sexado para a bovinocultura de leite incluem o aumento do número de novilhas para reposição dentro do rebanho e produção de animais geneticamente superiores, e com o sexo desejado por meio de programas de SOV e TE ou PIVE.

Inicialmente, as técnicas utilizadas para sexagem e separação dos espermatozoides X e Y eram bastante ineficientes, sendo limitadas a apenas 400 mil espermatozoides por hora. Com isso, eram necessárias 25 horas para a sexagem de uma única palheta de sêmen contendo 10×10^6 espermatozoides. Além disso, o sêmen sexado apresentava baixa fertilidade quando comparado ao convencional.[19] Após muito investimento em pesquisa, foi possível aumentar significativamente a eficiência do processo de sexagem. Atualmente, uma máquina é capaz de produzir 14 palhetas de cada sexo contendo 2 milhões de espermatozoides por hora.[20] Além disso, uma melhora expressiva na fertilidade do sêmen sexado também tem sido observada devido ao aumento da qualidade dos meios utilizados durante a sexagem, possibilitando a manutenção das condições ideais de pH, osmolaridade e temperatura durante todo o processo, indispensável para integridade espermática.

Com a melhora da qualidade e disponibilidade do sêmen sexado, a maioria dos laboratórios passou a utilizá-lo na PIVE. Porém, alguns avanços tecnológicos ainda precisam ser aperfeiçoados. Durante o processo de sexagem, observa-se uma parcial capacitação dos espermatozoides,[21] o que inclui modificações em proteínas e lipídios de membrana, alteração na motilidade e na atividade metabólica e início da reação acrossômica. Por isso, é necessário otimização das condições de FIV para o uso do sêmen sexado. Estudos têm demonstrado que sêmen sexado requer diferentes concentrações de heparina para capacitação espermática. Experimentos para determinação das melhores condições para fertilização *in vitro* dos oócitos utilizando sêmen sexado têm sido realizados para maximizar a produção de embriões.

Desse modo, além de contribuir de uma maneira decisiva para o avanço da biotecnologia reprodutiva, a PIVE já é bem aceita na realidade do rebanho bovino brasileiro e tem um futuro ainda mais promissor. Pode-se considerar a PIVE como uma biotécnica de suporte para outras biotecnologias, como a edição gênica, a clonagem, a produção de células-tronco embrionária, o cultivo 3D para gametas, entre outras que, invariavelmente, a utilizam. Dessa maneira, novas tecnologias e sua aplicação comercial fomentarão ainda mais a expansão dessa biotécnica no mercado global.

A difusão dessa biotécnica no mercado brasileiro é muito promissora, considerando que o rebanho nacional é reconhecidamente referência de genética bovina adaptada aos trópicos que, com o uso da PIVE associada à criopreservação embrionária, facilmente possibilitarão o comércio internacional desse material genético para outros países. Além disso, o Brasil tem grande aptidão para a agropecuária, figurando sucessivamente como maior exportador de carne bovina no mundo nos últimos anos. Adicionalmente, o mercado interno de consumo de carne já é significativo, e existem projeções da FAO[22] para o aumento da demanda pela ingestão diária de proteína animal em países subdesenvolvidos, como é o caso do Brasil, na ordem de 25%, considerando-se o montante consumido em 2011 (20 g *per capita*) até o ano de 2050 (25 g *per capita*). Todas essas peculiaridades fomentarão ainda mais a ampliação comercial dessa biotécnica no mercado mundial.

Variação nos resultados

Os resultados obtidos com o uso da PIVE apresentam uma variação relevante da eficiência entre os touros, matrizes e, também, quando se avalia a interação de ambos, o acasalamento. Já se documentou na literatura grande diferença entre os animais no que se refere ao número de folículos aspirados e oócitos recuperados por doadora, à taxa de clivagem e à produção de blastocistos, bem como ao percentual de prenhez.[23-25] A seguir, serão apresentadas algumas variações dos resultados obtidos com a aplicação comercial da PIVE.

Nessa nova edição do capítulo, apresenta-se também a variação dos resultados obtidos na PIVE com relação à subespécie e à condição embrionária utilizada (embrião fresco ou criopreservado). Destaca-se a importância atual desta última ferramenta para maior difusão da PIVE, inclusive fomentando

o mercado internacional de embriões, e, consequentemente, o aperfeiçoamento genético animal de forma global.

É importante salientar que o enfoque deste capítulo é apresentar uma compilação retrospectiva dos resultados comerciais obtidos da aplicação da PIVE entre os anos de 2016 e 2017. Todos os resultados que serão apresentados a seguir foram obtidos sob condições diversas, utilizando matrizes e touros de diferentes raças e subespécies, sob diferentes condições e desafios ambientais e, até mesmo, procedimentos técnicos distintos. Portanto, para a determinação do motivo da variação das diversas possibilidades de manifestação fenotípica, é necessário considerar todos os componentes genéticos e ambientais, motivo pelo qual não foram realizadas comparações utilizando modelos estatísticos, uma vez que o estudo aprofundado desses efeitos está alheio ao escopo da temática abordada neste capítulo.

Efeito de matrizes

A variação dos resultados obtidos entre as matrizes foi marcante. Em um levantamento considerando 282 OPU, com um total de 4.815 oócitos viáveis recuperados e após a transferência de 869 blastocistos, observou-se que diferentes doadoras apresentam resultados variáveis na recuperação de oócitos, no desenvolvimento embrionário até o estágio de blastocisto e na taxa de prenhez (Quadro 15.2).

Na avaliação de 31 matrizes (M1 a M31), constatou-se que a quantidade total de oócitos obtidos por OPU foi de 17,1 (variando de 3,6 a 63,1). Após a FIV desses oócitos, observou-se uma taxa total de clivagem de 75,8% (variando de 56,3 a 94,1%). Os oócitos e os embriões das doadoras avaliadas resultaram em uma taxa total de 29,2% de blastocistos (variando de 9,1 a 48,6%) e de 43,2% de prenhez (variando de 0 a 62,5%), respectivamente. O número total de blastocistos produzidos e de prenhez por matriz por sessão de OPU foi de 4,9 e 2,2, respectivamente.

Efeito de touros

O uso de sêmen congelado de diferentes touros é determinante para o resultado final do processo de OPU-PIVE e para o melhoramento genético. Além disso, a possibilidade do uso do sêmen sexado na PIVE foi um grande avanço tecnológico agregado, que alavancou a técnica dando alternativa ao descarte de animais do sexo indesejado, além de otimizar a produção de animais do sexo desejado. Porém, a fertilidade do sêmen após a sexagem ainda é bastante variável, refletindo tanto a campo como na própria PIVE.[15,25,26] Adicionalmente, existe um efeito individual marcante da fertilidade dos touros após a criopreservação dos espermatozoides, algo similar com o que apresentaremos nesta sessão com os blastocistos. No Quadro 15.3, observa-se a variação individual de 37 touros acasalados com diferentes matrizes, tanto nas taxas de clivagem e de blastocisto como nas de prenhez, obtidas após a transferência de embriões frescos ou criopreservados.

| QUADRO 15.2 | Variação individual de matrizes (M1 a M31) no desenvolvimento e nas taxas de prenhez de embriões bovinos produzidos *in vitro*, mediante acasalamento com diferentes touros. | | | | | | | | | |

Matriz*	Touros	OPU	Oócitos viáveis (n)	Clivagem (%)	Blastocistos (%)**	Transferidos (n)	Prenhez (%)	Nº por OPU		
								Oócitos	Blastocistos	Prenhez
M1	3	10	96	56,3	27,1	13	53,8	9,6	2,6	1,4
M2	3	9	568	66	15,5	8	62,5	63,1	9,8	6,1
M3	5	11	408	59,8	9,1	27	48,1	37,1	3,4	1,6
M4	3	9	121	85,1	37,2	26	53,8	13,4	5	2,7
M5	3	11	259	86,1	30,1	46	23,9	23,5	7,1	1,7
M6	3	9	126	80,2	30,2	15	53,3	14	4,2	2,3
M7	3	11	301	73,4	49,8	99	50,5	27,4	13,6	6,9
M8	3	13	411	68,1	36,7	117	43,6	31,6	11,6	5,1
M9	3	9	171	85,4	52	16	56,3	19	9,9	5,6
M10	3	8	57	82,5	8,8	4	0	7,1	0,6	0
M11	5	8	152	84,9	44,7	38	21,1	19	8,5	1,8
M12	4	8	92	89,1	21,7	14	50	11,5	2,5	1,3
M13	5	10	97	76,3	39,2	31	22,6	9,7	3,8	0,9
M14	5	8	98	70,4	26,5	19	42,1	12,3	3,3	1,4
M15	5	8	79	87,3	27,8	16	37,5	9,6	2,8	1
M16	5	10	51	94,1	45,1	15	40	4,8	2,3	0,9
M17	3	9	130	84,6	35,4	31	61,3	14,4	5,1	3,1
M18	5	8	50	80	46	20	35	6,3	2,9	1
M19	6	8	89	88,8	29,2	13	53,8	11,1	3,3	1,8
M20	4	10	58	75,9	22,4	10	60	5,8	1,3	0,8
M21	6	8	51	80,4	43,1	21	33,3	6,4	2,8	0,9
M22	4	10	154	63,6	33,1	31	38,7	15,4	5,1	2
M23	3	8	105	81	48,6	46	52,2	10,6	6,4	3,3
M24	4	8	213	86,9	24,9	30	46,7	26,6	6,6	3,1
M25	4	9	161	85,7	13,7	4	25	17,9	2,4	0,6
M26	3	8	59	83,1	13,6	4	0	7,1	1	0
M27	4	8	89	79,8	27	12	41,7	11,1	3	1,3
M28	4	8	29	79,3	24,1	7	28,6	3,6	0,9	0,3
M29	5	8	128	68	25	26	50	16	4	2
M30	5	11	108	88,9	25,9	26	30,8	9,8	2,5	0,8
M31	3	9	304	79,3	31,3	84	47,6	33,8	10,6	5
Total	**124**	**282**	**4815**	**75,8**	**29,2**	**869**	**43,2**	**17,1**	**4,9**	**2,2**

OPU: *ovum pick-up*. *Dados retrospectivos das doadoras utilizadas pelo laboratório In Vitro Brasil (IVB) | ABS Pecplan nos anos de 2016 e 2017. Os nomes das doadoras foram codificados para preservar sua identificação. **A taxa de blastocistos foi calculada em relação ao número de oócitos.

A taxa total de clivagem foi de 84% (variando de 73,4 a 89,4%), e o percentual total de blastocistos foi de 30% (variando de 20,1 a 45,5%) para os diferentes touros utilizados na FIV em um total de 266.733 oócitos viáveis obtidos de 15.422 matrizes. A taxa total de prenhez obtida após a transferências de 40.200 embriões frescos foi de 38,6%, variando de 28,3 a 52,5%. Já o percentual total de prenhez após a transferência dos 9.858 blastocistos criopreservados foi de 36%, porém com uma elevada oscilação do resultado,

variando de 7,7 a 61,6% (ver Quadro 15.3), que favoreceu uma variação mais pronunciada na taxa de prenhez do embrião criopreservado em relação ao fresco (53,9 *vs.* 24,2%, respectivamente). Esse fato provavelmente associa-se às particularidades de cada animal que acabaram favorecendo a manifestação de um fenótipo favorável no embrião criopreservado, tornando-o mais criotolerante, da mesma maneira como é observado na criopreservação de espermatozoides.[27]

QUADRO 15.3	Variação individual de touros (T1 a T37) no desenvolvimento e nas taxas de prenhez de embriões bovinos produzidos *in vitro* e transferidos frescos ou criopreservados, mediante acasalamento com diferentes matrizes.

Touro*	Matrizes	Oócitos viáveis	Clivagem (%)	Blastocistos (%)**	Frescos		Criopreservados	
					Transferidos (n)	Prenhez (%)	Descongelados (n)	Prenhez (%)
T1	136	3.042	80,6	31,2	394	47,2	58	32,8
T2	271	6.711	80,2	30,8	752	41,1	298	32,2
T3	188	5.331	78,8	29,9	479	52,5	109	34,9
T4	410	14.722	76,1	32,2	1.984	28,3	594	61,6
T5	135	3.859	80,1	34	403	38,2	449	30,7
T6	270	3.644	82,7	44,3	791	49,2	236	28,8
T7	132	3.229	89,4	32,2	540	47,7	107	29,9
T8	217	6.547	85,2	27,6	801	50,8	125	39,2
T9	142	3.319	86,8	30,5	379	38,4	109	39,4
T10	124	2.485	81,9	31,6	106	47,1	43	41,9
T11	110	3.372	84	38,2	55	29,2	359	28,1
T12	105	2.601	81,7	45,5	518	33,8	69	30,4
T13	433	12.167	77,4	37,9	1.223	33,4	1.400	29,7
T14	249	6.407	88,9	33,8	687	33,5	564	60,3
T15	116	3.589	79	28,7	255	36,5	324	34
T16	219	6.955	74,9	32,4	278	30,8	391	35,3
T17	101	3.268	80,8	36,9	561	33,4	84	38,1
T18	474	7.058	86,6	30,5	1.102	42,5	505	37,4
T19	603	8.093	79,1	31,3	1.494	34,8	183	29
T20	580	9.334	87,5	34,3	2.086	46,7	366	38
T21	1120	19.390	88,6	29	3.598	36,4	486	30,2
T22	465	4.657	83,7	28,9	746	36,1	114	22,8
T23	869	12.207	73,4	26,9	2.160	36,6	118	30,5
T24	536	7.973	76,6	23,9	1.278	43,1	167	21,6
T25	565	6.466	80,4	25,6	1.004	31,7	179	39,7
T26	369	4.124	77,3	20,1	368	33,7	145	34,5
T27	391	5.077	81,4	23,9	773	34,9	203	28,6
T28	690	8.583	80,6	24,7	1.422	34,5	67	20,9
T29	1146	15.643	80,2	40,4	2.636	47,9	298	36,9
T30	927	13.078	78,8	22,8	2.058	42,7	46	39,1
T31	659	9.180	76,1	28,3	1.692	47,1	184	29,3
T32	486	7.410	80,1	26,1	1.240	47,2	157	32,5
T33	1175	19.223	82,7	29,3	3.779	41,1	735	30,6
T34	751	10.056	89,4	21,4	1660	52,5	270	32,6
T35	103	3.029	85,2	38,4	378	28,3	53	34
T36	54	982	86,8	37,9	117	38,2	13	7,7
T37	101	3.922	81,9	32,5	403	49,2	250	55,6
Total	**15.422**	**266.733**	**84**	**30**	**40.200**	**38,6**	**9.858**	**36**

*Dados retrospectivos dos touros utilizados pelo laboratório In Vitro Brasil (IVB) | ABS Pecplan nos anos de 2016 e 2017. Os nomes dos touros foram codificados para preservar sua identificação. **A taxa de blastocistos foi calculada em relação ao número de oócitos.

Constata-se que a taxa de blastocisto produzida por determinado touro não apresentou significativa relação com o índice de prenhez obtido após a transferência de embriões frescos ou criopreservados ($R^2 = 0,03$ e $R^2 = 0,002$, respectivamente). Assim como a taxa de prenhez obtida pelos touros após a transferência a fresco não foi associada com a taxa dos criopreservados ($R^2 = 0,02$).

Interação de doadoras e touros | Acasalamento

Além da variação individual de touros e matrizes, também existe um efeito resultante da interação de ambos, o acasalamento, em que uma mesma matriz apresenta variações de desenvolvimento embrionário e de taxas de prenhez, quando acasalada com diferentes touros (Quadro 15.4).

QUADRO 15.4		Variação dos acasalamentos de matrizes (M1 a M30) e touros (T1 a T31) diferentes no desenvolvimento e nas taxas de prenhez de embriões bovinos produzidos *in vitro*.						
Acasalamento*								
Matriz	Touro	OPU	Oócitos (N)	Clivagem (%)	Blastocistos (%)**	Transferidos (n)	Prenhez (%)	
D1	T9	7	69	58	24,6	10	60	
D1	T1	2	22	45,5	31,8	3	33,3	
D6	T2	4	57	70,2	26,3	6	83,3	
D6	T3	3	45	73,3	24,4	9	33,3	
D7	T8	6	168	60,1	35,7	51	54,9	
D7	T3	3	88	81,8	65,9	19	47,4	
D8	T3	8	263	80,6	41,4	79	44,3	
D8	T7	3	134	31,3	22,4	26	34,6	
D11	T31	3	79	81	43	11	36,4	
D11	T28	1	32	62,5	28,1	9	11,1	
D13	T31	3	33	69,7	24,2	7	57,1	
D13	T22	5	46	76,1	26,1	11	0	
D17	T28	5	90	86,7	32,2	24	66,7	
D17	T22	3	30	76,7	43,3	6	33,3	
D18	T31	4	28	78,6	35,7	8	25	
D18	T23	1	9	66,7	44,4	4	50	
D19	T28	2	35	88,6	14,3	5	60	
D19	T22	1	17	82,4	35,3	2	50	
D20	T31	5	25	84	36	7	57,1	
D20	T22	2	11	81,8	18,2	2	50	
D22	T31	5	66	68,2	40,9	13	30,8	
D22	T28	3	54	72,2	37	14	35,7	
D23	T31	5	61	73,8	50,8	30	53,3	
D23	T28	2	29	89,7	44,8	13	53,8	
D24	T31	5	136	87,5	26,5	16	50	
D24	T28	1	38	81,6	21,1	7	57,1	
D27	T23	2	23	73,9	47,8	3	33,3	
D27	T22	2	28	78,6	32,1	5	0	
D29	T31	3	38	78,9	28,9	9	44,4	
D29	T22	2	26	80,8	26,9	6	33,3	
D30	T32	4	144	79,9	26,4	36	58,3	
D30	T31	4	141	74,5	33,3	40	37,5	
Total		**109**	**2065**	**73,2**	**34,2**	**491**	**45,4**	

*Dados retrospectivos dos acasalamentos utilizados pelo laboratório In Vitro Brasil (IVB) | ABS Pecplan nos anos de 2016 e 2017. Os nomes das doadoras e dos touros foram codificados para preservar sua identificação. **A taxa de blastocistos foi calculada em relação ao número de oócitos.

No Quadro 15.4, apresenta-se o acasalamento de 16 matrizes com dois touros diferentes para estudo do desempenho de cada variável. Em um total de 109 OPU, 2.055 oócitos foram recuperados; destes, 73,5% clivaram (variando de 31,3 a 89,7%). A taxa total de produção de blastocistos foi de 34,4%, porém com uma variação grande (14,3 a 65,9%). Essa oscilação torna-se ainda mais evidente quando observada a taxa de prenhez oriunda dos diferentes acasalamentos, que, apesar de ter alcançado um valor total de 45,4% (considerando 491 transferências), a variação identificada foi de 0 a 83,3%, dependendo do acasalamento. Curiosamente, quando se observam os limites inferiores e superiores dessa variável em cada uma das matrizes, chegou-se a identificar uma diferença de 57,1% entre os valores (D13), fortalecendo a importância com o cuidado da escolha do acasalamento para o sucesso da obtenção da prenhez.

Efeito de raças e subespécies

Existem diversos relatos na literatura de grande variação nos resultados obtidos na PIVE com o uso de matrizes de raças e subespécies de aptidão leiteira ou de corte. Essas variações incluem desde o número de oócitos recuperados por OPU, passando pelo desenvolvimento embrionário, criotolerância, até a obtenção da prenhez.[15,24,25,28,29]

No Quadro 15.5, listam-se as cinco raças bovinas mais utilizadas em um dos laboratórios comerciais de PIVE. Foram recuperados um total de 802.345 oócitos viáveis de matrizes das raças Nelore, Gir, Girolando, Holandês e Senepol. A taxa total de blastocistos foi de 26,2% (variando de 20,5 a 32%). Após a transferência de 40.418 e 24.778 blastocistos frescos e criopreservados, as taxas totais de prenhez alcançadas foram 44,3% (variando de 34,4 a 49,4%) e 45,8% (variando de 36,6 a 47%), respectivamente (ver Quadro 15.5). Apesar de se constatar uma pequena variação racial nos resultados obtidos, o efeito individual do animal (tanto do touro como da matriz) e, em especial, da interação do touro com a matriz (o acasalamento), descritos anteriormente (ver Quadros 15.2 a 15.4), foi mais pronunciado.

No estudo da variação das subespécies *Bos taurus taurus* e *Bos taurus indicus* na PIVE (Quadro 15.6), observaram-se mudanças de resultados na produção embrionária e na taxa de prenhez, de acordo com a condição embrionária (fresco, vitrificado e congelado). As taxas de blastocistos em relação ao número de oócitos aspirados foram de 23,8% e 30,8% em *Bos taurus taurus* e *Bos taurus indicus*, respectivamente. As taxas de prenhez após a transferência de embriões frescos e congelados foram praticamente as mesmas tanto para *Bos taurus taurus* e *Bos taurus indicus*.

No entanto, constatou-se uma variação de 6,3% na taxa de prenhez de embriões transferidos após a vitrificação entre *Bos taurus taurus* (46,6%) e *Bos taurus indicus* (40,3%). Na literatura já foi descrito efeito similar da subespécie sobre a criotolerância de embriões bovinos produzidos *in vitro*, fato provavelmente atribuído a aspectos da divergência evolutiva entre as subespécies que culminaram em diferenças na composição lipídica e, consequentemente, na criotolerância embrionária.[28,29] Provavelmente devido ao mesmo motivo, observou-se variação mais pronunciada (12,1% *vs.* 3,8%) da taxa de prenhez alcançada por embriões *Bos taurus indicus* (variando de 40,3 a 52,4%), comparada a dos embriões *Bos taurus taurus* (variando de 46,5 a 50,3%) de acordo com a condição embrionária (transferidos frescos ou criopreservados).

Após essa breve apresentação da variação dos resultados obtidos com a aplicação comercial da PIVE em relação aos efeitos individuais dos animais (matriz ou touro), do acasalamento (interação entre touro e matriz), das raças, subespécies, e condição embrionária, é importante refletir que estes efeitos são apenas algumas das causas do motivo da variação. Salienta-se que os resultados apresentados são de características reprodutivas, que, reconhecidamente, têm baixa herdabilidade e, portanto, são fortemente influenciadas pelo ambiente. Dessa maneira, outros fatores, principalmente os ambientais como, por exemplo, condições climáticas, dieta, técnicos, sanidade, procedimentos laboratoriais, entre outros, devem ser considerados na determinação da variação dos resultados da PIVE, em especial, da taxa de prenhez.

QUADRO 15.5	Variação de raças no desenvolvimento e nas taxas de prenhez de embriões bovinos produzidos *in vitro* frescos e criopreservados.						
				Frescos		Criopreservados	
Raça*	Oócitos (n)	Blastocistos (n)	Blastocistos (%)**	Transferidos (N)	Prenhez (%)	Transferidos (N)	Prenhez (%)
Nelore	142.932	45.737	32	12.514	49,4	7.373	45,9
Gir	35.278	9.079	25,7	4.447	39,3	541	39,4
Girolando	36.291	8.944	24,6	7.664	34,4	2.397	41,8
Holandês	101.083	20.751	20,5	2.642	43,7	519	36,6
Senepol	218.232	55.401	25,4	13.151	47	13.948	47
Total	**802.345**	**255.700**	**26,2**	**40.418**	**44,3**	**24.778**	**45,8**

*Dados retrospectivos das cinco raças mais trabalhadas pelo laboratório In Vitro Brasil (IVB) | ABS Pecplan nos anos de 2016 e 2017. **A taxa de blastocistos foi calculada em relação ao número de oócitos.

QUADRO 15.6	Variação de subespécie e da condição embrionária no desenvolvimento e nas taxas de prenhez de embriões bovinos produzidos *in vitro* frescos, vitrificados e congelados.		
		Subespécies	
Variável*		Bos taurus taurus	Bos taurus indicus
Produção Embrionária	Oócitos (n)	319.315	178.210
	Blastocistos (%)**	23,8	30,8
Condição embrionária	Frescos — transferidos (n)	15.793	16.961
	Frescos — prenhez (%)	46,5	46,8
	Vitrificados — transferidos (n)	14.310	4.542
	Vitrificados — prenhez (%)	46,6	40,3
	Congelados — transferidos (n)	157	3.372
	Congelados — prenhez (%)	50,3	52,4

*Dados retrospectivos compilados de acordo com as subespécies utilizadas pelo laboratório In Vitro Brasil (IVB) | ABS Pecplan nos anos de 2016 e 2017. **A taxa de blastocistos foi calculada em relação ao número de oócitos.

Produção *in vitro* de embriões em ampla escala

Inicialmente, a PIVE foi considerada para atender fêmeas com limitações reprodutivas. Nas situações em que outras biotécnicas mostravam-se impróficas, a PIVE seria a última possibilidade de se obter descendentes viáveis de doadoras de alto mérito genético. Na maioria dos países, a proposta da PIVE foi assim estabelecida e permanece até os dias atuais. No Brasil, de modo inusitado, a PIVE apresentou-se como a opção mais eficiente para a produção embrionária desde o princípio de sua utilização. A seguir, serão apresentadas as principais justificativas para o sucesso dessa técnica, cuja importância é bastante relevante, ao ponto de o Brasil ser a principal referência do mundo em produção *in vitro* de embriões bovinos em ampla escala.

Um dos principais motivos é a predominância de animais *Bos taurus indicus* no país. Logo nos primeiros programas de PIVE realizados com doadoras Nelore, constatou-se grande quantidade de folículos antrais nos ovários dessas fêmeas. De modo geral, relata-se algo em torno de quatro vezes mais folículos ovarianos para vacas *Bos taurus indicus* ao exame ultrassonográfico quando em comparação com as da raça Holandesa, por exemplo. Essa particularidade de fêmeas zebuínas ainda não foi completamente compreendida. Considera-se, até o momento, que a explicação não se baseia em folículos pré-antrais. Comparando-se animais *Bos taurus* e *Bos indicus* quanto à quantidade de folículos primordiais, primários e secundários em fetos, novilhas e vacas, constatou-se não haver diferenças no *pool* ovariano de reserva folicular.[30]

Para os trabalhos de campo, o aspecto prático sobre a maior quantidade de folículos antrais nos ovários de vacas Nelore viabilizou de modo imediato a expansão da técnica no Brasil. Sem a necessidade de aplicação de fármacos, com intervalos de 15 a 20 dias entre as aspirações foliculares, verificou-se no fim da década de 1990 o início dos grandes programas de PIVE. Uma vez que o Brasil possui o maior rebanho comercial do mundo, basicamente constituído por fêmeas *Bos indicus*, torna-se compreensível a rápida disseminação dessa biotécnica entre pecuaristas e profissionais do setor.

Quando os primeiros laboratórios surgiram, a demanda era bastante limitada, pois havia pouco interesse por parte dos criadores e os custos de todo o processo restringiam o uso da PIVE quase somente a criadores de gado elite. Entretanto, na segunda década dos anos 2000, produtores de leite começaram a utilizar mais a aspiração folicular e a PIVE com o objetivo de multiplicar rapidamente a quantidade de animais de alto potencial genético. Durante esse período, a PIVE tornou-se uma alternativa comercialmente viável para acelerar o melhoramento genético dos rebanhos leiteiros.

O crescimento dessa técnica em ampla escala era limitado por alguns empecilhos. Um deles eram as longas distâncias entre os laboratórios e as propriedades que mantêm as receptoras. No Brasil, os grandes rebanhos estão principalmente localizados nas regiões Centro-Oeste e Norte, e as doadoras de oócitos e a maioria dos laboratórios concentram-se a milhares de quilômetros de distância, nas regiões Sul e Sudeste.

Na segunda década dos anos 2000, alguns desses desafios foram superados. Em um programa de PIVE em ampla escala utilizando exclusivamente sêmen sexado de touros das raças Holandês e Gir, embriões produzidos *in vitro* foram transportados por distâncias, variando entre 800 e 2.000 km antes de serem transferidos às receptoras.[31] Iniciou-se o desenvolvimento dos embriões em laboratório e, com o uso de incubadoras portáteis, eles foram transportados por 2 a 5 dias em diferentes estádios de desenvolvimento (dias 2 a 5, sendo o marco da fecundação considerado o dia 0). Ao término do transporte, os embriões eram reavaliados e envasados em palhetas para serem transferidos nos estádios de mórula e blastocisto. Nesse ousado projeto, 20 mil embriões da raça Girolando foram produzidos com sêmen sexado de fêmea. Em pouco mais de 1 ano, 8 mil prenhezes Girolando foram produzidas a partir de matrizes das raças Holandês, Gir e Girolando. A contar de grandes projetos como este, a possibilidade de se transportarem embriões produzidos *in vitro* a fresco por grandes distâncias tornou-se viável para uma série de projetos em ampla escala, inclusive envolvendo outros países.

Em fêmeas Holandesas, cuja produção de oócitos é tipicamente mais baixa, também é possível obter bons resultados com a aspiração folicular. A estratégia mais eficiente e utilizada no projeto descrito consiste em realizar uma pré-seleção das fêmeas, avaliando-se o aspecto folicular com o uso da ultrassonografia. Os índices podem ser bastante satisfatórios utilizando-se apenas as fêmeas com maior número de folículos. É interessante notar que as fêmeas não lactantes frequentemente têm maior quantidade de folículos, seguidas das gestantes, novilhas e, por último, vacas lactantes não gestantes.

Seleção das doadoras

Em programas em ampla escala, é imprescindível otimizar o processo de aspiração folicular. Em fêmeas da raça Holandesa, as quais normalmente apresentam baixa contagem de folículos antrais (CFA), é interessante utilizar estratégias para aumentar a média de folículos aspirados por animal. No programa realizado por Pontes et al.,[31] a média de oócitos recuperáveis de fêmeas Holandesas (11,4 ± 3,9) foi consideravelmente maior do que em relatos anteriores, de aproximadamente 4 oócitos recuperados por sessão de OPU.[32,33]

A estratégia utilizada por Pontes baseia-se na seleção prévia dos animais, de modo que sejam selecionadas para o programa apenas as fêmeas com alta CFA. Um estudo recente realizado por Morotti et al.[34] demonstrou que a CFA é altamente variável entre indivíduos, e constante ao longo da vida de uma mesma fêmea. Além disso, descreveu-se também não haver correlação entre características fenotípicas ou genotípicas e a produção folicular antral. Dessa forma, torna-se apropriado afirmar que a seleção dos animais com alta CFA *per se* não implicaria na seleção de características indesejáveis no quesito produtividade. Entretanto, é fundamental considerar o alto impacto que as fêmeas doadoras exercerão na genética do rebanho se submetidas a um programa de PIVE em ampla escala. Em programas de IA, por exemplo, os machos são responsáveis pela grande repercussão genética nas gerações futuras, e as fêmeas têm pequena participação. Em contrapartida, em programas de PIVE o número de descendentes de uma única fêmea pode ser dezenas ou centenas de vezes maior que o natural. Por essa razão, as doadoras devem ser selecionadas primeiramente pelo mérito genético e, em segundo lugar, pela quantidade de folículos antrais.

Seleção das receptoras

A escolha de receptoras de alta qualidade pode ser bastante desafiadora. Boas condições de saúde e de nutrição,[35] bem como manejo adequado, são fatores importantes para garantir o sucesso dos programas de PIVE. O uso de novilhas nulíparas é frequentemente indicado como a melhor opção para se alcançar taxas de prenhez mais altas. Até poucos anos atrás, havia um conceito informal de que as melhores receptoras seriam novilhas cruzadas, normalmente com composição genética de Nelore e raças europeias com boa capacidade leiteira, como Simental e Pardo Suíço. Entretanto, devido à oferta limitada e à alta demanda, esse padrão de receptoras tornou-se oneroso e escasso. Particularmente para grandes projetos de TE, o uso dessas raças como receptoras de embriões tornou-se completamente inviável.

Uma alternativa bastante conveniente proposta por Pontes et al.[31] refere-se à utilização de vacas Nelore recém-paridas como receptoras de embriões (Figura 15.4). Essa categoria de fêmeas é a mais numerosa no país, proporcionando uma oferta adequada e um preço justo. Contrariando ideias

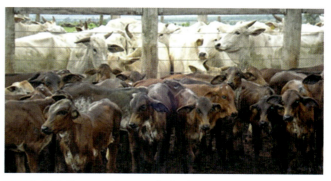

FIGURA 15.4 Bezerras da raça Girolando obtidas pelo programa de produção *in vitro* de embriões em ampla escala com receptoras Nelore. (Fonte: In Vitro Brasil [IVB] | ABS Pecplan.)

preconcebidas, esta linhagem possibilitou taxas de prenhez em torno de 40%, com mais de 10 mil bezerros nascidos em um só programa. A opção de utilizar vacas com bezerro ao pé deve considerar as condições de nutrição e saúde, para que a ciclicidade ovariana possa ser retomada logo após o parto, a tempo de responder aos protocolos de sincronização.[32]

Se o estado nutricional e sanitário estiver restabelecido, o uso de vacas pode efetivamente apresentar certas vantagens em relação às novilhas, como na técnica de transferência de embriões em tempo fixo (TETF), uma vez que vacas geralmente apresentam melhor resposta ao protocolo hormonal e novilhas frequentemente requerem uma pré-sincronização. Outro aspecto interessante é que vacas foram expostas a mais patógenos. Por esse motivo, elas podem apresentar maior resistência a doenças e colostro de melhor qualidade. Por fim, vacas têm menor frequência de distocia do que novilhas.

Transferência de embriões em tempo fixo

Em grandes programas de PIVE, nos quais a maioria dos embriões é transferida a fresco, é necessário haver disponibilidade de um número significativo de receptoras. Para alcançar esse objetivo, protocolos de TETF têm sido cada vez mais utilizados. Em estudo realizado com fêmeas leiteiras repetidoras de cio, Rodrigues et al.[36] compararam uma única aplicação de prostaglandina F2α (PGF2α), amplamente utilizada devido ao seu baixo custo, com um protocolo de TETF utilizando progesterona, gonadotrofina coriônica equina (eCG), benzoato de estradiol e cipionato de estradiol. Taxas mais altas de fêmeas que receberam embrião em relação aos animais tratados (75 *vs*. 34,5%) e maiores índices de prenhez aos 60 dias (29,3 *vs*. 16,2%) foram observados no grupo submetido à TETF. No mesmo estudo, demonstrou-se que o protocolo de TETF foi efetivo independentemente de corpo lúteo (CL) no início do tratamento. Ainda, o uso do protocolo de TETF aumentou a quantidade de receptoras adequadas para a TE e possibilitou o uso de fêmeas sem CL no início do protocolo, cuja eficiência foi a mesma das fêmeas com CL.

Com o objetivo de facilitar ainda mais o manejo de receptoras em programas de PIVE em ampla escala, diferentes durações do implante de progesterona têm sido testadas. O protocolo de sincronização é iniciado no mesmo dia em todo o grupo de fêmeas (dia 0), com a possibilidade de remoção do dispositivo de progesterona em 7, 8 ou 9 dias. É possível iniciar o programa em todos os animais e remover o implante de 1/3 do lote, iniciando no dia 7. O indutor de ovulação, o agente luteolítico e a eCG são aplicados no mesmo dia da remoção do dispositivo de progesterona. Desse modo, o grupo que tem o implante removido no dia 07 recebe os embriões no dia 16, e assim sucessivamente, possibilitando o ajuste da sincronização entre o estágio de desenvolvimento embrionário e o útero da receptora.

Em um programa conduzido em 2011, 357 vacas Nelore com bezerro ao pé foram submetidas à TETF com remoção do dispositivo de progesterona nos dias 7, 8 e 9 do protocolo (In Vitro Brasil [IVB] | ABS Pecplan, Mogi Mirim, dados não publicados). Não houve diferença no percentual de animais que receberam embrião em relação àqueles tratados ou nas taxas de prenhez entre os que permaneceram com o implante de progesterona por 7, 8 ou 9 dias (Quadro 15.7).

A partir das experiências com programas de PIVE em ampla escala no Brasil, é possível constatar o patamar de alta eficiência alcançado pelos profissionais brasileiros. Atualmente, os embriões produzidos in vitro são utilizados como importante estratégia no aperfeiçoamento genético. Com plena inserção no contexto comercial, os pecuaristas de corte e de leite podem contar com os benefícios bastante estabelecidos dessa biotécnica, a qual tem contribuído de modo inequívoco para aprimorar a eficiência dos rebanhos bovinos.

QUADRO 15.7	Percentual de fêmeas que receberam embrião em relação ao total de fêmeas tratadas e taxas de prenhez obtidas após protocolos de sincronização com permanência do implante de progesterona por 7, 8 ou 9 dias.		
Protocolo	Raça das receptoras	Percentual de fêmeas que receberam embrião/ total de fêmeas tratadas (%)	Taxa de prenhez (%)
P4 e BE + eCG, PGF2α e CE (D7)	Nelore	88	43
P4 e BE + eCG, PGF2α e CE (D8)	Nelore	88	42
P4 e BE + eCG, PGF2α e CE (D9)	Nelore	88	44
P4 e BE + PGF2α (D7) + eCG, e CE (D9)	Nelore	61,8	42,1
P4 e BE + PGF2α (D7) + eCG, e CE (D8)	Nelore	67,9	37,2
P4 e BE + PGF2α (D7) + eCG, e CE (D8)	taurus x indicus	73,8	45,4

D: dia; P4: progesterona; BE: benzoato de estradiol; eCG: gonadotrofina coriônica equina; PGF2α: prostaglandina F2α; CE: cipionato de estradiol. Fonte: In Vitro Brasil (IVB) | ABC Pecplan.

Futuro da aplicação comercial da produção *in vitro* de embriões

A PIVE é, definitivamente, uma biotécnica que possibilita um rápido incremento na produção de animais aliada ao rápido ganho genético. Entretanto, como explicado ao longo deste capítulo, essa técnica ainda depara-se com alguns obstáculos, como as taxas de produção e de sucesso da obtenção da prenhez após a TE. Assim, as universidades públicas ou privadas, em associação com empresas da área, continuarão a busca constante por melhorias nos atuais empecilhos. Nesse sentido, algumas técnicas já vêm sendo estudadas e até utilizadas, como busca de marcadores não invasivos, sêmen sexado, seleção genética no estádio de blastocisto e criopreservação de embriões para transferência direta. Entretanto, novas ferramentas descobertas na primeira e na segunda década do ano 2000 vislumbram modificar de maneira significativa a aplicação da PIVE.

Dentre as novas ferramentas, podem-se destacar as técnicas de manipulação genética, como CRISPR/Cas9, produção de células-tronco embrionária de bovinos, moduladores epigenéticos, uso de cultivo 3D para gametas e embriões, assim como o uso de vesículas extracelulares como suplemento para meios de cultivos. A tecnologia de CRISPR/Cas9 foi desenvolvida em meados de 2013 e torna possível a deleção ou inserção de genes de interesse no genoma.[37] Por essa técnica, pode-se aplicar a edição genética visando à fabricação de produtos com melhor eficiência alimentar, maior produção de leite ou carne. Além disso, pode-se simplesmente estudar a resistência a doenças, parasitas ou a variações climáticas. Entretanto, o uso dessa técnica ainda é controverso e necessita de mais estudos para verificação de suas reais limitações. Em meados de 2018, cientistas da University of California, em Davis, conseguiram pela primeira vez isolar células-tronco derivadas de embriões bovinos. O isolamento dessas células de bovinos abre novas perspectivas na área de ciências agrárias e biomédicas, sendo importante para o desenvolvimento de novas ferramentas de seleção e engenharia genética, produção in vitro de gametas e criação de modelos para doenças humanas. Assim, a união de CRISPR/Cas9 com células-tronco derivadas de embriões bovinos poderia viabilizar a manipulação do genoma de bovinos, minimizando os riscos e propiciando a produção de animais com características desejadas, economizando incontáveis gerações de seleção genética e análises fenotípicas. Além dessas ferramentas, pesquisas publicadas em 2018 apontam para o uso de moduladores epigenéticos como recursos para a aprimoramento da PIVE. Um exemplo seria o estímulo do funcionamento de demetilases de histonas (desmetilam histonas promovendo mudanças na cromatina) como, por exemplo, a KDM4E, responsável por reduzir os níveis de metilação da histona H3 K9 no período de maior ativação do genoma embrionário bovino (EGA) durante o estágio de 8 a 16 células.

Além dessas ferramentas, outras estratégias vêm sendo adotadas com o objetivo de aproximar o CIV do ambiente *in vivo*. Dentre elas, é importante destacar o uso de estruturas físicas que possibilitem o desenvolvimento de gametas e embriões em um meio mais próximo do ambiente *in vivo*. Diferentes laboratórios têm buscado maneiras de otimizar o cultivo de folículos pré-antrais como um modelo biomédico para humanos ou como uma possibilidade de uso de oócitos menos competentes. Em um experimento pioneiro, Laronda et al.[38] demonstrou o efeito de microporos com diferentes ângulos na taxa de sobrevivência folicular e de obtenção de nascimentos em camundongos quando implantes ovarianos desenhados com auxílio de impressora 3D foram inseridos em animais cirurgicamente estéreis. Ainda com o objetivo de aproximar o sistema *in vitro* do meio *in vivo*, no laboratório do Professor Bart Gadella na Utrecht University, na Holanda, criou-se um tubo em 3D com o objetivo de manter a polaridade e a funcionalidade de células do oviduto. Os estudos ainda em andamento apresentam resultados animadores quanto à fecundação e à produção *in vitro* de embriões. Com base nesses estudos, pode-se projetar o desenvolvimento de novos equipamentos de CIV, mimetizando o sistema reprodutivo feminino desde o ovário até o oviduto, com a finalidade de produzir embriões de alta qualidade.

Por fim, ainda na busca da aproximação entre os ambientes *in vivo* e *in vitro*, pesquisadores têm investigado o papel de vesículas extracelulares na PIVE. Vesículas extracelulares são nanopartículas que incluem exossomos (30 a 150 nm) e microvesículas (150 a 1.000 nm), carregadas com proteínas, mRNAs e miRNAs que podem ser transmitidos entre células. Vesículas extracelulares são secretadas em biofluidos por diferentes tipos de células e fazem parte de um complexo sistema de comunicação celular. Assim, seu uso durante a maturação de oócitos e o desenvolvimento de embriões bovinos poderiam levar ao aperfeiçoamento de gametas e embriões. Existem evidências de que a suplementação com vesículas extracelulares obtidas do fluido folicular, do cultivo de células do oviduto, ou lavadas do oviduto durante a maturação ou o desenvolvimento embrionário, modificam a expressão de genes e promovem mudanças epigenéticas, resultando em aumento das taxas de produção e da qualidade de blastocistos bovinos produzidos *in vitro*.

Considerações finais

Neste capítulo, abordaram-se alguns dos principais avanços da aplicação comercial da PIVE. Com o objetivo de compreender as vantagens e limitações dessa biotécnica, fez-se o levantamento dos resultados alcançados comercialmente e discutiram-se alguns dos motivos da variação da PIVE. Ao longo de duas décadas, essa técnica evoluiu de um sistema com importante apelo terapêutico para uma ferramenta de aperfeiçoamento genético. Empregada apenas por criadores de gado de elite, transformou-se em uma técnica utilizada nos rebanhos multiplicadores e até mesmo comercial, em programas de ampla escala. Além disso, as necessidades do mercado estimularam o desenvolvimento de novas tecnologias procedimentais e de logística, possibilitando o uso da PIVE bovinos em locais distantes dos grandes centros brasileiros. Da mesma maneira, a evolução do mercado de embriões produzidos *in vitro* só foi possível devido a constante atualização e perseverança dos profissionais envolvidos na atividade.

Por fim, é importante ressaltar que a produção *in vitro* de embriões bovinos é uma tecnologia reprodutiva fundamental para o contexto da produção animal visando atender a demanda constante da sociedade por alimentos de origem animal de maneira sustentável e eficiente. Entretanto, é importante ressaltar que avanços ainda são necessários para que essa tecnologia possa ultrapassar as barreiras atuais e tornar-se ainda mais eficiente.

REFERÊNCIAS BIBLIOGRÁFICAS

1. Brackett BG, Bousquet D, Boice ML et al. Normal development following in vitro fertilization in the cow. Biol Reprod. 1982; 27:147-58.
2. Austin CR. Observations on the penetration of the sperm into the mammalian egg. Austr J Sci Res. 1951; 134:581-96.
3. Chang MC. Fertilizing capacity of spermatozoa deposited into the Fallopian tubes. Nature. 1951; 168:697-8.
4. Chang MC. In vitro fertilization of mammalian eggs. J Reprod Fert. 1968; 27:15-22.
5. Iritani A, Niwa K. Capacitation of bull spermatozoa and fertilization in vitro of cattle follicular oocytes matured in culture. J Reprod Fert. 1977; 50:119-21.
6. Lambert RD, Bernard C, Rioux JE et al. Endoscopy in cattle by the paralumbar route: technique for ovarian examination and follicular aspiration. Theriogenology. 1983; 20:149-61.
7. Hanada A, Enya Y, Suzuki T. Birth of calves by non-surgical transfer of in vitro fertilized embryos obtained from oocytes matured in vitro. Jap J Anim Reprod. 1986; 32:208.
8. Lu KH, Gordon I, Gallagher M et al. Pregnancy established by transfer derived from in vitro fertilization of oocytes matured in vitro. Vet Rec. 1987; 121:259-60.
9. Pieterse MC, Kappen KA, Kruip AM et al. Aspiration of bovine oocytes during transvaginal ultrasound scanning ovaries. Theriogenology. 1988; 30:751-6.
10. Watanabe YF, Oliveira Filho EB, Quetglas MD et al. Desenvolvimento de gestação em bovinos com embriões produzidos em programa de fecundação in vitro. ARS Veterinária. 1993; 2:191.
11. Peixer MA, Souza RV, Rumpf R et al. Nascimento dos primeiros produtos de FIV da raça Nelore no Cenargen. Zootecnia. 1994; 32:49.
12. Azambuja RM, Watanabe YF, Peripato AC et al. Primeiras prenhezes no Brasil em Nelore registrado. Arq Fac Vet UFRGS. 1996; 24:234.
13. Watanabe MR, Watanabe YF, Peripato AC et al. Taxa de prenhez de embriões bovinos produzidos in vitro após vitrificação. Arq Fac Vet UFRGS. 1996; 24:264.

14. Peixer MAS, Rumpf R, Camara JU. Obtenção de gestação a partir de embriões FIV de bovinos congelados com etileno glicol. Arq Fac Vet UFRGS. 1996; 24:260.

15. Watanabe YM, Souza AHD, Mingoti RD et al. Number of oocytes retrieved per donor during OPU and its relationship with in vitro embryo production and field fertility following embryo transfer. Anim Reprod. 2017; 14:635-44.

16. Brogliatti GM, Adams GP. Ultrasound guided transvaginal oocytes collection in prepuberal calves. Theriogenology. 1996; 45:1163-76.

17. Kadarmideen HN, Mazzoni G, Watanabe YF et al. Genomic selection of in vitro produced and somatic cell nuclear transfer embryos for rapid genetic improvement in cattle production. Anim Reprod. 2015; 13:389-96.

18. Currin L, Michalovic L, Bellefleur AM et al. The effect of age and length of gonadotropin stimulation on the in vitro embryo development of Holstein calf oocytes. Theriogenology. 2017; 104:87-93.

19. Garner DL, Seidel GE. History of commercializing sexed semen for cattle. Theriogenology. 2008; 69:886-95.

20. Sharpe JC, Evans KM. Advances in flow cytometry for sperm sexing. Theriogenology. 2009; 71:4-10.

21. Lu KH, Seidel GE. Effects of heparin and sperm concentration on cleavage and blastocyst development rates of bovine oocytes inseminated with flow cytometrically-sorted sperm. Theriogenology. 2004; 62:819-30.

22. Food and Agriculture Organization (FAO). The future of food and agriculture – Trends and challenges. 2017. Rome.

23. Watanabe YF, Dayan A, Meirelles FV et al. Pre and post implantation development of IVP bovine embryos. Theriogenology. 2001; 55:441.

24. Dayan A, Watanabe MR, Ferraz ML et al. Influence of the embryo stage, development kinetics and recipient synchronization on pregnancy rates of OPU-IVF embryos. Theriogenology. 2002; 57:492.

25. Accorsi MF, Gonçalves DD, Ferraz ML et al. Variação de touros na produção in vitro e a interação com diferentes doadoras. Arq Fac Vet UFRGS. 2005; 33(1):364.

26. Palma GA, Sinowatz F. Male and female effects on the in vitro production of bovine embryos. Anat Histol Embryol. 2004; 33:257-62.

27. Hernández M, Ekwall H, Roca J et al. Cryo-scanning electron microscopy (Cryo-SEM) of semen frozen in medium-straws from good and sub-standard freezer AI-boars. Cryobiology. 2007; 54:63-70.

28. Sudano MJ, Santos VG, Tata A et al. Phosphatidylcholine and sphingomyelin profiles vary in Bos taurus indicus and Bos taurus taurus in vitro – and in vivo – produced blastocysts. Biol Reprod. 2012; 87(6):130.

29. Sudano MJ, Caixeta ES, Paschoal DM et al. Cryotolerance and global gene-expression patterns of Bos taurus indicus and Bos taurus taurus in vitro – and in vivo-produced blastocysts. Reprod Fertil Dev. 2014; 26:1129-41.

30. Silva-Santos KC, Santos GM, Siloto LS et al. Estimate of the population of preantral follicles in the ovaries of Bos taurus indicus and Bos taurus taurus cattle. Theriogenology. 2011; 76:1051-7.

31. Pontes JHF, Silva KCF, Basso AC et al. Large-scale in vitro embryo production and pregnancy rates from Bos taurus, Bos indicus, and indicus-taurus dairy cows using sexed sperm. Theriogenology. 2010; 74:1349-55.

32. Hasler JF, Henderson WB, Hurtgen PJ et al. Production, freezing and transfer of IVF embryos and subsequente calving results. Theriogenology. 1995; 43:141-52.

33. Bousquet D, Twagiramungu H, Morin N et al. In vitro embryo production in the cow: an effective alternative to the conventional embryo production approach. Theriogenology. 1999; 51:59-70.

34. Morotti F, Santos GMG, Júnior CK et al. Correlation between phenotype, genotype and antral follicle population in beef heifers. Theriogenology. 2017; 91:21-6.

35. Jones AL, Lamb GC. Nutrition, synchronization, and management of beef embryo transfer recipients. Theriogenology. 2008; 69:107-15.

36. Rodrigues CA, Teixeira AA, Ferreira RM et al. Effect of fixed-time embryo transfer on reproductive efficiency in high-producing repeat-breeder Holstein cows. Anim Reprod Sci. 2010; 118:110-7.

37. Cong L, Ran FA, Cox D et al. Multiplex genome engineering using CRISPR/Cas systems. Science. 2013; 339:819-23.

38. Laronda MM, Rutz AL, Xiao S et al. A bioprosthetic ovary created using 3D printed microporous scaffolds restores ovarian function in sterilized mice. Nat Commun. 2017; 8:15261.

CAPÍTULO 16

Manipulação de Oócitos Inclusos em Folículos Ovarianos Pré-Antrais

José Ricardo de Figueiredo • Ana Paula Ribeiro Rodrigues • José Roberto Viana Silva • Regiane Rodrigues dos Santos

Introdução

A utilização e o desenvolvimento de biotécnicas da reprodução animal são ações indispensáveis para o aumento da eficiência produtiva dos rebanhos. Nesse sentido, especialmente no tocante a ruminantes domésticos, biotécnicas como a inseminação artificial, a fecundação in vitro (FIV) e a transferência de embriões (TE) vêm sendo utilizadas com sucesso. Outras tecnologias já estão tendo aplicabilidade prática, e no futuro, poderão ser empregadas em ampla escala. Nesse grupo, podem-se incluir clonagem, pesquisas sobre a produção de gametas a partir de células-tronco e, de forma mais concreta e exequível, a manipulação de oócitos inclusos em folículos ovarianos pré-antrais (MOIFOPA).

No intuito de facilitar a compreensão da importância dessa biotécnica reprodutiva para animais, bem como demonstrar como ela se insere no momento e como será utilizada no futuro, este capítulo será dividido em duas seções. A primeira será dedicada a uma breve revisão sobre os folículos ovarianos, enfatizando sua formação, classificação e destino no interior dos ovários. Na segunda, será abordada a importância do estudo de folículos ovarianos pré-antrais (FOPA) isolados in vitro, as principais técnicas de isolamento, conservação e cultivo de FOPA, o estado atual da MOIFOPA e, finalmente, serão discutidas as perspectivas de utilização dessa biotécnica na reprodução de animais domésticos, silvestres e em perigo de extinção.

FOLÍCULOS OVARIANOS

Definição

O folículo é a unidade morfofuncional do ovário, sendo constituído por um oócito circundado por células somáticas (células da granulosa e tecais). Ele desempenha duas funções principais que são interdependentes: uma endócrina (produção e liberação de hormônios esteroides e outros peptídios) e a outra exócrina ou gametogênica. Nesta última função, o folículo é um elemento essencial para a manutenção da viabilidade oocitária, assegurando o crescimento e a maturação de oócitos primários ou imaturos e, finalmente, liberando um oócito maduro no processo de ovulação. A organização do ovário mamífero com suas principais estruturas, incluindo os folículos ovarianos, é apresentada na Figura 16.1.

Tipos

A população folicular do ovário é bastante heterogênea e localiza-se no córtex ovariano. De acordo com o grau de evolução, os folículos podem ser divididos em: (1) folículos pré-antrais ou não cavitários; e (2) folículos antrais ou cavitários. Os folículos pré-antrais representam cerca de 90 a 95% de toda a população folicular e, dessa forma, armazenam a maioria dos oócitos presentes em ovários mamíferos.

Folículos pré-antrais

Os folículos pré-antrais são constituídos pelos folículos primordiais, intermediários, primários e secundários. Eles podem ser diferenciados entre si pela forma e quantidade de camadas de células da granulosa que circundam o oócito imaturo (Figura 16.2).

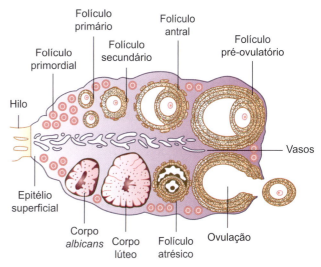

FIGURA 16.1 Ovário mamífero com suas principais estruturas.

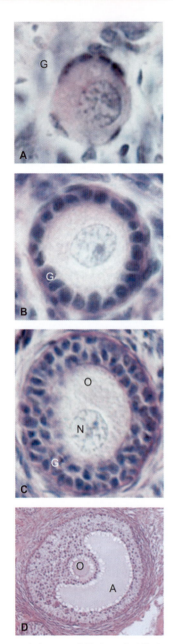

FIGURA 16.2 Características morfológicas de folículos pré-antrais e antrais. **A.** Folículo primordial. **B.** Folículo primário. **C.** Folículo secundário. **D.** Folículo terciário. A: antro; O: oócito; G: células da granulosa; N: núcleo.

Os folículos primordiais são os menores folículos encontrados no ovário. Em bovinos, ovinos e caprinos, o diâmetro dos folículos primordiais é de 35,2,[1] 35[2] e 33 μm,[3] respectivamente. Os folículos primordiais são os primeiros que se formam no ovário[4] e consistem em um oócito imaturo com localização central, circundado por uma única camada de células da pré-granulosa de forma pavimentosa demarcada por uma membrana basal,[1] que o separa do estroma ovariano.[5] Os folículos primordiais estão localizados na região periférica do córtex do ovário,[6] constituem o *pool* de reserva de folículos quiescentes[7] e compreendem 90% de toda a população folicular do ovário mamífero.[8] Com o início do crescimento dos folículos primordiais, processo denominado ativação, observam-se crescimento oocitário, multiplicação das células da granulosa e transformação da morfologia dessas células de pavimentosa para cúbica. Quando os folículos apresentam um oócito circundado por células da granulosa com ambos os formatos pavimentoso e cúbico, eles são classificados como folículos intermediários ou de transição.[2] Em bovinos, ovinos e caprinos, seu diâmetro mede 42,[1] 41[2] e 40,7 μm,[3] respectivamente.

Os folículos primários estão em fase mais avançada de desenvolvimento e apresentam um oócito imaturo central circundado por uma camada de células da granulosa de forma cúbica.[9] Nesse tipo de folículo, as células da granulosa aumentam em número e tornam-se mais volumosas.[10] Em bovinos, ovinos e caprinos, esses folículos têm diâmetro de 55,1,[1] 52[2] e 49,8 μm,[3] respectivamente.

Os folículos secundários caracterizam-se pela presença de um oócito imaturo circundado por duas ou mais camadas de células da granulosa cúbicas.[9] Nos folículos secundários em estágios mais avançados, observa-se o aparecimento das células da teca que são recrutadas de precursores tecais presentes no estroma ovariano.[11] Nesses folículos, uma estrutura hialinizada, denominada zona pelúcida, também já pode ser evidenciada em cortes histológicos corados pelo método da coloração PAS (ácido periódico de Schiff) hematoxilina.[12] As proteínas que formam a zona pelúcida começam a ser sintetizadas a partir do início do crescimento dos folículos primordiais e são claramente visíveis em folículos secundários.[13] Os pequenos folículos secundários têm diâmetro de 81,[1] 73[2] e 83 μm[3] em bovinos, ovinos e caprinos, respectivamente. Em bovinos, grandes folículos secundários, com várias camadas de células da granulosa, podem medir até 200 μm de diâmetro.

Folículos antrais

Com a intensa proliferação das células da granulosa, uma área preenchida por fluido folicular é identificada na camada granulosa e, a partir disso, os folículos passam a ser classificados como antrais ou terciários. O início da formação de antro em bovinos, ovinos e caprinos é observado quando os folículos ascendem a 250,[14] 119[2] e 130 μm,[3] respectivamente. Os folículos terciários ainda apresentam um oócito imaturo, enquanto, na maioria das espécies, somente o folículo pré-ovulatório ou de *De Graaf* contém um oócito maturo. A Figura 16.2 ilustra as características morfológicas de folículos pré-antrais e antrais. O controle do desenvolvimento folicular na fase antral foi previamente descrito no Capítulo 3, *Controle do Estro e da Ovulação em Ruminantes*.

Origem

Especialmente em ruminantes, a formação dos folículos ovarianos, e consequentemente, dos oócitos neles contidos, inicia-se no período pré-natal. A oogênese e a foliculogênese são dois processos simultâneos que precedem o fenômeno da ovulação e subsequente liberação do oócito maturo. Particularmente em humanos e ruminantes, a oogênese e a foliculogênese podem ter uma longa duração, alcançando até 6 meses em humanos e ovinos.[15,16] A relação entre os processos de oogênese e foliculogênese é ilustrada na Figura 16.3.

Oogênese

Conjunto de processos que compreende o desenvolvimento e a diferenciação das células germinativas primordiais (CGP) da fêmea até a formação do oócito haploide fecundado.[17] Antes de ser incluso no folículo ovariano, a célula oocitária é precedida da evolução de dois tipos celulares sucessivos, a saber: as CGPs e as oogônias. As CGPs têm origem extragonadal e são constituídas durante o período embrionário, como explicado a seguir. Após a fecundação do oócito pelo espermatozoide,

forma-se o zigoto, que evoluirá ao estágio de blastocisto. Este, por sua vez, é composto por duas estruturas, ou seja, o trofectoderma ou trofoblasto e o botão embrionário, também denominado embrioblasto ou massa celular interna. A partir do botão embrionário, três folhetos serão originados: o ectoderma, o mesoderma e o endoderma. Deste último folheto será formado, dentre várias estruturas, o saco vitelínico, do qual serão originadas as CGPs, as quais se caracterizam por serem móveis e altamente invasivas.[18] Ainda na vida fetal, nas espécies bovina e ovina, as CGPs migram para o mesênquima da crista genital e colonizam a gônada indiferenciada.[19] Nesse local, as CGPs perdem a sua característica móvel e multiplicam-se por mitose, podendo atingir, na espécie bovina, em torno de dois milhões de células por animal.[20] Após um processo marcado pelo crescimento celular e pela redistribuição de organelas citoplasmáticas, as CGPs, dentro do ovário, reproduzem-se ativamente e diferenciam-se em oogônias. As oogônias sofrerão

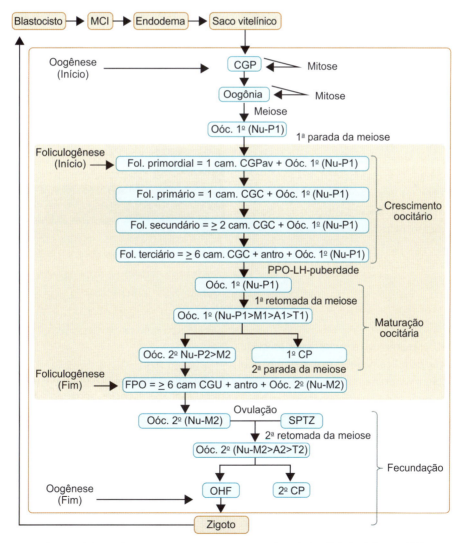

FIGURA 16.3 Relação entre oogênese e foliculogênese no processo de formação dos oócitos (Oóc.) e folículos. MCI: massa celular interna; cam.: camada; CGP: célula germinativa primordial; Nu: núcleo; P1: prófase; PPO: pico pré-ovulatório; M1: metáfase 1; A1: anáfase 1; T1: telófase 1; P2: prófase 2; CP: corpúsculo polar; M2: metáfase 2; FPO: folículos pré-ovulatórios; SPTZ: espermatozoide; A2: anáfase 2; T2: telófase 2; OHF: oócito haploide fecundado.

sucessivas mitoses e, posteriormente, sofrerão a primeira divisão meiótica (estágio de prófase I), passando a denominar-se oócitos ou ovócitos. Os oócitos cujos núcleos encontram-se na primeira divisão meiótica são conhecidos como primários ou imaturos. O núcleo oocitário que se encontra na fase de meiose I passará, sucessivamente, por quase todos os estágios pertencentes à prófase I (leptóteno, zigóteno, paquíteno e diplóteno). Porém, o processo meiótico é interrompido (primeira parada da meiose) no estágio de diplóteno, também denominado dictioteno ou de vesícula germinativa (VG). O núcleo do oócito permanecerá nesse estágio pelo menos até que o animal alcance a puberdade. Durante o período em que o núcleo oocitário se encontrar na fase de prófase I, o oócito, em íntima inter-relação com as células somáticas inclusas no compartimento folicular, empreenderá uma intensa fase de crescimento, caracterizada por aumento na atividade transcripcional (síntese de ácido ribonucleico [RNA]), acúmulo de lipídios e absorção ativa e/ou passiva de diferentes nutrientes. Quando o animal iniciar a puberdade, devido às liberações pré-ovulatórias de hormônio luteinizante (LH) algumas horas antes da ovulação, a meiose será retomada e o núcleo oocitário entrará em diacinese. Nesse momento, inicia-se o processo de rompimento da VG, que é seguida das fases de metáfase I, anáfase I e telófase I, momento em que ocorrerá a expulsão do primeiro corpúsculo polar, resultando na formação do oócito secundário, assim denominado pelo fato de seu núcleo encontrar-se na segunda divisão meiótica. Essa fase caracteriza-se por uma rápida e, às vezes, inexistente fase de prófase II, que progredirá para metáfase II, quando ocorrerá a segunda parada da meiose. O oócito retomará a meiose somente se for fecundado pelo espermatozoide. Nesse caso, o núcleo do oócito passará, sucessivamente, pelos estágios de anáfase II e telófase II, seguido da expulsão do segundo corpúsculo polar e da formação do oócito haploide fecundado, marcando, assim, o fim da oogênese (ver Figura 16.3).

Foliculogênese

Processo de formação, crescimento e maturação folicular, iniciando com a formação do folículo primordial e culminando com o estágio de folículo maduro, também conhecido como folículo de *De Graaf*, pré-ovulatório ou dominante.[21]

Conforme mencionado, a função do folículo é proporcionar um ambiente ideal para a manutenção da viabilidade, do crescimento e da maturação oocitária. Desse modo, a foliculogênese ocorrerá simultaneamente à oogênese, quando o oócito estiver entre as fases de prófase I e metáfase II, na maioria das espécies. Em outras palavras, o início da oogênese precede o da foliculogênese, que só é concluída após a ovulação do oócito e posterior fecundação (ver Figura 16.3). Nas espécies bovina e ovina, respectivamente, em torno de 130 e 90 dias de gestação, uma camada de células somáticas planas ou achatadas, conhecidas como células da pré-granulosa, originárias do

mesoderma, circundam o oócito primário ou imaturo (núcleo em prófase I), formando o folículo primordial. Após a formação dos folículos primordiais, as células da pré-granulosa param de multiplicar-se e o folículo primordial entra no período de dormência ou quiescência. A proliferação celular é retomada somente quando o folículo primordial (quiescente) começa a crescer, meses ou anos após a sua formação,[18] passando sucessivamente pelos estágios de folículos intermediários, primários e secundários (folículos pré-antrais), e terciários (folículo antral) até alcançar o estágio de folículo pré-ovulatório. A cronologia da oogênese e da foliculogênese no período fetal nas espécies bovina e ovina é mostrada no Quadro 16.1.

A população total de folículos no ovário mamífero é composta por uma grande reserva de folículos primordiais quiescentes, mas sua quantidade é progressivamente reduzida durante a vida reprodutiva da fêmea.[22] Já os folículos em crescimento (intermediários, primários, secundários e antrais) apresentam-se em número muito menor em ovários de mamíferos.[23] Alguns folículos primordiais iniciam o seu crescimento tão logo sejam formados, mas outros permanecem quiescentes por meses ou anos. Na maioria das espécies, o crescimento folicular começa com a transformação morfológica de folículos primordiais; nele, o oócito circundado por uma camada de células da pré-granulosa pavimentosas evoluem para folículos intermediários e primários, nos quais os oócitos são

QUADRO 16.1	Cronologia da oogênese e foliculogênese nos ovários de fetos bovinos, ovinos e caprinos.		
		Dias de gestação	
Evento	Bovinos[28]	Caprinos[3]	Ovinos[186]
Formação CGP	35	–	–
Diferenciação sexual das gônadas	39 a 40	–	31
Formação das oogônias	57	–	43
Multiplicação de oogônias — Início	–	–	–
Fim	–	–	–
Sincronização da mitose — 4 oogônias	–	–	48
16 oogônias — 8 oogônias	–	–	53
–			
Início da meiose	–	75 a 82	55
Início da separação folicular	–	90	66
Formação de folículos primordiais	–	130	62	62
Formação de folículos primários	–	140	73	95
Formação de folículos secundários	–	210	73	103
Formação de folículos terciários	–	230 a 250	101	150
Nascimento	–	280	150	150

CGP: células germinativas primordiais.

circundados por uma camada de células da granulosa cuboides. Recentes pesquisas têm demonstrado que os folículos primordiais, e em estágios subsequentes de desenvolvimento, expressam receptores de vários hormônios, bem como diferentes fatores de crescimento e seus receptores (Quadro 16.2), que são fortes candidatos que controlam a ativação e o desenvolvimento folicular na fase pré-antral.

Camundongos transgênicos que não sintetizam KL ou c-Kit apresentam a foliculogênse interrompida na fase pré-antral,[24] mostrando a importância do sistema KL/c-Kit para a foliculogênese inicial. GDF-9 e BMP-15 são extremamente importantes para a foliculogênese inicial, pois camundongos transgênicos e ovelhas portadoras de mutações naturais que não expressam essas proteínas apresentam crescimento folicular interrompido na fase de folículos primários e são, consequentemente, inférteis.[25,26] Além disso, deficiência em GDF-9 pode acarretar folículos poliovulares, ou seja, contendo mais de um oócito e, consequentemente, provável atresia.[27]

Essas informações mostram que a ativação de folículos primordiais e o posterior crescimento de folículos primários e secundários são controlados por um sistema bastante complexo envolvendo a participação de diferentes fatores de

QUADRO 16.2	Expressão de fatores de crescimento e seus receptores em folículos pré-antrais.			
Ligantes/Receptores	**Folículos primordiais**	**Folículos primários**	**Folículos secundários**	**Referências**
FSH-R	–	+ ^{r} (c, o, b)	+ ^{r} (c, o, b)	187; 188; 181; 189
GH-R	+ ^{r,p} (b)	+ ^{r,p} (b)	+ ^{r,p} (b), + ^{r} (s, o)	190; 191
LH-R	–	–	+ ^{r} (c)	192
KL	+ ^{r,p} (c, o)	+ ^{r,p} (c, o)	+ ^{r,p} (c, o)	193; 194; 195; 196; 197; 83
c-Kit	+ ^{r,p} (c, o)	+ ^{r,p} (c, o)	+ ^{r,p} (c, o)	
GDF-9	+ ^{r,p} (c), ^{r} (b, o)	+ ^{r,p} (c), ^{r} (b, o)	+ ^{r,p} (c), ^{r} (b, o)	198; 199; 200; 201; 202; 203
BMP-6	+ ^{r,p} (c), ^{r} (o)	+ ^{r,p} (c), ^{r} (o)	+ ^{r,p} (c), ^{r} (o)	
BMP-15	+ ^{r,p} (c)	+ ^{r,p} (c)	+ ^{r,p} (c)	
BMPR-IA	+ ^{r} (c), ^{p} (o, s)	+ ^{r} (c), ^{p} (o, s)	+ ^{r} (c), ^{p} (o, s)	
BMPRIB	+ ^{r} (c), ^{p} (o, s)	+ ^{r} (c), ^{p} (o, s)	+ ^{r} (c), ^{p} (o, s)	
BMPRII	+ ^{r} (c), ^{p} (o, b, s)	+ ^{r} (c), ^{p} (o, b, s)	+ ^{r} (c), ^{p} (o, b, s)	
PDGF-A	+ ^{r,p} (c)	+ ^{r,p} (c)	+ ^{r,p} (c)	204
PDGF-B	+ ^{r,p} (c)	+ ^{r,p} (c)	+ ^{r,p} (c)	
PDGF-C	+ ^{r,p} (c)	+ ^{r,p} (c)	+ ^{r,p} (c)	
PDGF-D	+ ^{r,p} (c)	+ ^{r,p} (c)	+ ^{r,p} (c)	
PDGFR-α	+ ^{r,p} (c)	+ ^{r,p} (c)	+ ^{r,p} (c)	
PDGFR-β	+ ^{r,p} (c)	+ ^{r,p} (c)	+ ^{r,p} (c)	
Activin-A	+ ^{r,p} (c), ^{p} (b, o)	+ ^{r,p} (c), ^{p} (b, o)	+ ^{r,p} (c), ^{p} (b,o)	205; 109; 2; 95
ActR-IA	+ ^{r,p} (c)	+ ^{r,p} (c)	+ ^{r,p} (c)	
ActR-IB	+ ^{r,p} (c)	+ ^{r,p} (c)	+ ^{r,p} (c)	
ActR-IIA	+ ^{r,p} (c), ^{p} (b)	+ ^{r,p} (c), ^{p} (b)	+ ^{r,p} (c)	
ActR-IIB	+ ^{r,p} (c), ^{p} (b)	+ ^{r,p} (c), ^{p} (b)	+ ^{r,p} (c)	
Follistatin	+ ^{r,p} (c)	+ ^{r,p} (c), ^{p,r} (o)	+ ^{r,p} (c), ^{p,r} (o)	
TGFβ	+ ^{r,p} (g)	+ ^{r,p} (g)	+ ^{r,p} (g)	189
TGFβ-RI	+ ^{r,p} (g)	+ ^{r,p} (g)	+ ^{r,p} (g)	
TGFβ-RII	+ ^{r,p} (g)	+ ^{r,p} (g)	+ ^{r,p} (g)	
IGFI-1	-	-	+ ^{r} (b)	187; 206; 207; 208
IGFR-I	-	+ ^{r} (b)	+ ^{r} (b, c)	
IGFBP-II	-	+ ^{r,p} (b)	+ ^{r,p} (b)	
IGFBP-III	-	+ ^{r} (b)	+ ^{r} (b)	
EGF	+ ^{r,p} (c)	+ ^{r,p} (c)	+ ^{r,p} (c)	68
EGFR	+ ^{r,p} (c)	+ ^{r,p} (c)	+ ^{r,p} (c)	
AMH	–	–	+ ^{p} (o)	209
VIP	+ ^{r} (c)	+ ^{r} (c)	+ ^{r} (c)	98
FGF-2	+ ^{r,p} (c), ^{p} (b, o)	+ ^{r,p} (c), ^{p} (b, o)	+ ^{r,p} (c), ^{p} (b, o)	210; 211; 212; 213; 214; 215; 216; 217
FGF-7	+ ^{r,p} (b)	+ ^{r,p} (b)	+ ^{r,p} (b)	
FGF-8	+ ^{r} (b)	+ ^{r} (b)	+ ^{r} (b)	
FGF-10	+ ^{r,p} (b)	+ ^{r,p} (b)	+ ^{r,p} (b)	
FGF-17	+ ^{p} (b)	+ ^{p} (b)	+ + ^{r} (b)	
FGFR-3c	+ ^{r} (b)	+ ^{r} (b)	^{r} (b)	
FGFR-4	+ ^{r} (b)	+ ^{r} (b)	^{r} (b)	

^{r}: RNAm; ^{p}: proteína; b: bovinos; c: caprinos; o: ovinos; s: suínos.

crescimento e também de hormônios. Apesar do crescimento folicular na fase pré-antral não ser dependente do hormônio folículo estimulante (FSH), existem evidências de que ele influencia indiretamente essa etapa da foliculogênese.[28]

População folicular

A quantidade de folículos no ovário ao nascimento é estimada em 235 mil na vaca, 160 mil na ovelha,[30] 37 mil na cabra[31] e 2 milhões na mulher;[8] entretanto, esse número sofre grande variação individual.[32] Em bovinos, pode variar de 0 a 720 mil folículos por ovário.[20] A população e distribuição dos diferentes tipos foliculares nos ovários de animais podem ser afetadas por vários fatores, como: nutrição,[33] raça,[23] idade,[17,20,34] níveis hormonais[35] e estado reprodutivo.[36]

Atresia folicular e seu impacto na redução massiva do "capital" oocitário no ovário

Conforme mencionado, o ovário mamífero contém milhares de oócitos inclusos em folículos pré-antrais. Entretanto, a maioria desses folículos não chega até à ovulação, sendo eliminada por meio de um processo conhecido por atresia folicular. Evidências morfológicas indicam que existem dois tipos de atresia: A e B. Na atresia do tipo A, observada mais comumente em folículos pré-antrais, as alterações degenerativas ocorrem primariamente no oócito. Na atresia do tipo B, que ocorre mais frequentemente nos folículos antrais, as primeiras alterações ocorrem nas células da granulosa.[8] A atresia é um processo fisiológico, de duração desconhecida, que pode ocorrer por degeneração e/ou apoptose. Evidências têm demonstrado que a apoptose é o mecanismo bioquímico responsável pela atresia folicular.[37] A apoptose caracteriza-se pela morte celular ativa em todos os organismos multicelulares e ocorre em tecidos que estão sofrendo alterações no desenvolvimento ou respondendo a um estímulo fisiológico. A alteração típica observada é a condensação da cromatina, resultando na formação de zonas densas de heterocromatina na membrana nuclear. Independentemente da condensação da cromatina, endonucleases dependentes de cálcio e magnésio são ativadas, resultando na clivagem do ácido desoxirribonucleico (DNA) entre as unidades nucleossomais, a cada 180 a 200 pares de bases.[38] O citoplasma de células apoptóticas evidencia-se pela agregação e desorientação de suas organelas. Concomitantemente, a membrana plasmática mostra sinais de retração e finalmente a célula rompe-se em diversos fragmentos denominados corpos apoptóticos,[38] que são, então, fagocitados pelas células da vizinhança. Em geral, esse processo inicia-se antes que a membrana plasmática perca completamente sua integridade; dessa forma, não ocorre extravasamento dos componentes citoplasmáticos e não se observa reação inflamatória.[38] A atresia folicular é um processo de duração ainda pouco conhecido,[39]

que não é igualmente prevalente em todos os estágios do desenvolvimento folicular.[40] Byskov[41] sugere que essa condição possa ocorrer em qualquer momento do desenvolvimento folicular, incluindo a fase pré-antral. Em caprinos[42] e ovinos,[15] demonstrou-se que a atresia atinge 12 e 50% dos folículos pré-antrais, respectivamente. Por outro lado, na maioria das espécies estudadas, diferentes autores relataram que a maioria dos folículos antrais que apresentam diferenciação terminal das células da granulosa e da teca não se desenvolve até o estágio de ovulação, morrendo pelo processo de atresia.[39] Independentemente da fase na qual ocorra e, apesar de ser um fenômeno natural, a atresia reduz de maneira significativa o número de oócitos potencialmente viáveis durante a vida reprodutiva de um animal. Em resumo, o desenvolvimento de um folículo pré-ovulatório *in vivo*, a partir de folículos pré-antrais, é um fenômeno raro porque se considera que, em bovinos, somente um em cada mil folículos primordiais alcançará o estágio de folículo maduro ou pré-ovulatório.

MANIPULAÇÃO DE OÓCITOS INCLUSOS EM FOLÍCULOS OVARIANOS PRÉ-ANTRAIS

Conceito

A MOIFOPA é uma biotécnica que consiste em: (1) isolamento ou resgate de folículos pré-antrais a partir de ovários; (2) conservação visando à estocagem por um curto (resfriamento) ou longo (criopreservação) período; e (3) cultivo folicular que tem como finalidade promover crescimento, maturação *in vitro* (MIV) e FIV dos oócitos previamente inclusos em FOPA.

Importância

Aspectos anatômicos como formato, tamanho, localização e organização histológica ovariana, compreendendo as regiões cortical e medular, bem como as estruturas constituintes do estroma (tecido conjuntivo, fibroblastos, vasos sanguíneos e linfáticos, nervos etc.) e do parênquima (folículos, corpos hemorrágico, lúteo e *albicans*), têm sido extensivamente descritos.[43] Da mesma maneira, as duas principais funções dos ovários, isto é, endócrina e gametogênica (produção e liberação do oócito por ocasião da ovulação) são igualmente descritas em diversas publicações.[21] Referente à função gametogênica, embora se saiba que esta resulta da interação de dois processos – oogênese e foliculogênese –, muito pouco se compreende sobre os mecanismos que controlam o desenvolvimento e a regressão (atresia) folicular. Apesar de o desenvolvimento de folículos antrais, notadamente em bovinos, ter sido amplamente descrito, informações concernentes à fisiologia dos folículos pré-antrais são escassas. Sabe-se de estudos histológicos que os folículos primordiais são ativados e transformam-se, sucessivamente, em folículos intermediários, primários e secundários; entretanto, não são conhecidos com exatidão os fatores que promovem ou inibem a ativação dos folículos primordiais, bem como aqueles implicados no controle do crescimento de folículos primários e secundários. Em resumo, comparada à fase antral, a pré-antral compreende um período obscuro e pouco conhecido da foliculogênese, sendo, portanto, um vasto campo para investigações científicas.

Tendo em vista que as biotécnicas ligadas à reprodução têm como finalidade geral o aumento da eficiência reprodutiva dos rebanhos, será considerada agora a eficácia do ovário como uma "máquina" produtora e liberadora de óvulos. Conforme abordado na primeira seção deste capítulo, o ovário mamífero contém milhares de oócitos, inclusos em sua maioria (cerca de 90%) nos folículos pré-antrais. Apesar deste enorme "capital" oocitário, uma ínfima proporção desses oócitos (cerca de 0,1%) será ovulada e, consequentemente, poderá ter alguma possibilidade de ser fecundada. Conforme o exposto anteriormente, considerando-se o fato de que a quase totalidade dos oócitos será eliminada pelo processo de atresia, caso eles permaneçam no interior dos ovários, a biotécnica de MOIFOPA fundamenta-se em dois objetivos principais: (1) resgatar ou isolar os FOPA a partir dos ovários antes que eles se tornem atrésicos; e (2) cultivar os FOPA e, consequentemente, os oócitos imaturos neles inclusos, até o estágio de maturação, prevenindo-os da atresia.

A biotécnica de MOIFOPA é de grande importância tanto para a pesquisa fundamental ou básica quanto para a reprodução animal. No tocante à pesquisa fundamental, essa tecnologia poderá contribuir para elucidação dos mecanismos implicados na foliculogênese na fase pré-antral. Nesse caso, os FOPAs isolados do ambiente ovariano, e consequentemente das influências endócrina e nutricional do organismo animal, poderão ser cultivados *in vitro* em presença de diferentes substâncias conhecidas (matriz extracelular, hormônios, fatores de crescimento, carboidratos, aminoácidos etc.), cujos efeitos individual ou associado poderão ser avaliados e controlados em diversos experimentos. Os resultados oriundos desses experimentos possibilitarão a elucidação dos mecanismos envolvidos tanto na ativação dos folículos primordiais quanto no crescimento de folículos primários e secundários.

Em relação à reprodução animal, no futuro o isolamento de milhares de FOPA a partir de um único ovário e o posterior cultivo *in vitro* (CIV) dos oócitos neles inclusos até o estágio de maturação poderá contribuir para a multiplicação de animais de alto valor zootécnico ou ameaçados de extinção. Tal objetivo será alcançado pela obtenção de grande quantidade de oócitos homogêneos oriundos de um mesmo animal, que se desenvolveriam e maturariam *in vitro*, sendo utilizados posteriormente nas biotécnicas de FIV e clonagem. Essa tecnologia contribuirá também para a padronização de outras técnicas, como clonagem, FIV e transgênese, uma vez que será utilizada uma população de oócitos em um mesmo estágio de desenvolvimento e de mesma origem. Outra consequência imediata dessa nova biotécnica é a criopreservação de FOPA isolados ou *in situ* (no interior de tecido ovariano), a qual poderia ter fundamental importância na constituição de bancos de germoplasma animal, que visaria à conservação de oócitos de animais de alto valor zootécnico e/ou em perigo de extinção. A vantagem da criopreservação de FOPA é semelhante à do sêmen. Tendo em vista a prevalência dos folículos pré-antrais sobre os antrais (90% contra 10%), milhares de oócitos neles contidos poderiam ser recuperados a partir de um ovário de um mesmo animal, congelados e estocados por longos períodos (meses a anos), preservando dessa forma o material genético da espécie em questão. A criopreservação de FOPA também pode contribuir para a medicina humana, pois pode representar uma excelente alternativa para mulheres que apresentam problemas de concepção ou que são submetidas a tratamento químio e/ou radioterápico. As vantagens do emprego atual e/ou futuro da biotécnica de MOIFOPA estão resumidas a seguir:

- Aumento da eficiência reprodutiva de animais de alto valor zootécnico ou em perigo de extinção
- Redução do intervalo entre gerações, por meio da utilização de ovários de animais jovens (fetos, recém-nascidos e animais pré-púberes)
- Recuperação de rebanhos eliminados por problemas de saúde, desde que não haja comprometimento do ovário
- Utilização de ovários de animais que não reagem a tratamentos de superovulação
- Aproveitamento de ovários de animais portadores de patologias graves de tubas uterinas e/ou útero
- Obtenção de descendentes de um animal mesmo após a sua morte, desde que a colheita dos ovários seja realizada antes que a sua degeneração ocorra
- Melhoramento da utilização de biotécnicas como FIV, clonagem, transgênese e TE
- Padronização das biotécnicas de FIV, clonagem e transgênese
- Pesquisa fundamental – fonte abundante de informações a respeito da foliculogênese na fase pré-antral
- Formação de recursos humanos.

Conservação e isolamento *in vitro* de folículos ovarianos pré-antrais

Conservação de ovários durante o transporte até o laboratório

O resfriamento de folículos pré-antrais de mamíferos é de grande importância para sua conservação durante o transporte dos ovários do local de colheita até o laboratório, garantindo, portanto, boa qualidade para criopreservação e/ou cultivo folicular. Pesquisas realizadas por nossa equipe demonstraram que folículos pré-antrais bovinos, caprinos e ovinos podem ser conservados in situ, eficientemente, a 4°C nas soluções salina (SS), à base de água de coco (SBAC), Braun-Collins (SBC), TCM-199 ou phosphate buffer saline (PBS) por até 24 horas; bem como a 20°C por 4 horas nessas mesmas soluções. Em tais condições, o percentual de folículos morfologicamente normais variou de 60 (SS – 4°C por 24 horas) a 65% (TCM-199 a 4°C por 24 horas) para bovinos,[44] 78,1 (SS – 4°C por 24 horas)[45] a 91% (SBAC – 4°C por 4 horas)[46] para caprinos e de 70 (SBC – 20°C por 4 horas)[47] a 95% (TCM-199 a 4°C por 4 horas) para ovinos, não sendo observadas diferenças significativas em comparação aos ovários no momento da colheita, apresentando média de normalidade de 68% para bovinos,[44] 88,4% para caprinos[45,46] e 93,6% para ovinos.[47] Por outro lado, após conservação a 20°C por 12 ou 24 horas e a 39°C por 4, 12 ou 24 horas, em todos os meios testados, observou-se redução significativa do percentual de folículos pré-antrais morfologicamente normais ao longo do tempo.[23,45-48] Utilizando a temperatura de 39°C, a conservação de ovários ovinos é viável por apenas 2 horas,[49] quando ocorre manutenção do percentual de folículos pré-antrais normais similar àquela observada no momento da colheita dos ovários, conforme análise ultraestrutural (Figura 16.4).

Bases gerais da técnica de isolamento folicular

No laboratório, a utilização de FOPA para criopreservação e/ou CIV no âmbito das pesquisas fundamental e aplicada (futuro) é precedida do emprego de métodos eficazes (mecânicos e/ou enzimáticos) que possibilitem o isolamento de uma grande quantidade de FOPA a partir dos ovários. Na literatura, os primeiros registros de estudos de FOPA isolados, respectivamente, em animais de laboratório (como murinos),[50] e domésticos (como bovinos)[51] ocorreram nas décadas de 1960 e 1990, utilizando-se procedimentos enzimáticos e mecânicos, respectivamente. O princípio dos métodos de isolamento folicular consiste na dissociação ou separação dos folículos pré-antrais dos demais componentes do estroma ovariano (fibroblastos, fibras colágenas e elásticas, fibronectina etc.) utilizando-se, para isso, instrumentos mecânicos associados ou não aos químicos ou enzimáticos. Nos procedimentos mecânicos, os equipamentos mais comumente utilizados são o tissue chopper, mixer, tesouras cirúrgicas, pequenos fórceps e agulhas dissecantes. Em relação aos procedimentos enzimáticos, as enzimas proteolíticas mais utilizadas são a colagenase, tripsina e pronase, sendo a primeira empregada na maioria das pesquisas.

Métodos enzimáticos de isolamento de folículos pré-antrais foram descritos não apenas em animais de laboratório, como camundonga,[52,53] rata,[54] hamster,[55] coelha,[56] mas também em suínos,[6] gatas,[57] humanos,[58] fetos bovinos,[59] ovinos[60] e caprinos.[61] Já os métodos mecânicos têm sido mais comumente usados em bovinos,[51,59] caprinos,[31,62] ovinos[63] e felinos.[57] A quantidade máxima de FOPAs isolados por ovário, utilizando-se procedimentos mecânicos e enzimáticos em ovários de diferentes espécies, é mostrada no Quadro 16.3. Conforme pode ser observado, independentemente do tipo de procedimento (mecânico ou enzimático) podem ser isolados milhares de folículos pré-antrais por ovário. Diante do exposto, conclui-se que, devido à grande eficiência dos métodos disponíveis, a obtenção de oócitos inclusos em folículos pré-antrais isolados não constitui um empecilho para o desenvolvimento da biotécnica de MOIFOPA.

Protocolo de isolamento de folículos ovarianos pré-antrais bovinos in vitro

A título de exemplo prático referente ao isolamento mecânico de FOPA, será ilustrado e detalhado a seguir o procedimento

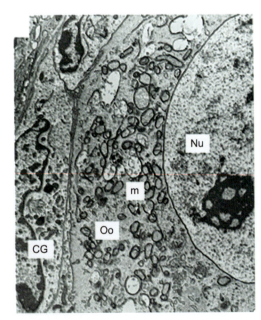

FIGURA 16.4 Aspectos ultraestruturais de folículo primordial ovino normal após conservação in vitro. Oo: oócito; Nu: núcleo; CG: células da granulosa; m: mitocôndria.

QUADRO 16.3 Número médio de folículos ovarianos pré-antrais (FOPA) isolados em bovinos, ovinos e caprinos utilizando os procedimentos mecânico ou enzimático.

Método de isolamento	Espécie	Número de FOPA isolados	Referências
Método mecânico	Bovinos*	2.396	51
	Caprinos	13.631	31
	Ovinos	4.735	65
Método enzimático	Bovinos*	1.002	51
	Caprinos*	1.113	61
	Ovinos	2.587	218

*Isolamento de FOPAs a partir de ovários de fetos.

mecânico simples desenvolvido para bovinos[51] que é empregado como rotina em diferentes laboratórios. Nesse procedimento, o isolamento mecânico de FOPA consiste em quatro etapas, descritas a seguir.

▪ Etapa 1 | Obtenção e tratamento preliminar do ovário

Os ovários oriundos de animais mortos (obtidos em matadouro) ou vivos (após ovariectomia) são colocados em meios apropriados (p. ex., solução de cloreto de sódio [NaCl] a 0,9%, PBS, TCM-199), transportados ao laboratório em recipientes térmicos a temperaturas que variam de 4º a 39°C. Os meios, assim como as temperaturas utilizadas, dependem da finalidade do estudo. No laboratório, os folículos antrais superficiais são puncionados com uma pequena agulha para a eliminação do fluido folicular. Em seguida, o ovário é seccionado com uma lâmina de bisturi de modo a obter duas porções. Posteriormente, procede-se à remoção de estruturas ovarianas, como os corpos *albicans*, lúteo e hemorrágico, visando obter melhor fragmentação do ovário no *tissue chopper*.

▪ Etapa 2 | Fragmentação do ovário no *tissue chopper*

Nesta etapa, as duas porções de cada ovário são seccionadas (sentido corticomedular) em pequenos fragmentos utilizando-se o *tissue chopper* previamente regulado para a realização de cortes em intervalos seriados, de acordo com a espécie (bovino – 50 μm,[64] caprino – 75 μm,[31] ovino – 87,5 μm[65]). Para se obter uma fragmentação mais eficiente no *tissue chopper*, o ovário é umidificado com TCM199 acrescido de 5% de soro sanguíneo (TCM199$^+$) e cortado nos sentidos longitudinal, transversal e oblíquo. Em seguida, os fragmentos ovarianos obtidos são transferidos para tubos de 50 mℓ, contendo 15 mℓ de TCM199$^+$ e ressuspendidos nesse meio.

▪ Etapa 3 | Dissociação mecânica dos fragmentos ovarianos

Para otimizar o processo de isolamento dos folículos pré-antrais, os fragmentos ovarianos presentes na suspensão, obtidos na etapa 2, são dissociados mecanicamente por repetidos movimentos de sucção e ejeção, utilizando-se pipetas de Pasteur calibradas a 1.600 e 600 μm de diâmetro.

▪ Etapa 4 | Separação de folículos isolados por meio de filtração simples

Após dissociação mecânica com pipetas de Pasteur, a suspensão obtida na etapa anterior é sucessivamente filtrada em malhas de náilon de 500 μ e 100 μm de diâmetro, com a finalidade de separar os folículos pré-antrais isolados dos fragmentos de tecido ovariano > 100 μm de diâmetro, retidos nas malhas de 100 μm. Logo após, o filtrado obtido é levado ao microscópio invertido visando a identificação, contagem, classificação e manipulação dos FOPAs. O procedimento mecânico simples de isolamento de folículos pré-antrais é ilustrado nas Figuras 16.5 e 16.6. A Figura 16.7 ilustra folículos primordiais, primários e secundários presentes nas suspensões obtidas após isolamento mecânico.

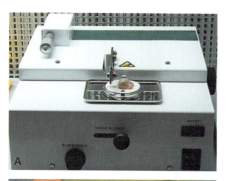
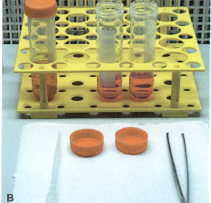
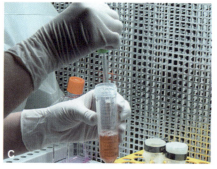
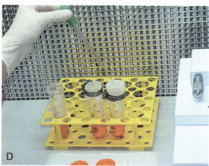

FIGURA 16.5 Procedimento mecânico simples de isolamento de folículos ovarianos pré-antrais a partir de ovários bovinos. **A.** Ovário no *tissue chopper*. **B.** Suspensão de fragmentos no meio de isolamento. **C.** Dissociação mecânica dos fragmentos de ovário com pipetas Pasteur. **D.** Filtração da suspensão em malhas de 500 e 100 μm.

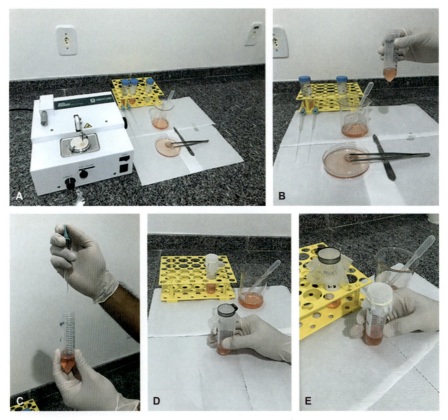

FIGURA 16.6 Principais materiais e equipamentos utilizados no isolamento e na identificação de folículos ovarianos pré-antrais bovinos.

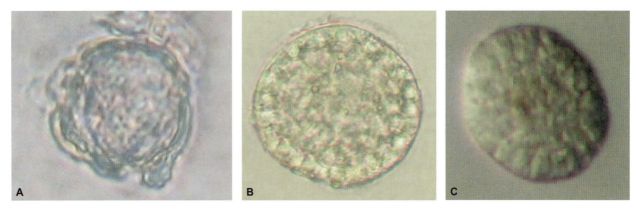

FIGURA 16.7 Folículos pré-antrais isolados mecanicamente. **A.** Folículo primordial. **B.** Folículo primário. **C.** Folículo secundário.

Cultivo *in vitro* de folículos ovarianos pré-antrais

Bases gerais

O objetivo principal do CIV de FOPA é promover o desenvolvimento folicular, assegurando o crescimento e a maturação dos oócitos, bem como a multiplicação e posterior diferenciação das células da granulosa inclusas nesses folículos. O sistema de cultivo ideal deve preencher os três seguintes requisitos básicos e sequenciais: preservar a viabilidade dos folículos, conservar sua aparência morfológica preexistente *in vivo* e, finalmente, desde que mantidas as condições precedentes, assegurar o crescimento e a maturação folicular. Especialmente no tocante a animais domésticos, os sistemas de cultivo disponíveis cumprem apenas parcialmente os requisitos supracitados. A composição dos meios utilizada para o cultivo de FOPA varia enormemente, em função do estudo realizado. Apesar disso, alguns componentes como solução salina, antibióticos (penicilina, estreptomicina), tampões (bicarbonato, fosfato, Hepes) e diferentes substratos nutricionais (monossacarídeos, lipídios, proteínas, aminoácidos, ácidos nucleicos, vitaminas etc.) constituem a base da maioria dos meios disponíveis. Ademais, esses meios básicos são frequentemente enriquecidos com fontes proteicas (soro – *fetal calf serum* [FCS], *estrus cow serum* [ECS], *steer serum* [SS] ou *bovine serum albumin* [BSA]), hormônios (FSH, LH, hormônio do crescimento [GH], hormônio antimülleriano [AMH], andrógenos e 17β-estradiol), peptídios (peptídio intestinal vasoativo [VIP]) e diversos fatores de crescimento (ativina, *kit ligand*, fator de crescimento queratinocítico [KGF], BMP-7, LIF, EGF, FGF, TGFα, TGFβ, IGF-1, IGF-2 e GDF-9) em diferentes combinações e concentrações. Independentemente da composição do meio para o sucesso do cultivo, a osmolaridade e o pH devem situar-se, respectivamente, entre 280 e 310 mOsm/ℓ e 7,2 a 7,4. A duração do cultivo pode variar de um a vários dias, de acordo com a finalidade do experimento. Além do meio de cultivo, outro componente que não afeta propriamente a viabilidade do folículo, mas a sua habilidade de reagir a diferentes estímulos (hormônios, peptídios e outros fatores de crescimento), é o substrato com o qual o folículo mantém contato. Do ponto de vista didático, de acordo com a modo de contato do folículo com o substrato, podem-se classificar os sistemas de cultivo em bi e tridimensionais, conforme ilustrado na Figura 16.8. No sistema bidimensional, o folículo encontra-se sobre o substrato. Este pode ser o próprio plástico da placa de cultivo recoberto ou não por ágar, por componentes da matriz extracelular purificados (colágeno do tipo I, fibronectina, laminina e matrigel) ou por monocamada de células somáticas (células da granulosa, fibroblastos e outros componentes do estroma ovariano). No sistema tridimensional, o folículo encontra-se no interior do substrato, ou seja, totalmente circundado pelo substrato. Os substratos mais comumente utilizados nesse tipo de sistema são o colágeno do tipo I e o ágar, apesar de existirem relatos com cultivo em gotas de alginato utilizando folículos pré-antrais de murinos, humanos ou primatas não humanos.[66] É bem conhecido e relatado em diferentes artigos que existe uma relação direta entre forma e função celular. A forma da célula é determinada, entre outros fatores, pelos componentes do citoesqueleto (actina, talina). Substratos à base de componentes da matriz extracelular têm a propriedade de ligar-se a proteínas transmembranárias denominadas integrinas, que por sua vez estão unidas aos componentes do citoesqueleto. Agindo dessa maneira, as proteínas da matriz extracelular, atuando no citoesqueleto indiretamente por meio das integrinas, controlam a forma da célula e, consequentemente, interferem em sua função.

Protocolo de cultivo

A título de informação prática, serão apresentados a seguir, em detalhes, os protocolos de ativação de folículos primordiais e de cultivo de folículos primários e secundários após isolamento. Diferentes métodos têm sido desenvolvidos para o estudo da ativação de folículos primordiais. Em roedores, a pequena dimensão dos ovários possibilita o cultivo do órgão inteiro, o que tem sido bastante útil para o estudo da foliculogênese inicial em pequenos mamíferos. Eppig & O'Brien[67] obtiveram grande sucesso com a ativação de folículos primordiais *in vitro* e, a partir disso, esse modelo tem sido utilizado por diferentes grupos de pesquisadores. Por outro lado, devido às grandes dimensões dos ovários de animais domésticos de médio e grande portes, não é possível utilizar esse modelo. Para esses animais, o cultivo de pequenos fragmentos de córtex ovariano, rico em folículos primordiais, tem sido realizado para estudar a ativação de folículos primordiais de caprinos,[68] bovinos,[1,69] primatas não humanos do velho[70] e novo mundo,[71] e de humanos.[58] Utilizando-se desses modelos, os autores citados demonstraram que a maioria dos folículos primordiais, até 80%, é ativada e se desenvolve para o estágio de folículos primários. O cultivo de pequenos fragmentos de córtex ovariano tem a vantagem de manter o contato celular e facilitar a perfusão do meio para o tecido ovariano.[72]

Diversos marcadores têm sido utilizados para detectar a proliferação das células da granulosa durante o CIV. O antígeno nuclear de proliferação celular (PCNA) é uma proteína presente somente em células em multiplicação relacionada com o início de crescimento folicular.[69] Nesse contexto, com auxílio da técnica de imuno-histoquímica, o PCNA tem sido utilizado com sucesso como marcador da atividade proliferativa das células da granulosa de folículos primordiais de bovinos, babuínos[70] e caprinos[68] durante o CIV. Por outro lado, a incorporação de marcadores radioativos (timidina tritiada [H^3-timidina]) ou não radioativos (bromodesoxiuridina [BrdU]) no DNA de células com atividade proliferativa também tem

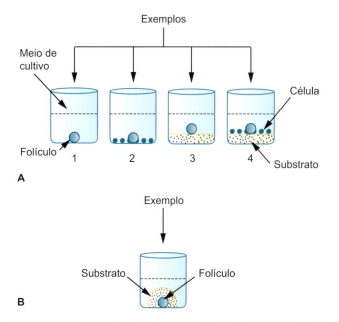

FIGURA 16.8 Sistemas de cultivo de folículos pré-antrais. **A.** Sistema bidimensional – folículo cultivado sobre o substrato. **B.** Sistema tridimensional – folículo cultivado no interior do substrato. 1: suporte plástico sem revestimento; 2: suporte plástico revestido por células; 3: suporte plástico revestido por matriz; 4: suporte plástico revestido por matriz contendo células sobre a sua superfície.

sido utilizada com bastante êxito para comprovar o início do crescimento de folículos primordiais bovinos (H³-timidina)[1] e felinos (BrdU).[57]

De acordo com Figueiredo et al.,[73] folículos primários e secundários destinados ao CIV são isolados e manipulados previamente em M199 HEPES suplementado com 5% de FCS, antibióticos (200 UI/mℓ de penicilina, 200 µg/mℓ de estreptomicina) e 0,23 mM de piruvato. Após o isolamento folicular, obtém-se uma suspensão de volume final igual a 20 mℓ (para um ovário inteiro). Dessa suspensão, após homogeneização, são retiradas alíquotas de 2 mℓ, posteriormente levadas ao microscópio invertido para localização, seleção e manipulação de FOPAs isolados. Os FOPAs selecionados são aspirados com micropipetas e colocados, em grupo de quatro a cinco, em microgotas de 50 µℓ do meio de isolamento. A utilização de microgotas facilita a localização dos folículos, agilizando sua inserção nas placas de Petri. Em seguida, os folículos são submetidos a três lavagens em microgotas, para eliminar as células do estroma ovariano presentes na suspensão. Após a lavagem, eles são introduzidos no meio de cultivo (cerca de 350 µℓ) contido no interior das fossas da placa de cultivo. O meio de cultivo utilizado por nossa equipe é constituído de α-MEM suplementado com antibióticos (200 UI/mℓ de penicilina, 200 µg/mℓ de estreptomicina), 10% de FCS e ITS (insulina – 10 µg/mℓ, transferrina – 5,5 µg/mℓ e selênio – 5 ng/mℓ). O cultivo folicular é realizado em estufas contendo 5% de CO_2 em ar a 39°C. No caso de cultura de duração de 5 dias, o meio é trocado 24 horas após o início do cultivo e, posteriormente, a cada 48 horas.

Parâmetros para avaliação do cultivo in vitro
■ Análise da sobrevivência folicular

Os FOPAs podem ser avaliados quanto à sua viabilidade, diretamente a fresco, utilizando-se um microscópio invertido (avaliação subjetiva) ou após processamento histológico. A avaliação a fresco baseia-se no aspecto do oócito, quando visível, e das células da granulosa circundantes que devem apresentar-se homogêneas e brilhantes. Os folículos degenerados apresentam contornos irregulares, oócito e/ou células da granulosa de aspecto enegrecido, podendo estar retraídas e descoladas da membrana basal. Do ponto de vista histológico, deve-se observar o aspecto do oócito e das células da granulosa circundantes. O núcleo desse oócito deve apresentar cromatina descondensada compatível com o estágio de prófase I, e o citoplasma oocitário deve estar homogêneo. É importante verificar também a aparência, o tamanho e a distribuição dos núcleos das células da granulosa. Nos folículos degenerados, as alterações mais comumente observadas são a condensação da cromatina e a retração do citoplasma do oócito. Em menor frequência, evidenciam-se redução da densidade nuclear na camada de células da granulosa e picnose nuclear. A Figura 16.9 mostra exemplos de FOPAs normais ou

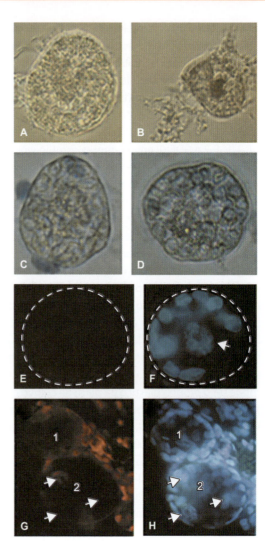

FIGURA 16.9 Folículos pré-antrais normais (**A** e **B** – ausência de azul de tripan; **E** e **F** – ausência de marcação com etídio homodímero) e degenerados (**C** e **D** – marcados com azul de tripan; **G** e **H** – marcados com etídio homodímero) após o cultivo in vitro.

degenerados observados após CIV. Também é possível avaliar a viabilidade oocitária pela autorradiografia, que de modo semelhante utiliza técnicas histológicas em uma de suas etapas. Nesse caso, avalia-se a capacidade sintética do oócito e das células da granulosa, considerando a sua habilidade de incorporar uridina triciada ou metionina marcada com enxofre 35 (S35). A taxa de folículos vivos pré e pós-CIV pode ser determinada utilizando-se corantes vitais como, por exemplo, o azul de tripano[74] e o brometo de etídio, que são incorporados somente por células mortas. Além disso, também pode ser definido o índice de apoptose em células da granulosa antes e após o cultivo folicular pela técnica de Tunel.

■ Análise do crescimento folicular

Essa análise pode ser realizada: (1) a fresco, medindo-se o diâmetro dos folículos em geral no início e no fim do período de cultivo; e (2) determinando-se a atividade mitótica das células da granulosa, considerando a sua capacidade de incorporar marcadores radioativos (H[3]-timidina– técnica de autorradiografia) ou não radioativos (BrdU) ou expressão de proteínas específicas como o PCNA. Além disso, a imunomarcação de fatores de crescimentos específicos para o oócito (p. ex., GDF-9 e c-Kit) e células da granulosa (p. ex., KL) poderá definir se o desenvolvimendo está ocorrendo de forma sincrônica ou se a funcionalidade folicular está sendo afetada.

Fatores que afetam a sobrevivência, a adesão e a morfologia

Informados os princípios básicos sobre o cultivo folicular, alguns fatores que afetam a sobrevivência, adesão e morfologia de FOPAs serão discutidos a seguir, com ênfase na espécie bovina. As perdas de folículos durante o CIV podem ocorrer por duas maneiras: (1) degeneração; e (2) por inabilidade do folículo de aderir-se ao substrato e, consequentemente, extraviar-se por ocasião das trocas de meio de cultivo.

Perdas foliculares por degeneração

A taxa de degeneração folicular que ocorre predominantemente no oócito durante o cultivo de FOPAs bovinos pode ser influenciada principalmente por três fatores: (1) tipo de ovário utilizado como doador de FOPAs; (2) meio utilizado no isolamento folicular; e (3) composição do meio de cultivo.

No tocante à influência do estado fisiológico do animal, Figueiredo et al.[75] testaram a eficiência de ovários de bezerra, vacas adultas em ciclo normal, gestantes e finalmente em pós-parto como doadoras de FOPA para o CIV. Após 5 dias de cultivo, evidenciou-se que o percentual de folículos viáveis oriundos de vacas em pós-parto (32,1%) foi significativamente inferior ao de bezerras (55,5%), vacas em ciclo normal (71,7%) e vacas gestantes (60,7%). Esses resultados mostram que estágio reprodutivo das fêmeas doadoras de ovários afeta a viabilidade de FOPAs cultivados in vitro. A sobrevivência de FOPAs pode também ser afetada pela composição do meio de isolamento. Quando o PBS foi usado como meio de isolamento, a maioria dos folículos apresentou oócitos degenerados após o primeiro dia de cultivo.[76]

A composição do meio de cultivo é outro fator que afeta a viabilidade folicular, pois Figueiredo.[73] descreveram que a sobrevivência dos folículos pré-antrais bovinos in vitro foi reduzida na ausência de hipoxantina e substratos energéticos, como o piruvato e a glutamina. Constatou-se que a adição de piruvato (0,23 mM), glutamina (2 mM) e hipoxantina (2 mM) ao meio de cultivo de base denominado controle (MEM suplementado com antibióticos – 200 UI/mℓ de penicilina e 200 μℓ/mℓ de estreptomicina, 10% de FCS e ITS – insulina 6,25 μg/mℓ e selênio 6,25 ng/mℓ) aumentou o percentual de folículos morfologicamente normais de 29,4 (meio-controle) para 78,6% (meio tratado).

Perdas foliculares por inabilidade de adesão ao substrato

O cultivo de FOPAs bovinos diretamente sobre o suporte de plástico apresenta como inconvenientes, além da alteração da forma folicular, as grandes perdas foliculares durante as trocas de meio, devido ao fato de os folículos não aderirem ou aderirem de modo insuficiente ao plástico. Na busca para superar esses problemas, Figueiredo et al.[12] avaliaram o efeito de diferentes tipos de matriz extracelular (fibronectina, colágeno do tipo I, matrigel e laminina) na morfologia e adesão folicular ao substrato, nos sistemas bidimensional e tridimensional de cultivo. No sistema bidimensional, a utilização de fibronectina (76%), colágeno do tipo I (65,2%) e matrigel (80,4%) aumentou significativamente o índice de folículos aderidos quando comparado ao plástico (20,4%) não recoberto por matriz. Quando os folículos foram cultivados em sistema tridimensional no interior de um gel de colágeno tipo I, nenhuma perda folicular foi observada e a morfologia folicular manteve-se semelhante à originada no ovário. Em resumo, a utilização de componentes da matriz extracelular é importante para preservação da morfologia folicular e redução ou extinção das perdas foliculares durante as trocas de meio de cultivo.

Fatores que afetam o crescimento

In vivo, vários componentes produzidos endócrina e localmente podem estimular a neovascularização ou inervação dos pequenos folículos, os quais fornecem nutrientes, citocinas, hormônios e substâncias neuropeptidérgicas. Esses fatores parecem ser necessários para a sobrevivência dos folículos e o início do crescimento folicular.[10]

O CIV de fragmentos de córtex ovariano tem sido utilizado para estudar a ativação de folículos primordiais em várias espécies. Pesquisas recentes têm demonstrado que a fragmentação do córtex ovariano promove alteração na via de sinalização "Hippo". As alterações nessa via de sinalização em associação com nutrientes, hormônios e fatores de crescimento induzem a ativação dos folículos primordiais.[77] Vários estudos com o cultivo de tecido ovariano de animais domésticos evidenciaram que FSH (caprinos[68]), FGF-2 (caprinos[78]), GDF-9 (caprinos[79]), BMP-15 (caprinos[80,81]), IGF-1 (caprinos[82]), KL (caprinos[83]), BMP-7 (caprinos[84]), estradiol e progesterona (caprinos[85,86]), LIF (caprinos[87]), lipopolissacarídeos (bovinos[88]), melatonina (caprinos[89]), GH (caprinos[90]), FGF-10 (caprinos[91,92]), e deidroepiandrostenediona (ovinos[93]) promovem a ativação de folículos primordiais e aumentam a sobrevivência folicular. Com exceção de IGF-1 e LIF, todos os fatores de crescimento citados, bem como EGF (caprinos,[68] ovinos[94]), ativina-A (caprinos[95]), VEGF (caprinos[96]), BMP-4 (ovinos[97]) e VIP (caprinos[98]) induzem crescimento oocitário durante o cultivo de tecido ovariano. Por outro lado, KGF (caprinos[99]) e AMH (bovinos[100]) não influenciam a ativação dos folículos primordiais, e a BMP-6 aumenta os níveis de atresia folicular in vitro (caprino[84]). Em animais de laboratório, diversos fatores influenciam positivamente a ativação de folículos primordiais *in vitro* como, por exemplo, *kit ligand*, FGF-2, BMP-2, -7, GDF-9, LIF e insulina.[11,101-103,100] Outras substâncias, ao contrário, como o hormônio antimülleriano, reduzem os níveis de ativação de folículos primordiais de camundongos *in vitro*, como é observado *in vivo*.[104]

Vários sistemas de cultivo de folículos primários e secundários foram desenvolvidos em diferentes espécies. Tem-se demonstrado que, para otimizar esses sistemas de cultivo, são necessários a utilização de componentes de matriz extracelular e vários suplementos, como hormônios, fatores de crescimento, antioxidantes, aminoácidos, eletrólitos, vitaminas etc. Esses elementos são essenciais para a manutenção da viabilidade, do crescimento e da aquisição da competência oocitária.[105,106] Com relação aos fatores que influenciam o crescimento oocitário e o desenvolvimento de folículos primários, alguns estudos demonstraram que os principais são FSH (bovinos,[107] caprinos[108]), ativina-A (caprinos,[95] bovinos[109,110]), GDF-9,[79] estradiol[85] e IGF-2 (caprinos[111]). Em camundongos, recentemente verificou-se que uma proteína derivada do oócito, a *R-spondin2,* promove a proliferação das células da granulosa e o desenvolvimento de folículos primários para o estágio de folículos secundários.[112]

Em animais domésticos, estudos *in vitro* demonstraram os efeitos de vários hormônios (Quadro 16.4) e fatores de crescimento (Quadro 16.5) sobre desenvolvimento, viabilidade e formação de antro durante o cultivo de folículos secundários. Além disso, já se revelou que o cultivo de grupos de folículos secundários favorece as interações entre eles e promove o desenvolvimento folicular *in vitro* (caprinos[113]). A tensão ótima de oxigênio (20%) e o intervalo ideal de troca do meio (a cada 2 dias) também foram descritos.[114-116] Além disso, relatou-se que a associação de fatores com o FSH é mais eficiente na promoção da retomada da meiose em oócitos de folículos secundários caprinos cultivados *in vitro*.[117,118] Estudos prévios mostraram que a exposição de folículos a altas concentrações de insulina e FSH induzem a diferenciação inapropriada das células da granulosa e estimulam a expressão de receptores de LH em folículos antrais em estágios iniciais de desenvolvimento, o que pode acarretar efeitos deletérios na capacidade de desenvolvimento dos oócitos.[1,119]

Avanços significativos com o cultivo de folículos secundários foram descritos em animais domésticos (ver Quadros 16.4 e 16.5), e os principais resultados demonstraram o seu desenvolvimento até folículos antrais iniciais, bem como a produção de embriões após a fertilização de oócitos oriundos de folículos crescidos *in vitro* (caprinos,[116] bubalinos,[106,120,121] suínos[122]). Na espécie bovina, folículos secundários cresceram *in vitro* até o estágio de folículos antrais, mas não foi relatada a produção de oócitos meioticamente competentes.[110,123-125]

Criopreservação de oócitos imaturos oriundos de folículos pré-antrais

História da criopreservação

A criopreservação teve um grande avanço com a descoberta de que o glicerol dispunha de capacidade para proteger as células contra as lesões causadas pela congelação. Em 1948, descobriu-se acidentalmente que o glicerol poderia possibilitar a sobrevivência dos espermatozoides de aves durante a congelação a uma temperatura de –70°C. Várias especulações surgiram sobre como essa descoberta foi realizada. Atualmente, está claro que um engano ao etiquetar uma garrafa de solução em um refrigerador permitiu que o sêmen de ave fosse congelado em uma mistura de glicerol, albumina e água, em vez de uma solução planejada, contendo levulose (frutose). Os resultados da experiência mostraram que a solução de levulose foi ineficaz e que a de glicerol, em contrapartida, foi altamente efetiva. No princípio, os pesquisadores não conheciam

QUADRO 16.4	Efeitos de hormônios, óxido nítrico e fluido folicular no desenvolvimento *in vitro* de folículos secundários de animais de produção.	
Substâncias	Efeitos no cultivo *in vitro* de folículos secundários	Referências
FSH	Promove crescimento e sobrevivência folicular, e formação de antro (c, o, s), produção de estradiol (o, s) e maturação meiótica oocitária (c, o, s) Interage com LH e EGF (c), aumenta a expressão de IGF-R1 e LH-R (c) e a maturação oocitária (c, o) Reduz as taxas de extrusão oocitária (c) e diminui a expressão de mRNA para BMPR-IA e BMPRII (c)	219; 220; 181; 221; 222; 208; 192; 223; 224
LH	Estimula o crescimento folicular, a formação de antro, a secreção de estradiol e a maturação oocitária (o) Interage com o EGF e aumenta a sobrevivência e o crescimento folicular, promove a retomada da meiose oocitária (b) e o desenvolvimento folicular (c), mas, em concentrações superiores a 5 ng/mℓ, induz atresia folicular (c)	225; 181; 192
GH	Promove crescimento folicular (c, o), formação de antro (c) e aumenta as taxas de maturação oocitária *in vitro* (c)	182; 116
Insulina	Interage com FSH e estimula o desenvolvimento folicular, e mantém sua sobrevivência folicular e aumenta a secreção de estradiol e a maturação oocitária (c, b)	124; 118
Óxido nítrico	Regula o crescimento e a sobrevivência folicular (bu)	226
Fluido folicular	Promove crescimento oocitário, formação de antro, secreção de estradiol e maturação oocitária (s) e mantém a sobrevivência e promove o crescimento folicular (c)	227; 228

b: bovinos; bu: bubalinos; c: caprinos; o: ovinos; s: suínos.

QUADRO 16.5	Efeitos de diferentes fatores de crescimento no desenvolvimento *in vitro* de folículos secundários.	
Substâncias	**Efeitos no cultivo *in vitro* de folículos secundários**	**Referências**
IGF-1	Promove crescimento folicular (c, o, b, bu, s), formação de antro (c, o, b, bu, s), sobrevivência folicular (c, bu), e retomada da meiose oocitária (b, s), bem como aumenta a produção de estradiol (b, o) e a expressão de mRNA para FSH-R e IGF-1 (b)	219; 229; 182; 222; 208
IGF-2	Mantém o percentual de folículos morfologicamente normais durante o cultivo, aumenta a formação de antro e melhora as taxas de maturação meiótica (c)	230
Ativina-A	Promove proliferação de células da granulosa (b), formação de antro (b) e manutenção da morfologia oocitária (b); estimula o crescimento folicular e oocitário (o), mas não acelera a diferenciação folicular (o); induz o crescimento de folículos primários, a formação de antro, aumenta a taxa de crescimento diário e o percentual de maturação meiótica (c)	124; 231; 95; 110
LIF	Interage com o FSH e promove formação de antro (o), maturação oocitária e desenvolvimento de embriões partenogenéticos (c)	232
VEGF-A	Potencializa o crescimento folicular, a formação de antro e a maturação oocitária (c)	115
Kit ligand	Promove crescimento e sobrevivência folicular, formação de antro e maturação oocitária (c)	83
PDGF	Interage com o FSH e estimula o crescimento folicular (c)	204
EGF	Promove crescimento folicular (c, bu, s), viabilidade (bu), formação de antro (bu, s) e secreção de estradiol e maturação oocitária (s), diminui a expressão de RNAm para FSH-R (c), estimula o crescimento de folículos primários *in vitro* (b)	219; 220; 233; 80; 234
FGF-2	Aumenta o crescimento e a sobrevivência folicular (c, bu), promove maturação oocitária *in vitro* (b)	229; 235; 217; 234
VIP	Promove o crescimento de folículos pré-antrais (bu)	233
BMP-6	Aumenta o diâmetro folicular, a formação de antro e interage com o FSH para promover a expressão de RNAm para FSH-R (c)	223
BMP-7	Promove crescimento folicular e interage com o FSH para aumentar a formação de antro e a expressão de RNAm para BMP-7 e FSH-R (c)	203
BMP-15	Influencia positivamente a formação de antro. Promove o crescimento folicular e mantém a ultraestrutura (c)	81

b: bovinos; bu: bubalinos; c: caprinos; o: ovinos; s: suínos.

a composição da sua solução aparentemente "milagrosa", mas com ajuda de um químico analítico foi revelada a sua verdadeira constituição, e experimentos realizados posteriormente revelaram que o glicerol era o ingrediente ativo. Após a descoberta do glicerol, pesquisas foram realizadas utilizando essa substância como agente crioprotetor (ACP) de gametas femininos (oócitos) inclusos no tecido ovariano de camundongas[126] e ratas.[127] Apesar da eficiência do glicerol na preservação de sêmen, os pesquisadores mostraram também que a congelação e a descongelação de ovários causava a destruição de mais de 90% de oócitos.[127] Por outro lado, uma outra pesquisa mostrou que uma grande quantidade de oócitos oriundos de folículos primordiais sobrevivia e tornava-se madura após transplante para fêmeas ovariectomizadas.[128] Historicamente, devido ao seu baixo efeito tóxico, o glicerol tem sido extensivamente utilizado como ACPs para a congelação de sêmen de animais e humanos. Entretanto, o seu uso para a preservação de tecido tem sido limitado, devido à sua pobre capacidade de penetração.[129] Desde então, vários outros ACPs, como o dimetilsulfóxido (DMSO),[130-132] o propanodiol (PROH)[132] ou o etilenoglicol (EG),[133,134] têm sido amplamente utilizados para a criopreservação de oócitos ou tecido ovariano por já terem mostrado resultados superiores aos do glicerol.

Principais avanços

A criopreservação de oócitos é uma alternativa para conservação do material genético de espécies ou raças de animais domésticos que são utilizados comercialmente, bem como de mamíferos silvestres. Essa técnica também é importante na medicina humana para estocagem de oócitos de mulheres com problemas reprodutivos ou submetidas a tratamento rádio e/ou quimioterápico (no caso de cânceres), reduzindo assim os problemas éticos, legais e morais que geralmente estão associados ao armazenamento de embriões. Os oócitos utilizados na criopreservação podem ser imaturos (originários de folículos pré-antrais ou terciários) ou maduros, oriundos de punção de folículos pré-ovulatórios ou obtidos após MIV. Neste último caso, nem sempre aplicado em humanos, pois em alguns países é proibido maturar oócitos humanos *in vitro*, a não ser que sejam utilizados apenas para pesquisa. A despeito da considerável pesquisa realizada durante os últimos 15 anos, o progresso obtido na criopreservação de oócitos maduros tem sido muito limitado. Esses oócitos têm sido criopreservados utilizando-se os protocolos de congelação lento e rápido, e de vitrificação. Entretanto, as taxas de fecundação e de desenvolvimento *in vitro* são muito inferiores às de oócitos não criopreservados e, geralmente, a FIV ocorre por meio de técnica de injeção intracitoplasmática de espermatozoides (ICSI). Apesar de os oócitos maduros serem particularmente sensíveis aos procedimentos de criopreservação, alguns progressos têm sido obtidos inicialmente com a adaptação de protocolos empregados em embriões.

Whittingham[135] criopreservou pela primeira vez oócitos maduros de camundongos utilizando um protocolo similar ao empregado originalmente para embriões de animais dessa espécie. Carroll & Gosden[136] demonstraram que, em condições apropriadas para congelação e descongelação, oócitos de camundongos criopreservados são aptos para fecundação e podem desenvolver-se a taxas similares àquelas normalmente obtidas a partir de oócitos frescos. Outros resultados favoráveis têm sido relatados em camundongos,[137] coelhos[138] e humanos.[139] Nesta última espécie, alguns pesquisadores foram mais além, associando a ICSI aos oócitos maduros previamente congelados. Foi também relatado o nascimento de fetos normais a partir de oócitos criopreservados e submetidos à ICSI.[140] Embora o sucesso da criopreservação de oócitos maturos já tenha sido obtido em diferentes espécies, verifica-se que a sobrevivência desses oócitos após os procedimentos de congelação/descongelação é extremamente variável e menos de 1% dos oócitos humanos maduros fertilizados desenvolve-se a termo.[141] Muitas são as justificativas para essa baixa eficiência. O núcleo dos oócitos maduros encontra-se estacionado na metáfase da segunda divisão meiótica, condição em que a célula torna-se uma unidade altamente organizada, apresentando zona pelúcida, cromossomos alinhados ao longo de um delicado fuso de microtúbulos (fuso meiótico) e grânulos corticais periféricos. Essas estruturas são altamente suscetíveis aos danos causados pela criopreservação e pelos ACP,[142] e isso pode ser a causa para as baixas taxas de sobrevivência e fertilização após a descongelação, comumente relatadas. Estudos têm indicado que anormalidades graves podem se desenvolver durante diferentes estágios do processo de criopreservação, inclusive a lise do oócito. A exposição aos ACPs e/ou a formação de cristais de gelo durante os processos de congelação/descongelação podem provocar despolarização do fuso de microtúbulos,[143] interrupção da separação das cromátides no momento da fertilização e a indução potencial de aneuploidia após a extrusão do segundo corpúsculo polar.[144,145] Além disso, o endurecimento da zona pelúcida pode ocorrer como resultado da liberação prematura de grânulos corticais do ooplasma.[146] Portanto, uma estratégia alternativa para evitar esses graves problemas pode ser a criopreservação de oócitos em um estágio inicial de seu desenvolvimento (imaturos), isto é, antes de retomarem a maturação nuclear e progredir até a metáfase II,[145] quando a célula é menos diferenciada e mais resistente aos danos induzidos pelos processos de congelação/descongelação.[147] Todavia, tanto em animais de produção quanto em humanos, essa técnica ainda não foi completamente desenvolvida. Especificamente em ruminantes, a maioria dos trabalhos sobre criopreservação de oócitos maturos foi realizada em bovinos,[148] utilizando-se, principalmente, o DMSO e o PROH como ACP em procedimentos de congelação lenta[149] e rápida.[150]

Características citológicas especiais dos oócitos maduros, como fuso meiótico, grânulos corticais e citoesqueleto, têm se mostrado suscetíveis a danos durante o resfriamento e a exposição aos ACP.[151] Essa exposição e a posterior criopreservação estão implicados no aumento da incidência de anormalidades no fuso meiótico, no início da ativação partenogenética e no estímulo da liberação dos grânulos corticais. A criopreservação pode também aumentar a incidência de perda cromossômica no fuso meiótico e, nesses casos, não se podem obter resultados favoráveis na fecundação.[152] Em experimentos de FIV, o citoesqueleto de oócitos maturos de camundongas sofreram ruptura da rede de filamentos e desorganização do fuso, levando à dispersão dos cromossomos.

Mais recentemente, a criopreservação de folículos pré-antrais vem sendo considerada uma eficaz alternativa para a estocagem de grande quantidade de oócitos imaturos obtidos a partir de um único animal. Os oócitos inclusos em folículos pré-antrais apresentam várias características que os tornam menos suscetíveis à crioinjúria do que os oócitos maturos.[153,154] Dentre elas, as mais importantes são: seu pequeno tamanho, bem como das suas células de suporte (células da granulosa), sua baixa taxa metabólica, estágio do ciclo celular (núcleo no estado de prófase da primeira divisão meiótica), número restrito de células da granulosa, ausência de zona pelúcida e de grânulos corticais periféricos e a pequena quantidade de lipídios intracitoplasmáticos sensíveis às baixas temperaturas. Todas essas características são potencialmente benéficas para a criopreservação. Uma vez que a maioria dos oócitos encontra-se inclusa em folículos pré-antrais e que esses oócitos não apresentam fuso meiótico, os riscos citogenéticos são menores nas divisões subsequentes.[155] Portanto, eles são pouco suscetíveis às aberrações cromossômicas[130] e, consequentemente, mais resistentes aos procedimentos de congelação. Além disso, diferentemente dos oócitos maduros, os folículos primordiais têm tempo para reparar danos subletais nas organelas e em outras estruturas durante a sua prolongada fase de crescimento, que ocorreria durante o CIV. Entretanto, ainda não há uma quantidade expressiva de experimentos nesta área para comprovar essa suposição.[155]

Os oócitos inclusos em folículos pré-antrais podem ser congelados *in situ*, isto é, no interior do próprio tecido ovariano[156,157] ou após isolamento.[74,146] Atualmente, a criopreservação do córtex ovariano para a medicina humana tem sido uma alternativa promissora para a preservação da fertilidade.[129,155] Além da perda natural (atresia) de folículos pré-antrais que ocorre *in vivo,* em humanos depara-se com os problemas de infertilidade prematura como resultado do tratamento de certos cânceres, com altas doses quimioterápicas e irradiação abdominal.[147] Portanto, a criopreservação de oócitos poderá ser uma técnica extremamente necessária para o sucesso da reprodução assistida tanto de humanos como de animais domésticos ou não.[158] Na medicina humana[129,159] e em animais de laboratório,[156] os pesquisadores têm concentrado seus esforços para a criopreservação de folículos pré-antrais *in situ*. Essas pesquisas por análise histológica têm demonstrado que folículos pré-antrais presentes no tecido ovariano após a congelação e descongelação apresentam-se morfologicamente normais.[157,160] Desse modo, o tecido ovariano congelado, contendo os folículos pré-antrais, pode ser utilizado posteriormente para transplantes. Camundongas ovariectomizadas e autotransplantadas com tecido ovariano fresco ou congelado e descongelado apresentaram ciclos estrais regulares pós-transplante em 75 e 80% dos animais, respectivamente.[144] Tecido ovariano de saguis criopreservado também tem sido transplantado sob a cápsula renal de camundongas imunodeficientes. Nos enxertos recuperados 21 a 32 dias depois, observaram-se folículos em todos os estágios da foliculogênese, incluindo folículos antrais de 1 a 2 mm de diâmetro.[161] Resultados similares também foram obtidos em humanos, utilizando-se o DMSO e o PROH como ACP.[160] Relatou-se que ovários fetais de camundongas congelados e descongelados, quando transplantados, recuperaram a fertilidade, mostrando que 73 a 86% dos animais mostraram-se gestantes.[156] O transplante para um ambiente diferente *in vivo* pode ser uma alternativa para a constituição de bancos de tecido ovariano congelado.[159] Fragmentos de ovários ovinos[153] e primatas não humanos[161] enxertados sob a cápsula renal de camundongos imunodeficientes demonstraram revascularização e crescimento folicular. Ademais, folículos presentes no tecido ovariano humano cresceram até o estágio antral (mais de 5 mm de diâmetro) após 6 semanas de estimulação exógena com FSH.[155] O nascimento de animais viáveis foi primeiramente obtido a partir de enxerto de tecido ovariano congelado e descongelado em camundongos.[136,162,163] Até o momento, constatou-se que o tecido ovariano congelado e autotransplantado pode restaurar a fertilidade em humanos, por experimento que resultou no nascimento de 38 crianças, contudo sem relatos de sucesso quando utilizado tecido vitrificado. Em animais domésticos como os ovinos, a viabilidade folicular também já foi demonstrada mediante análise histológica de tecido ovariano congelado e descongelado.[164] Baird *et al.*[165] realizaram autotransplante de tecido ovariano em ovelhas após descongelação e observaram aumento nos níveis de progesterona 4 semanas após o enxerto. Santos *et al.*[166] obtiveram a recuperação da função ovariana mesmo após autotransplantar 1/3 de tecido ovariano congelado em cabras ovariectomizadas. Porém, os resultados mais encorajadores foram relatados por Gosden *et al.*,[153] os quais relataram nascimento após o transplante de tecido ovariano ovino congelado e descongelado.

Embora resultados satisfatórios referentes à congelação de tecido ovariano já tenham sido obtidos em alguns animais, como camundongas,[157,162,163] coelhas,[167] ovelhas,[153] cabras[166] e até mesmo mulheres,[129] a formação de gelo intracelular ainda pode representar, em alguns casos, um entrave para o sucesso da criotecnologia. Em tecido, a formação de gelo intracelular tem mostrado ser muito mais prevalente e pode ocorrer a uma taxa significativamente maior do que pode ser atingida nas células em suspensão. A criopreservação de tecido é substancialmente diferente do mesmo processo em células em suspensão, como os folículos pré-antrais isolados, por exemplo. Em um tecido organizado, a difusão de água e ACP não é facilitada. Em um tecido, vários tipos celulares contribuem para a função do mesmo. Portanto, a sobrevivência de cada tipo celular pós-descongelação é extremamente importante.[144] O tecido do estroma ovariano é muito rico em células, as quais estão juntamente posicionadas. Portanto, a formação de gelo no espaço intercelular pode danificar facilmente as células e interromper a comunicação intercelular necessária para a integridade do tecido.[168]

Uma possível alternativa para reduzir os danos causados pela formação de gelo intracelular seria a congelação de folículos pré-antrais isolados ou a vitrificação. A congelação lenta de folículos isolados tem sido estudado apenas em camundongos[169] e felinos.[74] Utilizando folículos primordiais de camundongos isolados enzimaticamente, que foram congelados lentamente com DMSO, Carroll *et al.*[169] conseguiram o nascimento de um animal vivo após a fecundação do oócito cultivado *in vitro*. Em outro trabalho, Carroll *et al.*[53] relataram que a criopreservação não afeta o crescimento e o desenvolvimento do folículo nem a habilidade do oócito de retomar a meiose, demonstrando, desse modo, que é possível estocar grande quantidade de folículos para o seu subsequente desenvolvimento *in vitro*. Jewgenow *et al.*[74] testaram diferentes ACP (DMSO, PROH, EG e glicerol) também para congelação lenta de folículos pré-antrais felinos e observaram que, somente quando o glicerol foi empregado, houve diminuição no número de folículos com oócito e células da granulosa intactos quando comparados com os não congelados (controle). O percentual de folículos viáveis utilizando os demais ACP foi similar ao controle. Amorim *et al.*[170] realizaram pela primeira vez a criopreservação de folículos pré-antrais isolados a partir do tecido ovariano de ovelhas. Esses autores demonstraram que a viabilidade de folículos primordiais congelados em DMSO ou EG nas concentrações de 1 e 1,5 M foi similar àquela observada para folículos frescos ou não criopreservados. Folículos pré-antrais isolados do tecido ovariano caprino também foram criopreservados e posteriormente cultivados *in vitro* por 24 h[171] ou 5 dias (dados não publicados) e mantiveram sua viabilidade compatível com aquela observada em folículos não criopreservados. Após congelação e descongelação de folículos pré-antrais isolados, 73 e 70% de folículos ovinos e caprinos, respectivamente, apresentavam-se viáveis. No caso da criopreservação de tecido ovariano em ovinos e caprinos, foram obtidos, respectivamente, 47 e 68% de folículos morfologicamente normais após descongelação.

Protocolo de criopreservação de folículos ovarianos pré-antrais caprinos

■ Congelação lenta

A título de informação, a seguir será apresentado o protocolo de criopreservação de folículos pré-antrais caprinos utilizado no Laboratório de Manipulação de Oócitos e Folículos Ovarianos Pré-antrais (LAMOFOPA). Os ovários caprinos obtidos em abatedouros são transportados até ao laboratório a uma temperatura de 20°C. No laboratório, eles são divididos em pequenos fragmentos (3 a 5 mm) e equilibrados a 20°C por um período de 20 minutos em solução crioprotetora composta por MEM adicionado de 1,5 M de DMSO e 10% de SFB. Ao término dos 20 minutos, os fragmentos ovarianos são transferidos para um *freezer* programável, previamente resfriado a 20°C e a uma velocidade de 2°C/min a –7°C. O tecido ovariano é mantido nessa temperatura durante a indução da formação de cristais de gelo (*seeding*). O *seeding* é realizado manualmente, utilizando-se uma pinça pré-resfriada em nitrogênio líquido. Em seguida, a temperatura é reduzida a 0,3°C/min até alcançar –33°C e, então, a temperatura é reduzida a uma velocidade de 0,15°C/min até chegar a –33°C. Finalmente, os fragmentos ovarianos são removidos do *freezer* e mergulhados em nitrogênio líquido a –196°C.

Para a congelação, os fragmentos ovarianos são rapidamente expostos à temperatura ambiente por 1 minuto e depois imersos em banho-maria a 37°C por um período suficiente para ocorrer a descongelação total. Após a descongelação, é realizada a remoção do ACP. Para isso, cada fragmento ovariano é submetido, separadamente, a três lavagens sucessivas em MEM, em intervalos de 5 minutos. Após a remoção do ACP, os fragmentos ovarianos poderão ser submetidos ao isolamento folicular.

No caso da criopreservação de folículos pré-antrais isolados, o protocolo utilizado no LAMOFOPA é, resumidamente, o seguinte: amostras de suspensão folicular de 0,9 mℓ são adicionadas à solução crioprotetora da mesma quantidade (0,9 mℓ) e transferidas para tubos *eppendorf*, e estabilizadas a 20°C por um período de 20 minutos. Após esse período, os folículos pré-antrais isolados são congelados, utilizando-se o protocolo descrito para os folículos pré-antrais *in situ*. Para a descongelação, os tubos *eppendorf* contendo os folículos isolados criopreservados são rapidamente aquecidos à temperatura ambiente por um minuto e depois imersos em banho-maria a 37°C por tempo suficiente para ocorrer a descongelação total. Em seguida, remove-se o ACP, realizando três lavagens sucessivas da suspensão de folículos em meio MEM suplementado com 10% de SFB à temperatura ambiente, realizadas a intervalos de cinco minutos. Os folículos pré-antrais isolados poderão ser submetidos posteriormente ao CIV. O protocolo de criopreservação de FOPA caprinos é ilustrado na Figura 16.10.

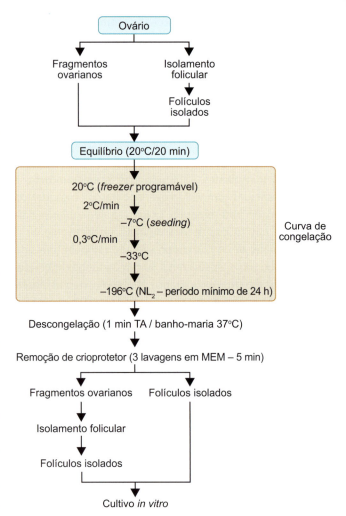

FIGURA 16.10 Protocolo de criopreservação de FOPAs caprinos.

■ Vitrificação

Um dos gargalos da congelação lenta consiste nos danos celulares causados pelos cristais de gelo. Para minimizar esses riscos, uma alternativa consiste na vitrificação de tecido ovariano ou folículos pré-antrais isolados. Para tanto, altas concentrações de ACP intracelulares, sozinhos ou combinados (geralmente EG + DMSO) em um meio adicionado ou não de ACP extracelular (comumente sacarose) ou polímeros, são utilizados.

Um dos métodos empregados com sucesso em caprinos,[172] bovinos[173] e ovinos[174] consistia na vitrificação em superfície sólida (VSS). Para a VSS, fragmentos ovarianos são expostos aos ACPs por 5 minutos e subsequentemente mantidos em uma superfície resfriada constituída de uma caixa de alumínio parcialmente imersa em nitrogênio líquido. Os fragmentos vitrificados são transferidos para criotubos previamente resfriados e mantidos em nitrogênio líquido até que seja necessário aquecê-los, seguindo procedimentos similares ao da congelação lenta, isto é, aquecimento e remoção do ACP por meio de lavagens consecutivas.

Apesar do sucesso obtido com a VSS, esse método funciona em sistema aberto, ou seja, em direto contato com o nitrogênio líquido ou seu vapor, o que pode acarretar contaminação do tecido com príons, por exemplo. Por tal motivo, nossa equipe desenvolveu o Ovarian Tissue Cryosystem (OTC), que consiste em uma peça metálica cilíndrica que promove a vitrificação de tecido ovariano ou folículos isolados em um sistema hermeticamente fechado.[175] O protocolo de vitrificação também viabiliza a utilização de passos para a exposição do ACP, e sucesso vem sendo obtido com tecido ovariano de caprinos[175] e ovinos,[176] bem como com folículos secundários isolados ovinos que, após a vitrificação, foram cultivados in vitro até a formação de antro.[177]

Estado atual da biotécnica de manipulação *in vitro* de folículos ovarianos pré-antrais

Superada a etapa de desenvolvimento de métodos eficazes para o resgate de FOPAs a partir dos ovários, o grande desafio dos pesquisadores consiste na criação de sistemas de cultivo especiais que proporcionem condições adequadas para o desenvolvimento ótimo de FOPAs *in vitro*. Em felinos, Jewgenow et al.[74] relataram o crescimento de folículos pré-antrais oriundos de ovários de felídeos domésticos (gata) e silvestres (leoa e tigresa). Em marsupiais, Butcher & Ullman[178] mostraram que o FSH teve efeito positivo no crescimento *in vitro* de folículos pré-antrais de gambás sul-americanos. Nas espécies humana,[58] canina,[21] e bovina,[179] folículos pré-antrais isolados desenvolveram-se *in vitro* até o estágio antral. Já em suínos,[24] bubalinos,[180] caprinos[116,181] e ovinos,[182] oócitos oriundos de folículos secundários cultivados *in vitro* sofreram maturação, resultando na produção de embriões após FIV. Entretanto, a maioria das pesquisas referentes ao cultivo de folículos pré-antrais *in vitro* foi realizada em animais de laboratório. Em ratos, relatou-se a produção *in vitro* de embriões, a partir da fecundação de oócitos oriundos de folículos pré-antrais cultivados *in vitro*.[54] Em camundongos, o desenvolvimento *in vitro* de folículos pré-antrais foi descrito por vários autores.[52,53,183–185] Resultados espetaculares foram relatados por Eppig & Schroeder,[67] que obtiveram o nascimento de camundongos a partir de folículos pré-antrais que cresceram, maturaram e foram fecundados *in vitro*. No ano seguinte, Carroll et al.[169] publicaram um artigo que representou grande marco na biotécnica de MOIFOPA. Esses autores obtiveram produtos viáveis a partir do desenvolvimento *in vitro* de folículos pré-antrais de camundongos que foram submetidos previamente a procedimentos de congelação e descongelação. De modo resumido, a Figura 16.11 mostra o estado atual da biotécnica de MOIFOPA em diferentes animais.

Considerações finais e perspectivas

Conforme abordado neste capítulo, a biotécnica de MOIFOPA apresentou um avanço significativo na última década. Folículos pré-antrais oriundos de ovários de seres humanos, animais domésticos, silvestres e de laboratório podem ser isolados e cultivados *in vitro* em meios especiais que têm possibilitado um aumento da taxa de desenvolvimento folicular *in vitro*.

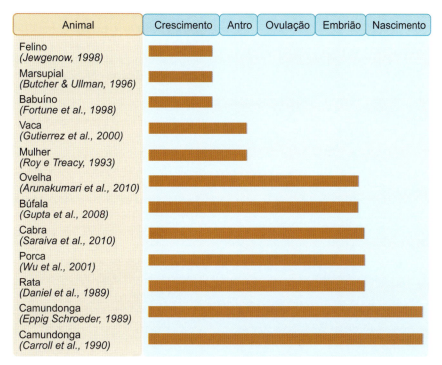

FIGURA 16.11 Estado atual da biotécnica de manipulação de oócitos inclusos em folículos ovarianos pré-antrais em diferentes espécies.

Atualmente, essa tecnologia vem sendo utilizada somente em pesquisa fundamental, não podendo ser aplicada ainda para multiplicação de animais. Entretanto, no momento, já é possível criopreservar com sucesso tecido ovariano ou folículos isolados utilizando congelação lento ou vitrificação, com posterior desenvolvimento folicular *in vitro* ou nascimento de progênie viável após o transplante de tecido congelado.

O rápido avanço da ciência, associado às facilidades crescentes de trocas de informações entre laboratórios do mundo inteiro, propiciará, no futuro, o desenvolvimento de sistemas de cultivo que promoverão excelente crescimento folicular com a preservação da viabilidade folicular. Isso possibilitará, posteriormente, a utilização de oócitos oriundos da numerosa população de folículos pré-antrais isolados e desenvolvidos *in vitro*, em programas de FIV, clonagem e TE, contribuindo a longo prazo para a multiplicação de animais de alto valor zootécnico e daqueles em via de extinção. A curto prazo, paralelamente ao estudo de crescimento folicular *in vitro*, uma alternativa seria criar procedimentos de isolamento e congelação de folículos pré-antrais *in vitro* visando à utilização futura em sistemas de cultivo que apresentarem condições ótimas para o completo desenvolvimento folicular *in vitro*. Futuramente, com a utilização, na prática, da biotécnica de MOIFOPA, será factível o restabelecimento de populações de animais ameaçados de extinção a partir de pequenos números de fêmeas.

A Figura 16.12 apresenta uma projeção de como será a reprodução animal quando a biotécnica de MOIFOPA estiver francamente desenvolvida e integrada a outras tecnologias da reprodução. No futuro, animais de alto valor zootécnico ou em perigo de extinção, estejam eles vivos ou mortos (fetos, recém-nascidos ou animais adultos) atuarão como doadores de ovários para a biotécnica de MOIFOPA. A partir de um único ovário, milhares de FOPA serão isolados e poderão ser criopreservados, constituindo bancos de germoplasma animal, e/ou cultivados *in vitro*, possibilitando o crescimento e a maturação dos oócitos neles inclusos. Os oócitos maduros poderão ser fecundados, e os embriões obtidos poderão ter três destinos: (1) CIV até os estágios de mórula e blastocisto, e posterior TE, sendo os embriões submetidos ou não à criopresevarção; (2) ser modificados pela técnica de transgênese no estágio pronuclear e, posteriormente, submetidos à TE; (3) ser multiplicados pela técnica de clonagem por transferência nuclear. Dessa maneira, milhares de indivíduos poderiam ser produzidos a partir de um único ovário, contribuindo, assim, para a multiplicação de animais de alto valor zootécnico e/ou em perigo de extinção (ver Figura 16.12).

REFERÊNCIAS BIBLIOGRÁFICAS

1. Braw-Tal R, Yossefi S. Studies in vivo and in vitro on the initiation of follicle growth in the bovine ovary. J Reprod Fertil. 1997; 109(1):165-71.
2. Mcnatty KP, Fidler AE, Juengel JL et al. Growth and paracrine factors regulating follicular formation and cellular function. Mol Cell Endocrinol. 2000; 163(1-2):11-20.
3. Bezerra MB, Rondina D, Oliveira LC et al. Aspectos quantitativos e qualitativos da foliculogênese na fase pré-natal na espécie caprina. Ciência Anim. 1998; 8:30-41.
4. Eppig JJ, O'Brien MJ. Development in vitro of mouse oocytes from primordial follicles. Biol Reprod. 1996; 54(1):197-207.
5. Gordon I. Recovery the primary oocyte. In: Gordon I. Gordon, Laboratory production of cattle embryos. Cambridge: Raven Press; 1994. pp. 71-82.
6. Greenwald GS, Moor RM. Isolation and preliminary characterization of pig primordial follicles. J Reprod Fertil. 1989; 87(2):561-71.
7. Beckers JF, Drion, PV, Figueiredo JR et al. The ovarian follicle in cow: in vivo growth and in vitro culture. Reprod Dom Anim. 1996; 31:543-8.
8. Erickson GF. Analysis of follicle development and ovum maturation. Semin Reprod Endocrinol. 1986; pp. 233-54.
9. Hulshof SC, Figueiredo JR, Beckers JF et al. Isolation and characterization of preantral follicles from foetal bovine ovaries. Vet Q. 1994; 16(2):78-80.
10. van den Hurk R, Bevers MM, Beckers JF. In-vivo and in-vitro development of preantral follicles. Theriogenology. 1997; 47(1):73-82.
11. Parrott JA, Skinner MK. Kit ligand actions on ovarian stromal cells: effects on theca cell recruitment and steroid production. Mol Reprod Dev. 2000; 55(1):55-64.
12. Figueiredo JR, Hulshof SC, Thiry M et al. Extracellular matrix proteins and basement membrane: their identification in bovine ovaries and significance for the attachment of cultured preantral follicles. Theriogenology. 1995; 43(5):845-58.
13. Rankin T, Soyal S, Dean J. The mouse zona pellucida: folliculogenesis, fertility and pre-implantation development. Mol Cell Endocrinol. 2000; 163(1-2):21-5.
14. Monniaux D, Mariana JC, Cognie Y et al. Control of terminal follicular maturation during the follicular phase in domestic mammals. Contracept Fertil Sex. 1993; 21(5):403-7.

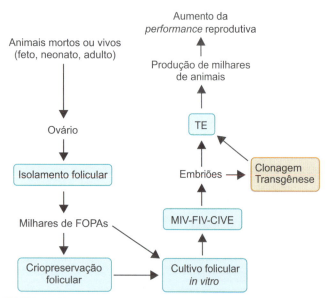

FIGURA 16.12 Integração futura da biotécnica de manipulação de oócitos inclusos em folículos ovarianos pré-antrais (MOIFOPA) com outras biotécnicas da reprodução. FOPAs: folículos ovarianos pré-antrais; MIV: maturação *in vitro*; FIV: fecundação *in vitro*; CIVE: cultivo *in vitro* de embriões; TE: transferência de embriões.

15. Driancourt MA, Cahill LP, Bindon BM. Ovarian follicular populations and preovulatory enlargement in Booroola and control Merino ewes. J Reprod Fertil. 1985; 73(1):93-107.

16. Gougeon A. Regulation of ovarian follicular development in primates: facts and hypotheses. Endocr Rev. 1996; 17(2):121-55.

17. Russe I. Oogenesis in cattle and sheep. Bibl Anat. 1983; 24:77-92.

18. Hirshfield AN. Development of follicles in the mammalian ovary. Int Rev Cytol. 1991; 124:43-101.

19. Wassarman PM. The mammalian ovum. In: Knobil E, Neil JD. The Physiology of Reproduction. New York: Raven Press; 1994. pp. 571-628.

20. Erickson BH. Development and senescence of the postnatal bovine ovary. J Anim Sci. 1966; 25(3):800-5.

21. Serafim MK, Araujo VR, Silva GM et al. Canine preantral follicles cultured with various concentrations of follicle-stimulating hormone (FSH). Theriogenology. 2010; 74(5):749-55.

22. Gougeon A, Ecochard R, Thalabard JC. Age-related changes of the population of human ovarian follicles: increase in the disappearance rate of non-growing and early-growing follicles in aging women. Biol Reprod. 1994; 50(3):653-63.

23. Cahill LP, Mauleon P. A study of the population of primordial and small follicles in the sheep. J Reprod Fertil. 1981; 61(1):201-6.

24. Wu J, Emery BR, Carrell DT. In vitro growth, maturation, fertilization, and embryonic development of oocytes from porcine preantral follicles. Biol Reprod. 2001; 64(1):375-81.

25. Dong J, Albertini DF, Nishimori K et al. Growth differentiation factor-9 is required during early ovarian folliculogenesis. Nature. 1996; 383(6600):531-5.

26. Galloway SM, Mcnatty KP, Cambridge LM et al. Mutations in an oocyte-derived growth factor gene (BMP15) cause increased ovulation rate and infertility in a dosage-sensitive manner. Nat Genet. 2000; 25(3):279-83.

27. Su W, Guan X, Zhang D et al. Occurrence of multi-oocyte follicles in aquaporin 8-deficient mice. Reprod Biol Endocrinol. 2013; 11:88.

28. Ataya K, Rao LV, Lawrence E et al. Luteinizing hormone-releasing hormone agonist inhibits cyclophosphamide-induced ovarian follicular depletion in rhesus monkeys. Biol Reprod. 1995; 52(2):365-72.

29. Betteridge KJ, Smith C, Stubbings RB et al. Potential genetic improvement of cattle by fertilization of fetal oocytes in vitro. J Reprod Fertil Suppl. 1989; 38:87-98.

30. Driancourt MA. Follicular dynamics in sheep and cattle. Theriogenology. 1991; 35(1):55-79.

31. Lucci CM, Amorim CA, Rodrigues AP et al. Study of preantral follicle population in situ and after mechanical isolation from caprine ovaries at different reproductive stages. Anim Reprod Sci. 1999; 56(3-4):223-6.

32. Cahill LP, Mariana JC, Mauleon P. Total follicular populations in ewes of high and low ovulation rates. J Reprod Fertil. 1979; 55(1):27-36.

33. Gong JG. Influence of metabolic hormones and nutrition on ovarian follicle development in cattle: practical implications. Domest Anim Endocrinol. 2002; 23(1-2):229-41.

34. Erickson BH. Development and radio-response of the prenatal bovine ovary. J Reprod Fertil. 1966; 11(1):97-105.

35. Peters H. Development and maturation of the ovary. Ann Biol Anim Bioch Biophys. 1976; 16:271-8.

36. Erickson BH, Reynolds RA, Murphree RL. Ovarian characteristics and reproductive performance of the aged cow. Biol Reprod. 1976; 15(4):555-60.

37. Markstrom E, Svensson E, Shao R et al. Survival factors regulating ovarian apoptosis – dependence on follicle differentiation. Reproduction. 2002; 123(1):23-30.

38. Tilly JL. Apoptosis and ovarian function. Rev Reprod. 1996; 1(3): 162-72.

39. Henderson KM, McNatty KP, Smith P et al. Influence of follicular health on the steroidogenic and morphological characteristics of bovine granulosa cells in vitro. J Reprod Fertil. 1987; 79(1):185-93.

40. Fortune JE. Ovarian follicular growth and development in mammals. Biol Reprod. 1994; 50(2):225-32.

41. Byskov AG. Follicular atresia. In: Jones RE. The Vertebrate Ovary. New York: Plena in Press; 1978. pp. 533-62.

42. Silva JRV, Ferreira MAL, Costa SHF et al. Degeneration rate of preantral follicles in the ovaries of goats. Small Rumin Res. 2002; 43(3):203-9.

43. Ariyaratna HBS, GunawardanaVK. Morphology and morphometry of ovarian follicles in the goat. Small Rumin Res. 1997; 26(1):123-9.

44. Celestino JJH, Santos RR, Martins FS et al. Conservação de folículos pré-antrais bovinos em solução salina 0,9% ou TCM 199. Arq Bras Med Vet Zootec. 2007; 59:591-9.

45. Santos RR, Silva JRV, Costa SHF et al. Effect of 0.9% saline solution and phosphat buffer saline at different temperatures and incubation times on the morphology of goat preantral follicles. Braz J Vet Res Anim Sci. 2002; 39:254-9.

46. Silva JR, Lucci CM, Carvalho FC et al. Effect of coconut water and Braun-Collins solutions at different temperatures and incubation times on the morphology of goat preantral follicles preserved in vitro. Theriogenology. 2000; 54(5):809-22.

47. Andrade ER, Amorim CA, Matos MHT et al. Evaluation of saline and coconut water solutions in the preservation of sheep preantral follicles in situ. Small Rumin Res. 2002; 43(3):235-43.

48. Ferreira MA, Brasil AF, Silva JR et al. Effects of storage time and temperature on atresia of goat ovarian preantral follicles held in M199 with or without indole-3-acetic acid supplementation. Theriogenology. 2001; 55(8):1607-17.

49. Matos MH, Andrade ER, Lucci CM et al. Morphological and ultrastructural analysis of sheep primordial follicles preserved in 0.9% saline solution and TCM 199. Theriogenology. 2004; 62(1-2):65-80.

50. Grob HS. Enzymatic dissection of the mammalian ovary. Science. 1964; 146(3640):73-4.

51. Figueiredo JR, Hulshof SC, van den Hurk R et al. Development of a combined new mechanical and enzymatic method for the isolation of intact preantral follicles from fetal, calf and adult bovine ovaries. Theriogenology. 1993; 40(4):789-99.

52. Carroll J, Whittingham DG, Wood MJ. Effect of dibutyryl cyclic adenosine monophosphate on granulosa cell proliferation, oocyte growth and meiotic maturation in isolated mouse primary ovarian follicles cultured in collagen gels. J Reprod Fertil. 1991; 92(1):197-207.

53. Carroll J, Whittingham DG, Wood MJ. Effect of gonadotrophin environment on growth and development of isolated mouse primary ovarian follicles. J Reprod Fertil. 1991; 93(1):71-9.

54. Daniel SA, Armstrong DT, Gore-Langton RE. Growth and development of rat oocytes in vitro. Gamete Res. 1989; 24(1):109-21.

55. Roy SK, Greenwald GS. An enzymatic method for dissociation of intact follicles from the hamster ovary: histological and quantitative aspects. Biol Reprod. 1985; 32(1):203-15.

56. Nicosia SV, Evangelista I, Batta SK. Rabbit ovarian follicles. Isolation technique and characterization at different stages of development. Biol Reprod. 1975; 13(4):423-47.

57. Jewgenow K. Role of media, protein and energy supplements on maintenance of morphology and DNA-synthesis of small preantral domestic cat follicles during short-term culture. Theriogenology. 1998; 49(8):1567-77.

58. Roy SK, Treacy BJ. Isolation and long-term culture of human preantral follicles. Fertil Steril. 1993; 59(4):783-90.

59. Carambula SF, Gonçalves PBD, Figueiredo JR et al. Dissociação mecânica e enzimática de ovários de fetos bovinos para o isolamento de folículos pré-antrais. Arq Fac Vet UFRGS. 1996; 24(Suppl):235.

60. Carambula SF, Gonçalves PBD, Figueiredo JR et al. Estudos preliminares sobre o resgate de folículos pré-antrais de ovários de fetos ovinos. Arq Fac Vet UFRGS. 1996; 24(Suppl):236.

61. Machado VP, Rodrigues APR, Brasil AF et al. Isolamento mecânico e enzimático de folículos ovarianos pré-antrais de fetos caprinos. Ciência Anim. 2002; 12:83-91.

62. Rodrigues APR, Amorim CA, Lucci CM et al. Isolamento mecânico de folículos ovarianos pré-antrais em cabras. Ciência Rural. 1998; 28: 477-82.

63. Amorim CA, Rodrigues APR, Lucci CM et al. Desenvolvimento e otimização de um método mecânico para o isolamento de folículos ovarianos pré-antrais ovinos: resultados preliminares. In II Encontro de Pesquisadores da UECE. Fortaleza, 1996. p. 471.

64. Figueiredo JR, Hulshof SC, van den Hurk R et al. Preservation of oocyte and granulosa cell morphology in bovine preantral follicles cultured in vitro. Theriogenology. 1994; 41(6):1333-46.

65. Amorim CA, Rodrigues APR, Lucci CM et al. Mechanical method for the isolation of preantral follicles from adult ovine ovaries. In XIII Reunião anual da sociedade brasileira de transferência de embriões. Atibaia, 1998. p. 215.

66. Skory RM, Xu Y, Shea LD et al. Engineering the ovarian cycle using in vitro follicle culture. Hum Reprod. 2015; 30(6):1386-95.

67. Eppig JJ, Schroeder AC. Capacity of mouse oocytes from preantral follicles to undergo embryogenesis and development to live young after growth, maturation, and fertilization in vitro. Biol Reprod. 1989; 41(2):268-76.

68. Silva JR, van den Hurk R, Matos MH et al. Influences of FSH and EGF on primordial follicles during in vitro culture of caprine ovarian cortical tissue. Theriogenology. 2004; 61(9):1691-704.

69. Wandji SA, Eppig JJ, Fortune JE. FSH and growth factors affect the growth and endocrine function in vitro of granulosa cells of bovine preantral follicles. Theriogenology. 1996; 45(4):817-32.

70. Fortune JE, Kito S, Wandji SA et al. Activation of bovine and baboon primordial follicles in vitro. Theriogenology. 1998; 49(2):441-9.

71. Brito AB, Santos RR, van den Hurk R et al. Short-term culture of ovarian cortical strips from capuchin monkeys (Sapajus apella): a morphological, viability, and molecular study of preantral follicular development in vitro. Reprod Sci. 2013; 20(8):990-7.

72. Telfer EE. In vitro models for oocyte development. Theriogenology. 1998; 49(2):451-60.

73. Figueiredo JR. Isolement, caractérisation et culture de follicules pré-antraux chez les bovins. Belgique, 1995. Tese (Doutorado) – Université de Liège.

74. Jewgenow K, Penfold LM, Meyer HH et al. Viability of small preantral ovarian follicles from domestic cats after cryoprotectant exposure and cryopreservation. J Reprod Fertil. 1998; 112(1):39-47.

75. Figueiredo JR, Hulshof SCJ, van den Hurk R et al. The physiological status of the ovarian donor affects in vitro development of isolated bovine preantral follicles. Theriogenology. 1994; 42(8):1303-10.

76. Figueiredo JR, Hulshof SCJ, Nusgens B et al. Preservation of oocyte and granulosa cell morphology in bovine preantral follicles cultured in vitro. 2-Effects of pyruvate, glutamine and hypoxanthine. In 9e Reunion Aete. Lyon, 1993. p. 198.

77. Hsueh AJ, Kawamura K, Cheng Y et al. Intraovarian control of early folliculogenesis. Endocr Rev. 2015; 36(1):1-24.

78. Matos MH, van den Hurk R, Lima-Verde IB et al. Effects of fibroblast growth factor-2 on the in vitro culture of caprine preantral follicles. Cells Tissues Organs. 2007; 186(2):112-20.

79. Martins FS, Celestino JJ, Saraiva MV et al. Growth and differentiation factor-9 stimulates activation of goat primordial follicles in vitro and their progression to secondary follicles. Reprod Fertil Dev. 2008; 20(8):916-24.

80. Celestino JJ, Lima-Verde IB, Bruno JB et al. Steady-state level of bone morphogenetic protein-15 in goat ovaries and its influence on in vitro development and survival of preantral follicles. Mol Cell Endocrinol. 2011; 338(1-2):1-9.

81. Lima IM, Brito IR, Rossetto R et al. BMPRIB and BMPRII mRNA expression levels in goat ovarian follicles and the in vitro effects of BMP-15 on preantral follicle development. Cell Tissue Res. 2012; 348(1): 225-38.

82. Martins FS, Celestino JJ, Saraiva MV et al. Interaction between growth differentiation fator 9, insulin-like growth fator I and growth hormone on the in vitro development and survival of goat preantral follicles. Braz J Med Biol Res. 2010; 43:728-36.

83. Lima IM, Celestino JJ, Faustino LR et al. Dynamic medium containing kit ligand and follicle-stimulating hormone promotes follicular survival, activation, and growth during long-term in vitro culture of caprine preantral follicles. Cells Tissues Organs. 2012; 195(3):260-71.

84. Araújo VR, Silva CMG, Magalhães DM et al. Effect of bone morphogenetic protein-7 (BMP-7) on in vitro survival of caprine preantral follicles. Pesq Vet Bras. 2010; 30:305-10.

85. Lima-Verde IB, Matos MH, Saraiva MV et al. Interaction between estradiol and follicle-stimulating hormone promotes in vitro survival and development of caprine preantral follicles. Cells Tissues Organs. 2010; 191(3):240-7.

86. Lima-Verde IB, Matos MH, Celestino JJ et al. Progesterone and follicle stimulating hormone interact and promote goat preantral follicles survival and development in vitro. Pesq Vet Bras. 2012; 32:361-7.

87. Nobrega Jr. JE, Goncalves PB, Chaves RN et al. Leukemia inhibitory factor stimulates the transition of primordial to primary follicle and supports the goat primordial follicle viability in vitro. Zygote. 2012; 20(1):73-8.

88. Bromfield JJ, Sheldon IM. Lipopolysaccharide reduces the primordial follicle pool in the bovine ovarian cortex ex vivo and in the murine ovary in vivo. Biol Reprod. 2013; 88(4):98.

89. Rocha RM, Lima LF, Alves AM et al. Interaction between melatonin and follicle-stimulating hormone promotes in vitro development of caprine preantral follicles. Domest Anim Endocrinol. 2013; 44(1):1-9.

90. Martins FS, Saraiva MV, Magalhaes-Padilha DM et al. Presence of growth hormone receptor (GH-R) mRNA and protein in goat ovarian follicles and improvement of in vitro preantral follicle survival and development with GH. Theriogenology. 2014; 82(1):27-35.

91. Chaves RN, Lima-Verde IB, Celestino JJ et al. Fibroblast growth factor-10 maintains the survival and promotes the growth of cultured goat preantral follicles. Domest Anim Endocrinol. 2010; 39(4): 249-58.

92. Almeida AP, Magalhaes-Padilha DM, Araujo VR et al. Effect of sequential medium with fibroblast growth factor-10 and follicle stimulating hormone on in vitro development of goat preantral follicles. Anim Reprod Sci. 2015; 152:32-8.

93. Narkwichean A, Jayaprakasan K, Maalouf WE et al. Effects of dehydroepiandrosterone on in vivo ovine follicular development. Hum Reprod. 2014; 29(1):146-54.

94. Andrade ER, Maddox-Hyttel P, Landim-Alvarenga FDAC et al. Ultrastructure of sheep primordial follicles cultured in the presence of indol acetic acid, EGF, and FSH. Vet Med Int. 2010; 2011:1-7.

95. Silva JR, Tharasanit T, Taverne MA et al. The activin-follistatin system and in vitro early follicle development in goats. J Endocrinol. 2006; 189(1):113-25.

96. Bruno JB, Celestino JJ, Lima-Verde IB et al. Expression of vascular endothelial growth factor (VEGF) receptor in goat ovaries and improvement of in vitro caprine preantral follicle survival and growth with VEGF. Reprod Fertil Dev. 2009; 21(5):679-87.

97. Bertoldo MJ, Duffard N, Bernard J et al. Effects of bone morphogenetic protein 4 (BMP4) supplementation during culture of the sheep ovarian cortex. Anim Reprod Sci. 2014; 149(3-4):124-34.

98. Bruno JB, Celestino JJ, Lima-Verde IB et al. Vasoactive intestinal peptide improves the survival and development of caprine preantral follicles after in vitro tissue culture. Cells Tissues Organs. 2010; 191(5):414-21.

99. Faustino LR, Lima IMT, Carvalho AA et al. Interaction between keratinocyte growth factor-1 and kit ligand on the goat preantral follicles cultured in vitro. Small Rumin Res. 2013; 114(1):112-9.

100. Fortune JE. The early stages of follicular development: activation of primordial follicles and growth of preantral follicles. Anim Reprod Sci. 2003; 78(3-4):135-63.

101. Hayashi M, McGee EA, Min G et al. Recombinant growth differentiation factor-9 (GDF-9) enhances growth and differentiation of cultured early ovarian follicles. Endocrinology. 1999; 140(3):1236-44.

102. Nilsson E, Parrott JA, Skinner MK. Basic fibroblast growth factor induces primordial follicle development and initiates folliculogenesis. Mol Cell Endocrinol. 2001; 175(1-2):123-30.

103. Nilsson EE, Kezele P, Skinner MK. Leukemia inhibitory factor (LIF) promotes the primordial to primary follicle transition in rat ovaries. Mol Cell Endocrinol. 2002; 188(1-2):65-73.

104. Durlinger AL, Gruijters MJ, Kramer P et al. Anti-Mullerian hormone inhibits initiation of primordial follicle growth in the mouse ovary. Endocrinology. 2002; 143(3):1076-84.

105. Picton HM, Harris SE, Muruvi W et al. The in vitro growth and maturation of follicles. Reproduction. 2008; 136(6):703-15.

106. Gupta PS, Nandi S. Viability and growth of buffalo preantral follicles and their corresponding oocytes in vitro: effect of growth factors and beta mercaptoethanol. Reprod Domest Anim. 2010; 45(1):147-54.

107. Hulshof SCJ. Bovine preantral follicles and their development in vitro. Utrecht, 1995. Tese (Doutorado) – Universiteit Utrecht.

108. Magalhaes DM, Araujo VR, Lima-Verde IB et al. Impact of pituitary FSH purification on in vitro early folliculogenesis in goats. Biocell. 2009; 33(2):91-7.

109. Hulshof SC, Figueiredo JR, Beckers JF et al. Bovine preantral follicles and activin: immunohistochemistry for activin and activin receptor and the effect of bovine activin A in vitro. Theriogenology. 1997; 48(1):133-42.

110. McLaughlin M, Telfer EE. Oocyte development in bovine primordial follicles is promoted by activin and FSH within a two-step serum-free culture system. Reproduction. 2010; 139(6):971-8.

111. Rajarajan K, Rao BS, Vagdevi R et al. Effect of various growth factors on the in vitro development of goat preantral follicles. Small Rumin Res. 2006; 63(1):204-12.

112. Cheng Y, Kawamura K, Takae S et al. Oocyte-derived R-spondin2 promotes ovarian follicle development. Faseb J. 2013; 27(6):2175-84.

113. Duarte AB, Chaves RN, Araujo VR et al. Follicular interactions affect the in vitro development of isolated goat preantral follicles. Zygote. 2011; 19(3):215-27.

114. Silva CM, Matos MH, Rodrigues GQ et al. In vitro survival and development of goat preantral follicles in two different oxygen tensions. Anim Reprod Sci. 2010; 117(1-2):83-9.

115. Araujo VR, Silva GM, Duarte AB et al. Vascular endothelial growth factor-A(165) (VEGF-A(165)) stimulates the in vitro development and oocyte competence of goat preantral follicles. Cell Tissue Res. 2011; 346(2):273-81.

116. Magalhaes DM, Duarte AB, Araujo VR et al. In vitro production of a caprine embryo from a preantral follicle cultured in media supplemented with growth hormone. Theriogenology. 2011; 75(1):182-8.

117. Chaves RN, Matos MH, Buratini Jr. J et al. The fibroblast growth factor family: involvement in the regulation of folliculogenesis. Reprod Fertil Dev. 2012; 24(7):905-15.

118. Chaves RN, Duarte AB, Rodrigues GQ et al. The effects of insulin and follicle-simulating hormone (FSH) during in vitro development of ovarian goat preantral follicles and the relative mRNA expression for insulin and FSH receptors and cytochrome P450 aromatase in cultured follicles. Biol Reprod. 2012; 87(3):69.

119. Latham KE. Mechanisms and control of embryonic genome activation in mammalian embryos. Int Rev Cytol. 1999; 193:71-124.

120. Gupta PSP, Nandi S, Ravindranatha BM. Trypan blue staining to differentiate live and dead buffalo oocytes and its effect on embryo development in vitro. Buffalo J. 2002; 18:321-9.

121. Gupta PS, Nandi S. Isolation and culture of preantral follicles for retrieving oocytes for the embryo production: present status in domestic animals. Reprod Domest Anim. 2012; 47(3):513-9.

122. Wu J, Carrell DT, Wilcox AL. Development of In vitro-matured oocytes from porcine preantral follicles following intracytoplasmic sperm injection. Biol Reprod. 2001; 65(5):1579-85.

123. Gutierrez CG, Ralph JH, Telfer EE et al. Growth and antrum formation of bovine preantral follicles in long-term culture in vitro. Biol Reprod. 2000; 62(5):1322-8.

124. Itoh T, Kacchi M, Abe H et al. Growth, antrum formation, and estradiol production of bovine preantral follicles cultured in a serum-free medium. Biol Reprod. 2002; 67(4):1099-105.

125. Passos MJ, Vasconcelos GL, Silva AW et al. Accelerated growth of bovine preantral follicles in vitro after stimulation with both FSH and BMP-15 is accompanied by ultrastructural changes and increased atresia. Theriogenology. 2013; 79(9):1269-77.

126. Pegg, D. E. The history and principles of cryopreservation. Semin Reprod Med. 20(1):5-13, 2002.

127. Green SH, Smith AU, Zuckerman S. The number of oocytes in ovarian autografts after freezing and thawing. J Endocrinol. 1956; 13(3):330-4.

128. Deanesly R. Egg survival in immature rat ovaries grafted after freezing and thawing. Proc R Soc Lond B Biol Sci. 1957; 147(928):412-21.

129. Newton H, Fisher J, Arnold JR et al. Permeation of human ovarian tissue with cryoprotective agents in preparation for cryopreservation. Hum Reprod. 1998; 13(2):376-80.

130. Candy CJ, Wood MJ, Whittingham DG et al. Cryopreservation of immature mouse oocytes. Hum Reprod. 1994; 9(9):1738-42.

131. Amorim CA, Rodrigues AP, Rondina D et al. Cryopreservation of ovine primordial follicles using dimethyl sulfoxide. Fertil Steril. 2003; 79(Suppl 1):682-6.

132. Rodrigues AP, Amorim CA, Costa SH et al. Cryopreservation of caprine ovarian tissue using dimethylsulphoxide and propanediol. Anim Reprod Sci. 2004; 84(1-2):211-27.

133. Otoi T, Yamamoto K, Koyama N et al. In vitro fertilization and development of immature and mature bovine oocytes cryopreserved by ethylene glycol with sucrose. Cryobiology. 1995; 32(5):455-60.

134. Rodrigues AP, Amorim CA, Costa SH et al. Cryopreservation of caprine ovarian tissue using glycerol and ethylene glycol. Theriogenology. 2004; 61(6):1009-24.

135. Whittingham DG. Fertilization in vitro and development to term of unfertilized mouse oocytes previously stored at 196 degrees C. J Reprod Fertil. 1977; 49(1):89-94.

136. Carroll J, Gosden RG. Transplantation of frozen-thawed mouse primordial follicles. Hum Reprod. 1993; 8(8):1163-7.

137. Men HS, Chen JC, Ji WZ et al. Cryopreservation of kunming mouse oocytes using slow cooling, ultrarapid cooling and vitrification protocols. Theriogenology. 1997; 47(7):1423-31.

138. Vincent C, Garnier V, Heyman Y et al. Solvent effects on cytoskeletal organization and in-vivo survival after freezing of rabbit oocytes. J Reprod Fertil. 1989; 87(2):809-20.

139. Gook DA, Osborn SM, Johnston WI. Parthenogenetic activation of human oocytes following cryopreservation using 1,2-propanediol. Hum Reprod. 1995; 10(3):654-8.

140. Porcu E, Fabbri R, Seracchioli R et al. Birth of a healthy female after intracytoplasmic sperm injection of cryopreserved human oocytes. Fertil Steril. 1997; 68(4):724-6.

141. Picton HM, Gosden RG, Leibo SP. Cryopreservation of oocytes and ovarian tissue. In: Vayena PE, Rowe J et al. Current Practices and Controversies in Assisted Reproduction – Report of a meeting on "Medical, Ethical and Social Aspects of Assisted Reproduction". Geneva: WHO Headquarters; 2002. pp. 142-51.

142. Wininger JD, Kort HI. Cryopreservation of immature and mature human oocytes. Semin Reprod Med. 2002; 20(1):45-9.

143. Aman RR, Parks JE. Effects of cooling and rewarming on the meiotic spindle and chromosomes of in vitro-matured bovine oocytes. Biol Reprod. 1994; 50(1):103-10.

144. Harp R, Leibach J, Black J et al. Cryopreservation of murine ovarian tissue. Cryobiology. 1994; 31(4):336-43.

145. Picton HM, Kim SS, Gosden RG. Cryopreservation of gonadal tissue and cells. Br Med Bull. 2000; 56(3):603-15.

146. Cortvrindt R, Smitz J, van Steirteghem AC. A morphological and functional study of the effect of slow freezing followed by complete in-vitro maturation of primary mouse ovarian follicles. Hum Reprod. 1996; 11(12):2648-55.

147. Nugent D, Meirow D, Brook PF et al. Transplantation in reproductive medicine: previous experience, present knowledge and future prospects. Hum Reprod Update. 1997; 3(3):267-80.

148. Fuku E, Xia L, Downey BR. Ultrastructural changes in bovine oocytes cryopreserved by vitrification. Cryobiology. 1995; 32(2):139-56.

149. Demirci B, Lornage J, Salle B et al. Follicular viability and morphology of sheep ovaries after exposure to cryoprotectant and cryopreservation with different freezing protocols. Fertil Steril. 2001; 75(4):754-62.

150. Gook DA, Edgar DH, Stern C. The effects of cryopreservation regimens on the morphology of human ovarian tissue. Mol Cell Endocrinol. 2000; 169(1-2):99-103.

151. Rall WF. Cryopreservation of oocytes and embryos: methods and applications. Anim Reprod Sci. 1992; 28(1):237-45.

152. Wood CE, Shaw JM, Trounson AO. Cryopreservation of ovarian tissue. Potential "reproductive insurance" for women at risk of early ovarian failure. Med J Aust. 1997; 166(7):366-9.

153. Gosden RG, Baird DT, Wade JC et al. Restoration of fertility to oophorectomized sheep by ovarian autografts stored at -196 degrees C. Hum Reprod. 1994; 9(4):597-603.

154. Shaw JM, Oranratnachai A, Trounson AO. Fundamental cryobiology of mammalian oocytes and ovarian tissue. Theriogenology. 2000; 53(1):59-72.

155. Oktay K, Newton H, Aubard Y et al. Cryopreservation of immature human oocytes and ovarian tissue: an emerging technology? Fertil Steril. 1998; 69(1):1-7.

156. Cox SL, Shaw J, Jenkin G. Transplantation of cryopreserved fetal ovarian tissue to adult recipients in mice. J Reprod Fertil. 1996; 107(2):315-22.

157. Candy CJ, Wood MJ, Whittingham DG. Effect of cryoprotectants on the survival of follicles in frozen mouse ovaries. J Reprod Fertil. 1997; 110(1):11-9.

158. Woods EJ, Benson JD, Agca Y et al. Fundamental cryobiology of reproductive cells and tissues. Cryobiology. 2004; 48(2):146-56.

159. Newton H. The cryopreservation of ovarian tissue as a strategy for preserving the fertility of cancer patients. Hum Reprod Update. 1998; 4(3):237-47.

160. Hovatta O, Silye R, Krausz T et al. Cryopreservation of human ovarian tissue using dimethylsulphoxide and propanediol-sucrose as cryoprotectants. Hum Reprod. 1996; 11(6):1268-72.

161. Candy CJ, Wood MJ, Whittingham DG. Follicular development in cryopreserved marmoset ovarian tissue after transplantation. Hum Reprod. 1995; 10(9):2334-8.

162. Gunasena KT, Lakey JR, Villines PM et al. Allogeneic and xenogeneic transplantation of cryopreserved ovarian tissue to athymic mice. Biol Reprod. 1997; 57(2):226-31.

163. Gunasena KT, Villines PM, Critser ES et al. Live births after autologous transplant of cryopreserved mouse ovaries. Hum Reprod. 1997; 12(1):101-6.

164. Salle B, Lornage J, Franck M et al. Freezing, thawing, and autograft of ovarian fragments in sheep: preliminary experiments and histologic assessment. Fertil Steril. 1998; 70(1):124-8.

165. Baird DT, Webb R, Campbell BK et al. Long-term ovarian function in sheep after ovariectomy and transplantation of autografts stored at -196 C. Endocrinology. 1999; 140(1):462-71.

166. Santos RR, Knijn HM, Vos PL et al. Complete follicular development and recovery of ovarian function of frozen-thawed, autotransplanted caprine ovarian cortex. Fertil Steril. 2009; 91(4 Suppl):1455-8.

167. Daniel JC, Fox JM, Richardson P. Return to partial function of rabbit ovaries after cryopreservation in liquid nitrogen. Theriogenology. 1983; 19(3):405-12.

168. Sugimoto M, Miyamoto H, Kabasawa T et al. Follicle survival in neonatal rat ovaries cryopreserved by vitrification. Cryo-Letters. 1996; 17:93-8.

169. Carroll J, Whittingham DG, Wood MJ et al. Extra-ovarian production of mature viable mouse oocytes from frozen primary follicles. J Reprod Fertil. 1990; 90(1):321-7.

170. Amorim CA, Rondina D, Rodrigues AP et al. Isolated ovine primordial follicles cryopreserved in different concentrations of ethylene glycol. Theriogenology. 2003; 60(4):735-42.

171. Rodrigues APR, Amorim CA, Costa SHF et al. Cryopreservation and short-term culture of isolated caprine primordial follicles. Small Rumin Res. 2005; 56(1):103-11.

172. Santos RR, Tharasanit T, van Haeften T et al. Vitrification of goat preantral follicles enclosed in ovarian tissue by using conventional and solid-surface vitrification methods. Cell Tissue Res. 2007; 327(1):167-76.

173. Celestino JJ, Santos RR, Melo MA et al. Vitrification of bovine ovarian tissue by the solid-surface vitrification method. Biopreserv Biobank. 2010; 8(4):219-21.

174. Melo MA, Oskam IC, Celestino JJ et al. Adding ascorbic acid to vitrification and IVC medium influences preantral follicle morphology, but not viability. Reprod Domest Anim. 2011; 46(4):742-5.

175. Carvalho AA, Faustino LR, Silva CM et al. Novel wide-capacity method for vitrification of caprine ovaries: Ovarian Tissue Cryosystem (OTC). Anim Reprod Sci. 2013; 138(3-4):220-7.

176. Bandeira FT, Carvalho AA, Castro SV et al. Two methods of vitrification followed by in vitro culture of the ovine ovary: evaluation of the follicular development and ovarian extracellular matrix. Reprod Domest Anim. 2015; 50(2):177-85.

177. Lunardi FO, Chaves RN, Lima LF et al. Vitrified sheep isolated secondary follicles are able to grow and form antrum after a short period of in vitro culture. Cell Tissue Res. 2015; 362(1):241-51.

178. Butcher L, Ullmann SL. Culture of preantral ovarian follicles in the grey, short-tailed opossum, Monodelphis domestica. Reprod Fertil Dev. 1996; 8(4):535-9.

179. McCaffery FH, Leask R, Riley SC et al. Culture of bovine preantral follicles in a serum-free system: markers for assessment of growth and development. Biol Reprod. 2000; 63(1):267-73.

180. Gupta PS, Ramesh HS, Manjunatha BM et al. Production of buffalo embryos using oocytes from in vitro grown preantral follicles. Zygote. 2008; 16(1):57-63.

181. Saraiva MV, Rossetto R, Brito IR et al. Dynamic medium produces caprine embryo from preantral follicles grown in vitro. Reprod Sci. 2010; 17(12):1135-43.

182. Arunakumari G, Shanmugasundaram N, Rao VH. Development of morulae from the oocytes of cultured sheep preantral follicles. Theriogenology. 2010; 74(5):884-94.

183. Qvist R, Blackwell LF, Bourne H et al. Development of mouse ovarian follicles from primary to preovulatory stages in vitro. J Reprod Fertil. 1990; 89(1):169-80.

184. Nayudu PL, Osborn SM. Factors influencing the rate of preantral and antral growth of mouse ovarian follicles in vitro. J Reprod Fertil. 1992; 95(2):349-62.

185. Cortvrindt R, Smitz J. Early preantral mouse follicle in vitro maturation: oocyte growth, meiotic maturation and granulosa-cell proliferation. Theriogenology. 1998; 49(4):845-59.

186. Silva JRV, Ferreira MAL, Costa SHF et al. Características morfológicas e controle do crescimento follicular durante a foliculogênese em ruminantes domésticos. Ciência Anim. 2002; 12:105-17.

187. Wandji SA, Pelletier G, Sirard MA. Ontogeny and cellular localization of 125I-labeled basic fibroblast growth factor and 125I-labeled epidermal growth factor binding sites in ovaries from bovine fetuses and neonatal calves. Biol Reprod. 1992; 47(5):807-13.

188. Tisdall DJ, Watanabe K, Hudson NL et al. FSH receptor gene expression during ovarian follicle development in sheep. J Mol Endocrinol. 1995; 15(3):273-81.

189. Rodrigues GQ, Bertoldo MJ, Brito IR et al. Relative mRNA expression and immunolocalization for transforming growth factor-beta (TGF-beta) and their effect on in vitro development of caprine preantral follicles. In Vitro Cell Dev Biol Anim. 2014; 50(8):688-99.

190. Eckery DC, Moeller CL, Nett TM et al. Localization and quantification of binding sites for follicle-stimulating hormone, luteinizing hormone, growth hormone, and insulin-like growth factor I in sheep ovarian follicles. Biol Reprod. 1997; 57(3):507-13.

191. Kolle S, Sinowatz F, Boie G et al. Developmental changes in the expression of the growth hormone receptor messenger ribonucleic acid and protein in the bovine ovary. Biol Reprod. 1998; 59(4):836-42.

192. Saraiva MV, Brito IR, Chaves RN et al. FSH and LH enhance the development of goat preantral follicles cultured in vitro. Anim Reprod Sci. 2012; 9:71-9.

193. Clark DE, Tisdall DJ, Fidler AE et al. Localization of mRNA encoding c-kit during the initiation of folliculogenesis in ovine fetal ovaries. J Reprod Fertil. 1996; 106(2):329-35.

194. Tisdall DJ, Quirke LD, Smith P et al. Expression of the ovine stem cell factor gene during folliculogenesis in late fetal and adult ovaries. J Mol Endocrinol. 1997; 18(2):127-35.

195. McNatty KP, Heath DA, Lundy T et al. Control of early ovarian follicular development. J Reprod Fertil Suppl. 1999; 54:3-16.

196. Tisdall DJ, Fidler AE, Smith P et al. Stem cell factor and c-kit gene expression and protein localization in the sheep ovary during fetal development. J Reprod Fertil. 1999; 116(2):277-91.

197. Silva JR, van den Hurk R, van Tol HT et al. The Kit ligand/c-Kit receptor system in goat ovaries: gene expression and protein localization. Zygote. 2006; 14(4):317-28.

198. Bodensteiner KJ, Clay CM, Moeller CL et al. Molecular cloning of the ovine Growth/Differentiation factor-9 gene and expression of growth/differentiation factor-9 in ovine and bovine ovaries. Biol Reprod. 1999; 60(2):381-6.

199. Souza CJ, Campbell BK, McNeilly AS et al. Effect of bone morphogenetic protein 2 (BMP2) on oestradiol and inhibin A production by sheep granulosa cells, and localization of BMP receptors in the ovary by immunohistochemistry. Reproduction. 2002; 123(3):363-9.

200. Quinn RL, Shuttleworth G, Hunter MG. Immunohistochemical localization of the bone morphogenetic protein receptors in the porcine ovary. J Anat. 2004; 205(1):15-23.

201. Silva JR, van den Hurk R, van Tol HT et al. Expression of growth differentiation factor 9 (GDF9), bone morphogenetic protein 15 (BMP15), and BMP receptors in the ovaries of goats. Mol Reprod Dev. 2005; 70(1):11-9.

202. Juengel JL, Reader KL, Bibby AH et al. The role of bone morphogenetic proteins 2, 4, 6 and 7 during ovarian follicular development in sheep: contrast to rat. Reproduction. 2006; 131(3):501-13.

203. Frota IM, Leitao CC, Costa JJ et al. Stability of housekeeping genes and expression of locally produced growth factors and hormone receptors in goat preantral follicles. Zygote. 2011; 19(1):71-83.

204. Brito IR, Sales AD, Rodrigues GQ et al. Differential gene expression and immunolocalization of platelet-derived growth factors and their receptors in caprine ovaries. Domest Anim Endocrinol. 2015; 51:46-55.

205. Tisdall DJ, Hudson N, Smith P et al. Localization of ovine follistatin and alpha and beta A inhibin mRNA in the sheep ovary during the oestrous cycle. J Mol Endocrinol. 1994; 12(2):181-93.

206. Armstrong DG, Gutierrez CG, Baxter G et al. Expression of mRNA encoding IGF-I, IGF-II and type 1 IGF receptor in bovine ovarian follicles. J Endocrinol. 2000; 165(1):101-13.

207. Armstrong DG, Baxter G, Hogg CO et al. Insulin-like growth factor (IGF) system in the oocyte and somatic cells of bovine preantral follicles. Reproduction. 2002; 123(6):789-97.

208. Magalhaes-Padilha DM, Duarte AB, Araujo VR et al. Steady-state level of insulin-like growth factor-I (IGF-I) receptor mRNA and the effect of IGF-I on the in vitro culture of caprine preantral follicles. Theriogenology. 2012; 77(1):206-13.

209. Bezard J, Vigier B, Tran D et al. Immunocytochemical study of anti-Mullerian hormone in sheep ovarian follicles during fetal and post-natal development. J Reprod Fertil. 1987; 80(2):509-16.

210. van Wezel IL, Umapathysivam K, Tilley WD et al. Immunohistochemical localization of basic fibroblast growth factor in bovine ovarian follicles. Mol Cell Endocrinol. 1995; 115(2):133-40.

211. Buratini Jr. J, Glapinski VF, Giometti IC et al. Expression of fibroblast growth factor-8 and its cognate receptors, fibroblast growth factor receptor (FGFR)-3c and-4, in fetal bovine preantral follicles. Mol Reprod Dev. 2005; 70(3):255-61.

212. Buratini Jr. J, Teixeira AB, Costa IB et al. Expression of fibroblast growth factor-8 and regulation of cognate receptors, fibroblast growth factor receptor-3c and -4, in bovine antral follicles. Reproduction. 2005; 130(3):343-50.

213. Garcia-Maya M, Anderson AA, Kendal CE et al. Ligand concentration is a driver of divergent signaling and pleiotropic cellular responses to FGF. J Cell Physiol. 2006; 206(2):386-93.

214. Acevedo N, Ding J, Smith GD. Insulin signaling in mouse oocytes. Biol Reprod. 2007; 77(5):872-9.

215. Buratini Jr. J, Pinto MG, Castilho AC et al. Expression and function of fibroblast growth factor 10 and its receptor, fibroblast growth factor receptor 2B, in bovine follicles. Biol Reprod. 2007; 77(4):743-50.

216. Machado MF, Portela VM, Price CA et al. Regulation and action of fibroblast growth factor 17 in bovine follicles. J Endocrinol. 2009; 202(3):347-53.

217. Almeida AP, Saraiva MV, Alves Filho JG et al. Gene expression and immunolocalization of fibroblast growth factor 2 in the ovary and its effect on the in vitro culture of caprine preantral ovarian follicles. Reprod Domest Anim. 2012; 47(1):20-5.

218. Lima AK, Oliveira LC, Bezerra MB et al. Isolamento enzimático de folículos pré-antrais oriundos de ovelhas SRD do Nordeste do Brasil: resultados preliminares. In: II Semana Universitária da Universidade Estadual do Ceará, 1997. p. 58.

219. Mao J, Smith MF, Rucker EB et al. Effect of epidermal growth factor and insulin-like growth factor I on porcine preantral follicular growth, antrum formation, and stimulation of granulosal cell proliferation and suppression of apoptosis in vitro. J Anim Sci. 2004; 82(7):1967-75.

220. Wu J, Tian Q. Role of follicle stimulating hormone and epidermal growth factor in the development of porcine preantral follicle in vitro. Zygote. 2007; 15(3):233-40.

221. Barboni B, Russo V, Cecconi S et al. In vitro grown sheep preantral follicles yield oocytes with normal nuclear-epigenetic maturation. PLoS One. 2011; 6(11):e27550.

222. Brito IR, Saraiva MV, Araujo VR et al. The effect of IGF-1 and FSH on the in vitro development of caprine secondary follicles and on the IGF-1, IGFR-I and FSHR mRNA levels. Res Vet Sci. 2012; 93(2):729-32.

223. Frota IM, Leitao CC, Costa JJ et al. Levels of BMP-6 mRNA in goat ovarian follicles and in vitro effects of BMP-6 on secondary follicle development. Zygote. 2013; 21(3):270-8.

224. Castilho AC, Silva RB, Price CA et al. Expression of fibroblast growth factor 10 and cognate receptors in the developing bovine ovary. Theriogenology. 2014; 81(9):1268-74.

225. Wu J, Xu B, Wang W. Effects of luteinizing hormone and follicle stimulating hormone on the developmental competence of porcine preantral follicle oocytes grown in vitro. J Assist Reprod Genet. 2007; 24(9):419-24.

226. Dubey PK, Tripathi V, Singh RP et al. Influence of nitric oxide on in vitro growth, survival, steroidogenesis, and apoptosis of follicle stimulating hormone stimulated buffalo (Bubalus bubalis) preantral follicles. J Vet Sci. 2011; 12(3):257-65.

227. Metoki T, Iwata H, Itoh M et al. Effects of follicular fluids on the growth of porcine preantral follicle and oocyte. Zygote. 2008; 16(3):239-47.

228. Duarte AB, Araujo VR, Chaves RN et al. Bovine dominant follicular fluid promotes the in vitro development of goat preantral follicles. Reprod Fertil Dev. 2012; 24(3):490-500.

229. Thomas FH, Campbell BK, Armstrong DG et al. Effects of IGF-I bioavailability on bovine preantral follicular development in vitro. Reproduction. 2007; 133(6):1121-8.

230. Duarte AB, Araujo VR, Chaves RN et al. Insulin-like growth factor II (IGF-II) and follicle stimulating hormone (FSH) combinations can improve the in vitro development of grown oocytes enclosed in caprine preantral follicles. Growth Horm IGF Res. 2013; 23(1-2):37-44.

231. Thomas FH, Armstrong DG, Telfer EE. Activin promotes oocyte development in ovine preantral follicles in vitro. Reprod Biol Endocrinol. 2003; 1:76.

232. Luz VB, Santos R, Araujo VR et al. The effect of LIF in the absence or presence of FSH on the in vitro development of isolated caprine preantral follicles. Reprod Domest Anim. 2012; 47(3):379-84.

233. Sharma GT, Dubey PK, Meur SK. Survival and developmental competence of buffalo preantral follicles using three-dimensional collagen gel culture system. Anim Reprod Sci. 2009; 114(1-3):115-24.

234. Sun J, Li X. Growth and antrum formation of bovine primary follicles in long-term culture in vitro. Reprod Biol. 2013; 13(3):221-8.

235. Sharma GT, Dubey PK, Kumar GS. Effects of IGF-1, TGF-alpha plus TGF-beta1 and bFGF on in vitro survival, growth and apoptosis in FSH-stimulated buffalo (Bubalis bubalus) preantral follicles. Growth Horm IGF Res. 2010; 20(4):319-25.

Marcadores Moleculares Aplicados à Seleção Animal

CAPÍTULO 17

Juliano Coelho da Silveira • Giuliana de Avila Ferronato • João Francisco Coelho de Oliveira •
Luiz Ernani Henkes • Magda Vieira Benavides • Aline Silva Mello Cesar

Introdução

Desde a domesticação das primeiras espécies animais, há cerca de 12 mil anos, a seleção para determinadas características tem despertado o interesse dos seres humanos. A identificação de indivíduos que manifestavam fenótipos específicos, que os diferenciavam de seus contemporâneos, foi provavelmente a base dos primeiros "programas de seleção animal" desenvolvidos pelos seres humanos primitivos. Até hoje, a essência dos programas de seleção animal tem sido a mesma: observar populações, identificar indivíduos com maior ou melhor expressão de características importantes, acasalar indivíduos excelentes e disseminar esses genótipos nos rebanhos. Tomando como exemplo a espécie bovina, especificamente a subespécie *Bos taurus taurus*, hoje temos progênies com grande capacidade de trabalho ou altamente produtoras de leite ou de carne. Do mesmo modo, foram selecionadas e aprimoradas várias raças bovinas com finalidades distintas. Inicialmente, fenótipos como coloração da pelagem, ganho de peso, produção de leite e tamanho dos chifres foram considerados para a seleção; posteriormente, foram incorporadas características economicamente importantes, como peso em diferentes idades e ao abate, características da carcaça, qualidade do leite (teor proteico e de gordura) e desempenho reprodutivo. Diferentes raças de equinos também foram desenvolvidas com base nesses princípios, considerando padrão de coloração da pelagem, musculatura e aptidão para corridas, sendo exemplos típicos as raças Apaloosa, Quarto de Milha e Puro-Sangue Inglês, respectivamente. Atualmente, outras espécies, como suínos e aves, apresentam importantes resultados da seleção genética praticada pelo ser humano. Essas espécies não têm somente raças distintas, mas também diferentes linhagens altamente especializadas para determinadas características, como deposição de gordura, volume muscular, conversão alimentar, ganho de peso médio diário, prolificidade e desempenho.

Com o desenvolvimento de métodos científicos de registro, processamento e análise, foi possível otimizar os sistemas de seleção para o melhoramento das espécies e raças. Nesse momento, surgiram diversos modelos para a seleção animal que se baseiam na observação e no registro de diferentes parâmetros zootécnicos. A análise desses parâmetros sob modelos matemáticos possibilita a classificação serial dos indivíduos de uma população, de modo a fornecer subsídios para a seleção mais objetiva dos melhores animais. Além disso, por meio da análise dos parâmetros dos ascendentes e descendentes, esses modelos tornam possível predizer o desempenho de um(a) futuro(a) reprodutor(a), quando comparado(a) a seus(as) contemporâneos(as).

Subsequentemente ao desenvolvimento de sistemas matemáticos de análise, foram desenvolvidas tecnologias de acesso a outros níveis de variação biológica. De início, técnicas imunogenéticas viabilizaram a determinação dos diferentes sistemas de grupos sanguíneos e, posteriormente, com o desenvolvimento da eletroforese, foi possível realizar a caracterização dos polimorfismos de proteínas. Isso ajudou no acesso à caracterização de uma valiosa gama de variações genéticas em nível molecular. Esses sistemas passaram a ser empregados na tentativa de correlacionar suas variações (polimorfismos) a características zootécnicas de interesse econômico.

A publicação de inúmeros trabalhos científicos nessa área, nas décadas de 1960 a 1980, deu início à associação de cientistas que resultou na fundação da European Society for Animal Blood Group Research (ESABGR), que passou a editar a revista *Immunogenetic Letter* (1964), posteriormente *Animal Blood Groups and Biochemical Genetics* (1970). Em 1972, a ESABGR passou a denominar-se International Society for Animal Blood Group Research (ISABGR) e, finalmente, em 1988, International Society of Animal Genetics (ISAG), responsável pela publicação da revista *Animal Genetics*.

A partir da década de 1980, o desenvolvimento e a popularização das técnicas de biologia molecular possibilitaram a análise dos ácidos desoxirribonucleicos (DNA) e ribonucleicos (RNA) em toda a sua extensão; consequentemente, o emprego de marcadores genéticos e bioquímicos perdeu grande parte de sua relevância. Em 2009, foi publicada a sequência completa do genoma bovino, que representou um grande avanço na área, visto que o genoma é o conjunto de todos os genes de um organismo e estes são os responsáveis pela manifestação das características presentes nos indivíduos. Assim, é no genoma que estão contidas todas as informações genéticas presentes no DNA. A partir desse momento, a identificação e a utilização de marcadores moleculares de DNA se transformaram no principal objeto de estudo da comunidade científica envolvida na área.

A tecnologia na área da biologia molecular em nível de moléculas de DNA, RNA e proteínas avança notavelmente. Uma das tecnologias que têm promovido enormes avanços na descoberta de novos marcadores moleculares em nível de DNA e RNA e, consequentemente, nos estudos de seleção genética animal é o sequenciamento de nova geração (NGS; em inglês, *next-generation sequencing*). O NGS possibilita o sequenciamento de todo o DNA genômico ou de todas as moléculas de RNA mensageiro (mRNA) de um organismo, como o bovino, em apenas 10 dias e com uma cobertura de até 30 vezes. Assim, cada base do genoma é sequenciada 30 vezes para minimizar os erros dos processos de sequenciamento. Isso tem viabilizado a descoberta de centenas a milhares de novos marcadores moleculares associados a características de interesse econômico, os quais poderão ser incorporados em programas de seleção animal. A partir dessas descobertas, as tecnologias de genotipagem em larga escala têm contribuído para o aumento na precisão das estimativas genéticas e genômicas dos estudos de melhoramento genético animal com o desenvolvimento de ferramentas na área da bioestatística e da bioinformática e de capacidade computacional.

Atualmente, diferentes abordagens da biologia molecular podem ser aplicadas na descoberta de polimorfismos genéticos, responsáveis pela expressão de características de interesse econômico ou de regiões do genoma relacionadas com a manifestação dessas características, que podem ser utilizados como marcadores moleculares. Alguns exemplos são: mapeamento genético, que visa identificar, com o emprego de marcadores moleculares, geralmente do tipo microssatélite e polimorfismos de nucleotídeo único (SNP; do inglês, *single nucleotide polymorphism*), *loci* situados próximo às características de interesse; metodologia do gene candidato, que objetiva identificar o(s) gene(s) responsável(is) por etapas fisiológicas cruciais envolvidas na manifestação de características importantes, como produção de leite, desenvolvimento corporal etc.; identificação de polimorfismos de nucleotídeo único em todo o genoma (DNA) ou transcriptoma (mRNA) por meio do sequenciamento. Essas abordagens têm proporcionado à comunidade científica e às áreas de produção animal e de cadeia de industrialização de alimentos de origem animal significativos ganhos produtivos, econômicos e de saúde animal, com potencial aplicabilidade.

Este capítulo abordará definições e conceitos básicos sobre organização do DNA, mapeamento de genes em todo o genoma, identificação de SNP, técnicas que possibilitam detectar o genótipo dos animais para esses diferentes SNPs e aplicação e resultado dessas técnicas na reprodução animal assistida com o objetivo de melhoramento animal.

DNA e sua organização em eucariotos

O DNA é uma macromolécula filamentar muito longa, constituída por grande número de desoxirribonucleotídeos, cada um composto de uma base, um açúcar ("ose") e um fosfato. As bases das moléculas de DNA são responsáveis pela informação genética, enquanto seus grupamentos "ose" e fosfatos têm papel estrutural. Em 1953, James Watson, Francis Crick e Maurice H. F. Wilkins, com a inestimável colaboração de Rosalind Franklin, deduziram a estrutura tridimensional do DNA e, em seguida, o seu mecanismo de replicação.[1] Essa brilhante descoberta levou à compreensão do funcionamento dos genes em termos moleculares.

A estrutura tridimensional da molécula de DNA é constituída por duas cadeias polinucleotídicas helicoidais enroladas em torno de um eixo comum. As cadeias correm em sentido oposto e são mantidas juntas por pontes de hidrogênio entre os pares de bases (pb). As bases apresentam um padrão de pareamento específico, de forma que uma purina está sempre pareada com uma pirimidina. Assim, estão sempre pareadas a adenina (A) com a timina (T) e a guanina (G) com a citosina (C). Os dois filamentos da hélice de DNA separam-se quando as pontes de hidrogênio são rompidas. Isso pode ser obtido por meio do aquecimento da solução de DNA, ou pela adição de ácido ou álcali para ionizar suas bases. O desenrolamento da dupla hélice é chamado de dissociação ou fusão e ocorre abruptamente em determinada temperatura. A temperatura de dissociação (Tm; do inglês, *temperature of melting*) é definida como a temperatura na qual metade da estrutura de dupla hélice do DNA é desnaturada, apresentando suas duas fitas abertas. Essa temperatura depende da composição de bases da cadeia, já que moléculas de DNA ricas em pares de base G-C têm uma Tm mais alta.

Uma característica marcante das moléculas de DNA de ocorrência natural é o seu comprimento. As moléculas de DNA devem ser muito longas para codificar o grande número de proteínas presentes em um organismo, mesmo nas células mais simples. A replicação do DNA é feita por uma interação complexa e coordenada de mais de 20 proteínas. Entre essas, tem papel fundamental a DNA polimerase, que catalisa a adição gradual de unidades de desoxirribonucleotídeos à cadeia de DNA. A replicação do DNA é semiconservativa. Uma nova cadeia é formada a partir de um filamento da molécula original, que serve de molde para a síntese de um novo fragmento.

O DNA nos cromossomos eucarióticos está fortemente ligado a pequenas proteínas básicas denominadas histonas. Essas proteínas constituem cerca de metade da massa dos cromossomos eucarióticos, sendo a outra metade de DNA. O material cromossômico nucleoproteico é chamado de cromatina, que é constituída de unidades repetidas, cada uma contendo aproximadamente 200 pb de DNA associado às histonas. Por sua vez, essas unidades repetidas são denominadas nucleossomos. A maior parte do DNA cromossômico envolve externamente um cerne de histonas, e o restante, denominado ligante, une nucleossomos adjacentes e contribui para a flexibilidade da fibra de cromatina. Assim, uma fibra de cromatina é uma cadeia flexível de nucleossomos, que lembra a disposição das contas de um colar (Figura 17.1).

O enrolamento do DNA ao redor de um nucleossomo contribui para sua compactação, diminuindo sua extensão linear. A taxa de compactação do nucleossomo é de cerca de 1/3 do tamanho original, mas os cromossomos metafásicos dos mamíferos apresentam uma taxa de compactação de aproximadamente 10 mil vezes, obtida pela formação de uma disposição helicoidal. O dobramento em alça fornece a compactação adicional. Os cromossomos eucarióticos são maiores e têm um grau mais complexo de organização estrutural do que os procarióticos. Os genomas das leveduras, das moscas-da-fruta e dos bovinos contêm cerca de quatro, 40 e 1.000 vezes mais DNA, respectivamente, que o genoma da *Escherichia coli*. Essa abundância dota os eucariontes de potencialidades ausentes nos procariontes e adiciona desafios à replicação e à expressão.

Métodos utilizados no mapeamento dos genes

Um mapa genômico descreve a ordem e o espaçamento de marcadores de DNA (genes e sequências identificáveis de DNA) entre si, em cada cromossomo, e pode apresentar diferentes níveis de resolução. Em uma resolução mais baixa, o mapa de ligação descreve as localizações cromossômicas relativas de marcadores por meio de seus padrões de herança. Qualquer característica física ou molecular com herança mendeliana e que seja discriminável entre indivíduos pode ser considerada um marcador genético em potencial. Marcadores podem ser o produto da expressão de genes ou segmentos de DNA não codificantes cujo padrão de herança possa ser definido. As diferenças em sequências de DNA são marcadores especialmente úteis por serem abundantes, e de caracterização precisa e relativamente fácil. Quanto mais variáveis (polimórficos) forem os marcadores, mais úteis serão no mapeamento. Em outras palavras, é necessário que existam formas alternativas entre indivíduos, de modo que estes possam ser discriminados entre diferentes membros de um grupo estudado, que pode ser uma família, uma população, uma raça ou mesmo uma espécie.

O mapa de ligação de uma espécie é construído por meio da observação da frequência com que dois marcadores são herdados juntos. Dois marcadores localizados próximos um ao outro, no mesmo cromossomo, têm grande probabilidade de serem passados juntos de pai para filho. No entanto, ocasionalmente, os cromossomos de um par submetem-se a um processo denominado recombinação (do inglês *crossing-over*). Quando isso ocorre, mesmo marcadores relativamente próximos podem ser separados. A probabilidade de que isso ocorra é maior na proporção em que os dois marcadores estejam mais distantes no cromossomo. No mapa genético, as distâncias entre os marcadores são medidas em centimorgans (cM). Dois marcadores são ditos separados por 1 cM quando a taxa de recombinação é de 1%. Uma distância genética de 1 cM é aproximadamente igual a uma distância física de 1 milhão de pares de bases (1 Mb) em humanos.

Existem diferentes tipos de mapas físicos, que variam no seu grau de resolução. O mapa cromossômico, também denominado citogenético (Figura 17.2), está baseado no distinto padrão de bandas observadas no microscópio óptico de cromossomos corados. Diferentes estratégias têm sido empregadas com a utilização de técnicas de biologia molecular, buscando mapas com resolução mais fina. O mapa físico de mais alta resolução consiste no sequenciamento completo das bases que compõem cada cromossomo de um genoma.

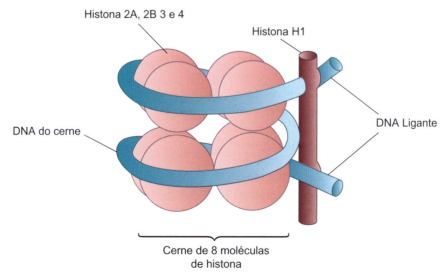

FIGURA 17.1 Níveis de organização do DNA em uma célula eucariótica (da estrutura em dupla hélice até o cromossomo).

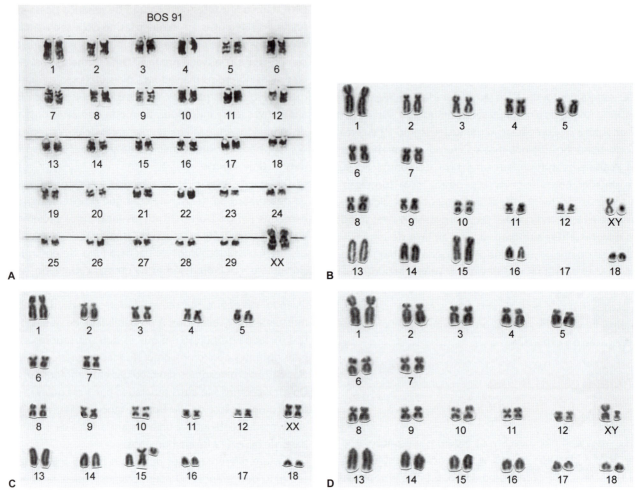

FIGURA 17.2 Representação esquemática da organização cromossômica durante a meiose. **A.** Etapas desde a duplicação das células até a separação dos cromossomos para a formação dos gametas. **B.** Representação do processo de *crossing-over* durante a formação das células gaméticas.

Outro aspecto bastante interessante é que o mapeamento de vários genes em diferentes espécies tem revelado a existência de regiões de homologia muito conservadas durante a escala evolutiva. O cromossomo X dos mamíferos é altamente conservado entre as espécies, permitindo mapear regiões por homologia. O mapeamento de genes autossomos homólogos de ratos e do ser humano tem revelado também a conservação desses segmentos em relação a outras espécies, ainda que em menor grau do que ocorre com o cromossomo X.

Marcadores moleculares

O conhecimento da variabilidade genética tem papel fundamental em nossa compreensão sobre a evolução das espécies e dos processos envolvidos no desenvolvimento normal e patológico. As frequências dos alelos para marcadores genéticos nucleares "clássicos" (grupos sanguíneos e proteínas) são conhecidos em milhares de populações e espécies. Nos últimos anos, uma atenção especial tem sido dada às variações no DNA dentro e fora dos genes. Qualquer característica determinada por um gene simples que exibe variabilidade genética discreta constitui um polimorfismo, que marca um segmento cromossômico. A rigor, considera-se polimórfico o *locus* em que o alelo mais frequente tem frequência igual ou inferior a 99%. Se os genes que afetam uma característica quantitativa (QTL) ou qualitativa estiverem em um segmento cromossômico próximo daquele marcador, o monitoramento da segregação do polimorfismo pode permitir inferência indireta da presença da QTL e o valor fenotípico a ser esperado para a característica quantitativa devido à ligação. A certeza dessa inferência dependerá da proximidade do marcador à QTL que é medida pela frequência de recombinação. O valor do marcador dependerá da magnitude e da natureza dos efeitos quantitativos.

Polimorfismos de DNA como marcadores

Mini e microssatélites

Boa parte do genoma dos eucariontes é formada por sequências repetitivas em tandem, denominadas de DNA altamente repetitivo, ou DNA satélite. Sequências curtas repetitivas foram analogamente denominadas de mini e microssatélites e estão dispersas pelo genoma. Apresentam conteúdo variável de citosina e guanina (CG) e, ao contrário do DNA satélite, não se concentram em regiões heterocromáticas.[2,3] A análise desses marcadores nucleares pode ser o complemento necessário para estudos com outros marcadores, proporcionando um quadro mais completo da estrutura genética da população.

Os minissatélites são sequências com unidades de repetição que variam entre 9 e 100 pb, localizados preferencialmente em regiões teloméricas e subteloméricas, sendo também denominadas de número variável de repetições em tandem (do inglês *variable number tandem repeats* – VNTR).

Os microssatélites (Figura 17.3) são formados por unidades de repetições pequenas, 1 a 6 pb e correspondem a mais de 20% do genoma dos mamíferos. São conhecidos também como repetições pequenas em tandem (STR; do inglês, *short tandem repeats*). Os microssatélites estão distribuídos ao acaso no genoma e são mais frequentes e polimórficos que os minissatélites. Tais sequências são caracterizadas a partir de bibliotecas genômicas hibridizadas com uma sonda com repetições de di ou trinucleotídeos, o que permite identificar as regiões que contêm microssatélites. A partir do sequenciamento dessas regiões, são desenhados iniciadores para as sequências únicas que flanqueiam o microssatélite.

Os marcadores moleculares do tipo microssatélite são particularmente interessantes devido à sua distribuição aleatória por todo o genoma, estimando-se seu número de *loci* em aproximadamente $1 \times 10^4 - 10^5$. Além disso, como os microssatélites seguem os padrões de heranças mendelianas, são adequados aos estudos de ligação e da dinâmica genética das populações. Inúmeros microssatélites foram descritos para as principais espécies de interesse econômico. Esses polimorfismos permitiram a obtenção de um mapa do genoma bovino de alta resolução, cobrindo um total de 2.990 cM, o que demonstra a importância dos microssatélites em estudos de ligação. Adicionalmente, sua utilização tem aumentado em análises de genealogias e controle de filiação. Da mesma forma, vários estudos ainda têm buscado mapear genes para características quantitativas (QTL), utilizando esses polimorfismos, com resultados animadores.

Experimentos sugerem uma participação importante desses *loci* na regulação gênica.[4,5] A partir deles, formularam-se hipóteses sobre o modo de interação dos microssatélites com a herança poligênica e foi sugerido que essas sequências exercem algum efeito sobre a expressão dos genes aos quais estão associadas. O efeito seria dependente do número de repetições do alelo. Isso se baseia na observação de que sequências ricas em purinas e pirimidinas alternadas, (CA)n, como os microssatélites, apresentam a capacidade de formar o Z-DNA (Figura 17.4), em condições fisiológicas. Como há uma tendência para a sequência de Z-DNA se agregar nas regiões de iniciação da transcrição com uma ausência virtual em regiões intergênicas e de pseudogenes, os microssatélites teriam um papel potencial na regulação gênica. Tanto alelos grandes como pequenos poderiam interferir, concorrendo para um aumento, bem como para uma redução da expressão. Assim, os genótipos são em geral agrupados de acordo com o tamanho dos alelos em:

- Homozigotos para alelos curtos
- Homozigotos para alelos longos
- Heterozigotos.[4]

Os testes atuais de paternidade utilizam os microssatélites para identificação de possíveis pais, mães ou irmãos de um indivíduo, e a utilização desses marcadores é feita justamente por serem herdáveis e extremamente específicos. Para cada animal existe um painel de microssatélites muito bem caracterizado por sequenciamento e obrigatórios para os testes comerciais. Em equinos, por exemplo, a International Society for Animal Genetics (ISAG) recomenda a utilização de 12 microssatélites para os testes de parentesco[6] e, caso o resultado do teste gere dúvidas, existem outras 12 sequências que podem ser avaliadas. Para cada *locus*, o indivíduo recebe um alelo do pai e outro da mãe; assim, por técnicas de biologia molecular, é possível visualizar esses alelos e compará-los com os dos possíveis pais: se um alelo não for originado da mãe ou não for originado do pai, significa que a maternidade ou a paternidade não é verdadeira.

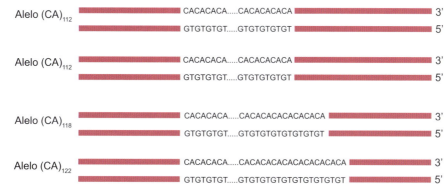

FIGURA 17.3 Método de clonagem de DNA em vetor utilizando bactéria hospedeira (*Escherichia coli*).

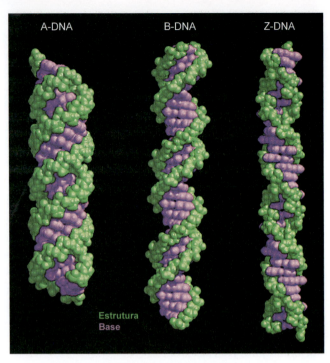

FIGURA 17.4 Método PCR.

Polimorfismos de nucleotídeo único

Os polimorfismos de nucleotídeo único (SNP) são o tipo de polimorfismo mais frequente no genoma. Originam-se de mudanças de uma única base em determinada sequência gênica, podendo ser uma deleção, inserção ou substituição. Essas mudanças são capazes de determinar características fenotípicas nos animais, como: se o animal possui suscetibilidade para determinadas doenças; se há maior expressão de proteínas específicas associadas à qualidade de carne ou leite; se o animal é de raça pura; se possui uma pelagem específica; entre outras.

Os SNPs têm taxa extremamente baixa de mutação, o que os torna importantes marcadores moleculares. Também são muito abundantes: a partir do sequenciamento do genoma bovino, foram detectados 22.000 genes e estimados cerca de 6 milhões de SNPs. Eles podem ser encontrados ao longo de todo o genoma, tanto em regiões codificadoras como não codificadoras. Os SNPs das regiões codificadoras, também chamados de SNPs exônicos, podem ser classificados em: sinônimos, quando não afetam a função da proteína codificada; e não sinônimos, quando a afetam. Os SNPs localizados nas regiões não codificadoras podem ser classificados em intrônicos, regulatórios ou promotores, conforme a região em que estão alocados.

Polimorfismo do DNA mitocondrial

Na avaliação genética dos animais domésticos, comumente utilizam-se teorias baseadas nos genes nucleares. Essa tem sido a fonte de material nas análises da composição da herança em animais domésticos. Contudo, existem outras organelas dentro das células que têm seu próprio material genético, uma das quais é a mitocôndria. As mitocôndrias atuam na produção de energia por meio da oxidação fosforilativa. Esta consiste basicamente de um processo por meio do qual o nicotinamida adenina dinucleotídeo (NADH) e o dinucleotídeo de flavina e adenina ($FADH_2$), produzidos pela metabolização dos nutrientes, são oxidados com a concomitante formação de trifosfato de adenosina (ATP). Aproximadamente 90% de todo o ATP dos mamíferos é produzido nas mitocôndrias.[7]

O DNA mitocondrial é uma molécula fechada com aproximadamente 16.500 nucleotídeos, cuja sequência completa já foi determinada para diversos mamíferos, incluindo humanos, bovinos, ovinos, camundongos e ratos. O genoma mitocondrial consiste em dois rRNAs, 22 tRNAs e 13 genes codificadores de proteínas. A molécula também tem uma região não codificante, denominada D-loop, responsável pelo controle da replicação e da transcrição.[8]

Existem muitos trabalhos que associam doenças humanas a diferenças nas sequências de DNA mitocondrial. A síndrome de Kearns-Sayres (KSS) e a neuropatia óptica hereditária de Leber (LHON) são exemplos de doenças.[8,9] A substituição de nucleotídeos pode potencialmente afetar características produtivas ou de saúde em animais domésticos; entretanto, as influências dos polimorfismos do DNA mitocondrial na saúde dos animais domésticos ainda são pouco investigadas.

A D-loop (Figura 17.5) é a região mais variável do genoma mitocondrial, mas não codifica nenhum produto gênico conhecido. Portanto, o polimorfismo dessas sequências não pode alterar nenhuma cadeia específica de subunidade proteica. Entretanto, como é responsável pelo controle da replicação e transcrição, esses polimorfismos podem servir de marcadores para diferenças em outros locais do genoma mitocondrial.

Os genes mitocondriais têm herança materna, o que significa que são transmitidos pela fêmea para os dois sexos da progênie. O conhecimento da magnitude dos efeitos citoplasmáticos ou mitocondriais é muito importante para que as estimativas da contribuição materna possam ser ajustadas adequadamente. O estudo de associações entre variantes do mtDNA e a eficiência produtiva em animais domésticos pode

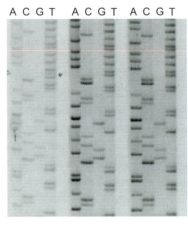

FIGURA 17.5 Evolução das técnicas de sequenciamento de DNA.

trazer grandes contribuições às práticas seletivas, além de fornecer subsídios para as técnicas de clonagem e produção de animais geneticamente modificados.

Métodos para identificação e utilização dos polimorfismos de DNA como marcadores

Existem diferentes técnicas utilizadas para a identificação dos polimorfismos de DNA, mas elas são utilizadas conforme a necessidade e o tipo de informações que se pretende obter. Por mais que a técnica de sequenciamento seja muito robusta e tenha surgido há muito mais tempo, antigamente ela era muito laboriosa e seus custos eram muito elevados. Com isso, técnicas mais simples e menos abrangentes eram necessárias. Contudo, com os avanços da ciência foram surgindo metodologias mais práticas que permitiam a visualização de múltiplos polimorfismos de uma única vez, trazendo diversas informações importantes e de alta aplicabilidade prática pelos produtores e melhoristas. À medida que as técnicas foram surgindo na área de marcadores moleculares, elas foram aplicadas conforme as necessidades e, ainda hoje, continuam sendo utilizadas dependendo da resposta que se deseja obter com as análises (Figura 17.6).

Identificação de polimorfismos de DNA por reação em cadeia da polimerase (PCR)

A descoberta da estrutura do DNA em 1957 resultou em diversos estudos envolvendo as variações naturais em sua estrutura. Em um primeiro momento, os pesquisadores enfrentavam o problema de trabalhar com quantidades limitadas de DNA originárias da extração de células bem conservadas. Esse panorama mudou radicalmente a partir da década de 1980, com uma técnica revolucionária, denominada reação em cadeia da polimerase[10] (PCR, do inglês *polymerase chain reaction*).

A PCR (Figura 17.7) é uma técnica laboratorial que reproduz artificialmente a forma como o DNA é replicado na natureza. Apresentada à comunidade científica em um encontro em 1984, a PCR foi adotada como uma ferramenta de pesquisa essencial, dada sua potencialidade de utilização na área de biologia molecular. A técnica de PCR tem sido utilizada com os mais diferentes propósitos, que vão desde a identificação de indivíduos a partir de restos mortais, até análise de DNA pré-histórico, diagnóstico de doenças, auxílio em investigações policiais, determinações de paternidade, entre muitas outras aplicações.

A PCR é um método rápido e versátil para a amplificação de segmentos de DNA que pode ser implementado a partir de uma fonte que contenha uma única molécula. Em geral, o método é realizado de forma a permitir amplificação seletiva de uma sequência-alvo específica dentro de uma coleção heterogênea de DNA (p. ex., DNA genômico total ou população complexa de DNA). Para permitir essa amplificação seletiva, é necessária alguma informação prévia da sequência-alvo para ser possível construir duas pequenas sequências (15 a 30 pb) de oligonucleotídeos iniciadores. Quando adicionados ao DNA genômico desnaturado, esses iniciadores ligam-se especificamente às suas sequências complementares de DNA que flanqueiam a região-alvo desejada. Essas sequências são desenvolvidas de forma que, na presença de uma DNA polimerase termoestável e precursores de DNA (os quatro

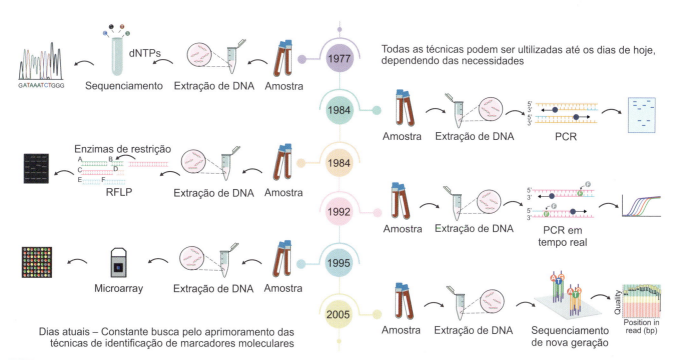

FIGURA 17.6 Linha do tempo referente às técnicas de biologia molecular utilizadas como forma de identificação e de visualização dos marcadores moleculares.

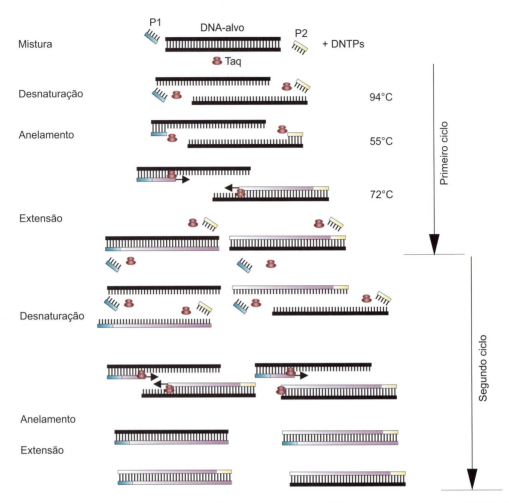

FIGURA 17.7 Método de Sanger para o sequenciamento de DNA. Um fragmento de DNA é submetido a quatro reações de síntese de novo fragmento de DNA com base no seu molde original. Cada uma das reações apresenta um "terminador" (ácido didesoxirribonucleico) que, ao ser incorporado à nova fita recém-sintetizada, termina a sequência de elongamento da fita gerando um *pool* de fragmentos com distintos tamanhos, sendo todos terminados em uma base (A, C, G ou T). Finalmente, a eletroforese possibilita a separação do resultado de cada uma das reações, que, por meio de marcação radioativa ou fluorescente durante a síntese dos fragmentos, permite a determinação da sequência de DNA correta do fragmento original.

deoxinucleotídeos trifosfatados), inicia-se a síntese de novas cadeias complementares à cadeia do DNA-alvo. A DNA polimerase termoestável foi inicialmente obtida em 1976, a partir da bactéria *Thermophilus aquaticus*, por ser um organismo cujo hábitat natural ocorre em fontes termais de temperaturas muito elevadas. Com isso, a enzima recebeu o nome de *Taq* polimerase, sendo estável a temperaturas de até 94°C, o que permitiu a evolução da técnica da PCR, que pode se tornar mais automatizada, visto que, anteriormente, ela era isolada a partir de *Escherichia coli*, e era necessário adicionar a polimerase a cada ciclo da PCR, por ser facilmente degradável.

A técnica de PCR é uma reação em cadeia, porque o DNA sintetizado em um ciclo inicial passa a ser o molde para a síntese posterior de DNA nos ciclos subsequentes. A reação envolve ciclos sequenciais completos, compreendendo três etapas básicas:

- Desnaturação: dissociação das ligações que mantêm unida a dupla fita de DNA. Isso é obtido tipicamente pela utilização de temperaturas entre 93 e 95°C

- Anelamento: ligação das sequências iniciadoras com a sequência-alvo. Esse passo normalmente utiliza temperaturas entre 50 e 70°C, dependendo da Tm do duplex esperado. A temperatura de anelamento é tipicamente 5°C abaixo da Tm calculada. Temperaturas de anelamento mais elevadas aumentam a especificidade; contudo, temperaturas muito elevadas podem reduzir a sensibilidade da reação, diminuindo a amplificação

- Síntese do DNA ou extensão: a partir dos iniciadores já ligados à sequência-alvo, começa a síntese de uma nova sequência complementar. As temperaturas que conferem maior eficiência nessa etapa estão entre 70 e 75°C.

No primeiro ciclo da PCR, cada sequência-alvo existente pode se transformar em duas; assim, após cerca de 30 a 45 ciclos de síntese, os produtos da reação incluem, além do DNA original, aproximadamente de 2^{31} a 2^{46}, ou seja, de 1 bilhão a 70 trilhões de cópias da sequência-alvo a partir de uma única molécula de DNA utilizada como sequência-modelo. Na PCR convencional, esses resultados podem ser visualizados de forma qualitativa, por meio de uma banda de tamanho específico, quando o produto da reação é submetido à eletroforese em gel de agarose. Contudo, a partir de 1992, começaram os esforços para que os resultados das amplificações pudessem ser detectados de forma automática e simultânea à reação,[11] resultando na chamada PCR em tempo real ou PCR quantitativa (qPCR). A grande vantagem dessa técnica é que ela permite a amplificação, a detecção e a quantificação do alvo na amostra ao mesmo tempo. A qPCR se baseia na utilização de fluoróforos que, sempre que há uma nova amplificação, emitem uma fluorescência que pode ser detectada pelo equipamento. Além disso, a qPCR pode ser de duas formas: a partir de fluoróforos não específicos, pois se anelam a todas as moléculas de DNA de fita dupla, aumentando a fluorescência conforme aumenta o número de amplificações, ou por meio de fluoróforos específicos, os quais, apesar da vantagem, têm custo mais elevado, pois utilizam uma sonda específica para a sequência-alvo, a qual se liga na fita simples do DNA-alvo e libera a fluorescência quando este é amplificado.

A análise dos resultados da qPCR pode ser feita de duas maneiras: em quantificação absoluta ou quantificação relativa. Na quantificação absoluta, é realizada uma curva-padrão a partir da qual se calcula o número exato de moléculas-alvo presentes ao final da reação. Na relativa, os genes-alvo são comparados com genes endógenos, considerados normalizadores, e os cálculos são realizados a partir do primeiro ciclo da linha limite para a detecção da amplificação pelo equipamento (Ct; do inglês, cycle threshold). Assim, quanto menor o valor do Ct, maior a amplificação da amostra, pois foi necessário um menor número de ciclos para que ela fosse detectada.

Atualmente, ainda se utilizam tanto a PCR convencional quanto a em tempo real, dependendo do objetivo das análises. Essas técnicas de biologia molecular facilitaram muito a detecção de polimorfismos genéticos diretamente no DNA. Os marcadores de DNA, além de apresentarem maiores níveis de polimorfismos que os proteicos, possibilitam a obtenção de dados de regiões não transcritas e a identificação de mutações silenciosas. Contam ainda com a facilidade de manipulação e a maior estabilidade do DNA, transformando-os em material de eleição para comparações biológicas e em marcadores para caracteres de produção.

Avaliação de polimorfismos de comprimento de fragmentos de restrição

O polimorfismo de comprimento de fragmentos de restrição (RFLP) é demonstrado pela fragmentação do DNA por meio do uso de enzimas de restrição que o cortam em regiões específicas, resultando em fragmentos de diferentes tamanhos, os quais variam de acordo com a localização do local de reconhecimento. Essas enzimas são endonucleases produzidas originalmente por bactérias, como um mecanismo de defesa

que visa destruir o DNA de agentes invasores. Como as enzimas de restrição têm sequências de reconhecimento específicas, as mutações que acarretam a criação ou eliminação de locais de clivagem (corte) alteram o tamanho dos fragmentos de DNA. Esses marcadores foram identificados pela primeira vez em um experimento destinado à detecção de mutações em DNA de vírus.[12]

Avaliação de polimorfismos de DNA amplificado ao acaso

A denominação de polimorfismo de DNA amplificado ao acaso (RAPD; do inglês, random amplified polymorphic DNA) foi criada por Williams et al.[13] Concomitantemente, Welsh e McClelland[14] descreveram o método denominado reação em cadeia da polimerase com iniciadores (primers) aleatórios (AP-PCR; do inglês, arbitrarily primed polymerase chain reaction). Essa técnica produz milhões de cópias de segmentos de DNA, obtendo-se a caracterização do genoma individual, pois muitas bandas eletroforéticas podem ser detectadas por meio da geração do padrão de impressões digitais de DNA. No entanto, esses marcadores apresentam algumas desvantagens, entre elas a complexidade do padrão resultante, a impossibilidade de diferenciar heterozigotos e homozigotos e o desconhecimento do padrão de herança das bandas.

Avaliação de polimorfismos por hibridização (SNP chip)

Esses chips se baseiam no mesmo princípio da técnica de microarranjo, que consiste na hibridização de sondas específicas para genes-alvo com as moléculas de DNA das amostras. Tais sondas têm uma sequência de DNA complementar à sequência de marcadores predeterminados. São capazes de avaliar milhares de mutações por vez mediante pequenos chips. Os SNPs chips utilizam a técnica de microarranjo para detecção de SNP e têm chips comerciais que já vêm com as sondas para análise de um perfil específico de SNP conforme o objetivo das análises. O BovineSNP50® é um dos SNPs, chips comercializados para bovinos, tem mais de 53 mil SNPs, para visualização e realiza um perfil genômico do animal para o criador avaliar seu mérito genético. Além disso, existem testes mais especializados, como o GeneSTAR Quality Grade®, o GeneSTAR Tenderness® e o Igenity TenderGENE®, destinados para qualidade de carne, e analisam marcadores relacionados, como eficiência alimentar dos animais, maciez e marmoreio da carne produzida.[15]

Identificação de polimorfismos por sequenciamento

A técnica de sequenciamento que utiliza o método proposto por Sanger e a eletroforese capilar é conhecida como sequenciamento de Sanger. Baseia-se no uso de sequências de nucleotídeos iniciadores que se anelam com a sequência-alvo, iniciando o processo de replicação do DNA pela ação de uma DNA polimerase (PCR) na presença de nucleotídeos modificados[16] e que emitem fluorescência de cores diferentes para cada nucleotídeo (A, C, T e G), os didesoxiribonucleotídeos (ddNTP). Estes promovem a parada aleatória da extensão da fita de DNA em pontos distintos,[17] e por detecção da fluorescência é possível identificar o nucleotídeo de parada e depois montar a sequência.

Essa técnica de sequenciamento foi descrita em 1975 e marcou o início de uma nova era da biologia molecular e da genética, pois possibilitou a identificação de polimorfismos e, consequentemente, de marcadores moleculares associados a doenças e a características de interesse econômico. Com ela, foi possível realizar o sequenciamento do genoma de diversas espécies por meio de projetos internacionais que envolveram de dezenas a centenas de laboratórios e pesquisadores do mundo todo.

A utilização do sequenciamento Sanger viabilizou a identificação da maior parte dos marcadores moleculares hoje descritos e utilizados nos estudos de melhoramento genético animal e de plantas, assim como na área da saúde animal, vegetal e humana. Na década de 1990, era a técnica de sequenciamento mais utilizada em todo o mundo, devido ao custo reduzido e à oferta de equipamentos automatizados e de tecnologias avançadas. Uma das limitações do uso do sequenciamento Sanger é o tamanho do fragmento de DNA que se consegue sequenciar em cada corrida e/ou reação, que é limitada de 400 a 700 pb, exigindo, em alguns casos, a realização de centenas de reações para sequenciar um único gene (sequências de milhares de pb de comprimento) ou região de interesse.

O advento das tecnologias de sequenciamento de nova geração tem possibilitado o sequenciamento do genoma de várias espécies em um curto espaço de tempo e em sequências longas. Concomitantemente, proporcionaram a oportunidade de, em uma única etapa, os pesquisadores obterem informações de identificação e genotipagem de polimorfismos do tipo SNP simultaneamente.

As plataformas de sequenciamento em larga escala disponíveis atualmente propiciam a descoberta de centenas ou milhares de SNPs presentes em todo o genoma em uma única reação de sequenciamento e para qualquer espécie. São tecnologias que não exigem conhecimento prévio da sequência do genoma da espécie estudada e que apresentam um custo-benefício vantajoso, justamente pela quantidade de informação gerada.[18]

Uma vantagem bastante importante do sequenciamento de nova geração é a oportunidade de identificação de SNP e outros tipos de polimorfismos (inserção e deleção [INDEL]) em regiões codificantes, ou seja, sequenciamento de todos os transcritos presentes em determinado tecido ou célula em um tempo ou momento de desenvolvimento ou tratamento. Isso é possível por meio do sequenciamento amplo das moléculas de RNA mensageiro (RNA-Seq). Os SNPs ou outros tipos de polimorfismos encontrados nas sequências de mRNA podem ser chamados de polimorfismos funcionais por estarem em regiões transcritas do DNA ou regiões codificantes.

Outras vantagens dessas novas tecnologias de sequenciamento são sequenciar, identificar e genotipar SNP em regiões específicas do DNA ou RNA, chamadas bibliotecas reduzidas (RRL; do inglês, *reduced-representation libraries*) e genotipar diferentes SNP em vários indivíduos simultaneamente; sequenciar, identificar e genotipar SNP em fragmentos de DNA associados aos locais de restrição (RAD-seq; do inglês, *restriction site-associated DNA sequencing*);[19] genotipar por sequenciamento (GBS; do inglês, *genotyping by sequencing*); e, mais recentemente, sequenciar, identificar e genotipar SNP em regiões de cromatina aberta (ATAC-seq; do inglês, *assay for transposase-accessible chromatin sequencing*), miRNA (microRNA), entre outras regiões.[20-23]

Emprego de marcadores genéticos no melhoramento animal

A maioria das características de importância econômica é multifatorial, ou seja, controlada por vários genes e afetada por fatores ambientais. Em razão disso, apresentam baixas estimativas de herdabilidade (h^2) e, portanto, são menos sensíveis à seleção direta.

Se tomarmos como exemplo de característica multifatorial a eficiência reprodutiva, a prevalência de interações genótipo × ambiente e genótipo × manejo, são provavelmente responsáveis pelas baixas estimativas de h^2 (< 0, 15) que lhes são atribuídas.[24,25] A baixa h^2, associada aos longos períodos de tempo requeridos para a mensuração das características reprodutivas nas fêmeas, limita o uso das técnicas de seleção tradicionais em função do elevado custo. A eficiência das práticas seletivas pode ser incrementada sensivelmente combinando-se a seleção direta para determinada característica com a seleção para uma característica associada ou "marcador". Walkley e Smith[26] compararam a eficiência da seleção direta, indireta e combinada na prolificidade em ovinos (h^2=0,10) observando um aumento de 50% da combinada em comparação com a seleção direta simples.

A questão é qual marcador utilizar. A princípio, pode-se considerar a possibilidade de utilização de características físicas e marcadores moleculares. Existe uma série de caracteres físicos utilizados como marcadores indiretos visando à seleção para melhor eficiência reprodutiva, a exemplo do perímetro escrotal. Contudo, apesar de muitos traços físicos apresentarem alta herdabilidade e, consequentemente, boa resposta à seleção, esse tipo de característica normalmente tem sua expressão afetada pela interação com o ambiente e os sistemas de manejo. Em razão de seu padrão de herança monogênica, a utilização de marcadores moleculares como ferramenta de seleção é uma alternativa interessante.

O aprimoramento genético convencional é crucial para as melhorias genéticas de características produtivas e reprodutivas, e provavelmente continuará sendo essencial. Contudo, os marcadores moleculares podem auxiliar na aceleração dos programas de melhoramento animal utilizando ferramentas que relacionam as características fenotípicas com o genótipo, como o estudo de associação genômica ampla (GWAS; do inglês, *genome wide association studies*). O GWAS possibilita a detecção de regiões importantes e dos genes que as controlam e explicam a relação com os fenótipos; para isso, a técnica necessita de alta densidade de marcadores obtidos por meio de genotipagens e sequenciamentos.[27]

Seleção assistida por marcadores

A cossegregação de um QTL com marcadores próximos permite a utilização das variações nesses marcadores (polimorfismos) nos programas de seleção. Essa metodologia é denominada "seleção assistida por marcadores" (MAS; do inglês, *marker assisted selection*) e viabiliza a seleção para características limitadas pelo sexo. Exemplo clássico é a seleção de touros visando ao melhoramento da produção leiteira; característica que, evidentemente, somente será expressa na prole feminina. Os marcadores também possibilitam o monitoramento de caracteres em processos de introgressão (introdução de genes específicos em uma raça ou população). Esse tipo de seleção auxilia nas tomadas de decisões sobre os acasalamentos, analisando os melhores touros, as doadoras e até mesmo as receptoras de embriões, além de poder identificar os animais que serão repositores e os descartes.

Como já mencionado, a eficiência da seleção assistida por marcadores depende da proximidade no cromossomo entre o polimorfismo e a característica investigada. Nesse sentido, os mapas de ligação são de extrema importância e têm sido publicados para as principais espécies de animais domésticos. Em bovinos, esses mapas já permitiram a identificação de *loci* relacionados à produção de leite; em ovinos, para fecundidade; e, em suínos, para identificação de fatores de crescimento, gordura e resistência a doenças. Inicialmente, esses mapas enfrentaram limitações devido à sua baixa densidade. A média de intervalo entre marcadores excedia 5 cM em suínos e 10 cM em bovinos e ovinos. Contudo, em bovinos, um mapa de alta resolução já está disponível, tendo em média um intervalo de 2,5 cM, o que aumenta a eficiência para a detecção de QTL.

Aplicação dos marcadores moleculares nas diferentes espécies

Associados a doenças

▪ BLAD

BLAD[28] é a sigla em inglês para deficiência de adesão de leucócitos em bovinos (*bovine leukocyte adhesion deficiency*). É uma doença que afeta principalmente certas linhagens de gado holandês (Ivanhoe) e que possui um equivalente em humanos denominado deficiência de adesão de leucócitos em humanos. É causada por uma mutação que altera um receptor de proteínas dos leucócitos de modo a impedi-lo de se ancorar nos locais de infecção e, consequentemente, de combatê-la. Como resultado, os animais afetados não conseguem responder adequadamente às infecções, que se tornam persistentes ou recorrentes, e têm, portanto, sua produção e reprodução alteradas. O diagnóstico dos heterozigotos pode ser feito por meio de PCR convencional e suas variações.[29]

▪ DUMPS

A uridina monofostato sintetase (UMFS) é a enzima responsável pela conversão do ácido orótico para uridina monofosfato (UMF), um componente essencial dos nucleotídeos pirimidínicos. Essa enzima tem duas funções conhecidas: fosforibosiltransferase (OFRTase) e orotidina monofostato descarboxilase (OMFDCAse), correspondendo aos dois últimos passos da síntese das pirimidinas. Considerando que as pirimidinas são componentes vitais dos ácidos nucleicos, a deficiência de UMFS tem consequências graves. Em bovinos, tal deficiência é responsável por uma doença com padrão de herança autossômica recessiva que causa mortalidade embrionária.[30] A detecção dos portadores pode ser feita por PCR-RFLP.[31]

▪ Síndrome do estresse em suínos

A síndrome do estresse de suínos (PSS; do inglês, *porcine stress syndrome*) ou hipertermia maligna, é um transtorno hereditário autossômico recessivo com penetrância incompleta.[32] Os animais afetados apresentam, sob condições de estresse ou exposição a alguns agentes químicos (halotano, hidrocarbono fluorinado e suxametônio), um quadro caracterizado por rigidez muscular, dispneia, hipertermia e morte prematura. Além disso, apresentam modificações negativas na carne produzida, sendo uma carne mais pálida, mole e exsudativa (PSE; do inglês, *pale, soft and exudative*).

No início da década de 1970, foi introduzido um teste para detectar portadores do gene da PSS com base na exposição dos animais ao halotano.[33] Os animais suscetíveis apresentavam os sintomas mencionados e o exame devia ser interrompido aos primeiros sinais de rigidez muscular sob pena de levar os animais à morte. Posteriormente, descobriu-se que o gene da PSS faz parte do grupo de ligação do cromossomo 6, muito próximo dos genes da PHI (fosfoexose isomerase), PGD (fosfogliconato desidrogenase), P_{O2} (pós-albumina 2) e dos genes H e S, envolvidos na determinação de antígenos eritrocitários.[34] Os genes da PHI, PGD e P_{O2} apresentavam desequilíbrio de ligação com o gene da PSS em diversas populações, o que permitia a discriminação dos heterozigotos com uma eficiência de até 95%.[35] Em seguida, estabeleceu-se um teste com base em PCR-RFLP (número de patente norte-americana: 05358649*) que, de modo rápido e econômico, consegue detectar os heterozigotos com 100% de precisão, mas atualmente também podem ser feitos com PCR em tempo real. Entre as décadas de 1970 e 1980, houve um grande aumento nos casos de PSS em suínos e, muitas vezes, a síndrome causava morte súbita em alguns animais, gerando grande prejuízo econômico. Assim, iniciaram-se programas de seleção para que essa característica fosse eliminada. Hoje, em suínos comerciais, esse alelo já foi eliminado por seleção e os testes praticamente não são mais realizados. Contudo, em 2012, foi caracterizada uma nova síndrome de estresse em suínos que possui os mesmos sinais e, por isso, inicialmente, pensou-se que se tratava da mesma condição. Com isso, foi detectado um novo SNP como marcador molecular para detecção da nova síndrome: um polimorfismo de arginina para triptofano (R1958W) no exon 41 do gene da distrofina.[36]

"Overo gene" em equinos

O gene letal em overos brancos (LWO; do inglês, *lethal white overo*) é herdado de forma autossômica e, quando em heterozigose, normalmente produz um padrão de pelagem bastante atrativo para os criadores denominado "overo".[37] Quando o gene aparece em homozigose, os potros apresentam alterações no trato gastrintestinal que os levam à morte. Até recentemente, não existiam métodos precisos para o diagnóstico de portadores. Entretanto, a partir da localização do gene foi desenvolvido um teste baseado em uma PCR alelo específico (ASPCR) que permite a perfeita discriminação dos animais portadores. Assim, é possível orientar os cruzamentos para evitar o nascimento de animais homozigotos ou mesmo eliminá-lo de algumas linhagens.

Imunodeficiência grave combinada

A imunodeficiência grave combinada (SCID; do inglês, *severe combined immunodeficiency*) é uma doença que afeta principalmente cavalos árabes. Tem herança autossômica recessiva e deve-se a uma deleção de cinco pb no gene que codifica a unidade catalítica da proteinoquinase DNA-dependente.[38] Estudos indicam que cerca de 18 a 25% da população de cavalos árabes é portadora do gene.[39,40] Uma consequência óbvia é o grande prejuízo, considerando-se que os potros afetados morrem no primeiro ano de vida, além das despesas com tratamento. Em 1997, a empresa VetGen (http://www.vetgen.com/) anunciou a comercialização de um teste para a detecção de portadores. A partir de então, há possibilidade de orientar os cruzamentos, evitando-os entre animais heterozigotos e, consequentemente, permitindo a eliminação potencial da ocorrência de afetados.

Associados à produção animal

Seleção de leite A2A2 em bovinos

A caseína é a proteína de maior abundância encontrada no leite de bovinos, representando 80% do volume de proteínas do leite. Ela pode ser subdividida em alfa S1, alfa S2, kappa e beta (β) caseína. A β-caseína é uma das mais presentes e corresponde a cerca de 30% das caseínas do leite bovino. A β-caseína tem 13 alelos diferentes: A1, A2, A3, A4, B, C, D, E, F, G, H1, H2 e I. As formas A1 e A2 são as mais frequentes na população. Devido a uma mutação do tipo SNP não sinônima, o alelo A2 se diferencia do alelo A1. A grande vantagem de produzir animais A2A2 é que quando a β-caseína A2 é digerida pelo nosso organismo, haverá uma quebra entre a posição 59 e 60 pelas enzimas que auxiliam na digestão. Já a β-caseína A1 terá a mesma quebra além de uma a mais entre o aminoácido 66 e o 67 pela elastase. A quebra da β-caseína A1 forma um polipeptídio denominado betacasomorfina 7 (BCM7), relacionado com mudança na composição da microbiota, inflamação intestinal e atraso no trânsito gastrintestinal. A BCM7 gera desconforto em muitas pessoas na hora da digestão e é isso que torna atrativa a seleção de animais A2A2. Os testes para detecção dos animais podem ser feitos por técnicas de RFLP-PCR, qPCR e sequenciamento. Além disso, existem testes comerciais como o Clarifide®.

Marcadores associados à qualidade do leite

Um dos genes mais estudados como marcador para qualidade de leite é o *DGAT1*, que codifica para a enzima acil coA diacilglicerol aciltransferase, que atua no metabolismo de triglicerídeos. Alguns SNP no gene *DGAT1* foram identificados como QTL relacionado à porcentagem de gordura, teor proteico e produção de leite.[41] O gene da leptina também é um marcador muito estudado, pois esta é um hormônio relacionado com a regulação da ingestão de alimentos e gasto energético; contudo, já foram encontrados QLT muito próximos ao gene da leptina associados com gordura, proteína e produção de leite.[42] Outros marcadores muito estudados que têm associação com a qualidade de leite são o alelo B da kappa-caseína, associado com maior produção de proteína no leite e com frequência de aproximadamente 25% no gado holandês. O alelo B da betalactoglobulina está associado com maior concentração de gordura no leite e está presente em 60% dos animais.

Marmoreio e maciez da carne em bovinos

Existem muitos marcadores associados com as características de qualidade da carne. Um dos principais é um SNP no gene tiroglobulina (TG5), associado com o grau de marmoreio, apresentando 6,5% de diferença entre os animais, em que os animais com genótipo GATT possuem maior nível de marmoreio em comparação com os animais que têm na mesma posição a sequência GATC. Já os testes de indicativo de maciez utilizam SNP do gene da calpaína (CAPN), enzima responsável pela degradação das fibras musculares, e do gene da calpastatina, que modula a degradação das fibras musculares *post-mortem* pela calpaína. Esses testes existem de forma comercial e podem ser identificados pelos SNPs chips.

Deposição e composição da gordura intramuscular

Nos últimos anos, diversos marcadores SNP foram identificados e associados a deposição e composição dos ácidos graxos da gordura intramuscular em diferentes espécies domesticadas, como bovinos,[43-46] suínos,[47,48] aves[49,50] e ovinos.[51,52]

Diversos genes posicionais candidatos, ou seja, genes próximos dos SNPs associados, foram identificados, entre eles, HMGCS2, PHGDH, HSD3B1 e HAO2, envolvidos na via metabólica do gene PPAR (receptor ativado por proliferador de peroxissoma, do inglês peroxisome proliferator-activated receptor). Esse gene tem papel fundamental na regulação da diferenciação celular, desenvolvimento e metabolismo de lipídios. Outro gene posicional candidato muito importante na deposição e síntese de lipídeos é o FASN, gene da sintase de ácidos graxos (do inglês fatty acid synthase), uma enzima envolvida na síntese de ácidos graxos de cadeia longa em mamíferos e na lipogênese.[44,46,48]

Associados a características reprodutivas

A maioria das características reprodutivas são determinadas por ação poligênica, ou seja, vários genes contribuem juntos para que um indivíduo expresse seu fenótipo. As características reprodutivas não são diferentes e há exemplos, como as raças ovinas Romanov e Finnish Landrace, que apresentam maior fertilidade como resultado da ação de vários genes ainda não descritos. No entanto, há outras populações ovinas em que os incrementos em número de cordeiros são determinados por genes principais, ou seja, um único gene de grande efeito é responsável pela maior parte da variação fenotípica. Os ovinos Olkuska[53] e Belle-Ile[54] podem ser utilizados como exemplos, porém os exemplos mais estudados são descritos a seguir.

Mutação Booroola

A mutação* Booroola (FecB; do inglês, fecundity Booroola) foi primeiramente observada em um rebanho de Merino australiano do qual herdou o nome. O fenótipo Booroola é causado por uma substituição de G por A na posição 746 da sequência nucleotídica codificante do receptor tipo 1B da proteína morfogenética do osso BMPR-1B.[55-57]

Trata-se de um gene principal, de herança simples, que afeta a taxa ovulatória de ovinos e, consequentemente, o número de cordeiros nascidos por parto. A mutação tem efeito aditivo:

uma cópia da mutação (animal heterozigoto) eleva a taxa de ovulação (TO) em 1,5 e o CN/OP em 1,0, e duas cópias (homozigoto) elevam a TO em 3,0 e o CN/OP (número de cordeiros nascidos por ovelha parida), em 1,5.

A mutação teve origem dos ovinos prolíficos Garole da Índia introduzidos na Austrália no final do século 18[58] e também está presente nos ovinos Javaneses da Indonésia.[59]

As proteínas modificadas causam as seguintes variações fenotípicas na taxa de ovulação:

- Genótipo ++ (normal, ou wild-type, ou non-carriers ou não mutado), TO de 1 a 2
- Genótipo B+, TO de 3 a 4
- Genótipo BB, TO de ≥ 5.[60]

Por se tratar de um gene com efeito significativo na reprodução, sempre houve grande interesse no seu estudo visando à descoberta do(s) gene(s) causador(es) do fenótipo Booroola. Foi um dos fenótipos mais estudados na espécie ovina e, com a descoberta de que se tratava de um gene principal, vem causando, desde 2003,[61] interesse ainda maior na introdução dessa mutação em outras raças (introgressão) junto a ovinocultores brasileiros e mesmo em outras espécies.

O primeiro passo para a identificação da mutação Booroola ocorreu na década de 1950 com a observação de animais com fenótipo de alta fertilidade. Na década de 1980, a detecção dos genótipos era realizada medindo o número de corpos lúteos por ciclo estral mediante exame laparoscópico. A caracterização das taxas de ovulação dos ovinos Booroola foi realizada por Piper e Bindon.[31] Em função disso, a detecção das fêmeas portadoras da mutação era onerosa e demorada. Com o avanço das técnicas de DNA, foi se tornando gradualmente possível investir em estudos de marcadores genéticos para que futuramente fosse possível realizar a genotipagem dos animais sem a necessidade de laparoscopia.

A identificação do gene responsável pelo fenótipo Booroola foi elucidada somente em 2001, quando três grupos de pesquisa encontraram, de forma independente, o gene que codificava o receptor BMPR-1B.[55,56] Ainda que, quando comparados com proteínas não mutadas, os genótipos tenham igual número de células da granulosa, a proteína mutada faz os folículos ovularem em maior número, produzindo folículos menores e corpos lúteos menores que incrementam as taxas de ovulação.

Wilson et al.[56] desenvolveram um teste para identificar animais com a mutação Booroola. O DNA genômico é amplificado com primers que flanqueiam a região onde a mutação está localizada, resultando em um fragmento de 140 bp. Como não há nenhum local de reconhecimento de enzimas de restrição na região da mutação, a metodologia se baseou no desenho de um primer reverso com uma base diferente da cadeia original que induzisse a criação de uma mutação nas novas fitas copiadas pela PCR.

---

*Neste capítulo, o Booroola é denominado como "mutação (ou fenótipo) Booroola", e não como "gene Booroola". Todos os ovinos têm no seu genoma o gene que codifica a proteína BMP1BR; porém, o diferencial na taxa ovulatória se encontra em animais com a mutação naquele gene.

Mutações em genes de fatores de crescimento secretados pelo oócito: Inverdale (FecX^I), Hanna (FecX^H), Cambridge (FecX^B e FecG^H) e Belclare (FecX^G e FecG^H)

São mutações ocorridas em pontos diferentes da região nucleotídica do gene que codifica a proteína BMP15 (*bone morphogenetic protein* 15), cujo gene se situa no cromossomo X ovino (genótipos *FecX*), também conhecido como GDF9B (do inglês *Growth Differentiation Factor* 9B). A mutação Inverdale foi primeiramente descrita em ovinos Romney e causa um aumento na TO e de 1,0 e na CN/OP, de 0,6, porém determina esterilidade quando em homozigoze. Ocorre por causa da substituição de um nucleotídeo T-A na posição 92, que resultou na substituição de uma valina por ácido aspártico em uma região altamente conservada da proteína.[62]

Além dessa mutação, mais três foram descritas na mesma sequência do BMP15: *FecX^H* para a mutação Hanna em ovinos Romney;[62] *FecX^G* em ovinos Belclare; e *FecX^B* em ovinos Cambridge.[63] A mutação Hanna foi causada por uma substituição C-T na posição 67 em que o aminoácido ácido glutâmico foi substituído por um código de terminação (*stop codon*).[62]

As proteínas modificadas causam as seguintes variações fenotípicas na TO:

- Genótipo ++ (normal, ou *wild-type*, ou *non-carriers* ou não mutado), TO de 1 a 2
- Genótipo I+ ou H+, TO de 2 a 3
- Genótipo II ou HH, TO de zero.

As mutações que causam o fenótipo de taxas ovulatórias dos ovinos Cambridge e Belclare; além de ter mutações na região codificadora do gene BMP15, os ovinos também apresentam mutações na região codificadora do gene GDF9 (*FecG^H*), localizada no cromossomo ovino 5, que igualmente provocam incremento de TO nas fêmeas heterozigotas e infertilidade nas homozigotas.[63] O efeito das mutações no GDF9 são de 1,4 na TO, portanto de maior efeito do que as mutações ocorridas no BMP15. Mais recentemente, foram identificadas no Brasil outras duas mutações no GDF9: a Vacaria, em ovinos da raça Ile de France (FecG^V, Arg315Cys[64]), e a Embrapa, na raça Santa Inês (FecG^E, Phe345Cys).[65] Esta última, no entanto, não causa esterilidade em fêmeas de genótipo ++.

Gene do receptor de estradiol em suínos

A raça chinesa Meishan é conhecida por imprimir características de crescimento lento e de produção de carne menos magra, porém um adicional de quatro leitões por leitegada quando comparada com as raças comerciais.[66] Utilizando a raça Meishan em cruzamentos, demonstrou-se que uma mutação no gene que codifica o receptor de estrógeno (ESR) estava associada ao tamanho da leitegada nessa população.[67] Devido ao reduzido número de animais Meishan, foram desenvolvidas linhagens com 50% de material genético de Meishan. As fêmeas homozigotas para o alelo de elevado tamanho de leitegada produziram 2,3 mais leitões nas primeiras parições e um total de 1,5 mais leitões quando levadas em consideração todas as parições.

Detecção do gene SRY para sexagem

A detecção do sexo tem elevada importância econômica na produção animal. Em bovinos leiteiros, é crucial o nascimento de fêmeas para a continuidade da cadeia produtiva. Além disso, em animais de alto valor comercial, como equinos, o animal que está sendo gerado já pode ser negociado, e o conhecimento do sexo no animal se torna atrativo para os criadores.

A presença ou ausência do gene SRY, visualizada a partir de técnicas de PCR, permitem a identificação sexual. Isso ocorre porque o gene está presente somente no cromossomo Y e está altamente relacionado com a determinação sexual cromossômica nos mamíferos. Com isso, ele pode ser utilizado como marcador em diferentes tipos de sexagem, como a embrionária e a fetal.

A sexagem embrionária tem como objetivo a verificação do sexo ainda na fase embrionária, podendo ocorrer em cultivo *in vitro* no laboratório, ou em *in vivos* antes da transferência para as receptoras. A sexagem é realizada a partir de poucas células da massa embrionária (quatro a cinco células) retiradas por micromanipulação. O método é preciso, capaz de determinar o sexo corretamente em 98% das vezes, uma acurácia maior do que a sexagem espermática, por exemplo, onde há uma taxa de 90% de acertos. Contudo, além de a sexagem embrionária ter um custo muito mais elevado, também pode gerar perda da viabilidade dos embriões devido a estresses causados pela micromanipulação das células iniciais. Com isso, são interessantes métodos menos invasivos e muito precisos, que ainda vêm sendo desenvolvidos, como a utilização de DNA embrionário livre presente no cultivo *in vitro*.[68]

A sexagem fetal consiste na determinação do sexo do feto a partir do sangue materno. Isso é possível a partir do DNA fetal livre, sem células, que circula livremente pelo sangue materno. Assim, pode ser que na extração de DNA do sangue da mãe seja possível também obter características vindas do DNA do feto, como o cromossomo Y, que só está presente em machos. Assim, se ele for detectado, então é proveniente do feto, mas se não estiver presente, o feto deve ser fêmea. Esse tipo de sexagem é interessante, pois o diagnóstico de gestação ocorre de forma menos invasiva nos animais, pode ser feito de maneira mais precoce e tem alta acurácia.[69] Estudos recentes utilizando técnicas sensíveis como PCR em tempo real conseguiram determinar o sexo até mesmo em baixas concentrações, como em bovinos cuja placenta limita a comunicação com a mãe e nos quais concentração de DNA fetal livre é menor.[70]

Diagnóstico de freemartinismo

O freemartinismo é o transtorno de intersexualidade que mais ocorre em bovinos, acometendo 92% das fêmeas de parto gemelar cujo outro feto é macho. Isso ocorre porque em torno do 40º dia de gestação, os vasos que nutrem os fetos se fundem, gerando uma anastomose vascular, expondo os fetos ao mesmo ambiente hormonal; como consequência, os fluidos hormonais dos dois fetos se misturam. Como nesse período a diferenciação gonadal feminina ainda não está completa, há uma alteração de sua diferenciação gonadal. As fêmeas com freemartinismo apresentam sinais como vagina de tamanho reduzido, clitóris avantajado, hipoplasia dos cornos uterinos, entre outros. Essas características levam as fêmeas à infertilidade, o que representa um problema na cadeia de produção leiteira. O diagnóstico precoce dessas fêmeas é fundamental para as tomadas de decisões em relação ao seu desempenho reprodutivo. O diagnóstico precoce pode ser feito por meio de técnicas de biologia molecular, como PCR e suas variações, por meio da detecção do cromossomo Y no sangue das fêmeas nascidas.[71]

Malformação vertebral complexa

A malformação vertebral complexa (CVM; do inglês, *complex vertebral malformation*) é uma condição caracterizada por múltiplas malformações que incluem nanismo proporcional, artrogripose dos membros anteriores e posteriores e malformação das regiões torácicas e cervical da coluna vertebral, cujo modo de herança parece obedecer ao autossômico recessivo;[72] porém, não está plenamente definido. A maioria dos terneiros nasce natimorta.[73]

A presença da CVM no rebanho causa queda de fertilidade, pois 29% das vacas com feto homozigoto para CVM abortam até o 100º dia; 45%, até o 150º dia; e até o 260º dia, 77% dos fetos já abortaram. Sozinha, a CVM causa uma elevada mortalidade de fetos que influencia a taxa de parição e aumenta o número de vacas descartadas por problemas reprodutivos.[74] Existe um teste de DNA comercialmente disponível que possibilita a análise de touros utilizados em centrais de inseminação. Informações do genótipo de touros também podem estar disponibilizadas em catálogos de venda de sêmen.

Marcadores moleculares associados à expressão gênica

A maioria dos marcadores moleculares do tipo SNP identificados e utilizados em programas de seleção assistida por marcadores (MAS) está localizada em regiões não codificantes do genoma, como regiões de íntron e as chamadas intergênicas. Muitas dessas regiões apresentam sequências de RNA regulatórias como os microRNA, lncRNA, snRNA (do inglês, *small nuclear RNA*), entre outras, que hoje sabemos serem tão importantes quanto as regiões codificantes. No entanto, polimorfismos em regiões de gene podem mais claramente responder por possíveis alterações em sequências dos códons e, por conseguinte, dos aminoácidos e da funcionalidade de enzimas e proteínas responsáveis por processos biológicos que, quando modificados, podem causar diferenças fenotípicas tanto de reprodução quanto de produção e doenças.

O sequenciamento do transcriptoma (todas as moléculas de transcritos ou mRNA em determinado tecido ou célula em um tratamento ou fase de desenvolvimento) por meio das tecnologias de nova geração (RNA-Seq) tem permitido a quantificação do nível de expressão de milhares de genes simultaneamente. Essas tecnologias aliadas às ferramentas da bioinformática, bioestatística e computação têm colaborado para a identificação de milhares de SNP e INDEL em regiões codificantes, que muitas vezes são responsáveis por modificações na sequência de aminoácidos e na funcionalidade de algumas proteínas ou enzimas.

A capacidade computacional e a robustez de metodologias bioestatísticas têm ajudado os pesquisadores a identificar marcadores moleculares denominados funcionais por estarem associados à variação do nível de expressão dos genes. Esse tipo de associação entre marcadores funcionais e expressão gênica permite a identificação de eQTL, ou seja, *quantitative trait loci* associados à expressão gênica (eQTL; do inglês, *expression QTL*).

Estudos recentes identificaram importantes eQTL associados com diferentes características de interesse econômico e de saúde animal, em que alguns podem se tornar marcadores causais, ou seja, aqueles que comprovadamente causam a alteração no fenótipo do animal. Alguns desses estudos já identificaram eQTLs associados a deposição e composição de gordura intramuscular em bovinos da raça Nelore, subespécie *Bos taurus indicus*;[75] à fertilidade em bovinos leiteiro;[76] e à característica de qualidade da carne em ovinos.[77] Esta é uma área a ser estudada com mais detalhe e com grande potencial de aplicação na seleção genética animal.

Manejo de recursos genéticos e a conservação de espécies e raças

A domesticação e a posterior criação de animais domésticos foram eventos que alavancaram o desenvolvimento socioeconômico da humanidade e sua importância permanece grande até hoje. Estimativas dão conta de que, atualmente, os animais domésticos são responsáveis, direta ou indiretamente, pelo suprimento de cerca de 30% de todas as necessidades humanas referentes a alimentação e agricultura. A Food and Agriculture Organization (FAO) define como recurso genético animal "aquelas espécies animais que são utilizadas, ou podem ser utilizadas, para a produção de alimentos ou para a agricultura e as populações que as compõem.[78] Essas podem ser classificadas como populações selvagens, populações locais, raças definidas, linhagens selecionadas e qualquer material genético conservado". Observa-se que o termo "recurso genético" contempla praticamente toda a gama de variação genética possível.

Existem raças e espécies integradas aos mais variados ecossistemas, desde equinos adaptados às planícies alagadas do Pantanal até iaques adaptados ao clima inóspito das montanhas do Himalaia. Cada população harmoniza-se com um ambiente diferente, tem grande potencial estratégico, e sua manutenção e preservação são fundamentais, pois se uma raça/espécie for extinta, não haverá mais possibilidades de recompô-la. Estimativas indicam a existência de cerca de 3.882 raças de 28 espécies de animais domésticos, cerca de 30% das quais estão em vias de extinção.[78]

Frequentemente, observam-se comparações entre a eficiência produtiva de raças locais adaptadas a ambientes restritivos e raças modernas criadas em sistemas altamente tecnificados. É previsível que se observe, então, um desempenho muito modesto das primeiras quando comparadas com as raças especializadas. Esse tipo de generalização tem levado, muitas vezes, à introdução desordenada de raças modernas altamente especializadas e à substituição, e mesmo extinção, das raças locais adaptadas, sem preocupação com a perda de recursos genéticos.

Enquanto as raças nativas enfrentam risco de extinção, as raças modernas têm enfrentado um problema não menos preocupante: a redução da variabilidade genética. A utilização maciça de biotecnologias, como a inseminação artificial e a transferência de embriões, por um lado permitiram grandes avanços zootécnicos, e por outro tem levado a uma perigosa redução no repertório dos genes de algumas raças pelo uso indiscriminado de poucos reprodutores considerados "excepcionais". Em bovinos, a pecuária de leite é a maior consumidora de tecnologias de ponta, e é o segmento que mais experimenta os problemas decorrentes da consanguinidade, consequência da redução dos estoques genéticos. São relatadas situações em alguns países da Europa em que, em determinado momento, uma porcentagem significativa das inseminações realizadas havia sido efetuada com o sêmen de um único touro.

Na medida em que tornamos os animais e as plantas mais homogêneos pela redução da variabilidade genética, estamos limitando as oportunidades de seleção para características que possam vir a ser importantes no futuro. Muitas das espécies de plantas e animais domésticos ainda não foram caracterizadas e estudadas pela ciência moderna; entretanto, podem fornecer materiais que, se trabalhados pelas técnicas moleculares, poderão aumentar a produtividade no futuro. A preservação de raças locais altamente adaptadas é uma estratégia vital para garantir o sucesso dos programas de seleção a longo prazo. Além disso, é importante considerar que as características relacionadas à adaptação em ambientes específicos são muito mais difíceis de medir e modificar que as chamadas características produtivas. A manutenção da diversidade é fundamental para manter uma reserva de genes que possam ser utilizados sempre que houver a necessidade de melhoramento de raças existentes ou desenvolvimento de novas raças, quer seja para atender a novas demandas do mercado, quer seja para superar desafios impostos pelo ambiente, como as mudanças climáticas ou o surgimento de novas doenças.

Considerações finais

A utilização de marcadores genéticos é uma ferramenta com imenso potencial para a pesquisa básica, para a caracterização de populações e a preservação de recursos genéticos, e para técnicas aplicadas ao melhoramento e saúde animal. Os marcadores moleculares têm uma variedade enorme de aplicações, e podem compreender desde microrganismos nos animais, que são doenças reprodutivas como leptospirose e brucelose, entre outras, até a seleção de animais mais resistentes a determinadas afecções, por exemplo.

As técnicas de biologia molecular podem acelerar muito o melhoramento genético por meio da seleção assistida por marcadores, dando maior segurança nas escolhas dos reprodutores, e as biotécnicas reprodutivas contribuem muito para isso, justamente porque essas técnicas facilitam o uso de animais geneticamente superiores para reprodução. Ainda, elas permitem aumentar o número de crias naturais desses animais, pela colheita de sêmen e de oócitos. Além disso, existe uma variedade de aplicações ainda em estudos experimentais, como biopsias menos invasivas de embriões, que permitem avaliações de méritos genéticos antes mesmo de sua transferência, e mantêm sua viabilidade e desenvolvimento normal. No entanto, atualmente, existem técnicas muito atrativas de seleção associadas à genômica, principalmente em relação aos chips de genotipagem, que são testes já comerciais e muito informativos. Os marcadores conhecidos permitem atuar de forma precoce na seleção de características com baixa herdabilidade e difícil mensuração, como maciez da carne, rendimento de carcaça, níveis de proteína ou gordura do leite, entre outras.

Adicionalmente, o aprofundamento dos conhecimentos da organização genética nas espécies de animais domésticos e selvagens pode fornecer subsídios fundamentais para o aprimoramento da compreensão da biologia animal e, por extensão, dos seres humanos. As tecnologias geradas pelas pesquisas genômicas terão um impacto difícil de ser mensurado em praticamente todos os campos relacionados à produção animal, da saúde à reprodução, revolucionando a clínica veterinária e os sistemas de produção.

Links úteis sobre informações de marcadores genéticos nas espécies de animais domésticos e seus genomas

- Animal Quantitative Trait Loci Database (Animal QTLdb): https://www.animalgenome.org/
- OMIA – Online Mendelian Inheritance in Animals: https://www.omia.org/home/

Referências bibliográficas

1. Watson JD, Crick FH. Molecular structure of nucleic acids; a structure for deoxyribose nucleic acid. Nature. 1953; 171(4356): 737-8.

2. Tautz D. Notes on the definition and nomenclature of tandemly repetitive DNA sequences. In: Pena SDJ et al. (ed.). DNA fingerprinting: state of the science. Birkhäuser Basel: Basel; 1993. p. 21-8.

3. Strachan R, Read AP. Human molecular genetics. Oxford: Bios Scientific; 1996. p. 596.

4. Comings DE. Polygenic inheritance and micro/minisatellites. Mol Psychiatry. 1998; 3(1): 21-31.

5. Schroth GP, Chou PJ, Ho PS. Mapping Z-DNA in the human genome. Computer-aided mapping reveals a nonrandom distribution of potential Z-DNA-forming sequences in human genes. J Biol Chem. 1992; 267(17): 11846-55.

6. Sereno FT et al. DNA testing for parentage verification in a conservation nucleus of Pantaneiro horse. Genetics and Molecular Biology. 2008; 31: 64 a 7.

7. Voet D, Voet JG. Biochemistry. 2. ed. New York: John Wiley & Sons Inc; 1995: 1361.

8. Wallace DC. 1994 William Allan Award Address. Mitochondrial DNA variation in human evolution, degenerative disease, and aging. American Journal of Human Genetics. 1995; 57(2): 201-23.

9. Gillham N.W. Organelle genes and genomes. New York: Oxford University Press; 1994. p. 424.

10. Mullis KB, Faloona FA. Specific synthesis of DNA in vitro via a polymerase-catalyzed chain reaction. Methods Enzymol. 1987; 155: 335 a 50.

11. Higuchi R et al. Simultaneous amplification and detection of specific DNA sequences. Bio/Technology. 1992; 10(4): 413-7.

12. Grodzicker T et al. Physical mapping of temperature-sensitive mutations of adenoviruses. Cold Spring Harb Symp Quant Biol. 1975; 39(1): 439-46.

13. Williams JG et al. DNA polymorphisms amplified by arbitrary primers are useful as genetic markers. Nucleic Acids Res. 1990; 18(22): 6531-5.

14. Welsh J, McClelland M. Fingerprinting genomes using PCR with arbitrary primers. Nucleic Acids Research. 1990; 18(24): 7213-8.

15. Van Eenennaam AL et al. Validation of commercial DNA tests for quantitative beef quality traits. J Anim Sci. 2007; 85(4): 891-900.

16. Sanger F, Nicklen S, Coulson AR. DNA sequencing with chain-terminating inhibitors. Proceedings of the National Academy of Sciences of the United States of America. 1977; 74(12): 5463-7.

17. Sanger F, Coulson AR. A rapid method for determining sequences in DNA by primed synthesis with DNA polymerase. J Mol Biol. 1975; 94(3): 441-8.

18. Stapley J et al. Adaptation genomics: the next generation. Trends Ecol Evol. 2010; 25(12): 705-12.

19. Baird NA et al. Rapid SNP discovery and genetic mapping using sequenced RAD markers. PLoS One. 2008; 3(10): e3376.

20. Altshuler D et al. An SNP map of the human genome generated by reduced representation shotgun sequencing. Nature. 2000; 407(6803): 513-6.

21. Gontarz P et al. Comparison of differential accessibility analysis strategies for ATAC-seq data. Sci Rep. 2020; 10(1): 10150.

22. Cardoso TF et al. Multi-Omics Approach Reveals miR-SNPs Affecting Muscle Fatty Acids Profile in Nelore Cattle. Genes (Basel). 2021; 12(1).

23. Van Tassell CP et al. SNP discovery and allele frequency estimation by deep sequencing of reduced representation libraries. Nat Methods. 2008; 5(3): 247-52.

24. Davis G. Genetic parameters for tropical beef cattle in northern Australia: a review. Australian Journal of Agricultural Research. 1993; 44(2): 179-98.

25. Koots KR et al. Analyses of published genetic parameter estimates for beef production traits. 1. Heritability. Animal Breeding Abstracts. 1994; 62(5): 309-38.

26. Walkley JR, Smith C. The use of physiological traits in genetic selection for litter size in sheep. J Reprod Fertil. 1980; 59(1): 83-8.

27. Bussiman FDO et al. Genome-wide association study: Understanding the genetic basis of the gait type in Brazilian Mangalarga Marchador horses, a preliminary study. Livestock Science. 2020; 231: 103867.

28. Kehrli M et al. Molecular definition of the bovine granulocytopathy syndrome: Identification of deficiency of the Mac-1 (CD11b/CD18) glycoprotein. American Journal of Veterinary Research. 1990; 51: 1826-36.

29. Garcia JF et al. Utilização de marcadores de DNA para o diagnóstico genômico de animais domésticos: 1. Detecção de mutação pontual causadora da deficiência de adesão de leucócitos bovinos (BLAD) em gado Holandês no Brasil. Brazilian Journal of Veterinary Research and Animal Science. 1996; 33(3): 133-5.

30. Reynaud K et al. Markers of follicle function in Belclare-cross ewes differing widely in ovulation rate. J Reprod Fertil. 1999; 116(1): 51-61.

31. Piper LR, Bindon BM. Genetic segregation for fecundity in Booroola Merino sheep. Proceedings of the World Congress on Sheep and Cattle Breeding. Proceedings of the World Congress on Sheep and Cattle Breeding, Palmerston North. 1982. p. 395-400.

32. Eikelenboom G, Minkena D. Prediction of pale, soft, exudative muscle with a non lethal test for halothane-induced porcine malignant hyperthermia syndrome. Tijdschrift Voor Diergeneeskunde. 1974; 99(8): 421-6.

33. Nelson TE et al. Porcine malignant hyperthermia: observations on the occurrence of pale, soft, exudative musculature among susceptible pigs. Am J Vet Res. 1974; 35(3): 347-50.

34. Vögeli P. Position of the Phi and P_{O2} loci in the Hal linkage group in pigs. Genetics, Selection, Evolution: GSE. 1989; 21(2): 119-25.

35. Gahne B, Juneja RK. Prediction of the halothane (Hal) genotypes of pigs by deducing Hal, Phi, P_{O2}, PGD haplotypes of parents and offspring: results from a large-scale practice in Swedish breeds. Anim Blood Groups Biochem Genet. 1985; 16(4): 265-83.

36. Nonneman DJ et al. A defect in dystrophin causes a novel porcine stress syndrome. BMC Genomics. 2012; 13: 233.

37. Schneider JE, Leipold HW. Recessive lethal white in 2 foals. Journal of Equine Medicine and Surgery. 1978; 2(11).

38. McGuire TC, Poppie MJ. Hypogammaglobulinemia and thymic hypoplasia in horses: a primary combined immunodeficiency disorder. Infect Immun. 1973; 8(2): 272-7.

39. Poppie MJ, McGuire TC. Combined immunodeficiency in foals in Arabian breeding: evaluation of mode of inheritance and estimation of prevalence of affected foals and carrier mares and stallions. J Am Vet Med Assoc. 1977; 170(1): 31-3.

40. Bernoco D, Bailey E. Frequency of the SCID gene among Arabian horses in the EUA. Anim Genet. 1998; 29(1): 41-2.

41. Kaupe B et al. DGAT1 polymorphism in Bos indicus and Bos taurus cattle breeds. Journal of Dairy Research. 2004; 71(2): 182-7.

42. Lindersson M *et al*. Mapping of serum amylase-1 and quantitative trait *loci* for milk production traits to cattle chromosome 4. J Dairy Sci. 1998; 81(5): 1454-61.

43. Hocquette JF *et al*. Intramuscular fat content in meat-producing animals: development, genetic and nutritional control, and identification of putative markers. Animal. 2010; 4(2): 303-19.

44. Cesar AS *et al*. Genome-wide association study for intramuscular fat deposition and composition in Nellore cattle. BMC Genet. 2014; 15: 39.

45. Chen JN *et al*. Distribution of H-FABP and ACSL4 gene polymorphisms and their associations with intramuscular fat content and backfat thickness in different pig populations. Genet Mol Res. 2014; 13(3): 6759-72.

46. Berton MP *et al*. Gene expression profile of intramuscular muscle in Nellore cattle with extreme values of fatty acid. BMC Genomics. 2016; 17(1): 972.

47. Won S *et al*. Identification of genes related to intramuscular fat content of pigs using genome-wide association study. Asian-Australas J Anim Sci. 2018; 31(2): 157-62.

48. Pena RN *et al*. Five genomic regions have a major impact on fat composition in Iberian pigs. Scientific Reports. 2019; 9(1): 2031.

49. Liu L *et al*. Effect of divergent selection for intramuscular fat content on muscle lipid metabolism in chickens. Animals (Basel). 2019; 10(1).

50. Cui HX *et al*. Expression and effect of Calpain9 gene genetic polymorphism on slaughter indicators and intramuscular fat content in chickens. Poult Sci. 2018; 97(10): 3414-20.

51. Xu SS *et al*. Genome-wide association analysis identifies the genetic basis of fat deposition in the tails of sheep (Ovis aries). Anim Genet. 2017; 48(5): 560-9.

52. Zhang TY *et al*. Advances in genome-wide association studies for important traits in sheep and goats. Yi Chuan. 2017; 39(6): 491-500.

53. Davis GH. Major genes affecting ovulation rate in sheep. Genetics Selection Evolution. 2005; 37(Suppl. 1): S11-S23.

54. Malher X, Le Chère AK. High prolificacy in Belle-Ile sheep (Brittany, France): major effects of a putative single gene and the Awh colour gene on ovulation rate and litter size. Reprod Nutr Dev. 1998; 38(4): 473-84.

55. Mulsant P *et al*. Mutation in bone morphogenetic protein receptor-IB is associated with increased ovulation rate in Booroola Mrino ewes. Proceedings of the National Academy of Sciences of the United States of America. 2001; 98: 5104-9.

56. Wilson T *et al*. Highly prolific Booroola sheep have a mutation in the intracellular quinase domain of bone morphogenetic protein IB receptor (ALK-6) that is expressed in both oocytes and granulosa cells. Biol Reprod. 2001; 64(4): 1225-35.

57. Souza CJ *et al*. The Booroola (FecB) phenotype is associated with a mutation in the bone morphogenetic receptor type 1 B (BMPR1B) gene. J Endocrinol. 2001; 169(2): R1-6.

58. Davis GH *et al*. DNA tests in prolific sheep from eight countries provide new evidence on origin of the Booroola (FecB) mutation. Biol Reprod. 2002; 66(6): 1869-74.

59. Davis GH. Fecundity genes in sheep. Anim Reprod Sci. 2004; 82-83: 247 a 53.

60. Davis G *et al*. Segregation of a major gene influencing fecundity in progeny of Booroola in New Zealand. New Zealand Journal of Agricultural Research – N Z J AGR RES. 1982; 25: 525 a 9.

61. Moraes JCF, Souza CJHD. A introdução e o uso do alelo Booroola na ovinocultura brasileira. Bagé: Embrapa Pecuária Sul; 2015. 28 p. il. tab. p&b (Embrapa Pecuária Sul. Documentos, 140). Disponível em: http://ainfo.cnptia.embrapa.br/digital/bitstream/item/122623/1/Documentos-140.15on-line.pdf.

62. Galloway SM *et al*. Mutations in an oocyte-derived growth factor gene (BMP15) cause increased ovulation rate and infertility in a dosage-sensitive manner. Nat Genet. 2000; 25(3): 279-83.

63. Hanrahan JP *et al*. Mutations in the genes for oocyte-derived growth factors GDF9 and BMP15 are associated with both increased ovulation rate and sterility in Cambridge and Belclare sheep (Ovis aries). Biol Reprod. 2004; 70(4): 900-9.

64. Souza CJ *et al*. Mutation in the protease cleavage site of GDF9 increases ovulation rate and litter size in heterozygous ewes and causes infertility in homozygous ewes. Anim Genet. 2014; 45(5): 732-9.

65. Silva BD *et al*. A new polymorphism in the Growth and Differentiation Factor 9 (GDF9) gene is associated with increased ovulation rate and prolificacy in homozygous sheep. Anim Genet. 2011; 42(1): 89-92.

66. Haley CS, Lee GS. IV World Congress On Genetic Applied To Livestock Production. Proceedings of the 4th World Congress on Genetic Applied to Livestock Production Science. 1990; 15: 458 a 61.

67. Rothschild M *et al*. The estrogen receptor *locus* is associated with a major gene influencing litter size in pigs. Proceedings of the National Academy of Sciences of the United States of America. 1996; 93: 201 a 5.

68. Rubio C *et al*. Multicenter prospective study of concordance between embryonic cell-free DNA and trophectoderm biopsies from 1301 human blastocysts. Am J Obstet Gynecol. 2020; 223(5): 751.e1-751.e13.

69. de Leon PM *et al*. Equine fetal sex determination using circulating cell-free fetal DNA (ccffDNA). Theriogenology. 2012; 77(3): 694-8.

70. Ristanic M *et al*. Bovine foetal sex determination-Different DNA extraction and amplification approaches for efficient livestock production. Reprod Domest Anim. 2018; 53(4): 947-54.

71. Kozubska-Sobocińska A, Smołucha G, Danielak-Czech B. Early diagnostics of freemartinism in polish holstein-friesian female calves. Animals (Basel). 2019; 9(11).

72. Duncan RB Jr. *et al*. Complex vertebral malformation in a holstein calf: report of a case in the EUA. J Vet Diagn Invest. 2001; 13(4): 333-6.

73. Agerholm JS *et al*. Complex vertebral malformation in holstein calves. J Vet Diagn Invest. 2001; 13(4): 283-9.

74. Nielsen US *et al*. Effects of complex vertebral malformation on fertility traits in Holstein cattle. Livestock Production Science. 2003; 79(2): 233-8.

75. Cesar ASM *et al*. Identification of putative regulatory regions and transcription factors associated with intramuscular fat content traits. BMC Genomics. 2018; 19(1): 499.

76. van den Berg I *et al*. Overlap between eQTL and QTL associated with production traits and fertility in dairy cattle. BMC Genomics. 2019; 20(1): 291.

77. Yuan Z *et al*. Expression quantitative trait *loci* in sheep liver and muscle contribute to variations in meat traits. Genetics Selection Evolution. 2021; 53.

78. FAO. DAD-IS 2. Domestic Animal Diversity Information System. Roma, Italia: Food and Agriculture Organization of the United Nations; 2001.

CAPÍTULO 18

Clonagem Animal por Transferência Nuclear

Vilceu Bordignon

Introdução

Clones ou cópias de animais com o mesmo genoma podem ocorrer naturalmente no caso de gêmeos idênticos (univitelinos ou monozigóticos), os quais se formam de maneira não controlada quando dois embriões se desenvolvem a partir de um único zigoto pela separação de células no início do desenvolvimento. Em certas espécies, a formação de clones faz parte do processo normal de reprodução e se dá de maneira controlada, como no caso de tatus (várias espécies do gênero Dasypus), em que quatro embriões são formados a partir de um único zigoto. A esse fenômeno dá-se o nome de poliembrionia. De maneira artificial, clones podem ser produzidos pela divisão mecânica de um embrião ou por transferência nuclear. No caso da transferência nuclear, um núcleo de uma célula é transferido para o citoplasma de um oócito previamente enucleado, ou seja, a cromatina foi removida. Em mamíferos, a transferência nuclear foi inicialmente utilizada para clonar animais a partir de células embrionárias e, posteriormente, a partir de células somáticas retiradas de animais adultos. Essa descoberta desencadeou um grande interesse no uso da transferência nuclear, tanto para a pesquisa quanto para a criação de clones de animais por diversos objetivos, por exemplo, para criar cópias de animais de elevado valor zootécnico, preservar espécies em vias de extinção, produzir animais transgênicos e gerar células ou tecidos para fins terapêuticos.

No decorrer dos últimos 20 anos, milhares de clones de animais adultos foram produzidos em mais de 20 espécies, incluindo animais de laboratório (p. ex., camundongos e ratos), domésticos (p. ex., ovinos, bovinos, suínos, caprinos, equinos, cães e gatos) e selvagens (p. ex., lobos, felinos e macacos). Entretanto, apesar dos expressivos avanços nos conhecimentos, e do consequente aprimoramento nos métodos e protocolos, a eficiência da clonagem por transferência nuclear de célula somática (SCNT) continua muito baixa em comparação a outras tecnologias, como a fertilização in vitro. Os principais problemas para produzir um clone por SCNT são a alta mortalidade embrionária e fetal e a menor viabilidade dos animais produzidos. Sólidas evidências indicam que a deficiência ao desenvolvimento normal está relacionada com a incompleta reprogramação nuclear, o que provoca falhas na regulação dos genes necessários ao crescimento embrionário e fetal, bem como na regulação das funções celulares. Neste capítulo, serão descritas as principais etapas necessárias à produção de clones por transferência nuclear e abordados aspectos relacionados com a evolução, as aplicações e as limitações dessa tecnologia, bem como os avanços que têm sido alcançados para melhorar a reprogramação nuclear e a consequente eficiência da clonagem.

Histórico e evolução da clonagem por transferência nuclear

Apesar de surpreendente, o sucesso alcançado com a produção de vários clones de animais de diferentes espécies a partir de núcleos de células somáticas não pode ser considerado uma obra do acaso. Esses resultados são decorrentes das numerosas pesquisas desenvolvidas na área durante várias décadas. O sucesso obtido em mamíferos pode ser atribuído, em grande parte, aos conhecimentos acumulados com estudos em répteis, mas principalmente com anfíbios.[1]

A origem da transferência nuclear pode ser creditada a estudos realizados no final do século 19 e início do século 20 em répteis e no ouriço-do-mar,[2] os quais objetivavam compreender a participação do núcleo no controle da diferenciação celular durante o desenvolvimento embrionário. Spemann, em 1914, produziu larvas de salamandra a partir de núcleos de embriões no estágio de 8 a 16 células. Esses experimentos foram feitos separando uma parte do citoplasma de zigotos com auxílio de cabelos de bebês. Em 1938, o mesmo pesquisador propôs um experimento, ao qual denominou "um experimento fantástico", que consistia em isolar núcleos de embriões no estágio de mórula e transferi-los para o citoplasma de oócitos enucleados. Na mesma obra, Spemann sugeriu que, se tal técnica (transferência nuclear) viesse a ser desenvolvida, mesmo núcleos de células diferenciadas poderiam reiniciar o desenvolvimento no citoplasma de oócitos. Foram necessários mais de 20 anos até que os pesquisadores norte-americanos Robert

Briggs e Thomas King realizassem com sucesso a primeira transferência nuclear em rãs, no início da década de 1950.[3] Esse estudo pode ser considerado "o experimento fantástico" proposto por Spemann. As novas descobertas e os avanços nas pesquisas subsequentes confirmaram que Spemann não estava exagerando quando vislumbrou o potencial da tecnologia de transferência nuclear.

Durante as décadas de 1960 e 1970, a transferência nuclear foi aplicada principalmente em estudos com anfíbios. Além de outros avanços, a tecnologia resultou na produção de clones a partir de núcleos de células intestinais retiradas de rãs no estágio de larva.[4] Esses resultados surpreendentes promoveram as primeiras evidências de que mesmo núcleos de células diferenciadas podem manter as condições necessárias para reiniciar o desenvolvimento embrionário e formar todos os tecidos necessários para o crescimento de um novo indivíduo, ou seja, um clone. Entretanto, apesar do sucesso inicial, por algum motivo não bem compreendido ainda não foi possível clonar um anfíbio adulto. Isso está possivelmente associado ao rápido desenvolvimento embrionário em comparação aos embriões mamíferos, o que pode dificultar o processo de reprogramação nuclear. Assim, a confirmação de que núcleos de células diferenciadas de animais adultos poderiam ser reprogramados para suportar todas as etapas do desenvolvimento e poder criar uma cópia de um animal adulto somente foi obtida com pesquisas em mamíferos.

Em mamíferos, os primeiros estudos com transferência nuclear foram realizados em camundongos. Illmensee e Hoppe, em 1981, foram os primeiros a publicar que a transferência nuclear poderia ser usada para produzir clones de camundongos a partir de células embrionárias.[5] Entretanto, outros estudos com camundongos sugeriram que a clonagem em mamíferos ficaria restrita ao uso de núcleos provenientes de embriões no estágio inicial do desenvolvimento, ou seja, até as primeiras clivagens.[6] Todavia, esses estudos foram realizados usando zigotos como receptores de núcleo, os quais, sabe-se atualmente, são menos eficazes para promover a reprogramação nuclear se comparados a oócitos no estágio de metáfase II. Prova disso são estudos mais recentes demonstrando que clones de camundongos foram produzidos com oócitos receptores no estágio de metáfase II e núcleos de diversos tipos de células retiradas de animais adultos.

Em animais domésticos, os primeiros resultados relevantes foram obtidos por Steen Willadsen em 1986 na Inglaterra com a produção de cordeiros clonados a partir de núcleos retirados de embriões no estágio de 8 a 16 células.[7] Posteriormente, estudos com bovinos, coelhos e suínos confirmaram em outras espécies os resultados obtidos por Willadsen. Tais resultados despertaram o interesse comercial no uso da transferência nuclear para multiplicar embriões derivados de animais de grande valor zootécnico, o que foi decisivo para a expansão da transferência nuclear e para aumentar os investimentos de pesquisa na área. Isso foi fundamental para melhorar e desenvolver novos protocolos, os quais permitiram produzir clones a partir de células somáticas retiradas de animais adultos.

Outro marco decisivo na produção de clones por transferência nuclear foi obtido por Keith Campbell et al. em 1996, ao utilizarem núcleos de células embrionárias que haviam sido cultivadas in vitro por um longo período.[8] Os mesmos pesquisadores relataram no ano seguinte o nascimento da ovelha Dolly, o primeiro clone produzido a partir de um núcleo de células somáticas de um animal adulto.[9] Esses resultados reavivaram e expandiram o interesse no uso da transferência nuclear, não somente para produzir cópias de animais de alto valor zootécnico, mas também para criar animais transgênicos, preservar animais em risco de extinção e gerar células e tecidos para pesquisas em terapia celular e regenerativa. Além do interesse comercial, a transferência nuclear tem sido amplamente empregada como instrumento de pesquisa, com o intuito de melhor compreender os diferentes processos moleculares envolvidos no controle da diferenciação, do envelhecimento e da doença celular, entre outros.

Descrição da tecnologia de transferência nuclear

Os procedimentos necessários à produção de embriões por transferência nuclear estão esquematicamente representados na Figura 18.1. As principais etapas para produzir um clone de um animal por SCNT consistem em:

- Cultivo de células (doadoras de núcleo) do animal a ser clonado
- Maturação dos oócitos receptores
- Enucleação ou remoção da cromatina dos oócitos receptores
- Preparação e transferência das células doadoras de núcleo e fusão destas com os oócitos receptores
- Ativação dos oócitos receptores
- Cultivo e transferência dos embriões reconstituídos para fêmeas receptoras.

Embora todas essas etapas sejam necessárias para a clonagem de animais, diversos protocolos foram desenvolvidos ou adaptados para cada uma delas. Assim, pequenas variações existem entre os procedimentos utilizados por diferentes laboratórios ou grupos de pesquisa. Pequenas variações e adaptações da técnica também são necessárias de acordo com a espécie que se deseja clonar. Além disso, o tipo de célula usado como doadora de núcleo requer adaptações em algumas etapas do processo. Por exemplo, para o caso de bovinos, a eficiência da clonagem por SCNT é superior quando os núcleos são transferidos para oócitos receptores no estágio de metáfase. Por sua vez, células de origem embrionária proporcionam melhores resultados quando transferidas para oócitos pré-ativados.

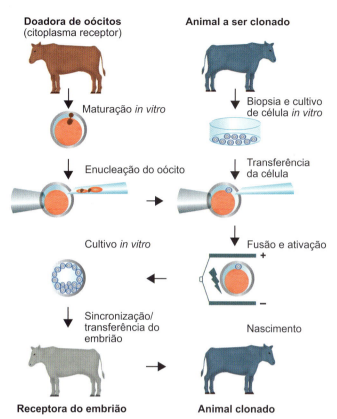

FIGURA 18.1 Principais etapas necessárias para produzir um clone bovino por transferência nuclear. Oócitos receptores (citoplasma receptor) podem ser recuperados de animais vivos ou de ovários de animais abatidos e maturados *in vitro*. Células doadoras de núcleos (do animal a ser clonado) podem ter origem em embriões, fetos ou animais adultos. A retirada da cromatina dos oócitos receptores (enucleação) e a transferência da célula doadora de núcleo são realizadas em microscópio com auxílio de micropipetas e micromanipuladores. Um pulso elétrico é aplicado para induzir a fusão entre as membranas plasmáticas da célula doadora de núcleo e o citoplasma do oócito receptor enucleado. A ativação dos oócitos pode ser induzida por tratamentos químicos ou pulso elétrico. Após a fusão, os embriões são cultivados *in vitro* até o estágio de mórula ou blastocisto e transferidos para receptoras sincronizadas.

Informações mais detalhadas sobre os protocolos empregados para clonar animais de diversas espécies, incluindo bovinos, ovinos, suínos, caprinos, equinos, cães, gatos e camundongos, estão descritas em outras publicações.[10-20]

Preparação dos oócitos receptores

Os oócitos receptores representam um dos principais componentes na produção de embriões por transferência nuclear, pois contêm os fatores responsáveis para promover a reprogramação do núcleo proveniente da célula doadora. Portanto, a qualidade dos oócitos receptores é fundamental para que os núcleos transferidos possam expressar os fatores necessários para o desenvolvimento embrionário e fetal. Além disso, o estágio do ciclo celular no momento da enucleação e da transferência nuclear é decisivo para garantir uma boa interação entre o citoplasma do oócito receptor e o núcleo transferido. As três principais etapas da transferência nuclear relacionadas com os oócitos receptores são a maturação, a enucleação e a ativação.

■ Maturação

Embora o conceito de maturação oocitária seja bastante amplo e envolva complexas interações celulares e moleculares entre o oócito e as células somáticas do *cumulus* e da parede folicular,[21] neste capítulo o termo "maturação oocitária" fará referência somente à maturação nuclear ou meiótica, a qual compreende a transição do estágio de prometáfase I ou vesícula germinativa ao de metáfase da segunda divisão meiótica ou metáfase II (Figura 18.2). Oócitos em metáfase II podem ser produzidos *in vivo* ou *in vitro*. Na maturação *in vivo*, os oócitos são normalmente recuperados do oviduto após a ovulação, mas também podem sê-lo diretamente dos folículos próximo ao momento da ovulação. A maturação *in vivo* é principalmente utilizada nas espécies de laboratório, enquanto a *in vitro* é preferencialmente usada em animais de produção. Os oócitos são recuperados de folículos antrais e a maturação feita em meios apropriados, geralmente TCM-199, suplementados com soro fetal bovino (SFB), hormônios e fatores de crescimento, em estufas que controlam a tensão de CO_2 ou CO_2 e O_2 com temperatura ajustada conforme a espécie. O tempo necessário para os oócitos completarem a maturação até a metáfase II varia em função da espécie. Em geral, o período de maturação *in vitro* é de 18 a 24 horas para ruminantes (bovinos, ovinos, caprinos), de 30 a 36 horas para equinos e de 40 a 48 horas para suínos.

Uma possível vantagem da maturação *in vivo* sobre a *in vitro* refere-se à qualidade dos oócitos produzidos. Diversos estudos realizados com fecundação e cultivo de embriões *in vitro* demonstraram melhores resultados quando os oócitos são maturados *in vivo* em comparação aos maturados *in vitro*. No caso dos animais domésticos, os custos dos tratamentos para induzir o crescimento de múltiplos folículos e do material e equipamentos necessários para a colheita dos oócitos representam uma importante limitação para a produção de um grande número de oócitos maturados *in vivo*.

■ Enucleação

Diversos protocolos foram desenvolvidos para a enucleação de oócitos. No entanto, o procedimento mais comum consiste em remover a cromatina do oócito por microaspiração com o auxílio de uma micropipeta (Figura 18.3). A preparação dos oócitos para a enucleação consiste na retirada das células do *cumulus*, seguida por uma criteriosa seleção dos oócitos, incluindo a integridade, a morfologia, o aspecto do citoplasma e a presença de corpúsculo polar. Em seguida, os oócitos selecionados são mantidos por alguns minutos na presença de substâncias desestabilizadoras do citoesqueleto (p. ex., citocalasina B) antes de iniciar a enucleação.

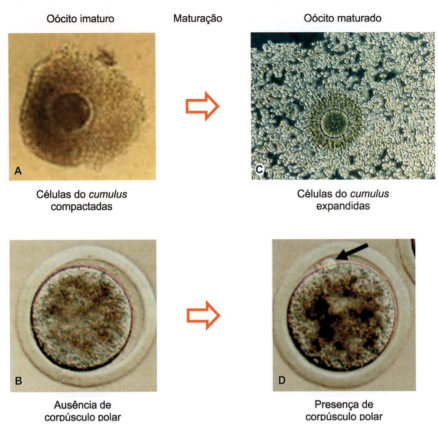

FIGURA 18.2 Maturação de oócitos receptores para transferência nuclear. Oócitos bovinos imaturos: complexo oócito-células do *cumulus* (**A**), oócito sem as células do *cumulus* (**B**) e após 24 horas de maturação *in vitro* (**C** e **D**).

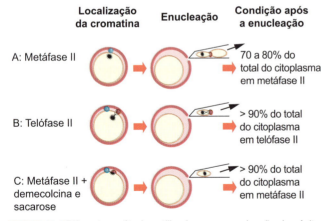

FIGURA 18.3 Diferentes métodos utilizados para enucleação de oócitos receptores por microaspiração e respectivas condições dos citoplasmas após a retirada da cromatina.

Para a retirada das células do *cumulus*, os oócitos são mergulhados em um meio tamponado (PBS ou TCM-199 + Hepes) contendo de 1 a 2 mg/mℓ de hialuronidase. Em seguida, os oócitos são pipetados várias vezes para dentro e fora de uma pipeta, com diâmetro interno ligeiramente maior que o tamanho do oócito, até a completa retirada das células. As células do *cumulus* também podem ser removidas por agitação (vórtice) dos oócitos durante alguns minutos (normalmente 3 a 5 minutos)

dentro de um tubo em presença de hialuronidase. No processo de seleção, além da qualidade morfológica, deve-se levar em conta a presença do primeiro corpúsculo polar, indicador da maturação até a metáfase II, além de servir como ponto de referência para a localização da cromatina a ser removida, pois a cromatina metafásica permanece na periferia do oócito e está normalmente localizada próxima ao corpúsculo polar. A enucleação deve ser feita em presença de citocalasina (tipo B: 5 a 10 μg/mℓ ou tipo D: 1 a 2 μg/mℓ), um desestabilizador reversível dos filamentos de actina, necessário para dar maior elasticidade aos oócitos durante a micromanipulação.

Na maioria das espécies domésticas, não é possível visualizar a cromatina dos oócitos sem o uso de corantes especiais. Portanto, para poder confirmar a retirada da cromatina, os oócitos são corados com um fluorocromo específico para DNA (Hoechst 33342; Sigma; 5 a 10 μg/mℓ) e, em seguida, expostos brevemente (por no máximo alguns segundos) à luz ultravioleta para confirmar a enucleação (ver Figura 18.3 A). A exposição à luz ultravioleta deve ser a menor possível, pois isso pode comprometer severamente a viabilidade dos oócitos. Para tentar reduzir o efeito prejudicial sobre os oócitos e incrementar a taxa de sucesso na enucleação, uma fração importante do citoplasma (em geral de 20 a 30%) é retirada da região adjacente ao corpúsculo polar. Outra alternativa para evitar a exposição direta do oócito receptor à luz ultravioleta consiste em avaliar somente a fração do citoplasma que foi removida com o corpúsculo polar. A presença da cromatina nessa fração indica que o oócito foi efetivamente enucleado. A taxa de enucleação com esse protocolo gira em torno de 60 a 70% em oócitos bovinos e suínos.

Outros protocolos de enucleação que não requerem o uso de fluorocromos e exposição à luz ultravioleta foram desenvolvidos mais recentemente e são hoje utilizados para clonagem em diferentes espécies. Um dos procedimentos consiste em realizar a enucleação no estágio de telófase II, ou seja, algumas horas (de 1 a 3 horas no bovino) após a ativação dos oócitos (ver Figura 18.3 B).[22] Nessa fase, a cromatina do oócito permanece justaposta ao segundo corpúsculo polar, garantindo, assim, que a maioria dos oócitos possa ser efetivamente enucleada com a remoção de uma pequena fração do citoplasma com o segundo corpúsculo polar. Além de não exigir o uso de fluorocromos e a exposição à radiação ultravioleta, esse método permite melhor seleção dos oócitos receptores, pois somente serão utilizados os que conseguem completar a maturação meiótica e expelir o segundo corpúsculo polar.

Outra técnica desenvolvida possibilita realizar a enucleação de oócitos no estágio de metáfase II sem a necessidade do uso de fluorocromos e ultravioleta.[23] Esse método consiste em expor os oócitos em metáfase II, após a retirada das células do *cumulus*, a um meio contendo demecolcina (0,4 µg/ml) e sacarose (0,05 mol/l) por um período de 1 a 2 horas. Esse tratamento promove a formação de uma pequena protrusão na membrana do oócito (pseudocorpúsculo polar) onde se localiza a cromatina (ver Figura 18.3 C). A retirada de uma pequena quantidade de citoplasma no local da protrusão é suficiente para enuclear o oócito. Nesse protocolo, os oócitos são enucleados antes da ativação, ou seja, no estágio de metáfase II, o que pode representar uma vantagem para produzir clones a partir de células somáticas, pois acredita-se que os oócitos receptores no estágio de metáfase II induzem a uma melhor reprogramação nuclear.

Em outra modificação da técnica, Vajta *et al.* adaptaram um protocolo que permite realizar a enucleação dos oócitos e a transferência nuclear sem o uso de micromanipuladores,[24] método conhecido como "método de clonagem manual" (Figura 18.4). Após a maturação e a seleção dos oócitos, remove-se a zona pelúcida e, em seguida, os oócitos são seccionados ao meio com o uso de uma microlâmina. A seleção das metades sem cromatina pode ser feita com uso de fluorocromos e ultravioleta ou, ainda, pelo tratamento dos oócitos com demecolcina (conforme descrito anteriormente), o que permite identificar a localização da cromatina antes da bipartição. As metades de oócitos com a cromatina são descartadas e as enucleadas utilizadas para reconstruir os embriões mediante duas etapas de eletrofusão. Na primeira etapa, uma célula doadora de núcleo é aderida à membrana do oócito e, em seguida, as membranas são eletrofundidas. Para facilitar a aderência entre a célula e o oócito, utiliza-se uma solução contendo fito-hemoaglutinina (50 a 500 µg/ml). Na etapa seguinte, os oócitos que fundiram com a célula são acoplados e fundidos com uma segunda metade de oócito enucleado, o que possibilita obter um oócito reconstituído com volume normal de citoplasma. Para as etapas subsequentes de cultivo *in vitro* dos embriões produzidos por esse método, faz-se necessário manter os embriões separadamente para evitar que os blastômeros se dispersem nas primeiras clivagens ou ocorra agregação entre os embriões no momento da compactação. Uma solução prática foi encontrada para prevenir esses problemas, a qual consiste em cultivar os embriões individualmente dentro de microcavidades preparadas na superfície das placas de cultivo. O método de clonagem manual já foi utilizado para produzir clones de várias espécies, o que o torna uma alternativa mais barata para realizar a transferência nuclear em laboratórios desprovidos de micromanipuladores e microscópios sofisticados.

Um método alternativo ao descrito por Vajta, mas também baseado no uso de oócitos receptores após a retirada da zona pelúcida, foi idealizado por Oback *et al.*,[14] conhecido como método "zona-free" (Figura 18.5). A maioria das etapas utilizadas nesse protocolo são idênticas às descritas por Vajta para o método de clonagem manual, o que inclui a retirada da zona pelúcida, a preparação das células e sua aderência à superfície dos oócitos enucleados e às condições de fusão e ativação e o cultivo individual dos embriões reconstituídos em microcavidades ou microgotas. As principais diferenças se referem ao

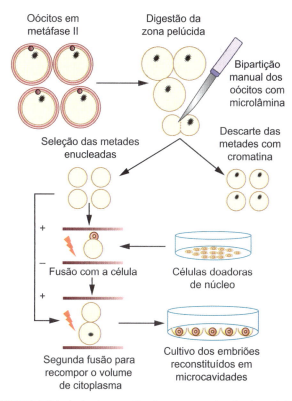

FIGURA 18.4 Principais etapas utilizadas na reconstrução de embriões por transferência nuclear sem o uso de micromanipuladores.

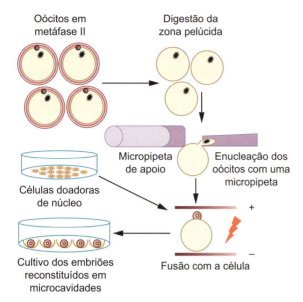

FIGURA 18.5 Protocolo de transferência nuclear com uso de oócitos após a retirada da zona pelúcida – método "zona-free".

processo de enucleação, além do fato de esse método não exigir uma segunda etapa de fusão para recompor o volume total de citoplasma. Para realizar a enucleação, uma micropipeta de vidro, sem bisel, é utilizada para retirar uma pequena porção do citoplasma contendo a cromatina. A cromatina pode ser localizada mediante incubação em presença de Hoechst seguida pela exposição a luz ultravioleta ou após o tratamento com demecolcina e sacarose, descritos anteriormente. Uma micropipeta com diâmetro de aproximadamente 100 μM é preparada por aquecimento para ficar com a extremidade totalmente fechada e arredondada, o que evita causar danos à integridade da membrana do oócito. Essa micropipeta é utilizada para servir de apoio e facilitar a separação da pequena porção do citoplasma contendo a cromatina do resto do oócito. Ainda, esse procedimento tem sido utilizado com bastante sucesso em bovinos e suínos e pode resultar em um maior rendimento de embriões produzidos em comparação ao protocolo normal de transferência nuclear sem a retirada da zona pelúcida.

▪ Ativação

A ativação dos oócitos receptores é fundamental para dar início ao desenvolvimento dos embriões produzidos por transferência nuclear. Falhas na ativação dos oócitos podem comprometer a integridade da cromatina transplantada. Além disso, o momento da ativação, em relação ao momento da transferência nuclear, pode afetar o processo de reprogramação dos núcleos transplantados. A ativação se refere à indução da degradação de complexos enzimáticos responsáveis por manter os oócitos no estágio de metáfase II. A ativação permite a finalização do processo meiótico e induz ao início do desenvolvimento embrionário. Os oócitos maturados permanecem bloqueados na fase de metáfase II pela ação de um complexo de proteínas denominado fator promotor da metáfase (MPF) ou complexo ciclina B1/CDK1. O MPF ativa várias outras proteínas por um processo de fosforilação, as quais são responsáveis, entre outros, pela condensação da cromatina e pelo bloqueio dos oócitos em metáfase II. Durante o processo de fecundação, o espermatozoide que penetra o oócito é responsável pelo sinal que induz à degradação do MPF, desencadeando a finalização da meiose e o início do desenvolvimento embrionário. Esse processo de ativação depende de várias ondas de liberação de cálcio no interior do oócito. Com base nesse princípio, diferentes procedimentos químicos e físicos foram estabelecidos para promover a ativação dos oócitos, incluindo a exposição dos oócitos a soluções contendo cálcio, o uso de agentes capazes de induzir a entrada do cálcio extracelular para o interior dos oócitos ou, ainda, a liberação de cálcio das reservas intracelulares.[25] Os principais agentes empregados para ativação dos oócitos abrangem etanol, impulsos elétricos, ionóforos e o cloreto de estrôncio. No entanto, esses agentes não conseguem reproduzir com muita precisão os eventos que ocorrem após a fecundação. As principais limitações incluem a incapacidade para promover múltiplas oscilações nos níveis de cálcio, bem como a variação na amplitude e na duração do aumento intracelular do cálcio. Em consequência disso, a inativação do MPF pode ser incompleta, o que resultará na condensação ou na fragmentação da cromatina transplantada.

Outra alternativa para melhorar o sucesso na ativação dos oócitos consiste no uso de agentes inibidores da síntese proteica (ciclohexamida) ou inibidores de enzimas quinase (p. ex., 6-dimethylamino-purine, roscovitine, butirolactona). A manutenção dos oócitos por algumas horas na presença desses inibidores evita que a atividade do MPF seja restabelecida e bloqueie o desenvolvimento embrionário. Mesmo com esses tratamentos sendo usados na produção de clones em diferentes espécies, o efeito da exposição dos embriões reconstituídos a esses agentes inibidores necessita ser mais bem investigado.

Estudos mais recentes mostraram que o zinco também está envolvido na regulação da atividade MPF. Contrariamente ao cálcio, os níveis de zinco no oócito diminuem por exocitose após as oscilações de cálcio. Recentemente, foi demonstrado que oócitos suínos podem ser efetivamente ativados por um rápido tratamento que consiste na exposição por 5 minutos a 15 μM de ionomicina (cálcio ionóforo) seguido por 15 minutos na presença de 200 μM do quelante de zinco N,N,N0,N0-Tetrakis (2-pyridylmethyl) ethylenediamine (TPEN).[26]

Exemplos de protocolos utilizados para ativação de oócitos incluem:

1. Ionomicina + 6-DMAP: 4 a 15 minutos em ionomicina (5 a 15 μM) seguido por 2 a 5 horas em 6-DMAP (2 mM).
2. Ionomicina + ciclo-hexamida + citocalasina B: 4 a 15 minutos em ionomicina (5 a 15 μM) seguido por 3 a 5 horas em ciclo-hexamida (10 μg/ml) + citocalasina B (7,5 μg/ml).
3. Pulso elétrico + 6-DMAP: de 1 a 3 pulsos elétricos (100 a 320 V/mm com duração de 10 a 50 μs cada pulso) seguido por 2 a 5 horas em 6-DMAP (2 mM).

4. Pulso elétrico + ciclo-hexamida + citocalasina B: de 1 a 3 pulsos elétricos (100 a 320 V/mm com duração de 10 a 50 µs cada pulso), seguido por 3 a 5 horas em ciclo-hexamida (10 µg/mℓ) + citocalasina B (7,5 µg/mℓ).
5. IT-20: 4 a 15 minutos em ionomicina (5 a 15 µM) seguido por 15 minutos em TPEN (200 µM).

Preparação das células doadoras de núcleo

Varia em função do tipo de célula e da técnica utilizada para efetuar a transferência nuclear. Quando as células doadoras são de origem embrionária, a preparação começa pela retirada da zona pelúcida seguida pela separação dos blastômeros. A retirada da zona pelúcida pode ser feita por digestão enzimática (Pronase, 1 a 5 mg/mℓ) ou solução ácida (solução Tyrode-acidificada; pH entre 2,2 e 2,5). Após a retirada da zona pelúcida, as células devem ser cuidadosamente desagregadas por repetidas aspirações em micropipeta. O uso de uma solução sem cálcio e magnésio facilita a desagregação. A adição de citocalasina ajuda a preservar a integridade das células durante a desagregação.

Quando a transferência nuclear é realizada com células somáticas, uma solução de tripsina:EDTA (0,1 a 0,25% tripsina: 0,02% EDTA) é normalmente usada para separar as células. Em geral, cultivos in vitro são estabelecidos para manter células somáticas, caso em que a preparação das células se inicia pela retirada do meio de cultivo seguido por duas lavagens com PBS sem cálcio e magnésio. Depois, adiciona-se a solução de tripsina:EDTA por 1 a 2 minutos. Para inativar a tripsina, acrescenta-se meio de cultivo contendo 10% de SFB. Finalmente, as células em suspensão são centrifugadas e ressuspensas em meio de cultivo.

Células somáticas retiradas de diferentes tecidos já foram utilizadas para clonar animais. Entretanto, ainda não foi possível identificar qual tipo celular é mais apropriado para clonagem. Embora fibroblastos tenham sido preferencialmente empregados para clonar animais domésticos, a escolha parece estar mais baseada na facilidade de obtenção e no estabelecimento de cultivos desse tipo de célula do que sobre a eficiência em produzir clones. Grandes variações nos resultados de clonagem existem tanto entre os diferentes tipos de células quanto entre as diferentes linhagens (cultivos) de um mesmo tipo celular. Os motivos para essas diferenças continuam mal compreendidos, mas podem estar associadas à ocorrência de mutações, anomalias cromossômicas e alterações epigenéticas.[27]

Os procedimentos utilizados para estabelecer cultivos primários de células somáticas variam de acordo com o tipo celular. No caso de fibroblastos, uma biopsia de pele de 1 a 2 cm é obtida de forma estéril. Uma tricotomia é realizada seguida pela desinfecção do local com solução de iodo (1%) e, depois, com etanol 70%. O tecido (biopsia) é transportado ao laboratório em solução tamponada (p. ex., PBS) suplementada com antibióticos (p. ex., penicilina e estreptomicina) e antimicóticos (p. ex., fungizona). No laboratório, o tecido biopsiado é lavado várias vezes em solução tamponada estéril, a epiderme é removida e o tecido remanescente fragmentado em pequenas partes (1 a 2 mm), transferidas para meio de cultivo em placas e cultivadas em incubadora. De modo alternativo, os fragmentos de tecidos podem ser incubados na presença de colagenase (2 a 5 mg/mℓ) para desprender as células antes de iniciar o cultivo, normalmente efetuado em meio Dulbecco's Modified Eagle's/F12 (DMEM/F12) acrescido de SFB (10%) e antibióticos (de 0,5 a 1%, solução de penicilina – 10.000 UI e estreptomicina – 10 mg/mℓ). As células podem ser mantidas em cultivo por várias passagens ou congeladas e estocadas em nitrogênio líquido. Embora alguns estudos tenham sugerido que o tempo em cultivo não afeta os resultados de clonagem, em geral as células usadas para produzir clones de animais são mantidas em cultivo por poucas passagens (normalmente por menos de 6 passagens).

Transferência do núcleo para o oócito receptor (reconstrução dos embriões)

Os principais métodos usados para transferência nuclear são a microinjeção e a fusão entre as membranas plasmáticas da célula doadora e o oócito receptor. A fusão celular pode ser induzida por diversos métodos, incluindo pulsos elétricos (eletrofusão), lipossomas (vesículas lipídicas), polietilienoglicol e vírus Sendai inativado. Entre eles, a eletrofusão é preferencialmente usada na maioria das espécies (Figura 18.6), devendo ser feita em meio de baixa condutância elétrica para evitar a produção e a dispersão de calor. Uma solução composta por manitol (0,28 a 0,3 M), $MgSO_4$ (100 µM), $CaCl_2$ (50 µM), BSA (0,01 mg/mℓ) e pH entre 7,2 e 7,4 é normalmente utilizada para a eletrofusão.

Normalmente, a eletrofusão compreende um pulso de corrente alternada e um ou mais pulsos de corrente direta. A corrente alternada serve para alinhar a célula doadora e o oócito receptor em posição paralela aos eletrodos. Já a corrente direta induz à formação de poros nas membranas, o que leva à fusão entre a célula e o oócito. Os parâmetros usados para a eletrofusão, incluindo a duração, a intensidade e o número de pulsos, podem variar em função da espécie, do tipo de equipamento e do tipo de célula a ser fundido. Em geral, a corrente alternada é aplicada com uma frequência de 600 a 1.000 kHz, voltagem de 5 a 6 V e duração de 5 a 10 milissegundos. No caso da corrente direta, de 1 a 3 pulsos com intensidade de 0,6 a 3,6 kV/cm e duração de 30 a 250 milissegundos têm sido usados. O estreito contato entre a célula doadora e o oócito receptor e o perfeito alinhamento em posição paralela aos eletrodos representam condições indispensáveis para obter bons índices de fusão.

A microinjeção nuclear é mais utilizada em camundongos, consistindo em aspirar a célula para dentro de uma pipeta com diâmetro inferior ao tamanho da célula, o que causará o rompimento da membrana celular. A mesma pipeta serve para

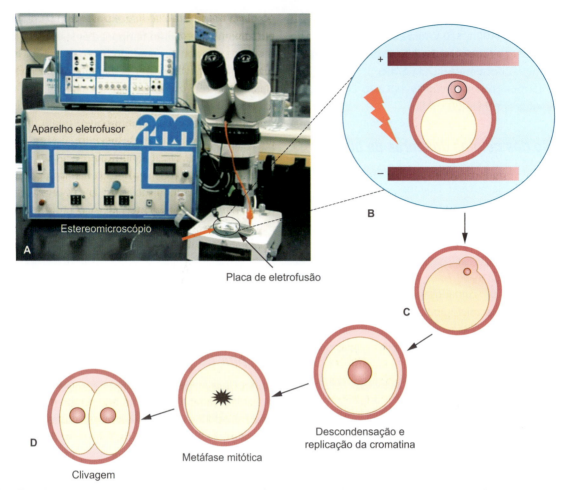

FIGURA 18.6 Transferência nuclear por eletrofusão. **A.** Sistema de eletrofusão (eletrofusor, microscópio estereoscópio, placa ou câmera de eletrofusão). **B.** Posição do oócito receptor e da célula doadora para a aplicação do pulso elétrico. **C.** Fusão das membranas da célula e do oócito após o pulso elétrico e a passagem do núcleo para o interior do oócito. **D.** Divisão celular após a replicação e a condensação da cromatina transplantada.

injetar o núcleo dentro do oócito receptor. A fim de facilitar a penetração da pipeta pela zona pelúcida e pela membrana plasmática do oócito, um sistema capaz de induzir microvibrações na pipeta (microinjetor Piezo) é normalmente utilizado.

Aplicações da clonagem por transferência nuclear

A comprovação de que os núcleos de células derivadas de diferentes tecidos somáticos permanecem capazes de formar um novo indivíduo despertou um grande interesse para a aplicação da transferência nuclear em diversas áreas da pesquisa e para fins comerciais. Algumas aplicações potencias dessa tecnologia serão discutidas a seguir.

Clonagem de espécies em vias de extinção

A transferência nuclear representa uma alternativa para perpetuar animais de espécies em via de extinção. Entretanto, uma importante limitação para o uso da transferência nuclear para esse fim reside na falta de oócitos apropriados para uso como receptores de núcleos e de fêmeas receptoras para a transferência dos embriões. A primeira experiência com êxito nessa área resultou na clonagem do último exemplar de um bovino da raça Enderby Island, que vivia na ilha de mesmo nome (Enderby Island), localizada no sul da Nova Zelândia.[28] Vários outros clones desse mesmo animal foram produzidos mais tarde e, depois, cruzados com animais de outras raças. A produção de clones desse animal foi realizada com o uso de oócitos e fêmeas receptoras de embriões da mesma espécie do animal que foi clonado, ou seja, todos da espécie bovina. Entretanto, isso representa uma limitação para a clonagem de outros animais, particularmente espécies selvagens, para as quais oócitos e receptoras de embriões da mesma espécie ou até mesmo de espécies similares podem não estar disponíveis. A alternativa nesse caso é a clonagem interespécies, ou seja, com células doadoras de núcleos e oócitos receptores de espécies diferentes.

A primeira tentativa para produzir clones interespécies foi realizada transferindo núcleos de células somáticas de ovinos, suínos, primatas e ratos dentro de oócitos bovinos. Todavia, nenhuma prenhez foi obtida após a transferência dos embriões reconstituídos para fêmeas receptoras. Em outro estudo, uma prenhez foi obtida com a transferência de embriões reconstituídos com núcleos de ovelhas selvagens argali (*Ovis ammon*) e oócitos receptores de ovelhas domésticas (*Ovis aries*). Atualmente, vários clones interespécies já foram produzidos. Exemplos incluem gauros (*Bos gaurus*) com oócitos de bovinos (*Bos taurus*), muflão (*Ovis orientalis musimon*) com oócitos de ovinos (*Ovis aries*), gatos selvagens (*Felis silvestris lybica*) com oócitos de gatos domésticos (*Felis catus*), lobos (*Canis lupus*) com oócitos de cães domésticos (*Canis familiaris*), íbex-ibérico ou cabra-montesa (*Pyrenean ibex*) com oócitos de cabras domésticas (*Capra hircus*) e camelos (*Camelus bactrianus*) com oócitos de dromedários (*Camelus dromedarius*).[29-34] Também existe interesse na utilização da clonagem para recriar espécies que já desapareceram. Nesse sentido, propôs-se que clones de mamute (*Mammuthus primigenius*) poderiam ser produzidos com oócitos e transferência de embriões para elefantes (*Elephas maximus*). Entretanto, até o momento ainda não foi possível produzir clones de animais com uso de células e oócitos oriundos de animais de gêneros diferentes. Além disso, embora se tenha observado desenvolvimento fetal após a transferência de embriões produzidos com núcleos de urso-panda (*Ailuropoda melanoleuca*) e oócitos de coelho (*Oryctolagus cunniculus*), que foram transferidos para o oviduto de gatas domésticas (*Felis catus*),[35] até o presente ainda não foi possível clonar animais após transferência de embriões para receptoras de gênero diferente.

Por seu papel fundamental para a produção de energia e regulação de várias funções celulares, incluindo metabolismo, esteroidogênese e morte celular programada, as mitocôndrias parecem ter consequências importantes sobre o sucesso da clonagem interespécies. Embriões produzidos por transferência nuclear normalmente apresentam mitocôndrias derivadas tanto do oócito receptor quanto da célula doadora, o que se diferencia dos embriões produzidos por fertilização que têm somente mitocôndrias de origem oocitária. Sabe-se que tanto a biogênese mitocondrial, incluindo replicação e transcrição, quanto a fosforilação oxidativa dependem de proteínas de origem nuclear e mitocondrial. Portanto, a distância filogenética entre a célula doadora e o citoplasma receptor parece ser um fator decisivo para manter a função mitocondrial e o consequente desenvolvimento de embriões produzidos por transferência nuclear interespécies.[36,37]

Clonagem de animais geneticamente modificados

Embora o objetivo da clonagem seja o de criar cópias de animais com mesmo genoma, a possibilidade de produzir animais a partir de células cultivadas *in vitro* teve grande impacto na criação de animais geneticamente modificados, principalmente nas espécies de animais domésticos de produção. Antes disso, a microinjeção intrapronuclear representava o principal método para produzir animais transgênicos e geneticamente modificados. Entretanto, essa técnica tem índices de sucesso inferiores a 1% quando aplicada a animais de produção.[38] A baixa eficiência ocorre principalmente em consequência da falta de controle na integração ou expressão da construção gênica transferida. Com o uso da transferência nuclear, a construção gênica é inserida no genoma de células em cultivo, as quais serão selecionadas para verificar a inserção, determinar o número de cópias inseridas e confirmar que o gene inserido é efetivamente expresso. Depois disso, as células selecionadas serão utilizadas para produzir clones por transferência nuclear. Assim, todas as células do animal produzido terão o mesmo número de cópias da construção gênica inserida e na mesma localização do genoma. Resultados obtidos em diferentes espécies, incluindo bovinos, ovinos, caprinos e suínos, demonstraram que a quase totalidade dos animais produzidos a partir de células somáticas modificadas *in vitro* expressava o gene transferido. Portanto, o uso da transferência nuclear teve grande impacto para aumentar a eficiência e reduzir os custos para produzir animais domésticos geneticamente modificados ou transgênicos. Exemplos de animais de produção geneticamente modificados produzidos por clonagem incluem vacas com maior produção de proteína no leite, vacas que produzem enzimas com efeito antibacteriano, vacas que produzem anticorpos humanos e suínos com maior teor de ácidos graxos insaturados ômega-3.[39-42]

Outra importante vantagem da clonagem a partir de células em cultivo para produção de animais geneticamente modificados consiste na possibilidade de realizar modificações genéticas direcionadas com o uso de tecnologia de recombinação homóloga. Assim, genes endógenos podem ser modificados ou genes exógenos inseridos em uma posição específica do genoma. A manipulação específica de genes tem sido uma ferramenta muito utilizada, sobretudo em animais de laboratório, para melhor compreender as funções dos genes em processos fisiológicos e patológicos. Em animais de produção, pelo fato de que células-tronco pluripotentes ainda não estão disponíveis, a tecnologia de recombinação homóloga somente era possível com células somáticas seguida por colagem por transferência nuclear. Entretanto, com o recente desenvolvimento de novas tecnologias de edição genômica, como o sistema CRISPR/Cas9, tornou-se possível criar animais com modificações específicas no genoma com alta eficiência, sem a necessidade de produzir clones por transferência nuclear, mesmo em animais de produção. Esse tema é abordado em detalhes no Capítulo 19, *Produção de Animais Transgênicos*.

Clonagem de animais de alto valor

Uma importante contribuição da clonagem em produção animal poderia ser obtida com a criação de cópias dos animais que apresentam as melhores características de interesse dentro de um rebanho, o que permitiria um rápido incremento na produção em apenas uma geração. Nesse sentido, muitos clones de animais, de várias espécies, que apresentavam as melhores características fenotípicas já foram produzidos, tanto de machos quanto de fêmeas. Exemplos incluem bovinos de raças de leite e carne e equinos de diversas raças. Além disso, foram produzidos clones de animais já mortos ou que haviam sofrido traumatismos que os inviabilizavam para a reprodução. Também existe interesse para clonar animais de estimação, incluindo cães e gatos. Nesse caso, a eficiência da clonagem por transferência nuclear tem sido superior em gatos em comparação a cães. Embora o interesse e a demanda para a produção de clones estejam crescendo, a baixa eficiência e a ocorrência de anomalias nos animais clonados continuam sendo grandes obstáculos para a expansão desta biotecnologia. Além disso, a baixa eficiência faz com que os custos necessários para gerar um único clone continuem bastante elevados.

Clonagem terapêutica

O termo "clonagem terapêutica" se refere ao uso da transferência nuclear para produzir células ou tecidos passíveis de uso em terapias de regeneração, incluindo o tratamento de doenças degenerativas, traumáticas ou de origem genética.[43] A principal vantagem da transferência nuclear para esse propósito reside no fato de possibilitar gerar células ou tecidos autólogos, ou seja, derivados do mesmo indivíduo, os quais serão imunocompatíveis com o paciente, se utilizados em terapias de transplante. Vários estudos realizados com camundongos mostraram que células-tronco derivadas de embriões produzidos por transferência nuclear foram usadas em estudos de terapia celular para corrigir diferentes anomalias, incluindo imunodeficiências de ordem genética,[44] condições neurodegenerativas (p. ex., doença de Parkinson)[45,46] e diabetes.[47] Histocompatibilidade entre os animais que deram origem às células doadoras de núcleo com as células geradas por transferência nuclear também foi demonstrado em bovinos. Nesse caso, foram transplantadas células renais, musculares cardíacas e esqueléticas, derivadas de fetos produzidos por transferência nuclear.[48] Esses resultados indicam que a transferência de núcleos somáticos pode contribuir para o desenvolvimento de novos métodos para a terapia celular regenerativa. Entretanto, a grande descoberta de que a expressão de quatro fatores de transcrição (Oct3/4, Sox2, c-Myc e Klf4) em células somáticas em cultivo pode induzir à formação de células-tronco pluripotentes (células-tronco induzidas ou iPSC)[49] criou uma nova perspectiva para o desenvolvimento de células imunocompatíveis para fins de terapia celular, sem que haja necessidade do uso da transferência nuclear. De fato, a maioria dos estudos recentes nessa área baseia-se no uso de células iPSC.[50]

Problemas associados à clonagem por transferência nuclear

Embora milhares de clones de animais de dezenas de espécies tenham sido criados a partir de células somáticas, o sucesso dessa biotecnologia como método reprodutivo continua muito baixo.[51] Além disso, existe uma grande variação no sucesso da produção de clones a partir de núcleos de células somáticas. O resultado no desenvolvimento a termo de um embrião produzido por transferência nuclear é imprevisível. Em geral, enquanto uma pequena proporção dos embriões se desenvolve e produz animais (clones) normais, a maioria dos embriões apresentará algum tipo de alteração que não possibilitará o desenvolvimento normal a termo (Quadro 18.1). Os problemas dos embriões produzidos por transferência nuclear podem aparecer desde o estágio pré-implantação até o desenvolvimento pós-natal dos animais clonados.

Mesmo que a taxa de desenvolvimento até o estágio de blastocisto dos embriões produzidos por transferência nuclear seja, na maioria das vezes, equivalente à dos embriões

QUADRO 18.1	Eficiência esperada na produção de clones por transferência nuclear e principais problemas observados em animais clonados.		
Espécie	Proporção de clones nascidos por embrião transferido (%)	Proporção de clones sadios ao nascimento (%)	Principais problemas detectados em animais clonados por transferência nuclear
Bovinos	< 20	> 60	Alterações placentárias, aumento do peso ao nascimento, hipertensão, malformações cardíacas, anemia, imunodeficiências, diabetes, fibrose hepática, deficiência respiratória, infecções respiratórias
Suínos	< 5	> 60	Menor peso ao nascimento, aumento do período de gestação, alterações placentárias, membros contraídos
Caprinos	< 10	> 80	Infecção respiratória
Ovinos	< 5	> 40	Alterações placentárias, hipertrofia cardíaca, hipertensão, hidronefrose, aumento do fígado, fibrose hepática, problemas respiratórios, hipoxia
Equinos	< 10	> 60	Alterações placentárias, septicemia, membros contraídos, debilidade
Murinos	< 15	> 70	Aumento da placenta, hérnia umbilical, problemas respiratórios, imunodeficiências, necrose hepática, obesidade precoce

As informações incluídas neste quadro estão baseadas em resultados publicados em artigos apontados nas referências.[17,51,55-80]

produzidos por fertilização *in vitro*, o desenvolvimento embrionário e fetal após a transferência para receptoras é muito inferior nos embriões clonados. Por exemplo, estudos em bovinos mostraram que 75% das gestações foram interrompidas antes dos 6 meses após a transferência de embriões produzidos por transferência nuclear.[52] Evidências apresentadas em diversos estudos indicam que a perda de gestações em bovinos está associada a disfunções placentárias. Exemplos de anomalias de placenta observadas em clones bovinos e ovinos incluem subdesenvolvimento vascular, aumento da espessura do tecido placentário, formação de hidroalantoide e redução no número e aumento no tamanho dos placentomas.[53,54] Problemas de placentação durante o desenvolvimento de embriões produzidos por transferência nuclear também foram observados em camundongos e ovinos. Entretanto, os problemas de placentação parecem ser menos comuns em clones de caprinos, suínos e equinos. Além de estarem associadas à perda de gestações, as disfunções placentárias podem afetar o crescimento e a viabilidade dos animais clonados que se desenvolvem a termo.

Problemas perinatais também são frequentemente observados em animais clonados (ver Quadro 18.1). Embora uma grande proporção dos clones nascidos consiga sobreviver, natimortos e perdas nos primeiros dias após o nascimento são frequentes. Além disso, cuidados especiais são comumente necessários com clones recém-nascidos. Os problemas observados em animais clonados incluem disfunções respiratórias, defeitos cardíacos e circulatórios, deficiências imunológicas, congestão e fibrose hepática, problemas renais, ascites, problemas articulares ou até mesmo disfunções sistêmicas. Outro problema frequentemente observado em animais clonados é o maior peso ao nascimento em comparação ao peso médio dos animais da mesma raça concebidos por fertilização, principalmente em bovinos e ovinos. Contudo, uma importante proporção dos clones suínos gerados por SCNT é menor que o peso médio dos animais da mesma raça gerados por inseminação artificial. Ainda, alterações no peso ao nascimento não ocorrem exclusivamente em embriões clonados, mas, em menor frequência, também afetam animais gerados por embriões produzidos *in vitro*. O crescimento fetal anormal pode estar associado a disfunções placentárias por alterações na expressão gênica.[70,81,82] Em bovinos, embriões produzidos com células somáticas apresentaram uma maior incidência de aumento no crescimento que os produzidos a partir de células embrionárias.[83] Isso indica que os problemas de crescimento fetal estão associados à reprogramação inadequada dos núcleos transferidos, haja vista que os núcleos de células embrionárias ainda não estão diferenciados e, portanto, requerem menor reprogramação que os provenientes de células mais diferenciadas.

Os fatores que contribuem para os problemas de desenvolvimento dos embriões produzidos por transferência nuclear são múltiplos. Demonstrou-se em um grande número de estudos que o sucesso da clonagem pode ser afetado por muitos fatores, como células doadoras de núcleo, qualidade do oócito receptor, incompatibilidades de ciclo celular, reprogramação nuclear insuficiente que acarreta falhas na expressão gênica, qualidade das receptoras e estágio de desenvolvimento dos embriões na transferência, além de todas as etapas necessárias para transferência nuclear, ativação dos oócitos e cultivo dos embriões.

Reprogramação nuclear em embriões clonados

Reprogramação nuclear insuficiente representa o principal obstáculo para melhorar a eficiência da clonagem por transferência nuclear. Para que o desenvolvimento ocorra normalmente, os núcleos de células somáticas precisam ser reprogramados para um estágio embrionário, o que requer inicialmente a repressão dos genes que estavam sendo expressos na célula doadora de núcleo, seguido pela reativação dos genes necessários para regular todos os processos de desenvolvimento. Estima-se que a reprogramação de células após a transferência nuclear envolva a repressão e a reativação de mais de 10 mil genes.[84] A reprogramação nuclear envolve mudanças em marcas epigenéticas, como metilação de DNA e modificações covalentes em histonas, trocas de subtipos de histonas e outras proteínas que se ligam ao DNA, além da modelação da função dos fatores repressores e dos ativadores de transcrição. A reprogramação desses fatores exige mudanças na organização da estrutura da cromatina, o que, além de afetar a atividade de transcrição, interfere nos mecanismos de replicação e reparo do DNA. Talvez a primeira etapa crítica para que o embrião consiga se desenvolver normalmente consista na ativação correta do genoma embrionário, processo que ocorre durante os primeiros ciclos de divisão celular e é controlado por inúmeras mudanças epigenéticas, incluindo metilação e acetilação de histonas e metilação de DNA.[85,86] Entretanto, a recapitulação desse processo em embriões produzidos por transferência nuclear ainda não é bem compreendida.

Vários estudos mostram, com o uso de anticorpos específicos para proteínas nucleares, modificações covalentes de histonas e metilação de DNA, que núcleos de células somáticas passam por um importante remodelamento após o transplante para o citoplasma do oócito e durante as primeiras fases do desenvolvimento embrionário. A partir desse método, foi possível determinar que muitos fatores aparentam passar por um processo normal de reprogramação, enquanto vários outros apresentaram padrões diferentes aos observados em embriões-controle produzidos por fertilização, o que indica um processo de reprogramação anormal. Por exemplo, a histona de ligação H1, que se liga ao DNA entre os nucleossomas e apresenta diferentes variantes associadas a tipos e estágios de diferenciação celular, parece passar por uma reprogramação normal em embriões produzidos por transferência nuclear.[87] Contudo, reprogramação anormal foi detectada nos padrões de metilação de DNA. Também demonstrou-se que a exposição a inibidores de enzimas deacetilases, as quais removem grupamentos acetil das histonas, melhoram o desenvolvimento de embriões produzidos por SCNT, o que indica que a reprogramação não ocorre de maneira suficiente após a transferência nuclear.[88,89] Além disso, mostrou-se que a metilação de várias lisinas das histonas centrais (p. ex., H3 e H4) não foi suficientemente reprogramada em embriões produzidos por SCNT.[74,90,91]

A reativação do cromossomo X inativo constitui outro importante evento de reprogramação após transferência nuclear de células somáticas de fêmeas. O fato de esse processo envolver metilação de DNA e modificações epigenéticas em histonas o torna um importante marcador para avaliar a reprogramação epigenética em embriões produzidos por transferência nuclear. Enquanto alguns estudos indicam que o cromossomo X inativado foi adequadamente reativado e posteriormente reinativado em embriões produzidos por transferência nuclear, outros apontam que a reprogramação do cromossomo X não ocorreu normalmente. Além disso, observou-se que genes transcritos no cromossomo X apresentaram padrão de expressão anormal em embriões produzidos por SCNT em comparação a embriões-controle produzidos por fertilização. A atenuação do transcrito XIST, um RNA não codificante envolvido no processo de inativação do cromossomo X, aumentou significativamente o desenvolvimento de embriões produzidos por transferência nuclear.[69,92]

Os telômeros representam outro componente importante da reprogramação nuclear em embriões produzidos por SCNT. Trata-se de compostos de sequências repetitivas de DNA que formam as extremidades naturais dos cromossomos e desempenham funções críticas na manutenção da integridade, da estabilidade, da replicação e da segregação dos cromossomos. A enzima telomerase é responsável por manter o comprimento do DNA telomérico. Acredita-se que uma perda gradual da sequência telomérica esteja envolvida no bloqueio da divisão e na senescência celular. Alguns resultados controversos foram publicados sobre a reprogramação do tamanho dos telômeros em animais clonados. Embora algumas diferenças tenham sido observadas pelo tipo de célula doadora de núcleo, a maioria dos estudos parece corroborar com o fato de que o comprimento dos telômeros em animais clonados é compatível com o dos animais não clonados de mesma idade e espécie. Isso indica que o tamanho dos telômeros parece ser suficientemente restabelecido durante a reprogramação nuclear em embriões produzidos por transferência nuclear.[84]

Expressão gênica em embriões clonados

Os problemas de desenvolvimento de embriões produzidos por SCNT e a menor viabilidade de animais clonados provavelmente resultam de alterações na regulação gênica. De fato,

vários estudos demonstraram padrões anormais de expressão gênica em embriões SCNT, placentas e tecidos de animais clonados, o que indica que a cromatina não foi adequadamente reprogramada após a transferência nuclear em embriões SCNT. A quantificação da abundância de transcritos para diferentes genes durante o desenvolvimento embrionário demonstrou que muitos genes foram diferentemente expressos em embriões SCNT em comparação a embriões-controle produzidos por fertilização. A expressão gênica em embriões SCNT mostrou ser afetada por muitos fatores, incluindo o tipo de célula doadora, o protocolo de transferência nuclear, o estágio do ciclo celular e o tempo em cultivo das células doadoras. Um exemplo importante para ilustrar a alteração na expressão gênica em embriões SCNT foi obtido estudando o gene Oct-4 em camundongos, que é um fator de transcrição essencial para a regulação da pluripotência celular normalmente expresso na massa celular interna, mas não nas células do trofoblasto de embriões no estágio de blastocisto. Relatou-se que apenas 34% dos embriões SCNT apresentavam expressão normal na massa celular interna, enquanto 55% dos embriões expressaram Oct-4 tanto na massa celular interna quanto nas células do trofoblasto.[93]

Outros estudos, ao compararem a expressão gênica global em embriões, tecidos placentários, tecidos fetais e endométrio de receptoras durante as gestações, apontaram diferenças importantes no perfil de expressão gênica entre embriões produzidos por SCNT e controles produzidos por fertilização.[94-96] Por exemplo, Humpherys et al.[94] detectaram que aproximadamente 4% dos genes placentários apresentavam expressão anormal em clones de camundongos, enquanto Biase et al.[96] encontraram mais de 5 mil genes com expressão anormal no dia 18 de desenvolvimento de embriões bovinos produzidos por SCNT em comparação aos embriões-controle. Estudos conduzidos com sequenciamento global dos transcritos (RNA-seq) demonstraram que um grande número de genes estava anormalmente expresso em estágios precoces do desenvolvimento de embriões de camundongos (2 células) e bovinos (8 células) produzidos por SCNT.[74,79] Esses estágios são muito importantes para o desenvolvimento normal dos embriões, pois correspondem ao período no qual o genoma embrionário é ativado nessas espécies. Esses mesmos estudos revelaram que a expressão gênica anormal estava correlacionada com regiões do genoma resistentes à reprogramação em virtude do aumento da metilação (tri-metilação) na lisina 9 da histona H3, o que confirma a necessidade de haver uma rápida reprogramação da cromatina para que os embriões SCNT possam se desenvolver normalmente.[74,79] Em estudos recentes, observou-se que muitas das enzimas responsáveis pela desmetilação das lisinas 4, 9 e 27 da histona H3 apresentavam um padrão de expressão anormal em embriões SCNT de bovinos e suínos nos estágios de desenvolvimento próximos ao período de ativação do genoma embrionário.[97] Cabe ressaltar que, apesar de muitos estudos relatarem a expressão gênica anormal, uma pequena proporção dos embriões SCNT consegue se desenvolver normalmente e dar origem a animais clonados fenotipicamente normais. A capacidade de desenvolvimento dos embriões SCNT provavelmente depende da intensidade e do número de genes erroneamente expressos.

Fatores que interferem no sucesso da clonagem

Diversos fatores podem afetar o sucesso da clonagem por transferência nuclear, como a técnica utilizada para a reconstrução dos embriões e a ativação dos oócitos receptores, a origem e a qualidade dos oócitos receptores, a fase do ciclo celular das células doadoras e dos oócitos receptores, o estágio de diferenciação das células doadoras, as condições de cultivo das células doadoras e dos embriões reconstruídos, além dos tratamentos que podem ser aplicados após a transferência nuclear para favorecer a reprogramação nuclear. Entretanto, apesar de ainda não ter sido possível estabelecer protocolos satisfatoriamente eficazes com base nessas variáveis, não resta dúvida de que os procedimentos vêm sendo aprimorados e mais bem adaptados para diferentes espécies de animais, o que tem aumentado a eficiência da clonagem por SCNT. Alguns dos aspectos que interferem na eficiência da clonagem por SCNT serão descritos a seguir.

Efeito do ciclo celular

Duas condições principais devem ser levadas em conta na coordenação das fases do ciclo celular para a produção de embriões por transferência nuclear. A primeira visa evitar incompatibilidades entre o núcleo e o citoplasma para prevenir que ocorram danos à integridade da cromatina e para preservar a ploidia (número de cromossomos) nos embriões produzidos. A segunda condição objetiva favorecer a reprogramação da cromatina transplantada para melhorar o desenvolvimento embrionário.[98-100] Um fator-chave que afeta essas duas condições é o MPF, o qual está ativo em oócitos maduros no estágio metáfase II e é responsável pela degradação da membrana nuclear e pela condensação da cromatina. Na prática, isso significa que a atividade do MPF pode, por um lado, comprometer a integridade do núcleo transferido e, por outro, facilitar a reprogramação nuclear. Portanto, para estabelecer um protocolo de transferência nuclear capaz de satisfazer às duas condições simultaneamente, é preciso levar em conta tanto o estágio do ciclo do oócito receptor quanto o da célula doadora de núcleo, bem como o tipo de célula doadora.

No caso de transferência nuclear de células de origem embrionária (blastômeros), a maioria das células se encontra na fase S (replicação do DNA) do ciclo celular. Consequentemente, melhores resultados são obtidos com o uso de oócitos receptores pré-ativados, ou seja, com baixa atividade MPF.

Essa combinação reduz os efeitos prejudiciais sobre a cromatina e proporciona melhor taxa de desenvolvimento. Deve-se considerar que as células derivadas de embriões ainda estão indiferenciadas ou pouco diferenciadas, motivo pelo qual não requerem o uso de oócitos receptores com alta atividade MPF para acelerar a reprogramação. Contudo, contrariamente às células embrionárias, a maioria das células somáticas mantidas em cultivo encontra-se na fase de G-0 ou G-1 (antes do início da replicação do DNA) do ciclo celular. Nesse caso, o uso de oócitos receptores em metáfase II induzirá à condensação da cromatina e à degradação da membrana nuclear, o que favorecerá a reprogramação nuclear, mas não comprometerá a integridade da cromatina transplantada. O efeito benéfico da transferência para um citoplasma em metáfase II (com alta atividade MPF) sobre a reprogramação foi observado principalmente em camundongos, espécie na qual se identificou que oócitos em metáfase II induzem a trocas mais rápidas entre componentes citoplasmáticos e nucleares, o que acelera a descondensação da cromatina e favorece a remodelagem dos núcleos transferidos em relação aos oócitos pré-ativados. Entretanto, estudos em bovinos e caprinos mostraram que oócitos pré-ativados também podem ser usados para produzir clones a partir de células somáticas.[101,102]

A reprogramação nuclear em embriões SCNT também pode ser afetada pela fase do ciclo celular das células doadoras de núcleos no momento da transferência nuclear.[100,103,104] O sucesso na produção dos primeiros clones a partir de núcleos de células somáticas se deu em parte pelo uso de células na fase de G0 (quiescentes) mantidas em cultivo com baixas concentrações de SFB.[9] Em bovinos, a eficiência na produção de clones a partir de fibroblastos foi melhor quando as células foram privadas de SFB antes da transferência nuclear.[105] Entretanto, a maioria dos animais clonados nas diferentes espécies foi produzida com células somáticas não sincronizadas na fase de G0 por privação de SFB. Estudos em bovinos demonstraram que os embriões produzidos com células somáticas na fase de G0 ou G1 tiveram melhor desenvolvimento quando transferidos para oócitos em metáfase II que oócitos pré-ativados. Entretanto, a taxa de desenvolvimento a blastocisto (Figura 18.7) e a produção de clones foram similares entre os embriões produzidos com núcleos em fase G0-G1 e oócitos em metáfase II comparados aos produzidos com núcleos em fase S-G2 e oócitos pré-ativados.[102] Além disso, observou-se que o efeito de tratamentos para melhorar a reprogramação celular foi dependente da fase do ciclo celular das células doadoras e dos oócitos receptores.[106] Outro estudo em bovinos revelou que a transferência de cromatina condensada em metáfase favorece a reprogramação nuclear e a eficiência da clonagem.[107] Os resultados desses trabalhos indicam que mais estudos são necessários para melhor entender os efeitos das interações do ciclo celular e identificar os estágios do ciclo celular que possibilitem melhorar a compatibilidade e a reprogramação celular

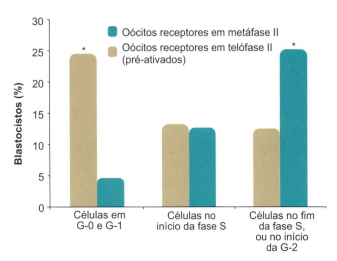

FIGURA 18.7 Efeito da fase do ciclo celular no desenvolvimento de embriões bovinos produzidos por transferência nuclear. Os embriões foram produzidos com núcleos de fibroblastos fetais e oócitos receptores em metáfase II (ativados após a transferência nuclear) ou telófase II (ativados antes da transferência nuclear). (Dados adaptados de Bordignon and Simith, 2006.)[102]

para aumentar a eficiência na produção de clones por SCNT. Ainda, é possível que diferentes protocolos precisem ser adaptados para cada espécie e/ou diferentes tipos de células.

Efeito da diferenciação celular

A diferenciação celular representa outro fator importante para o sucesso na produção de clones por transferência nuclear. Independentemente da espécie, está bem estabelecido que existe uma relação inversa entre o estágio de diferenciação das células doadoras de núcleo e a eficiência da clonagem. Isso foi bem evidenciado em um estudo em bovinos no qual se comparou o desenvolvimento a termo de embriões produzidos por transferência nuclear de células embrionárias, fetais e de animais adultos.[83] Em camundongos, foi constatada uma diminuição progressiva na eficiência de clonagem quando embriões foram produzidos por transferência nuclear de células embrionárias, células-tronco embrionárias e células somáticas colhidas de tecidos de fetos ou de animais adultos.[108] Outros achados interessantes que sustentam um efeito importante da diferenciação celular na eficiência de clonagem por SCNT foram obtidos em experimentos em camundongos que envolveram dois ciclos de clonagem.[109] No primeiro ciclo de SCNT, foram produzidos embriões, utilizados para estabelecer cultivos de células-tronco embrionárias. No segundo ciclo, clones foram produzidos a partir das células-tronco embrionárias estabelecidas no primeiro ciclo. Essa abordagem permitiu produzir clones a partir de núcleos retirados de tecidos de camundongos mortos que foram mantidos congelados por muitos anos sem uso de agentes crioprotetores. Tentativas para produzir clones desses animais com um único ciclo de clonagem não tiveram sucesso, o que evidencia que pelo menos

em situações específicas dois ciclos de reprogramação são necessários para produzir clones a partir de núcleos de células diferenciadas.

Alternativas para facilitar a reprogramação nuclear e aumentar a eficiência da clonagem por SCNT

Conforme evidenciado por muitos estudos, a reprogramação nuclear insuficiente representa a principal limitação para melhorar a eficiência da clonagem por SCNT. Nesse sentido, várias abordagens têm sido testadas para favorecer a reprogramação nuclear e aumentar a produção de clones a partir de células somáticas e a viabilidade de animais clonados, incluindo tratamentos realizados nas células doadoras de núcleos antes da transferência nuclear ou nos embriões após a transferência nuclear. Exemplos de tratamentos realizados nas células doadoras antes da transferência nuclear incluem agentes que alteram marcas epigenéticas, privação de soro, choque térmico, proteases, inibidores de proteínas quinases e permeabilizarão da membrana e exposição a extratos de oócitos de mamíferos ou anfíbios (oócitos de *Xenopus leavis*). Já os tratamentos testados nos embriões após a transferência nuclear abrangem a exposição a agentes que alteram marcas epigenéticas, inibidores ou ativadores de rotas de sinalização intracelular e a manipulação de genes-alvo por microinjeção de RNA mensageiro recombinante (mRNAr) ou micro-RNA de interferência.[34,] Entre os tratamentos testados, vários mostraram efeitos sobre a reprogramação da cromatina, a expressão gênica e o desenvolvimento dos embriões SCNT. Em alguns casos, o benefício também foi observado quanto à eficiência da clonagem e à viabilidade dos animais clonados. Embora a eficiência na clonagem de animais nem sempre tenha sido confirmada, vários estudos promoveram sólidas evidências de que o tratamento de células doadoras antes da transferência nuclear ou nos embriões após a SCNT pode melhorar a reprogramação nuclear e representam importantes alternativas para desenvolver protocolos mais eficazes para clonar animais.

Entre os avanços obtidos para melhorar a reprogramação nuclear, destacam-se os tratamentos com inibidores de enzimas deacetilases (HDAC) de histona. De fato, a exposição a agentes que inibem HDAC (p. ex., tricostatina A e scriptaid) resulta em um aumento de 6 vezes na eficiência da produção de clones em camundongos em comparação aos embriões não tratados.[111] O tratamento de embriões SCNT com inibidores de HDAC também melhorou a eficiência de clonagem em outras espécies, incluindo suínos, bovinos e coelhos. Embora os mecanismos pelos quais a inibição das HDAC melhora a reprogramação nuclear ainda não estejam completamente esclarecidos, sabe-se que o aumento da acetilação das histonas afeta várias funções da cromatina, incluindo a replicação, a transcrição e o reparo de lesões no DNA. Com base nisso, a inibição das HDACs pode favorecer vários aspectos durante o processo de reprogramação, incluindo o remodelamento da epigenética, a expressão gênica e a diferenciação e o funcionamento celular. O tratamento com inibidores de HDACs melhorou o reparo de danos no DNA em embriões SCNT.[112] Contudo, o aumento da acetilação das histonas em embriões logo após a transferência nuclear, como tem sido feito atualmente, pode levar à expressão de genes desnecessários durante o período inicial do desenvolvimento embrionário. Nesse contexto, observou-se que a inibição concomitante das HDACs com a inibição da atividade transcricional melhora o padrão da expressão gênica durante o desenvolvimento embrionário e a qualidade dos embriões SCNT.[113]

Estudos com camundongos mostraram que a atenuação do RNA do gene *XIST* (*X inactive specific transcript*), com uso de pequenos RNAs de interferência, somado à inibição das HDACs, aumentou ainda mais o desenvolvimento dos embriões SCNT e a eficiência da clonagem em comparação à inibição isolada das HDACs.[69] O gene *XIST* é fundamental na regulação do processo de inativação do cromossomo X, e sua atenuação também melhorou a eficiência de clonagem por SCNT em suínos.[92]

A modulação do padrão de metilação de histonas, particularmente a trimetilação da lisina 9 da histona H3 (H3K9m3), via expressão de demetilases de lisina (p. ex., Kdm4d e Kdm4e) após a transferência nuclear melhorou de maneira extraordinária o desenvolvimento de embriões SCNT e a eficiência da clonagem em camundongos e bovinos.[74,79] Além disso, a associação da expressão de demetilases de lisina Kdm4d com a inibição das HDACs possibilitou produzir os primeiros clones de primatas por SCNT.[114] Descobertas desses e de outros estudos indicam que estratégias efetivas para induzir a reprogramação nuclear baseadas em moduladores de marcas epigenéticas estão se tornando disponíveis para criar protocolos verdadeiramente eficientes para a clonagem de animais a partir de células somáticas diferenciadas.

Considerações finais

Para produzir um clone de um animal por transferência nuclear, uma série de etapas precisa ser cuidadosamente executada. Entretanto, mesmo quando todas as etapas são criteriosamente conduzidas, o sucesso na produção de clones por SCNT continua baixo e variável. Apesar disso, milhares de clones de mais de 20 espécies de animais foram produzidos, incluindo animais de laboratório, animais domésticos e de espécies silvestres. A clonagem por SCNT também tornou mais fácil e eficaz produzir animais com modificações genéticas específicas para diversos fins, incluindo pesquisa, biotecnologia, produção de fármacos ou xenotransplantação. Ainda, foram produzidos clones de animais em vias de extinção. A principal limitação no sucesso da clonagem por transferência nuclear reside na reprogramação insuficiente dos núcleos transferidos,

principalmente por fatores epigenéticos, o que afeta a regulação dos genes necessários para o desenvolvimento e funções celulares. Apesar de somente uma pequena proporção dos embriões produzidos por SCNT conseguir se desenvolver a termo, a maioria dos clones nascidos vivos cresce, reproduz-se e produz normalmente, confirmando que, em uma proporção dos embriões SCNT, os núcleos transferidos são adequadamente reprogramados. Pesquisas publicadas nos últimos anos mostraram que é possível melhorar a reprogramação nuclear em embriões SCNT com o uso de moduladores de fatores epigenéticos, com destaque para o emprego de inibidores de enzimas deacetilases e expressão de demetilases de histona. A continuidade das pesquisas nessa área permitirá melhorar ainda mais a eficiência da clonagem e, assim, possibilitar que essa tecnologia se torne mais segura e acessível para uso em produção animal, conservação, biotecnologias ou pesquisa.

REFERÊNCIAS BIBLIOGRÁFICAS

1. Di Berardino MA. Genomic potential of differentiated cells. 1997
2. Di Berardino MA. Animal cloning – The route to new genomics in agriculture and medicine. Differentiation. 2001; 68(2-3):67-83.
3. Briggs R, King TJ. Transplantation of living nuclei from blastula cells into enucleated frog eggs. Proc Natl Acad Sci USA. 1952; 38:455-67.
4. Gurdon JB, Uehlinger V. "Fertile" intestine nuclei. Nature. 1966; 210:1240-1.
5. Illmensee K, Hoppe PC. Nuclear transplantation in Mus musculus: Developmental potential of nuclei from preimplantation embryos. Cell. 1981; 23:9-18.
6. McGrath J, Solter D. Inability of mouse blastomere nuclei transferred to enucleated zygotes to support development in vitro. Science. 1984; 226:1317-9.
7. Willadsen S. Nuclear transplantation in sheep embryos. Nature. 1986; 320:63-5.
8. Campbell KHS, McWhir J, Ritchie WA et al. Sheep cloned by nuclear transfer from cultured cell line. Nature. 1996; 380:64-6.
9. Wilmut I, Schnleke AE, McWhir J et al. Viable offspring derived from fetal and adult mammalian cells. Nature. 1997; 385:810-3.
10. Baldassarre H, Keefer C, Wang B et al. Nuclear transfer in goats using in vitro matured oocytes recovered by laparoscopic ovum pick-up. Cloning Stem Cells. 2003; 5(4):279-85.
11. Challah-Jacques M, Chesne P, Renard JP. Production of cloned rabbits by somatic nuclear transfer. Cloning Stem Cells. 2003; 5(4):295-9.
12. Gao S, McGarry M, Latham KE et al. Cloning of mice by nuclear transfer. Cloning Stem Cells. 2003; 5(4):287-94.
13. Lai L, Prather RS. Production of cloned pigs by using somatic cells as donors. Cloning Stem Cells. 2003; 5(4):233-41.
14. Oback B, Wiersema AT, Gaynor P et al. Cloned cattle derived from a novel zona-free embryo reconstruction system. Cloning Stem Cells. 2003; 5(1):3-12.
15. Peura TT, Vajta G. A comparison of established and new approaches in ovine and bovine nuclear transfer. Cloning Stem Cells. 2003; 5(4):257-77.
16. Westhusin M, Hinrichs, K, Choi YH et al. Cloning companion animals (horses, cats, and dogs). Cloning Stem Cells. 2003; 5(4):301-17.

17. Lagutina I, Lazzari G, Duchi R et al. Somatic cell nuclear transfer in horses: effect of oocyte morphology, embryo reconstruction method and donor cell type. Reproduction. 2005; 130(4):559-67.

18. Verma PJ, Trounson AO. Nuclear transfer protocols: Cell reprogramming and transgenesis. Totowa, NJ: Humana Press; 2006. (Methods in Molecular Biology).

19. Cibelli JB. Principles of cloning. 2 ed. Amsterdam: Elsevier/AP, Academic. 2014.

20. Beaujean N, Jammes H, Jouneau A. Nuclear reprogramming: methods and protocols. 2. ed. New York: Humana Press; 2015. (Methods in Molecular Biology).

21. Richani D, Gilchrist RB. The epidermal growth factor network: role in oocyte growth, maturation and developmental competence. Hum Reprod Update. 2018; 24(1):1-14.

22. Bordignon V, Smith LC. Telophase enucleation: An improved method to prepare recipient cytoplasts for use in bovine nuclear transfer. Mol Reprod Dev. 1998; 49:29-36.

23. Yin XJ, Tani T, Yonemura I et al. Production of cloned pigs from adult somatic cells by chemically assisted removal of maternal chromosomes. Biol Reprod. 2002; 67(2):442-6.

24. Vajta G, Lewis IM, Hyttel P et al. Somatic cell cloning without micromanipulators. Cloning. 2001; 3(2):89-95.

25. Alberio R, Zakhartchenko V, Motlik J et al. Mammalian oocyte activation: lessons from the sperm and implications for nuclear transfer. Int J Dev Biol. 2001; 45(7):797-809.

26. de Macedo MP, Glanzner WG, Rissi VB et al. A fast and reliable protocol for activation of porcine oocytes. Theriogenology. 2019; 123:22-9.

27. Galli C, Lagutina I, Lazzari G. Introduction to cloning by nuclear transplantation. Cloning Stem Cells. 2003; 5(4):223-32.

28. Wells DN, Misica PM, Tervit HR et al. Adult somatic cell nuclear transfer is used to preserve the last surviving cow of the Enderby Island cattle breed. Reprod Fertil Dev. 1998; 10(4):369-78.

29. Loi P, Galli C, Ptak G. Cloning of endangered mammalian species: any progress? Trends Biotechnol. 2007; 25(5):195-200.

30. Mastromonaco GF, King WA. Cloning in companion animal, non-domestic and endangered species: can the technology become a practical reality? Reprod Fertil Dev. 2007; 19(6):748-61.

31. Gomez MC, Pope CE, Ricks DM et al. Cloning endangered felids using heterospecific donor oocytes and interspecies embryo transfer. Reprod Fertil Dev. 2009;21(1):76-82.

32. Gomez MC, Pope CE. Cloning endangered felids by interspecies somatic cell nuclear transfer. Methods Mol Biol. 2015; 1330:133-52.

33. Wani NA, Vettical BS, Hong SB. First cloned Bactrian camel (Camelus bactrianus) calf produced by interspecies somatic cell nuclear transfer: A step towards preserving the critically endangered wild Bactrian camels. PLoS One. 2017; 12(5):e0177800.

34. Matoba S, Zhang Y. Somatic cell nuclear transfer reprogramming: mechanisms and applications. Cell Stem Cell. 2018; 23(4):471-85.

35. Chen DY, Wen DC, Zhang YP et al. Interspecies implantation and mitochondria fate of panda-rabbit cloned embryos. Biol Reprod. 2002; 67(2):637-42.

36. Jiang Y, Kelly R, Peters A et al. Interspecies somatic cell nuclear transfer is dependent on compatible mitochondrial DNA and reprogramming factors. PLoS One. 2011;6(4):e14805.

37. Ma H, Marti Gutierrez N, Morey R et al. Incompatibility between nuclear and mitochondrial genomes contributes to an interspecies reproductive barrier. Cell Metab. 2016; 24(2):283-94.

38. Wall RJ. Transgenic livestock: Progress and prospects for the future. Theriogenology. 1996; 45:57-68.

39. Kuroiwa Y, Kasinathan P, Choi YJ et al. Cloned transchromosomic calves producing human immunoglobulin. Nat Biotechnol. 2002; 20(9):889-94.

40. Brophy B, Smolenski G, Wheeler T et al. Cloned transgenic cattle produce milk with higher levels of beta-casein and kappa-casein. Nat Biotechnol. 2003; 21(2):157-62.

41. Wall RJ, Powell AM, Paape MJ et al. Genetically enhanced cows resist intramammary Staphylococcus aureus infection. Nat Biotechnol. 2005; 23(4):445-51.

42. Lai L, Kang JX, Li R et al. Generation of cloned transgenic pigs rich in omega-3 fatty acids. Nat Biotechnol. 2006; 24(4):435-6.

43. Rhind SM, Taylor JE, de Sousa PA et al. Human cloning: can it be made safe? Nat Rev Genet. 2003; 4(11):855-64.

44. Rideout WM, Hochedlinger K, Kyba M et al. Correction of a genetic defect by nuclear transplantation and combined cell and gene therapy. Cell. 2002; 109(1):17-27.

45. Barberi T, Klivenyi P, Calingasan NY et al. Neural subtype specification of fertilization and nuclear transfer embryonic stem cells and application in parkinsonian mice. Nat. Biotechnol. 2003; 21(10):1200-7.

46. Tabar V, Tomishima M, Panagiotakos G et al. Therapeutic cloning in individual parkinsonian mice. Nat Med. 2008; 14(4):379-81.

47. Sui L, Danzl N, Campbell SR et al. beta-cell replacement in mice using human type 1 diabetes nuclear transfer embryonic stem cells. Diabetes. 2018; 67(1):26-35.

48. Lanza RP, Chung HY, Yoo JJ et al. Generation of histocompatible tissues using nuclear transplantation. Nat Biotechnol. 2002; 20(7):689-96.

49. Takahashi K, Yamanaka S. Induction of pluripotent stem cells from mouse embryonic and adult fibroblast cultures by defined factors. Cell. 2006; 126(4):663-76.

50. Shi Y, Inoue H, Wu JC et al. Induced pluripotent stem cell technology: a decade of progress. Nat Rev Drug Discov. 2017; 16(2):115-30.

51. Keefer CL. Artificial cloning of domestic animals. Proc Natl Acad Sci USA. 2015; 112(29):8874-8.

52. Pace MM, Augenstein ML, Betthauser JM et al. Ontogeny of cloned cattle to lactation. Biol Reprod. 2002; 67(1):334-9.

53. Hill JR, Burghardt RC, Jones K et al. Evidence for placental abnormality as the major cause of mortality in first-trimester somatic cell cloned bovine fetuses. Biol Reprod. 2000; 63(6):1787-94.

54. De Sousa PA, King T, Harkness L et al. Evaluation of gestational deficiencies in cloned sheep fetuses and placentae. Biol Reprod. 2001; 65(1):23-30.

55. Hill JR, Roussel AJ, Cibelli JB et al. Clinical and pathologic features of cloned transgenic calves and fetuses (13 case studies). Theriogenology. 1999; 51(8):1451-65.

56. Cibelli JB, Campbell KH, Seidel GE et al. The health profile of cloned animals. Nat Biotechnol. 2002; 20(1):13-4.

57. Wilmut I, Beaujean N, de Sousa PA et al. Somatic cell nuclear transfer. Nature. 2002; 419(6907):583-6.

58. Rhind SM, King TJ, Harkness LM et al. Cloned lambs – Lessons from pathology. Nat Biotechnol. 2003; 21(7): 744-5.

59. Baldassarre H, Wang B, Keefer CL et al. State of the art in the production of transgenic goats. Reprod Fertil Dev. 2004; 16(4):465-70.

60. Beaujean N, Martin C, Debey P et al. [Reprogramming and epigenesis]. Med Sci (Paris). 2005; 21(4):412-21.

61. Vanderwall DK, Woods GL, Roser JF et al. Equine cloning: applications and outcomes. Reprod Fertil Dev. 2006; 18(1-2):91-8.

62. Panarace M, Aguero JI, Garrote M et al. How healthy are clones and their progeny: 5 years of field experience. Theriogenology. 2007; 67(1):142-51.

63. Vajta G, Zhang Y, Machaty Z. Somatic cell nuclear transfer in pigs: recent achievements and future possibilities. Reprod Fertil Dev. 2007; 19(2): 403-23.

64. Yang X, Smith SL, Tian XC et al. Nuclear reprogramming of cloned embryos and its implications for therapeutic cloning. Nat Genet. 2007; 39(3): 295-302.

65. Galli C, Lagutina I, Duchi R et al. Somatic cell nuclear transfer in horses. Reprod Domest Anim. 2008; 43(Suppl.2):331-7.

66. Palmieri C, Loi P, Ptak G et al. Review paper: a review of the pathology of abnormal placentae of somatic cell nuclear transfer clone pregnancies in cattle, sheep, and mice. Vet Pathol. 2008; 45(6):865-80.

67. Rathbone AJ, Fisher PA, Lee JH et al. Reprogramming of ovine somatic cells with xenopus laevis oocyte extract prior to SCNT Improves live birth rate. Cell Reprogram. 2010; 12(5):609-16.

68. Thuan NV, Kishigami S, Wakayama T. How to improve the success rate of mouse cloning technology. J Reprod Dev. 2010; 56(1):20-30.

69. Matoba S, Inoue K, Kohda T et al. RNAi-mediated knockdown of Xist can rescue the impaired postimplantation development of cloned mouse embryos. Proc Natl Acad Sci USA. 2011; 108(51):20621-6.

70. Chavatte-Palmer P, Camous S, Jammes H et al. Review: Placental perturbations induce the developmental abnormalities often observed in bovine somatic cell nuclear transfer. Placenta. 2012; 33(Suppl):S99-S104.

71. Men H, Walters EM, Nagashima H et al. Emerging applications of sperm, embryo and somatic cell cryopreservation in maintenance, relocation and rederivation of swine genetics. Theriogenology. 2012; 78(8):1720-9.

72. Rodriguez-Osorio N, Urrego R, Cibelli JB et al. Reprogramming mammalian somatic cells. Theriogenology. 2012; 78(9):1869-86.

73. Kurome M, Geistlinger L, Kessler B et al. Factors influencing the efficiency of generating genetically engineered pigs by nuclear transfer: multi-factorial analysis of a large data set. BMC Biotechnol. 2013; 13:43.

74. Matoba S, Liu Y, Lu F et al. Embryonic development following somatic cell nuclear transfer impeded by persisting histone methylation. Cell. 2014; 159(4): 884-95.

75. Liu T, Dou H, Xiang X et al. Factors determining the efficiency of porcine somatic cell nuclear transfer: Data analysis with over 200,000 reconstructed embryos. Cell Reprogram. 2015; 17(6):463-71.

76. Gambini A, Maserati M. A journey through horse cloning. Reprod Fertil Dev. 2017; 30(1):8-17.

77. Han C, Deng R, Mao T et al. Overexpression of Tet3 in donor cells enhances goat somatic cell nuclear transfer efficiency. FEBS J. 2018; 285(14):2708-23.

78. Hinrichs, K. Assisted reproductive techniques in mares. Reprod Domest Anim. 2018; 53(Suppl. 2):4-13.

79. Liu X, Wang Y, Gao Y et al. H3 K9 demethylase KDM4E is an epigenetic regulator for bovine embryonic development and a defective factor for nuclear reprogramming. Development. 2018; 145(4).

80. Olivera R, Moro LN, Jordan R et al. Bone marrow mesenchymal stem cells as nuclear donors improve viability and health of cloned horses. Stem Cells Cloning. 2018; 11:13-22.

81. Young LE, Fernandes K, McEvoy TG et al. Epigenetic change in IGF2R is associated with fetal overgrowth after sheep embryo culture. Nat Genet. 2001; 27(2):153-4.

82. Farin CE, Farmer WT, Farin PW. Pregnancy recognition and abnormal offspring syndrome in cattle. Reprod Fertil Dev. 2010; 22(1):75-87.

83. Heyman Y, Chavatte-Palmer P, Lebourhis D et al. Frequency and occurrence of late-gestation losses from cattle cloned embryos. Biol Reprod. 2002; 66(1):6-13.

84. Niemann H. Epigenetic reprogramming in mammalian species after SCNT-based cloning. Theriogenology. 2016; 86(1):80-90.

85. Skvortsova K, Iovino N, Bogdanovic O. Functions and mechanisms of epigenetic inheritance in animals. Nat Rev Mol Cell Biol. 2018; 19(12):774-90.

86. Svoboda P. Mammalian zygotic genome activation. Semin Cell Dev Biol. 2018; 84:118-26.

87. Bordignon V, Clarke HJ, Smith LC. Developmentally regulated loss and reappearance of immunoreactive somatic histone H1 on chromatin of bovine morula-stage nuclei following transplantation into oocytes. Biol Reprod. 1999; 61(1): 22-30.

88. Ogura A, Inoue K, Wakayama T. Recent advancements in cloning by somatic cell nuclear transfer. Philos Trans R Soc Lond B Biol Sci. 2013; 368(1609): 20110329.

89. Guo Z, Lv L, Liu D et al. Effects of trichostatin A on pig SCNT blastocyst formation rate and cell number: A meta-analysis. Res Vet Sci. 2018; 117:161-6.

90. Whitworth KM, Prather RS. Somatic cell nuclear transfer efficiency: How can it be improved through nuclear remodeling and reprogramming? Mol Reprod Dev. 2010.

91. Cao Z, Li Y, Chen Z et al. Genome-wide dynamic profiling of histone methylation during nuclear transfer-mediated porcine somatic cell reprogramming. PLoS One. 2015; 10(12):e0144897.

92. Ruan D, Peng J, Wang X et al. XIST derepression in active X chromosome hinders pig somatic cell nuclear transfer. Stem Cell Reports. 2018; 10(2):494-508.

93. Boiani M, Eckardt S, Scholer HR et al. Oct4 distribution and level in mouse clones: consequences for pluripotency. Genes Dev. 2002; 16(10):1209-19.

94. Humpherys D, Eggan K, Akutsu H et al. Abnormal gene expression in cloned mice derived from embryonic stem cell and cumulus cell nuclei. Proc Natl Acad Sci USA. 2002; 99(20): 12889-94.

95. Isom SC, Stevens JR, Li R et al. Transcriptional profiling by RNA-Seq of peri-attachment porcine embryos generated by a variety of assisted reproductive technologies. Physiol Genomics. 2013; 45(14):577-89.

96. Biase FH, Rabel C, Guillomot M et al. Massive dysregulation of genes involved in cell signaling and placental development in cloned cattle conceptus and maternal endometrium. Proc Natl Acad Sci USA. 2016; 113(51):14492-501.

97. Glanzner WG, Rissi VB, de Macedo MP et al. Histone 3 lysine 4, 9 and 27 demethylases expression profile in fertilized and cloned bovine and porcine embryos. Biol Reprod. 2018.

98. Campbell KHS. Nuclear equivalence, nuclear transfer, and the cell cycle. Cloning. 1999; 1(1):3-15.

99. Fulka J Jr, Fulka H. Somatic cell nuclear transfer (SCNT) in mammals: the cytoplast and its reprogramming activities. Adv Exp Me Biol. 2007; 591:93-102.

100. Kang E, Wu G, Ma H et al. Nuclear reprogramming by interphase cytoplasm of two-cell mouse embryos. Nature. 2014; 509(7498):101-4.

101. Baguisi A, Behboodi E, Melican DT et al. Production of goats by somatic cell nuclear transfer. Nat Biotechnol. 1999; 17(5):456-61.

102. Bordignon V, Smith LC. Telophase-stage host ooplasts support complete reprogramming of roscovitine-treated somatic cell nuclei in cattle. Cloning Stem Cells. 2006; 8(4):305-17.

103. Campbell KH, Fisher P, Chen WC et al. Somatic cell nuclear transfer: Past, present and future perspectives. Theriogenology. 2007; 68(Suppl.1):S214-S231.

104. Oback B. Climbing mount efficiency – Small steps, not giant leaps towards higher cloning success in farm animals. Reprod Domest Anim. 2008; 43(Suppl. 2): 407-16.

105. Wells DN, Laible G, Tucker FC et al. Coordination between donor cell type and cell cycle stage improves nuclear cloning efficiency in cattle. Theriogenology. 2003; 59(1):45-59.

106. Rissi VB, Glanzner WG, Mujica LK et al. Effect of cell cycle interactions and inhibition of histone deacetylases on development of porcine embryos produced by nuclear transfer. Cell Reprogram. 2016; 18(1):8-16.

107. Sullivan EJ, Kasinathan S, Kasinathan P et al. Cloned calves from chromatin remodeled in vitro. Biol Reprod. 2004; 70(1):146-53.

108. Blelloch R, Wang Z, Meissner A et al. Reprogramming efficiency following somatic cell nuclear transfer is influenced by the differentiation and methylation state of the donor nucleus. Stem Cells. 2006; 24(9):2007-13.

109. Wakayama S, Ohta H, Hikichi T et al. Production of healthy cloned mice from bodies frozen at -20 degrees C for 16 years. Proc Natl Acad Sci USA. 2008; 105(45):17318-22.

110. Loi P, Iuso D, Czernik M et al. A new, dynamic era for somatic cell nuclear transfer? Trends Biotechnol. 2016; 34(10):791-7.

111. Kishigami S, Mizutani E, Ohta H et al. Significant improvement of mouse cloning technique by treatment with trichostatin A after somatic nuclear transfer. Biochem Biophys Res Commun. 2006; 340(1):183-9.

112. Bohrer RC, Duggavathi R, Bordignon V. Inhibition of histone deacetylases enhances DNA damage repair in SCNT embryos. Cell Cycle. 2014; 13(13):2138-48.

113. Rissi VB, Glanzner WG, de Macedo MP et al. Inhibition of RNA synthesis during Scriptaid exposure enhances gene reprogramming in SCNT embryos. Reproduction. 2018.

114. Liu Z, Cai Y, Wang Y et al. Cloning of macaque monkeys by somatic cell nuclear transfer. Cell. 2018; 172(4): 881-7e7.

CAPÍTULO 19

Produção de Animais Transgênicos

Hernan Baldassarre • Karina Gutierrez • Naomi Dicks • Werner Giehl Glanzner • Vilceu Bordignon

Introdução

Animais transgênicos são aqueles que apresentam um gene exógeno à sua espécie (transgene) integrado ao seu genoma, o qual pode ser transmitido à progênie de forma mendeliana. Desde o relato do primeiro camundongo transgênico produzido pela técnica de microinjeção pronuclear de DNA por Gordon *et al.* em 1980,[1] animais transgênicos foram desenvolvidos em outras espécies, incluindo coelhos, ovinos, suínos,[2] bovinos[3] e caprinos.[4] Diversas finalidades fundamentaram a criação de animais transgênicos nessas e em outras espécies. Entretanto, a transgenia animal tem sido majoritariamente usada para estudar a função e a regulação de genes. Por exemplo, a inativação, a diminuição ou o aumento na expressão de um ou vários genes específicos permitem o estudo detalhado da função e dos efeitos desses genes sobre a fisiologia e/ou os processos patológicos.[5] Com base nisso, foram obtidos avanços consideráveis em várias linhas de pesquisa, incluindo desenvolvimento e diferenciação celular, câncer, distúrbios metabólicos e degenerativos.

A tecnologia de transgenia animal também foi proposta como uma alternativa para melhorar a produção pecuária. Por exemplo, por meio da introdução e/ou da modificação de genes que regulam características produtivas de importância comercial, como o aumento da taxa de proteínas no leite, a melhora das características sensoriais da carne e o aumento da resistência a enfermidades.[6]

A produção de proteínas recombinantes de interesse farmacêutico e biomédico representa outro campo de aplicação da transgenia animal. Animais transgênicos são capazes de produzir proteínas complexas, que não podem ser produzidas de maneira eficiente em sistemas convencionais baseados em microrganismos ou cultivos de células em laboratório.[7-12] De fato, animais transgênicos podem sintetizar grande quantidade de proteínas recombinantes em tecidos como a glândula mamária, o que permite produzir proteínas complexas com custos muito inferiores em comparação aos custos de biorreatores convencionais.

Avanços recentes nas áreas de genômica, proteômica e bioinformática possibilitaram caracterizar genes e identificar variações no genoma associados a muitas características fenotípicas. Além disso, foram desenvolvidas tecnologias de edição genômica que permitem criar as modificações associadas às características desejadas de maneira muito específica e controlada. Esses avanços representam um novo marco de partida para as pesquisas na área de transgenia e genômica animal, pois permitem a geração de animais transgênicos de maneira mais precisa, rápida e eficiente. Neste capítulo, serão abordadas as principais etapas necessárias à produção de animais transgênicos ou geneticamente modificados.

Métodos

Neste tópico, serão descritos os principais procedimentos necessários para a geração e propagação de animais transgênicos, incluindo:

- Construção de transgenes
- Estratégias para incorporar o transgene ao genoma do hospedeiro (transferência gênica)
- Métodos para gerar animais transgênicos fundadores
- Técnicas para caracterizar e confirmar a presença do transgene nos animais gerados
- Avaliação da expressão de transgene
- Métodos para multiplicação dos animais fundadores.

Construção do transgene (DNA exógeno)

A primeira etapa no processo de desenvolvimento de um animal transgênico é o planejamento ou o desenho da construção de DNA que conferirá a alteração genética desejada. As construções de DNA são segmentos de nucleotídeos que podem ser usados para inserir um novo gene (adição ou *knockin*), aumentar a expressão (*overexpression*), reduzir a expressão (*knockdown*), alterar ou eliminar a expressão (*knockout*) ou substituir parte da sequência de determinado gene.

Os principais elementos de uma construção gênica necessários para inserir um novo gene são: a sequência de DNA que codificará a proteína de interesse; a sequência do promotor para induzir e controlar o local (célula/tecido) da expressão; e a sequência para adição de várias adeninas ou poliadenilação (poliA), importante para dar estabilidade ao RNA mensageiro (RNAm) e tradução. A construção também pode conter outros elementos, como *enhancers* e *introns* (principalmente o primeiro), importantes para favorecer a expressão do transgene. Os elementos de PoliA mais comuns são os derivados do vírus SV40, do gene do hormônio do crescimento ou do gene da betaglobulina. Em geral, a sequência codante é inserida em vetores que contêm promotores, marcadores para seleção (p. ex., genes de resistência a antibióticos ou genes que codificam proteínas fluorescentes) e sequências isoladoras (insuladores). Por fim, a construção gênica será inserida em células somáticas, germinativas ou zigotos, que serão utilizados para o desenvolvimento de linhagens celulares e/ou animais transgênicos.

É importante validar a construção de DNA em células antes de ser utilizada para a criação dos animais transgênicos. Na maioria dos casos, a expressão do transgene em linhagens celulares representa um bom indicador de que a construção de DNA foi bem concebida e contém todos os elementos necessários para a expressão do transgene. Entretanto, não é possível garantir que o DNA exógeno funcionará com a mesma eficiência *in vivo*.[13] Outro ponto importante na construção do DNA reside no fato de que o vetor utilizado tenha sítios específicos para enzimas de restrição. Dessa maneira, o fragmento do vetor contendo a construção do transgene pode ser separado das demais sequências estruturais do vetor.

A correta integração do DNA exógeno no genoma hospedeiro é um dos fatores mais críticos na produção de animais transgênicos. Na maioria das vezes, a integração do DNA exógeno ocorre de maneira aleatória, bem como o número de inserções ao longo do genoma. A integração inapropriada pode alterar sequências de genes essenciais para o funcionamento normal das células. Contudo, a integração em uma região inativa do genoma (sem atividade transcricional) poderá inibir a expressão do transgene e a consequente produção da proteína de interesse. Alguns vetores contêm elementos para integrar genomas hospedeiros de maneira estável, o que aumenta as chances de expressão do transgene e consequente transmissão à progênie.[14] Em contrapartida, vetores desprovidos desses elementos de integração podem produzir linhagens celulares ou animais transgênicos com expressão variável e/ou temporária do transgene, o que compromete a correta transmissão à progênie via células germinativas.

Sequência promotora

Promotores são sequências fundamentais requeridas para o controle espaço/temporal da expressão dos genes. É na região promotora que a RNA polimerase (enzima responsável pela síntese do RNA mensageiro) se liga para iniciar a transcrição. Promotores se encontram, na maioria das vezes, em posição (5') anterior ao ponto de transcrição do gene. Os promotores apresentam um sítio de início transcricional, que sinaliza o início da transcrição, e sequências regulatórias, as quais regulam a quantidade de RNAm a ser sintetizada. As sequências promotoras são controladas por proteínas específicas (fatores de transcrição) que permitem o início da transcrição pela RNA polimerase.

Usando os promotores certos, pode-se direcionar a expressão do transgene a um tipo celular e/ou tecido específico. Também é possível controlar a expressão do transgene a um período específico do desenvolvimento. Alguns exemplos comumente utilizados são as regiões promotoras das proteínas do leite (betacaseína, betalactoglobulina, proteínas do soro do leite etc.), as quais têm sido utilizadas para direcionar a expressão de proteínas recombinantes de interesse biomédico e farmacêutico no leite de animais, incluindo vacas, ovelhas e cabras.

Existe ainda outra categoria de promotores, os induzíveis, com os quais a expressão do transgene pode ser regulada pela exposição dos animais (ou células) ao agente indutor. Por exemplo, utilizando um promotor sensível à doxociclina, foram produzidos suínos que, quando tratados com doxociclina, expressam o ligante do receptor do ativador do fator nuclear kappa B e o antígeno 4 associado ao linfócito T citotóxico unido a uma porção Fc modificada da imunoglobulina G1.[15] O aumento da expressão dessas proteínas pode levar à osteoporose e à imunodeficiência.

Sequência codificadora

A sequência de DNA que codificará o gene de interesse pode ser construída a partir de cDNA (DNA complementar obtido a partir do RNAm), produtos de reação em cadeia da polimerase (PCR) ou digestão de DNA (genômico ou de plasmídeos) com enzimas de restrição. Essa sequência deve conter um códon inicial da tradução (ATG), um códon final da tradução e uma sequência de Kozak. Essa sequência, localizada alguns pares de base acima do códon inicial da tradução, tem papel importante para ancorar o ribossomo na fita de RNA. A sequência de Kozak foi estabelecida com base em estudos de tradução do RNAm, em que uma sequência consenso (GCCGCCACC) seguida pelo códon de iniciação com uma guanina adicional (ATGG) foi encontrada em todas as espécies analisadas.[16] Ao final da sequência codificadora (códon de terminação), é fundamental que se tenha um sinal de poliadenilação (AAATAA), para a formação da cauda poliA. A presença dos nucleotídeos "A" no final do RNAm é importante para o transporte do RNAm do núcleo até o citoplasma, para dar estabilidade ao RNAm no citoplasma e também durante o processo de tradução.

Elementos insuladores/isoladores

Insuladores são sequências de DNA especializadas que estabelecem limites na cromatina, protegendo genes de sinais inapropriados oriundos de outros genes, e que podem ser incluídos na construção do transgene para diminuir a variabilidade na expressão do transgene e reduzir os efeitos repressivos após a integração do transgene à cromatina do hospedeiro.[17] Insuladores são geralmente inseridos na região 5' em relação ao promotor, 3' posterior ao sítio de poliadenilação ou em ambas as posições. Por exemplo, insuladores foram usados para prevenir os efeitos repressivos da integração do transgene nos estudos que criaram vacas que produzem leite sem betalactoglobulina.[18]

■ Elementos transponíveis

A integração no genoma de maneira estável constitui um dos principais obstáculos para o bom funcionamento do transgene. Além dos insuladores, existem outros elementos que podem ser usados para auxiliar nesse processo. Os elementos transponíveis são veículos naturais de transferência de DNA. Transpósons são elementos genéticos móveis capazes de mudar de posição dentro do genoma e que podem ser utilizados para a integração do transgene no genoma do hospedeiro. Entretanto, a expressão em excesso de transpósons pode ter efeitos negativos na transposição. Os dois transpósons mais utilizados em transgenia são o "PiggyBack" e o "Sleeping Beauty" – o segundo, por exemplo, foi empregado para produzir suínos transgênicos.[14,19]

■ Gene repórter (marcador)

A rápida detecção da integração e a confirmação da expressão do transgene são outros aspectos importantes na produção de animais transgênicos, etapas facilitadas com o uso de um ou mais genes repórteres. Os genes repórteres mais comumente usados são os que codificam proteínas fluorescentes, verde (GFP) ou vermelha (RFP).

Vetores

Compreendem estruturas de DNA usadas para transportar a construção do transgene para dentro da célula hospedeira. Os vetores se baseiam em sequências naturais de bactérias ou vírus.

■ Plasmídeos

São pequenas moléculas circulares de DNA que podem se replicar sem estarem integradas aos cromossomos. Geralmente encontrados em bactérias, os plasmídeos carregam informações adicionais, como a resistência a antibióticos, e podem ser manipulados para serem utilizados como vetores. Seu uso permite a clonagem, a amplificação e a expressão de genes de interesse.[20] Plasmídeos normalmente contêm um ou mais genes que lhes conferem resistência a antibióticos, sítios de origem de replicação e sítios de restrição ou região de clonagem (Figura 19.1).

A resistência a antibióticos possibilita selecionar as bactérias que incorporaram os plasmídeos, sendo a ampicilina o

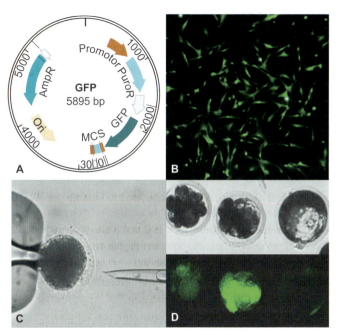

FIGURA 19.1 Etapas para a criação de animais geneticamente modificados utilizando a transferência nuclear de célula somática (TNCS). **A.** Exemplo de plasmídeo contendo gene de seleção por antibiótico puromicina (PuroR) e gene repórter da proteína de fluorescência verde (GFP). O plasmídeo também contém um gene de resistência a antibiótico para crescimento bacteriano (AmpR), sítios de origem de replicação (Ori) e sítios de restrição ou região de clonagem (MCS). **B.** Células que receberam o plasmídeo e expressam o gene GFP, identificadas pela coloração verde. **C.** Processo de transferência nuclear de célula somática. **D.** Embriões geneticamente modificados gerados a partir do processo de TNCS.

mais comumente utilizado. Nesse caso, após a transformação das bactérias (técnica que permite a incorporação do plasmídeo às bactérias para replicá-lo), a adição da ampicilina resultará no crescimento somente das bactérias que incorporaram os plasmídeos. À medida que as bactérias selecionadas pela adição do antibiótico crescem, o plasmídeo artificial é multiplicado, o que permitirá produzir muitas cópias do plasmídeo contendo a construção de DNA de interesse.

A origem de replicação é essencial para a multiplicação do plasmídeo dentro da bactéria. A região de clonagem contém diversos sítios específicos de endonucleases de restrição, o que possibilita inserir a construção de DNA de interesse (transgene) de maneira certa no local adequado do plasmídeo. Os plasmídeos podem ainda conter outros elementos, incluindo genes de proteínas fluorescentes e resistência a antibióticos, a fim de facilitar a seleção após a transfecção celular.

■ Vírus

Vetores virais são comumente utilizados para transferir material genético para células e, em geral, contêm elementos necessários para infectar células e facilitar a integração genômica. Entretanto, são desprovidos de genes relacionados com a replicação viral, o que os torna inócuos e seguros para transferir transgenes, pois não produzem novas partículas virais. Quando integrados ao genoma hospedeiro, somente ocorrerá a expressão do transgene.

Alguns vetores virais não conseguem se integrar ao genoma hospedeiro, mas podem se replicar nas células como epissomos (DNA extracromossômico). Em geral, os vetores virais representam uma alternativa barata e muito eficiente para transferir transgenes para células. Entretanto, existem importantes limitações relacionadas com a falta de controle no local de integração no genoma hospedeiro, a ativação do sistema imune, a capacidade limitada de transporte (somente para pequenas construções de DNA) e maiores restrições para aprovação pelas agências regulatórias.

Vetores retrovirais

São vetores baseados em RNA, os quais são submetidos à transcriptase reversa quando no interior das células, seguido pela integração do DNA no genoma hospedeiro. Para que a transdução ocorra, esses vetores requerem células que estejam se multiplicando. Devido a tal exigência, algumas células como neurônios são resistentes a esses vetores. Por outro lado, vetores retrovirais são bastante eficazes quando utilizados em embriões e células-tronco, pois as células estão em constante divisão. Uma importante limitação para o uso de vetores retrovirais é o risco de induzir a ativação de oncogenes, o que pode levar à formação de tumores. Exemplos de animais produzidos com uso de vetores retrovirais incluem suínos que expressam a proteína fluorescente GFP[21] e caprinos que expressam o hormônio do crescimento humano no leite.[22]

Vetores lentivirais

Induzem à alta expressão do gene de interesse e são extremamente eficientes na integração do genoma, uma vez que não requerem células em divisão para se integrarem ao genoma hospedeiro. Atualmente, os vetores lentivirais têm sido preferencialmente utilizados em comparação aos retrovirais, pois representam menor risco à ativação de oncogenes. Vetores baseados no retrovírus HIV foram utilizados para a expressão de GFP em aves, bovinos e suínos. Por exemplo, suínos que expressam RNA de interferência (shRNA; do inglês, *short hairpin RNA*) para retrovírus endógenos foram produzidos com o uso de vetores lentivirais.[23]

Vetores adenovirais

Conseguem infectar células que estejam ou não se dividindo, porém não têm a capacidade de se integrar ao genoma hospedeiro, permanecendo nas células como epissomos. Por isso, conseguem induzir à expressão transiente do transgene sem que este seja transmitido de modo estável. O uso de vetores adenovírus pode, ainda, provocar a ativação de resposta imune no hospedeiro, o que pode afetar a expressão do transgene ou levar à morte celular. Vetores adenovirais foram utilizados para induzir a expressão do gene bacteriano lisostafina (enzima que confere resistência à mastite causada pela bactéria *Staphylococcus aureus*) na glândula mamária de cabras. Entretanto, após alguns dias, a expressão de lisostafina foi drasticamente reduzida pela não integração do transgene ao genoma hospedeiro.[24]

Métodos de transfecção (transferência gênica)

Existem diferentes maneiras de transferir o DNA exógeno de vetores para as células hospedeiras, escolhidos de acordo com o tipo celular e/ou os equipamentos e as técnicas disponíveis no laboratório.

Lipossomos

Trata-se de pequenas vesículas de fosfolipídios que podem ser usadas para transferir DNA e RNA para células por sua natureza lipofílica. Os lipossomos podem se ligar e fundir com a membrana celular, carregando o DNA para dentro da célula. Ainda, podem ser catiônicos (carregados positivamente), neutros ou aniônicos (carregados negativamente). Em virtude das cargas negativas dos lipossomos aniônicos, a compactação do DNA (molécula de carga negativa) não é tão eficiente pelas forças repulsivas. Esse tipo de lipossomo é mais instável durante o armazenamento e pode induzir citotoxicidade *in vivo* e *in vitro*, motivo pelo qual os lipossomos neutros e catiônicos são os mais utilizados. O processo de transfecção consiste em cultivar as células em presença dos lipossomos, previamente misturados com proporções adequadas da construção de DNA, o que permitirá a entrada do DNA nas células por endocitose. Essa técnica não requer o uso de equipamentos sofisticados e é relativamente barata quando comparada a outras técnicas de transfecção. Um dos lipossomos catiônicos mais comumente utilizados para transfecção celular é o Lipofectamine®.

Eletroporação

Esse método de transfecção consiste em expor as células a pulsos elétricos em presença da construção de DNA, o que levará à formação temporária de poros na membrana celular, permitindo, assim, a passagem do DNA para o interior das células. Essa técnica requer equipamentos específicos (eletroporador), além de testes para a otimização dos parâmetros (duração, intensidade e número de pulsos elétricos) em função do tipo celular utilizado. O aumento da intensidade, da duração e/ou do número de pulsos eleva a taxa de transfecção, mas, ao mesmo tempo, aumenta a taxa de morte celular. O pulso elétrico deve ser aplicado com o uso de soluções adequadas para não causar danos às células e aumentar a eficiência da transfecção.

Fosfato de cálcio

Essa técnica não é rotineiramente utilizada pela exigência de grandes quantidades de DNA para permitir uma transfecção eficiente. O DNA e o cloreto de cálcio (na presença de um tampão fosfatado) devem ser misturados e colocados em contato com as células em cultivo. Essa mistura formará pequenas partículas precipitadas que contêm o DNA em sua forma condensada. Essas partículas ficarão aderidas à superfície celular, possibilitando a entrada do DNA na célula via endocitose. O uso de glicerol ou DMSO pode melhorar a eficiência dessa tecnologia pelos choques osmóticos na membrana celular, aumentando a quantidade de DNA que entrará nas células.

Estratégias para transferência e manipulação gênica em animais

Diferentes métodos foram desenvolvidos para transferir e manipular genes com vistas à criação de animais transgênicos ou geneticamente modificados, os quais incluem a recombinação homóloga, o RNA de interferência (RNAi) e as nucleases, ou seja, enzimas que clivam o DNA em uma região específica (Quadro 19.1). Cada método apresenta vantagens e desvantagens, e sua escolha varia de acordo com a espécie, o tipo de célula, a natureza da modificação gênica desejada e os equipamentos disponíveis.

■ Recombinação homóloga

Essa técnica envolve o uso de sequências homólogas entre a construção do DNA e o genoma hospedeiro para promover alterações genéticas, tanto adição quanto deleção de nucleotídeos, em locais específicos.[25] Esse processo é similar ao que ocorre durante a meiose em gametas (*crossing over*) e plasmócitos para aumentar a variabilidade genética. Trata-se de um método bastante utilizado para introduzir sequências LoxP ou FRT em sítios específicos do genoma, as quais possibilitam inativar ou deletar genes ou partes de genes mediante a expressão das recombinases Cre ou FLP, respectivamente. A expressão dessas recombinases pode ser induzida por promotores específicos, o que permite controlar o local (célula ou tecido) onde o gene será inativado.[26] Essa técnica é principalmente utilizada em células-tronco pluripotentes, pois a eficiência em células somáticas é extremamente baixa,[25] ou seja, em espécies nas quais linhagens de células-tronco embrionárias estão disponíveis, como camundongos e ratos.

Uma vez que as células-tronco com as devidas mutações no DNA são obtidas, estas podem ser injetadas dentro de blastocistos para a formação de quimeras. As células transformadas também podem ser utilizadas como doadoras de núcleo para produzir animais geneticamente modificados por transferência nuclear, como descrito adiante. Embora a recombinação homóloga em células somáticas seguida pela transferência nuclear tenha sido utilizada para modificar genes em animais de grande porte como suínos, a baixa eficiência torna a criação de animais transgênicos muito onerosa e demorada.

■ RNA de interferência

Essa técnica se baseia em um mecanismo de defesa natural descoberto no nematódeo *Caenorhabditis elegans*.[27] Em vez de atuar no DNA, esse método tem como alvo o RNAm, prevenindo a tradução e a formação da proteína-alvo. Componentes desse processo incluem a enzima RNase Dicer, pequenas sequências de RNA (RNA de interferência ou siRNA) e o complexo de silenciamento induzido por RNA (RISC). A introdução ou expressão de siRNA complementar a uma região codante de um gene induzirá o complexo RISC a se ligar e clivar o RNAm-alvo. A transfecção de células para que expressem de maneira constitutiva sequências de siRNA de dupla fita (shRNA) seguido por transferência nuclear tem sido empregada para produzir animais, incluindo bovinos e suínos, com expressão reduzida de genes específicos.[28]

■ Nucleases específicas de DNA

Nucleases com propriedades para reconhecer e clivar uma sequência de DNA específica têm se tornado as principias ferramentas para a manipulação controlada de genes, incluindo inserção, modificação e deleção. Inicialmente, foram descobertas as *zinc finger nucleases* (ZFN) e as *transcription activator-like effector nucleases* (TALEN). Com o rápido avanço na área, novas e mais eficientes nucleases vêm sendo empregadas. Atualmente, o sistema CRISPR/Cas (*clustered regularly interspaced short palindromic repeats* – CRISPR + CRISPR *associate nuclease* – Cas) é considerado o método mais eficaz pela alta eficiência e simplicidade. O Quadro 19.1 resume as diferenças, vantagens e desvantagens dos métodos de manipulação genômica baseados nessas nucleases.

QUADRO 19.1	Estratégias para manipulação gênica em animais.			
Técnica	**Propósito**	**Método**	**Eficiência em animais de grande porte**	**Facilidade de uso**
Recombinação homóloga	Alterações na sequência gênica	Recombinação natural	+	+
Zinc finger nuclease (ZFN)		Edição genômica	++	++
TALENS			++	+++
CRISPR			+++	++++
RNA de interferência (RNAi)	Degradação de RNAm	Redução do RNAm-alvo	++	++++

Sistema zinc finger nucleases

Em português, nucleases dedo de zinco, as ZFNs, similarmente a outras nucleases específicas de DNA, são formadas por dois domínios: um domínio nuclease não específico, que catalisa a clivagem da dupla fita de DNA, e um domínio de ligação específico ao DNA. O domínio nuclease é composto em geral pela endonuclease Fok1, que, quando dimerizada, cliva a dupla fita de DNA.[29] O domínio de ligação ao DNA é formado pelas proteínas de dedos de zinco (ZFP; do inglês, *zing finger proteins*), as quais conseguem se ligar a uma sequência específica de DNA. As ZFPs atuam naturalmente como fatores de transcrição e foram incialmente observadas em *Xenopus*.[30] Cada ZFP compõe-se de três a quatro dedos de zinco Cys2-His2 dispostos em matrizes *em tandem* (sequências repetidas). Cada dedo de zinco reconhece uma sequência específica formada por três nucleotídeos.[29] Assim, uma única ZFP se ligará especificamente a uma sequência de DNA que varia de 9 a 12 nucleotídeos, conforme o número de dedos de zinco. A endonuclease Fok1 requer dimerização para que ocorram quebras na dupla fita de DNA. Portanto, duas ZFPs são necessárias, o que resulta na ligação específica em 18 a 24 nucleotídeos no DNA-alvo.

Pela maior eficiência em comparação à recombinação homóloga em células somáticas, essa tecnologia também favoreceu a inativação de genes em espécies nas quais as células-tronco embrionárias ainda não estão disponíveis, incluindo suínos e bovinos.[31,32] Outro aspecto importante reside no fato de que as ZFNs permitem realizar modificações bialélicas, o que não é possível com a recombinação homóloga.[33] A principal limitação dessa técnica está relacionada com o fato de que o domínio da ZFP reconhece uma sequência composta por três nucleotídeos, o que restringe a aplicação, pois não é possível desenhar ZFN para todas as regiões de um gene ou genoma.

Sistema transcription activator-like effector nucleases

As TALENs são similares às ZFNs, exceto por seu domínio de ligação ao DNA, composto por proteínas do tipo ativadoras de transcrição. Descobertas nos patógenos de plantas *Xanthomonas*,[34] essas proteínas são constituídas por sequências repetidas de 33 a 35 aminoácidos, os quais são arranjados em matrizes *em tandem*. Cada sequência de 33 a 35 aminoácidos altamente conservados varia entre o 12 e o 13º resíduo, uma variabilidade que confere ligação específica a um dos quatro nucleotídeos na sequência de DNA.[34] Como resultado, cada uma das proteínas do tipo ativadoras da transcrição se ligará a um nucleotídeo específico do DNA, o que torna o desenho e a construção de TALEN para uma sequência específica de DNA muito mais simples que as de ZFN. Além disso, as TALENs apresentam menor risco de clivagem em sítios não específicos (*off-target*) em relação às ZFNs. Ainda, as TALENs têm sido utilizadas para a criação de animais geneticamente modificados, incluindo suínos, bovinos e caprinos.[35-37]

Sistema CRISPR/Cas

Do inglês, *clustered regularly interspaced short palindromic repeats* ("repetições palindrômicas curtas agrupadas e regularmente interespaçadas" – CRISPR + a proteína nuclease associada à CRISPR/Cas), trata-se da mais nova tecnologia desenvolvida para provocar modificações específicas no genoma. Esse sistema baseia-se no mecanismo de defesa de algumas bactérias contra bacteriófagos. Atualmente, o sistema CRISPR/Cas é reconhecido como a tecnologia mais avançada e eficiente para a manipulação de genes em células eucarióticas e criação de animais geneticamente modificados. A endonuclease Cas9 consegue clivar a dupla fita de DNA em lugares específicos por meio do direcionamento de pequenas sequências-guias de RNA (crRNA ou CRISPR-RNA), as quais se unem com o RNA *trans-activator* (tracrRNA) e direcionam a ligação na sequência complementar do DNA que antecede uma sequência PAM (do inglês, *protospacer adjacent motif*, ou "motivo adjacente protoespaçador"), o que determinará o local exato da clivagem pela Cas9[38] (Figura 19.2). A sequência PAM varia de acordo com a bactéria na qual a nuclease Cas foi obtida. A sequência PAM mais utilizada, baseada na nuclease Cas9 de *Streptococcus pyogenes*, é formada por qualquer nucleotídeo (A, C, G, T) seguido por duas guaninas (ou NGGs).

As células são capazes de reparar o DNA clivado pela Cas por meio de mecanismos de reparo por recombinação homóloga (HR) ou por um mecanismo de união terminal não homólogo (NHEJ). O reparo mediado pelo mecanismo NHEJ normalmente resulta em mutações ou *indels* (inserções/deleções) no genoma. Uma simples injeção dos componentes do sistema CRISPR/Cas no citoplasma de zigotos possibilita produzir animais com modificações genômicas específicas.[39] Em geral, a eficiência do sistema CRISPR/Cas é bastante superior à das tecnologias ZFN e TALEN, podendo em alguns casos chegar a 100% dos animais gerados.[40]

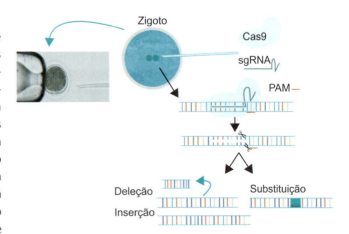

FIGURA 19.2 Injeção intrazigótica dos componentes do sistema CRISPR/Cas. A endonuclease Cas é responsável pela clivagem do DNA genômico, que ocorrerá no local homólogo à sequência encontrada nas guias simples de RNA (sgRNA) e na posição 5' à região do motivo adjacente protoespaçador (PAM).

Estratégias para criar animais com modificações genéticas

Independentemente da estratégia utilizada para a transferência gênica, a alteração genética desejada deve ser incorporada às células germinativas (oócitos ou espermatozoides), ou ao zigoto, a fim de criar embriões transgênicos ou geneticamente alterados. Esses embriões devem ser transferidos para fêmeas receptoras devidamente sincronizadas para que possam se desenvolver a termo e dar origem a animais transgênicos fundadores, ou seja, animais que possam transmitir o gene modificado para os descendentes.[41] Os principais métodos utilizados para gerar animais transgênicos são descritos a seguir.

■ Injeção pronuclear

Por muitos anos, a injeção de múltiplas cópias do transgene (construção de DNA) dentro de um dos pronúcleos de zigotos foi o principal método utilizado para criar animais transgênicos fundadores. Apesar de ter permitido a criação de animais transgênicos em diferentes espécies, esse método tem limitações em virtude da baixa eficiência (em geral, inferior a 10% dos animais nascidos) e da impossibilidade de controlar o local e o número de cópias inseridas no genoma. Essas limitações aumentam o tempo e os custos necessários para produzir um animal fundador, principalmente nas espécies de maior porte, as quais apresentam longo período de gestação e maior intervalo entre gerações. Para diminuir os custos, os zigotos utilizados para injeção pronuclear de DNA em bovinos e suínos são normalmente produzidos in vitro (maturação e fertilização) a partir de oócitos colhidos de ovários provenientes de abatedouros.[42] Entretanto, apesar da disponibilidade e do menor custo, oócitos recuperados de abatedouro apresentam desvantagens associadas a menor taxa de desenvolvimento e desconhecimento do status sanitário dos animais doadores.

Em pequenos ruminantes (ovinos e caprinos), os zigotos são normalmente produzidos in vivo e recuperados do oviduto dos animais doadores entre 15 e 20 horas após a fertilização. Nesse método, as doadoras são superovuladas, inseminadas ou acasaladas a partir da detecção do cio, e os zigotos colhidos por laparotomia mediana. Embora esse método resulte em zigotos com maior capacidade de desenvolvimento se comparados aos produzidos in vitro, existe uma grande variabilidade entre doadoras no número e no estágio de desenvolvimento dos zigotos recuperados. Além disso, a possibilidade de formação de aderências decorrentes da laparotomia limita o número de vezes que a colheita pode ser realizada na mesma doadora (em geral, menos de quatro vezes). Zigotos produzidos in vitro a partir de oócitos colhidos por aspiração folicular por laparoscopia (LOPU) foram mais recentemente utilizados para produzir cabras transgênicas.[43,44] Esse procedimento é mais eficaz se comparado ao de zigotos produzidos in vivo, pois permite produzir um maior número de zigotos, estende o uso das doadoras pelo fato de a LOPU ser um procedimento menos invasivo se comparado à laparotomia, além de resultar em taxas similares de prenhez após a transferência dos zigotos injetados.[9]

Antes da injeção, os zigotos devem ser centrifugados para estratificar o citoplasma e permitir melhor visualização do pronúcleo. A construção de DNA é, então, injetada em um dos pronúcleos do zigoto, que deve aumentar em diâmetro no máximo 50% em relação ao diâmetro inicial. Após a injeção, os zigotos são cultivados em condições adequadas para cada espécie (em geral 38,5°C com 5% O_2, 5% CO_2, e 90% N_2 para as espécies domésticas) até o momento da transferência para fêmeas receptoras.

■ Transferência gênica mediada por espermatozoides (TGME)

Inicialmente descrito por Lavitrano et al. em 1989,[45] esse procedimento baseia-se na condição natural do espermatozoide de adsorver DNA exógeno.[46] Após a exposição à construção de DNA, os espermatozoides podem promover a criação de transgênicos se utilizados em inseminação artificial, fertilização in vitro ou injeção intracitoplasmática (ICSI).

Os dois principais fatores que contribuem para o sucesso dessa técnica são a qualidade do espermatozoide e a capacidade em adsorver o DNA exógeno. Métodos tradicionais de seleção da qualidade espermática são utilizados para selecionar os animais apropriados como doadores de sêmen. A motilidade do espermatozoide tem importância extrema, uma vez que esse parâmetro é um marcador não apenas de qualidade espermática, mas também está positivamente correlacionado com a habilidade do espermatozoide para adsorver o DNA. Proteínas capazes de se ligar ao DNA presentes na membrana do espermatozoide são responsáveis pela adesão ao DNA exógeno, embora essa ação seja inibida por um fator inibitório presente no fluido seminal. Como resultado, a remoção do fluido seminal por diversas lavagens é essencial antes da incubação dos espermatozoides com a construção de DNA. A adsorção de DNA pelo espermatozoide depende da quantidade de DNA e do período de incubação, os quais devem ser otimizados. Outro detalhe fundamental reside no fato de que a incubação com o DNA deve ser realizada dentro de um intervalo de 30 a 60 minutos após a remoção do fluido seminal. Normalmente, o DNA exógeno se liga e é internalizado pelo espermatozoide dentro de 2 a 4 horas de incubação.[47]

Enquanto Lavitrano et al. relataram alta eficiência na produção de embriões transgênicos utilizando TGME, outros laboratórios não obtiveram o sucesso esperado.[47] Entretanto, Watanabe et al., em 2012,[48] conseguiram criar suínos transgênicos com esse método, com uma eficiência de 12 a 18%. Sua principal vantagem seria a simplicidade e a redução de custos, especialmente se usada para a inseminação artificial. No entanto, a eficiência e a repetibilidade da técnica precisam ser melhoradas. Além disso, essa técnica não permite controlar o local e o número de cópias de DNA inseridas.

Transferência gênica em oócitos

A produção de animais transgênicos por esse método está fundamentada na incorporação do DNA exógeno ao genoma do oócito antes da fertilização. O DNA exógeno é clonado em um vetor retroviral, o qual é injetado no espaço perivitelino de oócitos maturos (em estágio de metáfase II).[21] Após a fertilização, os zigotos são cultivados in vitro até a transferência embrionária. Se comparada ao método TGME, essa técnica possibilita maior eficiência na incorporação do transgene e, consequentemente, melhora a taxa de produção de animais transgênicos. Entretanto, tem as mesmas limitações do TGME, ou seja, não permite controlar o local e o número de cópias inseridas. Além disso, esse método se restringe a transferir pequenas construções gênicas, em geral menores que 10 Kb.[49] O custo associado a essa técnica também é maior se comparado ao do TGME, uma vez que requer equipamentos para a microinjeção.

Transferência nuclear de célula somática (TNCS)

Desde o anúncio do nascimento do primeiro animal clonado a partir de uma célula somática, a ovelha Dolly,[50] a TNCS tornou-se a tecnologia de escolha para a criação de ovinos,[51] caprinos,[52] bovinos[53] e suínos transgênicos.[54] Usando esse método, a modificação gênica é realizada durante o cultivo celular (ver Figura 19.1 B). Esse método possibilita selecionar as células que integraram o transgene no genoma e caracterizar o número de cópias e local de integração antes de gerar embriões por transferência nuclear. Isso garante que o animal gerado terá o mesmo número de cópias do transgene em todas as células, incluindo as células germinativas[55] – esta representa a principal vantagem da técnica.

Embora o desenvolvimento dos embriões produzidos por TNCS seja baixo, esse método é mais eficaz que os descritos anteriormente para criar suínos, bovinos, ovinos e caprinos transgênicos. Diversos tipos de células somáticas têm sido utilizados para a geração de animais transgênicos por TNCS, mas principalmente fibroblastos. Em geral, a transferência do transgene para as células (transfecção) é feita por eletroporação ou lipossomos (conforme descrito anteriormente). Idealmente, cultivos primários ou células com poucas passagens são utilizados para a transfecção. Genes de resistência a antibióticos ou repórteres (p. ex., GFP) podem ser incluídos na construção gênica para facilitar a seleção das células que integraram o transgene. No caso de genes de resistência a antibióticos, as células transfectadas são cultivadas em meio suplementado com o antibiótico de seleção por 1 a 2 semanas.

Os oócitos utilizados para produzir embriões por TNCS são normalmente recuperados de ovários de abatedouros e maturados in vitro. Entretanto, trabalhos iniciais em ovinos e caprinos utilizavam oócitos maturados in vivo e colhidos por lavagem cirúrgica do oviduto, procedimento que foi substituído posteriormente pela colheita de oócitos imaturos por laparoscopia. Por ser menos invasiva e proporcionar resultados similares aos oócitos maturados in vivo, a colheita por laparoscopia seguida pela maturação in vitro tem sido o método de escolha para produzir oócitos para TNCS em ovinos e caprinos.[56]

Para facilitar a enucleação, os oócitos maturados são incubados com demecolcina (0,4 µg/mℓ) por cerca de 1 hora, o que causa a protrusão da placa metafásica, sendo esta aspirada com uma micropipeta. Uma célula transfectada é transferida para o espaço perivitelino de cada oócito enucleado (ver Figura 19.1 C). Em seguida, a célula é fundida com o oócito pela aplicação de um pulso elétrico. Após a fusão, os oócitos são ativados para iniciar o desenvolvimento embrionário. Os embriões são cultivados em meios e condições atmosféricas recomendadas para cada espécie até sua transferência para as receptoras sincronizadas (ver Figura 19.1 D).

Transferência de embriões

Os embriões devem ser transferidos para fêmeas receptoras adequadamente sincronizadas ao estágio de desenvolvimento dos embriões. O momento de cio da receptora deve coincidir com o dia da colheita de zigotos produzidos in vivo, ou com o dia da FIV ou TNCS quando produzidos in vitro. O estágio embrionário no momento da transferência varia de acordo com a espécie. Em bovinos, os embriões são normalmente cultivados por 7 dias, até o estágio de mórula/blastocisto, e transferidos para o útero via transcervical. Entretanto, em espécies nas quais a transferência deve ser realizada cirurgicamente (como em suínos, ovinos e caprinos), os embriões podem ser transferidos para o oviduto no início do desenvolvimento (embriões com 1 ou 2 dias) ou para o útero (embriões com 6 ou 7 dias).

A transferência tardia possibilita selecionar os embriões de melhor qualidade e, consequentemente, requer menor número de receptoras. Para transferência no oviduto, as receptoras são mantidas sob anestesia geral e se realiza uma laparotomia mediana ventral para exteriorizar o trato reprodutivo. Os embriões são depositados com um cateter (Tomcat®) inserido pelas fímbrias. Para a transferência uterina, a presença de corpo(s) lúteo(s) (CL) é normalmente confirmada por observação laparoscópica, com a realização posterior de uma pequena laparotomia mediana (cerca de 2 cm) para expor o corno uterino ipsilateral ao CL. O corno uterino é puncionado com uma agulha, cerca de 5 cm distantes do istmo, e os embriões transferidos via transuterina com um Tomcat®.

Caracterização dos animais transgênicos

Uma vez que animais são produzidos empregando um dos métodos descritos, torna-se importante confirmar se o genoma foi corretamente modificado. A caracterização da modificação genômica é particularmente importante para estratégias com menor eficiência e integração aleatória. Se a manipulação genômica consiste na inserção de um transgene, é necessário confirmar a expressão. O Quadro 19.2 apresenta de maneira resumida as metodologias descritas a seguir, as quais podem ser empregadas para a triagem dos animais quanto à presença do transgene, à integridade e aos números de cópias integradas no genoma, e à posição (localização cromossômica) dos sítios de integração.

■ Reação em cadeia da polimerase

Técnica mais rápida e simples para detectar a presença do transgene nos animais produzidos, possibilita a confirmação da inserção, deleção e/ou modificação da sequência genética por meio da amplificação da sequência do DNA com uso de iniciadores específicos (*primers*). Para confirmar a integração do transgene ao genoma pela PCR, os *primers* devem ser desenhados para flanquear a sequência da modificação genômica. Se a construção inserida apresentar DNA exógeno à espécie, como um gene de outra espécie ou marcadores de seleção como GFP, os *primers* podem ser desenhados para reconhecer essas regiões. O DNA genômico é extraído dos animais a serem testados e utilizado na reação de PCR, a qual deve compreender 30 a 35 ciclos de desnaturação, anelamento e extensão. O produto de PCR pode ser visualizado em gel de agarose corado com brometo de etídeo e caracterizado por sequenciamento e/ou fragmentação com uso de endonucleases específicas.

No caso de edição do genoma, pode-se detectar inserções e/ou deleções (*indels*) no DNA utilizando-se a endonuclease T7 ou a nuclease Surveyor. Essas enzimas são capazes de reconhecer e clivar fitas de DNA que não são perfeitamente complementares, ou seja, que apresentam *indels*. Nesse caso, recomenda-se realizar a PCR com uma enzima (DNA polimerase) que apresente baixas taxas de erro (p. ex., DNA polimerase *Phusion High Fidelity*, a qual exibe taxa de erro cerca de 50 vezes menor que a da DNA polimerase Taq). Isso evitará erros na interpretação por falhas na PCR. Para detectar presença de *indels* com endonuclease T7 ou Surveyor, o produto de PCR deve

ser desnaturado a 95°C por 5 minutos e anelado novamente em temperatura ambiente, permitindo o pareamento de diferentes fitas de DNA. Então, os produtos são tratados com uma das endonucleases e avaliados em gel de agarose, por meio do padrão de bandas. Se mais de uma banda for identificada, significa que ocorreram modificações (*indels*) no genoma do animal testado. Os produtos de PCR também podem ser utilizados para o sequenciamento, possibilitando a identificação dos pares de base mutados, inseridos ou deletados no fragmento de DNA.

■ *Southern blot*

Essa técnica pode ser utilizada para confirmar os resultados de PCR. O DNA genômico é isolado dos animais selecionados, digerido com enzimas de restrição e separado por tamanho por eletroforese em gel de agarose. Então, o DNA é desnaturado (para deixar a fita de DNA livre para o pareamento com a sonda complementar) e transferido para uma membrana de nitrocelulose ou náilon. A membrana deve ser aquecida (nitrocelulose) ou exposta à luz ultravioleta (náilon) para fixar o DNA à membrana. Em seguida, o DNA é hibridizado com uma sonda (probe) complementar de DNA com marcação de quimioluminescência (radiação ou cor), o que possibilita a identificação e a localização do transgene na membrana. Essa técnica permite a identificação da presença ou ausência do transgene, verificação da integração genômica e do número de cópias inseridos no genoma.[57]

■ Hibridização fluorescente *in situ*

De mesma aplicação do *Southern Blot*, mas com a vantagem de permitir localizar o transgene nos cromossomos (Figura 19.3 A), essa técnica pode ser realizada com células sanguíneas (leucócitos), cultivos celulares (p. ex., fibroblastos de pele) ou tecidos fixados em blocos de parafina (lâminas). O protocolo-padrão consiste no isolamento das células e no cultivo

QUADRO 19.2	Técnicas para caracterização dos animais transgênicos.				
Técnica	**Propósito**	**Amostra**	**Alvo**	**Análise**	
Reação em cadeia da polimerase (PCR)	Confirmar alteração da sequência genética	DNA em solução (células e tecidos)	DNA	Amplificação do DNA desejado e visualização de banda em gel de agarose/sequenciamento	
Southern blot				Visualização da banda de DNA na membrana	
Hibridização fluorescente *in situ* (FISH)		Células		Visualização do DNA dentro dos cromossomos	
PCR quantitativo (qPCR)	Confirmar mudança na funcionalidade do gene como resultado da alteração genética	RNA em solução (células e tecidos)	RNAm	A curva de amplificação é utilizada para quantificar o RNAm de interesse	
Western blot		Proteína em solução (células e tecidos)	Proteína	Visualização da banda relativa à proteína de interesse	
Imuno-histoquímica (IHC)		Lâmina histológica		Fluorescência ou mudança de cor é observada se a proteína de interesse estiver presente na amostra de tecido	
Cromotografia líquida de alta eficiência		Amostra líquida (p. ex., leite)		O cromatograma é utilizado para identificar e quantificar a proteína de interesse	

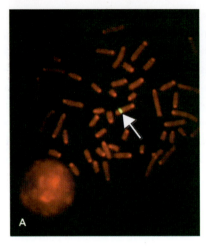 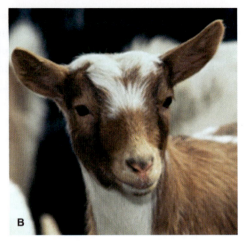

FIGURA 19.3 Técnica para detecção da incorporação do transgene ao genoma do hospedeiro. **A.** Análise de FISH representando a sonda fluorescente ligada ao DNA-alvo dentro do cromossomo (*seta*). **B.** Willow, primeira cabra transgênica do Canadá, a qual secretava o ativador do plasminogênio tecidual humano no leite.

seguido pelo tratamento com químicos capazes de bloquear a mitose (p. ex., colchicina). As células são então fixadas nas lâminas e aquecidas ou tratadas com químicos para permitir a desnaturação do DNA, e, então, incubadas com a probe específica complementar à sequência do transgene. Após o período de incubação, as lâminas são lavadas repetidas vezes para a retirada das probes que não se hibridizaram ao DNA genômico. Se a probe apresentar fluorocromos, é possível detectar os sítios de integração utilizando um microscópio de fluorescência. Caso a probe não seja acoplada a fluorocromos, torna-se necessário um passo extra envolvendo detecção enzimática.

Avaliação da função do transgene

Após a confirmação da alteração genética nos animais, é necessário verificar se essa alteração resultou nas mudanças funcionais desejadas (novo fenótipo), o que implica observar a funcionalidade do transgene incorporado, pela avaliação dos níveis de RNAm e, mais importante, dos níveis de proteína.

■ Quantificação de RNAm por qPCR

A presença e a quantidade de transcritos do transgene são avaliadas a partir de amostras de RNA total extraídas de células dos animais produzidos. As células devem ser colhidas de tecidos nos quais a expressão do transgene deva ocorrer. O RNA total é quantificado e transformado em cDNA (DNA complementar). A quantidade de RNAm para o gene-alvo é mensurada por meio de PCR quantitativa em tempo real (qRT-PCR), a partir da comparação dos transcritos do gene em questão em relação a genes expressos constitutivamente (*housekeeping* ou genes de referência). Esse processo pode ser utilizado para confirmar se existe um novo transcrito (inserção de transgene), o aumento dos níveis de expressão (*overexpression*) ou a ausência de um transcrito endógeno (deleção de um gene).

■ Quantificação da proteína de interesse

Trata-se de uma análise essencial, uma vez que indica de maneira mais precisa a funcionalidade do transgene. A técnica de *immunoblotting* (*Western blotting*) é usada para detectar a presença e estimar a quantidade de proteínas, as quais devem ser extraídas, carregadas em um gel de poliacrilamida e separadas por correntes elétricas. Enquanto as proteínas migram no gel, elas são separadas de acordo com o peso molecular. As proteínas são então transferidas para uma membrana, geralmente nitrocelulose ou PVDF, a qual será então incubada com o anticorpo primário específico à proteína de interesse. Posteriormente, a membrana é incubada com um anticorpo secundário marcado, o que possibilita a detecção e a visualização da banda correspondente à proteína. Realiza-se o mesmo procedimento para a marcação da proteína-controle constitutiva (*housekeeping*) que será utilizada durante a análise para normalização (Figura 19.4 A). O gel contendo as proteínas pode ser corado diretamente com corantes como o Coomassie blue, que permite a visualização da banda de interesse em vez de transferir a proteína para uma membrana (Figura 19.4 B).

A imuno-histoquímica (IHC) é outra técnica que pode ser realizada para detectar se há proteínas em amostras de tecidos fixadas para a montagem de lâminas histológicas. Para essa análise, são necessárias algumas etapas adicionais para recuperar a conformação original das proteínas, uma vez que o tecido foi tratado com fixadores e parafina.[58] A premissa da IHC é a mesma das análises de *immunoblotting*, ou seja, um anticorpo primário se liga à proteína de interesse e um anticorpo secundário é usado posteriormente para permitir a detecção da proteína. Geralmente, o anticorpo secundário é conjugado com um fluoróforo, o qual pode ser detectado em microscópio de fluorescência (Figura 19.4 C). Os anticorpos secundários também podem ser conjugados com uma enzima, como a peroxidase, a qual promove mudança da coloração na presença do substrato. Nesse caso, a visualização se dará por meio de microscopia de campo claro.

Enquanto o *Western blotting* e a IHC podem ser empregados para análises semiquantitativas da proteína de interesse em células ou tecidos, a cromatografia líquida de alta eficiência (HPLC) pode ser utilizada para determinar a concentração da proteína-alvo em amostras líquidas, como em animais transgênicos criados para expressar proteínas recombinantes no leite.[59] A técnica de HPLC envolve a separação dos componentes da amostra líquida pela adição de um pequeno volume da amostra a um solvente específico (fase móvel), a qual é forçada, por alta pressão, por uma coluna que contém a fase estacionária (material de enchimento formado por inúmeras partículas). Cada componente da amostra interage de maneira diferente com o solvente e a coluna, fazendo com que os componentes sejam diluídos em momentos distintos.[60] À medida que cada componente é separado pela coluna, os mesmos são registrados por um sistema de detecção e enviados a um computador para processamento e apresentação dos dados de cromatograma. Os detectores utilizados são com frequência baseados na absorção de luz UV, luz natural ou espectrômetros de massa. O cromatograma possibilita identificar as proteínas de interesse e determinar suas concentrações.

Propagação de animais transgênicos

Uma vez produzidos e caracterizados, os animais transgênicos podem ser utilizados como animais fundadores para criação de um rebanho. A propagação dos animais transgênicos se dará de acordo com as aplicações para as quais os animais foram criados. Em aplicações de pesquisa (p. ex., estudar a segregação e os efeitos da manipulação gênica), a propagação pode ser de pequena escala, pois não requer muitos animais. Contudo, aplicações associadas ao estudo de doenças humanas podem exigir a produção de um maior número de animais, linhagens F1 e F2. Para aplicações na produção de fármacos, os níveis de expressão da proteína (p. ex., quantidade de proteína secretada no leite do animal fundador) e as exigências do mercado determinarão o tamanho do rebanho necessário para alcançar os objetivos da produção.

Diferentes técnicas de reprodução assistida podem ser utilizadas para acelerar a criação do número de animais transgênicos necessários a partir do animal fundador. Por exemplo, se o animal fundador for um macho, é possível alcançar bons resultados com a inseminação artificial associada à sincronização do ciclo estral. Por sua vez, se o animal fundador for uma fêmea, a criação do rebanho pode ser iniciada com a produção de embriões *in vitro* a partir de oócitos recuperados da fêmea fundadora em idade pré-púbere. Em cabras, esse método possibilitou o nascimento médio de 5 animais por doadora pré-púbere antes dos 100 dias de idade.[61] É importante salientar que esses animais nasceram aproximadamente ao mesmo tempo que as doadoras (fundadoras transgênicas) atingiram a maturidade reprodutiva.

Animais fundadores com apenas um evento de integração do transgene em geral transmitirão o transgene para 50% dos descendentes, mas, se apresentarem múltiplos eventos de integração, o transgene será transmitido a mais de 50% dos descendentes. Ainda, a expressão nos descendentes será diferente de acordo com a variação no número de cópias segregadas. Cruzamentos entre animais da mesma linhagem transgênica

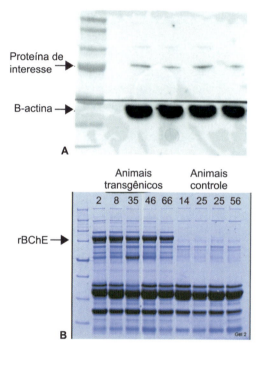

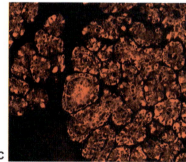

FIGURA 19.4 Tecnologias para identificar as proteínas de interesse nos animais geneticamente modificados. Várias técnicas de laboratório podem ser utilizadas para identificar proteínas em tecidos. **A.** *Immunoblotting* indicando uma banda para a proteína de interesse e outra banda referente à proteína constitutiva, B-actina (*seta*). **B.** Proteínas em gel coradas com Coomassie blue para identificar as diferentes bandas de acordo com o peso molecular. Butirilcolonesterase recombinante humana (rBChE) identificada em amostras de leite de cabras transgênicas, mas ausente em cabras-controle (*seta*). **C.** Imunofluorescência em amostras de glândula mamária de cabras mostrando marcação fluorescente (Alexa Red) onde rBChE está presente.

podem ser utilizados para gerar aproximadamente 25% de descendentes homozigotos. Animais transgênicos homozigotos apresentam duas vezes o número de cópias do transgene, o que geralmente resulta em grande expressão do transgene. A expressão muito elevada de proteína recombinante pode alterar a fisiologia e comprometer a função das células ou dos tecidos nos quais a proteína é secretada (p. ex., glândula mamária).[62] Entretanto, machos homozigotos podem ser acasalados com fêmeas não transgênicas e gerar 100% de progênie heterozigota. Esse é o método mais eficiente para a produção de grandes rebanhos de animais transgênicos para produção de fármacos. Alternativamente, animais geneticamente idênticos ao animal fundador selecionado podem ser produzidos por TNCS.

Aplicações

A seguir, são descritas as principais motivações para a produção e o uso de animais geneticamente modificados.

Pesquisa

A principal aplicação da manipulação genômica continua sendo para o estudo da função e da regulação gênica. Nesse sentido, a maioria dos estudos tem sido conduzida com animais de laboratório. A aplicação em espécies animais de maior tamanho está principalmente focada no desenvolvimento de modelos animais para o estudo de doenças humanas, sobretudo distúrbios genéticos. De fato, a pesquisa biomédica baseada em modelos animais de maior porte se encontra em ampla expansão. Modelos animais adequados representam um elemento-chave no desenvolvimento de novos fármacos e melhores procedimentos médicos, pois permitem avaliar a eficiência e segurança antes que testes clínicos sejam iniciados em humanos. Por exemplo, as grandes similaridades anatômicas, como tamanho do coração, sistema circulatório e trato digestivo, funções fisiológicas e metabólicas e respostas patofisiológicas entre suínos e humanos, têm estimulado o uso de suínos em pesquisas biomédicas (p. ex., doenças cardiovasculares, engenharia de tecidos, disfunções metabólicas, imunológicas, respiratórias e modelos clínicos). Suínos de pequeno porte, ditos minissuínos, têm sido preferencialmente utilizados como modelos de pesquisa, pois oferecem vantagens se comparados a suínos de tamanho regular (raças comerciais), incluindo a menor necessidade de espaço e custo de manutenção.[63,64] Pequenos ruminantes, especialmente ovinos, vêm sendo utilizados como modelos de estudo nas áreas de ortopedia e cirurgia fetal, entre outras. Estima-se que os novos métodos de edição genômica possibilitarão uma grande expansão na produção de modelos animais geneticamente modificados para o estudo da patogenia e o tratamento de doenças humanas.

Biofármacos

Alguns biofármacos são compostos por moléculas muito complexas para serem produzidos em bactérias ou leveduras. Biofármacos mais complexos podem ser produzidos em linhas de células de animais modificadas geneticamente (p. ex., células de ovário de *hamster* chinês ou CHO), as quais são mais bem equipadas para a síntese de proteínas complexas e podem produzir proteínas recombinantes com todas as modificações pós-traducionais necessárias.

A principal desvantagem do uso de linhas celulares para produzir proteínas recombinantes consiste no alto custo inicial e de operação. Além disso, a quantidade de proteína que pode ser produzida com esse sistema é limitada. Por essas limitações, propôs-se nos anos 1990 que animais transgênicos seriam a melhor plataforma para produzir quantidades abundantes de biofármacos complexos. Por exemplo, quantidades importantes de proteínas recombinantes complexas têm sido produzidas na glândula mamária de animais transgênicos. O investimento inicial (galpões e animais *vs.* laboratórios e incubadoras), os custos de operação (feno e ração *vs.* meios de cultivo) e o potencial de expansão (reprodução de animais *vs.* expansão de laboratórios) representam vantagens da plataforma de animais transgênicos em comparação ao cultivo de linhas celulares. Exemplos de proteínas recombinantes de interesse farmacêutico e biomédico expressas na glândula mamária de animais transgênicos incluem ovelhas produzindo fatores de coagulação humano VIII e IX,[51,65] vacas produzindo hormônio do crescimento humano[66] e albumina sérica[67,68] e cabras produzindo antitrombina humana III,[69] ativador do plasminogênio humano tecidual (ver Figura 19.3 B),[70,71] alfafetoproteína humana,[72] seda de aranha,[73] antígenos da malária,[74] fator estimulador de colônias de granulócito humano[75] e butirilcolinesterase humana.[59]

■ Produção e melhoramento animal

A tecnologia de animais transgênicos também tem sido sugerida como o método para acelerar o melhoramento animal, por meio da introdução de novos genes ou da modificação da expressão de genes endógenos que regulam características de importância econômica.[7,10,12,76-78] Um objetivo proposto foi o aumento do crescimento e rendimento de carcaça em animais produtores de carne a partir da maior expressão do gene do hormônio do crescimento ou modificação do fator 8 de crescimento e diferenciação (Miostatina).[79,80] O aumento na expressão do gene da alfalactalbumina também resultou em benefícios para o crescimento de animais, uma vez que porcas transgênicas produziram mais leite, aumentando o crescimento dos leitões.[81] Essa tecnologia também tem sido aplicada para gerar animais resistentes a doenças; por exemplo, expressão de lisostafina na glândula mamária de vacas para aumentar a resistência à mastite estafilocócica.[7] Também foram produzidos bovinos resistentes à encefalopatia espongiforme (doença da vaca louca) pela supressão do gene da proteína príon.[82]

Exemplos de modificações gênicas realizadas para melhorar a composição dos produtos de origem animal incluem: vacas com maior expressão do gene da caseína para aumentar o rendimento do queijo (redução do volume de leite por quilograma de queijo produzido),[83] suínos transgênicos com altos teores de ácidos graxos ômega-3 na carne[84] e ovinos transgênicos que produzem lã com novas texturas e em maior quantidade.[85,86] Modificações gênicas também foram criadas a fim de facilitar o manejo e o bem-estar animal. Bovinos de leite sem chifres foram criadas a partir da inserção do alelo "POLLED" no genoma.[87]

Apesar dos exemplos de sucesso em diversas áreas de interesse, ainda existem muitas dúvidas e questionamentos a respeito do emprego de manipulações genéticas no melhoramento animal. Entre as principais preocupações em debate, estão o bem-estar animal e as questões relacionadas com ética e religião, além do direito dos animais. Contudo, a manipulação gênica é vista por muitos como uma maneira não muito diferente da seleção genética por cruzamentos direcionados ou baseada em marcadores (polimorfismo de nucleotídeo) de DNA.[78] Devido à recente liberação do consumo do salmão transgênico pela agência reguladora norte-americana Food and Drug Administration (FDA), produtos de animais geneticamente modificados de outras espécies podem também ser aprovados no futuro.

Desafios e direções futuras

Como a criação de uma linhagem de animais geneticamente modificados não é simples, eficiente ou barata, as aplicações atuais estão focadas em áreas de maior impacto social e econômico, como a pesquisa biomédica e a produção de fármacos. Por outro lado, a aplicação em melhoramento animal depende da aprovação por parte das agências reguladoras e da mudança da percepção do público em relação à criação dos animais geneticamente modificados e ao consumo dos produtos derivados desses animais. Com relação à produção de modelos animais para o estudo de doenças humanas, a principal preocupação se refere ao bem-estar animal.

As constantes melhorias no campo da edição genômica elevaram a eficiência na produção de modelos animais a um nível que até pouco tempo era impensável. Atualmente, a principal limitação não está relacionada com a eficiência para gerar os animais, e sim principalmente em assegurar que a modificação gênica pretendida se dê de maneira precisa e que a modificação induzida não afete o bem-estar ou provoque sofrimento nos animais produzidos. As organizações de bem-estar animal regulamentam e controlam a criação e o uso de animais geneticamente modificados, tanto nos centros de pesquisa governamentais e universidades quanto em empresas privadas. O denominado "Sistema 3R" (Reposição – Redução – Refinamento), proposto pela maioria das organizações de

bem-estar animal é uma excelente orientação para adequar o uso de animais na pesquisa. A reposição (substituição) se refere ao uso de outras alternativas (*in vitro*) capazes de substituir o uso de animais e permitir chegar a conclusões válidas. A redução se refere a calcular exatamente quantos animais serão necessários para atingir resultados robustos e evitar o uso desnecessário de animais. O refinamento faz referência à melhora constante de protocolos para minimizar a duração e a intensidade do sofrimento animal (p. ex., substituir uma cirurgia tradicional por laparoscopia, uso de analgésicos para diminuir a dor, sacrifício de animais em situações desfavoráveis para minimizar o sofrimento).

O uso de animais transgênicos para a produção de biofármacos tornou-se realidade após a aprovação do Atyrn®, uma versão recombinante da antitrombina III humana produzida no leite de cabras transgênicas pela companhia GTC Biotherapeutics Inc. Esse medicamento foi aprovado para comercialização pela European Medicines Agency (EMA) em 2007 e pela FDA dos EUA no início de 2009. No caso da expressão de uma proteína recombinante na glândula mamária, a modificação gênica normalmente não resulta em sofrimento animal. No entanto, a expressão em grandes quantidades da proteína recombinante pode resultar em comprometimento da fisiologia da lactação.[62] Essas consequências não têm sido estudadas profundamente na tentativa de entender os mecanismos que afetam a glândula mamária pela expressão do transgene.

Os estudos dos autores deste capítulo com cabras transgênicas que expressavam butirilcolinesterase humana recombinante (rBChE) no leite mostraram que a lactação se caracterizava por um início lento e por atraso na produção de leite. O volume de leite era relativamente normal durante o pico da lactação, porém os animais transgênicos encerravam prematuramente a produção de leite em relação aos animais-controle.[62] O comprometimento da produtividade foi associado ao acúmulo lipídico em nível do epitélio secretor e ao grande aumento de fagócitos no leite, os quais não estavam relacionados com infecção mamária. Estudos de composição do leite indicaram que as cabras transgênicas produziam menores quantidades de caseínas e ácidos graxos de cadeias curtas.[88,89] Por meio da determinação da presença de albumina sérica e da razão entre sódio e potássio no leite, constatou-se a permeabilização das junções celulares (*tight junctions*) como o possível mecanismo de interrupção precoce da lactação nos animais transgênicos. Além disso, a expressão tardia de alfa-lactalbumina foi considerada o fator determinante para o atraso na lactogênese. Finalmente, identificou-se um aumento na expressão de moléculas sinalizadoras de estresse de retículo endoplasmático (ATF6 e caspase 12) nos ácinos mamários de cabras transgênicas.[90] Em resumo, esses estudos demonstraram que diversos mecanismos estavam alterados na glândula mamária das cabras transgênicas. No entanto, apesar da lactação comprometida, a quantidade de rBChE produzida por cabra transgênica correspondia à quantidade presente no sangue de centenas de doadores humanos, a única fonte disponível de BChE para o tratamento médico. Isso demonstra que animais transgênicos representam uma plataforma muito eficaz para a produção de proteínas recombinantes de interesse farmacêutico.

A maior preocupação quanto ao uso de animais geneticamente modificados em produção animal está principalmente relacionada com controvérsias em torno do consumo de produtos oriundos de animais geneticamente modificados. Mesmo que vários produtos agrícolas derivados de plantas geneticamente modificadas tenham sido aprovados para consumo em muitos países, a resistência a produtos derivados de animais geneticamente modificados parece muito maior.

Considerações finais

Neste capítulo, foram descritas as principais etapas necessárias para geração de animais geneticamente modificados e transgênicos (Figura 19.5), os quais têm sido utilizados para o estudo de funções gênicas e patogenia de doenças, para a produção de proteínas recombinantes de interesse médico e para melhorar a produção e a qualidade dos produtos, ou o próprio bem-estar animal.

A combinação de técnicas moleculares e biotecnologias reprodutivas permite produzir animais com genoma manipulado, incluindo a introdução, a deleção ou a modificação de genes. Entretanto, alguns obstáculos ainda dificultam a obtenção de melhores resultados e limitam a expansão do uso dessa tecnologia, como a incompleta anotação do genoma de animais de produção, o melhor controle na transferência gênica de maneira eficiente e segura, a integração randômica do transgene e os efeitos colaterais que a indução transgênica pode causar.

Em virtude da importância para pesquisa médica, produção de fármacos e, possivelmente, melhoramento, saúde e bem-estar animal, é importante que os métodos e protocolos para produzir animais geneticamente modificados sejam mais estudados e refinados para que as limitações técnicas diminuam e os questionamentos sobre os animais criados e seus produtos sejam mais bem compreendidos e debatidos.

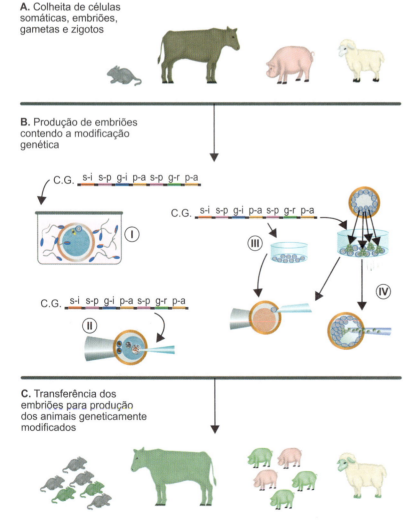

FIGURA 19.5 Representação das principais etapas para produção de animais transgênicos. **A.** A primeira consiste em colher células somáticas, embriões, zigotos ou gametas que serão usados para inserir a modificação gênica. **B.** Na segunda, diversos métodos podem ser usados para produzir embriões geneticamente modificados, incluindo: I. transferência gênica mediada por espermatozoides (TGME) em embriões produzidos por fertilização *in vitro*; II. injeção pronuclear em zigotos; III. clonagem por transferência nuclear (TNCS) de células somáticas ou células-tronco geneticamente modificadas; IV. produção de embriões quimeras por injeção na blastocele de células-tronco embrionárias ou células-tronco pluripotentes induzidas (iPSC) geneticamente modificadas. **C.** A última etapa consiste na transferência dos embriões para receptoras sincronizadas e no teste dos animais nascidos para confirmar a presença da construção gênica no genoma e avaliar o fenótipo esperado. C.G.: representação da construção gênica com os principais elementos: s-f: sequência isoladora; s-p: sequência promotora; g-i: gene de interesse; p-a: sinal de poliadenilação; g-r: gene repórter (p. ex., GFP).

REFERÊNCIAS BIBLIOGRÁFICAS

1. Gordon JW, Scangos GA, Plotkin DJ et al. Genetic transformation of mouse embryos by microinjection of purified DNA. Proceedings of the National Academy of Sciences of the United States of America. 1980; 77(12):7380-4.

2. Hammer RE, Pursel VG, Rexroad Jr CE et al. Production of transgenic rabbits, sheep and pigs by microinjection. Nature. 1985; 315:680.

3. Krimpenfort P, Rademakers A, Eyestone W et al. Generation of transgenic dairy cattle using 'in vitro' embryo production. Biotechnology (NY). 1991; 9(9):844-7.

4. Ebert KM, Selgrath JP, Ditullio P et al. Transgenic production of a variant of human tissue-type plasminogen activator in goat milk: Generation of transgenic goats and analysis of expression. Bio/Technology. 1991; 9:835.

5. Palmer CA, Neville MC, Anderson SM et al. Analysis of lactation defects in transgenic mice. Journal of Mammary Gland Biology and Neoplasia. 2006; 11(3):269-82.

6. Prather RS, Wells KD, Whitworth KM et al. Knockout of maternal CD163 protects fetuses from infection with porcine reproductive and respiratory syndrome virus (PRRSV). Sci Rep. 2017; 7(1):13371.

7. Wall RJ, Kerr DE, Bondioli KR. Transgenic dairy cattle: genetic engineering on a large scale. J Dairy Sci. 1997; 80(9):2213-24.

8. Houdebine LM. Transgenic animal bioreactors. 2000; 9:305-20.

9. Baldassarre H, Wang B, Kafidi N et al. Production of transgenic goats by pronuclear microinjection of in vitro produced zygotes derived from oocytes recovered by laparoscopy. Theriogenology. 2003; 59(3):831-9.

10. Wheeler MB, Walters EM, Clar SG. Transgenic animals in biomedicine and agriculture: outlook for the future. Animal Reproduction Science. 2003; 79(3):265-89.

11. Keefer CL. Production of bioproducts through the use of transgenic animal models. Animal Reproduction Science. 2004; 82-83:5-12.

12. Niemann H, Kues WA. Transgenic farm animals: an update. Reproduction, Fertility and Development. 2007; 19(6):762-70.

13. Haruyama N, Cho A, Kulkarni AB. Overview: engineering transgenic constructs and mice. Current Protocols in Cell Biology. 2009; 42(1):19.10.1-19.10.9.

14. Garrels W, Mátés L, Holler S et al. Germline transgenic pigs by sleeping beauty transposition in porcine zygotes and targeted integration in the pig genome. PLOS ONE. 2011; 6(8): e23573.

15. Klymiuk N, Böcker W, Schönitzer V et al. First inducible transgene expression in porcine large animal models. The FASEB Journal. 2012; 26(3):1086-99.

16. Kozak M. An analysis of 5'-noncoding sequences from 699 vertebrate messenger RNAs. Nucleic Acids Research. 1987; 15(20):8125-48.

17. Emery DW. The Use of chromatin insulators to improve the expression and safety of integrating gene transfer vectors. Human Gene Therapy. 2011; 22(6):761-74.

18. Jabed A, Wagner S, McCracken J et al. Targeted microRNA expression in dairy cattle directs production of β-lactoglobulin-free, high-casein milk. Proceedings of the National Academy of Sciences of the United States of America. 2012; 109(42):16811-6.

19. Ivics Z, Garrels W, Mátés L et al. Germline transgenesis in pigs by cytoplasmic microinjection of Sleeping Beauty transposons. Nature Protocols. 2014; 9:810.

20. Baek CH, Liss M, Clancy K et al. DNA assembly tools and strategies for the generation of plasmids. Microbiology Spectrum. 2014; 2(5):2014.

21. Cabot RA, Kühholzer B, Chan AWS et al. Transgenic pigs produced using in vitro matured oocytes infected with a retroviral vector. Animal Biotechnology. 2001; 12(2):205-14.

22. Modric T, Mergia A. The use of viral vectors in introducing genes into agricultural animal species. Animal Biotechnology. 2009; 20(4): 216-30.

23. Dieckhoff B, Petersen B, Kues WA et al. Knockdown of porcine endogenous retrovirus (PERV) expression by PERV-specific shRNA in transgenic pigs. Xenotransplantation. 2008; 15(1):36-45.

24. Fan W, Plaut K, Bramley AJ et al. Persistency of adenoviral-mediated lysostaphin expression in goat mammary glands. Journal of Dairy Science. 2004; 87(3):602-8.

25. Wang B, Zhou J. Specific genetic modifications of domestic animals by gene targeting and animal cloning. Reproductive Biology and Endocrinology: RB&E. 2003; 1:103.

26. Mallo M. Controlled gene activation and inactivation in the mouse. Frontiers in Bioscience: a Journal and Virtual Library. 2006; 11:313-27.

27. Fire A, Albertson D, Harrison SW et al. Production of antisense RNA leads to effective and specific inhibition of gene expression in C. elegans muscle. Development. 1991; 113(2):503-14.

28. Bordignon V, El-Beirouthi N, Gasperin BG et al. Production of cloned pigs with targeted attenuation of gene expression. PLOS ONE. 2013; 8(5):e64613.

29. Urnov FD, Rebar EJ, Holmes MC et al. Genome editing with engineered zinc finger nucleases. Nature Reviews Genetics. 2010; 11:636.

30. Miller J, McLachlan AD, Klug A. Repetitive zinc-binding domains in the protein transcription factor IIIA from Xenopus oocytes. The EMBO Journal. 1985; 4(6):1609-14.

31. Hauschild J, Petersen B, Santiago Y et al. Efficient generation of a biallelic knockout in pigs using zinc-finger nucleases. Proceedings of the National Academy of Sciences of the United States of America. 2011; 108(29):12013-7.

32. Yang D, Yang H, Li W et al. Generation of PPARγ mono-allelic knockout pigs via zinc-finger nucleases and nuclear transfer cloning. Cell Research. 2011; 21(6):979-82.

33. Whyte JJ, Prather RS. Cell biology symposium: Zinc finger nucleases to create custom-designed modifications in the swine (Sus scrofa) genome1,2. Journal of Animal Science. 2012; 90(4,):1111-7.

34. Mussolino C, Alzubi J, Fine EJ et al. TALENs facilitate targeted genome editing in human cells with high specificity and low cytotoxicity. Nucleic Acids Research. 2014; 42(10):6762-73.

35. Carlson DF, Tan W, Lillico SG et al. Efficient TALEN-mediated gene knockout in livestock. Proceedings of the National Academy of Sciences. 2012; 109(43):17382-7.

36. Cui C, Song Y, Liu J et al. Gene targeting by TALEN-induced homologous recombination in goats directs production of β-lactoglobulin-free, high-human lactoferrin milk. Scientific Reports. 2015; 5:10482.

37. Kang J-T, Kwon D-K, Park AR et al. Production of GGTA1 targeted pigs using TALEN-mediated genome editing technology. Journal of Veterinary Science (Suwŏn-si, Korea). 2015.

38. Cong L, Ran FA, Cox D et al. Multiplex genome engineering using CRISPR/Cas systems. Science. 2013; 339(6121):819-23.

39. Hai T, Teng F, Guo R et al. One-step generation of knockout pigs by zygote injection of CRISPR/Cas system. Cell Research. 2014; 24:372.

40. Whitworth KM, Lee K, Benne JA et al. Use of the CRISPR/Cas9 system to produce genetically engineered pigs from in vitro-derived oocytes and embryos. Biology of Reproduction. 2014; 91(3):78.

41. Baldassarre H, Wang B, Keefer CL et al. State of the art in the production of transgenic goats. Reproduction, Fertility and Development. 2004; 16(4):465-70.

42. Eyestone WH. Production and breeding of transgenic cattle using in vitro embryo production technology. Theriogenology. 1999; 51(2):509-17.

43. Baldassarre H, Wang B, Kafidi N et al. Advances in the production and propagation of transgenic goats using laparoscopic ovum pick-up and in vitro embryo production technologies. Theriogenology. 2002; 57(1):275-84.

44. Baldassarre H, Keefer C, Wang B et al. Nuclear transfer in goats using in vitro matured oocytes recovered by laparoscopic ovum pick-Up. Cloning and Stem Cells. 2003; 5(4):279-85.

45. Lavitrano M, Camaioni A, Fazio VM et al. Sperm cells as vectors for introducing foreign DNA into eggs: Genetic transformation of mice. Cell. 1989; 57(5):717-23.

46. Lavitrano M, Busnelli M, Cerrito MG et al. Sperm-mediated gene transfer. Reproduction, Fertility and Development. 2005; 18(2):19-23.

47. Lavitrano M, Forni M, Bacci ML et al. Sperm mediated gene transfer in pig: Selection of donor boars and optimization of DNA uptake. Molecular Reproduction and Development. 2003; 64(3):284-91.

48. Watanabe M, Kurome M, Matsunari H et al. The creation of transgenic pigs expressing human proteins using BAC-derived, full-length genes and intracytoplasmic sperm injection-mediated gene transfer. Transgenic Research. 2012; 21(3):605-18.

49. Prather RS, Lorson M, Ross JW et al. Genetically engineered pig models for human diseases. Annual Review of Animal Biosciences. 2013; 1:203-19.

50. Wilmut I, Schnieke AE, McWhir J et al. Viable offspring derived from fetal and adult mammalian cells. Nature. 1997; 385(6619):810-3.

51. Schnieke AE, Kind AJ, Ritchie WA et al. Human factor IX transgenic sheep produced by transfer of nuclei from transfected fetal fibroblasts. Science. 1997; 278(5346):2130-3.

52. Keefer CL, Baldassarre H, Keyston R et al. Generation of dwarf goat (Capra hircus) clones following nuclear transfer with transfected and nontransfected fetal fibroblasts and in vitro-matured oocytes. Biology of Reproduction. 2001; 64(3):849-56.

53. Cibelli JB, Stice SL, Golueke PJ et al. Cloned transgenic calves produced from nonquiescent fetal fibroblasts. science. 1998; 280(5367):1256-8.

54. Park K-W, Cheong H-T, Lai L et al. Production of nuclear transfer-derived swine that express the enhanced green fluorescent protein. Animal Biotechnology. 2001; 12(2):173-81.

55. Bordignon V, Keyston R, Lazaris A et al. Transgene expression of green fluorescent protein and germ line transmission in cloned calves derived from in vitro-transfected somatic cells. Biology of Reproduction. 2003; 68(6):2013-23.

56. Peura TT, Hartwich KM, Hamilton HM et al. No differences in sheep somatic cell nuclear transfer outcomes using serum-starved or actively growing donor granulosa cells. Reproduction, Fertility and Development. 2003; 15(3):157-65.

57. Smith DR, Murphy D. Genomic analysis of transgenic animals: Southern blotting. Methods Mol Biol. 1993; 18:323-7.

58. Ramos-Vara JA. Technical aspects of immunohistochemistry. Vet Pathol. 2005; 42(4):405-26.

59. Huang Y-J, Huang Y, Baldassarre H et al. Recombinant human butyrylcholinesterase from milk of transgenic animals to protect against organophosphate poisoning. Proceedings of the National Academy of Sciences. 2007; 104(34):13603-8.

60. Robards K, Haddad PR, Jackson PE. High-performance liquid chromatography – Instrumentation and techniques. In: Robards K, Haddad PR, Jackson PE. Principles and practice of modern chromatographic methods. Boston: Academic Press. 2004; 227-303.

61. Baldassarre H, Wang B, Pierson J et al. Prepubertal propagation of transgenic cloned goats by laparoscopic ovum pick-up and in vitro embryo production. Cloning Stem Cells. 2004; 6(1):25-9.

62. Baldassarre H, Hockley DK, Dore M et al. Lactation performance of transgenic goats expressing recombinant human butyryl-cholinesterase in the milk. Transgenic Res. 2008; 17(1):73-84.

63. Vodička P, Smetana Jr K, Dvořánková B et al. The miniature pig as an animal model in biomedical research. Annals of the New York Academy of Sciences. 2005; 1049(1):161-71.

64. Gutierrez K, Dicks N, Glanzner W et al. Efficacy of the porcine species in biomedical research. Frontiers in Genetics. 2015; 6(293).

65. Niemann H, Halter R, Carnwath JW et al. Expression of human blood clotting factor VIII in the mammary gland of transgenic sheep. Transgenic Research. 1999; 8(3):237-47.

66. Salamone D, Barañao L, Santos C et al. High level expression of bioactive recombinant human growth hormone in the milk of a cloned transgenic cow. Journal of Biotechnology. 2006; 124(2):469-72.

67. Eichner W, Sommermeyer K. Large scale production of RH-albumin expressed in the milk of transgenic cattle – An economic and technical challenge. Anasthesiol Intensivmed Notfallmed Schmerzther. 1999; 34(12):777-8.

68. Echelard Y, Destrempes MM, Koster JA et al. Production of recombinant human serum albumin in the milk of transgenic cows. In Abstracts for poster presentation: Theriogenology. 2002; p. 779.

69. Zhou Q, Kyazike J, Echelard Y et al. Effect of genetic background on glycosylation heterogeneity in human antithrombin produced in the mammary gland of transgenic goats. Journal of Biotechnology. 2005; 117(1):57-72.

70. Denman J, Hayes M, O'Day C et al. Transgenic expression of a variant of human tissue-type plasminogen activator in goat milk: Purification and characterization of the recombinant enzyme. Bio/Technology. 1991; 9:839.

71. Ebert KM, Ditullio P, Barry CA et al. Induction of human tissue plasminogen activator in the mammary gland of transgenic goats. Bio/Technology. 1994; 12:699.

72. Parker MH, Birck-Wilson E, Allard G et al. Purification and characterization of a recombinant version of human α-fetoprotein expressed in the milk of transgenic goats. Protein Expression and Purification. 2004; 38(2):177-83.

73. Karatzas C, Zhou JF, Huang Y et al. Production of recombinant spider silk (Biosteel™) in the milk of transgenic animals. In: Transgenic Animals in Research Conference. 1999; 476-7.

74. Behboodi E, Ayres SL, Memili E et al. Health and reproductive profiles of malaria antigen-producing transgenic goats derived by somatic cell nuclear transfer. Cloning and Stem Cells. 2005; 7(2):107-18.

75. Ko JH, Lee CS, Kim KH et al. Production of biologically active human granulocyte colony stimulating factor in the milk of transgenic goat. Transgenic Res. 2000; 9(3):215-22.

76. Pursel VG, Rexroad CE Jr. Status of research with transgenic farm animals. J Anim Sci. 1993; 71(Suppl. 3):10-9.

77. Houdebine L-M. Use of transgenic animals to improve human health and animal production. Reproduction in Domestic Animals. 2005; 40(4):269-81.

78. Wheeler MB. Agricultural applications for transgenic livestock. Trends in Biotechnology. 2007; 25(5):204-10.

79. Vize PD, Michalska AE, Ashman R et al. Introduction of a porcine growth hormone fusion gene into transgenic pigs promotes growth. Journal of Cell Science. 1988; 90(2):295-300.

80. Pursel VG, Wall RJ, Solomon MB et al. Transfer of an ovine metallothionein-ovine growth hormone fusion gene into swine. J Anim Sci. 1997; 75(8):2208-14.

81. Noble MS, Rodriguez-Zas S, Cook JB et al. Lactational performance of first-parity transgenic gilts expressing bovine alpha-lactalbumin in their milk. J Anim Sci. 2002; 80(4):1090-6.

82. Richt JA, Kasinathan P, Hamir AN et al. Production of cattle lacking prion protein. Nature Biotechnology. 2007; 25(1):132-8.

83. Brophy B, Smolenski G, Wheeler T et al. Cloned transgenic cattle produce milk with higher levels of β-casein and κ-casein. Nature Biotechnology. 2003; 21:157.

84. Lai L, Kang JX, Li R et al. Generation of cloned transgenic pigs rich in omega-3 fatty acids. Nature Biotechnology. 2006; 24(4):435-6.

85. Powell B, Walker S, Bawden C et al. Transgenic sheep and wool growth: possibilities and current status. Reproduction, Fertility and Development. 1994; 6(5):615-23.

86. Bawden CS, Powell BC, Walker SK et al. Sheep transgenesis with keratin and non-keratin genes: expression in the wool follicle for modified fibre properties and growth rates. Exp Dermatol. 1999; 8(4):342-3.

87. Carlson DF, Lancto CA, Zang B et al. Production of hornless dairy cattle from genome-edited cell lines. Nat Biotechnol. 2016; 34(5):479-81.

88. Baldassarre H, Hockley DK, Olaniyan B et al. Milk composition studies in transgenic goats expressing recombinant human butyrylcholinesterase in the mammary gland. Transgenic Res. 2008; 17(5):863-72.

89. Baldassarre H, Schirm M, Deslauriers J et al. Protein profile and alpha-lactalbumin concentration in the milk of standard and transgenic goats expressing recombinant human butyrylcholinesterase. Transgenic Res. 2009; 18(4):621-32.

90. Baldassarre H, Deslauriers J, Neveu N et al. Detection of endoplasmic reticulum stress markers and production enhancement treatments in transgenic goats expressing recombinant human butyrylcholinesterase. Transgenic Res. 2011; 20(6):1265-72.

CAPÍTULO

20

Reprodução Assistida em Humanos

Jhenifer Kliemchen Rodrigues • Cristiana Alves Cesar Netto • Frederico de Miranda Cordeiro •
Taynná El Cury Silva • Maíra Casalechi Badin Telles • Johan Smitz

Introdução

A infertilidade, definida como a incapacidade de conceber após 12 meses de relações sexuais regulares desprotegidas, está presente em aproximadamente 15 a 20% dos casais e aumenta progressivamente com a idade.[1] Com o surgimento das tecnologias de reprodução assistida (TRA), a compreensão do sistema reprodutivo em homens e mulheres tem progredido de maneira exponencial. Com esse aumento do conhecimento, surgiram novos e avançados laboratórios realizando técnicas exclusivamente destinadas a diagnosticar e tratar problemas de infertilidade.

O nascimento de Louise Brown na Inglaterra em 1978 foi o resultado de décadas de pesquisas científicas na área de Reprodução Humana. Ela nasceu a partir de uma técnica conhecida como fertilização in vitro (FIV) clássica, muito utilizada na reprodução humana assistida (RHA) ainda hoje. Trata-se de uma tecnologia bem estabelecida que possibilita inúmeras aplicações na ciência, na tecnologia, na inovação e na assistência clínica. Desde então, muitos progressos na área de RHA permitiram que casais inférteis ao redor do mundo tivessem a chance de ser pais, tendo sido até agora relatados mais de 2 milhões de bebês nascidos em todo o mundo por TRA.[2,3]

Antes de 1978, as mulheres que não tinham ovidutos ou trompas funcionais eram consideradas estéreis e não tinham a chance de se tornarem mães biológicas. Por muitas vezes, foram submetidas a cirurgias reparadoras, a fim de restaurar o trânsito tubário de gametas, mas, infelizmente, nem sempre obtinham resultados satisfatórios.[3] Avanços na tecnologia da FIV e a injeção intracitoplasmática de espermatozoides (ICSI) têm contribuído para que muitas mulheres com infertilidade por fator tubário consigam engravidar. Em 1983, foi dada a mesma oportunidade pela primeira vez a mulheres com falência ovariana, quando o Dr. Peter Renou, na Austrália, relatou o nascimento do primeiro bebê saudável pela doação de oócitos por uma paciente de 25 anos com amenorreia secundária e falência ovariana precoce. Uma paciente de 29 anos, que se submeteu a FIV por um fator tubário, doou um único oócito

para a receptora. O sêmen do marido da receptora foi utilizado e obteve-se um embrião que foi transferido e resultou em um bebê a termo.[4]

Para que os procedimentos na área sejam bem-sucedidos e consigam promover bons resultados, os laboratórios devem estar bem equipados e sedimentados e os procedimentos bem executados pelo profissional que os realiza. O laboratório de produção de embriões in vitro (PIV) precisa ser livre de situações passíveis de causar distrações e, portanto, acidentes, sendo seguro e tendo uma área dedicada a cada tipo específico de manipulação.[5] Os protocolos envolvendo os procedimentos de manipulação de gametas, produção, cultivo e criopreservação devem estar bem estabelecidos, e os profissionais envolvidos na execução dos referidos protocolos estão bem treinados.

O médico especialista em Reprodução Humana, o infertileuta, tem um papel importante na estimulação hormonal ovariana, etapa que antecede o manuseio de gametas e embriões no Laboratório de Reprodução Humana. Para as mulheres anovulatórias (não ovulam), um medicamento que estimule a ovulação pode ser suficiente para permitir a concepção espontânea. Vários métodos e protocolos são utilizados para estimular a ovulação, como: o uso de citrato de clomifeno, um antiestrogênio não esteroide que age como inibidor do receptor do estrogênio e suprime o feedback negativo fisiológico do estradiol, promovendo um aumento na produção de hormônio folículo estimulante (FSH); administração de várias combinações e diferentes concentrações de gonadotrofinas recombinantes, como FSH, hormônio luteinizante (LH) ou ambos; e a combinação com agonistas do hormônio liberador de gonadotrofinas (GnRH). Esses estímulos resultam em múltiplas ovulações comuns à gravidez múltipla, quando o coito programado ou a inseminação artificial são os métodos de escolha. Essa estimulação hormonal também é utilizada para obter oócitos para a técnica de FIV e/ou ICSI.[6]

As técnicas e os laboratórios de TRA têm um papel crítico e integral na clínica. Nesse esforço cooperativo para ajudar um casal de pacientes a conseguir uma gravidez, deve haver empenho para garantir que seus sistemas operacionais individuais conservem, quantitativa e qualitativamente, os gametas e embriões sob seus cuidados e proporcionem condições sob as quais possam realizar seu pleno potencial de desenvolvimento.[7] Este capítulo resumirá os principais e mais recentes aspectos das técnicas biológicas aplicadas às biotecnologias da reprodução assistida para resultar em elevadas taxas de sucesso.

Laboratório

Os laboratórios de TRA têm um grau muito elevado de complexidade, e, à medida se expandem, surge a necessidade de técnicos devidamente treinados. Com frequência, os laboratórios de TRA são dotados de biólogos e biomédicos bem treinados em técnicas de pesquisa reprodutiva, mas qualquer profissional da área da saúde devidamente treinado e certificado pode atuar nos laboratórios de TRA, conforme o Código de Ética e Conduta da Associação Brasileira de Embriologistas.

Em grande parte, os atuais laboratórios de TRA são compostos por equipamentos para laboratórios não projetados e não fabricados especialmente para a TRA humana. Entretanto, os equipamentos de laboratório utilizados devem ser de uso exclusivo para gametas e embriões humanos. Por sua vez, os utensílios e os materiais de consumo devem ser estéreis e testados e certificados, a fim de garantir que as taxas de endotoxinas não causem danos aos embriões humanos. Além disso, os meios de cultivo utilizados em laboratórios de TRA apresentam uma composição desenvolvida exclusivamente para embriões humanos, para garantir bons resultados, como uma alta taxa de blastulação.

A rastreabilidade dos gametas e embriões humanos tem importância muito elevada para os processos diários em um laboratório de TRA, a fim de evitar que haja trocas ou contaminação de material biológico, o que causaria consequências negativas para os pacientes. Além disso, o controle de qualidade (CQ) é imprescindível em qualquer laboratório clínico, já que o programa de CQ avalia a qualidade dos microambientes laboratoriais e os parâmetros dos equipamentos e materiais, um controle que permite a investigação e a correção de quaisquer flutuações nos resultados. Assim, elementos tangíveis, como qualificações e conhecimentos do pessoal, protocolos e manutenção de registros, com o objetivo de uma inspeção de rotina do sistema para garantir que o serviço seja realizado sob condições ótimas, devem ser frequentemente avaliados pelo programa de CQ.[7]

O desenho arquitetônico e o fluxo de trabalho também são pontos importantes no laboratório de TRA, devendo-se considerar a planta física considerada para assegurar as melhores práticas e resultados. É importante que o laboratório de TRA esteja no mesmo local onde ocorrem as colheitas de oócitos, processo cirúrgico no qual há a captação oocitária diretamente dos ovários guiada por ultrassom, e de sêmen, a fim de minimizar os riscos de trocas e/ou contaminação, assim

como variações de temperatura dos materiais biológicos. Os riscos de acidente com o material biológico são elevados se os ambientes nos quais se colhem materiais e onde ocorre o processamento são distantes. Além disso, é importante pontuar que, segundo a Agência Nacional de Vigilância Sanitária (Anvisa), a planta física do laboratório deve ter um local definido e específico para a manipulação e o cultivo de embriões – um para análise e processamento de sêmen e outro para procedimentos de criopreservação e armazenamento de gametas e embriões. O projeto precisa fornecer espaço adequado para instrumentos e equipamentos, separação de tarefas, mobilidade de trabalhadores de laboratório, armazenamento de suprimentos e reagentes. Mais que isso, o laboratório deve ficar em uma região protegida, com pouco tráfego, longe de postos de gasolina e indústrias, e em um lugar onde haja mais controle do meio ambiente.

Técnicos bem treinados são necessários às atividades do laboratório de TRA. Recomenda-se o treinamento de profissionais com amostras de modelos animais, sendo geralmente utilizados ratos, camundongos ou bovinos, tendo em vista que a PIV está bem estabelecida nessas espécies animais. Manipulação de células humanas, técnicas estéreis e preparação do sistema de cultivo requerem treinamento e dedicação. A educação continuada, mesmo para os embriologistas seniores, é essencial, uma vez que novos protocolos, dispositivos e técnicas emergem todos os dias. Para um trabalho eficiente, os técnicos que trabalham em TRA devem conhecer os fundamentos biológicos e fisiológicos de todos os processos envolvidos na reprodução humana e compreender as motivações de cada etapa dos protocolos utilizados.

Os laboratórios ao redor do mundo têm se preocupado cada vez mais com todos os aspectos mencionados e buscado estratégias para melhorar o sistema operacional nos laboratórios TRA. Com a finalidade de minimizar o risco de possíveis erros, um estudo multi-institucional aplicou um modo de falha e análise de efeitos (FMEA) a cada atividade/etapa crítica como um método de avaliação de risco. Essa análise levou à identificação dos potenciais pontos de falha, com as suas causas e efeitos, utilizando o sistema de pontuação do número de prioridades de risco (RPN). No total, foram identificadas 11 etapas individuais e 68 diferentes modos de falha potencial. Os modos de falha mais bem classificados, com uma pontuação RPN de 25, englobavam 17 falhas e diziam respeito à "discordância do paciente" e à "incompatibilidade de amostra biológica". A redução máxima no risco, com RPN reduzida de 25 para 5, foi principalmente relacionada com a introdução de testemunhas ou dupla checagem realizada por pessoas diferentes. Os modos críticos de falha no processamento de amostras foram melhorados em 50% na RPN, concentrando-se na formação do pessoal. Três indicadores do sucesso do FMEA, com base na competência técnica e na rastreabilidade, foram avaliados após a implementação do FMEA. A testemunha por um segundo operador humano deve ser introduzida no laboratório para evitar misturas de amostras. Esses achados confirmam que o FMEA pode efetivamente reduzir os erros em laboratórios de tecnologia de reprodução assistida.[8]

Certo grau de rigidez é fundamental para a realização dos procedimentos e em relação a todos os aspectos ligados ao espaço físico do laboratório de TRA. Ainda, a certificação do próprio lugar físico, dos equipamentos e dos funcionários é muito importante. Evitar qualquer contaminação ou infecção deve representar uma prioridade. Para isso, a manutenção das superfícies limpas e a reposição periódica dos filtros de ar dos climatizadores são essenciais. Esse conjunto de características tornará o laboratório de TRA uma referência em bons resultados.[5]

Inseminação artificial

Na ausência de uma causa conhecida da infertilidade, as opções de tratamento incluem a inseminação intrauterina (IIU) (Figura 20.1), a IIU estimulada com citrato de clomifeno ou gonadotrofinas e a PIV. De todos os casais que apresentam problemas de fertilidade, cerca de 25% não têm uma causa passível de identificação. A IIU constitui um tratamento comumente usado em casais com subfertilidade inexplicável e um procedimento relativamente simples em que o sêmen é "lavado" e capacitado no laboratório e inserido na cavidade uterina com auxílio de um pequeno cateter no momento da ovulação.[9]

A IIU com ou sem estimulação ovariana é considerada a primeira opção de tratamento para casais com subfertilidade masculina moderada a leve, subfertilidade sem causa aparente e anovulação tipo II da Organização Mundial da Saúde (OMS). A IIU pode ser realizada com ou sem medicamentos para hiperestimulação ovariana. Em comparação ao ciclo natural, a IIU com estimulação ovariana melhora as chances de concepção em casais com subfertilidade. Atualmente, vários medicamentos estão disponíveis para estimulação ovariana, os quais podem ser usados em combinação com a finalidade de obter melhores resultados. O citrato de clomifeno é um fármaco antiestrogênico utilizado para a estimulação ovariana. Nas mulheres que não ovulam ou não engravidam espontaneamente com o uso do citrato de clomifeno, pode-se empregar a indução da ovulação com gonadotrofina combinada para a realização da inseminação intrauterina.[9]

A IIU consiste basicamente em depositar o sêmen do parceiro ou doador na cavidade uterina da mulher, deixando que a fertilização ocorra naturalmente. A técnica é considerada de baixa complexidade, bem como o coito programado, constituído apenas por um auxílio médico com estimulação hormonal e cronograma de datas quando o coito deve ocorrer a fim de facilitar a fertilização natural. Para o momento correto da inseminação, o monitoramento do ciclo é realizado por ultrassonografia para a avaliação e o acompanhamento do crescimento folicular e/ou pelo monitoramento do aumento pré-ovulatório do LH no sangue ou na urina. O objetivo consiste em conseguir a ovulação a partir de um ou, no máximo, dois folículos maduros. E sua vantagem reside no fato de que alguns dos riscos associados a PIV são evitados, particularmente os relacionados com o número de oócitos colhidos. No entanto, os riscos significativos de síndrome da hiperestimulação ovariana (OHSS) e gravidez múltipla permanecem se as gonadotrofinas forem utilizadas concomitantemente.

Em ciclos estimulados, as chances de sincronização dos eventos aumentam pela administração de uma injeção de gonadotrofina coriônica humana (hCG), indutora da ovulação. A fim de estimar melhor o horário para a injeção de hCG, o diâmetro do maior folículo (geralmente entre 16 e 18 mm), é determinado por meio de medidas ultrassonográficas. Uma vez preconizado que o maior folículo é o mais provável à ruptura, fazendo-o aproximadamente 38 horas após a injeção de hCG, recomenda-se inseminar cerca de 35 a 45 horas após a administração de hCG.[10]

Existem numerosas técnicas de laboratório para o preparo e a capacitação de sêmen, aplicadas de acordo com a qualidade da amostra. As diferentes técnicas de preparação do sêmen serão abordadas adiante. Por meio desse preparo em laboratório, é possível selecionar os espermatozoides morfologicamente normais e com melhor motilidade, concentrando-os em um pequeno volume, utilizado para a inseminação.

O The Royal College of Obstetricians and Gynaecologists concluiu que a estimulação ovariana aliada à IIU representa um tratamento eficaz para casais com infertilidade inexplicável. No entanto, a preocupação quanto à incidência de gravidezes múltiplas tem aumentado e, com isso, a estimulação ovariana em ciclos de IIU se tornou menos popular. Essas preocupações resultaram em um ajuste do aconselhamento para o tratamento de casais com subfertilidade inexplicada. Há, ainda, estudos que mostraram comparações entre IIU em ciclo natural com

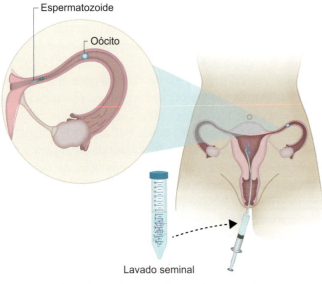

FIGURA 20.1 Inseminação artificial intrauterina.

IIU em ciclo estimulado, que têm revelado aumento de mais de duas vezes na taxa de nascidos vivos em mulheres tratadas com estimulação ovariana. Esse resultado pode ser considerado robusto, tendo em vista que a análise incluiu 396 casais e ensaios de alta qualidade.[11]

Fertilização *in vitro* clássica (FIV) e injeção intracitoplasmática de espermatozoide (ICSI)

A técnica conhecida como FIV clássica ou convencional envolve colocar o sêmen capacitado em contato com o oócito maduro para que a fertilização ocorra naturalmente em um ambiente *in vitro* (Figura 20.2). Com o desenvolvimento da TRA e o surgimento da ICSI, a FIV passou a ser mais utilizada nos casos em que o problema da infertilidade está ligado a causas exclusivamente femininas. Quando a causa da infertilidade do casal decorre de um fator masculino, e a qualidade da amostra de sêmen é baixa (alterações graves na quantidade de células móveis, na motilidade e/ou na morfologia), a alternativa consiste no uso da técnica ICSI, que permite a seleção individual de espermatozoide e sua injeção no interior do oócito.

Atualmente, alguns centros de RHA utilizam exclusivamente a técnica ICSI, com a qual não há necessidade de um espermatozoide móvel para a fertilização, possibilitando que muitos homens com problemas graves como oligoastenospermia, teratozoospermia e até mesmo ausência de espermatozoides (azoospermia) na ejaculação sejam pais biológicos – vale ressaltar que, apenas com a FIV clássica, esses homens não teriam essa oportunidade. Ambas as técnicas de FIV clássica e ICSI são consideradas de alta complexidade.[12,13]

A FIV ou a ICSI precisam ser realizadas de 3 a 4 horas após o procedimento de punção folicular, caso em que a amostra seminal deve ser processada antecipadamente e estar pronta para o momento do procedimento de fertilização. Existem diferentes protocolos para realizar essas técnicas, que se diferenciam em alguns pontos, mas são essencialmente muito semelhantes, independentemente do laboratório onde são realizadas. Em geral, na técnica de FIV clássica, os oócitos são mantidos por 18 a 20 horas em meio de cultivo contendo aproximadamente 100 mil espermatozoides capacitados/mℓ do meio[13] (Figuras 20.2 e 20.3).

Para a ICSI, os oócitos são denudados, ou seja, as células do *cumulus* são removidas de modo a poder observar o grau de maturação do oócito previamente à fertilização. A desnudação do oócito é realizada com a enzima hialuronidase. Após a retirada do *cumulus*, o grau de maturação dos oócitos é classificado e os oócitos maturos (em estágio de metáfase II) são selecionados. Em seguida, com um micromanipulador acoplado a um microscópio invertido, realizam-se: 1. a seleção de um único espermatozoide, anteriormente obtido do ejaculado, da cauda do epidídimo ou do testículo; 2. a "quebra" da cauda do espermatozoide; e 3. a injeção intracitoplasmática (ICSI) na posição média do oócito (Figuras 20.4 e 20.5). Após a injeção, o oócito é então transferido para a placa de cultivo.[13]

A ICSI se tornou um procedimento indispensável nas unidades de reprodução assistida. Porém, como se trata de uma técnica invasiva e que abrange múltiplos passos, cada etapa do procedimento é objeto de investigação, levando em

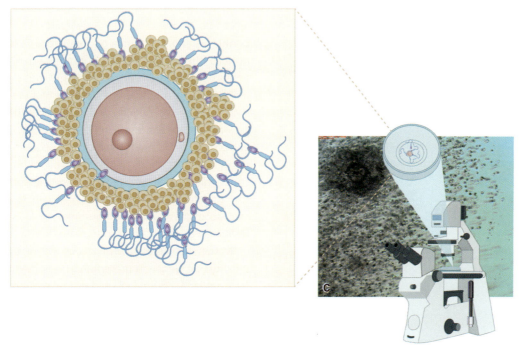

FIGURA 20.2 Fertilização *in vitro* (FIV).

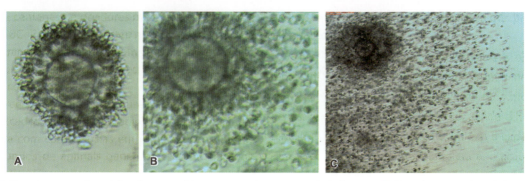

FIGURA 20.3 A. Complexo *cumulus*-oócito não expandido, correspondente a um oócito imaturo. **B.** Complexo *cumulus*-oócito expandido, corresponde a um oócito maduro (MII). (Cortesia do Laboratório de Reprodução Humana do Hospital das Clínicas da UFMG.) **C.** Fertilização *in vitro* convencional. Os oócitos são mantidos por cerca de 18 horas em meio de cultivo com espermatozoides na concentração de 100.000 espermatozoides/mℓ de meio.

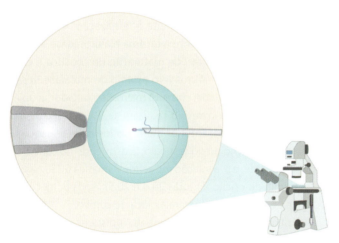

FIGURA 20.4 Injeção intracitoplasmática de espermatozoide (ICSI).

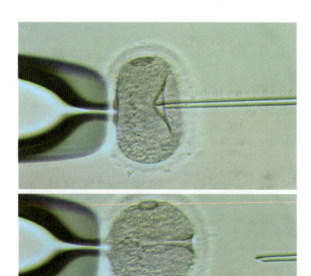

FIGURA 20.5 Inseminação intracitoplasmática de espermatozoide (ICSI) – oócito é injetado na porção medial, com o corpúsculo polar posicionado às 12 ou 6 horas. (Cortesia do Laboratório de Reprodução Humana do Hospital das Clínicas da UFMG.)

consideração os passos importantes do procedimento, como o posicionamento do oócito, o tempo de realização da ICSI, a opção de visualizar o fuso meiótico etc. Estudos publicados têm levado à discussão quanto às diferentes formas de realizar a ICSI, resultando em unidades de fertilização *in vitro* em todo o mundo que adotam diferentes abordagens. A ICSI é um procedimento multifacetado com vários passos consecutivos e, ao avaliar um, não se pode excluir o efeito final do anterior, ou o efeito global dos diferentes praticantes envolvidos do início ao final. Ainda hoje, há uma intensa discussão sobre as diferentes etapas da técnica de ICSI em decorrência de os protocolos não atingirem índices máximos.[14]

Análise e preparação da amostra de sêmen

A infertilidade masculina é responsável por cerca de 6 a 50% de todos os casos de infertilidade de casais, incluindo transtornos genéticos (criptorquidismo, síndrome de Klinefelter ou deleções do cromossomo Y),[15] alterações do sêmen (oligozoospermia, astenozoospermia ou teratozoospermia) e distúrbios no eixo hipotálamo-hipófise-suprarrenal por condições congênitas ou adquiridas. Em cerca de 12% dos pacientes do sexo masculino, a causa da infertilidade permanece desconhecida.[1]

As formas secundárias de infertilidade masculina podem decorrer da obesidade, da infecção pelo HIV, de perturbações endócrinas como hipotireoidismo ou diabetes melito, doenças inflamatórias crônicas intestinais ou reumatológicas, infecções genitais (p. ex., prostatite) ou exposição crônica a agentes tóxicos. Alterações sazonais também foram descritas para concentrações plasmáticas de hormônios sexuais, como a testosterona e o estradiol, conforme citado por De Giorgi *et al*.[1]

A análise da amostra seminal consiste no estudo das características do sêmen, representando o primeiro grande exame para avaliar a infertilidade do fator masculino. A análise inclui o estudo de parâmetros macroscópicos (aparência, volume, odor, viscosidade e período de liquefação) e microscópicos (concentração, motilidade, morfologia e vitalidade do esperma) de sêmen (Figuras 20.6 e 20.7).

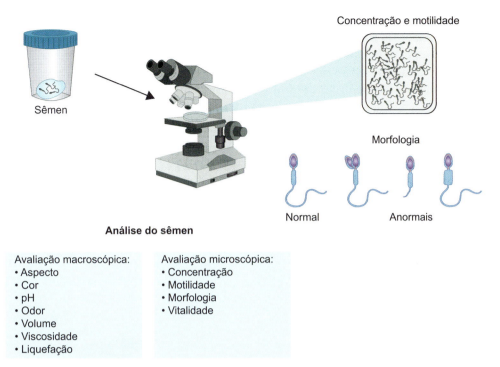

FIGURA 20.6 Análise seminal.

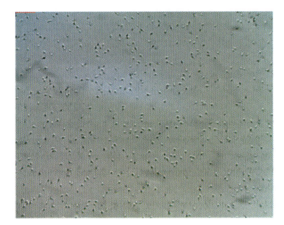

FIGURA 20.7 Amostra de espermatozoides em aumento de 200×.

Em geral, a colheita de amostras se dá por masturbação e em recipiente estéril. Quando não é possível colher o sêmen por masturbação, usam-se técnicas especiais de colheita. As técnicas são cirúrgicas e as mais comuns consiste em: aspiração microcirúrgica do epidídimo (MESA); aspiração percutânea do epidídimo (PESA); aspiração percutânea do testículo (TESA); e biopsia testicular (TESE)[13] (Figura 20.8).

No sêmen, para avaliação dos parâmetros de concentração e motilidade, utilizam-se as câmaras de Makler ou Neubauer, que, por sua vez, possibilitam também a contagem e o cálculo do número de células redondas, eventualmente encontradas no sêmen, especialmente nos casos de infecção. Na avaliação da motilidade espermática, os espermatozoides são contados e classificados nas categorias móveis progressivos, móveis não progressivos e imóveis. Para a análise da vitalidade, pode-se empregar diferentes técnicas, sendo as mais comuns o teste hiposmótico e o teste de eosina. Para a análise morfológica das células espermáticas, realiza-se um esfregaço de sêmen que é, então, corado com o método Diff-Quik, ou também eosina e nigrosina, e, depois, analisado em microscópio óptico padrão. Durante a análise, são avaliadas as seguintes estruturas: cabeça, peça intermediária e cauda, obedecendo a critérios morfológicos bem estabelecidos para que a amostra seja classificada como normal, conforme os critérios estritos de Kruger. Outros testes podem também ser aplicados quando necessário, como o teste de aglutinação (aglomerados de espermatozoides móveis) e o teste de anticorpos antiespermatozoides IgA e IgG.[13]

Uma amostra de sêmen de qualidade normal foi descrita no passado como apresentando uma concentração de espermatozoides de 20 milhões/mℓ ou mais, motilidade total 50% ou mais, morfologia normal em 50% ou mais e nenhum anticorpo de esperma. Desde 2010, os valores de referência para uma amostra de sêmen de qualidade normal foram revisados, e as alterações mais importantes aos limites de referência consistiram em volume de sêmen igual ou superior a 1,5 mℓ, concentração de espermatozoides igual ou superior a 15 milhões/mℓ, motilidade total igual ou superior a 40% e morfologia normal em 4% ou mais.[10] Estudos demonstraram que o FSH e a inibina B parecem estar relacionados com os parâmetros funcionais do sêmen, como concentração, motilidade e morfologia do esperma, enquanto os níveis de testosterona mostraram apenas uma tendência de associação positiva com a motilidade espermática.[1]

A escolha do tipo de processamento de sêmen dependerá do procedimento a ser realizado e da qualidade da amostra, a fim de obter as melhores taxas de fertilização e desenvolvimento embrionário. Geralmente, as amostras com concentração inferior a 5 milhões de espermatozoides/mℓ são preparadas por lavagem (lavagem simples) ou minigradiente de densidade. As amostras com uma concentração entre 5 e 10 milhões de espermatozoides/mℓ são preparadas por gradiente de densidade ou coluna de densidade minigradiente com 1 mℓ. Amostras com concentrações acima de 10 milhões de espermatozoides/mℓ são preparadas por gradiente de densidade coluna de 1 mℓ e *swim-up* (Figura 20.9).

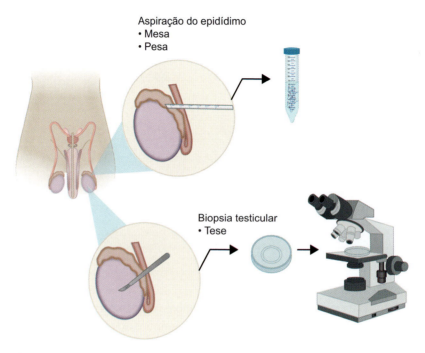

FIGURA 20.8 Opções quando não se pode realizar a colheita de sêmen por masturbação.

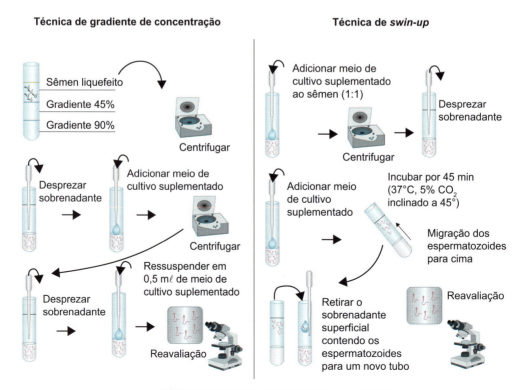

FIGURA 20.9 Técnicas de capacitação espermática.

Quanto à qualidade da amostra seminal, a infertilidade por fator masculino pode ser classificada em: azoospermia (ausência de espermatozoides); oligospermia (concentração de espermatozoides abaixo de 15 milhões de espermatozoides/mℓ, oligospermia grave (concentração abaixo de 5 milhões de espermatozoides/mℓ); necrospermia (mais de 42% dos espermatozoides mortos); astenospermia (abaixo de 32% de motilidade progressiva); e teratozoospermia (morfologia alterada).[13]

Atualmente, a técnica de Super-ICSI ou IMSI (*Intracytoplasmic morphologically selected sperm injection*) tem sido utilizada com a finalidade de melhorar as taxas de gravidez. O objetivo da técnica consiste em identificar, em tempo real e com precisão, o espermatozoide com maior potencial de capacidade de fertilização pela avaliação morfológica detalhada. A técnica possibilita a visualização minuciosa do espermatozoide antes da fertilização (ICSI) e a avaliação de um conjunto de eventuais alterações, sendo também conhecida como MSOME (*motile sperm organelle morphology examination*). Sua grande diferença em relação à ICSI tradicional reside no sistema óptico com lente objetiva de maior poder de ampliação de imagem, possibilitando observar espermatozoides em detalhes, detectar defeitos e selecionar as melhores células para a realização do procedimento. O aumento pode atingir 12.500 vezes.[13,16,17] Desde 2001, o MSOME tem sido utilizado para selecionar espermatozoides com ausência de vacúolos sob alta ampliação (DIC/Nomarski) para ICSI. Mais recentemente, a pesquisa sobre a infertilidade do fator masculino se concentrou na morfologia do espermatozoide, sobretudo a de sua cabeça, onde se encontram os vacúolos. Os espermatozoides vacuolados têm sido associados a resultados reduzidos de ICSI, fragmentação aumentada de DNA e falha na condensação da cromatina.

Técnicas de avaliação de oócitos

Uma variedade de fatores pode afetar as características do oócito e do embrião e o resultado subsequente na TRA, incluindo características dos pacientes, protocolos de estimulação ovariana, métodos de recuperação de oócitos, processamento de oócitos, procedimento de fertilização, processamento e transferência de pré-embriões.[18]

Para os procedimentos de FIV ou ICSI terem maiores chances de sucesso, é essencial que, além da qualidade do sêmen, haja grande atenção para a qualidade do oócito. Tal como acontece com o espermatozoide, existem classificações utilizadas para determinar se um oócito é considerado de boa qualidade e viável. A qualidade e a maturidade dos oócitos no momento de sua recuperação refletem a resposta da paciente à hiperestimulação ovariana controlada (COH) e podem fornecer informações de diagnóstico e prognóstico com base na qualidade dos gametas. Os oócitos humanos obtidos por meio de vários protocolos de estimulação ovariana podem variar amplamente quanto à maturidade, à qualidade e ao potencial de desenvolvimento *in vitro* (Figuras 20.10 e 20.11).

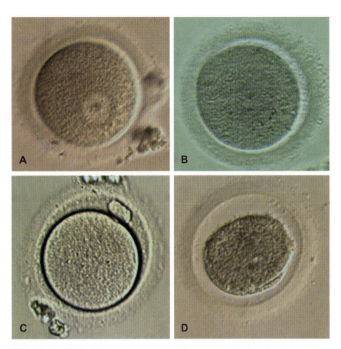

FIGURA 20.10 A. Oócito imaturo – vesícula germinativa. **B.** Oócito imaturo – meiose I. **C.** Oócito maduro normal (MII). **D.** Oócito degenerado. (Cortesia do Laboratório de Reprodução Humana do Hospital das Clínicas da UFMG.)

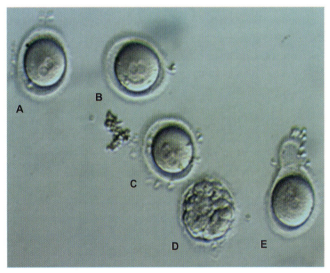

FIGURA 20.11 Oócitos de diferentes qualidades fertilizados após fertilização *in vitro* clássica. **A** a **C.** Oócitos MII fertilizados. **D.** Oócito totalmente fragmentado. **E.** Oócito com alteração na ZP fertilizado. (Cortesia do Laboratório de Reprodução Humana do Hospital das Clínicas da UFMG.)

No laboratório, realiza-se inicialmente uma avaliação rápida e, em seguida, os oócitos são mantidos em condições ótimas de temperatura, osmolaridade e pH. Uma alteração de qualquer um desses parâmetros pode ser prejudicial ao desenvolvimento contínuo do oócito até o estágio embrionário. Até o momento, nenhum teste bioquímico confiável realizado a partir do fluido folicular foi desenvolvido com a finalidade de avaliar com precisão e rapidez o estado de maturação e o potencial de desenvolvimento do oócito. Portanto, a maioria dos sistemas de classificação de oócitos depende da visualização direta do grau de maturação, da morfologia do oócito e do aspecto do *cumulus oophorus*. As classificações são feitas a partir da avaliação morfológica desses gametas. Um oócito maduro (em metáfase II) é considerado morfologicamente normal quando apresenta forma esférica, um único corpúsculo polar intacto, pequeno espaço perivitelino sem granulação, zona pelúcida clara e intacta e o citoplasma homogêneo sem inclusões. As alterações extracitoplasmáticas levam em conta a forma do corpúsculo polar, a zona pelúcida e o espaço perivitelínico. Os oócitos com alteração morfológica podem apresentar zona pelúcida espessa, além de detritos e aumento do espaço perivitelínico (Figura 20.12). Já as alterações intracitoplasmáticas levam em consideração a presença de vacúolos, agregados de retículo endoplasmático liso (RPL), corpos refráteis e granulação no ooplasma.[13]

Para a realização das técnicas de FIV e ICSI, os oócitos precisam estar maduros, isto é, em metáfase II, além de apresentar um corpúsculo polar visível. Se estiverem em metáfase I ou estágio de vesícula germinativa, são considerados imaturos e não são submetidos ao procedimento de fertilização. Há diferentes técnicas para a avaliação da maturação do oócito. A avaliação inicial da maturação dos oócitos se baseia, historicamente, na visualização direta da aparência do complexo *cumulus*-oócito. Os oócitos com um *cumulus oophorus* expandido, mucificado, e com corona radiata bem visível apresentam maior chance de conterem em seu interior oócitos em metáfase II. Aqueles oócitos que exibem um *cumulus* expandido, mas graus variáveis de expansão da corona radiata, ou quando ela está ausente, indicam possivelmente oócitos intermediários com menor chance de estarem maduros, em geral em prófase I ou metáfase I. Tais observações iniciais podem ser feitas rapidamente durante a pesquisa por meio de aspirados foliculares. No entanto, a expansão do *cumulus* e da corona radiata está correlacionada apenas indiretamente com a maturação do oócito, podendo-se encontrar uma assincronia entre a morfologia *cumulus*-oócito e a maturação nuclear.[19]

Técnicas de avaliação do embrião

Na TRA de rotina, os embriões devem ser selecionados com o uso de variáveis, que vêm demonstrando ter poder de seleção estatisticamente independente. Com o surgimento de métodos automáticos e objetivos para registro da morfologia e cinética do crescimento de embriões humanos, existe a possibilidade de agrupar conjuntos de dados de muitas clínicas diferentes, o que possibilita construir algoritmos de seleção baseados em parâmetros embrionários gravados objetivamente. Métodos para a análise genética do estado cromossômico e gênico (*screening* genético) dos embriões podem ser úteis e aplicados em alguns contextos clínicos específicos para auxiliar na seleção embrionária. Esse procedimento, denominado biopsia embrionária, é realizado pela remoção de algumas células do trofoectoderma embrionário geralmente no 5º dia de desenvolvimento (estágio de blastocisto), que são fixadas e enviadas para um laboratório de genética. Os embriões são congelados e, após o resultado em mãos, transferem-se os embriões saudáveis para o útero materno.

Em relação aos métodos de avaliação da viabilidade do embrião, existem correlações entre o aspecto morfológico de um pré-embrião, as taxas de clivagem e as taxas de gestação por FIV ou ICSI.[20-22] A morfologia pré-embrionária pode sofrer influência de fatores intrínsecos, como erros de desenvolvimento e genéticos, e/ou fatores extrínsecos, como o protocolo de estimulação ou condições de cultivo subótimas. Vários sistemas de classificação ajudam na avaliação de pré-embriões para viabilidade e sucesso de implantação com base no aspecto morfológico. Ainda, têm sido desenvolvidos métodos não invasivos de avaliação do metabolismo pré-embrionário em relação à absorção de nutrientes, denominados metabolômica e proteômica.[23,24]

A morfologia de embriões humanos tem sido descrita extensivamente[25] (Figura 20.13). Relatos comparando a aparência morfológica embrionária e as taxas de gravidez por FIV mostram que estão associadas, tradicionalmente, ao tamanho e à simetria dos blastômeros, à granulosidade e à presença ou ausência de fragmentos citoplasmáticos com a capacidade de desenvolvimento após a transferência.[26] A pontuação precisa da morfologia do embrião para avaliar a viabilidade é muito

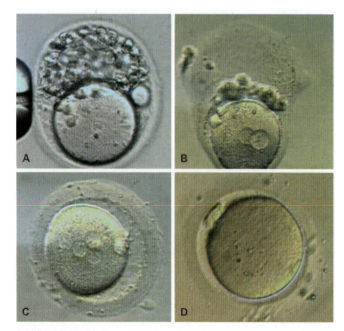

FIGURA 20.12 Oócitos com alterações. **A.** Oócito com alteração não catalogada na zona pelúcida. **B.** Oócito com zona pelúcida alterada fertilizado. **C.** Oócito fertilizado com 3 PN (polispermia). **D.** Oócito com corpúsculo polar achatado. (Cortesia do Laboratório de Reprodução Humana do Hospital das Clínicas da UFMG.)

subjetiva, difícil e imprecisa. Os embriões com morfologia normal podem ser multinucleados ou apresentar anormalidades intracelulares do processo celular. No entanto, acredita-se que cada blastômero tem a capacidade de totipotência e que esses embriões poderiam se livrar de células defeituosas e gerar embriões viáveis.[27]

Os aspectos morfológicos gerais a serem observados incluem a visualização de um único núcleo em cada blastômero: os blastômeros devem ter tamanho e forma iguais, cor e granulosidade uniformes e ocupar a maior parte do espaço dentro da zona pelúcida, além de se atentar para o número de células para cada dia de desenvolvimento. Existem algumas pontuações validadas pelas Sociedades de Medicina Reprodutiva, as quais são utilizadas na maioria dos centros ao redor do mundo.[26]

A espessura da zona pelúcida também parece predizer o potencial de desenvolvimento.[28,29] Os embriões que apresentam zona pelúcida mais fina parecem se implantar com maior frequência. Normalmente, o enfraquecimento da zona pelúcida ocorre no estágio de expansão do blastocisto, embora possa falhar em condições de cultivo *in vitro*, pelo processo de criopreservação, ou estar relacionado com um fenômeno inerente ao pré-embrião.[30] As taxas de implantação de embriões com espessura de zona superior a 15 μm podem ser melhoradas com a utilização da técnica de *assisted hatching* (AH), a qual ajuda no contato do embrião com o endométrio e melhora o potencial de implantação.[31] A técnica foi utilizada pela primeira vez em 1990 e, atualmente, três variações podem ser usadas: a técnica mecânica usando microagulhas de vidro, também conhecida como micromanipulação com uma agulha acoplada ao sistema oral; o método químico, o qual utiliza uma solução ácida para digerir parte da zona pelúcida; e a técnica com uso do *laser*, um dispositivo acoplado ao microscópio de micromanipulação.

Existem ainda questões relacionadas com a eficiência e as indicações da técnica AH. O primeiro estudo randomizado demonstrou realmente um aumento nas taxas de implantação após o AH, mas estudos posteriores não confirmaram esses achados. A taxa de gêmeos monozigóticos também teve aumento relativo. Portanto, recomenda-se que haja uma seleção prévia de pacientes que serão submetidas a essa técnica: somente pacientes com falhas de implantação ou aquelas mais velhas com FSH basal alterado e zona pelúcida espessa.[32-34]

Ainda considerando a qualidade do embrião, a biopsia embrionária, mencionada previamente, pode ser feita em alguns casos para avaliar alterações cromossômicas e genéticas. As biopsias embrionárias são realizadas nos dias 3 ou 5 do desenvolvimento embrionário, uma vez que nessas etapas do desenvolvimento a posição das células é bem definida e se pode retirar uma quantidade suficiente de células embrionárias (até 25% sem prejudicar o desenvolvimento do embrião). Esses blastômeros removidos podem ser fixados em lâminas ou enviados em uma solução tamponada específica para análise genética.[34] Blastocistos que serão criopreservados podem ser biopsiados antes ou após congelação-descongelação/aquecimento para triagem de aneuploidia. Os blastocistos euploides descongelados podem ser transferidos, sem haver prejuízos à implantação, já que a prevalência de aneuploidia em blastocistos humanos não aumenta depois que os blastocistos são submetidos a congelação e descongelação, sugerindo que os processos atuais de criopreservação são seguros.

A identificação de embriões humanos aneuploides produzidos *in vitro* por recentes testes genéticos moleculares continua a ser um desafio em virtude das taxas elevadas de mosaicismo, da divisão celular atípica, da fragmentação celular, da instabilidade subcromossômica e da multinucleação. O diagnóstico genético pré-implantacional (PGD) compreende o diagnóstico de anomalias genéticas e cromossômicas em embriões. O exame, realizado a partir das células obtidas da biopsia, é feito antes da transferência embrionária e mostra se o embrião tem algum tipo de anomalia genética, ou seja, permite que somente embriões geneticamente normais sejam selecionados para transferência. Essa técnica de reprodução assistida sempre requer um tratamento de FIV ou ICSI, uma vez que é necessário dispor dos embriões no laboratório para realizá-la.

O PGD é recomendado para casais em risco de transmissão de alterações cromossômicas ou doenças monogênicas, casais com história de aborto recorrente, falha de implantação após várias tentativas de FIV/ICSI, alterações graves no sêmen e mulheres com idade avançada. Os embriões mosaicos, que apresentam tanto células euploides quanto aneuploides, são difíceis de identificar como tal e, quando isso acontece, são tradicionalmente não transferidos por sua viabilidade ambígua.

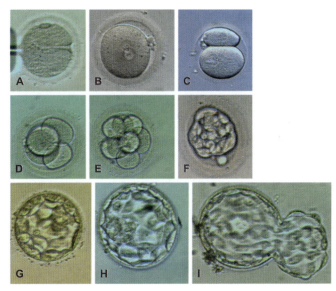

FIGURA 20.13 Desenvolvimento embrionário. **A.** Oócito maduro inseminado. **B.** Oócito fertilizado com 2 PN. **C.** Embrião com dois blastômeros. **D.** Embrião com quatro blastômeros. **E.** Embrião com oito blastômeros. **F.** Mórula em início de cavitação. **G.** Blastocisto inicial. **H.** Blastocisto expandido. **I.** Blastocisto em *hatching*. (Cortesia do Laboratório de Reprodução Humana do Hospital das Clínicas da UFMG.)

A literatura científica sugere que as mulheres mais velhas não se beneficiam da técnica de PGD, o que faz sentido pelo fato de que a maioria dos embriões nesses pacientes é aneuploides e uma triagem adicional parece um tanto redundante. Além disso, se esses pacientes produzem mosaicos, estes são muitas vezes descartados, o que pode se tornar contraproducente, uma vez que tem sido desde então revelado que alguns embriões mosaico são capazes de produzir bebês saudáveis.

A espécie humana apresenta uma taxa de aborto natural muito elevada, fator que está relacionado com o número elevado de anomalias cromossômicas durante ciclos de concepção natural. Um estudo conduzido com casais férteis normais e com risco para doenças hereditárias genéticas mostrou que apenas 9% dos casais que geraram embriões de FIV tinham um complemento cromossômico normal em todos os blastômeros, mas aproximadamente metade dos embriões não apresentava blastômeros normais.[35]

Condições de cultivo

Os meios de cultivo representam parte fundamental para o desenvolvimento embrionário adequado em laboratório. Há formulações específicas para os diferentes estágios de desenvolvimento embrionário, bem como para a manipulação de oócitos, a preparação de sêmen e a realização dos procedimentos de FIV ou ICSI.[13]

Os meios de cultivo de embriões dividem-se em: simples, geralmente sistemas-tampão que contêm basicamente bicarbonato de sódio, soro fisiológico, piruvato, lactato e concentrações variadas de glicose, que se diferenciam na concentração iônica e energia; complexos, constituídos pelos mesmos componentes dos meios simples, além de aminoácidos, vitaminas e purinas. Esses meios suportam o desenvolvimento do pré-embrião até o estágio do blastocisto. Vale ressaltar que é muito importante utilizar meios específicos para cada procedimento, uma vez que as vias de metabolismo energético são diferentes nos espermatozoides, oócitos e embriões[36] (Figura 20.14).

Técnicas de criopreservação de gametas, embriões e tecido germinativo

A criopreservação de amostras biológicas tem sido amplamente utilizada em programas de TRA, nas biotécnicas da reprodução animal e na conservação de espécies ameaçadas de extinção. A literatura relata resultados muito positivos quanto à sobrevivência de células congeladas-descongeladas e aos resultados clínicos. No entanto, não está ainda totalmente claro se a criopreservação de espermatozoides, oócitos e embriões pode causar qualquer interferência em sua integridade genética.[37]

As metodologias clínicas e laboratoriais continuam a evoluir, tanto para pacientes do sexo masculino quanto feminino (Figura 20.15), a fim de armazenar os seus gametas para utilização futura. Razões sociais ou condições de doença tornam a evolução e a otimização dessas técnicas prioritárias neste momento, especialmente em casos de preservação da fertilidade de pacientes jovens com câncer de prognóstico favorável.

Preservar a fertilidade compreende um requisito para qualquer criança submetida a tratamento gonadotóxico no tratamento de câncer ou doenças autoimunes. As técnicas variam de acordo com a idade, o sexo do paciente e a natureza do tratamento. Os meninos submetidos à irradiação têm proteção testicular ou transposição gonadal. Meninos na pós-puberdade submetidos à quimioterapia podem ter seu sêmen criopreservado, assim como se faz com adultos. Entretanto, a preservação da fertilidade para meninos pré-púberes submetidos à quimioterapia implica na criopreservação de tecido testicular. A investigação concentra-se no transplante de células germinativas, autotransplante de tecido testicular ou maturação espermatogonal *in vitro*, para posteriormente restaurar a espermatogênese.

Em relação às pacientes do sexo feminino, a transposição ovariana pode ser realizada em casos de braquiterapia ou radioterapia externa em meninas e tem taxas de sucesso de

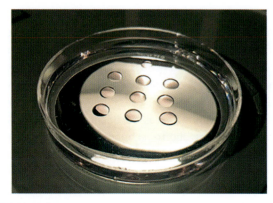

FIGURA 20.14 Placa de cultivo embrionário. (Cortesia do Laboratório de Reprodução Humana do Hospital das Clínicas da UFMG.)

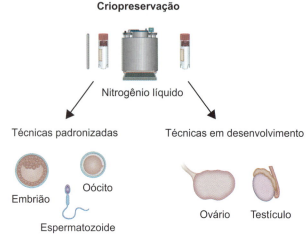

FIGURA 20.15 Opções de criopreservação padronizadas e em desenvolvimento.

80%. Na criopreservação de tecido ovariano, que tem sido desenvolvida desde 1995 para meninas pré-púberes e pós-púberes em tratamento quimioterápico, o ovário ou parte dele é recuperado cirurgicamente, por videolaparoscopia, e os fragmentos corticais ováricos são congelados.[38] A descongelação e o transplante de tecido são os próximos passos para restaurar a fertilidade. Em 2015, foram relatados 60 nascidos vivos e 5 gestações em curso após transplante de tecido ovariano.[39,40]

A criopreservação está associada a extensos danos às membranas celulares e resulta na alteração do estado funcional e metabólico das células, principalmente das mitocôndrias em seu interior. Algumas evidências sugerem um aumento nas rupturas em cadeias de DNA e no grau de condensação ou fragmentação do DNA nos espermatozoides após a criopreservação. A extensão dessas mudanças pode variar entre indivíduos diferentes e técnicas distintas. A adição de antioxidantes aos meios de criopreservação e o uso de diferentes regimes de resfriamento bem controlados poderiam melhorar tais resultados. Um número limitado de estudos sobre oócitos fornece resultados controversos quanto ao efeito na fragmentação de DNA, na troca de cromátides-irmãs (SCE) e na aneuploidia. Um único estudo sobre embriões humanos sugeriu que a vitrificação afeta a integridade do DNA em muito menor extensão que a congelação lenta. Estudos em animais mostram aumentos nas mutações do DNA mitocondrial em embriões após criopreservação. O número de estudos prospectivos de seguimento a longo prazo em seres humanos ainda é bastante limitado e deriva principalmente de estudos retrospectivos com limitação de dados analisados.[37]

No passado, as opções eram escassas. Muitas vezes, a criopreservação provocou danos nas células e nos embriões, causando uma sobrevivência e taxas de gravidez muito baixas. Atualmente, com a vitrificação, a criopreservação se tornou uma técnica com ótimos resultados. A congelação lenta constitui uma técnica antiga para criopreservar gametas e embriões, hoje ainda utilizada para criopreservação de tecido germinativo. No entanto, a vitrificação tem também apresentado resultados bastante animadores para tecidos germinativos. No caso da criopreservação de embriões, eles podem ser vitrificados em qualquer dia de desenvolvimento. A amostra combinando volume mínimo e alta concentração de crioprotetor resulta em um aumento considerável na viscosidade da solução. Esse súbito aumento da viscosidade impede a formação de cristais de gelo, reduzindo o dano celular e aumentando, assim, a incidência de resultados clínicos satisfatórios.[3]

As técnicas hoje consideradas estabelecidas, como congelação de embriões, oócitos maturos e espermatozoides, têm ajudado muitos pacientes a preservar seu potencial reprodutivo e conseguir a gestação após o término do tratamento. Os métodos experimentais, como a criopreservação de tecido germinativo, apesar de terem esse *status*, podem se tornar as únicas alternativas para alguns pacientes, motivo pelo qual devem sempre ser considerados como potenciais alternativas nesses casos.

Maturação *in vitro*

A maturação *in vitro* (MIV) de oócitos humanos constitui um tratamento emergente de infertilidade com grande promessa, principalmente para preservação da fertilidade. Para ser bem-sucedida, essa tecnologia de reprodução assistida deve implicar na maturação nuclear e citoplasmática dos oócitos e dar origem a embriões humanos com o mesmo potencial de desenvolvimento que os embriões resultantes da FIV realizada a partir de oócitos maturados *in vivo*. A aspiração de oócitos imaturos a partir de folículos antrais de pequeno a médio diâmetro, seguida de sua maturação *in vitro*, apresenta uma alternativa atrativa à estimulação hormonal de pacientes em tratamento FIV, uma vez que a administração de hormônios exógenos é um tratamento caro e pode causar graves problemas relativos à estimulação ovariana. Entre esses efeitos, a síndrome de hiperestimulação ovariana é muito grave, e a técnica de aspiração de oócitos imaturos, seguida de MIV, deve ser avaliada como alternativa em pacientes que têm pré-disposição a desenvolver a síndrome.

Além disso, outro grupo de pacientes que poderiam se beneficiar de tratamentos com MIV são as mulheres jovens submetidas à terapia anticâncer (radiação e/ou quimioterapia). Essa técnica permite que os oócitos sejam colhidos sem que a paciente precise realizar a estimulação ovariana, ou com uma estimulação mínima, podendo ser aplicada a pacientes jovens.[41] Os oócitos aspirados permanecem em cultivo em torno de 24 a 48 horas para posterior fertilização por FIV convencional ou pela ICSI, ou são criopreservados por técnica de vitrificação, conforme previamente revisado.[42]

A técnica de MIV de oócitos foi demonstrada pela primeira vez por Pincus e Enzmann em 1935,[43] ao removerem oócitos imaturos de coelha, e, depois, por Edwards 1965,[44] com remoção dos oócitos do ambiente folicular submetidos à maturação nuclear. O primeiro nascimento com MIV se deu por meio da FIV em 1978 com a recuperação de oócitos imaturos de um ovário no periparto.[45] A partir de então, essa técnica se destaca por apresentar novas possibilidades na RHA, uma vez que se pode realizar a colheita de oócitos a partir de folículos antrais em qualquer fase do ciclo reprodutivo e há independência de estimulação com gonadotrofinas. Em 1998, Russell[46] já mencionava que, no futuro, a MIV se destacaria para casais que necessitariam diminuir dose de medicamentos por riscos de hiperestimulação.

O Brasil rapidamente a incorporou ao setor produtivo de embriões bovinos, de tal maneira que nos últimos anos a PIVE se tornou uma das ferramentas de destaque nos programas de melhoramento genético animal, pois, além de sua relevância para estudos biotecnológicos, tem importância comercial.

O Brasil ocupa hoje posição de destaque no cenário mundial, sendo responsável por quase 50% da produção mundial de embriões bovinos *in vitro*.

Em relação à aplicação clínica em humanos, os folículos e seus oócitos também podem ser recuperados pela biopsia do córtex ovariano antes da criopreservação, principalmente em meninas na pré-puberdade ou após a ooforectomia, durante o processamento do tecido em laboratório. Luyckx *et al.*[47] mostraram que as gonadotrofinas exógenas administradas a camundongos transplantados com xenoenxertos de ovários humanos pré-púberes resultaram no desenvolvimento folicular para a fase antral, descrevendo que, no momento da criopreservação do tecido ovariano, os oócitos imaturos de pequenos folículos antrais de ovários pré-púberes podem ser colhidos, maturados e criopreservados. Outro estudo realizado com pacientes de 8 a 35 anos de idade, com complexos *cumulus*-oócitos (COC) recuperados por aspiração de fluido folicular antral do córtex ovariano e maturados *in vitro* por 24 a 48 horas, mostrou que um número significativo de oócitos imaturos pode ser colhido em qualquer idade, inclusive de meninas na pré-puberdade.[48]

Chian *et al.*[49] relataram que mais de 5 mil bebês já nasceram por meio da técnica de MIV em todo o mundo. Os autores buscaram dados obstétricos e perinatais de gestações por tratamento de RHA por MIV e informaram que, até aquela data, cerca de 1.500 crianças estavam registradas nos bancos de dados. Os resultados preliminares indicaram que o peso ao nascer e a incidência de anomalias congênitas parecem ser comparáveis aos de partos de mulheres inférteis que foram tratadas com estimulação padrão de ovário e ciclos de ICSI. Contudo, apesar do número de nascimentos possibilitados por essa técnica, ainda é necessário padronizar os protocolos, além de as Sociedades Médicas da área considerarem a técnica estabelecida para livre aplicação clínica.

Considerações finais

Um laboratório de reprodução assistida manipula gametas humanos para produzir embriões que tenham potencial de gerar uma gravidez. O impacto dessas atividades, tanto do ponto de vista técnico quanto ético, e os riscos inerentes a elas são tamanhos que tornam imprescindível o seu contínuo controle de qualidade – a fim de garantir a replicabilidade e a segurança de todos os métodos que compõem o sistema de funcionamento do laboratório. Somente assim é possível assegurar um alto nível de segurança dos pacientes e altas taxas de sucesso das técnicas.

Protocolos adequadamente estabelecidos e padronizados são essenciais nessa área de assistência, bem como de estudo. Pequenas diferenças entre laboratórios e formas de trabalho entre profissionais sempre estarão presentes na rotina da realização dos exames e procedimentos. Porém, organização, controle de qualidade e educação continuada compreendem itens obrigatórios em laboratórios de RHA.

Passados mais de 30 anos do primeiro êxito com a fertilização *in vitro* no país, o nascimento do primeiro bebê de proveta brasileiro em 1984, a aplicação de tecnologias de reprodução assistida continua disponível e em crescente evolução tecnológica. Inúmeras inovações vêm sendo desenvolvidas e, em breve, poderão ser aplicadas tanto para a assistência de pacientes inférteis quanto para a preservação da fertilidade de pacientes que estão tratando doenças que por si sós ou cujo tratamento são prejudiciais ao potencial reprodutivo futuro.

REFERÊNCIAS BIBLIOGRÁFICAS

1. De Giorgi A, Volpi R, Tiseo R et al. Seasonal variation of human semen parameters: A retrospective study in Italy. Chronobiology International. 2015; 32(5):711-6.
2. Bavister BD. Early history of in vitro fertilization. Reproduction. 2002; 124(2):181-96.
3. Wang J, Sauer MV. In vitro fertilization (IVF): a review of 3 decades of clinical innovation and technological advancement. Ther Clin Risk Manag. 2006; 2(4):355-64.
4. Lutjen P, Trounson A, Leeton J et al. The establishment and maintenance of pregnancy using in vitro fertilization and embryo donation in a patient with primary ovarian failure. Nature. 1984; 307(5947): 174-5.
5. Elder K, Dale B. In Vitro fertilization. 2 ed. Cambridge, UK: Cambridge University Press; 2000.
6. Carlson BM. Embriologia humana e biologia do desenvolvimento. Rio de Janeiro: Elsevier; 2014.
7. Go KJ. 10 Quality Control: A Framework for the ART Laboratory. Assisted Reproduction Laboratory. 2000; p. 253.
8. Intra G, Alteri A, Corti L et al. Application of failure mode and effect analysis in an assisted reproduction technology laboratory. Reprod Biomed Online. 2016; 33(2):132-9.
9. Sinha S, Agrawal N. Endorphin alone is a better drug for ovarian stimulation than in combination with compeer in intrauterine insemination. The Journal of Obstetrics and Gynecology of India. 2015; 66(5):333-8.
10. Cissen M, Bensdorp A, Cohlen BJ et al. Assisted reproductive technologies for male subfertility. Cochrane Database Syst Rev. 2016; 2:Cd000360.
11. Asseler J, Hughes E, Ayeleke RO et al. Intra-uterine insemination for unexplained subfertility. The Cochrane Library. 2016.
12. Van Landuyt L, De Vos A, Joris H et al. Blastocyst formation in in vitro fertilization versus intracytoplasmic sperm injection cycles: influence of the fertilization procedure. Fertil Steril. 2005; 83(5):1397-403.
13. Borges J, Farah LMS, Sanches CS. Reprodução humana assistida: Associação Instituto Sapientiae. São Paulo: Atheneu; 2011.
14. Simopoulou M, Giannelou P, Bakas P et al. Making ICSI safer and more effective: A review of the human oocyte and ICSI practice. In Vivo. 2016; 30(4):387-400.
15. Hotaling JM. Genetics of male infertility. Urol Clin North Am. 2014; 41(1):1-17.
16. Laws-King A, Trounson A, Sathananthan H et al. Fertilization of human oocytes by microinjection of a single spermatozoon under the zona pellucida. Fertil Steril. 1987; 48(4):637-42.

17. Cohen J, Elsner C, Kort H et al. Impairment of the hatching process following IVF in the human and improvement of implantation by assisting hatching using micromanipulation. Hum Reprod. 1990; 5(1):7-13.

18. Sharpe-Timms KL, Zimmer RL. Oocyte and pre-embryo classification. Handbook of the assisted reproduction laboratory. USA: CRC. 2000; 179-96.

19. Greenblatt EM, Meriano JS, Casper RF. Type of stimulation protocol affects oocyte maturity, fertilization rate, and cleavage rate after intracytoplasmic sperm injection. Fertility and Sterility. 1995; 64(3):557-63.

20. Staessen C, Camus M, Bollen N et al. The relationship between embryo quality and the occurrence of multiple pregnancies. Fertility and Sterility. 1992; 57(3):626-30.

21. Shulman A, Ben-Nun I, Ghetler Y et al. Relationship between embryo morphology and implantation rate after in vitro fertilization treatment in conception cycles. Fertility and Sterility. 1993; 60(1):123-6.

22. Bakri NM, Ibrahim SF, Osman NA et al. Embryo apoptosis identification: oocyte grade or cleavage stage? Saudi Journal of Biological Sciences. 2016; 23(1):S50-S55.

23. Bellver J, María J, Alamá P et al. Day-3 embryo metabolomics in the spent culture media is altered in obese women undergoing in vitro fertilization. Fertility and Sterility. 2015; 103(6):1407-15.

24. Rødgaard T, Heegaard PM, Callesen H. Non-invasive assessment of in-vitro embryo quality to improve transfer success. Reproductive Biomedicine Online. 2015; 31(5):585-92.

25. Niakan KK, Han J, Pedersen RA et al. Human pre-implantation embryo development. Development. 2012; 139(5):829-41.

26. Nasiri N, Eftekhari-Yazdi P. An overview of the available methods for morphological scoring of pre-implantation embryos in in vitro fertilization. Cell Journal (Yakhteh). 2015; 16(4):392.

27. Zheng X, Liu P, Chen G et al. Viability of frozen-thawed human embryos with one-two blastomeres lysis. J Assist Reprod Genet. 2008; 25(7):281-5.

28. Cohen J, Malter H, Wright G et al. Partial zona dissection of human oocytes when failure of zona pellucida penetration is anticipated. Hum Reprod. 1989; 4(4):435-42.

29. Yanez LZ, Han J, Behr BB et al. Human oocyte developmental potential is predicted by mechanical properties within hours after fertilization. Nat Commun. 2016; 7:10809.

30. Hiraoka K, Hiraoka K, Horiuchi T et al. Impact of the size of zona pellucida thinning area on vitrified-warmed cleavage-stage embryo transfers: a prospective, randomized study. Journal of Assisted Reproduction and Genetics. 2009; 26(9-10):515-21.

31. Hammadeh ME, Fischer-Hammadeh C, Ali KR. Assisted hatching in assisted reproduction: a state of the art. J Assist Reprod Genet. 2011; 28(2):119-28.

32. Selva, J. Assisted hatching. Human Reproduction. 2000; 15(Suppl. 4):65-67.

33. Elhelw BA, El Sadek MM, EL Nomrosy KM. Opinion-Assisted hatching: routine or selective application in IVF. Middle East Fertility Society Journal. 2004; 9(3):198-201.

34. Wolff P, Martinhago CD, Ueno J. Diagnóstico genético pré-implantacional: uma ferramenta importante para a rotina de fertilização in vitro? Femina. 2009; 297-303.

35. Vanneste E, Voet T, LE Caignec C et al. Chromosome instability is common in human cleavage-stage embryos. Nature Medicine. 2009;15(5):577-83.

36. Garcia SML, Fernández CG. Embriologia – 3. Porto Alegre: Artmed; 2012.

37. Kopeika J, Thornhill A, Khalaf Y. The effect of cryopreservation on the genome of gametes and embryos: principles of cryobiology and critical appraisal of the evidence. Hum Reprod Update. 2015; 21(2):209-27.

38. De Lambert G, Poirot C, Guérin F et al. Preservation of fertility in children with cancer. Bulletin du Cancer. 2015; 102(5):436.

39. Donnez J, Dolmans MM. Ovarian cortex transplantation: 60 reported live births brings the success and worldwide expansion of the technique towards routine clinical practice. J Assist Reprod Genet. 2015; 32(8):1167-70.

40. Donnez J, Dolmans MM, Diaz C. Ovarian cortex transplantation: time to move on from experimental studies to open clinical application. Fertil Steril. 2015; 104(5):1097-8.

41. Maltaris T, Seufert R, Fischl F et al. The effect of cancer treatment on female fertility and strategies for preserving fertility. Eur J Obstet Gynecol Reprod Biol. 2007; 130(2):148-55.

42. Suikkari AM. In-vitro maturation: its role in fertility treatment. Curr Opin Obstet Gynecol. 2008; 20(3):242-8.

43. Pincus G, Enzmann EV. The comparative behavior of mammalian eggs in vivo and in vitro: I. the activation of ovarian eggs. The Journal of Experimental Medicine. 1935; 62(5):665-75.

44. Edwards RG. Maturation in vitro of human ovarian oocytes. Lancet. 1965; 2(7419):926-9.

45. Cha KY, Koo JJ, Ko JJ et al. Pregnancy after in vitro fertilization of human follicular oocytes collected from nonstimulated cycles, their culture in vitro and their transfer in a donor oocyte program. Fertil Steril. 1991; 55(1):109-13.

46. Russell JB. Immature oocyte retrieval combined with in-vitro oocyte maturation. Hum Reprod. 1998; 13(Suppl. 3):63-70; discussion 71-5.

47. Luyckx V, Scalercio S, Jadoul P et al. Evaluation of cryopreserved ovarian tissue from prepubertal patients after long-term xenografting and exogenous stimulation. Fertil Steril. 2013; 100(5):1350-7.

48. Smitz JE, Thompson JG, Gilchrist RB. The promise of in vitro maturation in assisted reproduction and fertility preservation. Semin Reprod Med. 2011; 29(1):24-37.

49. Chian RC, Uzelac PS, Nargund G. In vitro maturation of human immature oocytes for fertility preservation. Fertil Steril. 2013; 99(5):1173-81.

Índice Alfabético

A

Abortamento provocado, 4
Aborto, 2
Acasalamento, 78, 290
Acetato
- de buserelina, 110
- de fluorogestona, 42, 235
- de medroxiprogesterona, 42, 235
- de melengestrol, 42
Acrossoma, 92
Açúcares, 73
Adeno-hipófise, 181
Agente luteolítico, 41
Aglutinação, 131
Água, 153
- de coco, 89, 194
Alantoide, 19
Albumina sérica bovina, 218
Alocação de recursos financeiros, 3
Aloe vera, 89
Alterações sazonais, 380
Ambiente uterino, 39
Amenorreia secundária, 376
Âmnio, 19
Amostra seminal, 380, 383
Amplitude do eco, 31
Análise
- computadorizada do sêmen, 171
- da sobrevivência folicular, 308
- do crescimento folicular, 308
- espermática assistida por computador, 68
- genética, 6
Anastomoses, 41
Androstenediona, 183
Anelamento, 330
Anestro
- profundidade do, 110
- sazonal, 108
Anexos fetais, 21
Animais
- silvestres, 169
- transgênicos, 6, 359
- - caracterização dos, 366
- - propagação de, 369
Anomalias genéticas, 13
Anta, 170
Antagonistas da dopamina, 185
Antibióticos, 73
Antiestrógenos, 186
Aparelho reprodutor masculino, 27, 61
Aplicador de sêmen universal, 111
Apoptose, 260
Artérias fetais, 30
Artrite, 13, 84

Aspiração
- folicular, 284
- - por laparoscopia, 252, 365
- - transvaginal, 115
- microcirúrgica do epidídimo, 381
- oocitária por laparoscopia, 286
- percutânea
- - do epidídimo, 381
- - do testículo, 381
Assimetria dos cornos uterinos, 21
Astenospermia, 383
Ativação do fator intracelular, 256
Atividade(s)
- comportamentais de alta frequência em vida livre, 10
- de evitação, 10
- sexual, 82
Atresia folicular, 302
Automutilação, 10
Autonomia, 2
Avaliação
- androgênica de touros, 64
- da motilidade, 129
- espermática, 67
- genética, 215
- qualitativa e quantitativa, 10
- seminal, 67
Azoospermia, 85, 379, 383

B

Balão, 220
Bancos de germoplasma animal, 5, 76
Batimentos cardíacos, 30
Bem-estar animal, 1, 7, 11
- avaliação do, 9, 10
- grau elevado, 9
- grau reduzido, 9
Beneficência, 3
Benzoato de estradiol, 111
Bezerros, 284
Bezuíno, 115
Biodiversidade floro-faunística, 169
Bioética, 1
- aplicada às biotécnicas reprodutivas, 5
- cinco dimensões da, 3
- especial, 4
- pluralismo da, 2
Biofármacos, 370
Bioimplantes auriculares, 112
Biopsia
- embrionária, 286
- testicular, 381
Biotécnicas
- de manipulação
- - de folículos pré-antrais, 37

- - in vitro de folículos, 315
- reprodutivas, 4, 11
- - consequências éticas das, 5
- - terceira geração das, 283
Biotecnologia, 14
BLAD, 333
Blastocele, 18, 234
- compactação e formação de, 260
Blastocisto, 18, 224, 276, 285
- colapsado, 158
- eclosão do, 18
- equino, 156
Blastômero, 18, 234
Bodes, 82
Bolsa
- escrotal, 61, 82, 99
- impermeável, 271
Bos taurus indicus, 291
Bos tautus taurus, 291, 323
Bubalinos, 99

C

Cadelas impúberes, 195
Caioplastos, 175
Cálculos urinários, 84
Calitriquídeos, 172
Câmara de Neubauer, 69
Cânceres, 5
Canibalismo, 10
Capacidade
- copulatória, 84
- de animal de sofrer, 8
Capacitação espermática, 117, 257, 273, 283
Caprinos transgênicos, 247
Cardiomegalia, 13
Carneiros, 82
Carúnculas, 19
Caseína, 334
Castração
- em suínos, 12
Catetos, 171
Cavidade(s)
- abdominal, 21
- vaginais, 84
Celoma, 60
Célula(s)
- binucleadas gigantes, 19
- centrais, 18
- de Leydig, 61, 183
- de Sertoli, 61
- doadora, 342
- - de núcleo, 347
- epiteliais de ouvido, 153
- germinativas primordiais, 299
- periféricas, 18
- sustentaculares, 61

Centros de Colheita e Processamento
de Sêmen, 59, 65
Cérvix, 84
- avaliação do, 23
Cervo-dama, 172
Chimpanzé, 170
Ciclicidade, 108
Ciclo(s)
- acompanhamento do, 196
- celular, 353
- controle do, 40, 199
- espermatogênico, 64
- estrais, 37, 138, 234
- - fase
- - - estrogênica, 38
- - - folicular, 43
- - - luteal, 43
- - - progesterônica, 38
- - manipulação dos, 37
- - programados, 29
Ciência, 2
Cinética espermática, 68
Cipionato de estradiol, 44
Cirurgias, 12
Cisteamina, 116
Citrato de clomifeno, 378
Citocinese, 19
Citologia vaginal, 199
Citometria de fluxo, 60, 92
Clitóris, 27
Clivagem, 18, 259, 288
Clonagem, 2, 4, 164, 175, 205, 244, 341
- de animais
- - de alto valor, 349
- - geneticamente modificados, 349
- de espécies em vias de extinção, 348
- fatores que interferem na, 353
- por transferência nuclear, 348
- - problemas associados à, 350
- terapêutica, 350
Clones, 341
Cloprostenol sódico, 41
Cocultivo de oócitos, 164
Códon de terminação, 360
Colheita
- da doadora, 218
- de embriões, 220, 237
- - por laparoscopia, 238
- - por laparotomia, 237
- - por via transcervical, 239
- de oócitos, 240, 246, 261
- - de animais vivos, 160
- - por laparoscopia, 241
- - *post-morten*, 159
- de sêmen, 12, 85, 170
- dos complexos *cumulus*-oócito, 329
- manual, 126
- semiautomática, 126
Coloração vital, 103
Começo da vida, 4
Comissura vulvar, 77
Complexos *cumulus*-oócito, 160, 241
Comportamento
- agressivo, 10
- estral, 108
- homossexual, 106
Comprimento crânio-garupa, 26
Conceito das Cinco Liberdades, 11
Concentração espermática, 69, 87, 100, 102, 131

Concepto, 18
Condição(ões)
- corporal, 215
- de vida, 9
Congelação, 228
- clássica, 243
- convencional por transferência direta, 276
- lenta, 228, 314
- rápida, 228
- ultrarrápida, 229
Conservação
- das espécies, 169
- - e raças, 337
- de oócitos, 201
- de ovários, 303
Construção gênica, 360
Contador automático de células, 132
Contagem de folículos antrais, 292
Contaminação bacteriana, 74, 86, 100
Contrações da musculatura lisa do oviduto, 112
Controle
- animal, 12
- da natalidade, 12
- de qualidade, 376
- - de Centrais de Produção de Sêmen, 144
- zootécnico, 76
Cordão
- testicular, 62
- umbilical, 25
Corioalantoide, 22
Córion, 19
Corno(s) uterino(s), 237
- diferença entre, 21
- ipsilateral, 18
Corpo lúteo, 19, 28, 47, 234
Corpúsculo polar, 344
Corrimento vulvar sanguinolento, 39
Cortos uterinos, 221
Cotilédone, 19
Crescimento
- esquelético anormal, 13
- folicular, 108
Criobiologia, 73, 175
Criopreservação, 152
- de embriões, 157, 227, 242, 269
- de folículos, 311
- de gametas, 192
- de oócitos, 160, 266, 268, 310, 311
- de tecido testicular, 205
- do sêmen, 173
- história da, 310
Crioprotetor, 244
- aquecimento e remoção de, 275
Criptorquidismo, 84, 380
Cristas genitais, 60
Cromossomo(s)
- X, 326
- - inativo, 352
- Y, 37
- deleções do, 380
- eucarióticos, 324
Cultivo
- de oócitos, 202
- embrionário, 264
- folicular, 309
- *in vitro*, 12, 242, 329
Cummulus oophorus, 114, 254, 344, 379
Cutia, 171

D

Danos corporais, 9
Deficiência
- em GDF-9, 301
- imunológica, 13
Desafio celular, 100
Descongelação, 231, 276
Desempenho reprodutivo baixo, 85
Desenvolvimento
- corporal, 234
- embrionário, 39, 238, 266, 274
- mental
- - atraso no, 13
Desequilíbrio entre países ricos e pobres, 3, 4
Desertificação, 3
Desidratação, 100
Desnaturação, 330
Desova, 180
- indução da, 184
Detecção do feto, 23
Deus, 2
Diabetes melito, 380
Diagnóstico
- genético pré-implantacional, 385
- pré-natal, 4
Diestro, 38
Diferença esperada de progênie, 65, 215
Diferenciação, 63, 183
- celular, 234, 364
Diluentes, 87, 133, 187
Diluição bitérmica, 134
Diluidor(es), 74, 103
- à base de
- - glicose-EDTA, 152
- - Tes-Tris, 104
- de sêmen, 152, 196
- volume, 103
Dimensão
- biológica, 4
- ecológica, 3
- pedagógica, 4
- pessoal, 3
- social, econômica e política, 3
Dimetilformamida, 195
Dimetilsulfóxido, 174, 195, 243
Dinâmica folicular, 37, 155
Dinoprost trometamina, 41
Disfunções placentárias, 13
Dispositivos intravaginais, 42, 45, 108, 217
- de P4, 110, 111
Dissociação mecânica, 305
Distanásia, 4
Distúrbios do comportamento sexual, 85
Diversidade genética, 73
DNA
- complementar, 360
- exógeno, 359, 365
- genômico, 329
- polimerase, 332
Doadoras, 215, 293
Dodecilsulfato de sódio, 195
Doença(s), 9
- de Chagas, 169
- renais, 13
Domesticação, 337
Dopamina, 181
Doppler, 30
Dose inseminante, 198

Ductos
- da gametogênese, 182
- gonadais, 182
- müllerianos, 61
- paramesonéfricos, 61
DUMPS, 333
Dupla ovulação, 27

E

Educação pública, 12
Efeito
- de matrizes, 287
- de raças e subespécies, 291
- de touros, 287
Éguas, 155
Ejaculação, 86
Ejaculado(s), 125, 171
- ovino, 83
- suíno, 129
- teratospérmicos, 194
Elementos transponíveis, 361
Eletrodo retal, 86
Eletroejaculação, 12, 65, 85, 100, 170, 192, 194
Eletroporação, 362
Eletrovibração, 170
Embrioblasto, 18
Embriões
- busca de, 222
- classificação de, 223
- conservação dos, 186
- criopreservação de, 228
- cultivo de, 386
- envase dos, 225
- humanos, 383
- *in vitro*, 6
- local de produção de, 214
- manipulação de, 223
- qualidade dos, 117
Eminência genital, 60
Engenharia genética, 4
Enrolamento do flagelo, 87
Enucleação, 343
Envase dos embriões, 225
Envelhecimento precoce, 13
Envoltórios fetais, 19
Enzima hialuronidase, 379
Enzimoimunoensaio, 175
Eosina citratada, 103
Epidídimos, 61, 82
Epitélio
- luminal endometrial, 20
- prepucial, 100
Equilíbrios ecológicos, 3
Equinos, 151
Escore de condição corporal, 108
Espécies ameaçadas de extinção, 5
Espermatogênese, 65, 83, 180
Espermatogônias, 193
Espermatozoide(s), 6, 59, 67, 180
- cabeça do, 67
- desenvolvimento dos, 180
- epididimários, 193
- flagelo do, 67
- integridade dos, 105
- mortos, 103
Espermiação, 180, 184
Espermograma, 69, 103
Espiritualismo, 2

Estação
- do ano, 85
- reprodutiva corrente, 17
Estacionalidade reprodutiva, 106
Estado
- pré-púbere, 234
- púbere, 234
Esterilização cirúrgica de cães e gatos, 11
Esteroides gonadais, 182
Esterotipias, 10
Estimativa do período gestacional, 21
Estradiol, 18, 108, 376
-17β, 20
Estresse ambiental, 116
Estro, 38, 84, 106, 108, 199
- ausência de manifestação do, 38
- controle do, 54
- diagnóstico em suínos, 138
- indução do, 42
- manejo e sincronização do, 235
- não retorno ao, 20, 30
- sincronização do, 40, 42, 54
Estrógeno, 20, 38
- elevação de, 38
Estrona, 20
Estruturas
- embrionárias, 19
- espermáticas, 67
- palpáveis, 21
Estudos
-comportamentais, 175
- endócrinos, 175
- reprodutivos, 175
Estufa, 270
Ética, 1
Etilenoglicol, 244
Etologia, 8
Eucariotos, 324
Eugenia
Eutanásia, 2, 4
Exame
- androlológico, 65
- de palpação retal, 22
- ginecológico, 41
- ultrassonográfico, 85
Excesso de peso, 84
Experimentação em animais e humanos, 4
Exploração de recursos naturais, 3
Expressão gênica, 352
Extinção de espécies, 3
Extrato hipofisário, 185, 236

F

Falência ovariana precoce, 376
Fator
- de crescimento
- - e diferenciação 9, 39
- - semelhante à insulina, 38
- de determinação testicular, 37
- estimulante de colônia de granulócito
    humano, 246
- intracelular, 256
Fecundação, 139, 258, 273
- das doadoras, 237
- falha na, 236
- *in vitro*, 4, 6, 12, 18, 92, 162, 214, 242, 262, 297
- - de oócitos equinos, 159
- ovocitária, 116
Feixe sonoro, 24

Felídeos, 171
Feminilização, 184
- paradoxal, 184
Fertilidade, 153, 215
Fertilização *in vitro*, 92, 173, 263, 329, 365
- clássica, 376, 379
Feto, 21
Filtração simples, 306
Fisiologia, 8
- reprodutiva, 37
Fluido folicular, 310
Fluorocromo específico para DNA, 344
Fluoróforos, 71
Folículo(s)
- antrais, 298
- de De Graff, 300
- dominante, 39
- ovarianos, 306
- ovulatórios, 108
- pré-antrais, 297, 301, 303, 304, 306
- primário, 298
- primordial, 298
- secundário, 298
Foliculogênese, 39, 299, 300
- antral, 251
- pré-antral, 251
Fome, 3
Foot-rot, 84
Fosfato de cálcio, 362
Fosfolipases, 83
Fosfolipídeos, 83
Fotoperíodo, 181
Fração
- gelatinosa, 127
- pobre, 127
- pré-espermática, 127
- rica, 127
Fragmentação do ovário, 305
Fragmentos ovarianos, 305
Freemartinismo, 337
Frêmito da artéria uterina média, 23
Função luteal, 41
Fundo do saco vaginal, 65

G

Gado de elite, 286
Galectina, 20
Gametas, 6
- conservação dos, 186
- criopreservação de, 387
Gametogênese, 182
Garanhão, 153
Gato
- pescador, 172
- selvagem africano, 175
Gaur, 175
Gema de ovo, 73
Gêmeos
- idênticos, 341
- univitelinos, 7
Gene(s)
- de fatores de crescimento secretados pelo
    oócito, 336
- de resistência ao Myxovirus, 30
- do receptor de estradiol, 336
- estimulado(s) por interferon(s), 30
- - 15, 20
- letal, 334
- mitocondriais, 328

- repórter, 361
- SRY para sexagem, 336
- *XIST*, 365
Genótipo, 335
Germoplasma, 173
- de raças, 73
Gestação, 17
- diagnóstico
- - em pequenos ruminantes, 30
- - por leite, 29
- - por métodos sorológicos, 29, 32
- - por ultrassonografia, 24
- duração da, 19
- fase embrionária, 18
- fase fetal, 18
- fisiologia da, 18
- gemelar, 17, 27
- múltipla, 17
- reconhecimento materno da, 20
Glândulas
- acessórias, 82
- anexas, 62
- de Schietzel, 82
- endometriais, 18, 39
Glicerol, 73, 195, 244
Glicina, 265
Glicoproteína associada à prenhez, 19
Gônada
- feminina, 83
- indiferenciada, 19
Gonadotrofina(s), 185
- adeno-hipofisárias, 234
- coriônica
- - equina, 108, 235
- - humana, 39, 44, 185, 378
Gordura intramuscular, 335
Gorila, 170
Gradiente de Percoll, 273
Guepardo, 175

H

Heparina, 277
Hérnia escrotal, 84
Heterozigotos, 327
Hibridização fluorescente *in vitro*, 367
Hidrocele, 84
Hidroxitolueno butilado, 195
Hipotálamo
- perturbação da função do, 11
- região pré-óptica do, 180
Hipotireoidismo, 380
Homozigotos
- para alelos
- - curtos, 327
- - longos, 327
Hormônio(s)
- adeno-hipofisários, 182
- antimmülleriano, 37, 61
- da fome, 38
- deidropiandrosterona, 184
- E2, 113
- esteroides, 112, 182
- folículo estimulante, 376
- gonadotróficos, 108
- gonadotrofina coriônica humana, 109
- liberador de gonadotrofina, 11, 38, 63, 112, 181, 185, 199, 234, 376
- luteinizante, 11, 38, 63, 109, 112, 234, 376

I

Idade, 234
Identificação de animais prenhes, 17
Immunobloting, 368
Implante(s)
- auriculares, 42
- subcutâneo de norgestomet, 111
Imunização ativa, 12
Imunodeficiência grave combinada, 334
Imunoensaio enzimático, 29
Imuno-histoquímica, 368
Indicadores
- comportamentais, 10
- fisiológicos, 10
Índice(s)
- de mortalidade espermática, 171
- de pulsatividade, 28
- de resistividade, 28
- reprodutivos, 17
Indução
- de ciclidade, 54
- de múltiplas ovulações não doadoras, 216
Infertilidade, 17, 376
- masculina, 380
- temporária, 84
Infundíbulo de búfalas superovuladas, 113
Inibidores
- da dopamina, 185
- da síntese de estrógenos, 184
- de enzimas deacetilases, 354
Inibina B, 381
Injeção
- intracitoplasmática de espermatozoides, 163, 173, 203, 365, 376, 379
- pronuclear, 365
Inovulação, 226
- a fresco, 225
- dos embriões em tempo fixo, 218
- etapas da, 227
- preparação para, 231
Inovulador, 226
Inseminação
- artificial, 12, 14, 20, 37, 47, 55, 59, 75, 106, 124, 151, 172, 192, 233, 282, 297, 365, 378
- - caprina
- - - histórico da, 81
- - cervical, 84
- - eficiência da, 198
- - em equinos, 151
- - em novilhas, 11
- - - com sêmen sexado, 54
- - em ovinos, 81
- - em tempo fixo, 24, 37, 43, 45, 59, 100, 110, 142
- - imediata, 72
- - intrauterina, 84, 172, 197, 378
- - intravaginal, 194, 197
- - - via cirúrgica, 198
- - na doadora, 218
- - pós-cervical, 140
- - sem observação de estro, 40
- - suspensão de, 273
- - tradicional, 140
- - uterina profunda, 141
- - vaginal, 84
Instalações inadequadas, 9
Insuladores, 360
Insulina, 38

Integridade da membrana plasmática, 91
Interação
- de doadoras e touros, 290
- humana com animal, 8
Intervalo entre colheitas, 215
Inversão sexual, 180, 183
- fenotípica, 184
Isolamento *in vitro*, 303

J

Junções
- comunicantes, 252
- de oclusão, 260
- do tipo *GAP*, 18
- do tipo *tight*, 18, 260
Justiça distributiva, 3

L

Lactogênio placentário, 19
Laparotomia, 13
Lavagem
- de oócitos, 278
- epididimária, 192, 194
- uterina, 221
Leão-asiático, 175
Leite, 29
- A2A2, 324
- uterino, 18
Leptina, 38
Liberdade
- ambiental, 11
- comportamental, 11
- nutricional, 11
- psicológica, 11
- sanitária, 11
Ligamento
- interconual, 22
- útero-ovárico, 83
Lipoproteína de baixa densidade, 195
Lipossomos, 362
Lobulações, 100
Lotação
- alta densidade de, 11
Lotes monossexo, 180
Lubrificação natural, 101
Lúmen, 84
- do oviduto, 114
- uterino, 220
Luminosidade, 85, 106
Luteólise, 20

M

Macaco-prego, 172
Machos reprodutores, 84
Malária, 169
Malformação vertebral complexa, 337
Mamíferos, 170
Mandril, 218
Manejo
- adequado, 17
- da fêmea pós-inseminação, 95
- de recursos genéticos, 337
- do estro, 235
- excessivo, 17
- reprodutivo, 76
Manipulação
- da reprodução de fêmeas, 37

- de oócitos inclusos em folículos ovarianos pré-antrais, 297, 302, 250
- digital, 192
- gênica, 363
MAP quinase, 256
Mapa
- cromossômico, 325
- de ligação, 325
Mapeamento dos genes, 325
Marcadores
- associados à qualidade de leite, 334
- genéticos no melhoramento animal, 332
- moleculares, 287, 326, 327
- - associados à expressão gênica, 337
Marmoreio e maciez de carne, 334
Masculinização, 184
Massagem
- das ampolas dos ductos deferentes, 101
- transretal, 170
Masturbação, 170
Materialismo, 2
Matrizes, 85
Maturação, 329
- final, 184
- gonadal, 182
--sincronia da, 180
- *in vitro*, 166, 241, 261, 285, 302, 387
- - de oócitos, 202, 252, 255, 273
- *in vivo*, 343
- oocitária, 161, 343
Medições de comportamento, 10
Meio(s)
- de cultivo, 117, 161
- de fecundação, 278
- essencial mínimo, 174
Meiose, 63
Melatonina, 38
Melhoramento
- animal, 370
- genético
- - bovino, 286
- - de pequenos ruminantes, 233
Membranas fetais
- deslizamento das, 22
Mensurações fisiológicas, 10
Metaestro, 38
Metanol, 195
Método(s)
- de clonagem de DNA, 327
- de Sanger, 330
- de transfecção, 362
- Diff-Quik, 381
- PCR, 328
- *swim up*, 117
Micção, 86
Micrognatia, 84
Micromanipulação embrionária, 244
Microssatélites, 326
Minissatélites, 326
Modo de falha e análise de efeitos, 377
Monofosfato cíclico de guanosina, 253
Monta natural, 42, 65, 218
Moral, 1
Morfoanomalias, 87
Morfologia
- espermática, 88, 132
- testicular, 62

Mortalidade
- altas taxas de, 13
- embrionária, 17
Morte
- celular por desidratação, 100
- do espermatozoide, 100
Mórula, 18, 224, 285
Motilidade
- espermática, 87, 102, 381
- individual progressiva, 89
- pós-congelação, 101
- progressiva, 69, 103
- total, 69
Movimentos
- de massa, 87
- fetais
- - primeiros, 25
MSOME, 383
Muco decorrente do cio, 77
Mulheres anovulatórias, 376
Múltipla evolução e transferência de embriões, 233
Mutação Booroola, 335

N

Necessidades dos animais, 10
Necrospermia, 383
Neurônios
- gabaérgicos, 181
- Kiss, 181
Neuropatia óptica hereditária de Leber, 328
Neuropeptídeo Y, 38
Neurotransmissor ácido gama-aminobutírico, 181
Novilhas, 46
- bubalinas, 111
Nucleador, 286
Nucleases
- dedo de zinco, 364
- específicas de DNA, 363
Número de prioridades de risco, 377

O

Oligoastenospermia, 379
Oligospermia, 383
Onça-pintada, 170
Oócito(s), 285, 383
- ativação dos, 346
- equinos com células do *cumulus*, 160
- inclusos em folículos
- - antrais, 200
- - ovarianos pré-antrais, 201
- maturação dos, 134
- receptores, 343
- recuperados de folículos pré-ovulatórios, 161
Oogênese, 251, 299
Ooplasma, 254
Órgãos genitais de ovinos e caprinos, 82
Osmolaridade da água, 180
Ossificação, 25
Osteopontina, 20
Óstio cervical, 221
Ovariectomia, 5
Ovário(s)
- das búfalas, 113
- detecção dos, 23
Ovelha Dolly, 6, 342

Overo(s)
- brancos, 334
- gene, 334
Oviduto(s), 18
- funcionais, 376
Ovinos, 81
Ovócito(s), 115
- bubalino, 116
- desenvolvimento dos, 18
Ovulação, 39, 139, 155
- controle da, 54
- dupla, 44
- indução da, 172
- primeira, 38
- tardia, 29
Óvulos, 6
Ovum pick-up, 282
Óxido nítrico, 310

P

Palpação retal, 13, 21
Pantera-nebulosa, 172
Parede uterina, 221
Patentes, 3
PCR quantitativa, 368
Peixes
- de água doce, 180
- imaturos, 183
- marinhos, 180
- teleósteos, 180
Pênis, 27, 61, 62, 82
Pequenos ruminantes, 54
Percoll, 117, 278
Perda(s)
- embrionária, 29
- foliculares
- - por degeneração, 309
- - por inabilidade de adesão ao substrato, 309
Perímetro escrotal, 63
Período fetal, 235
Pinçamento da placenta, 22
Piometra, 21
Piospermia, 68
Piruvato de sódio, 277
Placenta, 19
Placentoma, 19
Placentônio, 19, 22
Plasma seminal, 83
Plasmídeos, 361
Poliadenilação, 360
Poliéstrica
- contínua, 38, 234
- estacional, 234
Polimorfismos
- de comprimento de fragmentos de restrição, 330
- de DNA
- - amplificado ao acaso, 331
- - como marcadores, 329, 365
- do DNA mitocondrial, 328
- do núcleo único, 324
- do nucleotídeo único, 328
- por hibridização, 331
- por sequenciamento, 331
Poliploidia mitótica, 19
Poluição, 3
População folicular, 302
- do ovário, 297
Porcentagem de espermatozoides móveis, 89

Porte, 216
Postura preferida de repouso, 10
Potentia coeundii, 85
Preás, 171
Prenhez, 154
Preparação
- de meios, 272
- espermática, 262, 277
Prepúcio, 62, 86
Prevenção de acidentes, 77
Primatas neotropicais de grande porte, 170
Princípio
- da liberdade, 2
- da não maleficência, 3
Problemas
- nucleares, 4
- respiratórios, 13
Processo de formação de oócitos, 299
Produção *in vitro* de embriões, 37, 114, 192, 203,
    235, 238, 240, 249, 282
- comercial, 283
- em ampla escala, 292
- etapas da produção, 246
- futuro da aplicação comercial da, 293
- importância e evolução da, 285
Proestro, 38, 48
Profissional cidadão planetário, 1
Progestágenos, 42
Progesterona, 18, 19, 29, 42, 108
- natural, 42
- plasmática, 34
Prognatismo, 84
Programas de proliferação humana, 323
Proliferação, 63
Promotores, 360
Prostaglandina F2 alfa, 20, 41, 192, 217
Protandria, 180
Prostatite, 380
Proteção
- animal, 370
- da biodiversidade, 4
- da qualidade de vida dos animais, 3
- do meio ambiente, 3
Proteína(s), 368
- de ligação ao IGF, 39
- do plasma seminal, 92
- interferon-tau, 20
- morfogenética óssea 15, 39
Protocolo
- de cultivo, 307
- Ovsynch, 108
Protoginia, 180
Protusão do pênis, 86
Puberdade, 100
Punção folicular, 272

Q

Qualidade
- de embriões, 237
- de vida dos animais, 5
Quatis, 172
Quimioluminescência, 175
Quimiorrecepção, 181

R

Raças bovinas, 291
Radioimunoensaio, 29, 175
Reação
- do cromossomo, 257

- em cadeia da polimerase, 329, 367
Reanimação do recém-nascido, 4
Receptividade sexual, 38
- cessação da, 38
Receptoras, 215, 293
- acíclicas, 163
- caprinas, 235
- cíclicas, 163
Receptores
- de estrógenos, 20
- de interferons, 20
- de ocitocina, 20
Recolheita uterina, 221
Recombinação homóloga, 363
Reconstrução de embriões, 347
Redução, 3
Refinamento, 3
Reflexo de parede dupla, 22
Regressão prematura do corpo lúteo, 236
Religião, 2
Reprodução
- animal, 11
- assistida, 170
- de animais silvestres, 169
- endocrinologia da, 180
- humana assistida, 376
- medicamente assistida, 4
- programada, 82
Reprogramação nuclear, 341
- em embriões
- - clonados, 351
- - SCNT, 353
Requerimentos iônicos, 266
Resolução
- axial, 24
- lateral, 24
Riboflavina, 68
Risco de extinção, 73
RNA
- de interferência, 363
- mensageiro, 234, 324, 360
- - quantificação de, 367
- - recombinante, 354
- polimerase, 360
- total, 367
Roedores silvestres, 171
Rufião, 85
Ruminantes, 17
- pequenos, 30

S

Saco
- vaginal, 77
- vitelino, 19
Sagui-de-tufos-brancos, 172
Sanidade, 215
Secreção de muco, 38
Seleção
- andrológica de touros, 59
- artificial, 13, 15
- assistida por marcadores, 333, 337
- de doadoras, 293
- de receptoras, 293
Sêmen
- aplicação do, 92
- - cervical, 93
- - intrauterina via laparoscópica, 95
- - vaginal, 92
- aspecto do, 67, 87

- avaliação do, 59, 84, 86, 102
- canino, 195
- capacitação do, 117
- colheita de, 65, 84, 100
- composição do, 83
- congelação do, 60, 73, 89, 100, 136, 186
- - em palhetas, 90
- - em *pellets*, 90
- congelado, 37, 82, 89, 10, 152
- conservação do, 72
- cor do, 102
- criopreservação do, 72
- de cães, 192
- diluição do, 72, 102
- diluído, 84, 88
- envasamento do, 75
- equino congelado, 153
- exame do, 128
- felino, 196
- fresco, 152
- má qualidade de, 153
- misturado ao corante, 71
- odor do, 67
- pós-congelação, 75
- processamento tecnológico do, 100
- puro, 84, 88
- refrigerado, 88, 152
- resfriado, 82
- resfriamento do, 72, 73, 186
- sexado, 54, 60, 286
- suíno, 134
- vigor do, 102
- volume do, 67, 87, 102
Separação
- de folículos isolados, 305
- espermática, 262
Sequência
- codificadora, 360
- de Kozak, 360
- promotora, 360
Sequenciamento
- de DNA, 330
- de nova geração, 324
- de RNA, 253
Seres sencientes, 8
Seringas de bico-de-catéter, 218
Sexagem, 6
- de espermatozoides, 286
Sexo
- detecção do, 27
- fetal, 27
Sincronização
- da ovulação, 108
- das receptoras, 217
- do estro, 235
- ovariana, 284
Síndrome
- da imunodeficiência adquirida, 169
- de hiper-estimulação ovariana, 378
- de Kearns-Sayres, 328
- de Klinefelter, 380
- do bezerro grande, 13
- do estresse em suínos, 333
Sinepiteliocorial, 19
Singamia, 259
Sistema(s)
- aberto, 221
- CASA, 130
- CRISPR, 364

- de biométrio, 169
- de cultivo, 307
- de desenvolvimento embrionário *in vitro*, 267
- de fosso, 125
- de produção de doses, 143
- fechado, 221
- genital
- - do búfalo, 99
- - masculino, 60
Sítio de fecundação, 103
Somatropina recombinante bovina, 112
Sondas
- fluorescentes, 71, 92, 172
- para colheita de embriões, 219
Sonograma, 25
Soro sanguíneo, 266
Southern blot, 367
Subespécies, 291
Submucosa vulvar, 41
Subnutrição, 235
Substituição, 3
Suínos, 124
- de Beltsville, 11
Sulfato de estrona, 29, 34
Superestimulação hormonal, 282
Superovulação, 6, 12, 39, 112, 159, 172, 214, 233, 282
- das doadoras, 235
Suposição intuitiva, 10

T

TALEN, 364
Tampões, 73
Tatu-peba, 172
Taxa
- de diluição, 195
- de maturação, 116
- de prenhez, 17, 288
- - por ciclo, 154
- ovulatória, 39, 85
- total de clivagem, 288
TCM-199, 116, 276
Tecido
- germinativo, 386
- intersticial, 61
Técnica(s)
- de biologia molecular, 329
- de capacitação espermática, 382
- de gradiente de concentração, 382
- de IMSI, 383
- de isolamento folicular, 304
- de PCR, 330
- de sequenciamento de DNA, 329
- de Super-ICSI, 383
- de *swin up*, 382
- imunogenéticas, 165
- reprodutiva assistida, 163, 376
Tecnologia CRISPR/Cas9, 294
Teleósteos, 181
Telômeros, 352
Temperamento, 216

Temperatura, 190
Tempo de cultivo, 161
Terapia
- gênica, 4
- luminosa, 196
Teratozoospermia, 379, 383
Teste(s)
- de paternidade, 327
- de preferência, 10
- de termorresistência, 92
- hiposmótico, 92
Testículos, 61, 82, 99, 180
Testosterona, 85, 184
Tigre, 170
Tissue chopper, 305
Tomada de decisão, 17
Tônus uterino, 47
- aumento do, 38
Tosquia, 85
Total de espermatozoides viáveis, 153
Touros doadores de sêmen, 78
Transferência
- de embriões, 12, 37, 76, 112, 114, 155, 173, 192, 204, 214, 233, 244, 282, 297, 366
- - em equinos, 156
- - em tempo fixo, 37, 40, 293
- de oócito, 163
- do núcleo para o oócito receptor, 347
- gênica, 362
- - em oócitos, 366
- - mediada por espermatozoides, 365
- intrafalopiana de gametas, 163
- nuclear de células somáticas, 214, 341, 348, 366
Transgene, 359
Transgênese, 5, 7, 246
Transgenia animal, 359
Transmissão de doenças infectocontagiosas, 76
Transplante de órgãos, 4
Transporte
- de animais, 13
- de embriões resfriado, 157
- de gametas femininos, 112
- de material genético, 13
- de oócitos, 113
Tratamento superovulatório, 112
Trato reprodutivo, 30
Trofoblasto, 18, 234
Trompas funcionais, 376
Tubérculo genital, 27
Túbulos seminíferos, 180
Turbilhão, 87
Turbilhonamento, 102
Twin line, 27

U

Úlceras gástricas, 13
Ultrassonografia
- com Doppler colorido, 28
- diagnóstico de gestação por, 24
- modo-A, 31

- modo-B, 24, 31
- - transabdominal, 32
- - transretal, 31
- princípios físicos da, 24
Unicotomia, 85
Útero(s), 18, 21
- excisados, 22
Utilização em condições éticas de animais e plantas, 3

V

Vacas
- com cria ao pé, 48
- de corte, 46
- leiteiras, 44
Vacinação ativa anti-GnRH, 12
Vagina, 84
- artificial, 12, 65, 101, 170, 193
- - interna, 65
- - para cães, 59
Vaginite, 42
Vaginoscopia, 85
Validação
- baseada em eventos fisiológicos, 176
- por desafios hormonais, 176
Variabilidade
- de resposta ao tratamento superovulatório, 236
- econômica, 143
Variação biológica, 323
Veado-catingueiro, 170
Vesícula amniótica, 21, 22
Vestíbulo, 84
Vetores, 361
- adenovirais, 362
- lentivirais, 362
- retrovirais, 362
- virais, 361
Via parenteral, 42
Viabilidade fetal, 26
Vibroestimulação, 170
Vida, 1
Vigor espermático, 69, 87
Vírus, 361
Vitamina, 265
Vitelogenina, 182
Vitrificação, 188, 228, 244, 268, 314
- de embriões, 158
Vulva, 84

W

Western blotting, 369

X

Xenartras, 171
Xenotransplante, 204

Z

Zigoto, 18, 234
Zona pelúcida, 234